치유를 위한 해독

치유를 위한 해독

2023년 12월 20일 초판 1쇄 발행. 2024년 4월 5일 초판 2쇄 발행. 앤서니 윌리엄이 쓰고 조응주가 옮겼으며, 도서출판 샨티에서 박정은이 펴냅니다. 편집은 이홍용이 하고, 표지 및 본문 디자인은 황혜연이 하였으며, 이강혜가 마케팅을 합니다. 인쇄 및 제본은 상지사에서 하였습니다. 출판사 등록일 및 등록번호는 2003. 2. 11. 제2017-000092호이고, 주소는 서울시 은평구 은평로3길 34-2, 전화는 (02) 3143-6360, 팩스는 (02) 6455-6367, 이메일은 shantibooks@naver.com입니다. 이 책의 ISBN은 979-11-92604-18-3 03510이고, 정가는 60,000원입니다.

앤서니 윌리엄에게 보내는 찬사

"앤서니는 최고의 건강 상태를 찾아주면서 결코 속임수를 쓰거나 유행을 좇지 않는다.
그가 추천하는 음식들, 해독법들은 간단하고 맛있고 정말 효과가 좋다! 통증, 피로, 브레인 포그,
장 질환 등 수많은 질병으로 고생하고 있다면, 만사 제치고 이 책을(또 그의 다른 책들도)
읽어보기 바란다. 당신 삶에 건강과 희망을 금세 되찾게 될 것이다."

— 힐러리 스웽크 Hilary Swank (배우, 오스카상 수상)

"셀러리 주스가 전 세계를 휩쓸고 있다. 앤서니로부터 시작된 이 운동 덕분에
전 세계의 수많은 사람들이 건강을 회복하였다. 참으로 놀랍다."

— 실베스터 스탤론 Sylvester Stallone (배우)

"음식과 그 음식 각각의 진동수, 그리고 그것들이 어떻게 우리 몸과 상호 작용하는지 이해하는
앤서니의 능력이 경이롭기만 하다. 그는 우리가 매일 하는 선택들이 조화로운지 조화롭지
못한지를 누구나 알아들을 수 있게 아주 자연스럽게 설명한다. 그는 놀라운 능력을 지녔다.
당신도 자기 몸에 이로운 것으로 자신을 위하는 길을 찾길 바란다."

— 퍼렐 윌리엄스 Pharrell Williams (프로듀서, 그래미상 12회 수상자)

"나는 지난 6개월간 매일 아침 셀러리 주스를 마셔왔는데 정말이지 컨디션이 좋다!
내 에너지 레벨과 소화 능력에 엄청난 변화를 느끼고 있다.
나는 어디를 가든 이제 착즙기를 챙긴다. 하루라도 셀러리 주스를 놓치고 싶지 않다."

— 미란다 커 Miranda Kerr (슈퍼모델, KORA 오가닉스의 창립자 겸 CEO)

"앤서니는 셀러리 주스가 지닌 치유력을 통해 아주 많은 사람들의 삶을
더 나은 쪽으로 바꾸어놓았다."

— 노박 조코비치 Novak Djokovic (세계 테니스 챔피언)

"재능이 정말 뛰어난 사람들은 모두 다 겸손하다. 앤서니도 늘 겸손하다. 그리고 세상의 모든 올바른 치료법들이 그렇듯 앤서니의 치료법 역시 대단히 직관적이고 자연스럽고 균형 잡혀 있다. 이 두 가지는 놀랍고도 효과적인 조합을 이룬다."
— 존 도노반 John Donovan (AT&T 커뮤니케이션스 CEO)

"앤서니는 우리 가족 모두가 정말로 존경하는 사람이다. 이 세상에서 그가 하는 일은 많은 사람들을 안전한 곳으로 인도하는 빛과 같다. 그는 우리에게 정말로 소중한 사람이다."
— 로버트 드 니로 Robert De Niro와 그레이스 하이타워 드 니로 Grace Hightower De Niro (배우)

"그가 하는 일에는 초자연적인 미스터리의 요소가 분명히 있지만, 자가 면역 질환 치료와 같이 앤서니가 가장 집중하는 대부분의 일은 올바르고 진실하다고 느껴진다. 더 훌륭한 것은 그가 추천하는 프로토콜들이 자연스럽고 누구나 쉽게 따라할 수 있다는 점이다."
— 기네스 팰트로 Gwyneth Paltrow (배우, 오스카상 수상, 《뉴욕타임스》 베스트셀러 저자, GOOP.com의 창립자 겸 CEO)

"앤서니 윌리엄은 모든 이에게 자신의 지식과 경험을 나누고 치유의 메시지를 전하는 데 헌신하는 사람이다. 한 사람이라도 더 많이 치유하고자 애쓰는 그의 열정과 바람에서 우리는 영감과 힘을 얻는다. 정말로 효과적인 대안이 있음을, 그리고 그 대안이 건강에 이르는 새로운 문을 열어줄 것임을 드디어 알게 되었다. 제조 약에 집착하는 요즘 시대에 목마름을 해소하는 구원이 아닐 수 없다."
— 리브 타일러 Liv Tyler (배우, 〈반지의 제왕〉 등에 출연)

"우리가 먹는 음식과, 그 음식이 우리 몸과 전체적인 웰빙에 미치는 영향에 대한 앤서니의 지식 덕분에 나는 완전히 다른 사람이 되었다."
— 제나 드완 Jenna Dewan (배우, 〈World of Dance〉 등에 출연)

"앤서니는 너무나 멋진 사람이다. 그는 내 오래된 건강 문제가 뭔지 찾아내고, 나에게 필요한 보충제가 무언지도 알았다. 덕분에 나는 곧바로 훨씬 더 건강해졌다."
— 라시다 존스 Rashida Jones (배우이자, 그래미상 수상작 〈Quincy〉의 감독)

"인생에서 자기 확신만큼이나 강력한 것은 외부 세계와 공명하는 것이다.
놀랍게도 앤서니와 그가 쓴 책들, 그리고 그의 셀러리 주스 운동은 이 두 가지를 모두 갖추었다.
우리 몸은 스스로 놀라운 치유를 행할 수 있다고 앤서니는 늘 강조한다.
그의 말과 우리 각자의 인내심이야말로 지금 가장 필요한 것이다.
너무나 자주 나는 빨리 나으려다가 오히려 여러 가지 문제를 일으키곤 했다.
제대로 된 영양이 최고의 약이다. 앤서니는 근원에서 나오는 강력한 약,
즉 자연이 품은 너그러움을 통해 우리가 몸, 마음, 영혼의 불을 지필 영감을 준다."
— 케리 월시 제닝스Kerri Walsh Jennings (올림픽 배구 선수, 금메달 3회, 동메달 1회 수상)

"앤서니는 우리 회사의 모든 아티스트들에게 마술사 같은 존재이다.
그를 음악 앨범에 비유한다면 아마 〈스릴러Thriller〉를 능가할 것이다.
그의 능력은 정말이지 심오하고 놀랍고 비범하고 감동적이다.
그의 책은 지혜로운 예언으로 가득하다. 이것은 의술의 미래이다."
— 크레이그 콜먼Craig Kallman (애틀란틱 레코드 사의 회장 및 CEO)

"나는 지혜로운 통찰을 원할 때나 에너지와 건강의 회복을 위한 레시피가 필요할 때면
항상 앤서니 윌리엄의 책을 참고한다. 그가 설명하는 음식들 각각의 독특하고
강력한 특성들에 매료되다 보면, 나는 매일 먹고 요리하는 행위를
진정한 웰니스wellness의 차원으로 끌어올리고 싶어진다."
— 알렉시스 블레델Alexis Bledel (배우, 에미상 수상, 〈The Handmaid's Tale〉 등에 출연)

"앤서니의 책은 혁명적인 동시에 실용적이다.
지금의 서양 의학의 한계에 실망한 사람이라면 꼭 읽어볼 만한 가치가 있다."
— 제임스 반 더 빅James Van Der Beek (배우 겸 크리에이터), 킴벌리 반 더 빅Kimberly Van Der Beek (대중 강연자 겸 활동가)

"앤서니는 엄청난 사람이다. 그의 지식은 참으로 놀랍다. 나에게 큰 도움이 되었다.
셀러리 주스 하나만으로도 엄청난 변화를 경험했다."
— 캘빈 해리스Calvin Harris (프로듀서 겸 DJ, 그래미상 수상 아티스트)

"앤서니에게 너무나 감사하다. 내 일상에 셀러리 주스를 들여온 이후
내 건강은 모든 면에서 확실히 개선되었다."
— 데브라 메싱 Debra Messing (배우, 〈Will & Grace〉로 에미상 수상)

"내 가족과 친구들은 앤서니가 지닌 치유 재능의 직접적 수혜자이다.
신체적·정신적으로 활력을 되찾은 우리의 경험은 도저히 말로 다 표현할 수가 없다."
— 스캇 바쿨라 Scott Bakula (프로듀서, 배우, 〈Quantum Leap〉, 〈Star Trek: Enterprise〉로 골든글로브상 수상)

"앤서니는 사람들이 건강하게 살도록 돕는 데 인생을 다 바치고 있다.
셀러리 주스는 가장 쉽게, 지금 바로 시작할 수 있는 방법이다!"
— 커트니 콕스 Courtney Cox (배우, 〈Friends〉 등에 출연)

"앤서니는 따뜻하고 연민 넘치는 힐러이다. 신이 주신 능력을 갖춘 그는
모든 면에서 대단히 정확하고 믿을 만하다. 그는 내 인생에서 만난 축복이다."
— 나오미 캠벨 Naomi Campbell (모델 겸 배우, 활동가)

"앤서니는 방대한 지식과 깊은 직관력으로 아주 복잡한 건강 이슈들을 모두 파헤쳐왔다.
그는 내가 최상의 상태에 이르도록 아주 구체적이고 명확한 길을 제시해 주었고,
그것은 내 인생의 없어서는 안 될 안내 지침이 되었다."
— 테일러 쉴링 Talyor Schilling (배우, 〈Orange is New Black〉 출연)

"음식을 통한 치유를 세상에 알리고 싶어 하는 앤서니의 열정과 헌신에 진심으로 감사한다.
앤서니는 정말로 특별한 재능을 지녔다. 그의 치료는 음식에 대한 우리의 관점은 물론
라이프스타일 전반을 완전히 바꿔놓았다. 셀러리 주스 하나만으로도 우리의 컨디션이 180도
바뀌었다. 셀러리 주스는 우리의 아침 루틴에 늘 함께할 것이다."
— 헌터 마한 Hunter Mahan (PGA Tour 6회 우승 골퍼)

"앤서니 윌리엄은 그가 가진 독특한 능력으로 전 세계 사람들의 삶을 바꾸고
생명을 구하고 있다. 그의 끝없는 헌신과 방대한 양의 차원 높은 지식 덕분에,
아직 현대 과학이 찾지 못한 진실들이 그것을 절실히 필요로 하는 사람들에게 전해지고 있다.
개인적으로도 그는 내 딸들과 나에게 건강을 유지할 수 있는 방법을 알려주었다.
셀러리 주스는 우리 가족의 일상의 일부가 되었다."

— 리사 린나Lisa Rinna (배우, 〈The Real Housewives of Beverly Hills〉 등에 출연,
《뉴욕타임스》 베스트셀러 저자, 리사 린나 컬렉션의 디자이너)

"앤서니는 정말 너그러운 사람이며, 건강에 대한 날카로운 직관과 지식을 갖추었다.
나는 그가 사람들의 삶의 질을 바꿔놓는 것을 내 눈으로 직접 지켜보았다."

— 칼라 구지노Carla Gugino (배우, 〈The Haunting of Hill House〉 등에 출연)

"앤서니를 오래 추종해 오면서 그의 프로토콜을 따른 사람들의 성공담에
항상 입이 다물어지지 않곤 했다.(감동해서이지 못 믿어서는 아니다.)
나는 나만의 치유 여정을 수년 동안 이어왔다. 여러 의사들을 전전하고, 여러 전문가들을
만났다. 앤서니는 진짜다. 그리고 나는 그와 그가 가진 놀라운 지식들을 신뢰한다.
그는 갑상선이 우리 몸에서 어떻게 작동하는지, 음식이 우리 몸에 어떻게 영향을 미치는지
정확히 알고 있었다. 나는 앤서니가 어떤 의사도 알지 못한 지식을 갖고 있다고 믿기에,
많은 친구와 가족 그리고 시청자에게 앤서니를 추천했다. 나는 진정한 추종자이며,
지금 치유의 한가운데를 지나고 있다. 앤서니와 그가 하는 일을 알게 되어 영광이다.
내분비 전문의라면 앤서니의 갑상선 책을 반드시 읽어야 한다!"

— 마르셀라 바야돌리드Marcela Valladolid (쉐프, 저자, 텔레비전 진행자)

"누군가 당신을 그냥 한번 만져보고 나서 당신이 어디가 아픈지 말해준다면 어떨까?
앤서니 윌리엄은 그런 치유의 손을 지녔다. 그는 이 시대의 연금술사로
우리가 어떻게 하면 생명을 오래 유지할 수 있는지 알고 있다.
생명을 구하는 그의 충고들이 마치 치유의 광풍처럼 몰려왔다 지나간 자리에는
사랑과 빛이 가득하다. 그는 세계의 아홉 번째 불가사의임에 틀림없다."

— 리사 그레고리쉬-뎀쉬Lisa Gregorisch-Dempsey (〈Extra〉 쇼의 시니어 이그제큐티브 프로듀서)

"앤서니 윌리엄이 신으로부터 받은 치유 능력은 기적임에 틀림없다."
— 데이빗 제임스 엘리엇 David James Elliott (배우, 〈JAG〉 등에 출연)

"나는 의사의 딸로, 아주 사소한 것까지 서양 의학으로 치료하는 데 익숙한 사람이다.
앤서니의 통찰이 내 눈을 뜨게 했다. 음식의 치유력과 건강에 대한 통합적 접근법이
우리의 삶을 바꿀 수 있다는 것을 알게 되었다."
— 제니 몰런 Jenny Mollen (배우, 《뉴욕타임스》 베스트셀러 《I Like You Just the Way I Am》의 저자)

"앤서니 윌리엄은 인류에게 내린 축복이다. 그의 놀라운 작업은 기존 의학이
답을 주지 못하던 수많은 사람들의 치유를 도왔다. 그의 순수한 열정과 치유에 대한 헌신은
따라올 자가 없다. 《치유: 최고의 힐러는 내 안에 있다》를 통해 그의 강력한 메시지를
조금이나마 나눌 수 있어 그저 감사할 따름이다."
— 켈리 누넌 고어스 Kelly Noonan Gores (다큐멘터리 〈Heal〉의 작가이자 감독, 《치유: 최고의 힐러는 내 안에 있다》의 저자)

"앤서니 윌리엄은 아주 보기 드문 사람이다. 그는 자신의 재능을 이용해
사람들이 가능성을 활짝 열고 스스로 자신의 건강 돌봄이가 되도록 돕는다.
나는 앤서니의 라이브 행사에 참석해 그가 얼마나 큰 일을 해내는지 처음으로 목격하였다.
나는 그의 정확한 리딩을 볼 때마다 어떤 고음도 완벽하게 소화해 내는 가수가 떠오른다. 하지만
진정 사람들을 사로잡는 것은 그런 고음이 아니라 그의 내면에 있는 연민 가득한 영혼이다.
앤서니 윌리엄은 이제 나의 친구가 되었고, 나는 그가 너무 자랑스럽다.
장담하건대 당신이 팟캐스트에서 듣는 그 사람, 베스트셀러를 쓴 그 사람은 지금도 변함없이
소중한 사람들에게 도움의 손길을 건넨다. 가식 따위는 없다. 앤서니 윌리엄은 진짜다.
영을 통해 그가 세상에 전하는 중대한 정보들은 가치를 따질 수 없을 만큼
귀하고 강력하며 오늘날 너무나도 필요한 것들이다."
— 데비 깁슨 Debbie Gibson (브로드웨이 배우, 싱어송라이터)

"나는 〈엑스트라〉 쇼에서 앤서니 윌리엄의 이야기를 소개할 당시 LA에 온 그와 즐겁게 작업한
경험이 있다. 인터뷰는 환상적이었고, 시청자들은 계속 이야기를 듣고 싶어 했다.
반응이 폭발적이었다. 그의 따뜻한 품성과 넓은 마음이 그대로 전해졌다.

"그는 영을 통해 받는 정보들로 사람들을 치유하는 데 인생을 바치겠다고 결심한 사람이다.
그는 자신이 알고 있는 것을 '메디컬 미디엄 시리즈'를 통해 모두 공개하고 있으며,
그 책들은 우리 삶을 진정 변화시키고 있다. 앤서니는 정말이지 놀라운 존재이다."
— 샤론 레빈Sharon Levin (〈Extra〉 쇼의 시니어 프로듀서)

"앤서니 윌리엄은 놀라운 재능을 가졌다! 그는 수년 동안 나를 괴롭히던 여러 가지
건강 문제의 진짜 원인을 알게 해주었다. 그저 감사할 뿐이다.
그의 도움으로 나는 매일 조금씩 더 나아지고 있다. 최고의 도움이다."
— 모건 페어차일드Morgan Fairchild (배우, 작가, 강연자)

"대화를 나눈 지 단 3분 만에 앤서니는 내 건강 문제를 정확히 알아맞혔다! 이 힐러는 정말이지
모든 것을 꿰뚫는다. 의료 영매로서 앤서니의 능력은 독특하고 매혹적이다."
— 알레한드로 융거Alejandro Junger (《뉴욕타임스》 베스트셀러 《클린》의 저자)

"그의 재능 덕분에 앤서니는 오늘날의 과학보다 몇 광년이나 앞선 정보의 전달자가 되었다."
—크리스티안 노스럽Christiane Northrup 박사 (《Goddesses Never Age》 등을 쓴 《뉴욕타임스》 베스트셀러 작가)

"갑상선을 다룬 앤서니의 책을 읽은 후 갑상선 질환에 대한 내 접근법과 치료법은 확장되었다.
그리고 그것이 환자들에게 엄청나게 가치 있는 일임을 보고 있다. 보람차고 흐뭇하다."
—프루던스 홀Prudence Hall 박사 (The Hall Center의 창립자 및 병원장)

"앤서니, 그리고 아주 섬세하고 사랑이 깃든 그의 손길을 통해 치유의 지혜를 전하는
'연민의 영Spirit of Compassion', 이 두 존재를 알게 되면서 우리는 감동을 받고 또 혜택을 입었다.
그의 책은 진정 '미래로부터의 지혜'이며, 그 덕분에 놀랍게도 우리는 이유를 알 수 없는
질병들에 대해 아주 명확하고 정교한 설명을 듣게 되었다. 고대의 불교 의학 경전들은
교만한 자들이 이윤을 찾아 생의 요소들을 조작하는 시대가 오면
이런 병들이 인류를 괴롭힐 거라고 예언한 바 있다."
— 로버트 터먼Robert Thurman (콜롬비아 대학 인도-티벳 불교 교수, 《Love Your Enemies》 저자,
〈Bob Thurman Podcast〉의 진행자)

"앤서니 윌리엄은 뛰어난 능력의 의료 영매이다. 현대를 사는 우리 모두에게 영향을 끼치는 수많은 미스터리 증상들에 대해 대단히 실질적이면서도 너무 과격하지 않은 해법들을 제공한다. 개인적으로 앤서니를 알고부터 나와 내 가족의 건강을 위해 그의 도움을 받을 수 있어 정말 기쁘다."

— 애너베스 기시Annabeth Gish (배우, 〈X-file〉 등에 출연)

"앤서니 윌리엄은 평생을 바쳐 다른 사람의 치유를 돕고 있다. 그가 주는 정보들은 많은 사람들의 삶을 통째로 바꿔놓았다."

— 아만다 드 까드네Amanda de Cadenet (The Conversation 및 The Girlgaze Project의 창립자이자 CEO, 《It's Messy》 등의 저자)

"나는 앤서니 윌리엄을 사랑한다! 내 딸 소피아와 로라가 내 생일 선물로 그가 쓴 책을 선물했는데 단숨에 빠져들어 책을 내려놓을 수가 없었다. 《난치병 치유의 길Medical Medium》은 최상의 건강을 찾기 위해 무엇을 해야 할지 모든 의문을 해결해 주었다. 앤서니의 치유 작업을 통해 나는 어렸을 때부터 내 몸에 살고 있던 엡스타인 바 바이러스가 시간이 지나면서 내 건강을 위협하고 있었다는 것을 알게 되었다. 그 책은 내 인생을 바꿨다."

— 캐서린 바흐Catherine Bach (배우, 〈The Young and the Restless〉 등에 출연)

"수년 전의 심각한 척추 부상에서 조금씩 회복되는 중이었지만, 나는 근육 약화와 신경 쇠약, 체중 증가와 같은 문제를 여전히 안고 있었다. 내 친구 한 명이 어느 날 전화해서는 앤서니가 쓴 《난치병 치유의 길》을 꼭 읽어보라고 했다. 책 속의 많은 부분이 내 상황과 일치해 나는 그의 조언 일부를 실행에 옮겼으며, 그를 직접 만나 상담을 받을 기회도 생겼다. 그의 리딩은 너무나 정확했고 그 이후 나는 상상도 못할 정도로 깊은 수준까지 치유되었다. 체중은 건강한 수준으로 돌아왔고, 나는 이제 자전거를 타고 요가를 하며 피트니스 센터에도 갈 수 있다. 에너지 수준도 안정적으로 돌아와 잠도 깊이 잔다. 아침 건강 루틴을 실행할 때마다 나는 웃으며 이렇게 말하곤 한다. '와우, 앤서니 윌리엄, 진짜 고마워요!'"

— 로버트 위즈덤Robert Wisdom (배우, 〈The Alienist〉 등에 출연)

"건강과 웰니스에 관한 설들이 난무하는 이 혼돈의 시대에, 나는 앤서니의 깊은 진정성에 의지한다. 기적에 가까운 그의 재능에는 비교 불가능한 명징함이 있기 때문이다."

—패티 스텐저 Patty Stanger (〈Million Dollar Matchmaker〉의 진행자)

"나는 나와 내 가족의 건강을 위해 앤서니의 도움을 받고 있다. 의사들이 당황할 때에도 앤서니는 항상 문제가 무엇이고 무엇을 해야 할지 알고 있었다."

—첼시 필드 Chelsea Field (배우, 〈New Orleans〉 등에 출연)

"앤서니 윌리엄은 의료에 새로운 차원을 더했으며, 우리 몸과 우리 자신에 대한 이해를 더욱 깊은 수준으로 확장한다. 연민과 사랑으로 행해지는 그의 작업은 치유의 새로운 지평을 열고 있다."

—메리앤 윌리엄슨 Marianne Williamson (《A Return to Love》 등을 쓴 《뉴욕타임스》 베스트셀러 저자)

"앤서니 윌리엄은 연민 가득하고 너그러운 안내자이다. 그는 치유 여정에 있는 사람들을 돕는 데 인생을 다 바치고 있다."

—가브리엘 번스타인 Gabrielle Bernstein (《The Universe Has Your Back》 등을 쓴 《뉴욕타임스》 베스트셀러 저자)

"진짜 효과 있는 정보. 내가 앤서니 윌리엄과 그가 세상에 기여한 바를 생각할 때 딱 떠오르는 표현이다. 나는 앤서니가 내 오랜 친구를 치유하는 것을 지켜보면서 이 말을 실감했다. 내 친구는 아주 오랫동안 브레인 포그와 만성피로로 고생했고 많이 아팠다. 그녀는 수많은 의사와 힐러를 찾아다니며 여러 가지 치료법을 시도해 보았지만 아무것도 소용이 없었다. 앤서니를 만나고 나서는 결과가 완전히 바뀌었다. 나는 그가 쓴 책들, 그의 강의와 상담 모두를 강력히 추천한다. 치유될 절호의 기회를 부디 놓치지 않기를."

—닉 오트너 Nick Ortner (《The Tapping Solution》 등을 쓴 《뉴욕타임스》 베스트셀러 저자)

"희귀한 재주는 완벽한 도덕성과 사랑으로 세상과 공유되어야
비로소 완전한 재능이 될 수 있다.
앤서니 윌리엄은 치유와 재능과 도덕성의 신성한 조합 그 자체이다.
그는 성실하게 일하면서 자신의 재능으로 세상에 헌신하는 진정한 힐러이다."
—다니엘 라포트 Danielle LaPorte (《*White Hot Truth*》 등을 쓴 베스트셀러 저자)

"앤서니는 선각자이자 웰빙의 현자이다. 그의 재능은 놀랍기 그지없다.
그의 안내로 나는 수년 동안 나를 괴롭히던 건강 문제를 정확히 찾아서 해결할 수 있었다."
—크리스 카 Kris Carr (《*Crazy Sexy Juice*》 등을 쓴 《뉴욕타임스》 베스트셀러 저자)

"앤서니를 처음 만나 엄청난 자신감을 얻고 나서 정확히 12시간 후,
작년 내내 나를 괴롭혔던 이명이 조금씩 사라지기 시작했다.
나는 여전히 놀라고 감사한다. 그리고 앞으로
무엇을 해야 할지 알게 돼 너무나 행복하다."
—마이크 둘리 Mike Dooley (《*Infinite Possibilities*》 등을 쓴 《뉴욕타임스》 베스트셀러 저자)

"앤서니 윌리엄이 건강 증진을 위한 자연 요법을 제안할 때마다 모두 효과가 있었다.
나는 내 딸이 달라지는 것을 곁에서 지켜보며 큰 감명을 받았다.
자연 재료를 활용하는 그의 접근법은 치유에 훨씬 더 효과적인 방법이다."
—마틴 D. 샤피로프 Martin D. Shafiroff (재정 전문가. WealthManagement.com이 선정한 미국 최고의 브로커,
Barron's가 선정한 최고의 재정 전문가 역임)

"병을 예방하고 물리칠 수 있도록 앤서니 윌리엄이 들려주는 소중한 충고는
이 세상 어떤 것보다 앞서 있다."
—리처드 솔라조 Richard Sollazzo 박사 (종양학자, 혈액학자, 영양학자, 항노화 전문가, 《*Balance Your Health*》의 저자)

"앤서니 윌리엄은 우리 시대의 에드가 케이시Edgar Cayce다.
정확한 통찰력으로 우리의 신체를 읽어낸다.
앤서니는 가장 뛰어나다는 전통 의학이나 대체 의학 전문가조차 당황하게 만드는
질병의 근본 원인을 짚어낸다. 그의 실제적이면서도 심오한 조언은
그를 21세기를 대표하는 최고의 힐러로 만들었다."

— 앤 루이즈 기틀맨Ann Louise Gittleman (30권이 넘는 건강·치유 관련서를 쓴 《뉴욕타임스》 베스트셀러 저자,
Fat Flush 해독과 다이어트의 창시자)

"할리우드의 사업가로서 나는 가치를 잘 알아본다. 앤서니의 몇몇 고객들은
앤서니를 찾기 전까지 '원인불명 질환'을 고치고자 100만 달러 이상을 쓴 사람들이다."

— 낸시 챔버스Nancy Chambers (할리우드 프로듀서 겸 사업가, 배우, 텔레비전 드라마 〈JAG〉 출연)

"나는 앤서니의 건강 상담을 받았는데, 그는 나만 알고 있는 내 몸의 많은 것들을
정확히 짚어냈다. 그는 다정하고 친절하며 겸손하고 너그러운 사람이다.
동시에 '이 세상 사람 같지도 않고', 말도 안 되는 능력을 가졌으며, 우리와는 전혀 다른 시선으로
세상을 바라본다. 그런 그의 존재는 영매인 나에게도 신선한 충격으로 다가왔다!
그는 현대의 에드가 케이시임에 틀림없다. 그와 동시대를 산다는 것은 축복이 아닐 수 없다.
앤서니 윌리엄은 우리가 스스로 생각하는 것보다 훨씬 큰 존재라는 사실을 증명한다."

— 콜레트 배론-리드Colette Baron-Reid (베스트셀러 《Uncharted》의 저자, Messages from Spirit 쇼의 진행자)

"양자물리학자라면 이 우주에는 우리가 이해하지 못하는 방식으로
작동하는 것들이 있다고 말할 것이다.
나는 앤서니가 그런 것들을 이해하고 다룰 줄 아는 사람 중 하나라고 생각한다.
그는 가장 효과적인 치유 방법을 직관적으로 알아내는 엄청난 능력을 지녔다."

— 캐롤린 레빗Caroline Leavitt (《The Kids' Family Tree Book》 등을 쓴 《뉴욕타임스》 베스트셀러 저자)

"우리가 세상을 떠나고 한참이 지나도,
이 정보는 후대를 위해 여전히 남아 있을 것이다.
그런 의미에서 이 정보는 영원하다.
미래에도 병원균과 독성 트러블메이커는
여전히 세상 모든 사람을 괴롭힐 것이다.
그러나 인체의 치유 능력도 여전할 것이다.
후대가 인체의 해독 리듬을 활용할 줄 안다면 말이다."

—앤서니 윌리엄 (메디컬 미디엄)

MEDICAL MEDIUM
CLEANSE
TO HEAL

치유를
위한
해독

의료 영매Medical Medium
앤서니 윌리엄 지음
조응주 옮김

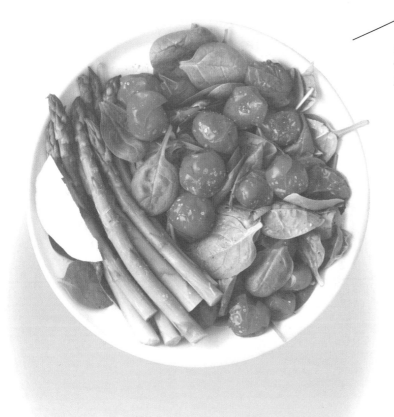

【산티】

"이 책은 치유를 향해 고군분투하는 사람들을 위한
메시지이다. 내 소명은 지옥을 경험하고
살아 돌아온 사람들의 편에 서는 것이다.
이 책의 살아있는 말들이 이들의 피난처가 되길 바란다.
질병으로 고생했거나 고생하는 사람의 곁을 지켰던 사람은
진실을 명확히 바라볼 수 있다.
이런 사람은 자신을 다시 믿을 자격이 있다.
자신을 다시 존중할 자격이 있다. 이제 때가 되었다."

—앤서니 윌리엄 (메디컬 미디엄)

PART 2 ◆ 생명을 지키는 3:6:9 해독법

CHAPTER 9   3:6:9 해독법의 원리 196

CHAPTER 10   원조 3:6:9 해독법 201

CHAPTER 11   초급 3:6:9 해독법 228

CHAPTER 12 고급 3:6:9 해독법 252

CHAPTER 13 3:6:9 해독법 되풀이하기 267

CHAPTER 14 3:6:9 해독법 마무리하기 273

PART 3 ✦ 생명을 구하는 기타 메디컬 미디엄 해독법

PART 4 ◆ 인사이더의 해독 지침서

CHAPTER 19　반드시 지켜야 할 해독 수칙　346

PART 5 ◆ 영혼을 치유할 더 많은 영적 응원

PART 6 ✦ 질병의 원인과 치유법 알아보기

MEDICAL MEDIUM
CLEANSE
TO HEAL

"치유를 위해 스스로 노력하겠다고 결심한
당신의 자유 의지를 자랑스럽게 여기자.
자신에 대해 연민을 갖자. 지금의 고통은 당신 탓이 아님을 알자.
지금의 역경도 당신 탓이 아니다.
당신은 이 책이 제시하는 강력한 도구를 통해
스스로 치유하는 과정에서 매순간 엄청난 성과를 이뤄낼 것이다.
나는 당신이 치유될 수 있다고 믿는다. 아니, 치유될 것을 안다."

—앤서니 윌리엄 (메디컬 미디엄)

서문

□ □ □

"야생 블루베리 더 없어요?"

통식품 가게에서 장을 보던 중 내 뒤에서 들려온 목소리였다. 나도 방금 야생 블루베리 여러 팩을 내 카트에 담았던 터라 또 누가 야생 블루베리를 찾나 궁금해서 뒤를 돌아보았다. 그 순간 몹시 실망한 표정을 짓고 있는 아주머니에게 점원이 대답하는 소리가 들렸다. "네, 다 떨어진 것 같은데요."

나는 아주머니에게 실은 야생 블루베리가 남아 있다고, 어디 있는지 보여주겠다고 말했다. 블루베리가 진열된 곳으로 함께 걸어가면서 나는 아주머니에게 혹시 메디컬 미디엄을 팔로우하고 있어서 블루베리를 찾는 거냐고 물었다. 아주머니는 금세 환해진 표정으로 대답했다.

"네! 이 동네에서 며칠 지낼 건데, 중금속 디톡스 스무디 없이는 못 살거든요!"

요즘 들어 메디컬 미디엄이 선사하는 정보의 도움으로 인생을 바꾸고 있는 사람들과 점점 더 자주 마주치고 있다. 그런 사람들을 만날 때마다 나는 웃음을 짓게 된다. 일주일에도 몇 번씩 앤서니 윌리엄이 책이나 인터넷을 통해 사람들에게 전해주는 희망과 지식, 치유의 도구에 대해 얘기하는 환자, 동료, 지인, 이웃 들을 만난다. 내가 제일 좋아하는 것은 최근 동네 건강 식품 가게에 붙은 안내문이다. "셀러리 수요 급증으로 가격을 인상하오니 양해바랍니다."

왜 수요가 급증했을까? 한마디로 점점 더 많은 사람들이 자신의 건강을 회복하겠다는 바람을 말로만 표현하는 데 그치지 않고 행동으로 실천하고 있기 때문이다.

나는 의사로서 적극적인 예방이라는 개념을 늘 강조해 왔다. 환자들뿐 아니라 내 가족에게도 자신의 건강에 관해 최대한 많이 알려고 하고, 스스로를 지지하며, 전통적인 접근법과 비전통적인 접근법 모두를 열린 마음으로 고려하라고 권하고 있다. 이는 포기하지 말라는, 혹은 지병이 더 악화될 때까지 내버려두지 말라는 뜻이다. 약물 치료에만 의존할 게 아니라, 건강에 적신호가 켜지는 근본 원인이 무엇인지 이해하고 대응하려는 목적 의식을 가지라는 뜻이다. 부작용의 가능성은 적고 효과는 큰 자연 치유법을 생활화하라는 뜻이기도 하다. 또한 아직은 주류에 들어서지도 못했고 연구 성과도 많지 않지만, 실제로 많은 사람들을 이롭게 하는 치료법에 대해 알아보라는 뜻도 있다. 예방에 중점을 두면 더 일찍 행동하게 마련이다.

앤서니 윌리엄의 접근법을 처음 접한 순간부터 그는 나에게 큰 울림으로 다가왔다. 첫 만남은 책을 통해서였지만, 이후 그와 협업하며 여러 가지 치료 계획들을 세우게 되었다. 과일을 건강을 해치는 주범으로 모는 몇몇 학파와는 반대로 앤서니는 과일의 가치를 인정하고 섭취를 권장하는데, 나도 처음에는 과일을 좋아하는 내 취향 때문에 앤서니의 이야기에 끌렸던 게 아닌가 생각했다. 그러나 우리의 공감대는 사과 예찬론보다 더 깊다고 확신한다. 내게 앤서니의 통찰력은 상식 그 자체이다. 그의 팔로워라면 그가 (바이러스에 의한) 만성 염증이나 (중금속 같은) 화학 물질 노출이 우리 건강에 주는 부담에 대해 얼마나 활발하게 정보를 전파하고 있는지 알 것이다. 그런 문제를 해결하기 위해 앤서니가 제시한 해법들은 내가 환자들을 위해 세우는 치료 계획을 획기적으로 바꿔놓았다.

25년 넘게 물리 치료 및 재활 의학 그리고 기능 의학Functional Medicine 분야의 전문의로 일한 나는 부상, 질병 또는 트라우마로 심신 기능이 약화된 사람들의 일상을 개선하는 데 초점을 맞춰 진료를 하고 있다. 환자를 볼 때 우선은 그 사람이 어떻게 현재의 상태에 이르게 되었는지 그 사람만의 고유하고 종종 복잡하기도 한 사연을 이해하는 데서 출발한다. 그 다음에는 그 복잡한 사연을 파헤쳐 근본 원인을 알아내는 작업이 필요하다.

건강 문제의 근본 원인은 대체로 네 가지로 분류할 수 있는데, 대부분은 얼마든지 대처 가능한 원인들이다. 네 가지 분류는 염증, 독소 노출, (신체적·심리적) 스트레스/트라우마, 그리고 (영양실조, 탈수, 불면증, 자연 또는 타인으로부터의 고립, 움직이지 못하는 상태 등과 같은) 심각한 결핍이다. 우리 몸이 이러한 요인들로부터 자기를 고치고 지키느라 계속해서 경계 태세를 취하고 있으면 우리는 그 상태를 자각하게 된다. 그 결과가 바로 통증, 염증, 피로 등등 뭔가 잘못되고 있음을 느끼게 하는 여러 가지 증상이다. 이러한 관점으로 문제를 바라보면 왜 많은 만성 질환들이 다양한 약물 치료나 수술을 시도했음에도 불구하고 낫지 않는지가 설명된다.

근본 원인과 위험 요소를 제거하거나 감소시키는 것과 함께 몸의 치유력과 회복력을 돕는 전략을 병행하는 치료 계획을 세울 때에 사람들은 비로소 건강을 되찾는 길로 들어선다. 이 계획에서 자신을 스스로 돌보기가 큰 비중을 차지한다.

여기에서 딜레마가 발생한다. '자가 돌봄' 계획은 의료 처방에서 간과되기 십상이다. 설령 처방에 포함되더라도 여러 가지 의문점이 생긴다. 어디에서 시작해야 하는가? 무엇이 중요한가? 충분한 효과를 내려면 얼마나 광범위한 접근 또는 근본적인 변화가 필요한가? 나의 일상 생활에 맞추려면 어떻게 실행해야 하는가? 바로 이 지점에서 이 책《치유를 위한 해독》이 빛을 발한다.

독자들은 이 책을 읽으면서 저자가 제공하는 정보의 방대함에 놀라게 될 것이다. 저자는 우선 독소에 대한 상세한 설명으로 시작해, 독소란 무엇인지, 우리는 어떻게 독소에 노출되고 어떤 영향을 받는지, 우리의 몸은 어떻게 독소에 효과적으로 대처할 수 있도록 설계되어 있는지, 그리고 왜 종종 그 대처에 실패하는지를 알려준다. 그 다음에는 독소 청소, 즉 해독의 의미를 풀어주는데, 저자는 해독이란 마치 우리 몸의 '리셋' 버튼을 눌러 새로운 생리적 출발점으로 돌아가는 것과 같다고 설명한다. 그는 또한 널리 알려져 있는 다른 건강 철학들을 논하면서 자신의 철학이 그것들과 어떻게 다른지도 짚어준다.

그 다음에 그 유명한 3:6:9 해독법이 등장한다! 그는 전 세계 수많은 이들의 인생을 바꿔놓은 3:6:9 해독법을 세밀히 분석하고 해체한 다음, 원조·초급·고급 세 가지 버전으로 이를 재구성한다. 나아가 더 다양한 해독 방법들을 소개하는데, 모두 저자의 해독 원칙을 지키면서 더욱 세부적인 전략에 초점을 맞춘 해법들이다. 이 모든 해독법의 핵심은 우리가 선택한 음식의 힘을 이해하고 활용하는 데 있다. 어떤 종류의 음식을 먹는지만이 아니라 어떤 조합으로 먹고 언제 먹는지도 중요하다. 그리고 독자가 이제 얻을 만한 정보는 다 얻었다고 생각하는 순간, 저자는 각종 질환에 특화된 (허브, 비타민, 미네랄 등의) 보충제 활용법까지 종합 선물 세트처럼 제공한다.

이 책에 나오는 (레시피를 포함한) 음식 활용 전략과 보충제 선택, 영적 지혜, 힘이 되는 응원, 원인과 이유에 대한 해설, 행동 수칙, 문제 해결을 위한 조언, 그리고 이 모든 정보의 원천인 '연민의 영Spirit of Compassion' 덕분에, 《치유를 위한 해독》은 메디컬 미디엄이 선사하는 최고 길라잡이가 될 것이다.

앤서니 윌리엄의 이 책에 서문을 쓰게 되어 영광이다. 그리고 이 영광을 내 아버지에게 바치고 싶다. 20여 년 전, 폐암으로 너무나 힘겹게 투병하는 아버지를 지켜보며 나는 전통 의학 모델의 현실과 한계를 절감했다. 그 당시 나는 오빠와 함께 아버지를 살릴 정보들을 애타게 찾으며 셀 수 없이 많은 시간을 보냈고, 그 과정에서 전체론적 접근법과 대안적 치료법 들이 세계 곳곳에서 수많은 사람들을 살리고 있다는 사실을 알게 되었다. 그런데 놀랍게도 그런 대안들이 아버지에게는 단 한 번도 선택지로 제시되지 않았다. 그러면서 그때까지 아버지가 받았던 (진단 검사와 대증對症 치료로 구성된) '예방 치료'가 사실 질병의 근본 원인이 되는 위험 요소에는 대응하지 못했다는 것을 깨닫게 되었다. 그때 얻은 통찰과 더불어, 한때 강인하고 원기 왕성했던 분이 병환에 속수무책으로 당하는 모습을 지켜본 경험은, 의학에 대한 내 사고 체계를 완전히 바꿔놓았다. 의학이 어때야 하는지, 만성 질환이 사람의 인생을 망가뜨리지 못하게 하려면 의료의 범위는 어디까지여야 하는지에 대해 고민하게 된 것이다.

우리는 과거에 어떤 독소나 스트레스 요인에 노출되었는지를 통제할 수 없고, 현재와 미래에 어떤 환경에 놓여 있고 또 놓이게 될지도 통제하기 어렵다. 그러나 노출의 영향을 최소화하는 대책을 마련하고 실행하는 일은 얼마든지 통제할 수 있다. 그리고 앤서니 윌리엄은 우리가 그 일을 해낼 수 있도록 강력한 도구를 우리 손에 쥐어 준다. 그것이 그가 세상에 나눠준 큰 선물이다!

일라나 자블로스키 아미르Ilana Zablozki-Amir

(물리 치료 및 재활 의학, 기능 의학 전문의)

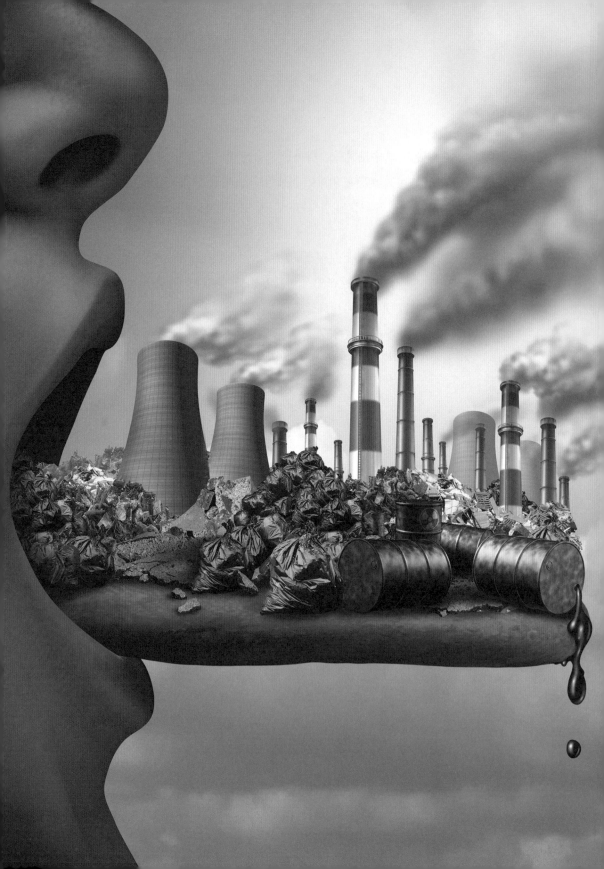

PART 1

우리는
해독이
필요하다

"만성 질환이 가공할 속도로 증가하고 있다.
유기농 작물이 대량으로 재배되고,
가공 식품을 멀리해야 한다는 인식이 높아지고,
심지어 신형 치료법들이 개발되고 있음에도 불구하고,
질병은 사상 유례 없이 기승을 부리고 있다.
아무도 질병에서 자유롭지 못하다.
질병의 시계를 멈출 올바른 정보가 없다면 말이다."

"이 책은 라이프스타일에 관한 책이 아니다.
당신과 평생 함께할 책이다.
거짓 진실의 홍수 속에서 사람의 생명을 구하는 책이다."

—앤서니 윌리엄 (메디컬 미디엄)

CHAPTER 1

위에서 온 해독법

□ □ □

이 책에 나오는 해독법은 위above에서 온 것이다. 인간이 만든 것이 아니다. 더 높은 근원에서 비롯된 것이다.

해독cleansing은 진리이며, 당신은 이 책을 읽으면서 그 진리를 찾아가는 여정을 시작하게 된다. 당신은 신God이나 조물주the Creator, 우주the Universe, 빛the Light을 믿을 수 있다. 아니면 우리가 그저 우주를 떠도는 행성 중 우연히 지구라는 행성에 붙어산다고 생각하는 무신론자일 수도 있다. 여하튼 간에 이 책에 나오는 해독 정보는 세상에 존재하는 수많은 잡음들과는 전혀 차원이 다르다는 것만은 인지하길 바란다. 원천부터가 다르다. 거짓 정보를 조합한 것도 아니고, 혼란스럽기만 한 술책을 짜깁기한 것도 아니다. 해독은 실재하며 분명 효과가 있다.

해독은 또한 지구촌 사람들에게 절실히 필요한 것이다. 오늘날 만성 질환이 가공할 속도로 증가하고 있다. 유기농 작물이 대량으로 재배되고, 가공 식품을 멀리해야 한다는 인식이 높아지고, 심지어 신형 치료법들이 개발되고 있음에도 불구하고, 질병은 사상 유례 없이 기승을 부리고 있다. 아무도 질병에서 자유롭지 못하다. 질병의 시계를 멈출 올바른 정보가 없다면 말이다.

인간을 초월한 더 큰 힘, 즉 위로부터 도움의 손길이 필요하다는 뜻이다.

▓▓▓ 숨어 사는 사람들

지금 수천 명의 사람들이 세상으로부터 숨어 살고 있다고 하면 당신은 믿겠는가? 그 수가 수천 명이 아니라 실은 수십만 명, 아니 수백만 명이라면? 이들은 그나마 남은 기력을 겨우 쥐어짜내 사람들이 붐비지 않는 시간에 생필품을 사러 마트에 간다. 가벼운 데이트를 위해 식당이나 영화관을 찾는 것도 힘에 부친다. 친한 친구의 생일 파티, 약혼식, 결혼 전야 파티, 결혼식, 아기 돌잔치 같은 행사도 기운이 없어서 불참한다. 축하 카드 한 장 사서 보낼 힘도 내지 못한다. 그런 사람이 극소수일 것 같은가? 아니, 수백만 명에 달한다.

이들 중 상당수가 메디컬 미디엄 시리즈에 소개된 고급 치유 정보를 발견하면서 다시 세상으로 나올 만큼 몸이 회복되었다. 그러나 아직 많은 이들이 그 정보를 발견하지 못하고 여전히 숨어 살고 있다. 나는 만성 질환에 시달리는 이들을 '잊혀진 영혼forgotten soul'이라고 부른다. 이들을 외면하는 것도 문제지만, 이들이 존재한다는 사실조차 잊는 것은 또 다른 차원의 문제이다. 이들은 남의 이목을 최대한 끌지 않는 방식으로 생활한다. 때로는 남들과 소통할 기회가 있어도 대화를 이어갈 기운조차 없다. 그러다 보니 우리는 평소에는 이들의 존재를 상기할 계기가 별로 없다.

혹은 안간힘으로 겨우 일상 생활을 유지하면서 우리와 마주치는 이들도 있다. 같은 직장의 옆자리에 앉는 동료일 수도 있고, 아이 등하굣길에 만나는 학부모일 수도 있다. 그런데 매일 만나기 때문에 오히려 이들이 힘들다는 것을 우리는 눈치 채지 못한다. 또는 힘내라는 뜻으로 "얼굴 좋아 보이네요!"라는 말을 건네기도 한다. 이들이 해답을 찾지 못한 채 견뎌내고 있는 통증, 어지럼증, 체온 변동, 화끈거림, 불안감, 우울증, 근심, 공포, 브레인 포그, 피로 등등은 우리 눈에 보이지 않는다. 친구가 머릿속이 온통 병원 진료 예약 날짜나 생활비를 감당할 걱정으로 꽉 차 있어도 우리는 모를 수 있다. 당장 자신을 있는 그대로 인정해 주고 언젠가는 지금보다 나아질 거라는 희망을 품게 해줄 무언가가 지금 그 친구에게 절실하다는 사실을 우리는 모르고 지나칠 수 있다.

우리가 이들의 고통을 인식하든 말든 이들은 분명히 존재한다. 그것도 아주 많이.

이들을 존중하든, 외면하든, 심지어 잊어버리든 간에 오늘날 심신의 고통으로 삶이 망가지고 있는 사람들은 30년 전, 10년 전, 심지어 5년 전에 비해 훨씬 더 많아졌다.

■■■ 진정한 자각

그 누구도 질병으로부터 안전하지 못하다. 오늘날 우리가 자신을 지키기 위해 경계해야 할 것들을 고려해 보면, 언젠가는 자신에게도 예고 없이 어떤 질병의 첫 증상이 나타나지 않으리라고 장담할 사람은 아무도 없다. 그날이 언제 올까 두려움에 떨며 오늘을 살라는 뜻이 아니다. 적어도 현실을 부정하며 살지는 말자는 뜻이다.

당신 주변에 건강 문제로 힘들어하는 지인이 몇 명 있는지 떠올려보라. 티를 내든 안 내든 지인 대부분이 건강 문제 하나쯤은 안고 살 확률이 높다. 거기에 당신이 포함될 확률도 꽤 높을 것이다. 그 건강 문제가 위산 역류, 고혈압, 불안감, 습진, 건선, 브레인 포그, 우울증, 피로 중 어느 것이든 말이다. 다시 말해 당신은 혼자가 아니다. 여러 증상을 안고 사는 것은 이제 '뉴노멀new normal'이 되었다.

대부분의 사람들은 자신의 질환과 공존하며 살아간다. 그냥 지병이라고 받아들이고, 과학이 왜 해답을 찾지 못하는지 의아해하지도 않는다. 고통이 일상화된 것이다. 그러나 때로는, 그리고 점점 더 많은 경우, 사람들이 겪는 증상은 삶의 질을 저해하기에 이른다. 삶의 낙이 없어지고 기회도 줄어든다. 원인 모를 고통 때문에 집에서 칩거하거나 더 나쁜 경우 병원에 장기 입원해 숨어 사는 사람의 대열에 합류한다. 고통에서 벗어나려고 안 다녀본 병원이 없고 안 받아본 상담이 없다 보니 일상 생활은 무너진다. 그렇게 생명력을 유지하는 불씨는 꺼져간다. 결국 희망을 잃는다.

'자각awareness'은 누구나 쓰는 흔한 말이 되었다. 정말 의미 있는 말이라고 많이들 생각한다. 심지어 힘이 있고 힘이 되는 말로 칭송받는다. 자각은 우리가 발 딛고 있는 현실에 대한 감각을 키워주고, 주변 사람들과 교감하게 해주며, 하루하루를 의미 있게 살게 해주는 수단으로 여겨진다. 그러나 우리의 몸과 마음속에 무슨 일이 일어나고 있는지도 알아차리지 못한다면, 그걸 과연 자각이라고 할 수 있을까? 여러 가지 증상, 증세, 질병으로 삶이 점점 팍팍해지고 있다는 현실도 알아차리지 못한다면, 그걸 과연 제대로 된 자각이라고 할 수 있을까?

오늘날 너나 할 것 없이 모두가 건강 전문가처럼 보인다. 자기한테는 무엇이 특효약이었고 무엇이 효과가 없었는지 의견을 늘어놓는 사람들로 넘쳐난다. 현재 만성질환에 시달리지 않거나 지금 하고 있는 것이 나중에 어떤 잘못된 결과로 이어질지 무지한 상태에서는 그런 의견을 얼마든지 피력할 수 있다. 20대 초반의 건강한 사람이 단백질 파우더나 아몬드 버터로 만든 셰이크를 마시고 곡물을 끊고 단백질 위주로 식사한 덕분에 건강도 기분도 최고라고 SNS에서 이야기하면, 그건 그 사람 인생에서 한 순간 또는 한 단면만 보여주는 것이다. 마치 천하무적이라도 된 것처럼 들떠서 지금 유행하는 다이어트나 운동 덕분에 자기가 얼마나 활력이 넘치는지 SNS에 자랑을 하는 이 순간에도, 우리 몸속에 무엇이 자라나고 그게 어떤 방향으로 발전해서 미래에 결국 어떤 문제를 일으킬지 우리는 모른다. 우리 몸이 새로운 무언가에 혹은 기존의 무언가에 노출되어, 눈에 보이지는 않지만 문제가 일어나고 있는 상태라면, 결국 만성피로증후군이나 기타 증상이 나타나는 건 시간 문제다. 이러한 문제를 일으키는 원인에 대한 진정한 자각이 없다면 말이다.

▚▜ 해독은 허상인가?

근래 의료계에는 우리 몸이 자연적으로 해독을 하기 때문에 해독을 위한 별다른 인위적 조치가 필요 없다는 신념이 자리 잡고 있다. 어떤 의학 전문가는 한 술 더 떠 각종 해독법은 사실 해독 효과가 없다고 주장하기도 한다. 이는 과거(그리고 현재)의 좋지 못한 해독법에 대한 반작용에 불과하다. 온갖 파우더와 지침서와 프로그램이 상업화되면서 많은 사람들이 인체의 작용 원리나 우리 몸이 필요로 하는 것에 대한 지식 없이 무분별하게 해독을 한 결과일 것이다. 그래서 대부분의 영양사나 영양학자, 기타 전문가들이 그런 무분별한 해독으로부터 환자의 건강을 지키려고 인체의 자연 해독 능력으로 충분하다고 설득하는 것이다. 그런 조언이 불완전한 정보를 기반으로 하는데도 말이다. 사실 해독이 인체에 어떻게 작용하는지에 관해 제대로 훈련받은 전문가는 드물다.

전문가들이 간과하는 점은 우리가 일상적으로 노출되는 독소 외에도 해독 대상이 아주 많다는 사실이다. 우리는 바이러스와 박테리아 등 병원균에도 맞서야 한다. 온갖 바이러스와 박테리아가 인구 속에 퍼져나가면서 영아부터 노인에 이르기까지 수많은 사람들에게 자가 면역 질환을 비롯한 각종 질병을 일으키고 있다. 그뿐 아니라 우리는 유해한 중금속, 살충제, 제초제, 용매, 석유 제품, 나아가 현대인의 일상을 지배하는 화학 전쟁 무기에까지 끊임없이 맞서야 한다.

해독 무용론을 주장하는 전문가들이 또 하나 간과하는 점은 이들이 믿는 인체의 자연 해독 능력이 실은 지방 때문에 방해를 받는다는 사실이다. 특별한 원칙이 없는 일반식부터 모든 영양소를 골고루 섭취하는 균형식, 직관적 식사, 한때 유행하던 팔레오식paleo diet(구석기인처럼 먹는 식단이란 뜻―옮긴이)이나 케토식keto diet(탄수화물 섭취는 줄이고 지방 섭취를 늘리는 것으로 일명 '저탄고지'라고도 함―옮긴이), 견과류를 갈아 만든 너트 버터nut butter와 오일, 콩 등을 섭취하는 자연식물식plant-based diet에 이르기까지, 현대인의 식단은 각양각색이지만 거의 모두 지방의 비중이 높다. 지방은 피를 탁하게 만들어 우리 몸의 일상적 해독 능력을 떨어뜨린다. 그런데도 인플루언서, 영양사나 영양학자, 건강 코치, 의사 등 건강 전문가들은 지방을 간과한 채 고단백 식단을 권장한다. 땅콩 버터peanut butter, 견과류, 연어, 계란, 닭고기 등 단백질 함량이 높은 음식은 지방 함량도 높기 때문에 단백질 섭취를 늘리면 지방 섭취는 자동으로 늘어난다. 그렇게 되면 전문가들이 그토록 신봉하는 바로 그 자연 해독 기능은 약해질 수밖에 없다.

양립 불가능한 논리를 펼쳐서는 곤란하다. 혈류를 지방으로 가득 채워 간이 일상적으로 독성 물질을 배출하는 데 지장을 주면서 동시에 별도의 해독은 필요 없다고 주장해서는 안 된다. 아무리 건강을 생각해서 패스트푸드, 튀김, 가공 식품 등을 멀리한다 해도, 지방과 단백질 섭취를 늘리는 식단이라면 문제가 있다. 그 단백질이 동물성이든 식물성이든, 그 식단의 이름이 케토든 팔레오든 비건이든 또 다른 신조어든, 결국 지방 처리에 과부하가 걸리면서 간은 활발히 기능하지 못하게 된다.

해독과 관련한 이 모든 혼란 속에서도 사람들은 최소한 이것만큼은 바로 알아야 한다. 과일과 야채, 녹색 잎채소를 더 많이 섭취하고 지방 섭취를 줄여서 피를 맑게 해야 한다는 것이다. 그래야만 우리가 일상적으로 노출되는 외부의 독소는 제쳐놓더라도 신체 내부 작용으로 자연히 발생하는 부산물이나 노폐물이라도 제대로 해독하고 배출할 수 있다.

간이 과도한 지방을 처리하느라 지쳐 있으면 심장은 펌프질을 더 세게 해야 한다. 혈류에 지방이 많이 끼면 산소가 줄어들면서 병원균이 증식하기 좋은 환경이 된다. 게다가 과도해진 지방 세포 속으로 독소가 들어가는데, 사람이 하루 두 시간씩 운동을 하거나 가공 식품을 피하는 것만으로는 늘어나는 뱃살을 해결할 수 없는 나이가 되면, 독소를 품은 지방 세포는 장기 주변에 쌓이기 시작한다. 건강 전문가들은 이러한 간 기능 저하가 일종의 전염병처럼 이미 퍼져 있다는 사실은 파악하지 못하고, 나이와 함께 늘어난 뱃살의 원인을 오래 지속해 온 고지방 식단이 아니라 떨어지는 신진대사율이나 호르몬 탓으로 돌린다.

더 큰 문제는 해독이 허상 또는 신화라고 단언하는 많은 인플루언서나 건강 전문가가 만성 질환에 시달리는 사람의 고통을 이해하지 못한다는 점이다. 전문의들을 찾아다니며 이런저런 진단을 — 또는 진단 아닌 진단을 — 받긴 하는데 고통에서 벗어날 길이 보이지 않는다는 게 어떤 느낌인지 이해받지 못하는 것이다. 이들이야말로 해독이 필요한 사람들이다. 병원균과 독성 중금속에 대한 진실을 알고 그런 것을 몸에서 제거할 방법을 알아야 만성화된 증상과 고통으로부터 벗어날 수 있기 때문이다.

만성 질환을 안고 사는 삶이 어떨지 상상해 보라. 어쩌면 당신은 이미 그런 인생을 너무 잘 아는지도 모르겠다. 하루 한두 시간씩 꾸준히 운동해서 만든 군살 없는 몸매를 SNS에 자랑하는 사람을 보면 만성 질환자는 어떤 기분일 것 같은가? 당신도 당장 소파에서 일어나 헬스 클럽에 등록하고 단백질 셰이크를 먹으면 똑같이 될 수 있다는 말을 들으면 어떨 것 같은가? 하루하루 버틸 기운도 없는데 그런 잘못된 감정과 부정적 사고로 자신의 앞길을 스스로 차단하지 말라는 말을 들으면 어떨 것 같은가? 당신이 그 모양인 것은 긍정적 사고나 우주와의 교감이 부족하기 때문이라는 말을 들으면 어떨 것 같은가? 우리 모두 그런 말을 수없이 접하며 산다. 해독보다는 네 마음을 다스리는 법부터 배우라는 메시지, 지금 겪는 문제나 질병도 네가 자초했으니 네 탓이라는 메시지가 넘쳐나는 세상이다. 그런데 그런 메시지가 만성 질환이라는 현실을 견뎌내고 있는 사람에게는 상처가 되고 자신의 정신 상태까지 의심하게 만든다.

해독은 허상일까? 아니다. 해독은 건강이 염려되는 사람에게 꼭 필요한 도구이다. 유해한 환경으로부터 자신을 지키려는 현대인의 실질적 수단이다. 물론 제대로 된 방법으로 해독을 한다면 말이다.

■▪■ 라이프스타일이냐, 라이프세이버냐?

해독을 무시하지 않고 어느 정도 받아들인 사람도 해독의 힘을 온전히 인정하지 못한다. 해독을 단기적인 것으로, 따라서 추구할 만한 가치가 별로 없는 것으로 보는 경향이 있다. 실제로는 그렇지도 않지만 왠지 더 오래갈 것 같고 더 가치 있어 보이는 건 '라이프스타일'이다. 더 나은 인생을 위해서는 라이프스타일을 완전히 바꿔야 한다는 메시지에 우리는 포위되어 산다. 라이프스타일은 이미지 중심적이고 (주머니 사정만 넉넉하면) 비교적 고통 없이 얻을 수 있다. 과거에는 물질에 초점이 맞춰져 있었다. 특정 브랜드의 가방을 들거나 옷을 입거나 차를 타는 것으로 라이프스타일이 규정되었다. 때로는 특정 취미나 운동이 라이프스타일에 포함되기도 했다. 시간이 흐르면서 라이프스타일의 지향점이 이른바 웰빙으로 이동하기 시작했다. 에어로빅이 그 초기 트렌드라 하겠다. 그러다 요가, 필라테스, 스피닝 등으로 종목이 바뀌고, 건강에 좋다는 온갖 식품과 보충제가 더해지면서 라이프스타일은 화려하게 진화해 왔다.

그런데 라이프스타일은 역설적이게도 단기간에 외모와 태도의 개선을 추구한다. 실은 하나의 브랜드를 만들어놓고 그 브랜드를 라이프스타일로 둔갑시키는 것이다. 어떤 라이프스타일을 좇는 사람들이 훗날 병에 걸리거나 의사도 정확히 진단하지 못하는 증상이 생겨 결국 자기가 추구해 온 라이프스타일이 이런 문제를 해결해 주지도, 애초에 예방해 주지도 못한다는 사실을 깨닫는 순간이 필연적으로 올 텐데도 말이다. 라이프스타일은 열심히 노력하는 것과는 별로 상관이 없다. 적어도 몸 안의 독소와 병원균을 제거하기 위한 해독에 실제로 쏟는 노력과는 거리가 멀다. 라이프스타일에 들어가는 노력은 어떤 이미지를 재생산할 플랫폼을 구축하고 매출로 연결시키는 노력이다. 그런 노력의 최고 목표는 특정 라이프스타일을 추구하는 것이 누군가에게 인생의 전부가 되게 만드는 것이다. 그 반면 몸 안의 독소와 바이러스와 박테리아를 끝까지 추적해 없애는 해독의 노력은 전혀 차원이 다르다. 해독의 노력이 없다면 당신은 독성 물질과 바이러스와 박테리아 때문에 훗날 병이 날 수 있다. 아니면 이미 병이 난 상태이거나.

어떤 라이프스타일을 근시안적으로만 바라보면 쉽게 속을 수 있다. 지금 당장 내 눈앞에 보이는 것이 브랜드 방어를 위한 보여주기식 이미지가 아니라 진짜일 거라고 믿고 싶어진다. 시간을 더 길게 잡고 소셜 미디어에서 누군가를 지켜보면, 어떻게 문제가 나타나고 의견이 바뀌기 시작하는지 관찰할 수 있다. 그 기간을 5년, 10년 또는 그 이상으로 잡으면 문제가 심각해지는 과정까지 보일 것이다. 나아가 그 사람의 과거를 돌아보며 이런 의문점이 생길 것이다. "그때 그 아몬드 버터 셰이크랑 글루텐프리gluten-free 아보카도 토스트가 왜 저런 증상을 막아주지 못했을까?"

답은 사람들이 추구하는 라이프스타일이 만성 질환의 진정한 원인을 고려하지 않은 데 있다. 우리 몸속에서 실제로 어떤 일이 일어나고 있는지를 정확히 짚어내지 않는 라이프스타일은 게임에 불과하다. 일부러 몰두했든 모르고 혹했든 간에, 그런 라이프스타일은 일종의 알아맞히기 놀이라는 것이다. 시중에 떠도는 엄청난 양의 허위 정보를 기반으로 건강에 대한 추측만 난무할 뿐인 놀이 말이다.

이 책에 나오는, 그리고 메디컬 미디엄 시리즈에 나오는 모든 해독법은 어떤 트렌디한 라이프스타일로도 접근할 수 없는 우리 몸에 관한 진실을 말한다. 각종 라이프스타일 창시자들은 우리 몸 안에서 진정 무슨 문제가 일어나고 있는지 모른다. 오늘날 사람들은 어떤 라이프스타일을 추구하든 계속 병들어 가고 있다. 무례하게 들리겠지만 파리 목숨이 따로 없다. 어느 날 갑자기 나타난 증상 때문에 일상이 흐트러지고 정신이 무너지고 결국 자신의 병을 중심으로 일상을 다시 설계할 수밖에 없다. 최고의 다이어트를 하고 최고의 인증샷이 될 만한 홈메이드 스무디와 요리를 만들고 식생활에서 가공 식품을 배제했는데도, 현대인은 사상 유례 없는 속도로 만성 증상과 질병에 시달리고 있다.

어떤 라이프스타일도 그 추종자들의 생명을 구하지 못한다. 라이프스타일은 질병이 왜 만성화되는지 핵심을 건드리지 않는다. 라이프스타일에는 우리를 끊임없이 괴롭히고 행복할 권리를 가로막는 것이 과연 무엇인지를 탐구하는 지식과 통찰과 지혜가 없다. 살충제나 독성 중금속이 장기 깊숙이 파고든 사람, 바이러스가 활성화되었거나 면역 체계가 무너진 사람, 마음에 상처를 입은 사람에게는 관심이 없다. 애초에 사람이 왜 병드는지를 묻거나 해답을 찾으려 하지 않는다.

지금 우리는 헬스장의 벽면 거울이나 조깅 트랙 옆의 풀밭을 배경으로 아드레날린을 뿜어내는 30대 중반의 몸을 사진으로 남기고 SNS에 올리고 있을지도 모른다. 그런다고 그 상태가 지속되는 것은 아니다. 그런다고 건강하던 사람도 수천 명씩 걸리는 하시모토병으로 2년 후 몸져눕지 않으리란 보장이 없다. 이른바 '균형 잡힌' 음식으로 가득 채운 밥상을 폼 나게 찍어 SNS에 공유한다고 어느 날 갑자기 만성피로증후군이 나타나지 않는 것도 아니다.

그렇게 누군가는 병에 걸려 그동안 접해온 모든 건강 상식을 뒤늦게 의심하는 사이에도, 아직 병에 걸리지 않은 사람들은 계속 허위 정보를 전파하고 있을 것이다. 자신의 메시지를 의심하기보다는 자기보다 조금 먼저 병에 걸렸을 뿐인 사람한테 문제나 잘못이 있다고 믿는 게 속 편하게 마련이다. 그러면서 은연중에 하시모토병이나 만성피로증후군에 시달리는 사람을 패배자로 취급한다. '저 사람은 잘못된 다이어트를 했겠지'라고 합리화하는 것이다. '정서적으로 문제가 있어서 상상으로 병을 만들었겠지. 긍정적 사고를 못해서 병이 생겼겠지. 아니면 저 사람은 원래 그런 사람이겠지.'

적자생존, 즉 "강한 자가 살아남는다"는 사고방식은 이른바 '힐링healing' 산업에 경쟁의 광풍을 일으키기도 한다. 그리고 소셜 미디어는 그 광풍을 더욱 부추긴다. 결국 상어는 살아남지만 나머지 사람들은 그 상어를 낚는 미끼로 전락한다. 이렇듯 우리는 한 배를 탔다는 사실을 너무 쉽게 망각한다. 우리 모두 하시모토병이든 만성피로증후군이든 현존하는 수백 가지 만성 질환의 잠정적 환자라는 사실을 잊고 사는 것이다. 특히 아직 젊고 건강을 자신할 때는 더 그렇다. 신종 트렌드나 라이프스타일이 등장할 때마다 마치 성배라도 발견한 듯 환호한다. 지난 세대가 범한 실수를 되풀이하고 있다는 걸 깨닫지 못한 채, 고지방·고단백 식단을 짜든지 과일을 금기시하든지 아니면 미친 듯이 운동을 하든지 하면서 늘 무언가를 하느라 바쁘다. 그 무언가에 자연식물식, 팔레오, '신형' 케토, 저탄고지 등등 무슨 새로운 이름을 붙여도 문제가 달라지지 않는데 말이다. 그런 것을 이미 다 해봤는 데도 불구하고 현재 고통받고 있는 사람들보다 우리가 더 잘났다고 너무 쉽게 생각한다.

그런데 이 모든 상황도 앞으로 몇 년 후 벌어질 현상에 비하면 아무것도 아니다. 이 문제는 갈수록 심각해질 일만 남았다. 건강과 웰빙의 이름으로 사람들이 추구하는 모든 것은 점점 더 매력적으로 보일 것이고, 그렇게 만들어진 이미지는 이제 막 자신의 증상이나 질환에 대한 해답을 찾아 치유의 여정을 시작하려는 우리를 더욱 유혹하고 호도할 것이다. 젊음과 활기가 넘치는 삶에 대한 약속은 우리를 온갖 동영상과 팟캐스트로 이끌 것이다. 그런 동영상과 팟캐스트를 만드는 사람들이 영양사나 코치나 지인에게 들었거나 기사 몇 편으로 접한 지론을 설파할수록, 그래서 그런 잡음이 마치 복음처럼 추앙받을수록, 거짓 정보의 파괴력은 더 커져만 갈 것이다.

만성화된 건강 문제를 짧게는 몇 달에서 길게는 몇 년씩 겪어본 사람은 진실이 무엇인지 알 것이다. 특히 건강을 되찾기 위해 안 해본 게 없는데도 계속 아파본 사람은 우리 모두가 얼마나 나약한 존재인지를 너무나 잘 안다. 지금 건강한 사람들은 믿고 싶지 않겠지만 말이다. 나는 고통받고 있는데 남들은 즐겁고 건강해 보여서 느끼는 고립감은 이루 말할 수 없겠지만, 아파본 사람의 눈에는 생명의 균형이 얼마나 취약한지 훨씬 더 잘 보인다. 내가 아픈 건 내가 나약하고 문제가 많아서라는 메시지의 홍수 속에서 때로 자기 의심에 빠질 수도 있겠지만, 그럼에도 아파본 사람에게는 깊은 지혜가 있다. 귀를 기울인다면 우리도 깨달을 수 있는 진리를 이들은 이미 알고 있다. 즉 병은 자업자득이 아니며 모든 사연에는 우리가 모르는 면이 더 많다는 사실 말이다. 우리가 모르는 더 많은 무언가가 분명 있다. 건강과 치유에 대해 우리가 갖고 있는 지식보다 훨씬 더 많은 무언가가 있다. 우리가 감히 상상하지도 못할 만큼 의외로 단순한 무언가가.

우리가 겪는 건강 문제를 해결하고 바로잡으려면 라이프스타일 이상의 무언가가 필요하다. 우리가 고통의 그늘에서 벗어나 치유의 빛 속으로 들어가려면, 진실과 해답과 올바른 방향을 제시해 줄 책이 필요하다. 그래서 이 책은 라이프스타일에 관한 책이 아니다. 당신과 평생 함께할 책이다. 브랜드를 기획하는 것이 아니다. 당신의 회복을 기획하는 것이다. 해독 상품을 판매하고 거기에 어울리는 옷까지 매칭해서 당신의 라이프스타일을 완성해 주는 책이 아니다. 이 책은 가짜 진실의 홍수 속에서 사람의 생명을 구하는 책이다.

각각의 해독법은 단기적인 조치로 보이겠지만, 이 책의 주춧돌인 3:6:9 해독법에 들어가는 9일 간의 노력만으로도 지속적인 보상이 따를 것이다. 해독법은 평생에 걸쳐 필요할 때면 언제나 실천할 수 있다. 이를 통해 당신은 건강 회복의 열쇠를 쥐게 될 것이며, 어떤 시련이 닥쳐도 고통의 잿더미에서 다시 일어날 힘을 기를 것이다. 결코 호락호락하지 않은 세상에서 생존을 위한 진정한 웰빙과 실질적 해답을 얻을 것이다. 지금부터 50년이 흘러도, 당신이 어디에서 무엇을 하든지, 해독법은 당신의 라이프스타일이 아닌 라이프세이버lifesaver로 당신 곁에 있을 것이다.

■■▪ 독소가 적은 자가 살아남는다

질병에 대해 조금 새로운 관점을 제시해 보겠다. 태어날 때부터 운 좋게 체내 독소가 적은 사람, 덕분에 타고난 체질 자체가 강한 사람은 그렇지 못한 사람에 비해 인생을 살면서 노출되는 바이러스에 감염될 확률이 적다. 병치레를 안 하는 사람은 독성 중금속에 덜 노출되는 환경에서 사는지도 모른다. 가까운 사람들 중 병원균을 옮길 만한 사람이 적을 수도 있고, 조상이 산업 혁명 당시 도시가 아닌 농촌에서 살았기에 대물림된 독소가 비교적 적을 수도 있다. 아니면 가족으로부터 필요한 모든 물질적 지원과 정서적 지지를 받으며 자랐기에 정말 스트레스 없는 유년기를 보냈는지도 모른다.

그러니까 적자생존이 아니다. 태어날 때부터 체내 독소가 없었던 사람, 성장하면서 (건강에 분명히 영향을 미치는) 충분한 사랑과 지지와 지원을 누렸던 사람, 사는 동안 어쩌다 그런 상태를 계속 유지할 수 있는 사람이 살아남는 것이다. 자신이 태어나기 전 조상이 가용 자원을 얼마나 소유했고 유해 물질에 얼마나 적게 노출되었는지에 따라 생존이 좌우된다. 그리고 자신이 태어난 후에는 부신副腎의 기능을 보호할 만큼의 사랑과 지원, 바이러스나 박테리아에 덜 노출되는 환경 등등 어떤 혜택을 누렸는지도 중요하다. 이런 조건을 갖춘 운 좋은 사람들이 건강 트렌드와 소셜 미디어를 지배한다. 그들은 많은 경우 넘치는 자신감과 심지어는 어느 정도의 특권 의식을 갖도록 키워졌으므로, 마치 자신의 단백질 셰이크와 운동 방식이 건강도 지키고 돈도 벌게 해준다고 자부하고 남에게 조언까지 할 수 있는 것이다.

그런 위치에 있는 사람들은 또한 자기는 인류를 위해, 우주를 위해, 진리의 빛을 위해 일한다고 믿는 경우가 많다. 그들은 자기가 구축한 플랫폼으로 얻은 수익과 지금 누리는 건강을 자기가 인류를 위해 헌신한 보상으로 포장한다. 이 새로운 상술은 불행히도 나쁜 부작용을 낳는다. 몸이 아프거나 돈을 못 벌거나 병을 이겨내지 못하거나 자신을 돌보지 못하는 사람은 선행에 관심 없는 사람 또는 쓸모없는 사람으로 자신을 간주하게 될 위험이 있다는 것이다. 특별한 운동이나 다이어트로 얻은 위대한 깨달음을 널리 알려 인류의 공동선에 이바지한 덕에 갑절의 보상으로 지금의 부와 건강을 누리는 거라 주장하는 인플루언서가 등장하는 등 건강 엘리트 계급이 부상하고 있다. 그러나 제대로 된 진단이나 치료, 심지어 이해조차 받지 못한 채 현실적 문제로 힘들어하는 수백만 명의 '보통 사람'은 어떤가? 그들은 자기가 긍정적 사고나 선행이 부족해서 우주의 보상을 받지 못했다는 생각에 빠질 수 있다. 인플루언서의 조언을 따랐는데도 나아지는 게 없으니 자존감은 떨어지고, 결국은 자신의 부정적 생각이 불행한 기운을 부르고 문제를 일으켰다는 메시지를 믿어버린다. 이들이 믿는 메시지는 진실이 아니다. 진실은 만성 질환과 원인 모를 증상의 확산에는 실질적이고 생리적인 원인이 있다는 것이다. 우리가 모르는 사이에 우리의 환경과 심지어 혈통까지 점령한 바이러스와 기타 병원균, 독소와 독성 물질이 바로 그 원인이다.

인플루언서들이 그런 원인으로 발생하는 고통을 겪지 않은 것은 순전히 운이 좋아서다. 이 점을 계속 강조하는 이유는 아무리 강조(하고 또 강조)해도 지나치지 않기 때문이다. 만성 질환이라는 덫에 걸린 적이 없는 사람은 아픈 사람보다 생명의 비결에 대해 더 잘 안다는 그릇된 인식이 우리 문화를 좀먹고 있기 때문이다. 몸져누운 채 스마트폰으로 남들이 올린 폭포나 해변이나 땅콩 버터 스무디 사진을 보며 나는 대체 무슨 잘못을 했기에 이 외딴섬 같은 병상에 갇혀버렸나 괴로워한 적이 당신에게 한 번이라도 있다면, 이것만은 알길 바란다. 당신 잘못이 아니다. 당신에게 어떤 결함이 있거나 당신이 열등하기 때문에 아픈 게 아니다. 우리 내면의 나약함이 아니라 외부의 조건과 우리가 물려받은 독성 물질과 병원균이 우리의 건강을 해치고 있는 것이다. 우리 한 사람 한 사람의 건강 상태에는 몇 세대를 거슬러 올라가는 뒷이야기가 있다. 독소를 덜 물려받고 태어나 어릴 적에도 약물 복용에 따른 부작용을 덜 겪었고 지금도 날아오는 질병의 총알을 피하며 사는 사람은 그저 운이 좋은 것이다. 마찬가지로 조상으로부터 허약한 간이나 독성 중금속을 물려받았어도 그건 (조상 탓도 아니고) 어쩔 수 없는 것이다. 정서적 또는 물질적 지원 부족으로 면역 체계가 망가져 바이러스 노출에 특히 더 취약한 몸을 갖게 되었어도 역시 어쩔 수 없는 것이다.

우리의 건강이 변화할 수 없는 고정된 상태라는 뜻이 절대 아니다. 수십 년 동안 운이 좋았던 사람이 언제라도 해로운 물질이나 환경에 노출돼 건강에 문제가 생길 수 있듯이, 건강에 문제가 있는 사람 역시 자신의 운명을 바꿀 수 있다. 핵심은 예방과 치유의 실제 작용 원리를 제대로 아는 것이다. 해독이 필요한지 또는 유용한지를 논하기 전에, 올바른 해독법이 무엇인지를 논하기 전에 먼저 이것부터 알아야 한다. 안 그러면 우리는 의학 연구와 과학으로 증명되지도 않은 온갖 정보의 바다에서 허우적거리면서 진실로부터 점점 멀어질 것이다.

이 모든 혼란을 누군가의 탓으로 돌릴 필요는 없다. 자신의 건강을 조금 자랑했다고 그 사람을 원망해서도 안 된다. 인플루언서들도 다른 사람과 똑같이 두려움에 시달리고, 대부분 진심으로 자기가 선행을 하고 있다고 믿는다. 단지 건강을 위협하는 요소가 우리 안에 그렇게나 많다는 것을 인정하고 싶지 않을 뿐이다. 과도한 경계심은 불안을 키우니까. 한편 조금 다른 부류의 인플루언서도 있다. 자신의 건강 문제를 공개하고 증상에 대처하기 위해 어떻게 식단을 짜고 운동을 했는지 공유하는 부류이다. 그런 노력이 일시적으로나마 문제를 완화하여 숨통을 틔워주기도 하지만, 다른 사람에게도 적용 가능한 해결책이 될 수는 없다. 실질적이고 근본적인 원인은 밝히지 못한 채 여전히 추측 게임에 몰두하는 것일 뿐이기 때문이다. 원인에 대한 진정한 깨달음이 있어야만 자신도 치유하고 비슷한 증상을 겪는 남도 도울 수 있을 것이다.

우리를 둘러싼 건강 위협 요소를 알아내는 것보다 더 끔찍한 상황은 이유도 모르고 계속 고통스러워하는 것이다. 그런 상황에 놓인 사람은 좋은 해결책과 나쁜 해결책을 가려내느라 기력을 다 소진한다. 아무리 노력해도 나타나지 않는 효과를 기다리는 일도, 반짝 나타났다 사라지는 효과에 실망하는 일도 다 진이 빠지게 만든다. 이런저런 희망을 좇아 피 같은 돈을 쏟아 붓는 일도 지친다. 방향을 제대로 잡았더라도 자기 의심을 부르는 또 다른 경쟁 논리나 주장은 늘 있게 마련이고, 따라서 좌절과 혼란이 수시로 엄습한다. 만성 피로를 없애려고 시작한 일인데 해답을 찾아 헤매다 피로만 더 쌓여간다.

그러다 정말 나를 구원할 진실한 정보를 발견하는 순간, 그 정보를 활용하는 법을 터득하여 진정한 치유의 길로 접어드는 순간에 느끼는 기분은 그 무엇과도 바꿀 수 없다. 분명히 존재하고 누구나 느낄 수 있는 기분이다. 그 기분에 도달하기 위해 억지로 긍정적 사고를 할 필요도 없다. 지금 짜증나고 괴롭고 부정적이고 절망스럽고 속이 꼬여 있어도, 심지어 분노가 가득해도 그 기분에 도달할 수 있다. 제대로 된 방향으로 걸음을 떼기 시작하면, 우리 몸은 금방 힘을 받아 치유의 결승선까지 우리를 이끌어줄 것이다.

■▪▪ 음식 전쟁

오늘날 우리가 접하는 음식 정보들에는 거품이 잔뜩 끼어 있다. 스모그라고 불러도 좋을 정도이다. 이 스모그는 사람들을 엉뚱한 곳에 몰두하게 해서 진실을 숨기는 것이 목적이다. 음식 전쟁food war 역시 이 스모그의 일부이다.

여기서 음식 전쟁이란 음식과 관련해 서로 반대되는 신념 체계들 간의 충돌을 말한다. 다들 무슨 뜻인지 알 것이다. 이 식단은 더 좋고 심지어 도덕적으로 우월하고, 저 식단은 안 좋고 무지한 것이라는 주장 간의 충돌이다. 그런데 그 모든 주장은 진실이 아니라 추측과 이데올로기에 기인한다. 문제는 해독을 논하는 자리에도 음식 전쟁이 끼어든다는 것이다. 상대편을 미워하고 우리 편의 철학을 옹호하면서 상대편의 허점을 찾는 데 몰두하느라 내 몸 속에서 무슨 일이 일어나는지 제대로 알고 해결책을 찾는 일은 뒷전이 되고 만다.

음식 전쟁에서 제일 과격하고 목청이 큰 사람은 제일 덜 아픈 사람들이다. 단백질은 식물성이 좋으냐 동물성이 좋으냐, 곡물은 통곡물만 먹느냐 다 피하느냐, 과일은 혈당 지수가 낮은 것만 먹느냐 아예 안 먹느냐 따위의 논쟁에서 자기 입장을 밀어붙이고 반대편을 공격하는 것도 체력이 있어야 가능하다. 그들은 대부분 자신의 주장을 뒷받침하기 위해 각종 연구 결과를 줄줄이 들이대는데, 그런 연구는 음식 전쟁의 승패에 이해가 걸린 기득권층의 재정 지원으로 진행되는 경우가 많다. 그런 연구에 의존할 수밖에 없는 경우도 있다. 병원만 스무 곳을 다녔는데도 병의 원인도 모른 채 여전히 와병 상태인 사람이 주변에 없으니 이른바 과학적 데이터에 기대는 것이다. 어떤 음식 전쟁의 투사는 과거에 건강 문제로 약간 불편을 겪었던 사람일 수도 있다. 예컨대 가끔 기력이 떨어졌거나, 여드름이나 습진으로 신경이 쓰였거나, 운동 후 피로 회복이 평소보다 더뎠거나, 콧물 또는 기침이 좀처럼 떨어지지 않았거나, 복부 팽만 또는 소화불량이 잦았거나. 그래서 어쩔 수 없이 항생제를 조금 오래 복용했는지도 모른다. 이를 계기로 자연스럽게 더 건강한 식단에 관심을 갖게 된 것까지는 좋다. 그런데 건강식에 대해 공부하다가 특정 신념 체계의 열혈 지지자가 되어 상대편을 적대시하고 공격하니까 음식 전쟁이 끊이지 않는 것이다.

음식 전쟁이 이어지는 동안에도 내 편 네 편 할 것 없이 사람들은 병에 걸린다. 서로 대립하는 주장들이 하나같이 간과하는 것은 여전히 수백만 명의 사람들이 질병으로 고통받고 있다는 사실이다. 그 질병이 갑상선 기능 장애, 만성피로증후군, 섬유근육통, 라임병, 다발성경화증, 습진, 건선, 여드름, 자궁내막증, 다낭성난소증후군, 자궁섬유종, 불안감, 우울증, 기타 진단명이 있거나 없는 수백 가지 질병 중 어떤 것이든 상관없다. 문제는 지구상의 여느 전쟁과 마찬가지로 음식 전쟁이 내뿜는 스모그로 인해 이를 헤치며 살아갈 기력조차 없는 사람들의 고통이 가려진다는 것이다.

| 균형 잡힌 식단, '골고루 적당히', 직관적 식사 |

'균형 잡힌balanced'이란 수식어는 '식단diet'이란 단어 앞에 늘 붙는다. 마치 누구나 따라야 할 대원칙이자 황금률처럼 여겨진다. 그런데 재미있는 사실은 사람들이 열이면 열 균형 잡힌 식단을 다르게 정의한다는 것이다. 똑같이 먹는 사람은 없기 때문이다.

'균형 잡힌' 식단은 마치 어떤 방식이나 규칙에 따라 건강 유지에 최적화된 식단처럼 인식된다. 그런데 따지고 보면 어떤 식단이 균형 잡힌 식단인지를 판단할 권위 있는 기준이 과연 있을까? 다양한 색깔이 다 들어가면 균형 잡힌 식단일까? 야채, 과일, 단백질, 지방이 골고루 들어가면 균형 잡힌 식단일까? 사람마다 해석이 다르다. 그런데 대부분 사람들이 간과하는 점이 있다. 자가 면역 질환의 진짜 원인도 모르고, 자가 면역이라는 큰 범주에 속한 수백 가지 증상과 증세의 진짜 원인도 모르는데, 어떻게 식단의 균형을 논할 수 있느냐는 것이다. 인간이 왜 병들고 어떻게 나을 수 있는지 의과학 연구로도 명쾌히 밝히지 못했는데, 전문성 유무를 떠나 대체 누구에게 식단의 균형을 평가할 권한이 있느냐는 말이다. 가공 식품은 피하고 야채, 견과류, 씨앗류를 챙기라는 권고도 사실 추측에 불과하다. 해답은 더더욱 아니다. 식단의 균형에 대해 조금이라도 권위를 가지고 논하려면 만성 질환을 이해하는 게 먼저이다.

사람은 누구나 먹는 것에 대해 정서적 유착 또는 거부감이 있다. 저마다 건강에 좋다고 믿는 음식으로 식단을 구성하지만 대부분 사람들이 깨닫지 못한 게 있다. 어릴 적부터 하도 많이 들어서 뇌리에 박힌 '골고루 적당히' 먹으라는 말 때문에 오히려 선택의 폭이 지나치게 넓어져서, 문제를 일으킬 만한 음식이 포함될 여지는 커지고 반대로 영양가 높은 음식이 포함될 여지는 줄어든다는 사실이다. 반대로 과일이든 감자든 특정 음식을 아예 식단에서 배제하는 사람도 있다. 소셜 미디어에서는 그 음식이 식단의 균형을 무너뜨리기 때문에 안 먹는다고 말하지만, 진짜 이유는 탄수화물에 대한 죄책감 때문인 경우가 많다. 이런 경우 과거에 탄수화물이 많은 음식을 먹으려고 할 때마다 누군가 (잘못된 상식으로) "그거 다 당분이야"라고 했을 가능성이 크다. 그러다 보니 이젠 건강에 좋은 탄수화물마저 죄책감이 들어 멀리하는 것이다.

어떤 사람은 식생활에 의식적으로 변화를 준다. 심지어 한 달에 한 번씩 바꾸는 사람도 있다. 올바른 식사법을 끊임없이 찾으려는 것이다. "난 직관적으로 먹어. 그게 내 건강 비결이야"라고 말하는 사람도 결국은 남들과 똑같이 병에 걸린다. 또는

"내 몸에서 계란이 필요하니까 당기는 거야"라고 말하는 사람은 사실 그 음식이 자기 건강에 어떤 영향을 미치는지도 모르고 식탐을 정당화하는 것일 수 있다. '직관적으로' 먹는다는 게 자신의 증상이나 증세의 원인을 잘 알고 먹는다는 뜻은 아니다. 우리는 대부분 음식과 관련된 혼란스러운 메시지를 들으며 자아가 형성되었다. 먹을 게 늘 부족하거나 신선한 과일과 채소를 사먹지 못하는 형편이었다든지, 식습관 때문에 가족한테 무시당하거나 병 때문에 어떤 음식은 역해서 못 먹게 되었다든지 등등 음식과 관련해 어려운 상황에서 자란 사람도 있다. 여기에 우리가 속한 사회의 가치관이나 이미지까지 더해지면서 그 모든 영향이 사람마다 각기 다른 방식으로 축적되고 결합되어 음식을 대하는 태도의 기초가 형성되는 것이다. 우리는 그 기초 위에 쌓아올린 새로운 헤드라인과 트렌드, 견해와 신념, 이론과 상황에 오늘도 끊임없이 노출되며 살고 있다.

우리 모두는 먹어야 살기 때문에 음식에 대한 집착은 자연스럽고 동물적인 본능이다. 나만 유별난 게 아니다. 먹는 것에 예민한 것은 인간 본성에 내재되어 있다. 그러니 부끄러워할 일이 아니다. 먹는 것 때문에 또는 먹는 것에 대한 염려 때문에 자책할 필요도 없다. 우리가 유념할 점은 음식에 대한 우리의 태도에 영향을 미친 수많은 요인 중 사실에 근거한 것은 거의 없다는 점이다. 아무도 우리에게 건강을 오래 유지하는 식사법이나 건강한 해독법에 대한 진실을 알려주지 않았다. (무조건 굶거나 몸을 혹사하는 것은 해독이 아니다.) 균형 잡힌 식단을 주장하는 전문가조차 자신에게 꼭 맞는 식단이 무엇인지 확신하지 못하는 가운데 여전히 추측만 난무하고 있다.

| 동물성 단백질 대 식물성 단백질 |

단백질에 관한 온갖 잡음과 허위 정보 속에서 사람들의 의견은 크게 두 진영, 즉 동물성 단백질 대 식물성 단백질로 나뉜다. 식물성 단백질 진영이 크기가 훨씬 더 작다. 동물성 단백질 진영에 비하면 진영이라고 보기 힘들 정도이다. 그런데 이 극소수파는 확고한 신념으로 무장한 극렬파이기도 하다. 병적 증상이 나타나기 전까지는 말이다. 그러다 식물성 단백질만 먹어서 아픈 거라는 세상의 비난에 결국 백기를 들고 반대 진영으로 투항한다.

한편 동물성 단백질 진영도 아프긴 마찬가지다. 나타나는 증상도 식물성 단백질 진영 못지않게 많다. 차이가 있다면 동물성 단백질 진영은 반대쪽만큼 비난을 받지는 않는다는 것이다. 압도적 주류이기 때문에 동물성 단백질을 너무 많이 먹어서 아프다는 소리는 안 듣는다. 적어도 건강 문제의 원인으로 동물성 단백질이 지목받는 것은 면한다는 말이다. 식물성 단백질은 그런 면죄부가 없다. 만성 피로나 브레인 포그, 만성 통증 같은 증상이 나타나는 순간 식물성 단백질 위주의 식단은 바로 주범으로 몰린다. 식물성 단백질만 고집하다가 병을 키웠다는 육식파의 비아냥거림을 듣는 것도 서러운데, 더 슬픈 것은 이들이 과일과 채소에 대한 신념을 버리고 육식파의 주장을 받아들인다는 것이다.

그래도 양 진영 모두 단백질을 상대적으로 덜 섭취하는 사람에 비해서 자신은 건강한 편이라고 자부한다. 양쪽 모두 가공 식품과 튀긴 음식을 피하고 대부분의 곡물도 피한다. 지방은 많이 먹어도 괜찮고 탄수화물은 최소화하거나 아예 배제하면 더 좋다는 일명 '저탄고지'의 케토제닉 철학을 양쪽 다 믿는 편이다. 그리고 양쪽 다 올바른 해독은 등한시한다.

동물성 단백질을 예찬하든 식물성 단백질을 고집하든, 양쪽 다 오늘날 인류가 겪는 수만 가지 증상과 증세, 질병과 질환의 진정한 원인에 대해 무지하기는 마찬가지다. 아픈 몸이 낫지 않는 이유, 애초에 병에 걸린 이유가 단백질 결핍과는 무관하다는 사실을 깨닫지 못하는 것이다. 어느 쪽도 단백질에 대한 자신들의 믿음을 뒷받침할 만한 과학적 근거를 갖고 있지 않다. 기존 의학은 자연식물식이든 고지방 건강식이든 고단백 건강식이든 어느 한쪽 편도 들어준 적이 없다. 애초에 질병의 원인으로 음식을 지목한 적도 없다. 물론 2형 당뇨 같은 질환에 음식이 미치는 영향에 관한 연구는 많지만, 기존 의과 대학에서는 음식과 질병의 인과 관계에 중점을 두고 의학을 가르치지 않는다. 의대를 다니는 학생은 물론 생각이 다를 수 있겠지만.

상황이 이렇다 보니 다들 해독cleansing 또는 디톡스detox에 대해 헷갈려하는 게 당연하다. 이른바 '균형 잡힌' 식생활만 유지하면 우리 몸이 알아서 일상적인 해독 능력을 발휘한다는 잘못된 상식이 자리 잡은 것도 당연하다. 사람이 애초에 병에 걸리는 이유가 무엇인지와 관련해 거짓 정보가 넘쳐나고 있다. 그러니 특화된 해독을 통해 질병의 근본 원인들을 해결해 본 경험도 없고 주변에서 그런 걸 목격한 적도 없는 사람들이 진실을 알 리가 만무하다.

▟▙ 존중

음식에 대한 이 같은 오해와 착각 때문에, 해독을 하려는 사람은 가족이나 지인, 심지어 모르는 사람의 핀잔과 만류에 부딪힌다. 물론 해독을 하면 안 되는 상황도 있고, 시중에 나온 해독법 중에는 피해야 할 해독법도 있다. 그런 경우에는 해독을 말리는 게 맞다. 몸에 해로운 해독법도 분명 있으니까.

그런데 이 책에 나오는 올바른 해독법을 정확하게 따르는데도, 혹은 메디컬 미디엄의 정보 몇 가지를 생활에 적용하려는 것뿐인데도, 당신은 의심의 눈총을 받을 수 있다. 그동안 잘못된 해독법도 꽤 많았기 때문에 '해독'이나 '디톡스' 같은 단어가 불안감을 자아내는 것도 이해가 간다. 지인들은 잘못된 해독법으로부터 보호하려고 당신을 말린다고 하겠지만, 사실은 우리 몸을 괴롭히고 병들게 하는 독소에 대한 이해가 부족하기 때문에 당신의 해독을 지지하지 못하는 것이다.

어떤 증상을 보이거나 질병을 진단받은 사람은 주변 사람들로부터 커다란 압력을 받고 시달리게 마련이다. 병원을 전전하며 치료에 매달리거나 병자답게 생활할 것을 암묵적으로 강요받는 것이다. 이런 압력은 무얼 먹는 것에도 작용한다. 아플 때는 '컴포트 푸드comfort food'(주로 어린 시절의 기억과 연관된 음식들로, 기억 속의 장면들과 함께 행복한 기분에 젖게 하는 음식—옮긴이)에 의존하라거나 식물성이든 동물성이든 지방과 단백질을 충분히 섭취하라는 조언이 쏟아진다. 주변 사람들의 압력은 아픈 사람을 더 힘 빠지게 만들기도 하고, 이런 압력이 대개 그렇듯 오도誤導의 여지 또한 다분하다. 치유의 기회가 정말로 찾아와도 사람들의 판단과 간섭은 멈추지 않는다. "또 해독이야?"라는 사람들의 핀잔은 사실 해독에 대한 그들의 회의에서 비롯된다. 해독을 하려는 당신도 그런 회의에서 자유롭지 못하다. 그동안 온갖 방법을 시도하느라 지친 상태라면, 과연 이번에는 진짜 해답을 찾은 건지 의심이 들 수 있다.

어쩌면 당신을 말리는 사람들도 과장 광고에 속아서 해독 요법이나 다이어트를 시도해 본 나쁜 기억이 있을지 모른다. 우리를 병들게 하는 특정 독소나 바이러스를 공략해 몸에서 제거하는 올바른 방법에 기반을 두지 않은 인공적 방법이었을 것이다. 그런 방법이 남긴 찜찜함이 오히려 반발심을 자극해 더 나쁜 식습관이 생겼을지도 모른다. 이들은 메디컬 미디엄의 해독법이 '위'에서 온 것이며 사람들이 병에 걸리는 진짜 이유를 해결한다는 것을 깨닫지 못한 것이다. 누구나 자꾸만 실망하다 보면 경계심이 커져서 마침내 진실이 찾아와도 이를 받아들이지 못할 수 있다.

이 책에서 소개하는 해독법 중 하나를 시작하는 당신을 걱정스럽게 바라보는 사람들은, 그 해독법이 구체적인 건강 문제를 해결하기 위한 특화된 방법이라는 사실을 모른다. 그들은 지금 유행하는 허위 정보가 더 솔깃하거나 지금도 상식처럼 회자되는 '골고루 적당히'가 더 믿음직스러운 것이다. 그들은 지금 이 순간 당신이 어떤 건강 문제를 겪고 있는지도 모르고, 치유되고 싶은 당신의 간절함을 이해하지도 못한다. 당신도 몸 상태가 나쁘지 않거나 증상이 무시해도 될 만큼 미미할 때는 아픈 사람의 심정이나 사정을 이해 못했을 것이다. 물론 사랑하는 가족이나 친구가 병마와 싸우는 것을 곁에서 지켜봤다면 이야기가 달라진다. 아픈 사람과 함께 병원 대기실을 전전하고, 몸을 가눌 힘도 없는 날에는 정신이라도 희미해지지 않게 온갖 방법을 짜내며, 때로는 절망의 늪에 같이 빠지거나 완전히 가라앉지 않게 몸을 던져 받쳐 준 사람이라면, 투병은 정말 투쟁이라는 것을 잘 알 것이다. 만성 질환에 대한 해답을 찾아 헤매는 그 사람의 눈이 근심과 피로로 흐릿해질 때마다 당신의 가슴도 찢어질 것이다. 그의 투병을 함께하고 있으니까 말이다.

건강 문제에 대해 사람들이 느끼는 한계치는 다들 다르다. 누구는 여드름 하나만 나도 아프고 창피해서 집 밖을 나서지 못하며, 누구는 집중력을 요하는 공부나 업무에 방해가 될 만큼 브레인 포그가 심각해져야 가슴이 철렁한다. 어떤 사람은 아프고 쑤시고 힘들어도 참고 일상을 이어간다. 그 정도 힘든 것은 정상으로 여기거나 노화의 일부로 받아들이기에 별로 속상해하지도 않는다. 또 어떤 사람은 적게는 서너 개에서 많게는 몇십 개의 증상을 동시에 겪는다. 이들은 겉으로는 차분해 보이기까지 하는데, 이는 감당하기 버거운 상황에서 어떻게든 무너지지 않으려는 대응 기제의 작동 때문일 수 있다. 사람들은 저마다 자기만의 방식으로 건강 문제에 대처한다. 그 방식들은 모두 유효하고 정당하다.

어떤 건강 문제를 겪고 있는 사람이든 모두 존중받아 마땅하다. 수십 년 전 우리는 뇌성마비, 뇌졸중, 근위축증, 말더듬이, 언어 장애, 다운증후군 등 겉으로 드러나는 병증에 대해 교육을 받고 그런 사람을 존중해야 한다고 배웠다. 이제는 세상이 달라졌으니 교육도 달라져야 한다. 세상 거의 모든 사람들이 크든 작든 어떤 증상이나 증세를 겪고 있기 때문이다. 우리가 특정 장애를 알아보고 장애인을 이해하고 존중하도록 교육받았듯이, 이제는 이유도 모른 채 만성화된 병증을 견뎌내며 하루하루 버티는 사람들도 존중해야 한다.

누군가 아프기 시작하면 우리는 그 사람을 전처럼 존중하지 않는 경향이 있다. 아픈 사람이 어린아이거나 (건강이 나빠지는 게 당연한) 노인인 경우를 제외하고는 누구나 아프면 대체로 덜 존중받는다. 한마디로 노약자를 제외하면 모든 사람은 아픈 계급과 조금 덜 아픈 계급, 이렇게 두 계급으로 나뉜다. 이렇게 우리는 분열된다. 만성 질환에 시달리는 사람은 없는 사람 취급을 받고 외면과 무시의 대상이 된다. 아직 버틸 만한 사람은 증상을 숨기고 산다. 동급생의 의심을 사지 않도록, 또는 동료에게 들켜 상관의 귀에 들어가지 않도록 건강에 문제가 없는 척하고 웬만하면 지병을 숨긴다. 우리는 건강에 문제가 있으면 불이익을 당할까 걱정해야 하는, 자신을 최적화하여 최대의 능력치를 뽑아내지 못하면 자존감도 허락되지 않는 시대에 살고 있다.

그런데 왜 이토록 많은 사람들이 만성 질환으로 고통받는지 그 이유를 밝혀내지 못하는 의과학계의 무능을 탓하는 경우는 없다. 병은 늘 아픈 사람 탓이다. 아픈 사람은 이러나저러나 결국 본인 탓이라는 말을 듣거나 그렇게 생각하도록 암묵적으로 강요받는다. 전염병처럼 퍼져 있는 만성 질환과 미스터리 질병의 생리학적 원인을 과학이 밝혀내지 못하다 보니 사람들은 비과학적 설명을 찾는 것이다.

바로 이 때문에 건강이 곧 인격이라는 믿음이 뿌리 내리게 된 것이다. '원인 미상'과 '자가 면역'이 흔한 말이 된 시대에 정보의 부재까지 겹치면서, 모든 고통은 자업자득이라고 말해도 아무도 뭐라 하지 않는다. 이런 분위기 때문에 사람들은 자신의 인격이 병을 불러온다고 믿기 시작한다. 자기가 게을러서, 좋은 에너지를 생성하지 못해서, 긍정적 사고가 부족해서, 혹은 무의식 깊은 곳에서 낫지 않겠다고 결심해서 스스로 병들게 되었다고 생각하는 것이다. 몸이 자신을 배신하거나 복수를 해서 아픈 거라고 믿는 사람도 있다. 문제는 그런 믿음이 자기 신뢰를 앗아간다는 것이다. 미래에는 모든 사람들이 각종 증상을 앓게 되어 병이 오히려 공감대 형성의 수단이 될 수도 있다. 그렇게 되면 사람들은 자신의 건강 문제를 안심하고 드러낼 수 있을 것이다. 그러나 현실적으로 보면 아직 질병 때문에 고생해 보지 않은 사람, 가까운 사람이 투병하는 동안 버팀목이 되어보지 않은 사람, 해답을 찾기 위해 고군분투해 보지 않은 사람은 진실을 명확히 바라볼 만큼의 인생 경험이 부족하다. 질병으로 고생했거나 고생하는 사람의 곁을 지켰던 사람은 다르다. 이런 사람은 자신을 다시 믿을 자격이 있다. 자신을 다시 존중할 자격이 있다. 이제 때가 되었다. 이 책에 담긴 치유법을 통해 당신은 몸의 재생 능력을 깨우고 자신에 대한 믿음과 존중을 되찾을 수 있을 것이다.

■■■ 이 책을 활용하는 방법

1부 "우리는 해독이 필요하다"의 나머지 장들에서는 건강에 관한 우리의 현주소를 짚어보고 독자가 해독의 원리를 이해하도록 도울 것이다. 우선 2장은 현대인의 전염병인 번아웃이 일어나는 진짜 이유를 다룬다. 그 다음 3장은 각종 독성 물질과 병원균에 대해 자세히 알려줄 것이다. 독소는 우리가 태어나기도 전부터 우리의 건강을 위협하고, 사는 동안 일상적으로 건강한 삶을 방해한다. 내 몸에는 독소가 있을 리 없다고 생각하는 독자라면, 3장을 통해 우리가 알게 모르게 노출되는 수많은 독소들에 눈을 뜨게 될 것이다. 3장은 또한 우리가 일상적으로 노출되는 독소를 피하는 방법은 물론이고 피하고 싶어도 피할 수 없는 독소는 어떤 게 있는지 알려주며, 나아가 올바른 해독법을 알고 실천하는 게 왜 중요한지 설명한다.

이어지는 4장 "마이크로바이옴이 문제일까?"와 5장 "간헐적 단식의 진실", 6장 "주스냐 섬유질이냐?"는 각종 건강 트렌드에 관한 진실을 다룬다. 잘못된 이론 때문에 해독의 궤도에서 이탈하지 않는 게 중요한데, 이 세 장에는 허위 정보로부터 자신을 지키고 이탈을 방지하는 데 필요한 지식이 담겨 있다. 그 다음 7장에는 '트러블메이커' 음식이라는, 치유에 방해가 되는 음식에 관한 매우 중요한 정보가 나온다.

그리고 1부를 마무리하는 8장에는 2부에 나오는 원조·초급·고급 3:6:9 해독법 및 3부에 나오는 기타 메디컬 미디엄 해독법 중 자신에게 맞는 해독법을 고르는 지침이 담겨 있다. 8장을 읽고 나면 이 책의 해독법과 다른 메디컬 미디엄 시리즈에 나오는 해독법이 어떻게 상호 작용하는지도 이해하게 될 것이다. 해독법이 너무 손이 많이 가거나 복잡하거나 어렵게 느껴지더라도 좌절할 필요는 없다. 그런 사람들도 선택할 수 있는 옵션이 이 책에는 담겨 있다.

자신에게 맞는 해독법으로 무엇을 선택하든지, 2부와 3부는 일단 다 읽어보길 권한다. 3부에 나오는 생명을 구하는 기타 해독법의 작용 원리를 이해하면 3:6:9 해독법을 이해하는 데 도움이 되고, 3:6:9 해독법을 이해하면 지금 당장은 아니어도 언젠가 이 효율적인 해독법이 내게 어떻게 도움이 될지 이해하게 될 것이다.

4부 "인사이더의 해독 지침서"는 19장 "반드시 지켜야 할 해독 수칙"으로 시작한다. 예를 들어 왜 레몬 물이 해독하는 사람에게 이로운지, 해독을 중단해야 하는 상황에는 어떻게 대처할지, 물 단식과 주스 단식을 어떻게 이해하면 좋을지 등의 설명이 나온다. 이어지는 20장 "내 몸의 치유력"을 통해 독자는 해독을 거치면서 몸에서 일어나는 치유 과정과 예상되는 장 운동이나 체중 감소에 대해 이해하게 될 것이다. 21장 "해독법의 응용과 대체"는 2부와 3부에 소개되는 가장 일반적인 해독 음식과 음료를 조절하거나 대체할 방법을 제시한다. 그리고 메디컬 미디엄 해독을 하는 동안 유용하게 참고할 원조·초급·고급 3:6:9 해독법의 샘플 메뉴와 레시피를 제공하면서 4부는 마무리된다.

5부 "영혼을 치유할 더 많은 영적 응원"은 제목 그대로다. 해독 회의론자의 괴롭힘에 대처할 도구를 제공하고, 해독 과정에서 일어나는 감정의 생리학적 원인과 그 감정을 견뎌내는 방법을 설명하며, 치유가 얼마든지 가능하다는 영적 응원을 전한다. 5부는 해독이라는 항해를 시작한 이들에게 닻이 될 것이다. 당신이 치유를 경험하면서 얼마나 높이 비상하든, 여기에 담긴 메시지는 당신이 필요할 때마다 사용할 수 있는 접지接地 장치가 될 것이다.

이 책의 마지막은 6부 "질병의 원인과 치유법 알아보기"로 장식된다. 6부는 특정 증상이나 증세에 맞는 다양한 영양보충제를 열거하고 독자가 각 병증의 원인을 제대로 이해하도록 돕는다. 또한 메디컬 미디엄 해독에 보충제를 추가할지, 왜 어떤 보충제는 피해야 하는지, 일상 생활에 허브와 보충제를 어떻게 활용할지 등의 지침이 담겨 있다. 일상 속의 참고서로 가까이 두면 좋을 것이다.

■■■ 연민의 한 마디

이 책은 당신이 지금껏 접해온 책들과는 전혀 다르다. 당신은 탈출구를 찾은 것이다. 이 탈출구를 찾게 된 이유도 있을 것이다. 본인을 위해서일 수도 있고, 가까운 다른 이를 위해서일 수도 있다. 지금 겪고 있는 건강 문제를 해결하기 위해서일 수도 있고, 앞으로 다가올 문제를 미연에 방지하기 위해서일 수도 있다.

세월이 아무리 지나도 당신 삶으로 들어온 이 책은 변하지 않을 것이다. 당신의 건강 회복을 도울 궁극의 자원이 될 이 책은 세상의 잡음과는 차원이 다르다. 책의 내용이 위로부터, 즉 신으로부터 왔기 때문이다. 신은 우리보다 더 큰 존재이기에, 당신과 당신에게 소중한 사람들이 필요할 때마다 언제든 기댈 수 있는 영원한 버팀목이 될 것이다.

이제 당신은 숨어 살지 않아도 된다. 나는 당신을 믿고, 당신이 견뎌내고 싸우고 있는 모든 과정을 믿는다. 지금 맞서고 있는 여러 가지 증상 때문에 혼란스럽고 족쇄를 찬 것처럼 느껴지며 자신을 표현하거나 진정한 자아를 찾는 데 방해가 된다고 느껴지기도 할 것이다. 병증이나 질병에 맞서 싸우는 과정에서 당신은 지금 생각보다 많은 것을 해내고 있다. 그리고 우리가 아픈 데는 까닭이 있다. 분명히 이유가 존재한다. 이제는 어떻게 치유할지 모르는 상태로 투병하지 않아도 된다.

치유를 위해 스스로 노력하겠다고 결심한 당신의 자유 의지를 자랑스럽게 여기자. 자신에 대해 연민을 갖자. 지금의 고통은 당신 탓이 아님을 알자. 지금의 역경도 당신 탓이 아니다. 당신은 이 책이 제공하는 강력한 도구를 통해 스스로 치유하는 과정에서 매순간 엄청난 성과를 이뤄낼 것이다. 나는 당신이 치유될 수 있다고 믿는다.

CHAPTER 2

번아웃은 **왜** 일어나는가?

□ □ □

육체가 허락한 한계를 뛰어넘으려 하는 것은 인간의 본성이다. 우리는 극한까지 자신을 밀어붙이기를 좋아한다. 물러설 때, 멈출 때, 쉬어갈 때, 제동을 걸 때가 언제인지 잘 염두에 두지 않는다. 할 수만 있다면 뒷일은 생각하지 않고 일단 무리수를 두는 경우도 허다하다. 예컨대 이른바 '투잡'을 뛰거나 여러 업무를 동시에 처리하거나 모든 영역에서 지나치게 몰두하기도 한다. 먹고살기 위해 어쩔 수 없어서든, 창의력의 한계에 도전할 여유가 있어서든, 많은 사람들이 여러 이유로 무리한 생활을 일상화하며 산다. 우리는 물러나고 균형을 잡고 성과나 목표를 관리하는 법을 의식적으로 배울 필요가 있다. 자칫하면 번아웃이 일어날 수 있기 때문이다.

사람들은 저마다 체력의 한계치나 번아웃의 임계치가 다르다. 어떤 사람은 한 길로 계속 자신을 몰아붙여도 멀쩡한 반면, 그의 동료는 이미 번아웃으로 나가떨어지기도 한다. 우리는 분야를 막론하고 늘 자신의 능력과 성과를 남들과 비교한다. 커리어, 취미, 운동, 학업, 소셜 미디어 등등 생활의 모든 영역에서 우리가 번아웃에 이르는 시점은 남들보다 빠를 수도 있고 늦을 수도 있다. 그렇다고 이를 기준으로 남을 재단해서는 안 된다. 스스로를 재단하거나 깎아내려서도 안 된다.

사람마다 상황마다 번아웃에 이르는 이유는 다르다. 독성 중금속 노출도 주요 원인이 될 수 있는데, 그래서 이 책 17장에 나오는 중금속 해독법을 고려하는 게 중요하다. 뇌의 다양한 부위에 다양한 농도로 축적된 중금속은 사람이 번아웃에 도달하는 시점을 앞당기기도 한다. 신경 세포가 금속성 물질로 포화飽和되면 전기 충동이 더 뜨거워지고, 비일관적으로 일어나며, 신경 전달 물질이 약해지거나 소멸되면서 뇌의 전기적 활동에 과부하가 걸리기 때문이다. 이렇게 되면 같은 업무라도 남들과 처리 속도를 맞추기가 더 힘들어진다. 일처리가 빠른 사람이 더 똑똑하고 느린 사람은 머리가 나쁘다는 뜻이 아니다. 번아웃을 예방하고 이해한다는 관점에서 볼 때 독성 중금속이 그 주요 원인일 수 있다는 뜻이다. 나는 이를 독성 중금속 번아웃toxic heavy metal burnout이라 칭한다.

　다른 원인으로는 만성화된 질병과 증상이 있다. 저등급 바이러스 감염은 의외로 흔한 기저 질환이다. 대부분의 사람들은 60종이 넘는 엡스타인 바 바이러스Epstein-Barr virus(EBV) 변종, 30종이 넘는 대상포진이나 거대 세포 바이러스 변종, 또는 기타 바이러스 변종 중 하나 이상이 간 깊숙이 침투했다는 사실을 모른 채 살아간다. 그러나 바이러스는 간에서 신경 독소라는 노폐물을 만들어 혈류로 내보내고, 이로 인해 신경에 염증이 생기고 약한 신경성 피로가 일어난다. 이런 상태에서 업무량이 늘거나 혹은 너무 열심히 놀아도 피로 반응이 빠르게 나타난다. 남들에 비해 더 빨리 지치거나, 뇌 회로가 더 쉽게 단락短絡되거나, 정서적 스트레스를 더 못 견디는 것이다. 그런데 아무도 이것이 일종의 바이러스성 번아웃이라고 말해주지 않는다.

　다음으로 감정적 상처도 번아웃의 원인이 된다. 예컨대 배신, 실연, 이별, 이혼, 상실 등으로 마음이 무너졌거나, 소속되었던 직장 또는 공동체에서 퇴출되어 좌절한 경우이다. 인생에서 극도의 스트레스를 한꺼번에 겪으면 번아웃이 훨씬 더 쉽게 일어날 수 있다. 이런 경우 종종 외상 후 스트레스 장애나 강박 장애가 동시에 겹치면서 뇌 깊숙이 잠복해 있던 나쁜 추억이나 경험이 아주 일상적인 순간에 자극을 받아 갑자기 떠오르기도 한다. 그러면 일상 생활을 유지하며 번아웃을 막아내기가 어려워진다.

　때로는 여러 번아웃의 원인들이 동시다발적으로 작용하기도 한다. 예를 들어 저등급 바이러스 감염으로 인해 갑상선 저하증이 발병했는데 부신도 약해진데다 간까지 제 기능을 못하고 처져 있어서 소장 내 세균 과잉 증식SIBO, 라임병 또는 그보다 더 심각한 병을 진단받는 사람도 있다. 그런데 엎친 데 덮친 격으로 간이나 뇌에 수은, 알루미늄, 구리 같은 독성 중금속이 쌓인 상태에서 심적으로 힘든 일이 닥쳤는데도 먹고살기 위해 또는 가족을 부양하기 위해 이 악물고 일을 해야 하는 것이다. 또 다른 예로 같이 사는 식구 중 끊임없는 스트레스나 강압에 시달리는 사람이 있으면 나머지 가족도 그 사람에 대한 근심이 '뇌 공간brain space'을 차지하면서 기력을 뺏기는 경우도 있다. 이 원인 하나만으로도 번아웃에 이를 수 있다.

어떤 사람은 번아웃 원인이 한 가지만 있지만, 어떤 사람은 여러 가지 원인을 안고 산다. 또 어떤 사람은 (아직은) 중금속이 많이 축적되지 않았거나, (역시 아직은) 바이러스 감염이 심하지 않거나, 가족이나 연인에게 트라우마로 남을 만큼 깊은 감정적 상처를 받지 않아 대체로 건강해 보인다. 그런데 이런 사람도 너무 장시간 일을 하다 보면 번아웃이 올 수 있다. 하는 일이 열정을 불태우는 창의적 일이든 즐겁진 않지만 어쨌든 생계는 보장해 주는 직업이든 상관없다. 사람은 누구나 자신의 경계가 어디쯤인지 모르면 장벽에 부딪칠 수 있다. 또는 번아웃의 징후는 알아차렸으나 선택의 여지가 없는 경우도 있다. 힘들게 사는 사람이 얼마나 많은가? 아침이면 억지로 일어나 번아웃이 오든 말든 해야 할 일을 하는 게 대다수 사람들의 삶이다.

번아웃의 원인 혹은 원인들로 무엇을 지목하든지 중요한 것은 자신을 탓하지 않는 것이다. 너무나 많은 경우 번아웃은 일종의 꼬리표가 된다. 병증의 원인을 유전자나 신진대사의 문제에서 찾거나 면역 체계가 자기를 공격한다는 자가 면역 이론으로 설명할 때처럼, 번아웃이라는 꼬리표가 붙으면 보건 당국은 기저 원인을 찾으려고 더 열심히 노력하지 않아도 되고, 꼬리표가 붙은 사람은 자기가 문제라는 생각에 빠지게 된다. 번아웃은 내 정신 상태가 잘못되어서 또는 내가 일과 삶의 균형을 찾으려는 노력을 게을리 해서 오는 게 아니다. 다시 말하지만 자신의 한계에 도전하는 것은 인간의 본성이다. 지구상에는 우리를 심각하게 위협하는 요소들이 너무나 많다. 그러므로 부신이 망가졌거나 마음에 상처를 입은 상태에서 독성 중금속 또는 바이러스 감염에도 맞서야 하는 것은 당신 탓이 아니다.

물론 자신을 지키고 구할 방법은 있다. 번아웃의 숨은 원인을 파악해서 해소하고 이 책에 나오는 도구를 활용하면 된다. 당신은 잘 먹고 있는가? 이 책을 계속 읽는다면 당신은 분명 '잘 먹는 것'을 새롭게 정의하게 될 것이다. 당신은 충분한 수면을 취하고 있는가? 열심히 일한 만큼 기력을 회복할 시간도 충분한가? 또한 자신에게 알맞은 영양보충제를 섭취하고 있는가? 영양보충제에 관한 상세한 설명은 6부 "질병의 원인과 치유법 알아보기"에 나오니 참고하기 바란다. 마지막 질문이 제일 중요하다. 당신은 몸에서 독소와 병원균을 없애기 위해 해독을 하는가? 세상에는 우리가 알고 있는 것보다 훨씬 많은 위험이 도사리고 있다. 이 책이 소개하는 메디컬 미디엄 해독법을 통해 우리는 그 위험으로부터 우리 자신과 가족을 지켜낼 수 있을 것이다.

"우리가 의지할 가장 중요한 기본 원칙 중 하나는
어떤 상황에서도 자신을 탓하지 않는 것이다. 당신 탓이 아니다.
당신의 영혼을 죄책감으로부터 해방시키고, 당신이 겪는 증상이나
증세, 질환, 질병이 당신 탓이 아님을 깨닫게 되면,
당신은 진정한 힘을 갖게 될 것이다."

—앤서니 윌리엄 (메디컬 미디엄)

우리 몸속
독소에 대한 경종

□ □ □

　우리는 우리가 노출된 모든 독소에 눈을 감고 독소가 우리의 건강을 어떻게 위협하는지 모르고 살기로 마음먹을 수 있다. 아니면 독소의 존재는 알고 있지만 외면하고 모른 척하거나 부정하며 살 수도 있다. 아니면 독소에 관한 정보를 아직 접한 적이 없어서 그런 게 있는지 모를 수도 있다. 우리가 태어날 때 물려받고 살아가면서 계속 노출되어 우리 몸에 축적되는 독소를 몸에서 없애는 유효한 방법이 없다면, 다시 말해 해결책이 없다면, 무지나 모르쇠도 나쁘지 않은 전략일 수 있다. 모르는 게 약이라는 말도 있듯이, 긍정적 사고에 기대는 게 나을지도 모른다. 나중에 우리가 아프기 시작할 때 어차피 해결책이 없다면 원인을 모르는 게 차라리 속 편할지도 모른다. 다시 말하지만 우리에게 치유의 방법이 없다면 말이다.

　무지는 당신이 갈 길이 아니다. 지금 이 책을 읽고 있는 만큼 당신은 무지에서 벗어날 수 있다. 만성 질환을 전염병처럼 번지게 만드는 독소를 제거해 치유로 가는 길을 당신은 알고 있다. 그래서 독소 노출에 관한 정보를 접해도 두려워하지 않을 수 있다. 아는 게 힘이라고 확신하고 스스로 전문가가 되어 주변 사람들과 올바른 정보를 공유함으로써 자신을 보호함과 동시에 그들도 보호할 수 있을 것이다.

　우리는 누구나 스스로 선택할 수 있기를 바라지 않는가? 당신은 모든 결정을 누군가 대신 해주길 원하는가? 그 결정이 당신에게 피해를 주더라도? 스스로 문제를 파악하고 자신을 지킬 수 있는 지식과 수단을 갖는 게 더 좋지 않은가? 누구나 당연히 자신과 가족과 사랑하는 사람들이 해를 입지 않게 지켜줄 수 있어야 한다. 그런데 현실에서는 그게 당연하지 않다. 모든 방면에서 자신을 늘 방어할 수 있는 것은 아니다. 산업과 위계 질서가 만든 규칙과 제도 때문에, 이 세상을 지배하는 여러 제도적 환경 때문에, 자신을 보호할 권리를 부당하게 빼앗기는 사람들이 수두룩하다.

인간이 스스로 가장 무력하다고 느낄 때는 병들었을 때이다. 그런데 우리가 물려받기도 하고 또 살아가면서 거듭 노출되어 결국 우리를 병들게 만드는 대부분의 유해 화학 약품과 독소는 사실 우리의 이익이 아니라 산업의 이윤을 극대화하기 위해 생산된다. 우리를 병들게 하는 물질이 생산되는 과정에서 우리는 발언권을 행사할 기회가 없었다. 애초에 우리는 그 과정 자체를 몰라야 했으니까. 이러한 무지의 어두움이 우리 삶에 영향을 미치는 동시에 우리 몸을 감염시키고 있다. 영적으로 표현하자면 어두움은 우리가 계속 어두움에 갇혀 있기를 원한다.

떨어지는 삶의 질, 짧아지는 수명, 또는 짧아지는 수명 동안 떨어지는 삶의 질…… 우리는 왜 이것을 뉴노멀new normal로 받아들여야 한단 말인가? 그런데 오늘날 사회의 현실이 그렇다. 생식계에 문제가 생기고, 자가 면역 질환이 흔해지고, 감정적 또는 정신적 압박에 시달리고, 온갖 건강 문제가 발생하는 것이 뉴노멀이 된 것이다. 이와 동시에 건강상의 어려움과 질병에 시달리는 사람들을 무례하게 대하는 것도 뉴노멀이 되었다. 우리는 여전히 만성 질환자를 나병 환자 취급하는 시대에 살고 있다. 애초에 나병 환자도 그런 취급을 받아서는 안 되는데 말이다! 그런 관점에서 보면 우리는 여전히 올드 노멀old normal의 시대에 살고 있는 셈이다. 고통받는 사람들의 존재를 숨기고 없는 척하는 것이다. 이는 산업계의 반복되는 전략이다. 그래야 우리를 통제하면서 이윤과 이득을 창출할 수 있기 때문이다. 그렇게 창출된 이윤과 이득은 당연히 우리에게 돌아오지 않는다. 과거와 달라진 점이 있다면, 이제는 소셜 미디어 덕분에 만성 질환자도 자기 목소리를 내고 자신을 드러내면서 서로 연결될 수 있다는 점이다. 그러나 여전히 이들은 투병 과정에서 지금보다 더 많은 존중을 받아야 마땅하다.

나아가 만성 질환을 치유하기 위해 메디컬 미디엄 시리즈에서 방법을 찾는 이들은 더더욱 존중받아야 한다. 이들은 남녀노소를 불문하고 낫기 시작했다는 이유만으로 조롱거리가 되는 경우가 허다하다. 애초에 정말 아프긴 했느냐는 회의론자들의 의심까지 받는다. 만성화된 증세를 극복하려고 몸부림치는 것만으로도 고달픈데 비난까지 받는다면 치유의 길은 더 험난해질 뿐이다. 그런 비난 역시 만성 질환자에 대한 혐오를 정당화하는 전술이다. 만성 질환자들의 기를 꺾어 자신을 드러내지 못하게 만드는 것이다. 주로 증상과 질병 때문에 아직 고생을 많이 해보지 않아서 이해심이 부족한 사람들이 이용하는 전술이다. 아픈 처지가 되어보지 않은 사람은 자유와 건강을 위해, 또 치유의 권리를 위해 싸우는 아픈 사람의 노력을 평가절하하기 쉽다. 상대방이 얼마나 힘들었는지를 애초에 인정한 적이 없는 사람은 아픈 사람이 이루어낸 치유의 성과도 무시하기 십상이다. 평범한 일상조차 누리지 못하고 사위어가는 누군가의 곁을 지켜본 적이 없는 사람은 아픈 사람이 되살아나는 게 얼마나 기적 같은 일인지 잘 모른다.

'트러블메이커.' 나는 독소toxin, 독성 물질poison, 병원균 등을 통틀어 이렇게 부른다. 말 그대로 우리의 몸과 뇌와 인생에 트러블을 일으키기 때문이다. 당신이 살면서 (몇 가지만 꼽아도) 바이러스와 박테리아와 독성 중금속에 노출되지도 않았고 별로 영향을 받거나 피해를 입지 않았다고 아무리 믿고 싶어도, 실제로 당신이 겪고 있는 증상은 당신의 몸속에서 어떤 작용이 일어나고 있다는 물리적 증거가 된다. 현대인이라면 누구도 트러블메이커에 노출되는 걸 피할 수 없다.

우리는 한 명도 예외 없이 몸속에 트러블메이커가 있다. 건강에 전혀 도움이 되지 않는 이 트러블메이커 중 일부는 우리 조상의 몸속에도 있었다. 조상으로부터 이런 트러블메이커를 물려받은 것은 그 누구의 잘못도 아니다. 우리 부모 세대, 또 부모의 부모 세대 때부터 유해 물질에 노출되었다고 해도 윗세대를 탓할 수 없다. 마찬가지로 우리 다음 세대가 질병으로 고통받는다고 우리 자신을 탓할 수 없다. 다만 우리가 할 수 있는 것은 깨어나서 눈을 뜨고 빛을 밝히는 것이다. 그래야만, 우리 앞에 있는 정보를 제대로 알아봐야만, 우리는 자신과 소중한 사람들을 질병으로부터 지킬 수 있을 것이다.

이제 그 기회가 왔다. 잡아야 한다.

■■■ 우리 몸속에는 무엇이 있는가?

경미한 정도에서 심각한 정도까지 온갖 정도와 종류의 증상들이 인구 속을 파고 드는데도, 사람들은 독성 중금속이나 어떤 병원균이 자기 몸속에 존재한다고 생각 하길 꺼린다. 특히 젊은 사람일수록 더 그렇다. 자기 몸속에 전염성 병원균이 살고 있다는 것은 비현실적인 말로 들린다. 10대 후반, 20대, 심지어 30대 초반까지도 어 떤 병적 증상이나 증세가 생기면 그 원인이 단백질이나 양질의 지방 섭취 부족, 소화 기관 내의 불균형, 탄수화물 과다 섭취, 심지어 과일 섭취 등에 있다고 생각한다. 이 런 원인을 다 제거해도 문제가 해결되지 않고 그 과정에서 경험과 지혜가 쌓여야 비 로소 몸속의 독소, 바이러스, 기타 병원균 때문에 자기가 아플 수 있다는 사실을 받 아들인다.

사람들은 저마다 다른 조합의 독소와 독성 물질을 몸에 지니고 있다. 종류는 비슷 하지만 구체적인 비율은 사람마다 다르다는 뜻이다. 어떤 사람은 플러그형 방향제 를 전원에 연결해 쓰는 사무실에서 근무하면서 수년에 걸쳐 폐 안에 쌓인 독성 유분 기油分氣가 포화 상태에 이르러 있고, 어떤 사람은 곰팡이 균에 찌든 사무실로 매일 출근한다. 조경업에 종사하는 사람은 각종 장비가 뿜어내는 휘발유 냄새에 늘 노출 된다. 또 어떤 사람은 차량 통행이 많은 실외에서 늘 배기 가스에 노출된 채 일을 하 다 보니 일산화탄소, 납, 석유 부산물, 이산화질소를 매일 들이마신다. 게다가 이들 은 모두 출근 준비를 하면서 화장품, 모발 염색제, 체취 제거제, 향수, 건조기용 종이 섬유 유연제 등등 각종 미용제품과 생활용품을 사용할 것이다. 온갖 문제를 일으킬 만한 원료 물질을 들이마시거나 삼키거나 심지어 모공을 통해 흡수하고 있다는 뜻 이다. 그렇게 독소는 오랫동안 우리 몸속에 축적되어 왔다. 게다가 우리가 태어날 때 부터 가지고 있었고 살면서 계속 노출되는 수은, 알루미늄, 납, 구리 등의 중금속도 우리 몸속에 축적되고 있다.

그 외에 의약품도 있다. 우리는 누구나 몸속에 의약품이 들어 있다. 아무도 의약 품에서 자유로울 수 없다. 처방받은 약이든 일반 의약품이든 평생 단 한 번도 약을 먹지 않은 사람도 있지 않느냐고 반박할지도 모르겠다. 그러나 우리 부모나 조부모가 약을 복용했다면 우리는 이미 그 약이 몸에 있는 상태로 태어난다. 설령 조상 대대로 전혀 약을 복용하지 않은 가문에서 태어났더라도, 항생제를 먹인 축산물을 소비하고 있지 않은가? 유기농 또는 자연산이 아닌 동물성 식품을 당신이건 조상 중누구건 단 한 번도 먹지 않았다고 자신할 수 있는가? 자신할 수 있는 사람이라도 여전히 항생제에는 노출된다. 수돗물에도 약품이 들어 있기 때문이다. 평생 단 한 번도식당이나 카페, 호텔, 집에서 수돗물을 마신 적이 없고, 수돗물로 목욕이나 양치질을한 적이 없고, 수돗물로 만든 음식을 먹은 적이 없다고 장담할 수 있다면, 그건 기적일 것이다. 우리는 누구나 몸속에 약품이 들어 있다.

지구라는 행성은 순수한 곳이 아니다. 생존하고 번성하는 데 녹록한 곳이 결코 아니다. 어쩌면 독소도 없고 유해 물질에 노출될 걱정도 없고 산업 혁명이 낳은 수만 가지 독성 물질이 세포를 공격하지도 않는 행성이 우주 어딘가에는 있을지 모른다. 하지만 이 행성은 아니다. 모든 지구인은 몸속에 각종 약물로 키운 병원균과 산업 폐기물 조각을 지닌 채 살아간다. 정도의 차이만 있을 뿐이다. 우리의 세포는 우리가 적극적인 조처를 취하지 않는 한 절대 배출할 수 없는 독소와 독성 물질을 품고 있다. 그러니 이것을 청소할 필요가 없다고 단정해서는 안 된다. 요즘 유행하는 최상의 식품으로 식단을 짜고 이른바 '바른' 먹을거리만 찾는다고 해서 몸이 알아서 몸속의 나쁜 물질을 자연적으로 처리해 줄 거라고 단정해서는 안 된다. '건강' '균형' '직관' 같은 수식어가 들어간 식사법만 지키면 해독이 필요 없다는 생각은 대단한 착각이다.

그런데 건강 전문가 중에는 이와 반대되는 주장을 하는 사람이 적지 않다. 그것도 확신에 차서 말이다. 그들은 몸을 청소하거나 독소를 제거하는 어떤 행위도 반대하면서, 적당한 식단과 운동만으로도 몸은 자연적으로 청소와 해독을 한다고 주장한다. 그러나 앞서 살펴보았듯이 '골고루 적당히'는 환상에 불과하다. 따라서 아무리 선의로 주장하는 것이라도 건강 전문가의 해독 무용론은 잘못된 의도와 판단에 근거한 것이다. 그들이 받은 교육은 만성 질환의 진짜 원인을 알려주지 않는다. 의과학 연구는 수백 가지의 병적 증상과 증세가 왜 생기는지 해답을 내놓지 못했기 때문이다. 그러니 건강 전문가가 어떻게 알겠는가? 그들은 우리가 매일 어떤 물질에 노출되는지도 정확히 모르고, 그 트러블메이커들이 얼마나 부자연스러운지, 우리 몸속에서 무슨 작용을 하는지도 모른다.

우리 몸은 독소를 청소하고 배출하기 위해 도움이 필요하다. 몸이 알아서 다 처리하기엔 독소가 너무 많다. 매일 자연스럽게 배출하는 양보다 더 많은 양이 유입되고 있다. 몸은 세포와 조직 깊숙이 침투한 독소와 독성 물질, 병원균에 끊임없이 맞서야 한다. 뇌 깊숙이 박혀서 우울증, 불안감, 심지어 알츠하이머병을 일으키는 수은, 간에 축적되어 라임병, 루푸스, 기타 자가 면역 질환을 일으키는 바이러스, 그리고 지금도 매일 새로 유입되는 각종 트러블메이커가 그 예이다. 가스레인지로 음식을 조리한다면 그 발암 물질 가득한 가스가 기도를 타고 들어가 몸속 어딘가에 축적되는 것이다.

일상을 멈추는 건 해결책이 될 수 없다. 제대로 된 해결책은 어쩔 수 없이 노출되는 독소가 몸에 축적되어 우리를 병들게 하지 않도록 올바른 방법으로 청소와 배출을 돕는 것, 즉 해독법을 실천하는 것이다. 또한 해독을 하지 않을 때도 셀러리 주스나 중금속 디톡스 스무디 같은 약효 음료를 일상적으로 섭취하는 것이다. 이렇게 독소 노출에 대해 더 많이 의식하고, 피할 수 있을 때는 적극적으로 피하거나 제한할 필요가 있다. 그 방법은 바로 다음 절에서 설명하겠다. 우리가 이런 해결책을 강구하지 않는다면, 트러블메이커가 우리 몸에 계속 쌓이면서 바이러스나 박테리아로 인한 증상이 나타날 확률이 계속 높아질 것이다. 트러블메이커에 노출되면 병원균이 증식될 뿐만 아니라 그 병원균에 대항하는 면역 체계가 약화되기 때문이다. 그것은 아무도 바라는 바가 아니지 않은가?

■■■ 잘 보이지 않는 노출원

독성 트러블메이커의 존재에 대해 이야기하는 것과 그것들이 우리 몸속에서 어떻게 작용하며 어떤 심각한 피해를 일으키는지에 대해 이야기하는 것은 차원이 다르다. 인간은 본능적으로 눈에 보이는 것만 믿고 눈에 보이지 않는 것은 외면한다. 그렇게 본질보다는 잡음에 마음과 시선을 뺏기는 경우가 허다하다. 어떤 사람은 독성 물질이든 병원균이든 눈앞에 나타나지 않는 이상 아무런 의미가 없다고 치부한다. 독성 물질에 직접 노출되어 바로 결과가 나타나는 광경을 목격하는 경우는 매우 드물다. 예를 들어 누군가 살충제가 몸에 잘못 분사되자마자 쓰러지는 모습을 직접 본 사람이 얼마나 되겠는가? 훨씬 더 흔한 노출 사례는 보이지 않는 어딘가에서 살포된 살충제가 상당 기간에 걸쳐 아주 조금씩 사람의 간과 뇌, 심지어 유방과 생식기의 조직에 쌓이는 것이다. 그러면서 몇 년 뒤 병증이 나타날 기반이 형성되는 것이다.

이 중 어느 것도 우리 잘못이 아니다. 산업계는 독소의 폐해가 알려지는 것을 기피하고, 심지어 스스로도 알고 싶어 하지 않는다. 산업계는 독소 노출로 사람들이 병든다는 사실을 알게 되더라도 받아들이려 하지 않을 것이다. 그렇다면 우리 스스로 사실을 확인하고 받아들이기로 결심하는 수밖에 없다. 자신과 가족을 지키려면 선택의 여지가 없다.

이제부터 3장에서는 가장 흔하지만 의외로 눈에 띄지 않는(또는 거의 띄지 않는) 트러블메이커 노출원을 살펴보겠다. 나아가 우리가 의식하지 않으면 그런 노출로 우리 몸이 어떻게 망가지는지도 설명하겠다.

| 수은 |

사람들은 대개 수은이라고 하면 별 의미 없는 단어로 흘려듣는다. 우리의 일상과 아무런 연관성이 없다고 생각하는 것이다. 그러나 사실 우리가 수은에 노출되는 경로는 수없이 많으며, 수은 노출은 우리의 삶에 큰 영향을 미친다. 근래에 수은에 노출된 적이 없다고 자신하는 사람도 과거 언젠가는 분명 노출되었을 것이다. 적어도 잉태되는 순간 수은에 노출되었을 확률은 100%에 가깝다. 우리 모두가 그렇다. 우리 조상은 수은의 독성에 포위된 채 살았고, 그 수은은 오염된 정자와 난자를 통해 우리에게 대물림되었기 때문이다.

수은은 지구상에 수천 년 동안 존재했지만 자연 발생된 것은 아니다. 물론 천연 원소이긴 하다. 그런데 인간은 이 독성 물질을 땅 속에서 파내 수세기에 걸쳐 일상적으로 활용해 왔다. 수은은 지금도 공업적으로 사용된다. 일부 전구에 수은이 사용된다는 사실을 아는 사람도 있을 것이다. 그리고 당신은 언젠가 그런 전구가 깨지면서 나온 기체 속의 수은 미립자를 흡입했을지도 모른다. 아니면 미량의 수은이 함유된 의약품을 복용했을 수도 있다. 수돗물에서도 수은이 검출된다. 수원水源이 해수든 담수든 상관없다. 어떤 도시에서는 음식 조리에 사용하는 여과되지 않은 물에서도 수은이 검출된다. 당신은 치아 충전充塡에 아직 수은이 쓰이던 세대의 사람일지도 모른다. 또는 당신이나 식구들 중 수년 동안 공장에서 일하면서 수은에 노출된 사람이 있을지도 모른다. 예를 들어 자동차 산업에서는 다양한 자동차 부품에 수은이 사용된다. 현대의 제조 기술 중에는 여전히 수은을 사용하는 기술이 있다. 건전지 생산에는 여전히 수은이 많이 사용된다. 사람들은 흔히 수은이 제품 안에 들어 있을 거라고 생각하는데, 사실 제조 과정에서 사용된 수은이 건전지나 전구 같은 제품 겉에 미량의 잔여물로 남아 있는 경우가 의외로 많다.

위에 나열한 경로로 수은에 노출되었을 리가 없다고 장담하더라도, 우리 모두는 수은에 노출된다. 수은은 하늘에서도 떨어지니까. 우주에서 뿌린 수은 알갱이가 지구로 떨어진다는 이야기가 아니다. 수성Mercury의 신이 떨군 눈물방울도 아니다. 수은은 대부분 사람들이 떠올리는 것처럼 구식 온도계가 깨지면 흘러나오는 은색 방울 형태만 있는 게 아니다. 수은은 아주 미세한 입자 형태로 존재하기도 한다. 우리가 흡입하는 수은은 항공기가 배출하는 기체에서 분리되어 대기에 떠다니다가 우리에게 도달하는 것이 대부분이다.

인체에 들어온 수은은 결코 얌전히 있지 않는다. 수은은 면역 체계를 약화시키고, 감정적 또는 정신적 장애를 일으키며, 또한 바이러스의 먹이가 됨으로써 바이러스가 공격적으로 증식되도록 하고 독성도 더 강화시키며, 그 결과 몸속에 더 많은 바이러스성 독소가 들어차게 만든다. 이런 상태는 다양한 신경학적 문제로 이어지는데, 진단명이 있는 몇 가지만 예로 들자면 신경성 라임병, 다발성경화증, 섬유근육통, 만성피로증후군, 조울증, 조현병, 주의력결핍/과잉행동 장애ADHD, 자폐증 등이 있다. 수은이 엡스타인 바 바이러스 같은 특정 바이러스의 먹이가 되면 그 바이러스는 중금속을 품은 신경독을 배출하게 되는데, 이것은 먹이가 되어준 독성 물질보다 훨씬 더 강력한 독이다. 수은을 기반으로 생성된 신경독은 인체의 모든 신경에 극히 해롭다. 피로, 따끔거림, 무감각, 틱, 경련, 불안감, 우울증, 감정 장애, 편두통, 두통, 이명, 사지 힘 빠짐, 수면 장애 등의 증상을 유발한다.

건강에 문제가 생기기까지 그리 많은 수은이 축적될 필요도 없다. 기억도 나지 않을 만큼 무심코 흘려보낸 한 순간에 노출된 극히 미량의 수은도 훗날 심각한 문제를 일으킬 수 있다. 그렇기 때문에 우리는 수은을 우리 일상과 동떨어진 물질로 치부해서는 안 된다. 경각심을 가져야만 새로운 수은 노출을 최대한 피하면서 이미 축적된 수은 또한 적극적으로 몸에서 없앨 수 있다.

| 방향제, 향초, 일반 세탁 세제, 섬유 유연제, 향수, 코롱, 애프터셰이브 |

사람들은 기분 좋은 향기를 뿜는 합성 화학 제품에 둘러싸인 환경을 정상적이고 쾌적한 환경이라고 생각한다. 그런데 누구한테 좋은 것일까? 코롱cologne(정식 명칭은 '오드콜로뉴eau de cologne'이며, 주로 남성용 화장수로 많이 사용된다. 저자도 이 책에서 'cologne'이라는 약칭을 쓰고 한국인에게도 이 명칭이 더 익숙하므로 '코롱'으로 번역한다―옮긴이)을 쓰는 사람이나 그 주변 사람이나 아무도 코롱 향기를 좋아하지 않는다면, 대체 왜 많은 사람들이 코롱을 쓰는 것일까? 한 공간에 있는 백 명 중 다섯 명만 코롱을 써도 그 공간은 코롱 냄새가 진동한다.

이 범주에 속한 제품의 독성을 결코 무시하면 안 된다. 어떤 냄새를 좋은 향기로 인식하는 것은 사실 학습의 결과인데, 집 안에서든 몸에서든 좋은 향기가 나게 해주는 제품은 향기가 좋다고 안전한 것이 아니다. 향기 나는 제품은 우리가 경계해야 할 가장 유해한 화학 약품이자 미래의 우리 건강을 해치는 주범 중 하나이다.

예를 들어 우리는 방향제를 사용하면 더 쾌적한 환경이 된다고 착각한다. 그러나 우리가 플러그형 방향제를 꽂는 순간, 우리의 후각에는 바로 장애가 발생한다. 화학 물질을 잔뜩 품은 기름을 내뿜는 이런 플러그형 방향제가 꽂혀 있는 집이나 사무실에 있는 사람은 결국 후각이 무뎌져 방향제의 향기를 맡지도 못한다. 또는 꽂아놓은 것도 잊어버리고 지내다가 방향제가 수명을 다해도 잘 모른다. 이미 방향제 냄새가 벽, 침구, 쿠션, 가구, 환기구, 커튼 등에 배어버렸기 때문이다. 게다가 방향제의 냄새에 무뎌지면서 다른 냄새도 거의 못 맡게 된다.

화학적으로 제조된 향기는 기화된 형태의 독성 물질로서 우리 폐를 망가뜨린다. 방향제가 남기는 미끈거리는 유분기는 폐낭肺囊에 축적된다. 만약 당신이 비흡연자인데 플러그형 방향제를 애용하는 사람이라면, 차라리 방향제를 갖다 버리고 담배를 피우는 게 낫다. 정말이다. 골치 아픈 질병에 걸리지 않고 오래도록 건강과 활력을 유지하고 싶은가? 밤낮으로 방향제 향기를 마시는 사람보다 담배를 피우는 사람이 무병장수할 확률이 더 높다. 방향제가 얼마나 해로운지 감이 오는가?

방향제에서 나온 기름막은 폐만 망가뜨리는 게 아니다. 폐에서 혈류로 유입되면 그것은 결국 간으로 간다. 또한 방향제가 있는 곳에서 입으로 숨을 쉴 경우 식도를 통해 몸속으로 들어가 소장과 대장에 이르고, 거기서 혈류를 타고 역시 간으로 향한다. 간에 방향제 잔여물이 축적되면 간의 기능이 떨어진다. 만약 호기심 많은 외과 의사가 방향제에 찌든 곳에서 수년간 생활한 환자의 몸을 연다면, 환자의 혈액과 세포에서 피어오르는 방향제 냄새를 맡을 수 있을 것이다.

합성 향기의 화학 성분은 면역 체계를 빠르게 약화시킨다. 더 구체적으로 설명하자면 그 화학 성분이 혈류로 유입되어 NK 세포(자연 살해 세포—옮긴이)와 림프구를 비롯한 백혈구가 화학 성분을 흡수하면서 면역 세포가 즉각적으로 약해지고 심지어 괴멸하기도 한다는 뜻이다. 백혈구는 깨끗하고 신선하고 산소가 풍부한 혈액을 필요로 한다. 그런데 합성 향기는 백혈구 수치를 떨어뜨린다. 강한 농도의 방향제, 향초, 코롱, 향수 등의 인공 향기에 노출된 사람은 그 후로 사나흘 정도는 면역력이 떨어진다. 우리 몸속 병원균은 바로 이때를 노려 반란을 일으킨다. 합성 향기의 화학 성분은 면역력을 약화시키는 동시에 바이러스와 박테리아의 먹이가 되어 이들을 더 왕성하게 증식하게 만듦으로써 또 다른 질병을 일으키는 것이다. 요로감염증이나 부비동염이 있는 사람, 섬유근육통, 만성피로증후군, 루푸스, 다발성경화증, 습진, 건선, 하시모토병 등에 잘 걸리는 사람은 합성 향기 노출 때문에 병이 도질 수 있다.

어떤 장치를 간편하게 벽에 꽂아 들꽃을 연상시키는 향기로 방 안을 가득 채우는 것은 기발한 아이디어로 보일 수 있다. 하지만 그 향기는 결국 가짜다. 실험실에서 연구원들이 제일 마음에 드는 향을 골라 그 화학식을 공장에 전달해 인공적으로 찍어낸 합성 향기라는 뜻이다. 병이나 캔에 담겨 분사하는 방향제와 향초도 마찬가지다. '천연향natural fragrance'이라는 표시에 속으면 안 된다. 식품의 영양 성분표에 MSG를 '천연 착향료natural flavor'라고 표기하는 것과 똑같은 전술이다. 요즘은 합성 향기가 전혀 없는 실내 공간을 찾기 어렵다. 이사를 가도 전 주인이 쓰던 방향제 냄새가 벽에 배어 있지 않은 집을 찾기가 어렵다. 집 밖을 나서도 가게, 쇼핑몰, 호텔, 식당, 사무실, 지인이나 친척의 집, 공중화장실 등등 합성 향기에 노출되는 공간은 과거 어느 때보다 많아졌다. 택시나 승차 공유 자동차를 타면 방향제 냄새가 환기구에서 뿜어져 나온다. 심지어 집에서 방향제를 쓰는 사람 옆에 서 있기만 해도 그 사람의 옷에 배인 방향제를 흡입하게 된다. 당연히 그 사람이 사용하는 세제, 섬유 유연제, 체취 제거제, 샴푸, 로션, 애프터셰이브, 코롱, 향수 등등의 향기와 함께 말이다.

우리는 화학 민감증이 점점 더 만연해지는 세상에서 살고 있다. 즉 화학 물질 노출이 급증하면서 이미 화학 민감증이 있는 사람은 더 악몽 같은 삶을 살고, 예전에는 이런 민감증이 없던 사람도 새로 민감증이 생긴다는 뜻이다. 몇 년 전만 해도 합성 향기에 민감하게 반응하는 사람은 주로 노인이었다. "숨 좀 쉬게 환기 좀 하자" "어디 불났냐?" "이상한 냄새 들어오지 않게 창문 좀 닫아라" "현관문 닫아라. 먼지 들어온다." "그 코롱 냄새 별로다" 등등 냄새에 불쾌감을 표현하는 사람은 그만큼 오래 살았기 때문에 민감해진 것이다. 그런데 이제는 아니다. 젊은 사람들 사이에서도 실제로 화학 민감증이 급증하고 있다. 너무 많은 화학용품에 노출된 탓이다. 옛날 어른들이 하던 불평은 젊은 세대가 겪는 고통에 비하면 아무것도 아니다.

그렇다고 이런 상황에 공포나 혼란을 느낄 필요는 없다. 집 밖에서는 최대한 합성 향기를 피할 수 있는 조치를 취하면 된다. 예를 들어 백화점에 가면 향수 코너를 피해서 다니고, 목욕·미용·세탁용 제품은 무향이거나 순수 에센셜 오일로 향을 낸 제품을 사고, 동네에 향초를 피우는 카페가 있다면 조금 멀더라도 다른 카페로 가는 것이다. 물론 합성 향기를 항상 피할 수는 없다. 지하철을 탔는데 옆에 앉은 사람한테 집에 가서 목욕 다시 하고 옷도 무향 세제로 다시 빨아 입고 나오라고 부탁할 수는 없는 노릇이다. 그러나 적어도 집과 차를 비롯해 우리가 지속적으로 머무는 사적 공간만큼은 합성 향기가 없는 오아시스로 만들어야 한다. 그리고 직장에서도 어느 정도 발언권이 있다면 합성 향기를 사용하지 않도록 사규를 정하는 게 좋다. 그리고 당연히 모든 노출을 완벽하게 피할 수는 없기 때문에 합성 향기가 몸속에 쌓이지 않도록 계속 배출하고 몸을 회복시키는 해독은 필수라 하겠다.

| 살균제 |

옛날에는 지폐에서 지폐 특유의 냄새가 났다. 어릴 적 5달러짜리 지폐에서 풀 냄새 비슷한 것을 맡아본 사람도 있을 것이다. 그런데 적어도 미국에서는 그 냄새가 이제 나지 않는다. 살균제 냄새에 밀려났기 때문이다. 그런데 우리는 이 사실을 알면 안 되게 되어 있다. 아무도 몰라야 한다. 그리고 실제로 대부분의 사람들은 모른다. 아무도 이런 이야기를 하거나 매체를 통해 알리지 않기 때문이다. 현금 지급기에서 방금 뽑은 지폐에서 조금 다른 냄새가 난다고 느끼는 사람도 그저 은행에서 사용하는 방향제나 향수 냄새겠거니 하고 넘어간다. 그런데 사실 그 냄새는 다름 아닌 살균제 냄새이다. 그리고 더 주의를 기울이면 그 냄새 때문에 코가 쩡해지는 걸 느낄 것이다. 그 냄새가 아주 진할 경우 심지어 가슴이 조이는 느낌이 들 수도 있다.

화학 회사들이 어떤 수를 썼는지는 모르겠지만, 수많은 기관과 기업 들은 화학 회사가 판매하는 살균제를 자기들이 만드는 온갖 제품에 사용한다. 국가에서 관리하는 지폐도 예외가 아니다. 살균제를 대량으로 사용하는 또 다른 산업의 예로는 의류업이 있다. 오늘날 판매되는 대부분의 의류에는 살균제가 뿌려져 있다. 역시 이 사실을 아는 사람은 거의 없다. 대부분의 사람들은 새로 산 옷에서 나는 냄새가 무엇인지 모르니 무엇에 노출된지도 모르고, 그것이 건강에 어떤 영향을 끼치는지도 모른다. 방금 산 스웨터에서 특이한 냄새가 난다고 느낄 만큼 예민한 사람도 가게나 창고에서 쓰는 향이 배었겠거니 하고 무심코 넘어간다.

살균제 냄새는 향수 냄새와 비슷하다. 만약 당신이 향수나 코롱을 몸에 뿌렸다거나, 향이 있는 세제로 세탁한 옷을 입었다거나, 집이나 차 안에서 또는 직장에서 방향제를 쓴다거나, 기타 합성 향기에 둘러싸여 산다면, 살균제 냄새는 인지하지도 못할 것이다. 합성 향기가 후각이라는 방어 기제를 방해하기 때문이다. 예를 들어 당신이 친구와 쇼핑을 하고 있다고 하자. 친구가 향수나 코롱을 뿌렸다면 당신은 재킷을 입어보면서도 재킷에서 나는 살균제 냄새를 맡지 못할 것이다. 당신을 둘러싼 일반 세제, 섬유 유연제, 방향제, 향초, 향수, 코롱의 독한 향기를 없애야만 당신은 그 외의 냄새들을 인지하기 시작할 것이다. 후각이 다시 예리해지면서 방금 인출한 지폐나 방금 받은 택배 상자 속 셔츠에 살균제가 첨가되었음을 느낄 것이다.

이 화학 전쟁에서 사람들은 어떻게 살아갈지 선택권이 없다. 거대한 화학 회사들은 어떻게 하면 제품을 아무도 따지는 일 없이 조용히 잘 팔아서 주류 사회의 생필품으로 자리 잡게 할 수 있는지 그 방법을 이미 터득하여 실행하고 있고, 우리는 결국 아무것도 모른 채 중독되고 있다. 애초에 선택의 자유 같은 건 없었다. 그런데 한편으로 우리는 모든 것이 우리의 선택에 달렸다는 말도 수없이 듣는다. 그러나 이 화학 전쟁에 관해서만큼은 그 말이 사실이 아닐지 모른다.

그렇다면 살균제는 우리가 노출될 수 있는 최악의 물질 중 하나일까? 분명히 그렇다. 살균제는 대량의 구리를 함유하는데, 구리는 습진과 건선을 일으키는 독성 중금속이다. 당신은 습진과 건선의 유병률이 최근 폭발적으로 증가했다는 사실을 아는가? 거의 모든 사람들이 사는 동안 한 번쯤은 습진이나 건선에 걸린다. 그리고 때로는 신상 의류에 뿌려진 살균제가 너무 독해서 그 옷을 입은 아이나 어른이 두통 때문에 몇 주씩 병원을 다니는데도 원인을 못 찾는 경우도 있다. 살균제는 안 그래도 고달픈 인생을 더 힘들게 한다. 우리 뇌와 몸에 침투해서 대부분 간에 축적되고, 세포 변성을 유발해 세포를 약화시킨다. 또한 면역 체계를 무너뜨리고, 변종이 60종도 넘는 엡스타인 바 바이러스를 비롯한 여러 바이러스의 먹이가 된다. 이는 미래에 암에 걸릴 확률을 높이기까지 한다. 바이러스의 변종 중에는 암을 일으킬 만큼 공격성이 강한 변종도 있기 때문이다.

그동안 화학 회사들은 대중에게 알리지도 않은 채 수많은 업계에서 제품에 슬그머니 살균제를 쓰게 만들었다. 그 모든 결정은 화학 회사들이 하고, 우리에게는 결정권이 없다. 우리가 할 수 있는 것은 최선을 다해 살균제를 피하는 것이다. 이것만으로도 건강을 지키는 데는 큰 도움이 된다. 살균제를 피하려면 그 존재를 의식하는 수밖에 없다. 향수 느낌이 나는 살균제 특유의 향에 주의를 기울이지 않으면, 살균제가 뿌려졌을 법한 제품이 무엇인지 알고 있지 않으면, 당연히 살균제를 피할 수 없다.

그렇다면 무엇을 조심해야 할까? 일단 지폐에 사용되는 것을 알았으니 조폐 당국에 살균제가 판매되는 건 확실하다. 의류에서도 살균제 냄새가 나므로 의류 및 섬유 산업에서도 살균제를 사용할 것이다. 그 밖에도 스포츠용품과 신상 가구 역시 살균제가 배어 있는 경우가 많고, 요즘은 종이 박스에도 살균제가 도포된다. 많은 종이

제품에서도 살균제 냄새가 난다. 자동차 내부에도 살균제가 도포되고, 물병 겉에도 살균제가 묻어 있다. 심지어 드라이클리닝 용액도 살균제를 기반으로 한다. 또한 일부 작물에도 살균제가 살포되기 때문에 우리는 살균제 성분을 삼킬 수도 있다.

플러그형 방향제도 살균제 함유량이 매우 높다. 방향제가 내뿜는 합성 향기는 습기와 유분기를 머금고 있기 때문에 집에 있는 모든 사물에 얇은 기름막을 입히고 벽과 천장에까지 스며든다. 얼마나 강력한지 집의 외벽까지 뚫고 퍼져나가 집 밖에서도 방향제 냄새가 난다. 이렇게 사방이 기름막으로 덮이면 습기가 차서 곰팡이가 필 수 있다. 이를 방지하기 위해 방향제에 살균제가 들어 있는 것이다. 집 안에 곰팡이나 그 밖의 균이 증식하지 못하도록 하려면 살균제를 쓰는 게 당연하다고 생각할 수 있겠지만 사실은 정반대이다. 오히려 살균제로 인해 살균제 내성을 가진 더 강력한 돌연변이가 생겨 결국 균을 박멸하기가 불가능해지기 때문이다. 이것이 방향제 사용을 금해야 할 또 다른 이유이다.

지금까지 열거한 것이 살균제 사용처의 다가 아니다. 살균제 사용은 지금도 갈수록 늘어나고 있다. 일상 생활에서 살균제 특유의 독한 향 때문에 코끝이 찡해지는 순간이 더 많아졌다는 걸 눈치 챈 사람도 있을 것이다. 살균제가 포함된 제품을 쓰지 않는 방식으로 평소 어느 정도 노출을 피할 수는 있다. 그러나 살균제가 묻은 택배 박스를 만지거나 방향제를 사용하는 호텔 객실에 묵을 수도 있기 때문에 살균제 노출을 완전히 차단하기란 불가능하다.

이것이 해독이 필요한 이유이다. 모든 노출원과 오염원을 우리가 통제할 수는 없기 때문이다. 그래도 통제가 가능한 것은 통제하는 게 좋다. 집에 플러그형 방향제가 있다면 뽑아서 버리기, 새로 산 옷은 입기 전에 세탁하기, 새로 산 가구는 몇 주 동안 담요로 덮어서 살균제를 최대한 흡수시킨 뒤 담요를 여러 번 세탁하기. 이처럼 작지만 의식적인 습관이 우리의 새로운 생존 전략의 일부가 되어야 한다.

| 휘발유 |

사람들은 마치 휘발유가 안전한 물질이고 그 가스를 흡입해도 아무런 문제가 되지 않으며 우리 몸에 전혀 무해한 것처럼 행동한다. 주유소에서 주유를 할 때도 마치 휘발유가 아니라 물이라도 되는 것처럼 아무렇지 않게 다룬다. 옛날에는 휘발유를 고무 호스를 이용해 입으로 빨아올려 뱉는 방법으로 휘발유를 빼돌리기도 했다는 기사가 요즘도 가끔 나오는데, 그런 행동이 별로 해롭지 않다는 듯한 논조이다.

휘발유는 그동안 여러 단계에 걸쳐 유독성 문제가 불거져왔다. 예전에는 휘발유에 납이 함유되어 있었다. 얼마나 위험한 일인가? 그러다 휘발유에 함유된 납 성분이 인체에 매우 해롭다는 분석이 나오면서 무연無鉛 휘발유가 개발되었다. 마치 휘발유에서 납 성분만 빼면 유해하지 않다는 듯이 말이다. 가연加鉛에서 무연으로 휘발유가 바뀔 즈음에 생긴 또 다른 변화는 주유소가 풀 서비스에서 셀프 서비스로 전환되기 시작한 것이다. 다시 말해 가연 휘발유 시대에는 휘발유 가스에 직접 노출되는 사람이 주로 주유소 직원, 트랙터를 사용하는 농부, 잔디를 관리하는 정원사나 조경업자 등에 국한되었다. 그러니까 주유소에서 풀 서비스를 받는 운전자는 창문을 내리고 직원에게 말을 하거나 결제를 할 때에만 휘발유 가스에 노출되었다. 요즘엔 전국 어느 도시를 가도 그런 모습은 사라진 지 오래이고, 셀프 서비스 전환으로 인해 휘발유에 직접 노출되는 인구가 기하급수적으로 늘어났다.

그리고 다시 말하지만 휘발유에 더 이상 납을 첨가하지 않는다고 해서 이제 납만큼 또는 납보다 더 위험한 물질이 휘발유에 없다는 뜻이 절대 아니다. 문제가 되는 첨가제는 메틸부틸에테르MTBE만이 아니다. 이 첨가제만 없앤다고 문제가 해결되지 않는다. 휘발유는 용매로서 유령 같은 성질을 지닌다. 휘발유 가스를 살짝 들이마셔서 폐에 아주 조금만 들어가도 세포 조직은 굉장히 빠른 속도로 휘발유 포화 상태에 이른다. 그리고 휘발유가 직접 피부에 닿으면 마치 피부가 아예 없기라도 한 것처럼 바로 피부 조직을 침투한다. 피부는 몸의 1차 방어선이다. 인체의 가장 큰 장기라고 불리는 피부는 몸속 혈액과 면역 체계, 그리고 다른 장기들을 보호하는 역할을 한다. 그런데 공업에 널리 사용되는 휘발유 같은 용매 앞에서는 피부의 방어 기제가 작동하지 못한다. 피부에 휘발유가 한 방울만 떨어져도 피부의 여러 층을 바로 뚫고 혈류로 들어간다. 마치 혈류까지 아무 장벽도 없는 것처럼 말이다. 용매의 위력은 그만큼 대단하다. 혈류로 유입된 휘발유는 뇌에까지 도달할 수 있다. 물론 뇌로 가는 것을 막기 위해 간이 최대한 휘발유를 흡수해 잡아두려고 할 것이다. 그래서 휘발유에 노출되면 결국 거의 대부분이 간에 저장된다. 마치 농부가 헛간 한 구석에 쓰다 만 가스 캔을 몇 년씩 모아두는 것과 비슷하다. 가스가 오래되면 퀴퀴한 냄새가 나는 것도 알고 제대로 폐기하려면 각별한 주의가 필요하다는 것도 아는데, 농장 일이 너무 바빠서 그대로 방치해 두는 것이다. 이미 과부하 걸린 우리의 간에 휘발유가 방치되어 있듯이 말이다.

우리는 셀프 주유를 할 때마다 휘발유 가스를 마신다. 내가 쓰는 주유기에서, 주변 주유기에서, 그리고 사방에서 다시 시동을 걸고 출발하는 자동차 배기관에서 휘발유 가스는 계속 흘러나온다. 게다가 주유기 손잡이에 고정 장치가 없어서 주유하는 내내 손잡이를 잡고 있어야 하는 주유소도 꽤 많다. 이때 주유기에서 자동차 연료 탱크로 쏟아져 들어가는 휘발유와 주유하는 사람의 얼굴 사이의 거리는 몇십 센티미터에 불과하다. 주유할 때 장갑을 끼지 않았을 경우 휘발유 방울이 손에 튀기도 한다. 모두 심각한 노출이다. 직업상 휘발유에 장기간 노출되어 온 사람이나 지금도 항상 노출된 채 생활하는 사람은 대부분 삶의 질이 높지 않다. 휘발유 노출은 수명을 단축시키는 요인이다. 그런데도 우리 자녀들은 생애 첫 자가용을 몰고 매주 셀프 주유소로 향한다. 그러나 주유소 어디에도 "청소년은 주유하지 마시오"라는 경고문은 없다. 물론 "가스를 흡입하지 않도록 주의하시오" "주유 시 고무장갑을 착용하시오" "폐질환자는 출입을 삼가시오" 또는 "만성 질환이 있는 경우 가까이 오지 마시오" 같은 문구도 없다.

누구나 간편하게 휘발유 가스의 흡입을 방지할 수 있도록 주유소 입구에 일회용 마스크 자판기를 설치하는 것은 정유업자들에게 일도 아니다. 이것은 세상이 늘 우리 편이 아니란 걸 단적으로 보여주는 예라 하겠다. 그래서 이 장과 이 책이 있는 것이다. 당신 편이 되기 위해 말이다. 휘발유가 우리의 면역 체계와 신경 세포를 약화시켜서 우리 몸을 바이러스와 박테리아에 더 취약하게 만들고 바이러스와 박테리아가 더 빠르게 증식해 신경계 질환에 걸릴 확률을 높인다는 사실을 알게 되면, 걱정이 앞서는 게 당연하다. 그러나 모르는 게 더 위험하다. 모르면 자신과 가족을 지키려는 노력조차 기울일 수 없다.

공포에 떨기보다는 적극적인 조치를 취하자. 풀 서비스 주유소를 찾아보고, 없으면 적어도 주유기에 고정 장치가 있는 주유소를 찾아 주유 중에는 단 몇 걸음이라도 떨어져 있는 게 좋다. 니트릴 소재의 일회용 장갑을 차에 두고 주유할 때 쓰도록 하자. 만성 질환자의 경우 주변에 비교적 건강한 친척이나 이웃에게 주유를 부탁하는 것도 한 방법이다. 어쩔 수 없이 셀프 주유소에서 주유하는 동안 주유기를 손으로 잡고 있어야 한다면, 바람을 등지고 서서 휘발유 가스가 실린 바람에 얼굴이 맞지 않도록 신경 써야 한다. 그리고 과거의 노출과 미래의 불가피한 노출에 대응할 가장 강력한 조치로 해독을 하자.

| 살충제, 모기약, 제초제, 화학 비료, 잔디 관리 약품 |

요즘은 과거 어느 때보다 유기농 식품에 관심이 집중되고 있다. 건강 의식이 높은 사람들이 가장 중요시하는 것이 유기농 먹을거리이다. 그러나 모든 사람들이 유기농 식품을 먹는 것도 아니고, 유기농만 고집하는 사람도 모든 먹을거리를 유기농으로 대체하지는 못한다. 그래서 우리 모두는 정도만 다를 뿐 살충제 처리된 음식을 먹을 수밖에 없다. 그런데 역설적이게도 우리가 살충제 노출을 걱정해야 할 우선순위에서 먹을거리는 최하위에 속한다.

살충제가 뿌려진 지점으로부터 멀리까지 퍼져나가는 현상은 어디서나 나타난다. 미국은 물론 세계의 거의 모든 도시에서는 단독 주택이든 아파트든 진딧물이나 모기, 기타 해충을 잡기 위해 살충제가 쓰인다. 게다가 공원이나 잔디를 관리하는 데 제초제도 쓰인다. 이런 제품은 인체에 매우 해롭다. 모기약을 비롯한 각종 살충제와 제초제는 뇌와 같은 중요한 부위에 있는 세포를 공격해 변성과 손상을 일으킨다. 제초제 흡입으로부터 자유로운 사람은 아무도 없다. 전국 모든 지역에서 잔디를 관리하고 정원의 잡초를 제거하기 위해 사용하는 약품이 제초제이기 때문이다. 작은 분무통을 등에 메고 공원, 주택 단지, 도로변의 풀밭에 제초제를 살포하는 인부들 모습은 흔한 풍경이 되었다. 한 사람이 자기 정원에 뿌린 제초제는 수십 킬로미터를 이동한다. 퍼지는 동안 옅어져서 냄새는 나지 않지만, 그래도 바람을 타고 이동하다가 누군가의 폐 속으로 들어갈 수 있다. 제초제는 전 세계 농업에도 사용된다. 살충제의 대량 살포는 말할 것도 없다. 그리고 이런 농업용 제초제와 살충제 역시 반경 수백

킬로미터씩 퍼져나간다. 당신이 태어나서 단 한 번도 제초제와 살충제에 노출된 적 없이 당신만의 작은 오아시스에서 살았다고 해도, 미안하지만 앞으로 직업이나 학업 때문에 그 오아시스에서 벗어나 어딘가에서 생애 첫 노출의 순간을 맞지 않으리라는 보장은 없다.

아주 적은 양의 살충제, 모기약, 제초제, 화학 비료에 노출되어도 몸은 상당한 타격을 입는다. 노출을 의식하지도 못할 정도의 소량으로도 충분하다. 노출 즉시 세포를 죽이기 때문이다. 그래서 이런 제품의 용기에는 내용물을 삼키거나 피부에 쏟으면 큰일 난다는 걸 알리기 위해 "위험" "취급 주의" 등의 문구와 해골 그림이 붙어 있는 것이다. 사실 대다수 사람들은 최소 일주일에 한 번씩은 살충제와 제초제에 노출된다. 대기 중에 떠다니는 것을 마시기도 하고, 공원이나 정원의 잔디밭에 앉거나 잔디를 맨발로 밟기도 하기 때문이다. 진드기, 벼룩, 개미 등을 없애기 위한 실내용 살충제도 주요 노출원이다.

이를 심각한 문제로 인식하기 위해 더 많은 설득이 필요한가? 살충제와 제초제는 모든 퇴행성 질환의 진행을 가속화할 수 있다. 잔디, 관목, 생울타리 등의 생장을 촉진하기 위해 사용되는 화학 비료도 비슷한 방식으로 인체에 작용한다. 이 모든 약품은 인체 조직 깊숙이 침투해 축적된다. 심지어 뼛속까지 침투해 골수 및 백혈구 관련 질환을 일으킬 수 있다.

아직도 자신은 절대 살충제에 노출되지 않았다고 믿는 사람은 다시 생각해 보길 바란다. 미국의 모든 주는 모기(및 기타 해충) 박멸을 위해 겨울을 제외하고 철마다 살충제를 살포한다. 이 모기 퇴치용 살충제는 가장 위험한 살충제에 속한다. 그래서 야간에만 살포된다. 사람들이 많이 돌아다니는 낮에 살포했다가는 신경계 질환이 번질 것이 우려되기 때문이다. 낮에 살충제를 대량 살포할 경우 아주 많은 건강상의 문제가 아주 빨리 나타날 수 있음을 방역 당국이 알고 있다는 뜻이다. 살충제 노출은 몇 분 또는 몇 시간 안에 틱이나 경련, 극심한 통증, 어지럼증, 허혈 발작, 뇌졸중, 사지 힘 빠짐, 운동 기능 저하, 혼란, 심각한 브레인 포그, 편두통 등을 일으킬 수 있다. 이런 사태를 피하기 위해 살충제는 야간에 살포되지만, 그날따라 회식이 있어 밤늦게 귀가한다거나 밤이나 새벽에 조깅을 즐기는 사람은 아직 공기 중에 떠다닐 살충제에 노출될 수밖에 없다. 당국에서 워낙 야밤에 조용히 살포하다 보니 이런 노출은 추적하기도 어렵다. 가까운 응급실에서는 간밤에 가슴 조임 때문에 찾아오는 환자가 평소보다 조금 많았겠지만, 아마 별다른 의심 없이 항불안제를 처방해서 돌려보냈을 것이다. 응급실을 찾을 만큼 심각한 증상이 살충제 흡입 때문이라는 생각은 아무도 하지 못한 채로 말이다. 다음날 아침이 되면 간밤에 살포한 살충제는 그 지역 정원과 공원의 잔디와 수풀에 내려앉을 것이고, 그 옆을 지나가는 사람들은 소량이지만 여전히 살충제에 노출될 것이다.

살충제의 화학 성분은 우리 장기 깊숙이 박혀 있으면서 수년에 걸쳐 파괴력을 발휘한다. 작년에 한 번 노출되었다고 그 후과가 한 번으로 끝나는 게 아니다. 그런데도 우리는 병이 생기면 이런 실질적인 독성 물질 노출보다는 자기의 몸이, 심지어 자기의 정신이 병을 만들어냈다며 스스로를 탓한다. 살충제 같은 물질의 몸속 잔류 기한은 매우 길다. 그 끈질긴 생명력을 끊을 유일한 방법은 해독을 통해 장기에서 뽑아내는 것이다.

| 방사선 |

잘 알려지지 않은 방사선 노출원이 있다. 바로 공항에서 보안 검색을 마친 가방이다. 보안 요원이 가방의 내용물을 확인할 수 있도록 가방이 검색대를 통과하는 동안 가방이 흡수한 방사선은 수년, 심지어 수백 년간 가방에 남는다. 그 가방이 백팩이든 토트백이든 서류 가방이든 그 가방을 다음 여행 때 또 사용하면 또 검색대를 통과하면서 더 많은 방사선이 축적된다. 그렇게 우리가 비행기를 탈 때마다 방사선은 여행 가방에 쌓이고 또 쌓인다. 현재 전 세계 공항은 그 어느 때보다 보안 검색을 많이 하고 있기 때문에 방사선 이용률은 해마다 더 증가하고 있다. 따라서 비행기를 탈 때 휴대하는 가방은 세 번 쓰면 버리는 게 좋다. 탑승 수속 중 맡기는 짐의 경우, 통과하는 검색대에서 나오는 방사선 양이 더 적으므로 그런 가방은 여섯 번 정도 쓰고 버려도 된다.(편도가 한 번이다. 왕복은 두 번으로 친다.)

이런 정보가 당연히 반갑지 않을 것이다. 특히 값비싼 명품 여행 가방이 유행하고 재사용이 장려되는 요즘 같은 시대에 가방을 몇 번 쓰고 버리라는 것은 너무 극단적이고 비합리적인 것 아니냐는 반문도 나올 법하다. "여행 두어 번 하고 새 가방을 사는 걸 감당할 수 있을까? 과소비 아닐까?" 당신은 지금 이렇게 질문하고 있을지도 모르겠다. 정당한 질문이다. 그러나 더 중요한 질문은 "그렇게 하지 않았을 때의 후과를 감당할 수 있을까?"이다. 특히 당신에게 어린 자녀가 있다면, 수십 번 검색대를 통과한 가방에 자녀가 장기간 노출되는 것을 감당할 수 있겠는가?(어린아이를 보호할 방법은 잠시 후에 설명하겠다.)

빨리 늙고 싶은 사람, 예컨대 남들보다 빨리 흰머리와 주름이 늘고 퇴행성 골 질환에 걸리길 바라는 사람은 아무도 없을 것이다. 골격이나 키가 줄어드는 것도, 손발톱이 생기를 잃고 색이 바래는 것도, 치아가 변색되고 삭는 것도, 눈이 백내장으로 뿌예지거나 망막이 퇴행성 질환으로 망가지는 것도 다 환영받지 못하는 노화 현상이다. 우리는 노화에 저항한다. 그런데 다들 안티에이징anti-aging에 대해 말하면서도 노화를 재촉하는 방사선에 대해서는 아무 말이 없다. 방사선은 급격한 노화 현상을 촉진한다. 방사선에 노출된 모든 세포는 세포 조직의 퇴화가 훨씬 더 빠르게 진행되면서 생명력이 빨려나가는 것이다. 물론 인체의 세포는 끊임없이 소멸과 재생을 거듭하지만, 그렇다고 방사선이 저절로 사라지진 않는다. 3:6:9 해독법과 중금속 해독법을 통해 적극적으로 제거해야만 없어진다.(중금속 해독법은 독성 중금속과 함께 방사선도 제거해 준다.) 제거하지 않고 몸속에 남은 방사선은 우리보다도 수명이 길다. 그러니까 우리가 죽어서 땅에 묻힌 뒤에도 우리 몸에서는 수백 년 동안 방사선이 흘러나올 것이다.

방사선은 면역력도 떨어뜨린다. 강한 면역 체계는 우리가 매일 치러야 하는 병원균 및 독소와의 전쟁에서 필수적이다. 그런데 비행기에 탑승한 동안 우리는 끊임없이 방사선에 노출된다. 후쿠시마, 히로시마, 체르노빌 참사 때 발생해 아직도 대기에 떠다니고 있는 방사능 낙진도 무시할 수 없다. 높이 올라갈수록 더 심해진다. 게다가 비행기 안의 승객은 방금 검색대를 통과한 가방을 머리 위 선반에 올려놨을 것이다. 모든 승객이 방사선 샤워를 하는 꼴이다. 비행기 여행 외에도 엑스레이, CT, MRI 촬영에서부터 휴대전화기 같은 전자 기기, 물과 먹을거리에 이르기까지, 우리의 일상은 방사선 노출원으로 가득하다. 이런 환경에서 우리의 건강과 안녕과 활력을 지킬 수 있는 방법이 있다면 당연히 실천할 가치가 있지 않을까?

특히 어린 자녀가 있는 집이라면 평소 집 안 어디에 여행 가방을 보관하는지도 중요하다. 식구 중 아이나 만성 질환자가 있다면 비행기 여행 때 자주 사용하는 가방은 멀리 두도록 신경 써야 한다. 아이가 자는 방의 벽장에 예닐곱 번씩은 사용한 가족들의 여행 가방을 보관하고 있진 않은가? 열 번도 넘게 비행기를 타며 메고 다닌 가방이 당신 머리맡에서 밤마다 방사선을 방출하고 있진 않은가? 반드시 체크해야 한다. 아이가 있다면 여행 가방의 정기적인 교체에 더 신경 써야 한다. 특히 비행기에 들고 탔던 가방 근처에는 아기가 오지 못하게 해야 한다. 만약 어린 자녀도 없고 가방을 새로 살 여유도 없다면 집 안에서 제일 오래 머무는 공간에서 최대한 멀리 여행 가방을 보관하는 조치라도 취해야 한다.

그렇다면 보안 검색대를 통과한 가방 안에 든 짐은 어떨까? 부피가 클수록 흡수하는 방사선 양도 많기 때문에 가장 문제가 되는 것은 가방이다. 그 안에 들어 있던 컴퓨터나 휴대전화기, 옷가지 등은 평소에 여기저기 흩어져 보관된다. 다시 말해 여행 가방에 들어 있던 셔츠, 바지, 스웨터 등을 평소에 한 서랍 안에 모아놓지는 않기 때문에 방사선이 한 곳에 집중되는 경우는 별로 없다. 게다가 가방보다 쓰고 버리는 주기가 더 짧기 때문에 크게 걱정할 필요는 없다. 비행기에서 먹으려고 가방에 챙겨 넣은 음식도 마찬가지다. 보안 검색대를 통과한 음식을 먹으면 소량의 방사선에 노출되는 것은 맞다. 그런데 공항에서 판매되는 음식 역시 검색대를 통과한다. 비행 중 음식 섭취는 불가피할 것이다. 특히 수분 섭취는 많이 할수록 좋다. 그러니 필요한 만큼 챙겨 먹고 챙겨 마시고, 여행에서 돌아와 중금속 디톡스 스무디 같은 해독법을 실천하면 된다.

내 말은 일상을 위축된 채 살지는 말라는 뜻이다. 아무리 애를 써도 어느 정도의 노출은 피할 수 없다. 반면 여행 가방처럼 노력을 해서 최소화할 수 있는 노출도 있다. 어느 쪽이든 의식하는 게 모르는 것보다는 낫다. 알아야 더 현명한 선택이 가능하다. 알아야 다음부터 여행 가방을 구입할 때는 몇 번 쓰고 버려도 아깝지 않을 저렴한 제품을 고르고, 방사선이 묻어 있는 가방을 아이가 자는 곳에서 최대한 멀리 보관할 수 있다. 그래도 여행 가방을 주기적으로 교체하는 비용이 아깝다는 생각이 든다면, 몸이 아파서 병원에 입원하는 데 드는 비용을 생각하자. 병에 걸리면 돈만 드는 게 아니라 생활의 모든 측면에서 큰 대가를 치러야 한다는 것을 잊지 말자.

언젠가 공항 보안 검색대의 방사선 피폭이 사회적 이슈가 되어 세간의 이목을 끌 때가 올 수도 있다. 그때가 되면 분명 전문가가 나서서 여행 가방에서 방사선이 검출되더라도 인체에 위험한 수준은 아니라고 말할 것이다. 그 말을 방사선이 안전하다는 뜻으로 해석하면 안 된다. 그 말은 치아 충전에 쓰이는 수은이 안전하다는 말과 같다. 기술이나 전문 지식이 시대에 뒤지는 경우도 있다. 그러니 여기서 알게 된 진실을 꼭 기억하자.

| 플라스틱 |

최근 플라스틱에 대한 관심이 높아지고 있다. 주로 환경 보호의 맥락에서이다. 우리가 얼마나 많은 플라스틱 제품에 둘러싸여 생활하는지 그 인식이 높아지면서, 사람들은 플라스틱 노출이 얼마나 해로운지도 점점 더 절감하기 시작했다. 플라스틱은 의약품과 PVC 배관에도 들어 있다. 육류를 비롯한 수많은 먹을거리도 플라스틱에 포장된다. 플라스틱 사용처 목록은 끝이 없다. 플라스틱은 그야말로 도처에 있기 때문에, 게다가 플라스틱 병, 봉지, 포장지, 빨대 등등에 대한 공포와 혼란은 이미 극에 달했기 때문에, 공포를 더 조장할 생각은 없다. 그 대신 수십 년간 당신 몸속에 쌓였을 플라스틱을 없앨 방법에 대해 고민해 보길 권하고자 한다.

플라스틱이 우리 몸에 해롭다는 것은 구체적으로 어떤 의미일까? 일단 플라스틱은 석유 부산물이다. 플라스틱은 인체에는 독소나 다름없는 여러 화학 성분을 합성한 중합체로 만들어진다. 성분 배합은 필요한 경도硬度에 따라 다르다. 공업용 플라스틱은 더 질기고, 비닐 봉지 같은 제품은 더 유연하다. 플라스틱은 문제가 많지만 유용한 자원이기도 하다. 우리는 플라스틱으로부터 완전히 벗어나거나 피할 수 없고 플라스틱을 완전히 없앨 수도 없다. 주방에서 해독과 치유를 위한 레시피를 따를 때도 우리는 플라스틱에 의존한다. 고품질의 믹서기, 착즙기 같은 식품 가공기는 그 값어치를 하고 값싼 일회용 플라스틱처럼 인체에 해롭지 않다. 플라스틱 빨대나 비닐 봉지를 아예 사용하지 않는 사람은 어느 정도 플라스틱 노출을 줄일 수 있지만,

그런 사람도 PVC 배관을 통해 공급되는 물까지 피할 수는 없을 것이다.(PVC 배관이 금속 배관에 비해 안전하긴 하지만 플라스틱 노출은 어느 정도 감수할 수밖에 없다.) 우리 손에 수시로 닿는 플라스틱 머리핀이나 컴퓨터 키보드는 어떠한가? 비건 가죽 소재라며 일부러 고른 신발은? 플라스틱은 도처에 있다. 자신의 일상에서 플라스틱 사용을 모조리 없애기로 결심하고 실천하는 사람도 사는 곳이 어디든 공기에 떠다니는 플라스틱 흡입까지 피하진 못한다. 농업에서 플라스틱을 태우기 때문이다. 민감한 사람에게는 특히 힘든 시기가 있다. 주로 무더운 날씨에 공기 중 독성 물질 농도가 높아지는 시기이다. 그 독성 물질 중 하나가 바로 소각한 플라스틱이다.

우리 모두는 플라스틱을 흡입하고 먹고 마신다. 늘 플라스틱에 노출되어 산다고 해도 과언이 아니다. 완전히 벗어나지도 피하지도 못한다. 플라스틱 제품은 우리 눈에 보이지는 않지만 침출이 발생한다. 침이나 물, 또는 손의 유분기를 포함한 모든 종류의 기름이 플라스틱에 닿으면 미량의 플라스틱이 묻어난다. 검출이 거의 불가능할 정도의 극소량이긴 하지만 누적되지 않는 것은 아니다. 이렇게 침출된 플라스틱이 몸으로 들어가면 다시 빠져나오지 않는다. 오늘날 우리의 식단이나 라이프스타일이 플라스틱을 몸에서 빠져나오지 못하게 하기 때문이다. 플라스틱 말고도 매일 노출되는 수많은 독소와 오염 물질에다 잘못된 식습관까지 더해져 우리 몸은 제대로 해독을 할 수가 없다. 문제가 되는 것은 플라스틱만이 아니다. 이 장에서 볼 수 있듯이 온갖 독소가 우리 몸에 동시에 침입하고 있다.

플라스틱은 몸속에서 활성화된 상태로 머무는 경우가 많다. 우리가 만지고 삼켜서 몸속으로 들어온 플라스틱은 나노 단위의 초미세 플라스틱 막을 형성하는데, 이 플라스틱 막이 이미 몸속에 들어 있는 살충제, 살균제, 일반 세제 같은 다른 트러블메이커와 계속 상호 작용을 하기 때문이다. 이 플라스틱 막의 석유 화학 성분이 다른 화학 성분과 상호 작용하면 화학 조성의 변형이 일어나 상호 작용 전보다 독성이 강해진다.

플라스틱은 결국 몸속의 모든 장기에 침투한다. 어떤 장기도 플라스틱으로부터 안전하거나 자유로울 수 없다. 여름에 뙤약볕에 달궈진 야외용 플라스틱 의자에 앉은 적이 있는가? 해변용 플라스틱 의자에 앉아 선크림을 바른 적이 있는가? 그 선크

럼이 의자의 플라스틱 표면과 사람의 피부 사이에 끼어서 플라스틱이 더 많이 침출되게 만든다. 플라스틱 침출 및 노출의 대표적 사례는 이뿐만이 아니다. 우리는 물놀이를 하면서 선크림 묻은 손으로 얼마나 많은 플라스틱 장난감을 만지는가? 캠핑은 또 어떤가? 텐트의 소재도 나일론, 폴리에스테르 등 플라스틱이다. 요즘 부쩍 인기가 높아진 플라스틱 옷과 신발은 또 어떤가? 판벽을 비닐로 덮은 건물 옆에 바람이 부는 날 서 있어도, 비닐 소재의 창문을 열어 시원한 바람을 맞아도, 비닐 소재의 바닥이 깔린 집에 살아도, 지갑에서 운전면허증이나 신용카드를 꺼내서 쓸 때도, 우리는 플라스틱에 노출되는 것이다. 그래서 우리는 플라스틱으로부터 벗어날 수도 피할 수도 없다고 말한 것이다.

다시 말하지만 공포를 조장할 생각은 없다. 이미 많은 사람들이 플라스틱을 경계하고 있지만, 여전히 플라스틱이 해롭다는 사실에 대해 회의적인 사람들도 있기 때문에, 우리 모두가 어디서 무얼 하든 플라스틱에 노출된다는 점을 분명히 해두고 싶은 것이다. 의식적으로 플라스틱 사용을 줄이는 것은 분명 도움이 된다. 그러나 일회용 플라스틱을 한 번도 사용하지 않는 날에도 우리는 다른 곳에서 플라스틱에 노출되게 마련이다. 그것도 대량으로. 따라서 우리는 플라스틱의 폐해를 인식하기 전부터 우리 몸속에 오랜 세월 축적해 온 플라스틱을 적극적으로 제거해야 한다. 그러지 않으면 플라스틱은 우리의 간과 피부를 포함해 모든 장기의 일부가 되고 말 것이다.

플라스틱은 장기의 일부가 되는 것에 그치지 않는다. 장기에 침투하여 장기가 플라스틱에 포화되게 한다. 특히 간은 ('건강한' 지방이든 나쁜 지방이든) 고지방 식단을 비롯한 생활 양식의 여러 요인으로 인해 안 그래도 지치고 처지고 둔해진 경우가 많은데, 여기에 플라스틱까지 침투하면 과부화가 걸린다. 우리 몸의 가장 중요한 여과기인 간이 한계에 부딪치는 것이다. 결국 간이 더 이상 여과하여 붙잡아두지 못하는 플라스틱은 간에서 빠져나와 몸의 다른 세포에 달라붙는다. 그러면 결합 조직, 근육 조직, 신경 조직 등의 세포들 사이에 코팅처럼 플라스틱 막이 형성된다. 이 막이 세포로 가는 산소 공급을 끊는 장벽처럼 작용해서 세포가 숨을 못 쉬면, 몸의 특정 부위는 세포 괴사가 더 빨리 일어나기도 한다. 비유하자면 각각의 세포는 비닐 봉지를 가지고 노는 아이와 같다. 유아 질식 위험 경고문이 거의 모든 비닐 포장지에 붙은 이유를 생각하면 쉽게 이해할 수 있을 것이다. 플라스틱에 노출된 세포도 질식을 피하기 위해 적응하고 돌연변이를 일으킨다. 그렇게 만들어진 신생 세포에는 당연히 플라스틱 잔여물이 스며 있다.

우리는 더욱 적극적으로 몸속에서 플라스틱을 빼내야 한다. 젊을 때는 자신이 천하무적이라고 착각하기 쉽다. 하지만 우리 모두 언젠간 늙는다. 지금도 플라스틱 막과 잔여물이 몸속에 쌓이고 있지만 느끼지 못할 것이다. 폐 세포에 플라스틱 막이 형성되는 것을 어떻게 느끼겠는가? 하지만 지금 아무 느낌이 없다고 세월이 흘러 그 후과가 나타나지 않는 것은 아니다. 훗날 크나큰 대가를 치르지 않으려면 지금 우리 몸속으로 들어오는 것과 몸에 걸치고 바르고 뿌리는 것에 주의를 기울여야 한다. 해독은 간을 비롯한 모든 장기에서 플라스틱을 제거해 플라스틱이 생명 유지에 필수적인 세포에 달라붙는 것을 막고 질병을 예방하는 매우 중요한 방법이다.

▓▒▓ 트러블메이커 목록

지금까지 소개한 위험 물질은 안타깝게도 우리가 일상적으로 노출되는 것의 일부에 불과하다. 다음은 대표적인 트러블메이커를 정리한 목록이다. 이 트러블메이커는 적극적으로 해독을 하지 않을 경우 앞으로 건강 문제를 일으킬 위험이 있는 것들이다. 각 트러블메이커의 노출 경로와 인체에 미치는 영향, 그리고 몸에서 배출되는 데 걸리는 시간에 대해 더 자세히 알고 싶으면 《간 소생법*Liver Rescue*》을 참고하길 바란다. 그리고 이 목록을 제시하는 목적은 겁을 주려는 것이 아니라 지식과 힘을 주려는 것임을 꼭 기억하길 바란다. 우리를 해치는 것이 무엇인지 제대로 알아야 자신을 지킬 수 있다.

| 바이러스 및 바이러스성 노폐물 |
- 거대 세포 바이러스CMV
- 단순포진 바이러스HSV 1형과 2형의 여러 변종
- 인간 헤르페스 바이러스HHV 6, 7, 8형의 여러 변종

- 아직 발견되지 않은 HHV 9, 10, 11, 12, 13, 14, 15, 16형의 여러 변종
- 30종이 넘는 대상포진 바이러스 변종(발견된 변종은 하나밖에 없음)
- 60종이 넘는 엡스타인 바 바이러스EBV 변종(대부분 미발견)
- 위 헤르페스 계열 바이러스로 인한 노폐물(부산물, 신경독, 피부독, 바이러스의 사체 등)

| 독성 중금속 |

- 알루미늄
- 비소
- 바륨
- 카드뮴
- 구리
- 납
- 수은
- 니켈
- 유독성 칼슘

| 의약품 |

　어떤 상황에서는 약물 치료로 생명을 살릴 수 있다. 이런 상황에서는 의약품이 절대적으로 필요하다. 그런데 의약품 중에는 반대의 경우도 많다. 즉 의약품 때문에 생명이 위협받을 수도 있다. 그래서 아는 것이 중요하다. 약물 과다 복용은 간에 부담을 준다는 것, 여러 의사가 협진하지 않고 각자 같은 환자에게 처방한(또는 환자 본인이 일반 의약품으로 자가 처방해서 한꺼번에 먹는) 여러 약이 간을 비롯한 장기에서 거부 반응을 일으키는 잡탕이 될 수 있다는 것, 그리고 약을 평생 안 먹고 살아도 먹을거리와 식수 공급망의 특성상 몸속에 의약품이 들어갈 수밖에 없다는 것을 알아야 한다. 해독을 하면 예전에 몸속으로 들어간 묵은 의약품은 바로 배출되기 시작한다. 현재 주치의가 약물 치료를 지시했다면 물론 그것은 따라도 좋다. 다만 여기서는 예전에 복용한 약 때문에 몸속에 남은 잔여물을 빼는 데 집중한다.

- 알코올
- 항생제
- 항우울제
- 소염제
- 생물 제제製劑
- 혈압 조절약
- 호르몬 치료제
- 아편양 제제
- 처방 암페타민
- 기분 전환용 마약recreational drug의 남용
- 규칙적으로 복용하는 면역 억제제

- 수면제
- 피임약
- 스타틴
- 갑상선 약
- 스테로이드

| 일상에 침투한 화학 약품 |

- 에어로졸 캔에 담긴 분사형 방향제
- 코롱 및 애프터셰이브
- 일반 세제
- 일반 염모제
- 일반 세탁 세제, 섬유 유연제, 건조기용 종이 섬유 유연제
- 일반 화장품
- 합성 향기가 첨가된 바디 로션, 크림, 미스트, 비누, 체취 제거제
- 합성 향기가 첨가된 샴푸, 컨디셔너, 젤 등의 헤어 제품
- 드라이클리닝용 약품
- 헤어스프레이
- 손발톱에 바르는 제품(매니큐어, 리무버, 접착제 등)
- 향수
- 플러그형 방향제
- 향초
- 인공 선탠용 스프레이
- 분사형 방향제와 미스트
- 탤컴파우더(분말형 화장품)

| 박테리아 및 기타 미생물 |

- 클로스트리듐 디피실리균
- 대장균
- 식품 매개 독소(식중독균 목록에 나오지도 않는 미생물이 다수 포함된다. 이런 미생물은 조리 중 가열로 사멸되긴 하지만, 그 사체는 여전히 독성 물질로 남아 몸속에 축적될 수 있다.)

- 메티실린 내성 황색포도상 구균MRSA
- 곰팡이균
- 50종이 넘는 연쇄상 구균 변종
- 기생충
- 살모넬라균
- 포도상 구균

| 뇌를 공격하는 화학 약품 |

- 화학 비료
- 불소
- 살충제
- 모든 종류의 매연

- 염소
- 살균제
- 살유충제

- DDT
- 제초제
- 기타 해충 제거용 화학 약품

| 석유 화학 제품 |

- 카펫 처리 약품
- 디젤 연료
- 엔진 오일과 기름때
- 가스 그릴, 레인지, 오븐
- 등유
- 라이터 가스액
- 페인트 시너

- 화학 용매, 용액, 작용제
- 다이옥신
- 배기 가스
- 휘발유
- 래커
- 페인트
- 플라스틱

| 트러블메이커 음식 |

건강을 방해하는 트러블메이커 음식의 완전한 목록과 이런 음식이 어떻게 건강을 해치는지에 대한 설명이 필요하면 7장 "문제를 일으키는 트러블메이커 음식"을 참고하기 바란다.

| 감정적 트라우마로 인한 유독성 아드레날린 |

감정 자체는 절대 질병의 원인이 될 수 없다. 부신에 엄청난 스트레스를 야기하는 도화선으로 작용할 뿐이다. 이렇게 자극된 부신은 몸을 갉아먹고 면역 체계를 무너뜨리는 아드레날린을 분비한다. 이런 일이 빈번히, 지속적으로 발생하면 건강상의 문제로 이어질 가능성이 높다. 특히 이 장의 다른 트러블메이커에 이미 취약한 체질이라면 그 가능성은 더 높아진다. 아드레날린에 내재된 이 면역 체계 관련 요인 때문에 과도한 아드레날린의 반복적·장기적인 분비는 바이러스성 질환이 있는 사람에게는 특히 더 문제가 된다. 다시 말하지만 감정적으로 힘든 경험 자체가 우리를 병들게 하는 것은 아니다. 살면서 우리는 곤경에 처하기도 하고, 필요한 지원이나 자원이 없어서 어쩔 수 없이 자신에게 불리한 선택을 하기도 한다. 이러한 트라우마를 다 막을 수는 없지만, 그렇다고 트라우마로 반드시 무너지는 것도 아니다. 자신의 건강을 돌보고 해독으로 힘을 얻어 트라우마를 극복하면 된다. 감정과 치유에 관한 통찰력을 얻고 싶다면 25장 "해독 과정에서 일어나는 감정"과 26장 "힘을 가진 영혼"을 참고하기 바란다.

- 학대
- 무시
- 배신
- 신뢰 깨짐
- 계속되는 실망
- 아드레날린이 분비되는 극한 스포츠나 활동
- 가족 생활에서 오는 스트레스
- 두려움
- 경제적 어려움
- 믿었던 지원의 갑작스러운 중단
- 실연
- 구박

- 외면
- 이해받지 못함
- 과도하고 지속적으로 부신에 가해지는 스트레스
- 실현되지 않은 약속

| 방사선 |

- 비행기 여행
- 휴대전화기를 비롯한 전자 기기
- 과거 원전 사고로 인한 방사능 낙진의 대기 잔존
- CT 촬영
- 물과 먹을거리 공급망
- MRI
- PET 촬영
- 엑스레이

| 트러블메이커 음식 첨가제 |

- 아스파탐 및 기타 인공 감미료
- 구연산
- 포름알데히드
- MSG
- 천연 및 인공 착향료
- 영양 효모
- 보존제
- 알코올

| 빗물 노출 |

- 화학 물질로 오염된 대기에서 일어나는 결로結露 현상(비행운飛行雲 외에도 많음)

▞▀ 내 삶을 되찾을 시간

이제 우리 몸속에 무엇이 있는지 알았으니 어떻게 배출하는지도 알고 싶지 않은가? 이 책의 나머지 장들에서 바로 그것을 이야기할 것이다. 8장 "내게 맞는 해독법 고르기"를 통해 현재 건강 상태가 어떻든 자신에게 맞는 해독법을 찾을 수 있다. 하지만 사람마다 인생의 각기 다른 지점을 지나고 있기에 여기에는 개별 맞춤형 접근법이 필요하다.

우리 몸은 우리의 적극적인 도움 없이는 오랫동안 축적된 독소를 배출하지 못한다. 이 장에서 새로운 지식을 많이 얻긴 했지만 아직 해독을 하고 싶지 않거나 식단을 바꿀 만한 여건이 안 되는 사람이라도 어쨌든 새로운 힘, 즉 새로운 트러블메이커가 우리 몸속으로 들어오는 것을 최소화할 수 있는 힘은 얻었을 것이다. 실외 대기 오염처럼 개개인이 통제할 수 없는 상황이 많기는 하지만, 개인이 바꿀 수 있는 기본적인 생활 습관도 얼마든지 있다. 이 장에서 개인적으로 이 정도는 통제할 수 있겠다 싶은 부분을 추려내 실천해 보는 것도 방법이다. 예를 들어 주유소에서 니트릴 장갑 착용하기, 친구들과 음식이나 음료수 나눠먹지 않기, 벽에 꽂혀 있는 방향제 뽑기, 향초 버리기, 향수나 코롱 사용하지 않기, 천연 세제로 바꾸기 등부터 시작해 보는 것이다. 피하고 싶은 위험 물질에 직업상 노출될 수밖에 없는 사람도 있을 것이다. 그렇다고 패닉에 빠지지 말자. 패닉으로 아드레날린이 급작스럽게 과다 분비되는 것은 아무 도움이 안 된다. 그 대신 다른 트러블메이커 중 통제 가능한 것을 최대한 제한하면서 향후 회사에 근무 환경을 바꿔달라고 요구할 수 있을지, 또는 아예 직업을 바꿀 수 있을지 고려해 볼 수 있을 것이다. 천릿길도 한 걸음부터다.

그리고 마음의 준비가 되면 언제든 이 책을 찾아 읽으면 된다. 8장을 참고하면 자신에게 꼭 맞는 해독법을 고를 수 있다. 식사 루틴을 며칠만 혹은 아침만이라도 바꿔보는 노력을 해보자. 분명 보상이 따를 것이다. 해독은 우리가 잃어버린 줄도 몰랐고 되찾을 수 있는지도 몰랐던 몇 년치의 건강을 우리에게 돌려줄 것이다.

CHAPTER 4

마이크로바이옴이
문제일까?

□ □ □

　근래 마이크로바이옴microbiome이라는 용어가 가히 폭발적인 인기를 누리고 있다. 마치 전문 용어처럼 느껴지는데다 하도 많이 사용되다 보니 많은 사람들이 이것을 건강을 총체적으로 이해하기 위한 필수 개념인 줄 안다. 마이크로바이옴이 등장하는 대화는 대체로 "마이크로바이옴을 모르면 건강을 논할 자격이 없다"는 식으로 흘러간다. 그래서 3:6:9 해독법이나 기타 메디컬 미디엄 해독법에서 왜 마이크로바이옴, 즉 장내 미생물에 초점을 맞추지 않는지 의아해하는 사람도 있을 것이다.

　진실을 말하자면, 마이크로바이옴으로 건강의 모든 것을 설명할 수 있다는 식의 접근법이 유행하는 것은 만성 증상과 질환이 만연했다는 사실에 대한 인식이 높아졌음을 방증하는 것이라 하겠다. 이런 인식 자체는 바람직하다. 아침에 일어나는 것조차 힘들어하는 사람을 게으르다고 욕하고, 브레인 포그나 복부 팽만, 복통, 소화불량에 허구한 날 시달린다면 그건 그 사람이 뭔가 잘못했기 때문이라고 생각하며, 통증은 그 사람의 상상 속에나 존재하는 거라고 치부하던 시절에 비하면 질병에 대한 의식이 그나마 진일보했다고 볼 수 있다. 그러나 마이크로바이옴 트렌드가 의식의 발전이라는 결과를 가져오지는 못한다. 장내 균류菌類와 칸디다균candida(인체 위장관 점막과 피부에 존재하는 정상균총 중 하나—옮긴이)의 불균형, 각종 유익균과 미생물의 부족이 만병의 근원이라는 마이크로바이옴 이론의 기본 전제부터 틀렸기 때문이다.

요즘 유행하는 건강 상식에 반하는 말처럼 들리겠지만, 우리의 건강은 장내 미생물의 복잡한 생태계의 상태로 환원할 수 없다는 게 진실이다. 장내 미생물에 문제가 생기는 것은 더 근원적인 문제의 징후에 불과하다.

수많은 사람들이 장 속에 온갖 무익균과 효모, 곰팡이, 산酸이 득실거리고 유익균은 부족하며 부패한 지방과 단백질 찌꺼기가 장 내막에 달라붙어 있는데도 비교적 건강한 상태로 지낸다. 일상을 살아가는 데 아무런 문제가 없는 것이다. 그 반면 장에 아무 문제가 없는 다른 누군가는 아침에 몸을 일으키지도 못할 만큼 기력이 없거나 원인 모를 통증 또는 극심한 불안에 시달린다. 아무리 많은 유익균을 장에 넣어주고 아무리 좋은 프로바이오틱스를 챙겨먹어서 장내 마이크로바이옴을 개선해도, 수년 동안 저등급 바이러스 감염 상태로 지내고 있거나 장기나 장관腸管에 연쇄상 구균을 키우고 있는 사람이라면 건강과 치유, 회복의 길로 안정적으로 나아갈 수 없다. 유익균에 초점을 맞추면 안 된다는 뜻이다. 병원균을 죽이고 병원균의 연료 공급을 끊어내는 것만이 미스터리 질병을 실질적으로 해결하는 방법이다. 미스터리 질병에는 진단명은 있지만 의과학이 아직 제대로 밝히지 못한 만성 질환도 포함된다. 프로바이오틱스로는 유해한 박테리아와 바이러스를 죽일 수 없다. 마이크로바이옴 트렌드는 만성 질환에 대한 만병통치약이 아니라는 것이 냉엄한 진실이다.

∷ 자신을 탓하는 또 다른 방식

우리 장내에 복잡미묘한 미생물의 생태계가 존재하는가? 틀림없이 존재한다. 그 미생물을 통제하는 게 우리의 모든 건강 문제의 해답인가? 그건 아니다. 마이크로바이옴은 인류가 왜 질병의 고통에 시달리는지 해답을 찾기 위해 고군분투하는 과정에서 생긴 여러 이론 중 하나에 불과하다. 게다가 새로운 이론도 아니다. 칸디다균에 누명을 씌우고 장내 환경이 모든 건강 문제의 근원이라던 구시대적 이론의 재탕이다. 이는 질병을 환자의 탓으로 돌리는 또 다른 방식에 불과하다. 이런 논리로는 아무것도 해결할 수 없다. 우리가 아픈 건 우리 잘못이 아니니까 말이다.

건강 분야에 오래 종사한 사람이라면 마이크로바이옴 이론이 전혀 새롭지 않다는 사실을 알 것이다. 그럼에도 불구하고 마이크로바이옴이 마치 새로운 개념처럼 유행하게 된 것은 젊은 세대 때문이다. 지금 젊은이들은 칸디다균을 만병의 주범으로 지목하던 30~40년 전의 시대를 경험하지 않았다. 지금의 20대, 30대는 그 당시 유행하던 웰빙 트렌드를 이해하고 따르기에는 너무 어린 나이였다. 그 세대가 지금 "장이 건강을 좌우한다"느니, "효모와 곰팡이와 유익균의 불균형만 잡으면 된다"느니, "프로바이오틱스만 먹으면 된다"느니 하는 사기에 가까운 주장의 싱싱한 먹잇감이 되고 있는 것이다. 기성 세대는 이미 다 겪은 일이지만, 문제는 거기에 새로 경도된 젊은이들이 소셜 미디어 세대라는 것이다. 마이크로바이옴 이론이 젊은이들 사이에서 소셜 미디어를 통해 너무 쉽게 전파되고 있다는 것이다. 이들에게는 "당신이 아픈 건 다 장 때문"이라는 논리에 혹해서 장을 개선하기 위해 시키는 대로 다 했는데도 여전히 질병에 시달렸던 30년 전의 경험이 없다.

그 반면 기성 세대는 그런 경험을 다 해본 세대이다. 그래서 메디컬 미디엄의 정보를 접했을 때 자신의 증상과 질환이 몸속에 있는 병원균 때문에 생겨나고 만성화되었다는 사실을 이해하고 받아들일 수 있는 것이다. 적어도 마이크로바이옴이 옛날부터 들어온 장 타령, 유익균 타령의 재탕임을 알아볼 지혜는 있다. 예나 지금이나 마이크로바이옴은 장기적인 치유책이 될 수 없다. 그러나 난생처음 복부 팽만을 경험하고 소셜 미디어에 고민을 털어놓는 스물두 살 젊은이는 그걸 모른다. 그러니 마이크로바이옴 이론이 솔깃할 수밖에 없다. 게다가 요즘은 마이크로바이옴 이론을 전파하는 데 막대한 자금까지 동원된다. 과거 칸디다균의 공포 상술과는 비교가 안 될 만큼 고도의 상업적인 전략이 펼쳐지고 있는 것이다. 그렇게 낡은 이론은 새로운 이름과 새로운 포장으로 대중의 주의를 새로운 데로 돌리고 있다. 그러다 보니 질병이 기하급수적으로 늘어나는 진짜 이유는 여전히 미궁에 빠져 있다. 이것이야말로 대체 의료 시장이 기존 의료 시장만큼이나 혼탁하고 부패할 수 있다는 걸 단적으로 보여주는 사례라 하겠다.

이것이 건강 시장의 고전적인 공식이다. 밝혀진 게 거의 없는 (만성 질환에 시달리는 인구의 급증이라는) 문제에다 역시 밝혀진 게 거의 없는 (소화 작용의 미스터리라는) 건강의 한 단면을 더해서 무슨 확실한 건강 해법이라도 찾은 양 선전하는 것이다. "아직 해답을 찾지 못했다"는 정직한 고백은 공식에 없다.

게다가 마이크로바이옴 트렌드가 특히 더 교묘한 것은 그것이 무조건 나쁜 것만은 아니라는 데 있다. 마이크로바이옴 논리를 아예 무시해도 문제이다. 장 건강을 신경 쓰는 게 왜 나쁘겠는가? 관건은 장 건강을 제대로 지킬 방법을 아는 것이다. 그리고 우리가 알아야 할 더 중요한 사실은 장이 모든 건강 문제의 원인은 아니라는 사실이다. 오로지 장에만 초점을 맞추면 진정한 해답은 우리의 시선에서 멀어질 것이다.

◼◼▀ 질병의 진짜 원인

더 구체적인 설명에 들어가기에 앞서, 트러블메이커 음식에 대한 지식 없이는 건강한 마이크로바이옴도 없다는 사실부터 확실히 짚고 넘어가자. 우리 몸은 수백만 가지 물품이 수시로 입출고를 거듭하는 창고와 같다. 그 와중에 몸은 끊임없이 균형을 찾으려 한다. 1년 365일 하루 24시간 중 몸이 균형을 잡으려고 애쓰지 않는 순간은 단 한 순간도 없다. 몸의 균형 찾기를 뭐라고 부르든 상관없다. 마이크로바이옴이라고 부르고 싶으면 얼마든지 그렇게 불러도 좋다.

몸의 균형을 위해 최우선으로 고려해야 할 사항은 바로 병원균에 맞설 강한 면역 체계이다. 지금 몸속에 건강 문제와 질병을 일으키는 파괴적인 바이러스와 박테리아가 얼마나 활동하고 있는가? 그리고 그 병원균에 대항할 면역 체계는 얼마나 튼튼한가? 이것이 우리가 찾는 해답의 근본이 되어야 한다. 지난 몇십 년 동안 인류가 겪어온 건강 문제에 대한 진실도 여기서 찾아야 한다. 장에 아무리 유익균이 많아도, 심지어 아직 의과학 연구로 발견하지 못한 유익한 미생물들이 장에 다 들어 있다 해도, 몸 안의 병원균을 없애지 못한다면 우리는 건강해질 수 없다. 예를 들어 특정 독소, 즉 알맞은 먹이만 공급되면 급속도로 증식해서 유방암을 일으키는 엡스타인 바 바이러스의 공격성 높은 변종, 장염을 일으키는 연쇄상 구균, 궤양성 대장염을 일으키는 대상포진 바이러스 변종은 건강한 장에도 있을 수 있다. 환자의 병세는 계속 악화되는데 대증 요법에만 매달리는 수준에서 의과학 연구계가 벗어나려면 만성 질환과 원인 모를 질병이 전염병처럼 퍼지는 진짜 원인을 제대로 파악해야 한다. 그 전까지 의료계의 추측 게임은 계속될 것이다. 글루텐프리 다이어트를 권하고, 이건 멀리하고 저건 먹으라며 더하기 빼기 실험을 하고, 이번에는 렉틴lectin이 문제이니 빼보자고 하고, 프로바이오틱스와 콜라겐과 어유魚油의 대중화에 일조하고, 기능 의학 전문의는 환자에게 고지방 케토식과 고단백 식단을 처방하고⋯⋯ 의료계가 이런 식의 추측 게임에서 벗어나지 않는 한, 우리는 치유로 가는 길을 가로막는 장벽을 무너뜨릴 수 없다. 치유는커녕 우리의 증상은 점점 더 심해질 것이다.

(참고로, 고지방 식단과 고단백 식단은 동의어이다. 두 식단의 대표적 음식인 계란, 너트 버터, 닭고기, 생선 등은 지방과 단백질이 둘 다 풍부하다. 음식을 조합하는 것도 수십 년 동안 이어져온 관행을 다시 유행시키는 대표적 사례이다. 역시 젊은이들 사이에서 크게 유행하고 있다. 지난 30여 년 동안 만성 질환에 대해 아무런 해답을 내놓지 못했는데도 새 팬덤이 생기니 새 생명을 얻는 것이다.)

이 트렌드의 가장 혼란스러운 측면 중 하나는 사람들이 마이크로바이옴을 신경쓰기 시작하면서 여러 가지 생활 습관을 한꺼번에 바꾼다는 것이다. 예를 들어 일부 가공 식품을 끊고 영양보충제를 복용하기 시작하고 운동도 조금씩 하기 시작한다. 그러면서 건강이 조금씩 좋아지는 것을 느낀다. 그 와중에 누군가 그게 다 마이크로바이옴 덕분이라고 하면 건강의 기초는 역시 장이라고 쉽게 단정 짓는다. 정확히 어떤 것 때문에 건강이 좋아진 건지 모른 채 말이다.

진실은 트러블메이커 음식에 있다. 트러블메이커 음식을 계속 먹는 것은 몸 안에 있는 바이러스와 유해 박테리아 같은 위험한 병원균이 심각한 질병을 일으킬 수 있도록 먹이를 주는 것과 진배없다. 연쇄상 구균, 대장균, 포도상 구균, 인간 헤르페스 바이러스HHV 6형, 거대 세포 바이러스, 인간 유두종 바이러스human papilloma virus(HPV), 엡스타인 바 바이러스, 대상포진 바이러스 등은 당신의 장에 얼마나 유익균이 많은지 관심이 없다. 장내 유익균은 유해 박테리아나 바이러스가 몸과 장기를 망가뜨리는 것을 막아주지 못한다. 건강한 미생물은 위험한 박테리아와 공격적인 바이러스를 죽이거나 막지도, 하다못해 억제하지도 못한다. 그러한 바이러스와 박테리아는 자기 입맛에 맞는 먹이를 찾아다니다 건강한 미생물을 만나도 그냥 무시하고 하던 대로 계속 장기를 망가뜨리고 염증을 일으킨다.

극심한 만성피로증후군, 섬유근육통, 류마티스 관절염, 하시모토병, 다발성경화증, 루푸스, 결합 조직 질환, 습진, 건선, 기타 자가 면역 질환 등 실질적인 건강 문제가 있는 사람들은 안 다녀본 병원이 없을 것이다. 의사의 권유로 어유와 프로바이오틱스도 복용해 보고, 글루텐처럼 장 활동에 지장을 주는 음식도 끊어봤을 것이다. 그런데도 이들의 신경계 질환은 낫지 않는다. 장이 질병을 일으킨 게 아니기 때문이다. 오히려 장은 우리가 먹는 음식과 보충제에서 얻은 화합물이나 탄수화물 같은 연료를 몸에 공급해 주는 경로이다. 바이러스와 유해 박테리아는 혈류를 타고 장기와 몸 곳곳에 도달해 깊숙이 박혀 있다가 문제를 일으킨다. 장이 탈나는 것은 나중 문제라는 말이다. 그리고 장이 바이러스와 박테리아에 점령되어 탈이 나더라도 그것은 장 내 유익균의 유무와 전혀 상관없이 일어난다.

프로바이오틱스가 장내 병원균을 죽일 수 있다고 치자.(사실 죽이지 못하지만.) 그렇더라도 간을 비롯한 다른 장기에 있는 병원균은 죽이지 못한다. 질병이 처음 시작되고 진행되는 곳은 장이 아니라 간과 다른 장기이다. 우리가 유념해야 할 또 다른 문제는 영양보충제로 먹는 어유가 극미량이긴 하지만 수은을 함유한다는 점이다. 이 수은은 결국 몸속 바이러스의 먹이가 된다.(어유에 대한 자세한 사항은 27장 "영양보충제 바로 알기"를 참고하기 바란다.)

만성 질환을 유발하는 책임은 바이러스와 유해 박테리아에 있다. 그리고 독성 중금속 같은 독소와 자원 부족이나 감정적인 힘겨움처럼 면역 체계를 약화시키는 스트레스 요인에도 공동의 책임이 있다. 이런 독성 트러블메이커의 협공이 우리를 병들게 하는 것이다. 오해의 소지가 있을까봐 분명히 말하지만 감정적인 힘겨움 자체는 질병의 원인이 아니다. 면역 체계까지 약해진 상태에서 감정적으로 힘든 일을 겪으면 그런 힘든 상태가 도화선이 되어 질병의 실제 원인인 병원균과 독소에 몸이 더 취약해지는 것이다. 우리가 마이크로바이옴에 아무리 지극정성을 쏟은들, 마이크로바이옴은 우리가 독성 중금속에 중독되는 것도, 몸속에 있는 수은이 엡스타인 바 바이러스의 먹이가 되거나 루푸스를 유발하는 것도 막아주지 못한다.

그래도 전 세계를 강타한 마이크로바이옴 트렌드가 도움이 되는 측면은 있다. 적어도 사람들이 먹는 것에 더 신중해졌기 때문이다. 누군가 마이크로바이옴이 중요하다는 조언을 듣고 장에 안 좋다는 어떤 음식을 끊었다고 치자. 그 사람은 모르겠지만 그 음식이 몸속에 있는 엡스타인 바 바이러스의 먹이였다면 그 사람이 앓던 루푸스 증세는 수그러들 수도 있다. 그러나 병의 기저 요인을 제거하여 완쾌되려면 음식 두어 가지를 끊는 것으로는 부족하다. 몸속에 수은 같은 독성 중금속이 축적된 경우가 의외로 흔한데, 중금속을 몸에서 제거하는 것도 건강한 마이크로바이옴으로는 불가능하다. 적극적으로 해독을 해야 한다. 게다가 몸속에 중금속이 있으면 면역 체계가 약화되는 것은 당연한 수순인데, 이 역시 건강한 마이크로바이옴이 해결할 수 없는 문제이다. 건강한 마이크로바이옴은 수많은 예찬론자들의 주장과 달리 만성질환과 미스터리 질병, 신경계 장애, 만성피로 같은 만연한 증상에 대한 해답이 될 수 없다.

마이크로바이옴이 건강에 도움이 되는가? 당연히 된다. 예를 들어 장내 세균이 균형을 이루고 있는 사람이라면 식중독에 걸리더라도 식품 매개 독소와 미생물의 피해를 덜 받는다. 건강한 마이크로바이옴은 영양소 흡수에도 도움이 된다. 그건 그렇다 치고, 의료계는 과연 마이크로바이옴을 건강하게 가꾸는 방법을 정확히 알고는 있을까? 그리고 너도나도 마이크로바이옴에 대해 한마디씩 하는 마당에 그 앞에 '건강한'이라는 수식어를 붙이는 기준은 또 누가 정하는 걸까? 지금은 대체 의학이든 전통 의학이든 상품을 팔아 돈을 벌기 위해 추측 게임에 열중하고 있을 뿐이다. 사실 칸디다균은 장이 영양소를 흡수하는 데 관여한다. 칸디다균이 음식을 분해해 줘야 장이 영양소를 흡수할 수 있기 때문이다. 그런데도 많은 건강 전문가들이 칸디다균을 장에서 없애라고 조언한다. 전문가들조차 칸디다균이 얼마나 유익한 균이고 건강에 필수적인지 잘 모른다는 뜻이다. 건강한 마이크로바이옴을 키우자면서 유익균을 없애라는 것만 봐도 이 트렌드가 얼마나 부정확한지 알 수 있다.

모든 소화관의 환경이 정말로 건강한 상태, 그러니까 칸디다균도 적당한 수준에서 제 기능을 하고, 산성도 적당히 낮고, 유익균도 충분한 상태라고 치자. 그래도 장은 만성 질환에 대한 해답이 될 수 없다. 건강 산업은 장이 만병의 근원인 양 장에 초점을 맞추면서 오랫동안 똑같은 이론에 이름만 새로 붙여 이를 재활용해 오곤 했다. 물론 장내 세균의 불균형은 신체 어딘가에 장애가 생겼음을 암시할 수 있다. 하지만 그게 다이다. 암시한다는 것일 뿐 원인은 아니라는 말이다. 만성 질환의 진짜 원인을 찾으려면 세상이 우리의 간을 얼마나 혹사하는지 살펴봐야 한다. 그것이《간 소생법 *Liver Rescue*》에서 내가 하는 이야기의 핵심이다. 유해한 박테리아와 바이러스, 곰팡이 균과 독소가 몸에 침범하여 건강상의 문제가 뿌리를 내리기 시작하는 곳은 바로 간이다. 그리고 어차피 건강한 마이크로바이옴을 얻기 위해서도 올바른 해독법으로 간 건강부터 회복해야 한다. 간 건강이야말로 몸 전체의 건강을 유지하는 열쇠이며, 최고의 간 건강 관리법은 다름 아닌 해독이다.

간이 과도한 독소나 병원균에 의해 과부하가 걸려 처지고 둔해지면, 고지방·고단백 음식을 소화하기 위한 담즙을 충분히 만들지 못한다. 담즙 생산량이 떨어지면 위의 위산 수치도 떨어지면서 고지방·고단백 음식물이 장에서 썩게 되고, 결국 영양소 흡수가 제대로 이루어지지 않는다. 이는 간이 장 건강을 좌우한다는 것을 보여주는 하나의 예에 불과하다. 전문가들이 장에 좋다고 하는 식품이 사실은 간 건강을 해칠 수도 있다. 이런 경우 결국 장 건강을 회복하려는 애초의 목적도 달성할 수 없게 된다. 한마디로 간에 안 좋은 것은 몸에 안 좋은 것이다. 다시 상기하자면, 장관腸管은 몸에 필요한 수분과 영양소, 파이토케미컬, 연료 등이 혈류를 타고 간으로 이동해 몸 전체에 공급될 수 있게 해주는 공급 통로일 뿐이다. 이 복잡한 상호 작용을 알아야만 우리는 건강을 되찾는 데 필요한 것에 눈을 뜰 수 있을 것이다.

■■■ 진정한 균형을 위한 해독

이런 이야기를 모두 꺼낸 것은 이 책이 마이크로바이옴 균형에 관해 이야기하지 않는 데는 이유가 있음을 설명하기 위해서이다. 이 책이 발효 식품을 다루지 않는 데는 이유가 있다. 프로바이오틱스, 콤부차, 요구르트, 케피르(염소나 양, 소의 젖을 발효시킨 음료—옮긴이), 사우어크라우트(양배추를 싱겁게 절여서 발효시킨 독일식 김치—옮긴이), 사과 사이다 식초 등을 해답으로 제시하지 않는 데는 이유가 있다. 그것들은 과거에도 해답이었던 적이 없고, 주기적으로 오르내리던 인기가 이번에는 소셜 미디어를 등에 업고 고점을 찍는다고 해서 갑자기 해답이 되는 건 아니다. 만성 질환의 이해라는 성배를 찾아 나아가는 과정에서 그것들은 예나 지금이나 우리의 주의를 엉뚱한 데로 돌리는 잡음에 불과하다. 이 책은 3부에 소개된 3:6:9 해독법과 여타 생명을 구하는 해독법을 통해 진정한 균형을 되찾게 해줌으로써 우리가 그 성배를 찾아 나아갈 수 있도록 도울 것이다.

다시 말하지만 독성 중금속은 건강한 마이크로바이옴에 아무 관심이 없다. 바이러스도 마이크로바이옴에 관심이 없다. 이들은 서로 싸우지도 않고, 대척하지도 않는다. 심지어 같은 먹이를 놓고 경쟁하지도 않는다. 바이러스나 유해 박테리아처럼 문제가 많고 공격적인 미생물은 건강한 박테리아와 똑같은 연료를 찾지 않는다는 뜻이다. 건강한 박테리아는 과일, 채소, 잎채소, 허브를 좋아하고 이런 재료로 만든 주스를 좋아한다. 셀러리 주스는 이러한 영양소를 공급할 수 있는 최상의 수단이다. 장내에서 모든 유익균의 먹이가 되면서 유해한 박테리아와 바이러스를 죽이기 때문에 마이크로바이옴에게는 셀러리 주스야말로 최고의 영양소 전달 체계이다.

장내에 있는 건강한 박테리아는 글루텐, 계란, 우유, 치즈, 버터, 기타 동물성 식품을 찾지 않는다. 심지어 요구르트, 케피르, 사과 사이다 식초 등의 발효 식품도 좋아하지 않는다. 칸디다균조차 이런 음식을 좋아하지 않는다. 이런 음식이 너무 많이 들어와 연쇄상 구균이나 대장균이 급속도로 증식하는 것을 막기 위해 먹어치워야 하는 경우가 아니라면 칸디다균도 이런 음식을 찾지 않는다. 건강한 박테리아는 항산화 물질과 생명을 지키는 파이토케미컬을 좋아한다. 그래야 우리가 소화하는 독소와 독성 물질, 우리가 노출되는 환경 속 트러블메이커들, 과도한 스트레스로 우리 몸이 과다 분비하는 아드레날린 등의 공격을 견딜 수 있기 때문이다.

그 반면 대장균, 연쇄상 구균, 엡스타인 바 바이러스, 대상포진 바이러스, 인간 헤르페스 바이러스 6형 등의 병원균은 글루텐을 좋아한다. 계란에 함유된 단백질과 호르몬도 좋아하고, 우유, 치즈, 버터의 유당과 지방도 좋아한다. 유해한 바이러스와 박테리아는 이런 먹이를 만났을 때 신나게 먹어치워 빠르게 세를 불린다. 장관이든 혈류든 몸 어디든 거기에 유익균이 아무리 많아도 소용없다. 바이러스와 박테리아는 몸에서 무슨 다른 일이 일어나든 상관하지 않는다. 좋아하는 먹이만 있으면 증식에만 매진한다. 병원균이 이런 음식을 좋아하는 이유는 점액질이 많기 때문이다. 병원균은 이 점액질을 방패삼아 숨는 경향이 있다. 또한 병원균이 이런 음식을 먹으면서 배설하는 독소는 몸을 자극해 더 많은 점액질을 생산하게 만들고, 많아진 점액질은 더 많은 병원균의 은신처가 된다. 한편 유익균은 거듭 강조하지만 깨끗하고 건강한 음식, 즉 과일, 채소, 잎채소, 허브, 신선한 셀러리 주스 같은 음식만 찾는다. 유익균에게 먹이를 공급해서 키우는 전략으로 병원균에 맞설 수는 없다. 병원균을 제거하려면 좋아하는 먹이를 차단하고 셀러리 주스 같은 음식으로 병원균에 대항하는 방법밖에 없다.

그러니 다음에 또 마이크로바이옴이 무슨 새로운 건강 비법인 양 칭송하는 기사를 보게 되거든 기억하기 바란다. 아무리 새로운 이름을 붙이고 세련된 논리로 무장해도 마이크로바이옴에 초점을 맞추는 것은 방향이 틀렸다는 사실을 말이다. 무엇을 타깃으로 삼아야 할지 모른다면, 특정 바이러스와 박테리아를 어떻게 겨냥할지 모른다면, 수은과 알루미늄을 몸에서 어떻게 빼낼지 모른다면, 애초에 질병과 고통은 몸속에 있는 독성 중금속이 산화하면서 일어난다는 사실을 모른다면, 건강한 마이크로바이옴은 결코 얻을 수 없다는 점을 잊지 말자. 질병의 진범을 잡아서 쫓아낼 때에만 우리는 건강의 길로 나아갈 수 있다. 이 책이 제시하는 모든 방법은 그 길에 많은 도움이 될 것이다. 우선 식단에서 트러블메이커 음식을 빼고, 15장의 병원균 퇴치 해독법 레시피와 23장의 중금속 디톡스 스무디로 대체하는 것을 고려해 보자. 장내 환경의 질서가 잡힐 것이다. 더 확실하게 장을 돕고 싶다면 18장의 모노 해독법을 시도해 보는 것도 좋다.

"실질적인 건강 문제가 있는 사람들,
예컨대 극심한 만성피로증후군, 섬유근육통, 류마티스 관절염,
하시모토병, 다발성경화증, 루푸스, 결합 조직 질환, 습진,
건선, 기타 자가 면역 질환을 앓는 사람들은
안 다녀본 병원이 없을 것이다.
의사의 권유로 어유와 프로바이오틱스도 복용해 보고,
글루텐처럼 장 활동에 지장을 주는 음식도 끊어봤을 것이다.
그런데도 이들의 신경계 질환은 낫지 않는다.
장이 질병을 일으킨 게 아니기 때문이다."

—앤서니 윌리엄 (메디컬 미디엄)

CHAPTER 5

간헐적 단식의 진실

□ □ □

간헐적 단식은 아프지 않은 사람에게는 일시적으로 도움이 되는 반창고와 같다. 그러나 그 이상이 되어서는 안 된다. 아프지 않은 사람도 그나마 간헐적 단식의 이점을 누리려면 올바른 방법으로 단식을 해야 한다. 간헐적 단식 중인 독자라면 나중에 나타날 후과를 최소화하면서 간헐적 단식을 계속할 수 있는 팁을 드리겠다. 그러나 더 좋은 방법은 서서히 간헐적 단식에서 졸업해 이 책에서 소개하는 해독법 중 하나로 갈아타는 것이다.

그리고 실제로 지병이 있거나 삶의 질을 떨어뜨리는 만성 질환이나 증세를 극복하려고 노력 중인 사람인 경우에는 간헐적 단식을 통해 얻을 게 없다. 오히려 간헐적 단식은 회복을 더디게 만들고, 심지어 질환과 증세를 악화시킬 수 있다. 간헐적 단식을 하는 사람이 굉장히 많겠지만 3:6:9 해독법과 병행하는 것은 추천하지 않는다. 3:6:9 해독법은 몸속 독소를 청소한다는 구체적 목적으로 설계되었다. 간헐적 단식은 해독과 관계가 없다. 간헐적 단식을 하는 사람이 단식하지 않는 시간에 무엇을 먹는지, 건강 상태는 어떤지 변수가 너무 많은데, 이런 복잡함 때문에 간헐적 단식을 3:6:9 해독법을 비롯한 이 책의 어떤 해독법과도 병행하지 않는 게 좋다고 말하는 것이다.

여전히 간헐적 단식을 하고 싶은 독자라면 16장 "아침 해독법" 끝부분에 나오는 방법을 3:6:9 해독법과는 별개로 시도하면 된다. 하지만 간헐적 '단식'은 진짜 단식이 아니라는 점을 유념하기 바란다. 물을 제외한 어떤 음식과 음료도 섭취하지 않고 24시간을 넘기지 않는 이상 단식이라고 볼 수 없다. 해가 두 번 뜰 때까지는 몸이 단식에 들어간 게 아니다. 따라서 오전을 넘기고 하루 대부분을 금식하다가 24시간이 지나기 전에 식사를 하는 경우, 또는 24시간 안에 블랙커피를 마시거나 물에 레몬 즙을 몇 방울 섞어 마시는 경우, 단식은 중단되는 것이다.(그렇다고 정말 24시간 넘게 금식해야 한다는 뜻이 아니다. 물만 마시는 단식이 필요한 때가 있지만 반드시 특수한 조건 아래 신중히 진행해야 한다.) 요지는 간헐적 단식이라는 명칭부터가 잘못되었다는 것이다. 이는 간헐적 단식 '전문가'가 인체의 작용 원리를 제대로 인지하지 못하고 있다는 방증이다.

■▪■ 간헐적 단식이 인기를 얻은 이유

간헐적 단식의 단기적 이점을 살펴보자. 딱히 몸이 아프지 않은 사람들은 간헐적 단식을 하면 머리가 맑아지고 힘도 더 나고 집중도 더 잘된다고 한다. 이런 이점이 발생하는 이유는 두세 시간 정도 음식 섭취를 중단하면 몸이 (에피네프린이라고도 불리는) 아드레날린을 연료로 쓰기 때문이다. 아드레날린은 일종의 천연 암페타민인데, 단식으로 인해 분비된 아드레날린은 신속하게 뇌로 가서 전기를 발생시킨다. 그러니까 비교적 건강한 사람, 다시 말해 아드레날린 보유량이 있는 사람은 일정 기간 단식을 하면 그 보유량을 소비하기 시작한다. 그래서 정신이 또렷해지고 집중력이 좋아지고 일시적으로 에너지가 생기는 것이다.

간헐적 단식 덕분에 몸이 좋아졌다고 느끼게 되는 또 다른 이유는 지방이 함유된 끼니를 하루 한두 차례 거르기 때문이다. 지방이 함유된 아침 식사를 (그리고 때로는 점심 식사까지) 거르게 되면 몸은 지방을 처리하는 부담을 잠시 내려놓을 수 있다. 지방이 함유된 식사란 보통 아보카도, 땅콩 버터, 아몬드 버터, 우유, 치즈, 사골 육수, 계란, 기타 동물성 단백질(즉 지방에서 분리시킬 수 없는 단백질)과 같이 지방이 주요 에너지원인 음식으로 이루어지는데, 이런 식사를 끊으면 자동으로 몸이 좋아진다. 몸이 자연스럽게 해독할 수 있는 시간을 벌어주기 때문이다. 몸이 지방으로부터 제대로 휴식을 취할 수 있게 해주는 방법은 16장에 소개된 "아침 해독법"이다. 해독은 자신을 지키는 더 건강한 옵션이다. 그러니 간헐적 단식을 포기하지 못하겠다면 16장의 지침을 따르기 바란다. 끼니를 건너뛴다는 것은 사실 간과 췌장을 비롯한 장기를 고지방 음식으로부터 쉬게 해주는 것이다.(자세한 설명은 잠시 뒤에.)

■■■ 카페인이라는 실수

간헐적 단식으로 범하는 가장 큰 실수 중 하나는 하루 종일 카페인을 섭취하는 식으로 부신을 서서히 망가뜨리는 것이다. 카페인 중독으로 인해 부신은 독한 아드레날린을 몇 시간씩 분비해 몸 구석구석으로 계속 퍼뜨린다. 음식 대신 카페인으로 연명하는 것은 건강에 정말 해로운 습관이다. 결국 노화, 피부 손상, 브레인 포그, 심각한 집중력 저하, 피로, 탈모, 체중 증가 등으로 이어진다. 이런 증상은 20대에는 나타나지 않을 수 있다. 주로는 30대, 40대가 되어서 나타나기 시작한다. 지금은 간헐적 단식으로 체중 감량 또는 유지가 가능하더라도, 카페인 남용에 따른 아드레날린 과다 분비로 부신이 망가지거나 간 기능이 떨어지고 나면 체중은 다시 증가하게 된다. 결국 간헐적 단식이라는 실험은 반창고 같은 응급 처치에 불과하며 몸이 정말 필요로 하는 것을 채워주지 못한다는 현실에 맞닥뜨리게 될 것이다.

(카페인에 대한 더 자세한 이야기는 7장 "문제를 일으키는 트러블메이커 음식"에 나온다.)

■■■ 아침의 지방 섭취 중단

간헐적 단식에서 가장 대중적인 방법은 오전에 당분 섭취를 금하는 것이다. 대부분의 사람들은 오전 내내 커피와 물만 마시고 칼로리는 전혀 섭취하지 않는 방식을 선호한다. 나는 커피와 물로만 연명하는 방식을 추천하지 않는다. 차라리 셀러리 주스, 코코넛 물, 레몬 물, 생꿀을 섭취하고 되도록이면 카페인은 빼는 게 좋다. 자세한 방법은 16장 "아침 해독법"에 소개된 간헐적 단식 옵션을 참고하기 바란다. 간헐적 단식 전문가는 오전에 당분을 피했기 때문에 하루의 일정 시간 동안 정신이 명료해지고 몸이 가뿐해지는 거라고 설명한다. 그러나 이는 당분을 섭취하지 않아서가 아니라 지방을 섭취하지 않아서 얻는 이득이다.

아침부터 섭취한 지방은 간에 부담을 준다. 간이 밤새 진행하던 해독을 멈추고 지방 분해를 위해 담즙 생산에 들어가야 하기 때문이다. 해독의 마지막 단계는 밤새 걸러낸 독성 물질을 아침에 몸에서 배출하는 것인데, 고지방 아침 식사, 예컨대 땅콩버터를 바른 오트밀 빵, 아보카도를 얹은 토스트, 계란 등은 해독을 방해한다. 간이 열심히 모았지만 배출되지 못한 독성 물질은 혈관에 갇혀 있다가 뇌나 다른 장기로 들어가 버린다.

간헐적 단식을 하는 사람은 본의 아니게 지방을 차단함으로써 좋은 효과를 얻는다. 아침의 개운한 기분은 당분이 아니라 지방을 섭취하지 않은 덕분임을 모르는 것이다. 지방이 문제의 원인임을 모르는 것이 간헐적 단식의 가장 큰 실수이자 실패의 원인이다. 간헐적 단식을 하는 중에 운동도 병행할 수 있을 만큼 건강한 사람이 단식을 통해 체중을 줄이거나 적정 체중을 유지했다면 그것은 하루 지방 섭취량을 줄였기 때문이다. 그런데 간헐적 단식을 하면서도 이 원리를 제대로 모른다는 게 문제이다. 식이 지방이 혈류로 유입되는 것을 충분한 시간(간헐적 단식의 기준으로는 보통 16~18시간) 동안 막으면 체지방 양을 유지하거나 줄일 수 있다. 여러 장기와 조직에 저장된 묵은 체지방을 없앨 기회를 몸에게 주기 때문이다.

간헐적 단식의 이론을 개발하고 실험을 진행하는 전문가들은 이 인과 관계를 파악하지 못하고 있다. 그들은 하루 반나절 또는 그 이상 단식한 사람이 날씬해 보이는 진짜 이유가 뭔지도 잘 모른다. 위장이 음식물로 차면 어느 정도의 복부 팽만은 자연스러운 현상이다. 식사만 하면 배가 더부룩해지는 사람일수록 이런 식전과 식후의 일시적 차이가 더 두드러진다. 여기에 탈수 현상도 감안해야 한다. 간헐적 단식을 하는 사람들은 대체로 카페인이 들어간 다양한 음료를 마시기 때문에 이뇨 작용이 발생할 수밖에 없는데다, 이들은 단식을 하는 오전뿐만 아니라 하루 종일 물을 충분히 마시지 않는 경향이 있다. 이 때문에 간헐적 단식을 하는 사람이 날씬해 보이거나 근육이 더 선명하게 보이는 착시 효과가 나타나는 것이다. 하지만 체중 감량과 근육의 선명도 개선을 위해 단식을 하는 것은 균형을 잃은 방식이다. 훨씬 균형 잡힌 방식으로 똑같은 효과를 낼 수 있는 길이 얼마든지 있다.

이 외에도 사람들은 간헐적 단식의 이점으로 고혈압의 감소와 당화혈색소, 혈당, 콜레스테롤 등의 개선을 꼽는다. 이 효과들 역시 지방과 단백질 섭취를 충분한 시간 동안 중단함으로써 간이 쉴 수 있게 해준 덕분에 생긴 것이다. 사람들은 장시간 굶기보다는 끼니마다 지방 섭취량을 줄이는 방식으로도 똑같은 효과를 볼 수 있다는 생각을 잘 하지 못한다. 충분한 기간 동안 지방을 섭취하지 않으면 피가 맑아지면서 여러 가지 증상과 증세를 없애는 데 도움이 된다.

예부터 통식품을 먹고 채식을 해서 각종 병증을 완화하던 것도 같은 이치이다. 현재의 자연식물식 운동도 초창기에는 지방 함유량이 매우 낮고 탄수화물 비중이 더 높은 채식 식단을 권장했다. 나는 지난 30년 동안 이렇게 먹으라고 가르쳐왔다. 그런데 각종 다이어트가 유행하면서 요즘은 자연식물식도 케토제닉 자연식물식으로 변질되어 예전만큼 효과를 내지 못하고 있다. 다시 말해 자연식물식을 해도 지방 섭취량이 늘어난 것이다. 심지어 팔레오식도 초창기 버전이 현재 버전보다 지방 섭취량이 훨씬 적었다.

이렇듯 유행을 좇아 다이어트를 하다가 정체기로 접어들어 원하는 효과가 더 이상 나타나지 않으면, 사람들은 하던 다이어트를 포기하거나 바꾸거나 여러 개를 섞는다. 예를 들어 팔레오식과 케토식과 고단백 식단과 자연식물식을 섞어서 간헐적 단식과 병행하는 것이다. 그런데 (아무도 모르기 때문에) 아무도 이들에게 알려주지 않은 사실이 있다. 간헐적 단식의 효과는 하루 상당 시간 동안 지방 섭취를 멈추기 때문에 나타난다는 사실 말이다. 이런 사실 대신 당분이 문제라는 논리가 득세하면서 사람들은 당분을 하루 상당 시간 금하는 게 건강의 비결이라고 착각한다. 또는 간헐적 단식으로 소화 기관이 충분한 휴식을 취한 덕분에 몸이 체지방 분해, 세포 재생, 몸의 치료 등에 에너지를 쏟을 겨를이 생긴 거라고 착각한다. 사실 이런 효과는 간이 혈액에 쌓인 지방을 처리하지 않아도 될 때 나타난다. 지방의 일시적 부재 덕분에 몸이 망가진 곳도 고치고 체지방도 배출할 겨를이 생기는 것이다.

각종 다이어트와 간헐적 단식은 역시 추측 게임의 일환이다. 진실은 단순하다. 지방 섭취를 줄이면 건강해질 수 있다. 그리고 지방 섭취를 줄이는 건강한 방법이 있다. 바로 이 책에 나오는 3:6:9 해독법을 비롯한 여러 해독법이다.

■■ 번아웃으로 가는 지름길

사람들이 간헐적 단식을 선택하는 또 다른 이유는 충분한 시간 동안 음식을 참다 보면 몸에 안 좋은 음식을 먹거나 과식하고 후회하는 일이 덜 생기기 때문이다. 아침부터 '잘못된' 식사로 하루를 시작하면 하루 종일 자포자기의 심정으로 좋지 않은 음식을 계속 먹게 된다. 간헐적 단식은 끼니를 아예 거르고 하루 대부분을 카페인으로 연명하는 전략으로 이런 상황을 원천적으로 봉쇄하는 것이다. 식사를 최대한 미루다가 하루가 거의 다 갈 무렵 첫 식사를 하게 되면 자연스럽게 음식 선택의 폭도 좁아지고 잠들 때까지 섭취할 수 있는 칼로리도 줄어든다.

이 외에도 사람들이 간헐적 단식이라는 전략을 선택하는 이유는 다양하지만 몸을 '해킹'하면서 본질을 놓친다는 결과는 같다. 하루 종일 물과 음료수로만 연명할 거면 차라리 코코넛 물을 마시는 게 더 좋은 접근법이다. 왜냐하면 장시간 굶으면서 몸에 필수적인 포도당과 미네랄의 공급을 끊고 아드레날린에만 의존하는 상태를 무한정 유지할 수는 없기 때문이다. 첫 끼를 먹거나 인내심이 무너지는 순간은 찾아오게 마련이고, 그때가 되면 먹는 것을 멈추지 못할지도 모른다. 몸이 계속해서 포도당, 탄수화물, 미네랄 결핍 상태로 방치되었기 때문이다. 그래서 간헐적 단식을 하는 사람 중 트러블메이커 음식으로 폭식하는 사람이 의외로 많다. 이런 음식을 일주일에 한 번 먹고 싶은 걸 마음껏 먹는 치팅 데이cheat day에 먹든, 아무도 모르게 숨어서 먹든, 모두 진정한 치유의 방법도 모르고 음식으로 자신을 돌보는 방법도 터득하지 못한 것이다.

처음에는 더 건강해 보이는 음식을 차려먹던 사람도 결국 한계에 부딪친다. 뇌 기능에 필요한 포도당의 원천인 탄수화물을 끊고 카페인으로 인해 과다 분비된 아드레날린으로 포도당을 대체하는 상태가 몇 주씩 지속되면 번아웃에 도달하기 때문이다. 그때가 되면 간헐적 단식을 시작할 무렵 좋아졌던 집중력이 다시 원점으로 돌아가거나 간헐적 단식을 시작하기 전보다 더 나빠질 수 있다. 이런 미끄러운 오르막 길 또는 토끼 굴 같은 상황은 어떻게든 피해야 한다. 불안감, 진전震顫(떨림), 틱, 경련, 오한, 어지럼증, 현기증, 비문증, 편두통, 균형 감각 저하, 3차신경통, 신경통, 따끔거림, 얼얼함 등등 신경계 증상이 있는 사람이 반드시 유념할 점은 간헐적 단식으로 이런 증상이 좋아지더라도 이는 일시적일 뿐이라는 사실이다. 결국 증상은 다시 나타나고 갈수록 더 나빠진다. 간헐적 단식은 이런 증상과 증세의 근본 원인인 독성 중금속을 제거하거나 바이러스와 박테리아를 죽이지 못하기 때문이다. 신경계가 예민할 때에는 체내 포도당과 무기염의 균형을 꾸준히 유지하는 게 특히 중요하다. 그래야 신경이 쇠약해져 건강이 나빠지는 것을 막을 수 있다.

■■■ 괜한 고생은 하지 말자

간헐적 단식 주창자들은 사람들에게 굶는 방법으로 건강을 '해킹'하라고 한다. 이는 또 하나의 인위적 자가 치유책에 불과하다. 원래 간헐적 단식은 엄청난 스트레스에 시달리거나 곤경, 상실, 고난 등을 겪던 사람들이 고안해 낸 생존 전략이었다. 마음이 괴로울 때는 먹는 것 자체가 힘들 수 있다. 조금만 먹어도 배탈이 나거나 먹는 게 즐겁지 않다 보니 차라리 굶는 것이다. 지금 처한 곤경 때문에 불안과 근심이 극에 달해 굶어죽지 않을 만큼만 먹거나 하루 종일 차만 마시기도 한다. 간헐적 단식이라는 개념은 그런 상황에서 탄생한 것이다.

다시 말하지만 간헐적 단식은 일시적인 반창고와 같다. 잠깐의 고난을 견뎌내기 위한 방편으로 붙였다가 건강을 더 망치기 전에 얼른 떼버려야 하는 반창고 말이다. 안 그래도 힘든 인생 더 힘들게 해서야 되겠는가? 간헐적 단식 중이라면 단식 대신 이 책에 나오는 해독법을 따라해 보길 권한다. 노화가 너무 일찍 찾아오고 간이 약해지고 만성 질환에 취약해지고 젊은 나이에 벌써 부신이 망가져서 결국 영문도 모른 채 병들기 전에, 내 몸의 작용 원리부터 제대로 익히자.

"당신은 결코 혼자가 아니다.
스스로에게 권한을 부여하는 운동을 벌이는
사람들 중 한 명이다. 당신은 자신을 지지함으로써,
만성화된 고통으로부터 벗어나
다시 꿈과 희망을 품을 자격이 있는
수많은 사람들의 편에 서는 것이다."

—앤서니 윌리엄 (메디컬 미디엄)

CHAPTER 6

주스냐 섬유질이냐?

□ □ □

셀러리 주스를 비롯해 치유와 해독을 돕는 신선한 주스를 만들어 먹으려는 사람들 앞에 꼭 나타나는 의외로 치열한 논란거리가 있다. 바로 과육果肉이다. 어떤 건강 전문가들은 무엇이든 즙을 내서 즙만 마시면 가장 중요한 부분, 즉 섬유질fiber을 못 먹는다고 우려한다. 그들은 과일과 채소에서 섬유질을 빼면 영양소를 다 빼는 거라 믿는다. 곧 소장과 결장의 건강을 지키고 장내에 유익균을 키우고 유해균을 줄여 마이크로바이옴을 관리하며 규칙적인 장 운동을 돕는 가장 중요한 부분을 버리는 거라고 믿는다. 착즙 반대론자들은 착즙juicing은 부자연스러운 것, 자연 상태의 통식품을 파괴하는 것, 식물이 몸에 주는 유익함을 최소화하는 것이라고 주장한다. 꽤 탄탄한 논리이자 좋은 명분처럼 들린다. 하지만 사실은 정반대이다. 그 사실부터 짚어보자.

▪▪▪ 섬유질이 부족하다는 착각

섬유질 섭취가 부족해질 수 있는 사람은 가공 식품만 먹는 사람밖에 없다. (나는 추천하지 않지만) 과일이 몸에 안 좋다고 믿고 과일을 끊은 사람조차도 섬유질이 부족해지지는 않는다. 심지어 패스트푸드로 거의 매끼를 때우는 사람도 섬유질은 충분히 섭취한다. 미국인의 흔한 식단 중 주유소 편의점 부리토(옥수수 가루로 만든 토르티야에 콩과 고기 등을 넣고 싼 음식—옮긴이)와 드라이브스루 햄버거, 그리고 소시지, 팬케이크, 와플, 기름에 찌든 튀김 등등 최악의 메뉴만 골라 먹어도 섬유질은 모자라지 않는다.

그런데도 우리에게 섬유질이 더 많이 필요하다고 전문가들이 말하는 이유는 '건강한' 식습관과 별개로 많은 사람들이 변비를 앓고 있기 때문이다. 그런데 장의 연동운동이 느려져서 변을 잘 배출하지 못하는 것은 섬유질 부족 때문이 아니다. 염증 때문이다. 그리고 그 염증을 일으키는 것은 (건강에 좋고 나쁘고를 떠나) 치즈, 글루텐, 그리고 모두가 신성시하는 계란 같은 음식을 먹이로 삼고 증식하는 병원균이다. 통밀 빵을 예로 들어보자. 통밀 빵은 많은 사람들이 인정하는 건강한 섬유질 공급원이다. 문제는 통밀 빵이 글루텐도 풍부하다는 것이다. 글루텐은 장에 염증을 일으키는 바이러스와 유해한 박테리아의 먹이가 되어 화장실 가기가 힘들어지게 만든다. 그런데도 사람들은 섬유질이 장 운동을 도와 막힌 곳이 뚫리길 바라며 섬유질을 더 챙겨먹는다.

섬유질 부족이 문제가 아니다. 우리는 섬유질이 부족하지 않다. 제대로 된 음식 섭취로 장내 유해한 세균과 바이러스에게 먹이를 주지 않는 게 관건이다. 그래야 그 세균과 바이러스에 의한 장관 내벽 손상을 막을 수 있다. 건강한 식습관을 기르려고 노력하는 사람, 즉 패스트푸드와 가공 식품을 멀리하고 과일, 채소, 통곡물, 견과류, 씨앗, 심지어 아보카도 등으로 식단을 채우려는 사람이라면 섬유질을 충분히 섭취하고 있는 사람이다. 그리고 그렇게 섭취한 섬유질은 어느 정도 도움이 된다. 그런데 건강한 식습관이 우리에게 더 큰 도움이 되는 면은 따로 있다. 건강한 음식을 많이 먹으면 유해한 박테리아와 바이러스의 먹이가 될 만한 음식을 자연히 덜 먹으므로 장에 문제가 생길 확률이 줄어든다는 것이다. 장이 건강하려면 섬유질을 늘릴 게 아니라 트러블메이커 음식을 줄여야 한다.

트러블메이커 음식이 장에 어떤 영향을 미치는지 자세히 살펴보자. 예를 들어 흰 빵은 건강에 안 좋다고 알려졌는데, 섬유질이 부족하다는 게 그 이유 중 하나이다. 그러나 흰 빵을 먹는 사람도 오로지 흰 빵만 먹는 게 아닌 이상 다른 곳에서 충분히 섬유질을 공급받는다. 여기서 흰 빵의 진짜 문제는 통밀 빵과 마찬가지로 글루텐이다. 글루텐은 연쇄상 구균, 대장균, 포도상 구균을 비롯한 수백 가지 유해한 박테리아 변종의 먹이가 된다. 그중 연쇄상 구균의 여러 변종이 셀리악병이나 소장 내 세균 과잉 증식을 일으키면서 장에 가장 큰 피해를 입힌다. 글루텐은 또한 장관에 잠복해 있다가 대장염을 일으키는 대상포진 바이러스의 먹이가 되기도 하고, 연쇄상 구균과 마찬가지로 셀리악병을 일으키는 엡스타인 바 바이러스의 먹이가 되기도 한다. 대장의 내벽에 염증을 일으켜 과민성대장증후군IBS으로 이어지게 하는 각종 병원균의 먹이 역시 글루텐이다. 이러한 만성 장 질환의 원인은 여전히 의과학계의 미스터리로 남아 있다.

장에 문제가 생기는 또 다른 요인은 장관 주변의 신경 손상이다. 위, 소장, 대장의 내벽과 그 주변에는 수백만 개의 신경 세포가 있다. 이런 신경에 염증이 생기면 위무력증이나 위경련이 일어나고 속이 불편해지거나 배가 부풀어 오르기도 하며 장 운동이 멈추거나 느려지는 등 다양한 장 문제가 나타난다. 이러한 염증 역시 섬유질 부족 때문이 생기는 게 아니다. 문제는 섬유질이 아니다.

위액의 주성분인 위산과 섬유질은 어떤 관계가 있을까? 관계가 없다. 거의 모든 사람들은 위산 부족으로 인해 약간의 소화 문제를 안고 산다. 단백질을 제대로 분해하지 못하는 것이다. 이 문제와 관련해서도 섬유질은 단백질 분해에 전혀 도움을 주지 않기 때문에 해결책이 될 수 없다.

섬유질은 지방 분해에도 기여하지 않는다. 지방 분해는 담즙이 담당하는데 거의 모든 사람들은 담즙도 부족하다. 간이 약해지고 처지고 둔해져서 담즙을 충분히 만들어내지 못하는 것이고, 간이 그렇게 된 이유 역시 과도한 지방과 트러블메이커 음식 섭취 때문이다. 트러블메이커 음식은 간, 장관, 심지어 위에도 살고 있는 여러 병원균의 먹이가 된다. 이런 먹이를 먹고 증식한 병원균은 결국 위장에 궤양을 일으킨다. 대장균에 의한 궤양, 연쇄상 구균에 의한 궤양, 심지어 단순포진 바이러스 2형 같은 바이러스에 의한 궤양이 생기는 것이다. 궤양은 섬유질 부족으로 생기는 것이 아니다. 병원균이 나쁜 음식을 먹고 일으키는 것이다.

장의 연동 운동은 어떻게 일어나는가? 장에 섬유질이 들어가서? 꼭 그렇지만은 않다. 중추 신경계에서 연동 운동을 시켜서이다. 뇌에서 보낸 신호가 신경계를 타고 소장으로 가서 음식물이 계속 장관을 따라 이동하게 만드는 것이다. 어떤 사람은 뇌와 장관 사이의 연결성이 아주 좋다. 무엇을 먹든 섬유질 유무와 상관없이 장은 연동 운동을 시작한다. 누구는 흰 빵, 백미와 백설탕으로 만든 라이스푸딩 같은 백색 음식만 실컷 먹는데도 장 운동에 아무 지장이 없다.

반대로 장 운동이 시원치 않아 화장실을 잘 못 가더라도 이는 섬유질 부족 탓이 아니다. 변비를 해결하기 위한 도구로 섬유질을 쓸 수는 있지만, 애초에 장관에 기능 장애가 생긴 것은 섬유질 부족 때문이 아니라는 뜻이다.

진짜 문제가 되는 것은 글루텐이나 계란 같은 트러블메이커 음식과 우리가 노출되는 독성 중금속 같은 여타 트러블메이커들이다. 트러블메이커 음식과 독소는 ① 중추 신경계가 장관과 소통하는 능력을 약화시키고, ② 장관 안에 살고 있을지도 모르는 연쇄상 구균, 대상포진 바이러스, 대장균 외에도 수많은 유해 곰팡이의 먹이가 된다. 좋은 지방이든 나쁜 지방이든 과한 지방 섭취도 장 문제에 한몫을 한다. 장기간에 걸쳐 고지방 식단을 유지하면 간이 서서히 망가지면서 처지고 둔해져 담즙을 덜 만들게 된다. 이 담즙 부족이 문제의 본질일 수 있다. 간이 약해져 담즙이 모자라다 보니 장내 음식물을 통과시키려고 섬유질에 점점 더 의존하게 된다는 뜻이다.

장관과 대장의 염증을 줄이기 위한 병원균 청소, 단백질 분해를 위한 위산 분비량 개선, 매일 먹는 지방과 장벽에 달라붙어 썩고 있는 묵은 지방의 분해를 위한 간 기능 활성화에 집중하라는 조언보다는 섬유질 부족을 걱정하라는 조언이 훨씬 많다. 우리는 섬유질을 마치 선조들이 물려준 지혜요 모든 문제의 해답인 양 받들지만, 사실 식습관에서 섬유질을 최우선시하는 것은 마치 마루를 빗자루로 거칠게 쓸기만 하고 망가진 마룻장을 고칠 생각은 하지 않는 것과 같다. 장 문제의 기저에 깔린 본질을 외면한다는 뜻이다. 그래서 장 문제를 섬유질로 해결하려는 사람은 점점 병을 키우고 만다. 응급용 반창고에 불과한 섬유성 완하제緩下劑에 대한 의존도는 높아지는데 소화 문제는 나아질 기미가 보이지 않는 것이다.

그렇다면 기저에 깔린 문제는 어떻게 해결할 것인가? 섬유질은 답이 될 수 없다. 애초에 섬유질 부족이 문제의 시발점이 아니기 때문이다. 장 문제를 해결하고 장이 제 기능을 회복할 수 있게 해줘야 한다. 방법은 섬유질 논란 속에서 늘 무시당하는 바로 그 방법, 즉 착즙한 주스를 약으로 삼는 것이다.

■:■ 진짜 아까운 것

이번엔 착즙 반대론자의 논리를 살펴보자. 주된 논리는 야채나 허브를 착즙하면 가장 중요한 부분, 즉 섬유질을 버리게 된다는 것이다. 그러나 앞서 보았듯이 우리는 다른 음식으로도 충분히 섬유질을 섭취하고 있기 때문에 주스 한두 잔 분량을 착즙해 마신다고 섬유질 결핍이 생기지는 않는다. 게다가 채소나 과일, 허브의 가장 중요한 성분은 어차피 섬유질이 아니다. 이 부분은 조금 뒤에 더 자세히 다루겠다.

착즙 반대론의 다음 단계는 그 많은 섬유질을 버리는 게 아깝다는 것이다. 흥미로운 논리이다. 그러니까 야채를 착즙해서 마시지 않고 그대로 통째로 먹으면, 똥으로 배설해서 내버리는 것을 줄일 수라도 있다는 건가? 사실 야채뿐만 아니라 어떤 음식을 먹든 그 안의 섬유질은 우리 몸에서 빠져나가 변기 속으로 사라진다. 그게 섬유질의 작용 원리이다. 섬유질은 몸에 남아 있지 않는다. 몸에서 배설되어 정화조든 하수관이든 어디론가 보내진 섬유질은 우리의 기억에서도 바로 사라진다.

그런데 착즙을 하면 버리게 될 섬유질이 쌓이는 게 눈에 보이니까 아깝다는 생각이 드는 것이다. 하지만 과일이나 야채를 착즙하여 발생하는 음식물 쓰레기는 환경에 해가 되지 않는다. 오히려 퇴비로 만들어 텃밭에 뿌리면 토양에 도움이 된다. 그 반면 똥은 퇴비로 만들기엔 안전 문제가 많다.

이미 말했지만 버릴 게 눈에 보이니까 아까운 것이다. 음식을 집에서 직접 만들어 먹는 날이 늘다 보면 당연히 야채와 과일의 껍질, 꼭지, 씨앗 등등 음식물 쓰레기도 늘어나는 게 눈에 보인다. 그렇다고 우리가 쓰레기를 더 많이 발생시킨다고 생각하면 오산이다. 우리가 사먹는 가공 식품의 포장재를 만드는 과정에서도 쓰레기는 발생한다. 그 쓰레기는 눈에 보이지 않는다고 쓰레기가 아닌가? 또 외식으로 발생하는 쓰레기는? 우리가 집밖에서 사먹는 모든 것은 저녁이든 점심이든 간식이든 커피든 다 보이지 않는 곳에서 쓰레기를 발생시킨다. 먹는 것과 관련된 모든 행위는 쓰레기를 발생시킨다. 그 쓰레기가 우리 눈에 보이냐 안 보이냐에 따라 우리가 느끼는 죄책감이 달라질 뿐이다.

착즙은 죄가 아니다. 그런데도 착즙 애호가는 종종 죄책감을 강요당한다. 다시 말하지만 착즙으로 버려지는 섬유질과 과육은 과채의 가장 좋은 부분도 아니고 지구를 해치는 쓰레기도 아니다. 착즙은 오히려 세상에 도움이 된다. 섬유질 찌꺼기는 과채의 원액만 추출하는 과정에서 생기는 무해한 부산물이며, 사람들은 추출한 이 주스의 약효 덕분에 스스로를 치유하고 세상도 지켜낼 것이다.

그 반면 커피 애호가는 죄책감을 강요당하지 않는다. 그러나 매일 폐기되는 어마어마한 양의 커피 찌꺼기를 생각해 보라. 게다가 커피에 타 먹는 설탕도 무시 못한다. 사탕수수 재배를 위해 얼마나 많은 대지와 우림이 파괴되었는가? 아무리 건강한 식습관을 자랑한다 해도, 우리가 선택한 먹을거리는 쓰레기를 발생시킨다. 그렇게 순환하도록 되어 있다. 신선한 과채를 착즙해서 주스를 만드는 사람은 음식물 쓰레기 발생의 주범이고 다른 사람은 죄가 없다는 발상은 위선이다.

우리는 착즙을 생활화한 사람을 오히려 존중해야 한다. 냉장고를 채소와 허브로 가득 채우고 조리대에 과일을 쌓아놓는 사람에게 찬사를 보내야 한다. 이들은 몸이 생존을 위해 필요로 하는 것을 정확히 알고 공급해 주는 사람들이다. 질병을 예방해 자신이 의료 체계에 짐이 되지 않도록 노력하는 것이다. 케토든 팔레오든 비건이든 지금 유행하는 다이어트가 건강에 좋다고 믿고 따르면서 몸에 필요한 모든 것을 제대로 공급해 주는 착즙은 외면한다면, 나중에 의료 체계에 더 많이 의존하게 되고, 길게 봤을 때 더 큰 낭비를 초래한다. 그에 반해 지금 착즙으로 섬유질 찌꺼기를 발생시키는 사람은 나중에 의료 체계에 덜 의존하게 되고, 평생을 놓고 봤을 때도 낭비가 훨씬 적다. 진짜 아까운 것은 어떤 철학이나 이론이나 주장에 휩쓸려 신선하고 약효 만점인 착즙 주스를 외면하는 것이다.

■■■ 섬유질의 뼈대

이제 섬유질 자체를 살펴보자. 섬유질에는 우리기 필요한 영양소가 들어 있을까? 착즙을 하면 그 영양소를 놓치는 것일까?

섬유질은 분리시킬 수 있는 영양소만 함유한다. 그러니까 착즙을 한다고 영양소를 놓칠 일은 없다. 오히려 그 반대이다. 영양소가 섬유질에서 분리될 수 없다면 어차피 우리는 그 영양소를 흡수할 수 없다. 영양소는 (입에서 잘게 부수든, 몸에서 소화를 하든, 먹기 전에 갈거나 가열을 하든, 아니면 가장 이상적으로 착즙을 하든) 섬유질에서 빠져나와야만 우리 몸에 이롭게 작용한다는 뜻이다.

실험실에서 어떤 채소에 들어 있는 영양 성분을 분석해 모두 밝혀냈다고 치자. 하지만 우리가 그 채소를 먹는다고 해서 그 모든 영양소의 이점을 누리는 것은 아니다. 몸이 영양소를 뽑아내지 못하고 섬유질에 들어 있는 채로 제거해 버리면, 즉 배설해 버리면, 영양소는 무용지물이다. 음식 속 영양 성분에 대해 아무리 많이 연구한들 영양소는 우리 몸이 취할 수 있어야지 유용한 것이다. 어떤 영양소는 정말 섬유질 깊숙이 숨어 있다. 대부분의 경우 몸은 영양소를 섬유질에서 쉽게 분리시키지 못한다. 실험실에서는 영양소만 추출해서 그 약효를 활용할 수 있겠지만, 몸은 외부의 도움 없이는 그러지 못한다.

예를 들어 양상추나 셀러리, 콜리플라워, 오이, 토마토를 날것으로 먹으면 몸은 풍부한 영양소를 취할 수 있다. 섬유질에서 쉽게 뽑아낼 수 있는 영양소인 경우는 그렇다. 그러나 우리 몸은 음식의 모든 영양소를 취하고 흡수하고 소화하지는 못한다. 그것은, 이 책에서 계속 강조하듯이, 우리 몸이 약해진 탓이다. 그리고 섬유질이라는 장애물 탓이다. 그래서 우리 몸은 도움이 필요한 것이다. 기계의 도움 없이는 달리 추출할 수 없는 소중한 미네랄, 효소, 미량 미네랄, 항바이러스 물질, 항박테리아 물질, 항산화 물질, 약효가 풍부한 파이토케미컬을 얻기 위해서 말이다.

여기서는 과채를 착즙하여 추출한 주스를 말하는 것이지 과채를 갈아서 그대로 마시는 음료를 말하는 게 아니다. 가령 스무디처럼 갈아서 만든 음료에도 섬유질이 여전히 들어 있기 때문에 지치고 망가진 우리의 소화 기관은 거기에서 영양소를 전부 뽑아내지 못할 수 있다. 많은 건강 전문가들이 통식품을 통째로 믹서에 갈아 먹는 것을 많은 문제의 해답처럼 권장한다. 물론 통식품을 갈아 먹는 것은 좋은 방법이며, 이 책이 권하는 해독법에서도 볼 수 있듯이 치유에서 중요한 역할을 한다. 그러나 갈아 먹는 한 가지 방법만으로는 충분한 접근법이 될 수 없다. 원액 주스만 추출해서 약을 만드는 방법도 필요하다.

지금 식단으로도 섬유질은 충분히 섭취하고 있음을 기억하자. 장 운동을 위해 계속 섬유질을 도구로 활용할 필요가 있더라도 착즙을 배척하지 않기 바란다. 신선한 착즙 주스야말로 건강의 여러 측면 중 하나인 소화 기관을 고치는 데 꼭 필요한 약이다.

자신의 장은 괜찮다고 생각하는 사람도 있을 것이다. 소화도 잘하고 있으니 도움 받을 필요도 없다고 생각할 수 있다. 그러나 사실 아무리 건강한 사람이라도 섬유질 속에 숨은 모든 영양소를 자신의 소화력만으로 추출해 내지는 못한다. 최강의 소화 기관과 (대부분 사람들은 어느 정도 소진했겠지만) 최대의 담즙 및 위산 보유량을 자랑하고 규칙적인 운동까지 하는 건강한 사람이라고 해도, 과일, 채소, 허브, 곡물 등을 원형 그대로 먹는 방식만으로는 필요한 모든 영양소를 취하지 못하는 게 현실 이다. 게다가 착즙을 생활화한 사람이 아니라면 소화 기관은 세월이 갈수록 약해지 게 마련이다. 사상 유례 없이 많은 위험 물질에 맞서야 하는 우리 몸에게 섬유질에서 필요한 영양소를 힘들게 뽑아내는 노동까지 시킬 필요가 없다.

착즙은 몸을 매우 적극적으로 돕는 방법이다. 착즙을 통해 우리는 몸이 큰 힘을 들이지 않고도 필요한 영양소를 취하게 해주고 소화 기관의 기력을 보호할 수 있다. 한마디로 착즙은 몸에게 쉴 수 있는 시간을 주는 것이다.

과일, 허브, 채소 같은 식이 식물의 섬유질은 식물의 형태를 잡아준다. 이것이 섬 유질의 존재 이유이다. 건강 전문가들은 아직 깨닫지 못한 것 같지만, 섬유질은 식물 의 뼈대가 되어 식물이 형태를 갖추고 곧게 뻗어 생장에 필요한 햇빛을 받도록 하기 위해, 식물의 세포가 흩어지지 않도록 붙잡아주기 위해 존재하는 것이다. 우리가 화 장실에 잘 갈 수 있게 해주려고 존재하는 게 아니라는 말이다. 오히려 섬유질은 경미 한 손상부터 심각한 궤양에 이르는 여러 가지 장 문제의 근본 원인을 계속 외면하게 할 뿐이다.

최고의 영양학자도 보통 소화 기관에 문제가 생기면 문제의 진짜 원인도 모른 채 섬유질을 권한다. 영양학자를 무시해서 하는 말이 아니다. 정말 훌륭한 영양학자들 도 많다. 문제는 이들이 찾는 해답이 아직 학술 문헌에 나오지 않았다는 것이다. 섬 유질은 어떤 질병이나 질환도 고치지 못한다. 섬유질은 섭취를 중단하면 다시 악화될 문제를 일시적으로 가려줄 뿐이다. 섬유질은 장을 손상시켜 장벽에 게실憩室을 만들고 그 안에서 게실염과 게실증을 일으키는 대장균이나 연쇄상 구균을 죽이지 못한다. 연동 운동이 약해졌을 때 장 대신 음식물을 이동시켜 주는 역할을 할 뿐이다. 장 운동은 섬유질보다 훨씬 광범위한 개념이다. 소화 작용 역시 섬유질이 책임질 수 있는 영역이 아니다. 장 운동과 소화 작용은 간과 위와 장의 나머지 부분이 다 관여하는 폭넓은 공생 관계의 일부이다. 이 모든 장기를 지금껏 우리가 한 번도 배워보지 못한 새로운 방식과 개념으로 보살펴야만 진정한 치유가 이루어질 것이다.

그러니 하루 한 번 착즙한 주스를 마신다고 섬유질이 부족해질까봐 걱정이라면 이제 걱정하지 않아도 된다. 이 책에 나온 해독법 중 어떤 것을 따르든지 섬유질은 충분할 것이다. 더 중요한 것은 해독법을 통해 다양한 치유 성분을 공급받음으로써 몸에 생긴 문제에 좀 더 근본적으로 대응할 수 있다는 것이다.

■:■ 호도성 정보의 위험

사람들은 애초에 왜 착즙에 관심을 갖게 되었을까? 만성 증상이나 질환으로 고통받던 중 착즙의 본질, 즉 생명을 구해줄 약이라는 사실을 깨달았기 때문이다. 생명력을 되찾기 위해 착즙에 의존하게 된 것이다. 이런 소중한 기회를 거짓 정보로 뺏어버려서야 되겠는가?

건강 분야에서 잘 나가는 전문가가 강경하게 착즙에 반대하면, 특히 "셀러리는 섬유질이 제일 중요하니까 착즙은 금물"이라는 말까지 하면, 이는 자신과 가족의 건강을 지키려는 사람들을 속이는 것과 진배없다. 어떤 신념이나 그 신념을 가진 사람의 이름 뒤에 붙은 알파벳 몇 개, 즉 박사나 전문의를 뜻하는 'Ph.D.' 'M.D.' 같은 글자를 맹신하면 늘 속을 수밖에 없다. 그런 맹신은 우리를 위험에 빠뜨린다. 착즙은 나쁘다거나 어리석다거나 사치스럽다고 주장하는 사람의 이름 뒤에 그 알파벳 몇 개가 붙어 있다고 해서 전문성이 검증된 자의 말이라 여기고 액면 그대로 따른다면, 우리는 치유의 길에서 이탈하는 것도 모자라 명을 재촉하는 길로 접어들지 모른다. 잘못된 정보로 만들어진 엉터리 이론에 자신과 가족의 목숨을 맡긴 줄도 모른 채 말이다.

그렇다면 이런 말을 하는 나는 어떻게 믿고 내 신념은 왜 따라도 되느냐고 반문하는 독자도 분명 있을 것이다. 내가 제시하는 것은 신념도 신앙도 이론도 아니다. 내가 쓴 다른 책을 읽어본 독자라면, 혹은 이 책의 5부의 첫 장인 24장 "약자의 기를 살리는 격려와 비판자에게 드리는 당부"를 읽은 독자라면 잘 알 것이다. 내가 나누는 정보는 나에게서 비롯된 게 아니다. 위에서 내려온 것이다. 가장 높고 어디에도 치우침이 없는 근원에서 당신의 치유를 위해 내려온 것이다.

문제를 일으키는
트러블메이커 음식

□ □ □

당신이 지금 이 책을 읽고 있는 이유가 어떤 증상을 앓고 있기 때문일 수 있다. 그 증상 때문에 생활이 불편해졌거나 일을 제대로 못하거나 정서적으로 힘들어졌을지도 모른다. 또는 원인을 딱 짚기가 모호한 증상이 한 가지가 아니라 여러 가지가 동시에 나타나 병원을 찾아다니는 중일지도 모른다. 병원에서 자가 면역 질환이라는 진단을 받았거나, 그냥 호르몬 불균형이나 스트레스 때문이라는 말을 들었을지도 모른다. 본인의 이야기가 아니라면 사랑하는 가족이나 절친한 친구나 동료의 이야기일 수도 있다. 그래서 이 장에 더 관심을 갖고 읽기 시작했을 것이다. 혹시 즐겨 먹는 음식, 인생의 낙으로 여기는 음식, 심지어 건강하다고 믿어온 음식이 언급되진 않는지 살펴볼 겸 말이다.

나는 그런 당신에게 어떤 음식이 나쁘다고 단정 지어 말하지는 않을 것이다. 그건 추측에 불과하고, 나는 당신의 인격까지 무시하는 우를 범하고 싶지 않다. 나는 추측 게임은 하지 않는다. 당신 손에 있는 이 책은 무조건 이건 좋고 저건 나쁘다고 주장하는 책이 아니다. 이 책에서 유일하게 '항抗'이라는 접두사를 붙여 반대하는 대상은 바이러스와 박테리아이다. 당신의 치유를 위해. 나의 관심사는 오로지 당신 몸속에서 어떤 일이 일어나고 있는지, 그리고 어떻게 하면 당신이 마침내 치유될 수 있는지에 관한 진실을 말하는 것이다.

당신이 아침에 눈을 떴을 때 늘 당신을 괴롭히던 증상이 바로 또 느껴진다면, 만성화된 증세 때문에 예약한 병원 진료가 며칠 후인지 세고 있다면, 나빠진 건강을 의식하면서 하루하루를 보내고 있다면, 그것은 나에게 중요한 문제이다. 나는 당신이 치유되고 병증에서 자유로워질 권리가 있다고 믿는다. 아니, 그렇게 될 것을 안다. 나는 당신이 의사나 여타 건강 전문가가 밝히지 못하는 미스터리 증상 때문에 매순간 받는 감정적·정신적·육체적 고통을 이해한다. 당신이 증상을 설명했을 때 의사는 진단을 내리고 그 증상의 이름이 뭐라고 말할 수는 있다. 그렇다 해도 그 증상을 없애주지 못한다면 그 증상은 미스터리로 남는다.

아래에 언급하는 음식들이 단순히 몸에 나쁘다는 이야기는 아니다. 당신 몸속에서 일어나는 작용이 당신의 가족과 지인과 의사, 심지어 의과학계에 미스터리로 남아 있다는 이야기이다. 사람이 병드는 이유는 몸 안에 두 가지가 존재하기 때문이다. 바로 독소와 병원균이다. 음식을 논할 때는 이 두 가지를 필히 염두에 둬야 한다. 당신 몸을 계속 아프게 만드는 데 어떤 음식이 어떤 역할을 하는지 이해하게 되면, 당신은 더 명료한 시선으로 문제를 바라볼 수 있다. 그리고 치유의 길로 접어들 수 있을 것이다.

◼◼ 트러블메이커 음식 목록

다음은 이 장에 등장하는 음식의 개요이다. 한눈에 들어오는 간단한 표는 15장 "병원균 퇴치 해독법"에 나온다.

| 1단계 |

- 계란
- 유제품
- 글루텐
- 탄산 음료
- 과다한 소금

| 2단계 |

위의 모든 음식에 더해,

- 돼지고기
- 참치
- 옥수수

| 3단계 |

위의 모든 음식에 더해,

- 가공 유지(식물성 식용유, 팜유, 카놀라유, 옥수수유, 홍화유, 대두유 포함)
- 대두
- 양고기
- 생선 및 해산물(연어, 송어, 정어리 제외)

| 4단계 |

위의 모든 음식에 더해,

- 식초(사과 사이다 식초 포함)
- 발효 식품(콤부차, 사우어크라우트, 코코넛 아미노 포함)
- 카페인(커피, 말차, 코코아 포함)

| 5단계 |

위의 모든 음식에 더해,

- 곡물(기장, 귀리 제외)
- 모든 식용유(올리브유, 호두유, 해바라기유, 코코넛유, 참기름, 아보카도유, 포도씨유, 아몬드유, 마카다미아유, 땅콩유, 아마유 등 건강한 식용유 포함)

| 보너스 |

더 확실하고 빠르게 효과를 내려면,

- 소금을 비롯한 모든 양념 배제(순수 향신료는 괜찮음)
- 지방이 주요 에너지원인 음식도 일정 기간 배제

아울러 다음의 것들도 줄이거나 끊기.

- 술
- 구연산
- MSG
- 천연/인공 착향료
- 아스파탐
- 포름알데히드
- 영양 효모
- 기타 인공 감미료
- 보존제

■■■ 트러블메이커 음식을 피해야 하는 이유

트러블메이커 음식을 단계별로 나누어 생각하면 더 쉽게 접근할 수 있다. 건강을 유지하기 위해서는 1단계 음식부터 식단에서 배제하는 것이 중요하다. 건강에 문제가 있어서 치료에 전념하는 중이라면 5단계를 지나 보너스 단계까지 다 피하는 게 제일 좋다. 각각의 음식을 왜 피해야 하는지를 이해하면 그 음식을 참을 수 있는 동기와 원동력이 생길 것이다. 트러블메이커 음식을 포기하는 데 물리적 지원이 필요하다면 20장 "내 몸의 치유력"을, 정서적 지원이 필요하다면 25장 "해독 과정에서 일어나는 감정"을 참고하기 바란다.

| 1단계 |

계란

사람들은 계란에 대해 꽤 깊은 감정적 애착을 느낀다. 모두가 그런 것은 아니지만 대부분 사람들은 계란을 좋아한다. 다들 엄마, 아빠, 할머니, 할아버지, 삼촌, 이모 등등 사랑하는 사람이 만들어준 계란 요리를 먹으며 자란 추억 때문에 계란을 특별한 음식으로 여긴다. 계란은 친구들과 함께 먹는 브런치나 휴가 중 느긋하게 즐기는 아침 식사의 단골 메뉴이다. 파티에서 돌아오는 길에 쓰린 속을 달래고 싶을 때도 어김없이 떠올리는 음식은 계란이다. 그만큼 계란은 행복한 추억과 오랜 단짝이다. 계란 프라이, 수란水卵, 스크램블, 삶은 계란, 프렌치토스트, 에그 샌드위치, 치즈를 곁들인 계란 등등 어떻게 만들어 먹든 계란은 만인의 연인 같은 존재이다.

그렇다 보니 계란을 먹지 말라는 말을 들었을 때 사람들이 보이는 반응은 다른 음식을 끊으라는 말을 들었을 때와는 사뭇 다르다. 예컨대 "글루텐이 들어가지 않은 음식만 먹어야 돼"라는 말보다는 "계란 먹지 마"라는 말에 더 격하게 반응한다. 계란을 포기한다는 것은 그 자체로 만감이 교차하는 사건이다. 어떤 이는 계란에 대한 애착이 얼마나 깊은지 자신의 일부가 떨어져나가는 것 같다고 말할 정도이다. 계란이 꿈에 나온다는 사람도 있다.

계란에 대한 수많은 메시지들은 혼란을 일으키기도 한다. 가장 흔한 메시지는 계란이 건강한 음식을 넘어 완전 식품이며 최고의 단백질 공급원이라는 메시지이다. 사실 유해한 바이러스, 박테리아, 곰팡이 같은 병원균이 우리 몸을 침략하여 만성 질환을 뉴노멀로 만들기 훨씬 전, 계란은 생존 식량이었다. 그때도 계란은 건강에 좋은 음식은 아니었지만 적어도 건강에 해롭지는 않았다. 바이러스와 기타 감염균이 폭발적으로 늘어나기 전까지는.

계란이 건강에 그다지 좋지 않을 수 있다고 의심까지는 하지 않는 사람도 "계란은 하루 한 알만" 같은 말은 들어봤을 것이다. 이는 계란 섭취와 심장 질환의 연관성 때문에 생겨난 격언이다.

계란은 절대 포기 못한다는 마음으로 경계심을 잔뜩 품고 이 장을 읽고 있는 독자라면, 소중한 추억의 음식을 사수할 근거를 찾으려고 과학적 연구 결과를 검색하고 싶을지도 모르겠다. 계란이 좋은 음식이라고 결론 내린 모든 연구는 후원을 받은 연구라는 사실만 알아두시라. 간단히 말해 사람들이 계속 계란을 소비하게 할 목적으로 돈을 내고 위탁해서 나온 연구 결과라는 것이다. 계란이 실제로 왜 건강에 나쁜지를 끝까지 밝혀내는 연구는 찾기 어렵다. 그런 연구는 계속 유지될 수가 없다. 관계자 전원이 실직 위기에 처할 테니 말이다.

계란이 형편이 어려울 때 간편하게 먹을 수 있는 생존 식량에서 생존을 위협하는 음식으로 전락하게 된 데에는 몇 가지 중대한 실책이 있었다. 의료업계와 제약업계가 누구의 동의도 구하지 않고 아무에게도 알리지 않은 채 모든 사람을 대신해서 엄청난 결정을 내린 것이다. 그들은 공청회도 열지 않고 대중에게 발언권도 투표권도 주지 않은 채, 수많은 사람들이 수백 년 넘게 생존 식량으로 삼아왔던 계란을 아무렇지 않게 실험에 이용했다. 표현이 과격해도 할 수 없다. 남녀노소 가리지 않고 특히 여성들을 괴롭힌 만성 질환의 고통을 생각하면, 그리고 그 고통이 급증한 최근 추세를 생각하면, 위의 표현은 과격 축에도 못 낀다. 저들이 계란에 한 짓이 얼마나 비열하고 악의적이고 기만적인지를 표현하기에는 어떤 말로도 부족하다. 저들은 그 누구의 동의도 구하지 않고 그 어떤 책임도 지지 않은 채 모두에게 중요한 생존 식량을 이용해 병원균을 배양했다. 이로 인해 만성 질환 유병률은 최고치를 기록하고 있지만 진실은 여전히 은폐되고 있다.

그 은폐된 이야기는 이렇다. 수십 년 전, 그러니까 이 책을 읽고 있는 독자 대다수가 태어나기도 전, 의과학 연구 실험실에서 미생물을 배양하기 위해 계란을 먹이로 사용했다. 그러니까 연쇄상 구균과 포도상 구균에서부터 엡스타인 바 바이러스, 인간 헤르페스 바이러스 6형, 단순포진 바이러스 1형 및 2형, 대상포진 바이러스, 거대세포 바이러스, 심지어 인간 유두종 바이러스HPV와 인체 면역 결핍 바이러스human immunodeficiency virus(HIV) 같은 레트로바이러스에 이르기까지, 온갖 위험한 박테리아와 바이러스를 계란을 먹이로 배양해서 변형시키고 조작하는 실험을 한 것이다. 다시 말해 공격성 높은 병원균들을 일부러 계란을 먹여서 키웠다는 것이다. 그와 똑같은 병원균들이 오늘날 사상 유례 없는 수치로 자궁내막증, 자궁섬유종, 다낭성난소증후군, 자궁경부암, 난소암, 유방암, 다발성경화증, 섬유근육통, 류마티스 관절염, 루푸스, 하시모토병, 만성피로증후군을 일으키고 있다. 이 많은 병명에도 놀라지 않았다면 이런 증상은 어떤가? 습진, 건선, 여드름, 현기증, 균형 감각 저하, 어지럼증, 이명(귓속이 울리는 현상), 따끔거림, 얼얼함, 원인 모를 쑤심과 욱신거림, 끈질긴 피로, 원인 모를 시야 흐려짐, 비문증, 시야에 나타나는 백점 또는 흑점, 브레인 포그, 아무 일도 못할 만큼 극심한 불안감, 우울증……

그렇게 1900년대부터 1930년대까지 실험실에서 계란을 먹여 키운 많은 병원균들은 사기업에 의해 분류되고 특허가 출원되었으며, 의료계 전반으로 알려지지 않도록 비밀에 부쳐졌다. 다시 말해 병원과 의과대학에 바이러스의 존재를 공개하지 않았다는 것이다. 바이러스의 존재는 그로부터 수년이 흐른 뒤에야 인체에서 그 바이러스들을 우연히 발견한 바이러스학자들에 의해 밝혀졌다. 그렇게 해서 엡스타인 바 바이러스나 인간 헤르페스 바이러스 6형 같은 바이러스가 뒤늦게 발견된 것이다. 특히 엡스타인 바 바이러스의 존재는 몇몇 바이러스학자들의 영웅적인 노력으로 밝혀지기 전까지는 극소수의 사람들이 수십 년간 지킨 비밀이었다.

그렇게 발견된 바이러스 병원균들은 오늘날 사람들이 앓고 있는 대다수 질환의 원인이 되고 있다. 그리고 이 병원균들의 먹이는 계란과 더불어 우리 몸속에 축적된 독소들이다. 따라서 계란은 해독을 진행할 때 반드시 피해야 할 음식 1순위이다. 우리에게 고통을 주고 세월이 지날수록 삶의 질을 떨어뜨리는 감염균의 연료이기 때문이다. 계란은 심지어 거의 모든 종류의 암의 원인으로 지목되는 바이러스들에게도 먹이가 된다. 많은 사람들이 계란은 완전 식품이라고 철석같이 믿는다. 평생 그렇게 배웠고, 또 계란이 워낙 맛있으니까. 그러나 계란에 관한 진실에 눈을 뜨기 시작하면, 예컨대 계란 섭취가 장기간에 걸쳐 생식기암(또는 다른 암) 유발에 기여한다는 사실을 알고 나면, 병을 달고 살면서까지 계란을 먹겠다고 덤빌 일인지 의문이 들 것이다. 계란 흰자만 먹는다고 해서 문제를 피할 수 있는 게 아니다. 흰자만 먹든 노른자만 먹든 둘 다 먹든 병원균의 먹이가 되는 건 매한가지다.

음식이 약이라는 말이 있다. 하지만 모든 음식이 약이 되는 건 아니다. 아무리 몸에 좋은 성분 또는 몸에 좋은 것처럼 보이는 성분이 들어 있더라도 말이다. 어떤 음식에 좋은 영양소가 들어 있다고 해서 그 영양소의 이점을 상쇄할 만한 나쁜 성분이 함께 들어 있지 않다는 보장은 없다. 그런 나쁜 성분 중에는 우리에게 알려지지 않은 것도 있다. 시금치는 진짜 약이다. 야생 블루베리도 약이다. 셀러리 주스도 약이다. 심지어 감자도 (버터, 치즈, 크림, 식용유, 우유 등과 함께 먹지 않으면) 약이다. 감자에는 계란을 먹이로 삼는 바로 그 바이러스들의 사멸을 촉진하는 라이신(아미노산의 일종—옮긴이)이 들어 있기 때문이다. 그런데 많은 다이어트 식단은 감자를 등한시한다. 다이어트 역시 추측 게임이라는 사실을 단적으로 보여준다 하겠다.

계란 알레르기를 갖고 있을지도 모른다는 식으로 독자를 어르고 구슬릴 생각은 없다. 물론 계란 알레르기가 있는 사람도 있다. 문제를 일으키는 건 마찬가지지만 본인도 눈치 채지 못할 만큼 경미한 알레르기 반응도 많다. 그러나 계란의 위험성을 계란 알레르기 정도로 단순화시키면 안 된다. 건강이 염려되는 사람에게 왜 계란이 특히 더 해로운지를 알리지 않고 덮어버리는 꼴이 되기 때문이다.

사람들은 계란을 훌륭한 단백질 공급원으로 알고 있다. 계란을 떠올리면 단백질이 자동으로 연상되는 것은 고도의 마케팅 전략의 결과이다. 사실 계란에 함유된 단백질은 바이러스와 유해 박테리아와 곰팡이의 먹이이다. 오래 전 실험실에서 바이러스를 비롯한 병원균을 비밀리에 배양할 때 계란 단백질을 사용했기 때문이다. 많은 병원균이 계란 단백질을 먹이로 인식하도록 진화해 왔다는 것이다.

계란 단백질이 몸에 좋다는 상식도 대부분 사람들이 계란을 익혀서 먹는다는 점을 감안하면 잘못된 상식이다. 계란에 열을 가하면 단백질은 변성되고 파괴되어 어차피 못쓰게 된다. 계란의 오메가3도 사람에게 좋은 성분으로 꼽힌다. 그런데 이 성분 역시 계란이 익으면서 파괴된다. 물론 날계란을 먹으면 단백질은 취할 수 있겠지만, 그 단백질이 우리를 아프게 하는 병원균의 먹이라는 단점이 그 이점을 상쇄하고도 남는다.

계란의 호르몬도 문제이다. 인공적으로 추가된 호르몬을 말하는 게 아니다. 유기농 사료로 마당에 풀어서 키운 닭의 알, 즉 유기농 계란에도 호르몬은 있다. 직접 기른 닭이 낳은 계란을 먹어도 그 계란은 병원균들의 먹이가 되는 것과 같은 이치이다. 계란은 태어나지 않은 병아리의 성장에 필요한 호르몬의 덩어리이다. 그리고 그 호르몬도 바이러스와 박테리아의 먹이이다. 여드름, 방광염을 비롯한 각종 요로감염증, 만성 부비동염, 폐렴, 다래끼, 심지어 대부분의 이염耳炎을 일으키는 연쇄상 구균도 이러한 박테리아에 포함된다. 계란에 자연 생성된 호르몬은 내분비선을 교란시켜 인체의 호르몬에도 불균형을 초래한다. 계란 호르몬은 생식계에 낭종을 키우기도 한다. 생식계 질환이 있는 여성에게 계란 섭취를 권장한 덕에 계란을 먹고 증식한 바이러스가 낭종을 유발하는 것이다. 마치 누군가 생식계 질환으로 고통받는 여성들을 골탕 먹이려고 작정이라도 한 것처럼 말이다.

계란은 또한 천연 혈당 조절제가 아니다. 대부분 사람들은 계란을 먹으면 혈당이 안정되기 때문에 당뇨에 완벽한 식품이라고 생각한다. 그러나 사실 계란은 혈당 관련 장애나 당뇨병에 완벽한 음식이 아니다. 계란은 오히려 인슐린 저항성을 유발하여 몸을 끊임없는 악순환에 빠뜨린다. 계란이 당과 지방 둘 다 함유하고 있기 때문이다. 당분과 지방이 합세하여 생기는 게 인슐린 저항성이고, 이 인슐린 저항성이 악화되면 없던 당뇨병도 생길 수 있다. 계란에 왜 당분이 들어 있을까? 계란 속 병아리에게 근육 발달에 필수적인 탄수화물을 공급하기 위해서이다. 그래야만 병아리가 껍질을 깨고 알에서 나올 수 있는 힘이 생긴다. 그만큼 계란은 칼로리가 높은 음식이다. 그래서 사람들이 계란을 먹으면 든든하다고 느끼는 것이다. 어떤 이는 코코넛유에 계란을 볶아 먹는 방법이 무병장수의 비결이라고 한다. 계란의 단점을 제압할 획기적인 방법이라고 생각하는 모양인데, 미안하지만 그건 착각이다.

병원균 부하율이 낮은 사람, 그러니까 몸속에 바이러스와 박테리아가 비교적 적은 사람은, 만성피로증후군이나 하시모토병을 앓고 있는 사람이라면 피해야 할 대부분의 음식을 먹고도 무탈할 수 있다. 몸속에 병원균들이 적을수록 계란 섭취에 따른 피해도 덜하다는 뜻이다. 아직까지는 그렇다. 우리는 지금 사상 유례 없는 속도로 만성 질환이 전염병처럼 퍼지면서 점점 낮은 연령층에서도 피해가 속출하는 새로운 시대에 살고 있다. 고령층은 몸속 병원균이 상대적으로 적기 때문에 계란을 가끔 섭취해도 별 탈 없이 지낼 수 있다. 그러나 오늘날 젊은이들은 그렇지 못하다. 만성화된 습진, 건선, 피로에 시달리는 젊은이들, 특히 생식계 장애까지 안고 사는 젊은 여성들은 계란을 먹고 무탈하길 기대할 수 없다. 계란 섭취가 이들의 고통을 증가시킬 수 있다는 말이다. 그런데도 계란은 이들에게 슈퍼 푸드로, 가장 바람직한 단백질 공급원으로 선전되고 있다.

사람들은 어떤 증상이나 증세가 나타나거나 어떤 병을 진단받아도 계란을 탓하지 않는다. 아무도 계란을 원망하지 않는다. 계란은 거의 신성시되는 음식이기에 면죄부를 주는 것이다. 대부분 사람들은 자신이 겪는 증상이나 증세, 질병의 원인으로 다른 것을 지목하다가 한참이 지나서야 계란을 의심하기 시작한다. 그 전까지는 지난주에 먹은 과일이 상했었나 의심하기도 하고, (의과학계와 마찬가지로) 자신의 몸을 탓하기도 하고, 우주를 원망하거나 스스로 병을 상상해 냈다고 생각하기도 한다. 계란이 주범이라고는 꿈에도 생각하지 못한다, 아무도.

나는 달을 가리키는 손가락일 뿐, 만인이 좋아하는 계란을 망친 장본인이 아니다.

계란을 망친 주범은 거대한 제약 회사와 의료업계이다. 그 업계에 종사하는 뛰어난 사람들이 아니라 그 업계 자체가 수십 년 전 계란을 이용해 병원균들을 탄생시킴으로써 오늘날까지 수많은 사람을 고통에 빠뜨린 것이다. 그렇게 탄생한 병원균들이 수많은 만성 질환의 원인이라는 사실은 왜 대중에게 알려지지 않았을까? 왜 인체가 스스로 면역 체계를 공격한다거나 유전자에 문제가 있다는 식의 설명만 대중화되었을까? 병원균들의 탄생 비화가 알려지고 그 병원균들이 우리를 계속 병들게 하고 있다는 사실이 널리 알려지면, 제약업계와 의료업계를 이끌어가는 사람들이 크나큰 곤경에 빠질 게 분명하기 때문이다. 저들을 응징하라는 요구가 특히 아픈 아기를 키우는 엄마들로부터 빗발칠 것이다. 진실이 알려지면 반란이나 폭동이 일어날 것이다.

잘 살펴보면 자가 면역 질환을 진단받은 사람 거의 모두가 계란을 먹는다는 사실을 알 수 있다. 많은 유방암 환자들도 마찬가지로 전문가의 권유에 따라 매일 아침 계란을 먹는다. 이 장에 소개하는 다른 음식들을 끊고 덕분에 조금씩 건강해지고 있는 사람도 위험에서 완전히 벗어난 것은 아니다. 계란까지 끊으면 얼마나 더 많이 치유될지 생각해 보면 좋겠다.

계란은 이점이 일부 있더라도 건강에 좋은 음식이 아니다. 계란을 좋은 음식이라고 하는 것은 신체적으로나 감정적으로 나를 학대하는 사람에 대해 그 사람은 그 점만 빼면 착한 사람이라고 말하는 것과 같다. 자신을 학대하는 사람이 나쁘다는 것을 부정하며 계속 곁에 두는 게 얼마나 어리석은 일인지 알지 않는가? 그 사람한테 아무리 측은지심이 생겨도 나를 위하기보다는 해를 줄 것을 알기에 멀리해야 한다. 계란을 그렇게 대해야 한다.

유제품

유제품이 몸에 점액질을 형성한다는 이야기를 어쩌면 한 번쯤은 들어봤을 것이다. 한 번쯤이 아니라 귀에 못이 박히도록 들은 사람도 있을 것이다. 그러나 우유, 치즈, 버터 등등의 유제품을 섭취하면 얼마나 많은 점액질이 생성되는지 정확히 아는 사람은 별로 없다. 유제품은 대체 왜 몸속에서 점액질을 만들어낼까? 아이러니하게도 아무도 정확한 이유를 모른다. 한 가지 이유를 이야기하자면 유제품은 몸속으로 들어올 때마다 간이 급속도로 막히게 한다는 것이다.

유제품은 다른 음식과 달리 위로 내려가 순조롭게 분해되고 소화되어 장관으로 보내지지 않는다. 계속 위장에 머무르려고 한다. 위장에 들어 있는 유제품은 일단 같이 들어 있는 다른 음식의 소화와 흡수를 방해한다. 그 다른 음식 중에는 월등히 높은 영양가 때문에 생명 유지에 필수적인 과일, 야채, 잎채소, 허브도 있을 것이다. 이런 음식 속의 미네랄, 비타민, 미발견 항바이러스 및 항박테리아 물질 등등 갖가지 영양소와 치유력을 지닌 파이토케미컬에 유제품이 엉겨 붙으면 그 생명력과 가치는 소멸 위기에 처하게 된다. 음식물은 장 내벽으로 흡수되어 혈관 속으로 들어간 뒤 간 문맥을 통해 간에 도달하여 더 가용성 높은 메틸화된 영양소로 전환되어야 그 가치를 발휘할 수 있다. 몸속에 들어온 음식물의 영양소는 소화 과정을 통해 음식물에서 빠져나오기 시작한다. 이 영양소는 일정 기한을 넘기면 더 이상 유용하지 않다. 따라서 간에 늦지 않게 도달하는 게 관건이다. 간은 영양소가 몸속을 돌아다니는 동안에 소멸되거나 효력을 잃지 않도록 무장시켜 주기 때문이다. 다시 말해 간에서 영양소의 생명을 연장시켜 주고 산화를 막아주는 화합물을 공급해 준다는 것이다. 간에서 나온 특별한 화합물이 영양소와 결합해 보호해 주지 않으면 영양소는 혈액 속의 전기와 전도성 때문에 방해를 받게 된다. 이것이 아직 규명되지 않은 2천 가지가 넘는 간의 기능 중 하나이다.

다시 유제품으로 돌아가 보자. 유제품은 이렇듯 소화 과정에 정체를 일으켜 소장과 대장에 있으면 안 되는 유해한 박테리아, 바이러스, 곰팡이가 증식할 수 있게 해 준다. 유제품은 소화 기관에서 소화와 분해를 거쳐 빠져나오는 과정이 더디기 때문에 몸에 필요한 산소를 너무 많이 뺏는다. 그리고 겨우겨우 분해되고 장관 내벽으로 흡수되어 간 문맥을 통해 간에 도달하더라도 문제는 끝나지 않는다. 유제품이 간 기능을 둔화시켜 간에 즉각적이고 극심한 정체를 일으키기 때문이다. 그러면서 점액질이 생성되는 것이다. 몸의 여과기인 간이 정체되면 간이 여과하던 독소들이 간에서 빠져나와 몸에 다시 퍼지면서 히스타민이 증가하고, 이는 더 많은 점액질 생성으로 이어진다.

(유제품을 섭취한 영유아가 알레르기 반응을 보이거나 소화불량과 변비에 걸리는 사례가 점점 더 많아지는 이유도 여기에 있다. 아기의 간이 유제품을 견뎌내지 못

하는 것이다. 그럼 모유는 어떻게 먹느냐고 걱정할 필요는 없다. 모유는 유제품과 전혀 차원이 다르다.)

림프관도 유제품 부산물에 의해 막힐 수 있다. 림프관의 기능 중 하나가 병원균을 통제하는 것이다. 림프계에 림프구(백혈구)가 존재하는 데에는 분명한 이유가 있다. 바로 침입자를 색출해서 파괴하는 것이다. 이런 일을 하는 NK 세포가 유제품의 방해를 받으면 침입자가 늘어날 수밖에 없다. 이렇게 활개 치는 침입자, 즉 병원균은 림프관에 치명적인 독이다. 병원균에서 나오는 독이 혈관과 조직을 자극해 액을 만들게 하고, 그 액이 점성이 강해지면서 점액이 된다. 이 또한 유제품이 몸속에서 점액질을 유발하는 경로 중 하나이다.

예를 들어 어떤 사람의 몸속에 독감 바이러스가 들어갔다고 하자. 이 독감 바이러스는 몸속에서 계란, 유제품, 글루텐 잔여물 같은 자기가 좋아하는 먹이를 찾아 먹어 치운다. 그 과정에서 독감 바이러스에서 독성 물질이 분비되는데, 그 독성 물질이 점액 형성을 유발하는 것이다. (독감 바이러스의 먹이가 될 만한 음식을 많이 먹지 않는 사람일 경우, 독감 바이러스는 몇 달 전, 심지어 몇 년 전에 먹은 계란, 유제품, 글루텐의 묵은 잔여물이 보관된 간 안의 '저장통'을 찾는다. 이런 저장통이 적을수록 독감에 걸렸을 때 점액질이 덜 형성된다. 이 책의 해독법을 실천해야 할 또 다른 이유이다.) 독감 바이러스가 계란, 유제품, 글루텐 잔여물을 먹고 증식하면서 분비한 독성 물질 때문에 생성된 점액질이 바로 독감에 걸렸을 때 기침과 코 막힘을 일으키는 가래와 콧물이다. 우리 몸은 바이러스를 잡아가두려고 점액질을 만들어내는 것이다.

그러면 독감에 걸리지 않았을 때는 어떨까? 거의 모든 사람들의 몸속에는 병원균이 살고 있다. 엡스타인 바 같은 바이러스나 연쇄상 구균 같은 박테리아도 유제품에 자연히 존재하는 호르몬과 단백질을 먹으면서 자기만의 독소를 배출한다. 이런 독소 역시 점액질 생성 반응을 일으킨다. 우리 몸의 병원균 부하율이 높아지면, 예컨대 많은 성인과 아동의 몸에 숙주도 모르게 기생 중인 연쇄상 구균이 증가하면, 유제품 섭취에 따른 반응이 더 두드러지게 나타나면서 유제품 알레르기로 발전할 수 있다. 꼭 유제품 민감증을 진단받은 사람만 유제품에 민감하게 반응하는 것은 아니다. 계란 섭취와 마찬가지로 누구든지 그동안 문제없이 섭취하던 우유, 치즈, 버터, 크림, 유청 또는 유청단백질 파우더, 케피르, 요구르트, 산양유, 염소치즈 등의 유제품 때문에 이상 증상이 생길 수 있다. 그리고 이런 증상은 유제품 알레르기 증상으로 알려진 것보다 훨씬 범위가 넓다. 따라서 몸을 치유하고자 한다면 유제품은 피하는 게 좋다.

유제품을 끊기 어려운 이유 중 하나는 유제품을 먹이로 삼는 유해한 바이러스와 박테리아가 먹이를 뺏기면 배가 고파서 성미가 고약해지기 때문이다. 병원균은 굶어죽을 위기를 인식하고, 실제로 서서히 굶어죽기 시작하면서 독소를 배출하는데, 그 독소에 대응하기 위해 부신은 아드레날린을 분비한다. 이 아드레날린은 면역 체계가 과잉 반응하지 않도록 천연 스테로이드로 작용한다. 몸에서 이런 작용이 일어나는 동안 우리는 영문도 모른 채 정서적으로 불안해지면서 자신을 편안하게 해주는 음식을 찾게 된다. 그렇게 우리가 입에서 당기는 대로 아이스크림, 피자, 치즈파스타, 치즈버거 등등 병원균이 좋아하는 음식을 먹으면 병원균은 다시 연료를 공급받는 것이다. 유제품의 중독성은 여기서 비롯된다. 우리 몸속 병원균이 유제품을 통해 증식하기 때문에 유제품을 내놓으라고 아우성치는 것이다.(병원균의 사멸과 음식에 대한 갈망은 25장 "해독 과정에서 일어나는 감정"에서 더 자세히 다루겠다.) 이렇듯 치즈 한 조각의 유혹에 넘어가려는 순간 내 몸속에서 어떤 일이 일어나고 있는지 알고 나면, 그 유혹을 뿌리칠 더 큰 힘과 동기가 생길 것이다.

글루텐　　의과학계는 글루텐이 왜 그토록 무서운 파괴력을 지녔는지 아직도 밝혀내지 못하고 있다. 지금까지 나온 가설에 의하면 글루텐 알레르기나 셀리악병 같은 증세 때문이라고 한다. 그러나 이런 가설은 사람들이 대체 왜 글루텐에 민감하게 반응하는지를 설명하지 못한다. 우리는 과연 전문가들이 말하는 만큼 글루텐에 민감한 게 맞을까? 그건 맞다. 단지 밀가루를 비롯한 여러 글루텐 공급원에 왜 우리가 민감하게 반응하는지 진짜 이유가 알려지지 않았을 뿐이다.

한번 생각해 보자. 주변에 평생 글루텐을 섭취하면서 글루텐 민감증을 단 한 번도 보이지 않은 팔순의 어르신이 계신가? 밀가루 음식을 아무 탈 없이 먹었던 세대에 속한 사람을 쉽게 떠올릴 수 있을 것이다. 그럼 이제 지인 중에 글루텐과 관련된 셀리악병이나 기타 병증이 우려돼 글루텐 섭취를 철저히 피하는 청소년이나 20대에서 60대의 성인은 얼마나 있는지 생각해 보라.

사람들이 글루텐을 피하는 가장 큰 이유는 글루텐이 염증뿐만 아니라 자가 면역 질환까지 유발한다는 의사와 건강 전문가의 경고 때문이다. 이는 오래된 관행이 아니다. 글루텐이 어떻게 염증을 유발하고 왜 글루텐 민감증과 자가 면역 질환이 동시에 나타나는지에 대한 정확한 이해 없이 최근에 나온 이론이다.

진실을 밝히자면, 글루텐은 병원균을 먹여 살린다. 자가 면역 질환을 일으키는 바이러스들이 글루텐을 먹고 증식하는 것이다. 바로 이것이 염증을 일으킨다. 그 반대, 즉 글루텐이 염증을 유발하고 염증이 자가 면역 반응을 유발하는 게 아니라는 말이다. 글루텐을 먹고 증식한 병원균들을 제거하려고 면역 체계가 작동하면서 염증이 생긴다는 것이다. 이런 사실이 의과학계에 아직 알려지지 않았다는 점을 감안하자. 염증의 원인은 두 가지밖에 없다. ① 물리적 힘 또는 독소 노출에 따른 상처와 ② 체내 병원균의 활동이다. 병원균은 주로 두 가지 방식으로 염증을 일으킨다. 장기나 조직에 침투하여 세포 손상을 일으키는 게 한 가지 방식이고, 다른 한 가지 방식은 몸 속에 있는 특정 트러블메이커 물질이나 음식을 먹고 염증을 일으키는 독성 물질과 부산물을 배설하는 것이다. 글루텐 같은 음식 자체는 직접 염증을 일으킬 수 없다. 염증을 일으키는 병원균의 먹이가 될 뿐이다. 그래서 많은 사람들, 특히 고령층 대다수가 글루텐을 섭취해도 염증이 생기지 않는 것이다. 글루텐 섭취로 염증이 생기려면 글루텐을 먹이로 삼는 특정 병원균들이 몸속에 존재해야 한다. 셀리악병의 진짜 원인은 글루텐이 아니라 바이러스 같은 병원균이다.

자가 면역 질환의 이면에 있는 이러한 현실은 여전히 의과학계의 미스터리로 남아 있다. 최고의 명의들도 수많은 증상과 증세를 면역 체계가 자기를 공격해서 생기는 것이라고 설명은 하면서도 혼돈에 빠져 있는 경우가 허다하다. 면역 체계가 자기를 공격해서 생긴 증상이라는 설명은 사실 그 증상의 근본 원인을 아직 밝혀내지 못했기 때문에 애꿎은 몸을 탓하는 논리에 불과하다. 사실 우리 몸의 면역 체계는 절대 갑상선을 파괴하지 않는다.(이것이 하시모토병을 설명하는 이론이지만 전혀 근거가 없다.) 우리 몸의 면역 체계는 절대 피부를 파괴하지 않는다.(이것이 습진과 건선을 설명하는 이론이지만 전혀 근거가 없다.) 글루텐이 면역 체계로 하여금 장관 내벽을 공격하여 손상을 일으키게 만드는 것도 불가능하다. 이것이 셀리악병을 설명하는 터무니없는 이론이다. 장관 내벽 손상을 일으키는 것은 면역 체계가 아니라 글루텐을 먹이로 삼는 바이러스이다.

우리 면역 체계가 하는 일은 자가 면역 질환을 일으키는 병원균을 공격하는 것이다. 그 과정에서 글루텐이 하는 일은 병원균의 연료로 쓰이는 것이다. 글루텐은 섬유근육통, 하시모토병, 습진, 건선, 다발성경화증, 라임병, 다낭성난소증후군, 자궁내막증, 건선성 관절염, 루푸스, 만성피로증후군, 근위축성 측색경화증(루게릭병)을 비롯한 수많은 질병을 일으키는 60종이 넘는 엡스타인 바 바이러스 변종의 먹이이다. 이 모든 질병이 오늘날 자가 면역 질환으로 분류된다. 아직 과학이 밝혀내지 못한 수많은 만성 증세의 이유를 몸이 자기를 공격하기 때문이라고 설명한 이론은 1950년대에 나온 이론인데, 의사들의 선의를 의심하는 것은 아니지만 의학계는 여전히 그 낡은 이론을 따르고 있다. 요즘에는 그 이론에 약간 살이 붙긴 했다. 즉 글루텐이 일으킨 염증 때문에 몸이 혼란스러워서 자기를 공격한다는 것이다. 이는 첨단 정보가 아니다. 악의는 없겠지만 분명 우리를 호도하는 정보이다.

글루텐이 여러 증상과 증세를 유발하는 병원균들의 먹이라는 사실을 나는 꽤 오래 전부터 설파해 왔다. 요즘은 이런 메디컬 미디엄Medical Medium 정보를 진료에 활용하는 의사들도 등장했다. 글루텐이 병원균의 연료이기 때문에 글루텐을 섭취하면 환자 몸속에 있는 유해한 바이러스와 박테리아가 더 깊숙이 장기를 파고들어 세포를 손상시키고 자가 면역 질환과 기타 만성 질환을 심화시킨다는 설명을 의사들이 환자에게 하기 시작한 것이다. 그 덕분에 많은 환자들이 자신의 고통의 원인을 제대로 이해하고 차도를 보이고 있다. 건강에 문제가 있는 사람은 그 문제가 자가 면역 질환과 관련이 있든 없든 일차적으로 글루텐을 멀리해야 한다. 다음으로는 글루텐이 어떻게 몸을 교란하고 문제를 일으키는지 이해하여 자신을 보호하면서 치료에 임해야 한다.

지금 당장 글루텐을 먹이로 삼아 증식할 만한 병원균이 몸속에 없는 사람도 있을 것이다. 그런 사람은 밀가루 음식을 비롯한 글루텐 함유 식품을 먹어도 별 탈 없이 지낸다. 그렇다고 나중에 어떤 증상이 나타나지 않으리라는 보장은 없다. 우리 모두의 몸속에는 병원균이 있다. 각기 다른 변이나 변종, 그리고 양에 따라 증식하는 데 걸리는 시간이 다를 뿐이다. 병원균이 왕성하게 증식하는 체내 환경은 아니라서 본인도 알아차리지 못할 만큼 증상이 경미한 사람도 있다. 이런 사람은 딱히 아픈 데가 있어서라기보다는 몸속을 한 번씩 청소해 주면 좋을 것 같아서 해독을 했는데 컨디션이 눈에 띄게 좋아지면서 예전에는 본인도 의식하지 못한 문제들이 있었음을 뒤늦게 깨닫기도 한다.

많은 사람들이 식단에서 글루텐을 없앤 뒤로 기력이 좋아져서 놀라곤 한다. 자신이 글루텐에 민감하다고 생각하지 못했었는데 글루텐을 끊었더니 브레인 포그가 줄어들고 머리가 맑아져서 놀라는 것이다. 잠을 덜 자도 피곤하지 않고, 그동안 적응이 되어 참을 만했던 통증도 사라졌다고 한다. 또한 예전에는 있는지도 몰랐던 수분 보존에 의한 붓기도 많이 가라앉았다고 한다. 이 모든 것은 그동안 바쁘게 사느라 의식하지 못했지만 몸 전체에 퍼져 있던 가벼운 염증이 글루텐을 끊으면서 사라진 덕분이다. 염증 때문에 생긴 증상에 너무 익숙해져서 문제라고 느끼지도 못했겠지만, 글루텐으로부터 몸을 구하지 않았더라면 그 증상은 미래에 더 심각한 문제를 일으켰을 것이다.

탄산 음료 소다라 부르든 탄산 음료라 부르든 청량 음료라 부르든 그런 음료는 해독에 좋지 않다. 향이 가미된 탄산수를 포함한 대부분의 탄산 음료는 알루미늄 캔에 들어 있는데, 알루미늄은 해독을 통해서 몸에서 제거해야 할 대상이지 몸에 넣어도 되는 물질이 절대 아니다. 탄산 음료는 또한 아스파탐, 액상과당, 착향료, 탄산화를 위한 화합물 등을 함유하는 경우가 많은데, 이런 것은 캔 음료가 아니더라도 문제가 될 수 있다.

해독 중인 사람에게 건강 식품 코너에서 파는 천연 원료의 탄산 음료나 탄산수 정도는 마셔도 된다고 하는 것은 아무 도움도 안 되는 무모한 말이다. 대부분의 탄산 음료는 (사실은 GMO를 기반으로 한) '천연 맛'이나 GMO 사탕무로 만든 설탕을 함유하기 때문에 거의 백발백중 문제를 일으킨다. 아무리 건강한 탄산 음료도 인공적인 가공 식품이다. 자연 식품이 아니라는 뜻이다. 음료에 들어 있는 허브 역시 아무리 창의적인 제조법을 동원했더라도 기본적으로는 소비자가 좋아할 만한 맛을 내기 위해 가공된 원료를 첨가한 혼합물이다.

탄산 음료는 또한 혈당을 갑자기 올렸다가 떨어뜨리면서 건강에 좋지 않은 음식을 자꾸 먹고 싶게 만들기도 한다. 그리고 많은 경우 카페인을 함유하고 있기 때문에 부신을 자극하고, 그로 인해 해독에 불리한 여러 가지 불균형을 초래한다.(카페인은 잠시 뒤에 더 자세히 다룬다.)

결론적으로 탄산 음료는 해독과 치유에 도움이 되지 않는다.

**소금
과다 섭취**

우리는 바다 소금이나 히말라야 소금 같은 고급 소금이라면 섭취하는 것이 건강에 좋다는 이야기를 많이 듣는다. 천일염이나 암염은 영양가가 높고 미네랄 함량도 높으니 마음껏 이용해도 괜찮다는 것이다. 영양가나 미네랄 얘기는 맞지만, 이런 단독 식품 형태의 소금은 해독에 방해가 된다. 예컨대 셀러리 주스에 함유된 무기염mineral salt과 같은 생명력은 없다는 뜻이다. 셀러리 주스 속 소금은 나트륨의 하위 성분(나트륨 클러스터 염sodium cluster salt)으로 생리 활성수 속에 분산되어 있다. 이 나트륨 클러스터 염의 여러 기능 중 하나는 몸 안의 독소와 결합해서 독소를 몸 밖으로 빼내는 것이다. 또 다른 기능은 병원균을 파괴하는 것이다. 이 특별한 나트륨에 대해서는 내가 쓴 다른 책《셀러리 주스Celery Juice》에 더 자세한 설명이 나오는데, 셀러리 주스를 통해 전 세계 수백만 명의 사람들이 치유를 경험하게 된 것도 부분적으로 이 나트륨 클러스터 염 덕분이다.

그 반면 천일염과 암염, 기타 영양소가 많다고 알려진 소금을 비롯한 모든 일반 소금은 해독제가 아니다. 일반 소금을 섭취하면 수분을 필요한 곳에서 빼돌려 필요 없는 곳으로 보냄으로써 탈수 현상을 일으킨다. 결국 음식을 보존하려고 소금에 절이듯 몸속의 장기가 서서히 절여진다. 소금 섭취는 부종을 유발하기도 한다. 많은 사람들이 안 그래도 염증, 부종, 수분 보존, 원치 않는 체중 증가로 힘든데 염분 섭취는 그 모든 증상을 악화시킨다. 특히 해독 중에는 불필요한 수분 보존이 발생하지 않도록 주의해야 한다.

고급 바다 소금이나 히말라야 암염을 집에서 요리할 때 사용하는 것은 큰 문제가 되지 않는다. 문제가 되는 것은 식당에서 먹는 음식, 반조리 식품, 포장 식품, 경우에 따라서는 친구나 친지가 대접하는 요리를 통해서 섭취하는 소금이다. 심지어 지속 가능성을 지향하는 착한 기업에서 만들어 어떤 점이 건강에 좋은지 장황한 설명과 함께 판매하는 최고급 건조 크래커도 나트륨 함량이 높을 수 있다.

"기호에 따라 간을 하시오"라는 문구는 조리법 설명에서 흔히 볼 수 있다. 덕분에 사람들은 요리에 마음껏 소금을 넣는다. 심지어 소금이 함유된 재료로 만들었거나 조리 중에 소금을 넣어서 이미 간이 된 음식에 소금을 더 뿌려 먹는 경우도 많다. 한 마디로 대부분 사람들은 과한 염분 섭취에 익숙해져 있다. 이는 평소 몸이 건강을 유지하면서 감당할 수 있는 수준을 넘는 섭취량이고, 특히 해독 중에는 해로운 양이다.

우리가 일상적으로 섭취하는, 즉 소비자 입맛에 만족할 만한 양의 소금은 몸에서 탈수 현상을 일으킨다. 다시 말하지만 해독 과정에서 가장 원치 않는 현상 중 하나가 불필요한 수분 보존과 동시에 만성 탈수 현상까지 생기는 것이다. 염분은 몸속 독소나 독성 물질을 붙잡아 장기 조직에 집중시키는 방법으로 이것들을 보존한다. 이와 동시에 주요 장기에서 수분을 뺏어다가, 수분이 쌓이면 안 좋은 곳에 고이게 한다. 몸에 수분이 부족한 상태에서는 해독이 거의 불가능하다. 그렇지 않아도 수년째 만성 탈수 상태로 매일매일 살아가는 사람들이 대부분이다. 염분은 장기뿐만 아니라 NK 세포로부터도 수분을 빼앗아 이 세포들이 병원균을 찾아내 죽이는 것을 방해한다. 그렇게 면역 체계를 교란하기도 하는 것이다.

다시 강조하지만 여기서 말하는 염분은 우리가 먹을거리에 첨가하는 소금을 가리킨다. 셀러리 주스에 자연 함유되어 있고 우리 몸의 해독과 병원균 제거를 돕는 나트륨의 하위 성분과는 구분해야 한다. 또한 여기서 말하는 염분은 대서양 해조류인 덜스dulse나 켈프kelp 같은 식용 해초에 자연 함유된 염분과도 다르다. 해조류 속 염분은 바닷물을 증발시켜 만드는 소금(천일염)하고는 다르다. 해조류 속 염분, 그리고 해조류를 건조시켰을 때 표면에 남는 염분은 바닷물에서 유래된 것이긴 하지만 그 양은 자연적으로 제한된다. 해조류는 우리 몸에서 독성 중금속과 방사능을 제거하는 기능을 할 뿐만 아니라 염분 함량이 이런 기능을 방해할 만큼 높지 않기 때문에 몸에 이로운 먹을거리이다.

따라서 이런 치유에 좋은 먹을거리에 자연 함유된 나트륨과, 아무리 고급이라도 정제염으로 분류되는 나트륨은 구분해야 한다. 샐러드에 덜스를 뿌리는 것과 하루도 빠짐없이 소금을 뿌린 음식을 먹는 것은 차원이 전혀 다르다. 해초에 함유된 소금을 피자한 조각에 함유된 소금과 비교해서는 안 된다. 토핑은 말할 것도 없고 짭짤한 치즈와 소스와 크러스트 덕분에 피자는 소금의 노다지이다. 그런 소금은 셀러리 주스나 해조류에 함유된 나트륨과 달리 치유에 전혀 기여하지 않는다.

따라서 몸속을 청소하는 동안에는 음식에 소금을 첨가하는 것을 자제하는 게 좋다. 시판 양념의 나트륨 함량도 살피고, 외식할 때는 소금 간을 하지 말라고 주방에 요청하는 것도 한 가지 방법이다. 정성을 들이는 치유의 과정에 소금을 뿌려서야 되겠는가.

| 2단계 |

돼지고기

돼지고기는 췌장, 심장, 그리고 간에 큰 부담을 준다. 베이컨, 소시지, 햄, 갈비, 저온 숙성, 통조림, 껍데기, 비계 등등 부위나 조리법과 상관없이 돼지고기 섭취는 피를 매우 걸쭉하게 만든다. 그 걸쭉함은 아보카도나 견과류, 연어 등을 먹었을 때와는 비교가 안 된다. 돼지고기에 함유된 지방의 종류와 농도와 밀도는 다른 어떤 식품과도 비교가 되지 않을 정도로 혈액에서 빠르게 포화 상태에 이른다. 아무리 지방을 다 떼어낸다고 해도, 예를 들어 돼지갈비의 비계를 다 잘라내고 먹는다고 해도 소용없다. 돼지고기의 지방은 육질에 골고루 퍼져 있기 때문에, 고기만 먹어도 몸이 감당할 수 없을 만큼 많은 양의 지방을 섭취할 수밖에 없다. 돼지고기의 지방으로 걸쭉해진 혈액은 췌장에 큰 부담을 준다. 지방이 몸을 망치지 않게 수개월에 걸쳐 분비할 인슐린과 효소를 한꺼번에 쏟아내야 하기 때문이다. 대부분 사람들은 돼지고기를 먹고 얼마 지나지 않아서나 거의 동시에 바비큐소스든 빵이든 후식이든 여러 형태로 당분도 섭취한다. 따라서 혈류에 돼지고기의 지방이 아직 많이 흐르고 있는 시점에서 췌장은 높아진 혈당을 처리하기 위해 인슐린을 또 분비해야 한다. 이렇게 다량의 지방은 혈당 조절을 방해하고 췌장이 몇 달치의 인슐린과 효소를 하루 만에 분비하게 만듦으로써 췌장에 과한 부담을 주는 것이다. 그렇게 췌장은 무리하다가 망가지게 된다. 급기야 췌장염에 걸려 응급실을 찾는 사례까지 발생하는데도 진짜 원인이 밝혀지지 않는 경우가 허다하다.

한편 돼지고기의 지방은 해독에도 방해가 된다. 피가 돼지고기 지방으로 걸쭉해지면 간 같은 장기에서 독소와 병원균을 제거하는 기능이 마비되는 지경에 이르기 때문이다. 지방이 잔뜩 낀 혈관에 혈액을 흐르게 하려고 심장이 더 세게 펌프질을 하다가 지쳐버리는 사태를 막으려면, 간에서 담즙을 대량 생산해서 혈액 농도를 낮춰줘야 한다. 심장의 과로를 막기 위해 간이 과로 상태가 되는 것이다. 이렇게 혈류가 번잡해지면 뇌의 정화와 해독은 거의 불가능해진다고 봐야 한다. 맑은 정신을 유지하는 게 중요하다고 많이들 이야기하는데, 돼지고기 섭취로 뇌 정화를 방해하면서 맑은 정신을 기대하는 건 말이 안 된다. 돼지고기 섭취로 혈중 지방 농도가 높아지면 뇌 세포로 가야 할 산소량이 떨어진다. 또한 영양소가 풍부한 (셀러리 주스 같은) 음식에서 비롯된 파이토케미컬의 치유 성분도 뇌 세포에 적게 도달한다. 걸쭉한 혈액은 심장을 더 세게 펌프질하게 만드는데, 이 때문에 혈액은 혈관 압력이 상승한 상태에서 뇌에 도달한다. 아주 미미한 압력 상승이긴 하지만 상승은 상승이다. 그리고 상승한 혈압은 뇌 조직에 압력으로 작용한다. 그 압력이 독소를 뇌 세포 속으로 더 깊숙이 밀어 넣는다. 결국 독소는 뇌에서 빠져나오기는커녕 점점 뇌를 파고든다.

이 책 초반에 언급했듯이, 이 책의 모든 해독법은 지방을 줄이는 데 초점이 맞춰져 있다. 그 이유 중 하나는 피를 맑게 하기 위해서이다. 피를 맑게 해주면 독소가 더 쉽게 세포와 조직에서 빠져나와 혈류로 유입되어 마침내 몸에서 배출될 수 있다. 돼지고기를 멀리하는 것은 독소를 제거하여 몸과 마음을 치유할 수 있는 기회를 자신에게 선물하는 것이다.

참치 참치의 수은 함량이 높다는 것은 널리 알려진 사실이다. 바다, 호수, 강에 서식하는 물고기도 대부분 마찬가지이다. 그런데 참치가 특히 문제가 되는 이유는 아주 많은 사람들이 일상적으로 즐겨 먹는 식품이기 때문이다. 참치 캔은 이미 수십 년 전부터 거의 생존 식량으로 자리 잡았다.

참치 샌드위치나 참치 초밥을 즐겨 먹지 않는 사람도 있을 것이다. 그러나 윗세대가 참치를 즐겨 먹었다면 애석하게도 그 사람 몸에는 참치에서 비롯된 독소와 중금속이 들어 있을 것이다. 우리 모두는 불행히도 선조의 오염된 정자와 난자를 통해 독소와 독성 중금속을 물려받았다. 이제 인류는 건강이 걱정된다면 참치를 먹어서는 안 되는 지경에 이르렀다. 참치 샐러드를 아무렇지 않게 먹을 수 있던 시절은 지나간 지 오래이다. 우리는 수은이 인류의 적이 되어버린 시대에 살고 있다. 몇 세대에 걸쳐 축적된 수은이 지금도 우리 세포 조직 속에 빠르게 쌓여가고 있다.

수은은 자폐증, 주의력결핍/과잉행동 장애ADHD, 브레인 포그, 파킨슨병, 기억상실, 조울증, 알츠하이머병 등 수많은 사람들을 고통 속으로 몰아넣는 증상과 증세의 원인이다. 수은은 또한 60종이 넘는 엡스타인 바 바이러스 변종 같은 병원균의 먹이이다. 엡스타인 바 바이러스는 갑상선 기능 장애, 만성피로증후군, 라임병, 자가 면역 질환부터 피부 발진, 다낭성난소증후군, 자궁내막증에 이르는 각종 질병을 일으킨다. 이렇듯 수은은 너무나 큰 고통을 유발하기 때문에 우리는 수은을 더 이상 몸에 축적하지 말고 더 열심히 제거해야 한다.

참치 속 수은의 폐해를 더 증폭시키는 요인 중 하나는 바로 알루미늄 재질의 캔과 포장지이다. 참치의 미량 수은이 참치가 담긴 캔이나 호일의 미량 알루미늄과 접촉하면 상호 작용이 일어나면서 그 부산물로 매우 위험한 물질이 즉각적으로 발생한다. 바로 맹독성 신경독인데, 이 신경독은 급속도로 산화하고 증식하면서 일종의 탈피 과정을 통해 쪼개져나간다. 이는 수은과 알루미늄의 상호 작용으로 생긴 부산물이지만 수은이나 알루미늄보다도 심각한 중독성을 지닌 신경독으로서 뇌와 간을 갉아먹는다. 여기서 말하는 수은이나 알루미늄은 미량에 불과하다. 그러니까 참치 한 캔을 먹는다고 바로 병에 걸리지는 않는다. 그러나 장기적으로 볼 때 아무리 적은 양이라도 몇 년씩 축적되면 나중에는 심각한 뇌 질환으로 이어질 수 있다.

참치 캔을 따서 마요네즈에 버무려 식빵 사이에 넣어 먹는 것은 내 스타일이 아니라고 말하는 사람도 있을 것이다. 참치는 스시 바에서 우아하게 먹어야 제 맛이라고 말하는 사람도 있을 것이다. 그러나 아무리 품격 있게 먹는들 참치가 해독에 방해가 된다는 사실은 바뀌지 않는다. 치유가 절실한 사람이라면 평생 참치를 먹지 않는 것도 고려해 봄직하다. 해산물 없이는 못 사는 사람이라면 수은 함량이 비교적 낮은 다른 생선을 먹는 게 좋다. 물론 모든 생선은 어느 정도 독성 중금속에 오염되었다는 사실을 감안하면서. 여하튼 참치는 피하는 게 좋다.

옥수수 옥수수를 피해야 하는 중요한 이유는 대중적으로 공급되는 옥수수 중에 유기농 옥수수를 찾기가 매우 어렵기 때문이다. 미국인에게 옥수수를 자유롭게 먹는다는 것은 주로 나쵸, 콘칩, 콘토르티야, 콘도그, 옥수수 통조림, 팝콘, 콘프레이크, 옥수수 전분과 가루, 옥수수유, 액상과당 등의 식품을 마음껏 먹는다는 것을 의미한다. 이 모든 식품은 일반 옥수수로 만든 것이다. 일반 옥수수란 유전자를 공격적으로 변형시킨 GMO 옥수수일 가능성이 높고, 이런 경우 우리 몸에 문제를 일으킬 수 있다.

GMO 옥수수에는 인류가 지금껏 단 한 번도 노출된 적 없는 독소가 내포되어 있다. 그 독소는 농수산물의 유전자를 변형시킴으로써 발생한 것으로, 인체에는 이질적인 물질이다. 따라서 옥수수 섭취는 정화 및 해독에 방해가 될 위험이 있다. 병에 취약한 상태, 즉 바이러스와 박테리아가 병증을 일으키는 상태에서도 옥수수 섭취는 위험하다. 병원균이 옥수수를 먹이삼아 더 빠르게 증식하여 병증을 심화시킬 수 있기 때문이다.

유전자를 변형하지 않은 종자로 재배한 유기농 옥수수만 섭취하겠다는 의지를 지켜나가기란 쉬운 일이 아니다. 합성 살충제, 제초제, 살균제 등을 사용하지 않고 키운 옥수수도 GMO가 아니거나 GMO에 오염되지 않았다고 보장할 수 없다. 그것이 지금 우리의 현실이다.

우리가 직시해야 할 현실의 또 다른 측면이 있다. (최근 몇십 년 동안 병원균 배양 실험에 GMO 옥수수가 이용되었으므로) 우리 몸속 병원균이 우리의 생애 주기 중 상당 기간에 걸쳐 GMO 옥수수라는 먹이에 적응하면서 거기에 맞게 식욕까지 길들여졌다는 점이다. 엡스타인 바 또는 대상포진 같은 바이러스는 이미 과거에 우리가 먹던 일반 옥수수에 길들여졌기 때문에, 이제 우리가 유기농 옥수수를 먹는다 해도 얼마든지 연료로 삼고 증식할 수 있다.

옥수수도 한때는 영양가 높고 치유 효능도 있는 고마운 먹을거리였다. 여전히 몸에 좋은 영양소를 함유하고 있지만, 그 영양소의 이점을 누리기에는 인류가 옥수수에 너무 많은 조작과 변형을 가했다. 우리 몸속 병원균의 먹이가 된다는 GMO 옥수수의 특성 때문에 옥수수는 그 이점을 다 제압할 만큼 단점이 커져버린 것이다. 이장을 읽고 나서도 옥수수를 포기할 수 없다면, 최소한 신선한 유기농 옥수수를 해독기간이 아닐 때 가끔 먹는 것으로 식습관을 바꾸기 바란다. 해독과 치유에 전념하는 동안은 옥수수를 아예 식단에서 빼는 게 좋다.

| 3단계 |

(식물성 식용유, 팜유, 카놀라유, 옥수수유, 홍화유, 대두유 포함)

가공 유지 가공 유지油脂는 어떤 해독법을 따르든 해독 중에는 특히 해롭다. 지방으로 피가 걸쭉해지면서 정화되어야 할 독소와 독성 물질이 몸에서 제거되지 못하기 때문이다. 이렇게 해독 과정이 방해를 받으면 혈관계血管系에만 부담이 되는 것이 아니다. 어떤 종류의 기름은 활발한 수렴 작용과 높은 산성 때문에 장관 내벽까지 자극한다. 나아가 가공 유지는 대장과 소장에 사는 연쇄상 구균, 대장균, 포도상 구균을 비롯한 수백 가지 유해 박테리아의 변이와 변종, 간에 사는 엡스타인 바, 대상포진, 거대 세포, 인간 헤르페스 6형, 단순포진 1형 및 2형 같은 바이러스의 변이와 변종의 먹이가 돼 염증을 일으키기도 한다. 앞서 살펴본 바와 같이 병원균의 활동은 염증을 유발한다. 유지는 췌장과 간에 필요 이상의 부담을 줘서 소화불량과 인슐린 저항을 몇 주씩 지속시킨다. 이로써 치유에 도움이 되는 음식이 몸을 해독하고 고치는 데 지장을 받고, 몸의 모든 세포가 필수 탄수화물을 흡수하는 일도 방해를 받는다. 따라서 해독 중에 가공 유지 섭취는 금하는 게 좋다.

대두 치유에 집중하는 기간에 대두를 피해야 하는 이유는 간단하다. 대두는 지방 함량이 높기 때문이다. 대두의 천연 기름은 가공된 대두유와 달리 온전한 형태의 대두 속에 골고루 분포되어 있지만, 그래도 대두는 지방이 풍부한 식물이기 때문에 피를 탁하게 만들고 해독에 장애물로 작용한다.

대두 식품의 또 다른 위험 요인은 GMO이다. GMO 식품은 우리 몸에 독이 되고 면역력을 떨어뜨린다. GMO 식품 속의 영양소는 우리 면역 체계가 면역력을 증진하는 데 쓰는 영양소와 다르다. 간은 GMO 영양소를 유용한 성분으로 전환시키지 못한다. 그것들은 지구의 자연 환경에도 인체의 환경에도 이질적인 물질이기 때문이다. 독소와 독성 물질을 몸에서 청소하는 기간에는 면역 체계가 민첩하고 강력하고 활발하게 작동하는 게 매우 중요하다. 특히 우리 모두의 몸속에 들어 있는 바이러스와 유해 박테리아로 인해 이미 여러 증상과 증세가 나타난 상태에서는 면역 체계를 보호하는 게 더더욱 중요하다. 해독 기간에는 최강의 치유력을 자랑하는 파이토케미컬, 미량 미네랄, 항산화 물질, 항바이러스 물질, 항박테리아 물질, 천연 당분 등 면역 체계에 꼭 필요한 성분을 최대한 많이 공급해서 독소를 몸에서 몰아내야 하는데, 이때 GMO 대두를 섭취하는 것은 당연히 해독의 목적에 반하는 행위이다.

유기농 대두를 섭취한다고 해도 GMO가 아니라는 보장은 없다. 유기농 대두 공급망도 이미 오래 전에 GMO 오염에 노출되었기 때문이다. 내가 먹는 대두가 설마 GMO는 아니기를 바라며 먹는 게 다른 때에는 괜찮을지 모른다. 그러나 해독에 집중하는 동안에는 그런 도박을 피하는 게 좋다. 이 기간에는 특히 면역 체계를 최상의 상태로 유지해야 하기 때문이다. GMO 식품은 인체에 이물질이다. 특별히 민감한 체질이 아니더라도 대두 같은 GMO 식품 섭취는 히스타민 수위를 높여 전반적으로 염증 수치를 높이는 결과를 낳는다. 인체가 GMO를 이물질로 인식하기 때문이다. 화학 회사들이 만든 유독성 화학 약품에 면역 체계가 반응하고 세포 손상이 일어나는 것과 같은 이치이다. 해독 기간에는 염증을 유발하는 게 아니라 가라앉히는 게 목적이므로, 몸이 해독 모드로 전환하길 바란다면 대두 섭취는 금하는 게 좋다.

양고기 해독 기간에 양고기를 피해야 하는 이유는 돼지고기를 피해야 하는 이유와 동일하다. 양고기는 돼지고기와 마찬가지로 지방 함량이 높은 음식이다. 혈류에 지방이 과도하게 쌓이면 정화 및 해독 과정이 느려진다. 양고기의 지방 함량이 돼지고기만큼 높진 않기 때문에 트러블메이커 음식 목록에서 순위가 낮긴 하지만, 그래도 다른 동물성 단백질에 비해 지방이 많은 음식임은 틀림

없다. 해독의 중요한 목적 중 하나는 너무 다양한 종류의 지방을 섭취하지 않는 것이므로 양고기도 피하는 게 좋다.

해독 기간에 저지방 내지 무無지방을 강조하는 이유는 독성 물질이 장기에서 빠져나오는 동안 심장에 무리가 가기 때문이다. 독소와 독성 물질이 장기에서 빠져나와 혈류로 유입되면, 우리의 목표는 혈액 농도를 최대한 낮춰서 독소가 겨드랑이 땀, 장 운동, 소변 등을 통해 최대한 빨리 배출되도록 유도하는 것이다. 독소와 독성 물질이 혈류를 통해 몸속을 돌아다니게 되면 이미 심박수는 약간 높아진다. 뇌의 신경 세포 수용기가 혈액의 독성을 감지하면 뇌는 심장에게 더 강하게 펌프질을 해서 독소를 빨리 혈류에서 빼내라는 신호를 보내기 때문이다. 이때 혈액 농도가 충분히 낮으면 심장에 무리가 가는 것을 막을 수 있다.

그런데 양고기(또는 돼지고기, 대두, 가공 유지) 섭취로 피가 걸쭉해진 상태에서 해독을 시도하는 것은 마치 빨대로 젤리를 빨아먹는 것과 같아서 심장에는 큰 부담이 된다. 피가 걸쭉해지면 심장은 자연히 더 세게 펌프질을 할 수밖에 없다. 지방이 잔뜩 낀 혈액을 혈관에 순환시키는 게 그만큼 힘들다는 뜻이다. 해독 기간에 양고기 같은 음식을 피하면 혈액을 맑게 유지하면서 독소를 더 쉽게 혈류를 통해 배출할 수 있다. 트러블메이커를 더 빨리 내보내기 위해 심장 박동이 약간 빨라지긴 하지만 몸에 무리가 되지 않는 선을 지킬 수 있기 때문이다.

생선 및 해산물 **(연어, 송어, 정어리 제외)**

참치를 설명할 때도 언급했듯이, 수은 같은 중금속의 함량이 참치보다 낮은 생선은 많다. 그러나 모든 해산물에는 다른 독소도 들어 있기 때문에 특히 해독 기간에는 독소 축적이 우려될 수밖에 없다. 애써 해독을 하면서 몸에 또 독소를 집어넣어서야 되겠는가?

해산물에 들어 있는 다른 독소에는 무엇이 있을까? 우선 다이옥신이 있다. 다이옥신은 오랜 역사를 자랑하는 공업 폐기물로 이미 인간이 사용하는 모든 것에 들어 있다. 모든 먹을거리에서도 (때로는 아주 극미량이지만) 다이옥신이 검출된다. 그런데 해산물에는 다이옥신이 상대적으로 더 많이 들어 있다. 다이옥신은 면역 체계에 지장을 준다. 다이옥신이 몸에 들어와서 처음 쌓이고 고이는 곳이 면역 체계에서 큰 비중을 차지하는 림프계이기 때문이다. 림프계에 축적된 다이옥신은 림프구의 활동을 방해한다. 마치 연막이나 폭설처럼 림프구의 움직임을 더디게 하고 약화시키는 것이다. 다이옥신은 또한 공격성이 매우 높은 활성 산소의 일종이다. 한마디로 체세포를 파괴하는 독소이다.

해산물이 다이옥신 함량이 높은 이유는 대부분의 다이옥신이 해수와 담수에 떠다니기 때문이다. 해독 기간에는 몸속에 이런 독소가 유입되는 것을 막아야 한다. 이제는 인이 박히도록 들었겠지만, 해독 중에는 면역 체계가 든든하게 버텨주도록 해야 한다.

다이옥신은 암과도 관련이 있다. 암 세포로 변하거나 암 세포를 만들어내는 공격적인 바이러스들이 좋아하는 먹이가 바로 다이옥신이기 때문이다. 해독과 치유에 집중하는 기간에는 생선을 비롯한 거의 모든 해산물을 피해야 하는 또 다른 이유이다.

피해야 할 해산물에서 연어, 송어, 정어리를 제외한 이유는 다른 생선에 비해 미량 미네랄 함량이 높기 때문이다. 그렇다고 연어, 송어, 정어리를 매일 섭취하라는 말은 아니다. 정말 생선을 포기할 수 없다면 이 세 종류의 생선이 그나마 최선의 선택이라는 뜻이다. 그 반면 생산을 좋아해서라기보다는 몸에 좋은 오메가 성분 때문에 챙겨먹는 거라면, 해조류로도 오메가를 충분히 섭취할 수 있다.

연어, 송어, 정어리가 더 좋은 선택인 또 다른 이유는 수은 함량이 낮기 때문이다. 특히 정어리가 수은 함량이 낮은 것으로 알려져 있다. 그렇다고 수은이 아예 없는 것은 아니다. 예를 들어 양식 연어라고 해서 해수에 있는 수은, 다이옥신, 방사능 등에 노출되지 않는 것은 아니다. 게다가 양식장에서는 곰팡이나 세균 감염을 방지하기 위해 항생제와 항진균제를 사용한다. 양식 수산물은 더 많은 문제가 우려되므로 안전한 선택이 아니라는 뜻이다. 항생제와 항진균제에는 독성 중금속이 들어 있을 가능성이 높다. 따라서 되도록이면 자연산 연어, 송어, 정어리를 선택하여 독소 노출을 피하는 게 더 안전하다.

마지막으로 지적할 해산물의 위험 요소는 수십 년간 지속된 방사능 낙진과 원자력 발전소의 처리수 방출에 따른 바다와 하천의 오염이다. 정어리, 연어, 송어가 다른 생선에 비해 더 나은 선택인 이유는 방사능 오염이 덜하기 때문이다. 특히 정어리는 크기가 작아서 제일 안전하다.

그렇다고 작은 생선들이 다 오염도가 낮은 것은 아니다. 예를 들어 고등어는 기름진 생선이기 때문에 수은 검출량이 더 높을 수 있다. 기름진 생선과 수은 사이에는 어떤 상관 관계가 있을까? 우리 몸의 지방 세포가 수은 같은 중금속에 중독되고 포화되는 것과 같은 이치로 이해하면 된다. 의과학 연구자들에게는 알려지지 않았지만, 수은 같은 독성 중금속은 기름에 더 잘 녹고 퍼진다. 지방에 내포된 산이 수은의 산화를 가속시키기 때문이다. 산화한 수은은 팽창하면서 지방 세포 전체에 포화되어 더 강력한 독성을 갖게 된다. 연어는 지방도 많고 크기도 꽤 크지만, 그렇다고 지방 함량이 제일 높은 어종은 아니고 거기에 미량 미네랄이 풍부해 가장 건강한 해산물로 꼽힌다. 그러니 해독 기간에도 꼭 생선을 먹어야겠다면 자연산 연어, 정어리, 송어를 선택하기 바란다.

어유 보충제를 고를 때도 수은이 없다는 광고에 속으면 안 된다. 허위 주장이기 때문이다. 어유에서 수은 잔여물을 완벽하게 제거하는 기술은 없다. 수은의 에센스는 이른바 청정 어유에도 여전히 남아 있고, 수은 제거 공법 때문에 오히려 캔 참치보다도 해로울 수 있다. 수은을 제거하는 과정에서 어유에 남은 수은 에센스에는 강력한 동종 전하가 발생하고, 이로써 원래 수은보다 훨씬 더 메틸화된 수은 에센스가 몸 전체에 있는 세포 조직에 더 깊숙이 침투할 수 있다. 내 웹사이트에 게재된 보충제 안내서에 어유 대체품, 즉 어유로 만들지 않은 EPA/DHA 보충제도 수록되어 있으니 참고하기 바란다.

| 4단계 |

(사과 사이다 식초 포함)

식초　식초는 장기의 아주 깊숙한 곳에서 탈수 현상을 일으킨다. 해독 기간에 특히 더 조심해야 하는 게 탈수 현상이다. 식초는 독성 물질을 장기 속에 가둬서 보존한다. 몸에서 배출시키려고 가둬두는 것도 아니다. 독소도 탈수에 한몫한다. 독소를 희석하여 세포에서 씻어내 장기에서 무사히 빠져나오게 하는 데 엄청난 양의 물이 필요하기 때문이다. 그런데 식초는 독소 배출을 돕기는커녕 세포에 있는 수분마저 빨아들임으로써 독소와 독성 물질이 세포와 장기를 침투할 수 있게 해준다. 게다가 이러한 흡출吸出 작용으로 독소와 독성 물질은 장기 조직을 더 깊숙이 파고들게 된다.

이 같은 식초의 작용은 피클을 담그는 과정에 비유할 수 있다. 피클을 담그려면 유리병에 오이를 넣고 식초 섞은 물을 오이가 잠길 만큼 부어야 한다. 이때 사용한 물에 불소, 납, 비소, 살충제 등 유독성 화학 물질이 들어 있을 경우, 식초는 오이가 절여지는 과정에서 독소와 결합하여 독소를 오이 속으로 끝까지 밀어 넣는다. 이것이 식초의 작용이다. 그런데 혈액에도 물이 있고 독소가 떠다닌다. 물이 있다는 것은 다행이다. 정상적인 상태에서는 물이 독소를 씻어내기 때문이다. 그러나 식초를 섭취하면 우리 몸은 피클 병이 되고, 우리 장기는 피클이 되는 것이다. 식초는 우선 독소를 에워싼 물에서 독소를 분리시킨다. 분리된 독소는 장기와 분비선과 결합 조직을 파고든다. 이는 해독의 목적과 정반대의 결과이다. 식초는 또한 세포의 수분을 뺏음으로써 간을 비롯한 장기 속의 수분 보유량을 축낸다.

여기서 말하는 식초에서 사과 사이다 식초는 예외라고 생각한다면 오산이다. 물론 사과 사이다 식초는 영양이 풍부한 사과로 만들었기 때문에 다른 식초보다는 영양가가 높다. 그러나 적포도주나 포도 식초보다 약간 높은 수준일 뿐이다. 포도 역시 사과 못지 않게 영양이 풍부하니까. 어쨌든 과일 식초도 과일을 발효시켜 만든 식초이다. 위에 설명한 식초의 작용에서 벗어날 수 없다는 뜻이다. 어떻게 만들어진 식초든 간에 식초는 전신에 매우 깊은 탈수 현상을 일으킨다. 결국 우리가 없애고자 하는 바로 그 독소와 독성 물질이 식초 때문에 몸속에 보존되면서 문제를 일으키는 것이다.

| 발효
식품 | **(콤부차, 사우어크라우트, 코코넛 아미노 포함)**
발효 식품의 대중적 인기 때문에 뭐든지 발효시키면 몸에 좋을 거라고 생각할 수 있겠지만, 사실은 그렇지 않다. 발효는 치유 기법이 아니다. |

인류가 오래 전 식량을 보존하기 위해 고안한 생존 전략이다. 요구르트를 예로 들어보자. 대부분 요구르트는 유제품에 속한다. 그리고 모든 유제품은 수많은 만성 질환

의 직접적 원인인 바이러스와 유해 박테리아의 먹이이다. 요구르트에 함유된 미생물이 유익하다는 것도 하나의 이론에 불과하다. 저온 살균을 하지 않은 생요구르트도 유제품이며, 모든 유제품은 이론에 불과한 이점보다 단점이 압도적으로 많다는 것을 잊어서는 안 된다.

유제품 속 단백질과 유당은 우리가 앓고 있는 병증을 일으키는 병원균의 먹이이다. 지금은 병증이 없더라도 나중에 생기지 않으리라는 보장은 없다. 지금 몸속에 자기도 모르는 사이에 자리 잡은 엡스타인 바 바이러스나 유해 박테리아 같은 잠자는 괴물이 요구르트를 먹고 있다면 말이다. (코코넛 요구르트나 귀리유 요구르트 같은 비유제품 요구르트를 먹는다고 문제가 해결되는 건 아니다. 다시 말하지만 발효 식품 자체가 치유를 위한 것이 아니다. 이 점에 대해서는 잠시 후에 더 자세히 설명하겠다.)

발효된 육류나 발효된 동물성 살코기는 절대 피해야 할 식품이다. 동물의 살에 있는 미생물은 죽음의 미생물이다. 동물이 죽었을 때 사체를 부패시키는 미생물이라는 뜻이다. 동물의 사체에 자생하거나 옮아붙어 분해를 촉진하는 미생물에게 썩은 살은 최고의 증식 환경이다. 그런 미생물이 건강한 장에 존재해서는 안 된다.

발효 식품 중에 그나마 제일 유익한 식품은 김치와 사우어크라우트 같은 발효된 채소와 허브이다. 이것들에는 썩은 살(肉)에 사는 그런 미생물은 없기 때문이다. 식물 분해에 관여하는 미생물은 훨씬 유익하고 건강하며, 적어도 우리 몸에 피해를 주진 않는다. 그러나 이런 미생물도 해독과 치유에 적절한 것은 아니다.

우리 몸에 어떤 미생물을 넣어주느냐에 따라 그 효과는 크게 달라진다. 우리 몸속에는 수백 가지의 유익한 미생물이 존재한다. 여기에 발효된 야채의 미생물은 하나도 포함되지 않는다. 다시 말해 발효된 야채에 함유된 영양소가 몸에 이로울 수 있지만, 끼니마다 발효된 야채를 챙겨먹어야 할 만큼은 아니다. 우리가 평생 먹을 수 있는 끼니는 한정되어 있고, 매 끼니가 건강에 큰 영향을 미친다. 그러니 발효된 배추나 기타 채소로 밥상을 채우기보다는 바질, 시금치, 상치아재비 등을 생으로 먹는 게 훨씬 이로울 것이다. 우리 몸속에 있는 좋은 미생물은 바질이나 셀러리 주스 같은 허브를 먹고 증식하기 때문이다. 루꼴라, 상추, 케일, 시금치 같은 잎채소도 미생물의 좋은 먹이이다. 콜리플라워 같은 신선한 생야채와 사과 같은 과일도 마찬가지이다.

발효 식품이 유익한 미생물의 증식을 돕는다고 알려져 있지만, 사실 발효 식품은 그런 역할을 제대로 수행하지 못한다. 발효 식품이 건강한 미생물에게 최상의 먹이가 아니라는 뜻이다. 우리의 목표는 장에 살고 있는 건강한 미생물에게 몸에 꼭 필요한 음식을 먹이는 것이다. 그런 음식의 대표적 예가 방금 언급한 야채들이다.

셀러리 주스를 꾸준히 마신 사람들이 콤부차를 마셨을 때와는 비교가 안 되는 효과를 체험하는 이유도 여기에 있다. 지금도 전 세계에서 수백만 명의 사람들이 인생이 바뀔 만큼 놀라운 경험을 하고 있다. 셀러리 주스를 통해 다른 요법으로는 한 번도 얻지 못한 이점을 누리고 있는 것이다. 한 달 내내 콤부차를 마셔도 만성 질환에 전혀 차도가 없는 반면, 셀러리 주스를 한 달 동안 꾸준히 마시면 바로 치유의 효과가 나타난다. 셀러리 주스는 만성 질환을 일으키는 60종이 넘는 엡스타인 바 바이러스 변종과 50종이 넘는 연쇄상 구균 변종 같은 병원균에 대처할 뿐만 아니라 유익균의 먹이가 됨으로써 건강한 장내 환경이라는 보너스까지 선사한다.

만성 질환에 시달리는 사람이 발효 식품 섭취로 차도를 보이는 유일한 이유는 사실 발효 식품을 식단에 더하면서 트러블메이커 음식을 뺐기 때문일 것이다. 사람들은 건강을 위해 여러 가지 선택을 동시에 하는 경향이 있다. 예를 들어 발효 식품이 마이크로바이옴에 좋다는 이야기를 듣고 발효 식품을 먹기 시작하면서 글루텐을 끊고 치즈도 덜 먹는 식이다. 결과적으로 건강해지는 것은 글루텐을 끊고 유제품을 절제한 덕분이다. 기름진 패스트푸드를 끊으면 좋은 효과가 바로 나타난다. 하지만 동시에 발효 식품을 먹거나 비슷한 종류의 음식을 먹는 것이 치유에 도움이 되는 것은 아니다. 4장 "마이크로바이옴이 문제일까?"에서 살펴보았듯이, 사람이 건강하지 못한 것은 마이크로바이옴이 문제여서가 아니다. 발효 식품은 위에 설명한 바와 같이 마이크로바이옴에 도움이 되지 못한다. 건강에도 도움이 되지 못한다. 문제는 더 근본적인 차원에 있으며, 이 책의 해독법이야말로 그 근본적 문제를 해결해 줄 것이다.

발효 음식은 수세기 동안 인류와 함께해 왔다. 치유 분야에서도 발효 식품에 주목한 지 꽤 오래되었는데, 특히 1960년대와 1970년대 서구 사회에서 큰 인기를 누렸다. 그러나 발효 식품은 우리의 건강 문제를 해결해 주지 않았다. 만성 질환은 지난 수십 년 사이에 폭발적으로 증가했다. 그러는 동안 발효 식품이 해답이 된 적은 없었다. 발효 식품 덕에 만성 질환이 완화된 사람도 없었다. 건강 관련 논의에 발효 식품과 마이크로바이옴을 끌어들이는 것은 뒷걸음질 치며 물러나는 것과 같다. 애초에 아무도 치유하지 못한 낡은 이론에게 설자리를 계속 내주는 것이요, 애초에 해답이 되지 못한 낡은 이론에 새 이름을 붙여 사람들을 계속 현혹하는 것이다. 발효 식품은 만성 질환의 원인이 되는 독성 중금속 문제도, 루푸스나 만성피로를 유발하는 바이러스 문제도 해결해 주지 못한다.

만성 질환의 세계는 거짓 정보의 늪에 비유할 수 있다. 당신이 그 늪에서 벗어나 진정한 해답과 진실을 찾으려 할 때마다, 예컨대 만성 질환의 원인은 병원균이라는 진실에 다가가려고 할 때마다, 늪에서 악귀가 튀어나와 당신의 발목을 잡고 다시 늪으로 끌고 들어가려고 한다. 그러면서 당신에게 속삭인다. "네가 아픈 진짜 이유는 렉틴lectin 때문이다. 콜라겐이 부족해서다. 마이크로바이옴 균형이 깨져서다. 그러니 발효 식품을 더 먹어라"라고. 또는 "네 상상력으로 만들어낸 병이다. 나쁜 생각을 많이 해서 병을 키운 거다. 몸이 자가 면역 반응으로 자기를 공격하는 거다"라고. 이 책을 비롯한 모든 메디컬 미디엄 시리즈에 나온 해답을 꼭 붙들지 않으면, 진실을 찾기 위해 싸우지 않으면, 악귀는 당신을 유령과 거짓 정보가 들끓는 늪으로 다시 끌고 들어갈 것이다. 거기서 당신은 늪에 빠진 다른 사람들처럼 악귀들과 괴물들 사이에서 허우적거릴 것이다.

| **카페인** | **(커피, 말차, 코코아 포함)** |

카페인은 해독 과정에서 반드시 피해야 할 두 가지 현상을 유발한다. 첫 번째는 트러블메이커 음식 대부분의 공통점인 탈수 현상이다. 두 번째는 부신 자극에 따른 아드레날린 과다 분비이다. 혈류에 과도한 양의 아드레날린이 흐르면 뇌, 간, 신장의 손상으로 이어진다.

카페인은 투쟁-도피 반응이 필요 없는 상황에서도 투쟁-도피 반응을 일으키게끔 부신을 자극한다. 투쟁-도피 반응은 우리가 극심한 스트레스, 상실, 대립 등에 처했을 때 맞서느냐 도망가느냐 중 생존에 더 유리한 쪽을 본능적으로 택하게 하는 특권 같은 것이다. 투쟁-도피 반응은 부신에서 생존에 최적화된 배합으로 호르몬을 분비하기 때문에 가능한 것인데, 의과학계는 그 배합을 아직 가늠조차 하지 못하고 있다. 여하튼 투쟁-도피 반응은 그야말로 살아남기 위해 신속하게 판단하고 행동해야 하는 위기의 순간에 필요한 것이다.

그런데 카페인 섭취는 가짜 위기를 만들어낸다. 카페인이 양치기 소년이 되는 셈이다. 또는 학교에 불이 나지도 않았는데 장난으로 화재경보기를 울리는 학생이 되는 셈이다. 하루 종일 카페인 음료를 마시는 것은 마치 매순간이 위기 상황이라고 몸을 속이는 것과 같다. 그러니까 부신은 하루 종일 불필요한 반응을 하다가 결국 감각이 무뎌져서 진짜 위기가 닥쳤을 때 적절하게 대응하지 못할 수 있다. 아드레날린이 중추 신경계를 수시로 자극하다 보니 기본적으로 면역이 생기는 것이다. 그뿐 아니라 투쟁-도피 반응에 특화된 배합의 아드레날린은 몸에 매우 해로울 수 있다. 중추 신경계와 장기가 부식될 만큼 산성이 높기 때문이다. 이런 아드레날린은 평상시엔 분비되어서는 안 된다. 하루에도 몇 번씩 분비되어서는 더더욱 안 된다. 본래 용도에 맞게 특수한 상황에서만 가끔 분비되어야 한다. 투쟁-도피 반응에 특화된 아드레날린이 자꾸 분비되면 간은 몸을 보호하기 위해 불필요한 아드레날린을 흡수하느라 서서히 지쳐갈 것이다.

카페인을 섭취하면 기분이 좋아진다. 잠에서 깨고, 몸을 움직일 힘이 생긴다. 우리는 카페인을 마셔줘야 시동이 걸려서 아드레날린이 뿜어져 나오고, 정신이 번쩍 들고, 팔다리가 제대로 움직이고, 몸도 마음도 준비가 되어 비로소 하루 일과를 시작할 수 있다고들 말한다. 그런데 매일 카페인에 의지해 그런 상태를 만들다 보면 반드시 대가가 따른다. 그렇게 부신을 쥐어짜는 일은 꼭 필요한 때를 위해 아껴둬야 한다. 매일 부신을 혹사시키다 보면 진짜 스트레스가 폭발하거나 즉각적으로 반응해야 할 상황이 닥쳤을 때 정신이 아득해지고 인지와 반응 사이에 시차가 생길 수 있다. 습관적 카페인 섭취로 시도 때도 없이 분비되는 아드레날린에 파묻혀 지금이 진짜 위기라는 신호가 뇌에 제대로 전달되지 못할 수 있다는 말이다. 아드레날린에 무뎌진 뇌로는 위기 상황에서 새로운 정보를 취합해 판단을 내리거나 소중한 사람에게 조언을 해주기 어렵다. 뇌가 재깍재깍 반응을 못하는 탓이다.

마침내 무슨 결정을 내리더라도 카페인 중독 상태에서 내린 결정은 실수로 이어질 가능성이 크다. 오히려 일을 꼬이게 만드는, 안 하느니만 못한 결정이 될 수 있다는 뜻이다. 그 실수에 따른 결과가 마음에 안 들 때 우리는 이렇게 자신을 위로하곤 한다. "어차피 벌어질 사고였어." 또는 "이것도 다 경험이야. 교훈을 얻으면 돼." 또는 "아픈 만큼 성숙해질 거야." 우리는 카페인 중독이 빚은 사고였다는 현실을 외면하고 이런 멋있는 격언에 기대는 경우가 많다. 그런데 최선의 결과가 왜 나오지 못했는지 파악도 못한 채 무슨 교훈을 얻을 수 있을까? 우리가 "나 커피 마셔야 돼" 혹은 "일단 말차 한 잔 마시고 일 시작하자"라며 하던 일을 손에서 놓는 바람에 기회를 놓친 거라면? 무엇이든 우리 삶을 그 정도로 지배하는 게 있다면, 그런 것은 더 이상 단순한 기호 식품이라고 할 수 없다. 그 식품 때문에 우리가 의식하지도 못한 채로 무언가를 빼앗기며 살고 있다면 말이다.

이것이 길게 봤을 때 카페인 섭취를 줄여야 할 이유이다. 단기적으로는 최소한 해독 기간에는 아예 카페인을 끊는 것이 좋다. 그래야 부신과 간이 하루 종일 울리는 거짓 경보에 시달리지 않고 쉴 수 있다.

각성제에 의존하지 않고 살 때 우리는 심신이 건강해지는 긍정적인 방향으로 나아갈 것이다. 최근 말차와 고급 코코아를 매일 먹는 습관이 건강에 좋다는 이야기가 돌고 있는데, 사실 어떤 형태로든 카페인을 매일 섭취하는 것은 오히려 건강을 악화시킨다. 말차와 코코아는 수십 년간 커피나 홍차를 습관적으로 마셔온 사람에게 나타나는 것과 똑같은 증상을 일으킨다. 이를테면 혈당 불안정, 두통, 불면증, 초조함, 까닭 없는 슬픔, 이인증離人症, 만성 탈수, 신장 결석, 몇 년 후의 체중 증가, 조기 피부 노화, 부신 피로, 어떤 경우엔 여성 탈모까지 나타날 수 있다.

상업적 후원으로 진행되는 연구는 고급 코코아와 말차가 건강에 유익하다는 광고에 과학적 근거를 대준다. 홍차와 커피에 대해서도 그랬다. 중독성 있는 식품을 생산하는 업계 입장에서 이런 연구를 후원하는 것은 수익과 직결된다. 수익이 보장된 투자인 셈이다. 카페인 중독은 쉽게 끊어낼 수 있는 게 아니다. 중독된 사람들은 건강에 문제가 생기면 매일 마시던 말차나 코코아보다는 일주일 만에 먹은 과일 한 조각을 의심할 확률이 높다. 만성 질환을 극복하려면 이 점을 염두에 두자. 치유로 향하는 길에서 카페인에 발목 잡히지 말자.

| 5단계 |

모든 곡물 **(기장, 귀리 제외)**

이 대목에서 "아니 왜 글루텐이 없는 곡물도 먹지 말라는 거지?"라고 묻는 독자도 있을 것이다. 아주 좋은 질문이다. 식단에서 곡물을 배제하는 게 요즘 유행이라서 먹지 말라는 것은 아니다. 그런 유행은 곡물이 염증의 원인이며, 불필요한 탄수화물 공급원이라는 잘못된 논리에 기반을 두고 있다. 글루텐 없는 곡물은 병원균의 먹이가 되지 않는다. 그러니 기장, 퀴노아, 현미, 귀리 등의 곡물이 모든 사람들 몸속에 살고 있는 연쇄상 구균 같은 흔한 박테리아, 장에 서식하는 유해 박테리아, 또는 엡스타인 바나 단순포진 같은 바이러스의 먹이가 되진 않을까 걱정할 필요는 없다. 다시 말해 글루텐 없는 곡물은 염증을 일으키지 않는다.

치유가 절실할수록 기장과 귀리를 제외한 모든 곡물을 피해야 하는 이유는 다른 데 있다. 우선 곡물은 쉽게 끼니를 때우기 좋은 먹을거리이다. 영양가가 더 풍부한 잎채소와 과일로 채울 수 있는 밥상과 뱃속의 자리까지 곡물이 차지하기 십상이라는 뜻이다. 예컨대 아침에 곡물 한 그릇을 먹는 사람은 사과 두세 알이나 바나나 두어 개 정도는 건너뛰기 쉽다. 물론 곡물도 영양가는 있지만, 베리 한 접시, 사과 두어 알, 바나나 한두 개에 들어 있는 파이토케미컬, 항산화 물질, 미량 미네랄은 없다. 더 중요하게는 항바이러스성 및 항박테리아성 화합물도 없다. 셀러리 같은 허브, 잎채소, 야채, 과일, 해조류에 풍성하게 함유된 이런 화합물은 만성 질환을 극복하고 우리의 삶을 되찾는 데 도움을 주는 소중한 영양소이다. 곡물은 삼시세끼 든든하게 배를 채워주지만, 과일, 허브, 잎채소, 야채, 해조류는 더 빠른 치유를 도와준다.

곡물을 피해야 할 더 큰 이유는 지방과의 상호 작용에 있다. 사람들은 대부분 땅콩 버터나 아몬드 버터를 곁들인 오트밀, 아보카도를 얹은 토스트, 그래놀라와 우유, 단백질 바, 치킨 샌드위치, 오일 파스타 등등 지방 함량이 높은 음식을 곡물과 같이 먹거나 시간차를 별로 두지 않고 먹는다. 조금만 생각하면 무슨 말인지 알 것이다. 퀴노아 같은 간단한 곡물 요리를 오일을 뿌리지 않은 찐 야채만 곁들여 먹는 경우는 드물다. 그 반면 식사할 때는 지방을 피하더라도 식사한 지 얼마 안 돼 지방이 풍부한 간식을 먹는다거나, 식사는 기름진 음식으로 먹고 군것질할 때만 지방을 피하는 경우도 비일비재하다. 그러니까 지방이 풍부한 음식이 소화계에서 채 빠져나가기 전에 곡물을 또 먹는 경우가 거의 매일처럼 있다는 것이다. 그 두 음식 사이에 몇 시간의 시차가 있다 해도 상황은 달라지지 않는다. 예를 들어 점심에 퀴노아 샐러드를 먹을 때 아침에 먹었던 요구르트나 계란은 아직 소화되지 않은 상태일 수 있다. 이것이 왜 문제일까? 인슐린 저항성 때문이다. (참고로 퀴노아는 기장이나 귀리보다 소화하긴 힘들지만 건강한 곡물이다. 까끌거려서 위장 내벽을 긁을 수 있으므로 장 질환이 있는 사람에게는 부담이 될 수 있다. 예민한 사람도 최대한 부드럽게 해독할 수 있도록 이 책에서는 퀴노아를 주식으로 권하지 않는다. 퀴노아가 곡물이냐 씨앗이냐 하는 논쟁이 있는데, 이에 대해 잠깐 언급하자면 양쪽 다 맞다. 대부분 곡물은 싹이 나기 때문에 씨앗이기도 하다.)

이 책 곳곳에 '지방이 주요 에너지원인 음식radical fat'이라는 표현이 등장한다. 말 그대로 나쁜 지방이든 좋은 지방이든 지방에서 대부분의 칼로리가 나오는 음식을 지칭한다.(지방이 주요 에너지원인 식단의 대표적 예가 케토식이다.) 지방이 주요 에너지원인 음식과 곡물은 둘 다 소화되는 데 오래 걸린다. 닭고기, 아보카도, 육수, 견과류와 씨앗류, 기름, 버터, 크림, 우유 등의 지방은 흡수되는 긴 과정에서 오랫동안 혈류에 머무른다. 이 지방이 분산되는 데는 꼬박 하루가 걸리거나 그보다 더 걸리기도 한다. 그렇다 보니 지방은 하루 몇 시간씩 혈류에 떠다니게 된다. 통곡물의 복합 탄수화물은 지방보다는 빨라 네 시간에서 여섯 시간 안에 분해되긴 하지만 그 시간도 짧은 건 아니다. 게다가 곡물의 밀도와 섭취량에 따라서는 시간이 늘어나기도 한다. 보통은 몸이 천천히 오래 사용할 수 있는 연료라는 이유로 소화 시간이 긴 음식을 좋은 음식으로 간주한다.

그런데 문제가 있다. 복합 탄수화물은 당으로 분해되는데, 이때 혈류에 지방이 있으면 당분과 지방이 만나게 되고, 이것이 바로 인슐린 저항의 진짜 원인이 되는 것이다. 당은 인슐린에 붙어야 세포 속으로 들어갈 수 있다. 그래야 우리는 에너지를 얻어 건강하게 살아갈 수 있다. 지방은 이 과정을 방해한다. 혈류 속 지방은 인슐린을 흡수하기도 하고, 인슐린이 약해지고 없어지기 전에 당이 인슐린과 결합하는 것을 막기도 한다. 이 때문에 당이 세포 속으로 쉽게 들어가지 못하는 것이다. 이렇게 되면 췌장은 더 많은 인슐린을 분비할 수밖에 없고, 결국 지방으로 꽉 막힌 간처럼 췌장도 지방 때문에 힘들어진다. 혈당이 불안정해지는 결과까지 발생할 수 있다. 예를 들어 당화혈색소가 상승할 수 있는데, 이로 인해 당뇨 전단계라고 진단받거나 나중에 당뇨병에 걸릴 수 있다. 그러니 치유의 다음 단계로 올라가고 싶다면 지방이 주요 에너지원인 음식이 포함된 식단에 곡물을 추가하지 않는 게 중요하다.

물론 지방이 주요 에너지원인 음식을 배제한 식단이라면 글루텐 없는 곡물 섭취는 건강에 좋다. 인슐린 저항이 생길 걱정은 없으니까. 그런데 곡물 그 자체의 단점, 즉 과일, 허브, 잎채소, 야채, 해조류에 비해 영양가가 낮다는 점과 항바이러스성 및 항박테리아성 물질이 없다는 점은 여전히 남는다. 참고로 과일은 복합 탄수화물이 아니다.(겨울호박처럼 전분이 많은 것은 제외) 과일의 당은 빠르게 혈류와 장기에 도달하기 때문에 대부분 과일은 1시간 안에 몸에서 소화, 흡수 및 활용된다. 과일을 보통 사람들보다 더 많이 먹는다면, 예를 들어 앉은 자리에서 바나나 한 송이를 다 먹는다면, 소화하는 데 두세 시간이 걸릴 수 있다. 어쨌든 과일은 당이 세포 속으로 들어가 연료로 쓰이는 데 가장 방해가 안 되는 음식이다. 그리고 혈류에 지방이 많은 상태에서 과일을 먹으면 인슐린 저항성이 약간 생기긴 하지만 크게 걱정할 수준은 아니다. 과일의 당은 인슐린에 쉽게 결합하기 때문에 지방을 우회해서 세포 속으로 금방 들어가기 때문이다.

이에 비해 곡물은 지방이 주요 에너지원인 음식과 함께 섭취했을 때 소화 및 흡수가 훨씬 어렵다. 케토식이나 팔레오식 같은 고지방 식단을 유행시킨 사람들은 (그 지방이 동물성이든 식물성이든 상관없이) 이 점에 대한 이해가 부족하다. 그들은 곡물은 무조건 좋지 않은 증상을 일으킨다는 단순한 생각만 하는 것이다. (고지방 식단 창시자들은 사람들이 몸이 붓고 어지럽고 머릿속이 뿌옇고 피곤해지는 건 글루텐이 없는 곡물도 염증을 일으키기 때문이라고 착각하고 있다. 이런 증상은 사실 소화불량, 간 기능 저하, 연쇄상 구균과 엡스타인 바 바이러스 같은 병원균에 의한 저등급 바이러스 및 박테리아 감염 때문에 생기는 것이다. 그리고 이 모든 결과에 지방과 복합 탄수화물이 합쳐진 식단이 한몫한다.)

많은 사람들이 지방이 주요 에너지원인 음식을 곡물 같은 복합 탄수화물과 함께 먹어서 소화계에 문제가 생긴다. 그런데 치즈를 듬뿍 뿌린 파스타, 맥앤치즈(마카로니와 피자치즈를 섞은 요리—옮긴이), 피자(밀가루 반죽에 치즈와 오일을 섞은 것), 버터 비빔밥, 아보카도를 얹은 토스트, 오트밀과 땅콩 버터, 돼지고기 반찬과 쌀밥 등등 많은 음식에는 지방과 곡물이 단짝처럼 붙어 있다. 소화 기관에 지방과 전분이 같이 들어 있으면 간과 췌장은 괴롭다. 위산에 의한 곡물 분해 작용이 더뎌지면서 위도 괴롭다. 지방이 위산의 곡물 분해를 방해하면 간은 지방을 더 빨리 분해하기 위해 더 많은 담즙을 만들어내는데, 이번엔 복합 탄수화물이 담즙의 지방 분해를 방해하는 것이다. 이런 악순환 때문에 나타나는 증상으로는 복부 팽만, 메스꺼움, 변비, 위경련, 위염, 장염 등이 있는데, 사람들은 이런 증상을 곡물과 지방을 함께 섭취해서가 아니라 오로지 곡물 탓이라고 착각한다. 인슐린 저항성의 증상인 땀, 안면 홍조, 가벼운 어지럼증, 변덕스러운 기력, 사라지지 않는 허기, 수분 보존에 따른 부종, 그리고 간헐적이고 가벼운 떨림도 마찬가지다. 곡물 섭취만 문제삼을 게 아니다. 지방이 주요 에너지원인 음식을 완전히 배제하고 글루텐 없는 곡물만 섭취하면 이야기는 완전히 달라질 것이다.

많은 사람들이 지방과 곡물을 함께 섭취해도 아무렇지 않다고 말한다. 대부분 몸이 튼튼하고 장기의 기능이 떨어지지 않은 젊은 사람들이다. 그러니까 병원균과 고지방·고단백 식단과 독성 중금속으로 인해 간이 서서히 망가지거나 위의 위산이 약해지거나 췌장의 기능이 떨어질 만큼 아직 세월이 흐르지 않은 것이다. 지금 아무 증상이 없다고 해서 유행하는 다이어트를 따라하다가 이미 장기가 약해지기 시작하지 않았다고 장담할 수 없다. 그리고 훗날 만성 질환으로 이어지지 않으리라 장담할 수도 없다. 지금 괜찮다는 것은 아무 문제가 없다는 보증이 아니다. 그러므로 질병을 미연에 방지하고 싶다면, 또는 이미 앓고 있는 만성 질환에서 치유되고 싶다면, 기장과 귀리를 제외한 모든 곡물을 식단에서 빼는 방법으로 건강과 치유를 한 단계 더 끌어올릴 수 있다. 또 다른 방법은 이와 함께 지방이 주요 에너지원인 음식도 끊거나 줄이는 것이다.

(귀리는 '글루텐프리gluten-free' 표시가 있는 제품을 고르도록 주의하자. 귀리는

자연 상태에서는 글루텐이 없지만 재배 및 가공 과정에서 글루텐에 오염될 수 있기 때문에, 글루텐 오염에 특별히 주의를 기울여 생산된 귀리 제품을 사는 게 좋다.)

　어떤 증상이나 증세의 치료에 집중하는 경우라면 모든 곡물을 당분간 끊는 것도 한 방법이다. 소화계를 좀 쉽게 해주면서 끼니마다 치료에 도움이 되는 음식을 더 많이 섭취할 수 있는 여지를 확보하는 것이다. 원조 3:6:9 해독법 1일차부터 3일차까지, 그리고 초급 3:6:9 해독법 1일차부터 8일차까지는 기장과 귀리가 식단 예시에 포함된다. 이는 식단에서 특정 음식을 배제하는 게 처음인 사람들에게 친숙한 음식을 조금이나마 남겨두기 위함이다. 어떤 증상 때문에 정말 고생하고 있지만 곡물을 끊는 게 힘든 사람은 기장을 활용하기 바란다. 그런데 큰 차도를 바란다면 곡물을 끊고 고급 3:6:9 해독법을 시도해 보라고 권하고 싶다.

| 모든
식용유 | **(올리브유, 호두유, 해바라기유, 코코넛유, 참기름, 아보카도유, 포도씨유, 아몬드유, 마카다미아유, 땅콩유, 아마유 등 건강한 식용유 포함)** |

　식용유가 건강에 좋지 않거나 오메가 3를 비롯한 유익한 영양소가 없어서 피하라는 것이 아니다. 모든 기름은 해독에 방해가 되기 때문이다. 기름은 혈중 지방 수용도가 과도하게 높다. 그러니까 식용유를 섭취하면 식용유의 원료를 원형 그대로 먹는 것보다 훨씬 빠르게 혈류로 지방이 유입된다는 말이다. 예를 들어 아보카도나 호두를 먹는 것과 아보카도유나 호두유를 섭취하는 것은 차원이 다르다. 아보카도나 견과류 같은 음식을 몸이 받아들여 처리하는 과정이 식용유를 처리하는 과정과는 전혀 다른 것이다.

　아보카도를 원형 그대로 먹으면 위로 내려가 십이지장으로 이어지는 위 하부에 가라앉았다가 소장관으로 들어가는 동안 담즙에 의해 지방이 분해될 때까지 시간이 꽤 걸린다. 이후 아보카도 지방은 장관 내벽에 있는 혈관으로 흡수되어 간 문맥을 통해 간에 도달해 간에서 더 처리된다. 간은 지방이 혈류를 다시 타고 한꺼번에 너무 빠르게 심장으로 가지 못하도록 지방을 저장했다가 심장과 뇌에 무리가 되지 않을 안전한 속도로 이를 방출한다.

　그 반면 아보카도에서 추출한 식용유는 더 이상 자연 식품도 아니고 몸에서 처리되는 방식도 다르다. 식용유는 높은 혈중 지방 수용도 때문에 위에 설명한 장기의 안전 장치를 우회해 버린다. 식용유는 위로 들어가면 십이지장과 소장관으로 직행한다. 견과류나 씨앗, 열매와는 비교할 수 없이 빠른 속도로 움직인다. 그리고 간에서 걸러지는 단계는 아예 건너뛴다. 간 문맥을 통해 간으로 가서 몸 전체에 서서히 방출되는 게 아니라 높은 혈중 지방 수용도 때문에 장관 내벽에 있는 혈관으로 흡수되어 바로 혈중 지방이 된다. 보통 음식물에 함유된 지방에게는 허락되지 않는 지름길이 식용유에게는 늘 열려 있는 셈이다. 기름 때문에 혈중 지방은 쑤욱 올라가고, 결국 기름 때문에 몸은 해독 작용을 멈춰버린다. 기름으로 인해 혈중 산소 포화도가 낮아지고, 혈액이 걸쭉해지며, 독소가 기름 속에 갇히고, 장기의 독소 방출 능력이 떨어지기 때문이다.

기름은 혈류로 빠르게 유입됨으로써 혈중 지방 농도를 치솟게 하여 예측 불가능한 결과를 초래할 수 있다. 혈중 지방이 갑자기 과해지면 심장에 큰 부담이 되기 때문에 부신은 극도로 예민해진다. 너무 빨리 혈류로 유입된 지방이 언제 심장을 기습할지 모르므로 심장을 보호하기 위해 언제든 혈액 농도를 낮출 아드레날린을 분비할 준비 태세에 돌입하는 것이다. 식용유의 지방은 다른 유형의 지방과 달리 장기에서 혈류 유입 시점을 늦춰줄 수 없기 때문이다. 이 모든 것이 몸의 해독 과정을 방해하여 궁극적으로 치유를 더디게 만든다. 그러므로 건강 문제를 최대한 빨리 해결하려면 식용유를 끊는 것도 고려해 봄직하다.

| 보너스 |

건강을 더 철저하게 지키기 위한 보너스 단계도 있다. 주요 트러블메이커 음식을 식단에서 배제하는 것을 넘어 아래 지침까지 따른다면 훨씬 신속하고 효과적으로 치유 목표를 달성할 것이다.

소금을 비롯한 모든 양념 배제(순수 향신료는 괜찮음)

천일염이나 암염까지 다 끊으면 미네랄 같은 영양소가 부족해지지 않을까 걱정할 필요는 없다. 과일, 야채, 잎채소, 해조류, 허브가 풍성한 식단은 천연 나트륨 및 기타 미네랄이 충분하다. 그리고 "소금 과다 섭취" 절에서도 살펴보았듯이, 건강 개선을 위해서는 소금(과 소금이 함유된 각종 양념)을 멀리할 합당한 이유가 있다. 향신료는 나트륨이나 착향료를 섞지 않은 순수 향신료의 경우 사용해도 좋다.

지방이 주요 에너지원인 음식을 아예 배제

소금을 끊는 것과 마찬가지로 지방이 주요 에너지원인 음식을 끊는다고 영양소 결핍을 걱정할 필요는 없다. 역시 과일, 야채, 잎채소, 해조류, 허브에는 우리 몸에 유익한 오메가 3가 충분하기 때문이다. 그것도 해독과 치유 중에 우리 몸이 처리하기 딱 알맞은 양으로. 잠시 후 "지방과 치유에 관한 진실" 절에서 더 자세히 다루겠다.

술, 천연/인공 착향료, 영양 효모, 구연산, 아스파탐 및 기타 인공 감미료, MSG, 포름알데히드, 보존제 등을 끊거나 줄이기

이런 재료에 민감증이 있는 사람들이 꽤 많다. 지금 당장은 이런 식품이 먹는 즐거움을 선사할지 모르지만, 심신의 안녕에 미치는 영향을 생각하면 마냥 즐거워할 수 없다. 예를 들어 영양 효모는 MSG에 오염되었기 때문에 영양 효모에 맛들인 사람은 음식을 가리지 않고 첨가하게 만드는 중독성이 있다. 영양 효모는 또한 소화계에 과민 반응을 일으키고 유해 박테리아의 먹이가 되기도 한다.

■■■ 음식 조합에 관한 진실

종류가 다른 음식을 조합해서 먹는 유행을 따르는 사람도 있는데, 지방이 주요 에너지원인 음식을 당분과 함께 섭취할 때 이미 건강에 문제가 생기는 길로 들어서는 것임을 기억하기 바란다. 지방과 당의 조합은 피하는 게 상책이다. 지방과 당의 조합이 일으키는 문제에 대해서는 "계란" "돼지고기" "모든 곡물" 절에서 살펴보았으니 알 것이다. 이 조합의 가장 큰 문제는 인슐린 저항성이다.

지방과 당의 조합은 우리가 가장 경계해야 할 음식 조합으로 이는 음식 조합을 권장하는 사람들의 무지에서 비롯된 것이다. 여기서 지방과 당의 조합이라 할 때는 지방과 전분, 지방과 곡물의 조합이 다 포함된다. 또한 단백질과 당, 단백질과 전분, 단백질과 곡물의 조합도 포함된다. 단백질 안에 지방이 들어 있기 때문이다. 도넛은 지방과 당의 조합이다. 쿠키도 마찬가지다. 조금 더 건강한 식단에도 지방과 당의 조합은 많다. 땅콩 버터를 곁들인 오트밀도 지방과 당의 조합이고, 과일, 메이플 시럽, 견과류, 씨앗 등을 섞어 넣은 코코넛 요구르트도 지방과 당의 조합이다. 이 조합의 진짜 문제는 "모든 곡물" 절에서 살펴보았듯이 지방이다.

식물성 단백질만 먹는다면 지방과 당의 조합을 피하게 될 확률이 훨씬 높다. 예를 들어서 쌀밥과 콩을 먹으면서 버터, 치즈, 아보카도, 식용유는 배제하면 된다. 시금치도 지방은 없고 단백질은 풍부한 음식이기 때문에 글루텐이 없는 곡물과 훌륭한 조합을 이룬다. 이 조합에 식용유, 아보카도, 동물성 단백질을 추가하지 않는다면 말이다. 이런 것들을 추가하면 지방이 추가되는 것이고, 그 지방이 (몸에서 당으로 분해되는) 전분과 나쁜 조합을 이루면서 문제가 발생하는 것이다. 여기서도 진짜 문제가 되는 쪽은 전분이 아니라 지방에 있다.

동물성 단백질을 많이 먹는다면 잎채소와 함께 먹는 게 좋다. 좋지 않은 조합은 동물성 단백질과 곡물을 함께 먹는 것이다. 곡물이 분해되며 생기는 당과 동물성 단백질 속의 지방이 문제를 일으키기 때문이다. 예를 들어 쌀밥에 닭고기를 먹는 것은 되도록 피해야 한다. 닭고기 속 지방과 쌀의 전분이 최악의 조합이기 때문이다. 음식 조합에서 진짜 문제가 되는 것이 지방이 주요 에너지원인 음식이라는 사실은 음식 조합 이론의 전문가들에게도 제대로 알려지지 않았다.

■■▪ 지방과 치유에 관한 진실

식단에서 지방 비중을 낮추는 게 건강에 유익하지 않다는 주장은 순전히 추측 내지 가설에 불과하다. 요즘은 저지방 위주로 먹는 사람이 거의 없다. 건강을 의식해서 동물성이든 식물성이든 지방을 경계하는 사람들 중에도 무지방 또는 저지방 식단을 충분한 기간 동안 유지하는 사람을 찾기 어렵다. 그러니까 저지방 식단 또는 무지방 식단이 동맥류와 뇌졸중을 비롯한 뇌 질환 발병 확률을 높인다는 주장을 입증할 근거가 전무하다는 말이다. 한마디로 그런 주장은 인체 연구를 통해 얻은 결론이 아니라, 고지방 식단의 유행을 부추기기 위한 공허한 속단이요, 대중적 인기를 얻은 가설의 영향을 받은 누군가가 지어낸 소설일 뿐이다. 거기에는 아무런 근거도 없다.

전 세계가 고지방 식단을 따르고 있다고 해도 과언이 아닌 오늘날, 뇌졸중과 동맥류와 색전증은 너무나 흔한 병증이 되었다. 세상의 많은 사람들이 질병에 시달린다. 수십 년 동안 수세대에 걸쳐 수백만 명의 사람들이 고지방 식단을 유지하면서 고지방 식단이 건강에 유익하지 않다는 것을 입증했다. 그나마 건강한 지방으로 채운 식단이라면 일반식보다는 나을 수 있다. 예컨대 붉은 고기, 닭고기, 동물성 기름, 식용유, 비계 등의 지방 공급원 대신 견과류, 씨앗류, 올리브, 아보카도로 바꾼 식단은 고지방 식단의 위험을 어느 정도 낮춘 식단이라 하겠다. 뇌졸중, 동맥류, 알츠하이머병, 치매, 파킨슨병을 비롯한 모든 뇌 질환은 가공 식품, 패스트푸드, 정크 푸드 등 나쁜 지방의 함량이 높은 식품을 피하면 발병 위험을 낮출 수 있는 질환이다.

고지방 식단은 아무리 좋은 지방이라고 해도 시간이 지날수록 간을 약화시켜 번아웃에 이르게 한다. 지방은 종류를 막론하고 피를 걸쭉하게 만든다. 가공 식품이나 패스트푸드에서 비롯된 나쁜 지방이 피를 더 걸쭉하게 만들지만, 건강한 지방도 그런 효과가 없는 건 아니다. 어쨌든 피가 걸쭉해지면 혈중 지방이 산소를 혈류에서 몰아내기 때문에 뇌 세포에 산소 공급이 줄어들면서 뇌의 노화가 가속화되는 결과를 낳는다. 세상에는 동맥류나 뇌졸중 환자들이 수없이 많다. 그리고 대다수의 사람들이 의식적으로든 무의식적으로든 고지방 식단을 오랫동안 유지해 왔다. 따라서 오랫동안 무지방 식단을 유지해 온 극소수의 사람들을 가리켜 무지방이 문제의 원인이라고 주장하는 것은 어불성설이다.

우리가 '무지방'이라고 말하는 식단도 따지고 보면 지방이 전혀 없는 식단은 아니다. 그 누구도 지방 섭취를 전혀 하지 않을 수는 없다. 바나나에도 지방이 있다. 고구마, 감자, 망고. 심지어 버터헤드상추에도 들어 있다. 모든 과일, 야채, 잎채소, 해조류, 허브에는 유익한 오메가가 들어 있다. 어떤 식용 식물, 예컨대 무화과, 바나나, 버터헤드상추는 지방 함량이 살짝 더 높은 반면, 셀러리 같은 식물은 지방이 거의 없다. 미량만 들어 있더라도(때로는 미량만 들어 있는 덕분에) 몸에 유익한 지방이 될 수 있다. 식물에 자연히 함유된 당과 완벽한 조합을 이룰 만큼 지방 함량이 낮기 때문이다. 따라서 우리가 지방이 주요 에너지원인 음식을 식단에서 배제한다고 지방 결핍을 걱정할 필요는 전혀 없다. 무지방 식단, 즉 지방이 주요 에너지원인 음식을 다 배제한 식단에도 필요한 지방은 다 들어 있다. 예를 들어 찐 감자를 (버터, 식용유, 사워크림 등을 섞지 않고) 상추와 함께 먹어도 건강을 유지하기에 충분한 지방을 공급받을 수 있다. 그 정도로도 필요한 지방은 충족되기 때문에 건강한 지방을 섭취하려고 일부러 견과류를 매일 한 움큼씩 먹지 않아도 된다.

커피에 지방을 첨가한다고 동맥류가 예방되지 않는다. 이런 가설을 뒷받침해 주는 연구가 없는데도 사람들은 커피에 지방을 넣으면 동맥류를 피할 수 있다고 믿는 것 같다. 커피를 그런 식으로 변용하는 게 멋있어 보일지는 모르겠으나, 혈중 지방 비율을 높이는 것은 뇌에 더 많은 문제를 일으키는 것과 진배없다. 물론 지방은 건강에 좋을 수 있다. 호두, 참깨, 대마씨, 아보카도의 지방이 그렇다. 이 점을 부정하려는 게 아니다. 단지 지나친 게 문제라는 말을 하고 싶은 것뿐이다. 지방이 주요 에너지원인 음식은 절제할 필요가 있고, 먹는 사이의 간격을 최대한 넓히는 게 좋다. 적어도 매일 먹는 것은 피해야 한다.

3:6:9 해독법은 지방을 주요 에너지원으로 삼지 않는 식생활을 정착시키는 데 도움을 준다. 고지방 음식 대신 치유에 도움이 되는 음식으로 배를 채우는 생활 패턴에 익숙해지면 신체적 증상뿐만 아니라 기분까지 달라지는 것을 느낄 수 있을 것이다. 23장의 레시피를 참고하면 지방이 주요 에너지원인 음식이 아니어도 든든한 음식이 얼마나 많은지 알게 될 것이다. 그리고 특별히 힘든 병증에 시달리고 있다면 해독을 마친 후에도 지방이 주요 에너지원인 음식을 다시 먹는 건 당분간 미루는 것을 고려해 봄직하다.(더 자세한 사항은 19장 "반드시 지켜야 할 해독 수칙" 중 "해독 이후에도 지방 섭취 피하기" 절을 참고하기 바란다.) 과일, 야채, 잎채소, 해조류, 허브에 들어 있는 지방은 간, 소화계, 면역계에 부담을 주지 않는다. 천연 오메가 형태로 존재하고 함량이 낮아 치유에 전념 중인 몸이 처리하기에 딱 알맞기 때문이다.

CHAPTER **8**

내게 맞는
해독법 고르기

□ □ □

이 책에서 소개하는 해독법 중 어떤 것을 고르는 게 좋을까? 예를 들어 3:6:9 해독법도 원조·초급·고급으로 나뉘는데 이 중에서 어떤 것을 따르면 될까? 준비 기간 없이 바로 해독에 들어가도 될까? 병원균 퇴치 해독법으로 트러블메이커 음식부터 끊는 게 좋을까? 나아가 이 책에 나오는 해독법과 메디컬 미디엄 시리즈의 다른 책에 나오는 해독법 중에서는 어떤 것을 선택하면 될까? 내가 쓴 책들에 친숙한 독자라면 거의 모든 책마다 최소한 한 가지 이상의 해독법을 권한다는 것을 알 것이다. 《난치병 치유의 길*Medical Medium*》의 '28일 치유 해독법'에서 시작하는 게 좋을까? 아니면 《갑상선 치유*Thyroid Healing*》의 '90일 갑상선 재활 요법'? 아니면 《간 소생법*Liver Rescue*》에서 처음 소개한 '3:6:9 해독법'?

선택의 자유도 좋지만, 선택지가 너무 많으면 아무 선택도 하지 못할 것 같은 기분이 들 수 있다. 이 책만 해도 병원균 퇴치 해독법, 아침 해독법, 중금속 해독법, 모노 해독법, 그리고 3:6:9 해독법, 이렇게 다섯 가지 기본 해독법이 나온다. 게다가 거의 모든 해독법 안에서도 몇 가지 선택 가능한 경로가 제시된다. 또한 간헐적 단식, 물 단식, 주스 단식 등을 선호하는 사람이 선택할 수 있는 옵션도 있다. 그렇다면 어디서부터 시작하는 게 좋을까? 이 장은 독자가 자기 답을 찾을 수 있도록 도와줄 것이다.

우리는 이 장을 통해 다음 주제들을 살펴볼 것이다.

- 해독법 개요
- 해독이 필요한 이유
- 메디컬 미디엄 해독의 세계에서 첫걸음을 떼다
- 3:6:9 해독법: 원조·초급·고급
- 음식 불내증
- 임신과 수유
- 소아
- 간 검사
- 중금속 검사
- 셀러리 주스는 약이다
- 거시 영양소 계산: 칼로리 계산의 후속 버전
- 벌크업과 커팅

▞▞ 기준이 되는 질문

어떤 해독법을 선택할지 고민할 때 염두에 둘 점은 우리 몸이 평생 계속 변한다는 사실이다. 해독을 처음 접한 시점에서 우리는 저마다 몸 상태가 다르다. 오래전부터 앓아온 만성 질환에 따른 여러 결함이 이미 몸에 나타난 사람도 있을 것이다. 게다가 우리 모두는 해를 거듭할수록 다양한 트러블메이커에 노출되며 살아간다. 때로는 간이 독소로 가득 차 처져 있는 까닭에 각별한 보살핌이 필요할 수도 있다. 간이 침체되어 있으면 몸은 독소를 축적할 수밖에 없으므로 모든 해독의 초점은 간에 맞춰야 한다. 때로는 예기치 못한 감정의 소용돌이에 휩싸이는 경우도 있다. 이럴 때는 식사도 제대로 못하고, 힘든 시간을 버티기 위해 엄청난 양의 아드레날린이 분비되기도 한다. 때로는 그동안 잘 작동하던 면역 체계가 난생처음 접한 병원균에 무너지기도 한다. 우리 인생은 계속 변하고, 인생살이는 녹록지 않다. 지금 당장은 어떤 해독법이 딱 맞더라도 6개월 뒤에는 다른 해독법이 더 적절할 수도 있다. 앞으로도 세월이 흐르면서 해독법을 바꾸거나 반복할 필요가 있는 상황이 계속 생길 것이다.

해독법을 선택할 때는 "지금 이 순간 어떤 해독법이 해볼 만한가?" 하는 질문을 기준으로 삼으면 된다. 어떤 해독법이든 지금 실천에 옮길 만한 해독법이 자신에게 가장 유익한 해독법이다.

많은 사람들에게 지금 제일 해볼 만한 실천은 건강에 안 좋은 음식을 당분간 끊는 것일 수 있다. 그렇다면 15장 "병원균 퇴치 해독법"을 참고하여 특정 음식의 섭취 중단이 어떻게 몸을 쉬게 해주는지 알아볼 것을 권한다. 이 해독법에서는 끊을 음식을 단계별로 나눠놓았기 때문에 자신의 상황에 맞게 단계를 선택해서 진행하면 된다. 이는 나중에 3:6:9 해독법으로 가는 길을 닦는 데도 도움이 될 것이다.

지금 여행이나 출장 중이라면 3:6:9 해독법을 진행하고 싶어도 스케줄이 따라주지 않을 수 있다. 그렇다면 16장의 "아침 해독법"이 더 현실적인 선택일 것이다. 아침 해독법으로 버티면서 언젠가는 연속 9일을 확보해 3:6:9 해독법을 안정적으로 진행해 보겠다고 마음을 가다듬으면 된다.

불안감, 우울증, 주의력결핍/과잉행동 장애ADHD 또는 알츠하이머병으로 힘들어하는 가족을 돕고 싶은데 해독법의 지침에 맞춰 삼시세끼를 먹는 것에 가족이 거부감을 보일 수 있다. 이때는 17장의 "중금속 해독법"이 대안이 될 것이다.

소화 기관이 요즘 들어 유난히 민감해진 사람도 있다. 이런 사람은 3:6:9 해독법에 제시된 다양한 메뉴는 차치하고 일단 통증이나 자극 없이 먹은 것을 소화해 내는게 급선무일 것이다. 이때가 바로 18장의 "모노 해독법"을 진행할 때이다. 모노 해독법으로 최대한 부드럽게 몸을 해독하면서, 나중에 더 강도 높은 3:6:9 해독법도 받아들일 수 있도록 장관 내벽을 치유할 수 있을 것이다.

아니면 소화는 잘되는데 오랫동안 시달려온 다른 만성 질환 때문에 지칠 대로 지쳐 있는 사람도 있을 것이다. 그래서 뭔가 획기적으로 바꿔서 본격적인 치유를 향해 나아가고 싶다면, 이때야말로 원조든 초급이든 고급이든 3:6:9 해독법을 도입해 대대적인 정비에 들어갈 최적의 타이밍이다.

그렇게 3:6:9 해독법을 원하는 만큼 반복해서 진행한 뒤에는 나의 다른 책에서 소개하는 '28일 치유 해독법'이나 '90일 갑상선 재활 요법'에 도전할 준비가 되었다고 느낄 수 있다. 아니면 이 책을 접하기 전에 다른 메디컬 미디엄 해독법 한두 가지를 이미 완료한 사람도 있을 것이다. 축하드린다! 진심으로 하는 말이다. 다른 해독법을 진행했다면 이제는 3:6:9 해독법을 통해 더 깊은 치유를 경험할 준비를 마친 셈이다.

우리의 몸과 마음에 치유의 조건을 마련해 줄 때 그 결과는 매우 심오할 것이다. 어디에서 시작하든 그 경험은 당신을 바꿔놓을 것이다. 그래서 기준이 되는 질문으로 돌아가 "지금 이 순간 어떤 해독법이 해볼 만한가?"라고 다시 묻게 될 때는 당신의 응답도 바뀔 것이다.

▪︎ 간단한 모범 답안

모범 답안 중 한 가지는 틀린 해독법이란 없다는 것이다. 어떤 메디컬 미디엄 해독법이든 다른 메디컬 미디엄 해독법을 진행하기 위한 준비 단계가 된다.

또 하나의 답은 3:6:9 해독법 중 어느 버전이든 거의 예외 없이 훌륭한 출발점이 된다는 것이다. 3:6:9 해독법은 제일 효율적인 해독법이며 제일 짧아서 실천하기도 어렵지 않다. 그리고 3:6:9 해독법은 건강의 실질적인 핵심인 간을 바로 공략해, 간의 신비한 리듬을 활용하여 치유에 시동을 걸어줄 것이다. 간에 뿌리 내려 오랫동안 간을 괴롭혀온 독성 물질과 병원균을 간이 방출하도록 도와주기 때문에 우리는 몸 전체를 치유하는 관문을 열 수 있다.

참고로 이 책의 3:6:9 해독법이 《간 소생법》의 3:6:9 간 소생법과 무엇이 다른지 궁금한 독자에게 답을 하자면, 원조 3:6:9 해독법은 3:6:9 간 소생법과 똑같은데 약간 업그레이드한 버전이라고 보면 된다. 이 책은 여기에 덧붙여 초급 및 고급 3:6:9 해독법을 새로운 선택지로 제시한다.

원조·초급·고급 3:6:9 해독법 중 어느 버전을 선택할지는 각자의 자유이다. 이 부분에 대해서는 잠시 후에 더 설명을 하겠다. 원조나 초급 3:6:9 해독법으로 시작해서 원한다면 중금속 해독법을 접목시켜 효력을 더 증대시킬 수도 있다. 그 방법은 21장 "해독법의 응용과 대체"에 나와 있다.(고급 3:6:9 해독법은 이미 중금속 해독법을 포함하고 있다.)

　3:6:9 해독법을 다 마치고 나면 '9일 주기'를 원하는 만큼 반복해도 되고, 장기적인 치유와 건강 유지를 위해 다른 해독법을 시도해도 되며, 그냥 일상으로 돌아가도 된다. 3:6:9 해독법을 마친 뒤에는 다른 어떤 메디컬 미디엄 해독법을 진행해도 효과가 극대화될 것이다. 3:6:9 해독법을 통해 그만큼 간과 장기가 활성화되었을 것이기 때문이다. 3:6:9 해독법은 이어지는 치유 노력들이 더 큰 효과를 거둘 수 있도록 치유의 초석이 되어줄 것이다.

해독법 개요

	목적	적응증	기간	위치
원조 3:6:9 해독법 3:6:9간 소생법의 업그레이드 버전	간 깊숙이 자리 잡은 독소와 병원균을 뿌리 뽑아 궁극적으로 만성 증상과 질환을 치유.	간을 비롯한 여러 장기에 평생 축적된 트러블메이커(즉 독소와 독성 물질 그리고 이들을 먹이로 삼은 바이러스와 박테리아)를 씻어냄으로써 트러블메이커가 일으키던 만성 증상과 질환을 고칠 수 있음. 예: 심장 두근거림, 안면 홍조, 따끔거림과 얼얼함, 쑤심과 욱신거림, 현기증, 어지러움, 브레인 포그, 편두통, 불안감, 우울증, 복부 팽만, 피로, 생식계 이상 증세, 갑상선 이상 증세, 루푸스, 라임병, 류마티스 관절염, 건선성 관절염, 습진, 건선, 여드름, 요로감염증 등등.	9일 (또는 9일 주기로 반복)	10장
초급 3:6:9 해독법 상대적으로 수월한 방법으로, 강도는 원조 3:6:9 해독법의 70%	뿌리 깊은 독소와 병원균을 낮은 강도에서 빼낼 수 있으므로 바쁜 스케줄에도 수월하게 진행 가능.	고지혈증, 고혈압, 지방간, 죽상경화증, 림프부종, 관절염, 불면증, 하지정맥류, 눈 밑 다크서클, 위산 역류, 변비, 과민성대장증후군, 피부 건조증, 2형 당뇨병, 두통, 편두통 등등. 강도가 원조 3:6:9 해독법보다 낮으므로 원하는 효과를 위해서 여러 번 반복하는 것을 추천.	9일 (또는 9일 주기로 반복)	11장

	목적	적응증	기간	위치
고급 3:6:9 해독법 100% 생식과 무지방으로 구성된 방법으로, 원조 3:6:9 해독법이나 28일 치유 해독법 완료 후 더 진도를 내고자 하는 경우에 적합	더욱 깊은 해독 상태에 도달하여, 심각한 건강 문제에 대응하는 치유의 다음 단계로 진입.	건강을 심각하게 위협한다고 느껴지는 제반 증세.	9일 (또는 9일 주기로 반복)	12장
병원균 퇴치 해독법 3:6:9 해독법 이후 해독 과정을 관리하거나 3:6:9 해독법을 향해 진도를 내기에 최적	몸에 부담이 되는 음식으로부터 휴식을 취하면서, 치유에 도움이 되는 음식을 더 많이 섭취할 여지를 확보해 몸의 자체 정비를 지원.	병원균이 일으키는 증세, 예컨대 자가 면역 질환에 수반하는 모든 증상을 관리하기에 적합. 질병의 원인인 바이러스와 박테리아의 먹이가 되는 음식을 식단에서 배제함으로써 이것들의 증식을 방지하고 만성 질환의 악순환을 끊을 수 있음.	2주에서 4주 또는 그 이상 (또는 평생)	15장
아침 해독법 3:6:9 해독법 이후 해독 과정을 관리하거나 3:6:9 해독법을 향해 진도를 내기에 역시 최적이며, 병원균 퇴치 해독법과 병행 가능	간을 비롯한 몸 전체의 자연적 해독 모드를 아침 기상 이후로까지 연장.	위산을 강화하여 소화력을 증진하고, 혈중 지방 농도를 낮춰 산소 및 수분 공급 증가.	2주 이상 (또는 평생)	16장
간헐적 단식용 옵션 간헐적 단식에 관심 있는 사람을 위한 옵션	간헐적 단식의 효과 향상과 셀러리 주스의 생활화.	올바르게 응용할 경우 소화력을 증진하고, 집중력을 향상시키며, 나아가 체중 증가 억제도 가능.	원하는 페이스에 맞춰 간헐적으로	16장

	목적	적응증	기간	위치
중금속 해독법 병원균 퇴치 해독법이나 아침 해독법과 병행하거나 3:6:9 해독법과 결합 가능	최적의 건강 상태에 도달하기 어렵게 하는 중금속으로부터 뇌와 신체를 해방.	ADHD, 자폐증, 불안감, 우울증, 알츠하이머병, 치매, 기억력 감퇴, 브레인 포그, 집중력 저하, 진전, 파킨슨병, 틱, 경련, 불면증, 수면 장애, 피로, 다발성경화증, 루푸스, 자가 면역 질환, 라임병 등의 신경학적 질환과 습진, 건선, 피부경화증, 백반증, 주사비(딸기코) 등의 피부 질환의 근본 원인 공략.	3개월에 서 6개월 또는 그 이상	17장
모노 해독법 몸을 진정시켜야 할 때 매우 간단하게 실행할 수 있는 해독법	자극과 염증에 시달리는 소화관을 진정시키고 주범인 병원균을 아사시켜 위장을 치유함으로써 음식 소화와 영양소 흡수의 효율을 높임과 동시에 신경계에 무리를 주는 음식을 배제.	식중독, 소화계 이상 증세, 섭식 장애로 한동안 음식을 먹지 못했을 때, 위장병 치료나 검진에 따른 인위적 개입이 있었을 때 회복을 도움. 만성화 또는 장기화된 음식 알레르기 및 민감증 완화를 도움. 모노 해독법은 포도당을 뇌와 신경계에 충분히 공급함으로써, 바이러스성 신경독(엡스타인 바 같은 바이러스가 몸속에서 중금속을 비롯한 트러블메이커를 먹고 배설하는 독) 이 달라붙어 과민해지고 염증이 생긴 신경의 회복을 도움. 포도당 공급은 바이러스성 신경독이 일으키는 다발성경화증, 섬유근육통, 만성피로증후군, 불안감 등의 증세를 완화해 줌.	한 번에 1주일 또는 그 이상 (장기적 으로 실행 가능)	18장
물 단식 과부하에 걸린 소화계를 쉬게 해주는 요법	심각한 소화 기관 장애에 단기적으로 대처.	장염, 식중독, 메스꺼움, 복통, 담석산통, 맹장염 등의 급성 질환으로부터의 회복. 신경학적 증세 및 증상에는 비추천.	1일에서 3일	19장
주스 단식 주스 해독에 관심 있는 사람을 위한 옵션	부신과 간을 보호하면서 실행할 수 있는 단기 해독법.	림프계를 빠르게 해독하여 췌장, 담낭, 간의 스트레스 완화. 신속한 수분 공급과 동시에 각종 증상과 증세를 일으키는 병원균의 먹이인 트러블메이커 음식 차단.	1일에서 2일	19장

▚▜ 해독이 필요한 이유

이제부터는 해독법의 선택 과정을 더 심도 있게 살펴보겠다. 우리가 해독을 시도할 때는 과연 무엇을 제거하려는 것인지부터 생각해 봐야 한다. 디톡스detox, 해독cleanse 같은 단어가 뜻하는 것은 무엇인가? 우리 몸에서 무엇을 빼내려 하는 것인가? 시중에 나온 해독법은 독소와 독성 물질에 대해서나 그것들이 몸 밖으로 배출되는 과정에 대해서 뭉뚱그려 말하는 경향이 있다. 디톡스라는 단어도 너무 애매하고 흔하게 쓰여서 대체 몸에서 무엇이 빠져나가는지, 과연 빠져나가긴 하는지 제대로 아는 사람이 별로 없다.

앞으로는 디톡스라는 단어도 터부시될 가능성이 높다. 사람들이 디톡스에 대한 정의를 제대로 이해한다면, 우리 몸속에 독소가 존재한다는 걸 의식하게 되고, 몸에 독소가 들어왔으니 디톡스가 필요하다는 논리가 성립될 텐데, 그렇다면 그 독소가 대체 어디서 왔느냐는 의문으로 이어질 것이기 때문이다. 산업계에서는 제품 속의 독성 물질이 인체에 미치는 영향과 그런 물질을 제거할 필요성에 대해 소비자가 의식하는 걸 당연히 원하지 않는다. 우리를 병들게 하는 데 기여하는 산업 독성 물질에 대해 별다른 문제 의식 없이 살아간다면, 우리는 결국 치료비로 엄청난 돈을 쓸 수밖에 없을 것이고, 그 돈으로 산업과 경제라는 기계는 계속 굴러가는 것이다.

3장 "우리 몸속 독소에 대한 경종"에서 우리는 우리 몸속에서 무엇을 제거해야 하는지, 그리고 애초에 우리가 무엇에 대한 노출을 최소화해야 하는지 구체적으로 살펴보았다. 우리 몸속에 무엇이 들어 있는지부터 간략하게 복기해 보자. 우선 우리 몸속의 모든 장기는 산업 화학 물질에 포화된 상태이다. 그중에는 우리가 태어나기도 전에 제조되어 선조들 몸속에 들어 있다가 오염된 정자와 난자와 자궁을 통해 대물림된 다양한 물질들도 있다. 과거와 현재의 산업화로 인해 탄생한 너무나 많은 화학 물질이 우리 몸속에 들어 있는 것이다. 독성 사회 속에 살고 있다고 해도 과언이 아니다. 따라서 우리가 해독을 논하려면 세부 단위로 내려가야 한다. 그러니까 독성 중금속, 살충제, 살균제, 배기 가스 잔여물, 가정용 세제, 방향제, 향초, 헤어스프레이, 향수, 코롱 등등 우리가 일상적으로 노출되어 우리 몸속 모든 조직에 박혀버린 유해 물질을 제거해야 제대로 된 해독이라는 뜻이다. 또한 몸속의 모든 장기, 가장 중요하게는 간과 뇌를 해독해야 제대로 된 해독이라는 뜻이다.

해독을 논할 때 또 빠지면 안 되는 것이 병원균이다. 산업 독성 물질을 몸에서 제거해야 하는 주된 이유는 병원균이 그것들을 먹고 증식하여 질병을 일으키기 때문이다. 이것이 가장 큰 문제이다. 우리 몸속에 화학 산업이 생산한 독소와 독성 물질이 많으면 많을수록, 질병을 일으키는 온갖 바이러스와 유해 박테리아는 먹이가 풍성해지는 것이다. 질병은 병원균과 독소의 여러 다른 조합들로 인해 생겨난다. 병원균과 독소가 우리 몸속에서 만나면 우리는 어떤 종류가 되었든 증상이나 질병을 앓을 운명에 처하는 것이다.

우리는 이런 트러블메이커들을 제대로 파악, 몸에서 제거함으로써 우리 몸에게 큰 선물을 주는 것이다. 3:6:9 해독법을 비롯해 이 책의 모든 해독법을 살펴보면 지방 섭취를 최대한 낮추도록 한다는 것을 알 수 있다. 이는 피를 맑게 하기 위해서이다. 1장에서 지적했다시피 현대인의 식단은 트렌디한 다이어트든 평범한 식습관이든 대부분 지방의 비중이 과도하게 높다. 즉 몸이 매일 자연적으로 해독할 수 있는 수준을 넘어서 있다. 혈중 지방 농도를 줄여 피가 맑아지면, 조직에 박혀 있던 독소가 더 수월하게 표면으로 올라와 혈류로 들어간다. 그리고 피를 맑게 하는 데서 한 발 더 나아가 건강과 치유에 도움이 되는 영양소와 파이토케미컬이 풍부한 음식을 먹어주면, 세포는 그렇게 얻은 힘으로 독소를 아예 몸 밖으로 배출하고 병원균과 독소가 남긴 상처를 회복하는 데 집중할 수 있는 것이다. 이것이 모든 메디컬 미디엄 해독법의 핵심 원리이다.

■■■ 메디컬 미디엄 해독의 세계에서 첫걸음 떼기

한 가지 이상의 만성 질환을 앓고 있는 사람에게는 메디컬 미디엄이 제공하는 많은 정보 속에서 어떻게 해독을 시작하는 게 좋을지 혼란스러울 수 있다. 위에 언급했듯이 3:6:9 해독법은 좋은 출발점이 될 수 있다. 3:6:9 해독법은 그 효율적인 구조 때문에 훨씬 빨리 건강을 회복시켜서, 나중에 다른 해독법, 예컨대 《갑상선 치유》의

'90일 갑상선 재활 요법'을 진행할 때 좋은 효과를 더 쉽게 얻을 수 있도록 기초를 다져준다.

우리가 염두에 두어야 할 점은 우리 모두가 각기 다르다는 사실이다. 저마다 병원균이나 독성 중금속 같은 트러블메이커의 종류나 조합도 다르고, 겪고 있는 감정적 어려움이나 상실의 경험, 스트레스 요인도 다르며, 받을 수 있는 지원과 활용할 수 있는 자원도 다르다. 사는 동안 큰 역경을 경험한 적이 없거나 감정적으로나 경제적으로 어려움을 겪은 적이 없는 사람도 있다. 이렇게 서로 다른 처지 때문에 치유의 해답을 찾는 과정에서 몸과 마음의 반응도 제각각일 수밖에 없다. 그러나 "그 음식은 내 몸에 안 맞아" 또는 "그 방식은 나한테는 안 맞지만 너한테는 맞을지 몰라" 또는 "너랑 나는 몸이 다르니까 그 음식이 나한테는 안 좋아도 너한테는 좋을 수 있어"라는 식으로 그 다름을 맹목적으로 받아들이면, 우리는 핵심적인 진리, 즉 지구상의 모든 사람은 신체적 기능이 비슷하다는 사실을 놓쳐버리게 된다. 이러한 사실 덕분에 메디컬 미디엄의 정보가 누구에게나 유익한 것이다.

이 시점에서 다시 강조하자면, 메디컬 미디엄 시리즈에 나온 해독법 중 어떤 것을 골라도 틀린 선택이 될 수 없다. 실수가 될 수 없다. 모든 해독법은 유익하며 질병 회복에 도움을 준다. 어느 메디컬 미디엄 해독법이든 다른 메디컬 미디엄 해독법을 진행하는 데 준비 단계가 된다. 그리고 어떤 메디컬 미디엄 해독법도 치유 과정에서 시간과 노력을 낭비시키지 않는다. 오히려 그 반대이다. 어느 해독법이든 치유 과정에서 우리를 앞으로 나아가게 해줄 것이다.

각각의 해독법은 고유의 강점에 따라 강력한 효과를 내며 몸의 여러 부분들을 동시에 치유한다. 예를 들어 '90일 갑상선 재활 요법'을 진행한다고 간과 뇌를 소홀히 하는 것은 아니다. 앞의 해독법 개요 표를 다시 살펴보고 이 장을 다시 읽으면서 지금 당장 자신에게 어떤 방법이 제일 타당하게 느껴지는지 보기 바란다. 《난치병 치유의 길》에 나온 '28일 치유 해독법'이 눈에 들어오고 편하게 느껴진다면 그 해독법을 진행하면 된다. 그리고 이 책을 선택했으니 그럴 확률이 높겠지만, 3:6:9 해독법에 끌린다면 그 해독법을 출발점으로 삼으면 된다. 해독 기간을 더 길게 잡고 싶다면 3:6:9 해독법을 연달아 반복해도 된다. 지금 처지와 상황에 잘 맞겠다 싶으면 고급

3:6:9 해독법을 선택해도 좋다.

3:6:9 해독법은 다른 메디컬 미디엄 해독법을 시작할 수 있도록 기초를 다져준다. 그러니 어떤 해독법으로 시작하든 상관없다면 3:6:9로 시작하길 추천한다. 3:6:9해독법은 다른 해독법으로 가기 위한 준비 운동으로서 가장 적합하고 또 가장 기본적인 해독법이기도 하다. 일단 체험하고 나면 늘 기준이 되어줄 시금석이자 현실감을 잃지 않게 해줄 친숙한 등대가 될 것이다.

그렇다고 반드시 3:6:9 해독법으로 시작하라는 말은 아니다. 다른 메디컬 미디엄 해독법들도 다 기초가 튼튼하다. 이렇게 많은 옵션을 제시하는 이유는 해독에서 선택권이 중요하기 때문이다. 어떤 해독법은 오래 걸리는 반면 어떤 것은 짧게 끝날 수 있고, 어떤 것은 기간을 유연하게 설정해도 되고, 또 어떤 것은 특유의 리듬이 있는가 하면, 어떤 것은 특별한 반전을 줄 수도 있다. 또 어떤 해독법은 치유에 좋은 특정 음식이 지정된 반면, 어떤 것은 그런 제약이 별로 없다. 또 어떤 해독법은 기존 일과에 맞춰서 해독을 진행하도록 방법을 제시하는 반면, 어떤 것은 삼시세끼 무엇을 먹을지 구체적인 지침을 제시한다. 해독법을 선택할 때만큼은 자유 의지를 꺾거나 억누를 필요가 전혀 없다.

우리에게는 마음을 바꿀 자유도 있다. 우리 모두는 육체적으로나 감정적으로나 또 영적으로 끊임없이 성장과 진화를 거듭하고 있기에 어떤 해독법에 끌리는지 역시 계속 변하게 마련이다. 지금은 이 해독법에 끌리지만 한 달 뒤 또는 1년 뒤에는 생각지도 못했던 다른 해독법에 제일 애착을 느낄 수 있다. 어떤 해는 여행과 출장이 잦고, 어떤 해는 집에서 보내는 시간이 부쩍 길어지고, 어떤 해는 회사 일이 너무 바빠 집에 잠만 자러 들어올 수도 있다. 세월 따라 변화하는 사정이 해독 음식을 준비하는 데 영향을 미칠 수밖에 없다. 각 해독법을 탐색하는 것 자체가 영적인 경험이다. 모든 메디컬 미디엄 해독법은 치유를 도모하고 인생을 변화시키는 힘과 매력이 있지만, 3:6:9 해독법은 벅차거나 고된 일을 겪은 뒤 몸과 마음을 충전하기 위해 돌아올 수 있는 고향과도 같다. 제일 친숙한 해독법, 마음과 영혼의 뿌리가 되는 해독법인 것이다. 살다가 자신의 뿌리를 의식하고 의지하는 순간은 누구에게나 필요한 법이니까.

'이 해독법을 할까? 아니면 저 해독법이 좋을까?' 고민하느라 머리에 쥐가 날 것 같다면, 어떤 해독법을 선택해도 괜찮으니 안심해도 좋다. 이 책은 물론 메디컬 미디엄 시리즈의 다른 책들을 통틀어 어떤 해독법을 고르든 그것이 당신에게 가장 잘 맞는 해독법이다. 당신의 수호 천사는 당신의 몸이 치유를 갈망하고 있음을 잘 안다. 하늘도 당신의 몸이 치유될 준비가 되었음을 안다. 당신은 최상의 출발점으로 정확히 안내를 받을 것이다. 그리고 지금으로부터 한 달이든 몇 달이든 지나고 나서 얼마든지 다른 해독법을 선택해도 된다. 치유의 과정에서 얻은 성과가 당신이 가는 길을 밝혀줄 것이다.

■▪▪ 3:6:9 해독법: 원조·초급·고급

이제 3:6:9 해독법을 시도하기로 결심했다고 해보자. 그렇다면 원조·초급·고급 중 어느 버전이 나한테 맞을지는 어떻게 알 수 있을까? 기준이 되는 질문으로 돌아가면 된다. "지금 이 순간 어떤 해독법이 해볼 만한가?"

아주 구체적인 지침을 따르는 걸 좋아하는가? 더 빠른 효과를 보고 싶은가? 그렇다면 원조 3:6:9 해독법의 간단명료한 구조가 마음에 들 가능성이 높다.

조금 더 융통성을 발휘할 수 있는 해독법을 원하는가? 현재 맡아서 하고 있는 일이 많아서 생식보다는 익힌 음식을 든든히 먹고 싶고, 치유와 해독의 과정에서 나타날 여러 반응들의 속도를 늦추고 싶은 사람도 있을 것이다. 그렇다면 초급 3:6:9 해독법이 더 적절할 것이다.

현재 건강 문제에 있어서 아주 중요한 지점에 와 있다고 생각하는가? 이미 한동안 자연식을 해왔거나, 생식을 선호해서 다음 단계로 더 나아가고 싶은가? 그렇다면 고급 3:6:9 해독법이 길라잡이가 될 것이다.

사실 원조 3:6:9 해독법도 3일차까지는 어느 정도 재량껏 해볼 여지가 있다. 매끼 정해진 대로 먹는 생활을 받아들일 수 있도록 적응기를 두는 것이다. 그에 반해 초급 3:6:9 해독법은 시작부터 본격적으로 지방을 끊게는 하지만 장기적으로는 응용의 여지를 더 많이 준다. 이런 특성이 해독법을 선택하는 데 고려 사항이 될 수 있을 것이다.

원조 3:6:9 해독법으로 시작했는데 힘에 부치거나 불편감이 느껴진다면 중간에 얼마든지 초급으로 갈아타도 된다. 나중에 원조에 다시 도전해 볼 기회가 있을 것이다. '기준이 되는 질문'의 백미는 바로 '지금 이 순간'이라 하겠다. 이 '지금 이 순간'은 늘 변하게 마련이어서 앞으로 어떤 순간이 찾아올지는 아무도 모른다.

마찬가지로 고급 3:6:9 해독법으로 시작했는데 원조나 초급이 현재 자기 수준에는 더 맞겠다는 생각이 들 수도 있다. 그래도 괜찮다. 하지만 고급 3:6:9 해독법을 선택한 사람은 이를 끝까지 진행할 동기가 충분히 있는 사람일 것이다. 심각한 건강 문제가 있고 이를 깊이 치유하고 싶어서 이 해독법을 선택했을 가능성이 크기 때문이다. 수개월, 심지어는 수년 동안 시달려온 만성 질환의 고통에서 벗어날 길이 없는지 간절히 찾는 사람이라면, 고급 3:6:9 해독법을 통해 얻은 진통·진정 효과가 해독을 끝까지 진행할 동기가, 아니 계속해서 반복하고 싶을 동기가 되고도 남을 것이다.

▰▰▰ 음식 불내증

특정 음식에 대한 불내증不耐症이 있다면 이런 해독법이 자신에게 맞을지 고민이 될 것이다.

그런 사람에게 해줄 첫 번째 대답은 메디컬 미디엄 해독법은 모두 트러블메이커 음식을 멀리하도록 이끌어간다는 것이다. 어느 해독법을 실행하는지에 따라 건강에 가장 해로운 음식을 제한할 수도 있고 완전히 배제하게 될 수도 있다. 그러니만큼 불내증으로부터 오히려 더 자유로워질 것이다. 게다가 해독을 통해서 음식 민감증의 원인이 되는 요인으로부터 간도 자유로워지면서 불내증은 더욱 개선될 것이다.

두 번째 대답은 3:6:9 해독법이 어떤 음식을 먹어야 하는지 가장 구체적으로 지정해 주는 해독법이긴 하지만 혹시라도 민감증 때문에 못 먹는 음식이 있다면 우회할 수 있는 방법이 얼마든지 있다는 것이다. 해독법의 응용과 대체에 관한 팁은 한 장을 채울 만큼 많다. 그게 바로 21장의 내용이다.

세 번째 대답은 위의 대답에도 불구하고 여전히 걱정하는 사람에게 하고 싶은 말이다. 어쩌면 이런 사람들은 과일 섭취에 대한 불안함 때문에 고민하고 있을지 모른다. 과일 불내증이 있다고 말하는 사람은 다른 음식에 대한 불내증도 있을 확률이 높다. 과일이 전 세계 수많은 전문가들에게 하루가 멀다 하고 공격을 받는 이유나 사람들이 과일을 두려워하는 이유가 과일이 지닌 높은 당분 때문인데, 이는 오해에서 비롯된 두려움이다.

음식 불내증은 병약한 간과 밀접한 관련이 있다. 간의 문제를 직시하고 간을 해독·회복·치유하기 위해 힘쓰지 않으면서 어떻게 과일이나 여타 음식에 대한 불내증을 극복할 수 있겠는가? 과일을 먹으면 속이 불편해진다는 것은 대개 다른 곳에 진짜 문제가 있다는 신호일 수 있다. 과일은 해독력이 워낙 강해서 몸속의 독소나 독성 물질을 건드려 빠져나오게 한다든지 부패한 단백질과 지방의 찌꺼기를 몸 밖으로 밀어내는 경향이 있다. 이런 유해 물질을 배출하는 과정에서 몸이 붓거나 두드러기가 날 수 있다. 이는 3:6:9 해독법이나 여타 메디컬 미디엄 해독법이 일으키는 문제가 아니다. 과일의 해독 작용에 대한 몸의 반응일 뿐이다. 해독을 하지 않아도 과일을 먹을 때마다 어차피 일어날 반응이다.

우리가 걱정하는 문제들은 이미 우리가 의식하기 훨씬 전부터 시작되었다. 해독과 상관없이 어떤 병증이 나타났을 때도 마찬가지이다. 그 증상symptom의 기저에 있는 증세condition는 증상이 나타나기 훨씬 전에 이미 형성되었다는 뜻이다. 증상의 전조는 증상이 나타나기 최소 수개월 전, 대개는 수년 전에 시작되었을 것이다. 증상이란 질병의 징후로서 그 질병을 초래할 눈에 보이지 않는 불균형이 생긴 지 한참 후에야 그 모습을 드러내는 경우가 많다.

과일이 해독을 촉진하여 간과 몸에서 독소나 독성 물질이 배출되는 과정에서도 증상은 나타날 수 있다. 그런데 그런 증상은 과일을 먹지 않아도 어차피 언젠가 나타날 증상이다. 이를테면 독소나 독성 물질을 붙잡아뒀던 장기의 용량 초과로 그것들이 장기에서 넘쳐흘렀거나, 평소보다 격하게 운동을 해서 독소나 독성 물질을 보관하던 '저장통'을 건드렸다면, 그에 따른 결과가 사나흘 후 증상으로 나타날 수 있다는 것이다. 과일은 무리한 운동이나 독소의 과부하 없이도 그런 현상을 빨리 일으키는 힘이 있다. 과일의 해독력은 몸속 독소 저장통을 건드려 내용물을 쏟아내게 한 뒤 이를 몸 밖으로 몰아내 몸의 고통을 완화시킨다.

그러므로 보통 과일 불내증으로 간주되는 증상도 실은 과일 탓이 아니다. 불내증 때문에 힘들어하는 사람은 간 문제를 해결하지 않는 한 무엇을 먹든 붓기와 두드러기가 생길 것이다. 불내증은 일관성 없이 문제를 일으킬 때가 많다. 민감한 반응이 일어나는 때와 그 음식이 계속 바뀐다는 뜻이다. 이 또한 많은 음식 불내증이 사실 음식이 아니라 간의 문제라는 반증이다. 과일을 적게 먹거나 아예 안 먹어서 반응이 사라진다 해도, 문제가 완전히 없어지거나 완벽하게 해결되었다고 볼 수 없다. 기저에 깔린 문제, 즉 우리가 일상적으로 노출되는 트러블메이커 때문에 둔해지고 병약해진 간의 문제가 가려질 뿐이다. 보이지 않는 곳에서 문제는 계속 심각해질 것이고, 이때 과일을 멀리하는 것은 문제를 알리는 경종을 무시하는 것과 다를 게 없다.

문제를 바로잡으려면 간을 치유해야 한다. 3:6:9 해독법을 정확히 어떻게 진행할지는 과일에 대한 불안함이 어느 정도인지에 달렸다. 과일 섭취가 망설여져 3:6:9 해독법을 온전히 따를 준비가 안 된 경우, 21장 "해독법의 응용과 대체"를 참고해 해독법을 수정하면서 차차 적응하면 된다. 아직은 과일 근처에 가기 싫은 경우에도 길은 있다. 18장 "모노 해독법"에서 소개하는, 과일을 포함하지 않는 옵션을 선택하면 된다. 이와 달리 앞서 읽은 설명 덕분에 과일에 대한 불안함이 해소되었다면 이제 3:6:9 해독법을 있는 그대로 따를 준비가 된 것이다. 이런 사람은 3:6:9 해독법을 진행하는 동안 어느 정도 붓기나 두드러기가 나타날 수 있지만, 적어도 언젠가는 이 붓기와 두드러기로부터 완전히 해방되도록 지금 근원적인 문제를 해결하고 있다는 믿음은 생겼을 것이다.

발에 가시가 박혔으면 뽑아내야 한다. 뽑을 때는 당연히 아프겠지만, 뽑아버렸으니 얼마나 다행인가. 과일 문제도 똑같다. 과일을 먹으면 속이 불편해지는 게 근본적으로 병든 간 때문임을 알았으니, 그 문제를 해결해 상처가 아무는 길을 열어준다면 이는 궁극적으로 자신을 위하는 길이 아닐 수 없다.

■■■ 임신과 수유

모유 수유 중인 산모도 원조·초급·고급 3:6:9 해독법을 비롯해 이 책의 어떤 해독법을 진행해도 괜찮다. 해독으로 유방 조직에서 불순물을 빼내면 모유가 더 깨끗해질 것이다.

임신 중이라면 원조와 초급 3:6:9 해독법의 음식들이 영양소의 밀도가 매우 높다는 점을 염두에 두면 좋을 것이다. 그만큼 임신부의 몸을 치유하는 것은 물론 태아의 발달에도 도움이 될 것이다. 임신 중에는 마지막 9일차 대신 8일차를 되풀이하는 것으로 규칙을 수정해서 실행하면 더 포만감을 유지할 수 있다.

고급 3:6:9 해독법을 임신 중에 시도하려는 사람은 먼저 주치의와 상의하기를 권한다. 고급 3:6:9 해독법을 고려하는 이유는 아마 임신 중에 어떤 증상이나 증세를 겪고 있기 때문일 가능성이 높다. 그렇다면 이미 한 명 이상의 의사에게 정기적으로 진료를 받고 있을 것이다. 고급 3:6:9 해독법이 주치의의 권장 사항과 양립 가능한지 조언을 구하고 실행하기 바란다.

이 책의 다른 해독법도 마찬가지이다. 임신 중에 겪는 병증 때문에 다른 해독법을 고민 중이라면 우선 주치의와 상의하는 게 좋다.

■■■ 소아

어린아이도 원조·초급·고급 3:6:9 해독법을 진행할 수 있다. 아이의 부모나 주양육자가 알고 있는 아이의 식사량에 맞춰 양을 조절해야 한다는 핵심 수정 사항만 잘 지키면 된다. 아이가 실제 먹는 양에 맞춰 양을 줄이라는 뜻이다. 소아에게 적합한 셀러리 주스 용량은 이 책 666쪽에 있는 표를 참고하면 된다. 부모나 주 양육자가 판단하기에 액체만 섭취하는 3:6:9 해독법의 9일차가 아이에게 버거우면 9일차 대신 8일차를 반복해도 괜찮다.

이 책의 다른 해독법들도 다 아이가 해도 괜찮다. 모든 메디컬 미디엄 해독법은 소아에게 안전하게 적용할 수 있다.

■▪▪ 간 검사

어떤 사람은 자신이 애초에 해독이 필요한 상태인지 의문이 들어 검사를 통해 그 점부터 알아보고 싶어 한다. 그런데 간에 문제가 있다는 검사 결과를 받아봐야만 간을 돌보겠다는 결심을 할 수 있는 걸까? 게다가 간 문제를 그렇게 일찍, 그러니까 증세가 나타나기 전단계에 감지할 수 있는 검사는 존재하지 않는다. 예컨대 지방간의 전단계인 둔해진 간이나 간염의 전단계인 바이러스 침투까지 검사로 잡아내지는 못한다는 뜻이다.

그렇다면 검사로 알아낼 수 없는 전초 단계, 즉 간이 힘들어하고 있는 단계에서는 아무런 조짐이 없을까? 있다. 바로 증상이다. 더 구체적으로 말하자면 우리가 일상적으로 겪어서 대수롭지 않게 여기고 무시하는 많은 증상들이 사실 간이 병들기 시작했다는 신호이다. 만성 변비, 복부 팽만, 다크서클, 브레인 포그, 기력 저하, 원인불명의 체중 증가, 하지정맥류, 염증, 불면증, 피부 트러블, 음식 민감증, 조기 노화, 안면 홍조, 담석증, 심장 두근거림, 심한 감정 기복, 계절성 정서 장애, 사라지지 않는 허기, (다낭성난소증후군, 자궁섬유종, 자궁내막증 등을 포함한) 생식계 장애, 편두통, 습진, 여드름, 현기증, 따끔거림, 얼얼함 등등 《간 소생법》에 언급된 증상들이 그 예이다. 환자가 이런 증상을 겪어도 의사는 간에 아무 문제가 없다고 말할 수 있다. 의료계에는 아직 과부하 걸린 간의 증상을 해석할 만한 교육 과정도 없고, 그렇게 일찍 간 문제를 진단할 만한 도구도 없기 때문이다.

다시 말하지만 해독을 통해 간의 부담을 줄여주겠다고 결심하기 위해 꼭 간 검사 결과를 기다릴 이유가 없다. 우리 모두는 아무도 의식하지 못하는 가운데 병들 수 있는 간, 즉 우리 건강의 거의 모든 면에 언제라도 문제를 일으킬 잠재력을 지닌 간을 가지고 살아간다. 건강해 보이는 사람도 실은 진단이 불가능한 지방간의 전단계로, 눈에 보이지 않는 문제가 일어나는 중일 수 있다. 간이 힘들어하기 시작하는 이 진단 불가능한 시기야말로 3:6:9 해독법으로 조치를 취하기에 딱 좋은 단계이다.

그렇다고 간 문제가 이미 만연해서 혈액 검사나 영상 진단, 조직 검사 등으로 지방간 진단을 받은 단계는 해독하기 너무 늦었다는 뜻은 절대 아니다. 단지 갈 길이 더 멀 뿐이다. 3:6:9 해독법을 통해 고통이 완화되고 좋은 결과가 나타나는 속도도 매우 빠르기 때문에, 치유의 길이 멀어도 끝까지 헤쳐 나갈 엄청난 원동력이 생길 것이다.

■■ 중금속 검사

중금속 검사는 어떨까? 내 몸속에 중금속이 문제가 될 만큼 많은지 걱정된다면 중금속 검사도 하나의 선택지가 될 수 있다. 그러나 여기서도 감안해야 할 점이 있다. 현재, 검사는 혈류의 독성 중금속만 검출할 수 있고 그것도 수치가 충분히 높아야 검출이 가능하다. 따라서 중금속이 없는 깨끗한 몸이라는 검사 결과가 나왔어도 몸에는 꽤 많은 중금속이 존재할 수 있다. 중금속이 늘 혈류에만 존재하는 건 아니다. 뇌나 간 같은 장기 속에 숨어 있기도 하는데, 다만 중금속 검사로는 장기에 위치한 중금속을 발견할 수 없다. 검출되지 않아도 우리 안에 있는 중금속 입자들은 아무리 나노 단위의 적은 양이라도 몸속에서 문제를 일으킨다. 독성 중금속은 장기 조직에 균열을 내고, 신경 신호를 방해하며, 여러 반작용과 산화 과정을 통해 문제를 증폭시키고, 부식성 높은 유출물을 중요한 장기 조직으로 흘려보낸다.

간의 문제를 가늠할 때와 마찬가지로 중금속 축적 여부 또한 증상으로 알아볼 수 있다. 그런 증상으로는 불안감, 우울증, 조울증, 혼란스러움, 틱 장애, 경련, 브레인 포그, ADHD, 알츠하이머병, 파킨슨병, 자폐증, 습진, 건선, 주사비(딸기코), 백반증, 크론병 등이 있다. 그렇다고 그런 증상이 나타날 때까지 17장의 중금속 해독법을 실행하기를 미루거나 3:6:9 해독법에 중금속 해독법을 접목시키길 주저할 필요는 없다. 우리가 숨 쉬는 공기, 마시는 물, 조리해서 먹는 음식, 사용하는 화장품, 차에 넣는 휘발유, 피부로 흡수하는 빗물을 통해 늘 독성 중금속에 노출된다는 사실은 언제라도 인식할 필요가 있다. 나아가 그런 중금속이 장기적으로 건강에 미치는 악영향으로 인한 혼돈과 고통으로부터 자신과 사랑하는 가족을 보호하겠다는 결심 또한 언제라도 하는 것이 좋다.

중금속 해독의 부작용을 우려하는 사람도 있다. 중금속을 제거해 준다는 세간의 방법들을 떠올려보면 우려스러운 것도 당연하다. 아무리 선의로 고안한 것일지라도 그런 방법들은 몸에서 중금속을 빼내는 과정에서 그것을 잘못 유출할 위험이 있다. 특히 클로렐라나 클로렐라를 이용한 킬레이트화 요법은 과연 중금속을 끝까지 붙잡아 몸에서 배출시킬 수 있을지 신뢰도가 떨어진다. 반면 이 책에서 소개하는 중금속 해독 기법은 장기와 조직에서 뽑아낸 중금속이 몸에서 완전히 빠져나갈 때까지 꽉 붙잡아주기 때문에 중금속을 제대로 제거할 수 있다.

■■■ 셀러리 주스는 약이다

신선한 셀러리 주스는 이 책에 나오는 모든 해독법의 기본 요소이다. 셀러리 주스는 29장 "각종 증상의 진정한 원인과 치유를 위한 처방"의 모든 허브 및 보충제 처방에서도 빠지지 않는다. 내가 쓴 모든 책에도 등장한다. 심지어 약이나 다름없는 이 셀러리 주스에만 초점을 맞춘 책《신이 알려준 허브 주스, 셀러리 주스*Medical Medium Celery Juice*》(한국어판 제목—옮긴이)도 썼다. 그만큼 셀러리 주스는 강력한 효능을 지닌 약이다.

건강 관련 시장에는 너무나 많은 선택지가 있고 꽤 설득력 있는 접근법도 난무하기 때문에 셀러리 주스 요법을 시도해 보겠다는 생각은 금방 꺾이기 십상이다. 다른 메디컬 미디엄 정보도 마찬가지다. 자기도 해봤는데 별거 없더라며 남까지 말리는 사람들이 차고 넘친다. 그런데 실은 그들도 제대로 시도했다고 말할 만큼 오랫동안 꾸준히 한 게 아닐 것이다. 비유하자면 다리를 건너려고 하는데 다리 위에 서 있는 사람이 이렇게 말하는 것과 같다. "나도 이 다리 건너가 봤는데 건너편에 아무것도 없던데요." 그 사람 말을 믿고 돌아선다면, 당신은 그 다리를 건너 조금만 더 가면 에덴 동산이 나온다는 사실을 평생 모르고 살 것이다. 그 사람도 그만큼 더 가보지 못했기에 에덴 동산이 있다는 사실을 모르는 것이다.

나는 당신이 다리를 건너지 말라는 사람의 말만 듣고 치유될 수 있는 놀라운 기회를 저버리지 않았으면 좋겠다. 그 사람은 메디컬 미디엄의 지침을 진지하게 받아들일 만큼 병세가 깊지 않았을지도 모른다. 혹은 다른 건강 비법에 마음을 뺏겼을 수도 있다. 그 사람이 무슨 실수를 했든 그것이 당신의 실수가 되어, 시작도 하기 전에 낙담하거나 치유의 길에서 벗어나는 일이 없기 바란다.

24장 "약자의 기를 살리는 격려와 비판자에게 드리는 당부"에서 살펴보겠지만, 사람들은 아픈 사람과 덜 아픈 사람으로 나눌 수 있다. 그리고 누구나 자기가 어떤 증상을 겪고 있느냐에 따라 치유법을 받아들이는 자세가 달라진다. 어떤 사람은 매일 아침 일어나는 것조차 힘들고 샤워하는 것조차 고통스러운데, 어떤 사람은 몸이 성한 구석이 하나 없다고 불평하면서도 여행도 다니고 휴일엔 등산도 한다. 모든 증상에는 경중輕重이 있다. 그리고 아무리 경미한 증상도 건강한 삶에 지장을 주는 게 엄연한 사실이다. 가벼운 습진이나 가끔 엄습하는 불안에도 짜증이 날 수 있다. 물론 그런 증상을 겪으면서도 삶은 살아진다. 그것도 어쩌면 행복하게. 그래서 그런 사람들은 셀러리 주스 요법의 지침을 철저히 지키지 않는 건지도 모르겠다. 그리고 관심이 사라지면 이 강력한 치료제를 망설임 없이 버리는 건지도…… 그런 사람들에게 매순간 목숨을 부지하기 위해 사투를 벌여야만 하는 사람들만큼 동기와 간절함이 클 리 만무하다. 옆에서 지켜보는 사람은 헷갈릴 수 있다. 셀러리 주스로 별로 득을 보지 못했다는 사람과 셀러리 주스 덕에 목숨을 구했다는 사람이 애초에 상태가 비슷했을 거라고 넘겨짚기 쉽다. 또 실제로는 그런 게 아닌데 셀러리 주스 요법의 지침들을 철저히 지키면서 뇌와 몸에 효과가 나타날 때까지 여러 날 셀러리 주스를 마셨을 거라고 단정하기 쉽다.

셀러리 주스는 왜 모든 해독법의 필수 요소일까? 없어도 되지만 있으면 그만큼 효과가 나는 것이어서가 아니다. 셀러리 주스가 다른 모든 해독 작용의 효과를 극대화하기 때문이다. 셀러리 주스는 모든 메디컬 미디엄 해독법의 효능을 향상시키고,

해독 중에 하는 모든 일의 효과를 증폭시킨다. 예를 들어 셀러리 주스는 중금속 디톡스 스무디의 효력을 극대화한다. 어떤 해독용 레시피가 되었든 그 효능을 향상시키는 요소는 셀러리 주스이다. 이것이 셀러리 주스의 효능과 치유력이다.

우리가 건강을 위해 무엇을 하든, 설령 그것이 해독이 아니더라도, 셀러리 주스는 그 효력을 더 끌어올려서 이득을 극대화한다. 건강에 조금이라도 득이 되는 실천을 하고 있다면 셀러리 주스가 그 이득을 극대화해 줄 것이다. 특히 식습관에 이로운 면이 있다면 셀러리 주스가 더 시너지 효과를 내줄 것이다.

그렇다고 몸에 좋지 않은 음식이나 건강을 해치는 제품을 셀러리 주스가 마법처럼 좋은 것으로 바꿔주진 않는다. 그래도 우리 몸속 바이러스와 유해 박테리아의 먹이가 되고 만성 질환을 키우는 문제 요소에 맞서는 데는 분명 도움이 된다. 심지어 남들에게는 비밀로 하는 건강하지 못한 요소들까지도 말이다. 먹어서 뿌듯한 것은 자랑하고 싶고 몸에 안 좋은 것은 쉬쉬하는 게 인간의 본성이니까. 셀러리 주스가 정크 푸드를 건강식으로 바꿔주진 못하지만, 적어도 우리가 아직 포기하지 못한 좋지 않은 식습관의 악영향은 최소화해 줄 수 있다. 셀러리 주스는 우리 편이다.

▰▰ 허위 정보로부터 해방되기

건강의 다른 측면에 관해서는 방대한 지식이 있는 전문가도 만성 질환의 근본 원인에 대해서는 지식이 부족하다. 이 점을 받아들여야 우리는 만성 질환 치유에서 발전을 이룰 수 있다.

게다가 우리는 각종 건강 비법 예찬론자들의 말 한마디에도 수시로 흔들린다. 그들은 뭐라도 새로 나오면 단지 참신하다는 이유로 흥분한다. 그리고 관련된 잡다한 풍문과 기사와 허위 정보를 소셜 미디어에 퍼뜨린다. 건강 비법을 자랑하는 게 취미인 사람들은 아직 증상이 심각하지 않거나 건강 관련 정보들을 이제 막 찾아 접하기 시작한 사람들이다. 그들에게는 조회 수와 인기가 더 큰 동기이다. 어찌 보면 이들은 만성 질환으로 혼란과 고통 속에 사는 사람들이 증가하는 추세를 알게 모르게 이용하는 셈이다.

새로운 트렌드나 이론이 또 등장해서 이 책의 해독 지식을 의심하게 할 때마다 이점을 유념하기 바란다. 1부 앞쪽의 여러 장章에서 진정한 해독과 치유를 방해하는 세 가지 트렌드를 자세히 살펴보았다. 즉 마이크로바이옴이 능사가 아닌 이유, 간헐적 단식이 장기적으로 해독에 도움이 되지 않는 이유, 그리고 신선한 주스를 만들 때 섬유질은 버려도 되는(또는 버려야 하는) 이유에 대해서 구체적으로 설명했다. 여기에서는 건강 관련 유행들이 우리에게 필요한 해독 정보로부터 어떻게 우리의 관심을 빼앗는지에 관한 또 다른 예를 간략하게 살펴보겠다. 벌크업과 커팅, 그리고 거시 영양소 계산이다.

| 거시 영양소 계산: 칼로리 계산의 후속 버전 |

칼로리 계산은 음식에 대한 비정상적인 관념을 부추긴다는 게 분명해지면서 그 인기가 사그라들었다. 그 대신 음식의 거시 영양소를 계산하는 게 인기를 얻고 있다. 이제 많은 젊은(그리고 중년의) 사람들이 자신이 먹는 모든 음식에서 지방, 탄수화물, 단백질은 각각 몇 그램인지 계산하고 섭취량을 조절하는 데 열중한다. 그런데 이런 거시 영양소 계산법은 우리 먹을거리에서 건강에 결정적 영향을 미치는 요소를 간과하고 있다. 바로 파이토케미컬, 항산화 물질, 항바이러스 물질, 항박테리아 물질, 미량 미네랄, 무기염이다. 거시 영양소 계산법은 칼로리 계산법보다 더 복잡하고 개별 맞춤화가 가능하므로 음식에 대한 관념을 왜곡시키지 않는다고 한다. 그러나 거시 영양소 계산법 역시 만성 질환으로 고통받는 사람들을 호도할 가능성이 다분한 또 하나의 트렌드에 불과하다. 피트니스 업계 안팎의 많은 사람들은 거시 영양소 계산이 장기적인 해결책이라고 믿는다. 그러나 우리 자신과 가족을 허위 정보로부터 보호하려면, 이 트렌드가 전혀 장기적인 해결책이 아니라는 점을 유념해야 한다. 거시 영양소 계산 이론은 허점투성이이다.

| 벌크업과 커팅 |

많은 사람들이 고단백 식단으로 군살 없는 몸매를 유지하면서 근육을 키우기가 힘들다고 말한다. 이런 말을 들으면 헷갈릴 수 있다. 단백질을 많이 먹고 탄수화물은

줄이거나 아예 끊는 게 근육을 키우고 건강하게 사는 방법이라는 말을 워낙 많이 들었으니 헷갈릴 만도 하다. 그런데 고단백 식단을 강조하던 피트니스 업계가 뒤늦게 인정하고 싶지 않은 뭔가를 깨달았다. 그들이 그토록 추구하는 탄탄한 근육을 키우고 유지하는 데 단백질만으로는 안 된다는 사실이다. 그래서 유행하기 시작한 게 벌크업bulking과 커팅cutting이다. 벌크업과 커팅이란 주기적으로 칼로리를 (몸이 태우거나 활용할 수 있는 수준을 넘어서) 과잉 섭취하다가 다시 확 줄이는 것이다. 벌크업 시기에는 (단백질 위주로) 단백질, 탄수화물, 지방을 다 먹으면서 체질량을 올리고 운동으로 근육을 만든다. 그런데 이때 커지는 것이 많은 경우 근육이라기보다 근육 안팎의 부종과 독성 지방인데, 이를 근육량 증가로 착각하고 어느 정도 벌크업이 되었다 싶으면 살찌는 것을 막기 위해 커팅에 돌입한다. 그동안 키운 근육은 남기고 지방만 빼는 것을 목표로 칼로리 섭취를 확 낮추는 것이다. 이로써 사람들은 악순환에 빠지고 만다. 이는 현재 피트니스 업계의 가장 큰 과오 중 하나이다.

사실은 목표를 반대로 잡아야 한다. 근육의 질량을 키우려면 주기적으로 칼로리 섭취의 양극단을 오가지 말아야 한다는 말이다. 체중을 계속 늘렸다 줄였다 하는 전략은 몸과 특히 간에 큰 부담을 준다. 약해지고 침체되고 둔화된 간은 음식을 영양소로 전환하여 저장하는 기능을 잃게 되고, 이는 나중에 영양 결핍과 노화의 가속화로 이어진다. 몸이 받는 불필요한 스트레스는 또한 심혈관 문제, 콜레스테롤 불균형, 당뇨병 전단계, 2형 당뇨병, 원치 않는 체중 증가, 근육 손상, 연골 및 관절 마모, 신장 약화, 면역력 저하 등으로 이어질 수 있다. 엎친 데 덮친 격으로 나중에 자가 면역 질환 진단을 받으면 과거의 벌크업과 커팅으로 망가진 몸은 더더욱 버티기 힘들어질 수 있다.

벌크업의 논리는 1일 칼로리 섭취량을 늘려 인체에 충분한 연료를 공급하면 더 짧은 시간 안에 더 많은 근육을 형성할 수 있다는 것이다. 여기에서 전제는 집중적으로 먹는 단백질은 근육을 키우는 데 쓰이고 탄수화물의 일부는 지방으로 저장된다는 것이다. 그러나 실상은 이렇다. 열심히 운동하면서 집중적으로 먹은 탄수화물이 근육을 키우고, (고단백으로 착각하는) 고지방 식단에 또 추가한 지방이 간을 괴롭히며 체지방률을 높이는 것이다.

벌크업 이론을 따르는 사람들은 보통 두 진영으로 나뉜다. 한쪽은 도넛, 케이크, 쿠키, 머핀, 대니시(치즈와 과일 등으로 속을 채운 페이스트리—옮긴이), 크루아상, 맥앤치즈, 피자, 아이스크림, 버거, 감자 튀김 등 건강에 안 좋은 음식을 일부러 섭취하며 벌크업을 한다. 건강에 좋지 않은 음식이 칼로리가 높은 것은 탄수화물 때문이 아니라 지방 때문이고, 몸에 지방이 축적되는 것도 탄수화물 때문이 아니라 역시 지방 때문이라는 것을 모른 채 말이다. 다른 쪽에서는 좀 더 건강한 음식으로 칼로리를 채우며 벌크업을 한다. 이를테면 아보카도를 얹은 토스트, 글루텐프리 오일 파스타, 견과류, 씨앗류, 견과류 버터, 계란, 닭고기, 연어, 콩, 기름에 볶은 밥, 홈무스와 타히니(홈무스는 병아리콩으로 만든 요리, 타히니는 참깨로 만든 페이스트로 중동의 대중 음식이다—옮긴이), 오트밀과 땅콩 버터, 아몬드 버터를 넣은 프로틴 셰이크, 아몬드 우유, 귀리 우유, 그리고 과일 약간. 이 진영은 콩, 과일, 쌀밥, 파스타가 몸에 지방을 축적시킨다고 믿는다. 그러나 실상은 역시 타히니, 아보카도, 기름, 계란 속 지방 등 지방이 주요 에너지원인 음식이 체지방률을 높이는 것이다. 양 진영이 먹는 음식을 섞어 먹는 제3의 진영도 있다.

훨씬 안전하고 효율적으로 근육을 만드는 방법은 근육 세포에 적절한 양의 포도당을 공급하는 동시에, 인슐린이 더 쉽게 포도당과 결합해 근육 조직에 포도당을 밀어 넣도록 충분한 미량 미네랄을 공급하는 것이다. 그래야 근육이 운동하지 않을 때도 줄어들지 않고 운동할 때는 커질 수 있다. 그렇게 지방 축적 없이 근육을 키우면 굳이 커팅을 할 필요도 없어진다. 지방 없는 근육의 관건은 체지방률 낮추기이다.

내가 하는 일을 지켜본 독자라면 고단백(달리 말하면 고지방) 식단이 몸에 무리를 준다는 사실을 잘 알 것이다. 고단백 식단을 고집하는 사람은 그나마 가공 식품을 멀리하고 야채와 잎채소를 많이 먹는다. 문제는 그러다가 단백질과 탄수화물 둘 다 많이 먹게 되면 자신에게 덜 엄격해져서 아무 도움이 안 되는 가공 식품에 손을 댈 가능성이 높아진다는 것이다.

벌크업과 커팅 추종자들이 깨닫지 못한 게 있다. 단백질과 지방 섭취를 줄이고 탄수화물을 허용하면, 주기적으로 몸에 지방을 축적했다가 힘들게 빼는 과정 없이 바로 근육을 키울 수 있다는 사실이다.

이 책의 모든 해독법이 단백질과 지방에 초점을 맞추지 않는 이유도 여기에 있다. 그 대신 이 책의 모든 해독법은 건강과 기력의 진정한 원천에 집중한다. 바로 신선한 셀러리 주스, 잎채소, 야채, 그리고 내가 필수 순수 탄수화물critical clean carbo-hydrates(CCC)이라고 명명한 과일, 호박, 고구마, 감자 등이다. 단백질과 지방 섭취를 줄여도 정말 괜찮을까? 괜찮다. 아니 그 이상이다. 그동안 듣고 배운 것 때문에 의심스럽고 불안하겠지만. 이 책 곳곳에 그런 의심과 불안을 잠재워 줄 이야기가 나오고, 특히 19장 "반드시 지켜야 할 해독 수칙"이 도움이 될 것이다.

사람들은 간혹 해독 때문에 근육이 손실되진 않을까 걱정한다. 그런 사람들은 이 책의 해독법들을 훑어보다 벌크업과 커팅이나 거시 영양소 계산이 언급되지 않은 것을 보고 더 걱정할지 모른다. 메디컬 미디엄 해독법을 따라했다가는 원하는 외모에서 멀어질까봐 애써 외면할 수도 있다. "이 사람이 뭘 알겠어?" 하면서 말이다. 그런 사람들은 1930년대에 생겨나 지금까지도 사람들을 세뇌하고 있는 그 '어둠의 단백질 괴물'에 사로잡히는 것이다. 그리고 제대로 된 정보 없이 이 책을 접한다면 그 괴물은 사람들이 이 책에서 필요한 도움을 받지 못하게 끊임없이 방해할 것이다. 당신은 그런 사람이 되지 않길 바란다. 벌크업과 커팅, 거시 영양소 계산을 도입하지 않았다는 이유로 이 책의 해독법들을 외면하지 않길 바란다. 이제야 당신은 진실에 접근한 것이다. 여기 있는 해독법들은 오히려 벌크업과 커팅, 거시 영양소 계산을 피하기 때문에 기력과 활력을 향상시키는 동시에 건강을 회복시켜 줄 것이다.

"이제 당신은 온몸의 세포가 깨끗해지고 젊어지는
심오한 자연의 섭리에 참여함으로써
회복과 치유의 기회를 모두 누리게 될 것이다."

―앤서니 윌리엄 (메디컬 미디엄)

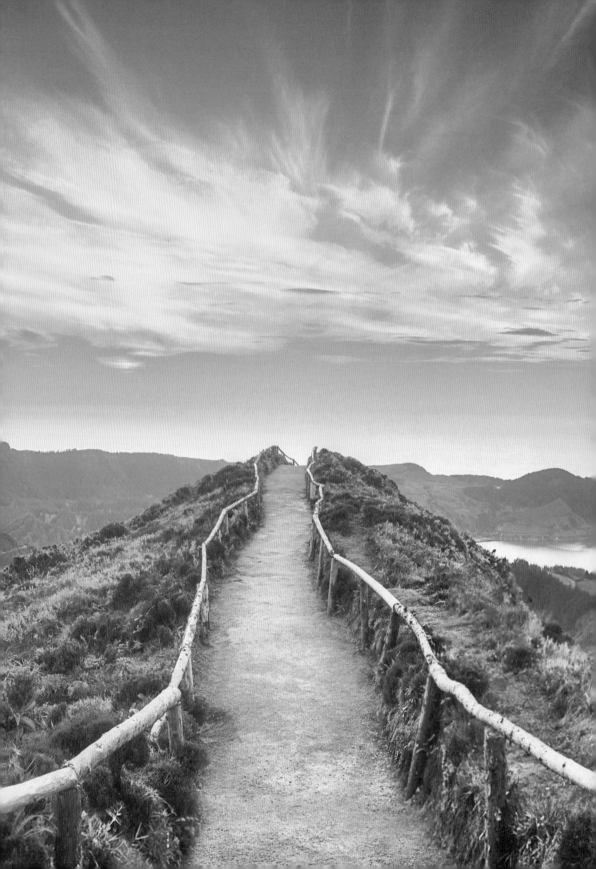

PART 2

생명을
지키는
3:6:9
해독법

CHAPTER 9

3:6:9 해독법의 **원리**

□ □ □

이제 당신은 온몸의 세포가 깨끗해지고 젊어지는 심오한 자연의 섭리에 참여함으로써 회복과 치유의 기회를 모두 누리게 될 것이다.

3:6:9 해독법의 구조

3:6:9 해독법의 원조·초급·고급 버전 중 어떤 것을 택하든 첫 3일은 해독을 준비하는 기간이다. 이를 '준비기'라 부르겠다. 매우 중요한 시기이기 때문에 건너뛰면 자기만 손해이다. 몸이 앞으로 9일간의 과정에서 최대한 이득을 얻으려면 시동을 걸 시간이 필요하기 때문이다.

다음 3일, 즉 4일차부터 6일차까지는 해독이 본격적으로 시작되는 '해독기'이다. 이 시기에는 간을 비롯한 장기가 지난 수개월 내지 수년 간 품고 있던 '저장통' 속의 묵은 독소(예전에 복용했거나 노출되었던 의약품, 석유 화학 제품, 플라스틱, 독성 중금속 등)와 지방과 바이러스 노폐물을 꺼내기 시작한다. 그렇게 깊숙한 곳까지 '잠금 해제'되는 것이 태어나서 처음일 수도 있다.

마지막 3일, 즉 7일차부터 9일차까지는 간이 바빠지는 '배출기'이다. 이 시기에 간은 무수한 트러블메이커를 혈류로 보내서 결국 몸 밖으로 배출되게 한다. 이로써 몸은 치유의 목표에 어느 때보다 더 가까이 다가가게 된다. 배출기는 3:6:9 해독법을 완성하는 단계이자 마침내 건강과 치유의 진전이 나타나는 시점이다.

9일보다 긴 해독 과정을 원한다면 원조·초급·고급 3:6:9 해독법의 9일 주기를 완료한 뒤 곧바로 1일차로 돌아가서 원하는 만큼 계속 반복하면 된다. 해독법 연속 반복에 대한 자세한 지침은 13장 "3:6:9 해독법 되풀이하기"와 19장 "반드시 지켜야 할 해독 수칙"을 참고하기 바란다. 이 두 장은 피치 못할 사정으로 해독을 중단해야 할 때 어떻게 대처할지도 알려줄 것이다.

3:6:9 구조는 임의로 정한 것이 아니다. 3일씩 점진적으로 강도를 높여 9일에 이르는 이 구조는 몸을 깊은 해독 모드에 들어가도록 유도한다. 3, 6, 9라는 숫자의 의미에 대해 더 자세히 알고 싶다면《간 소생법》에 이 숫자의 생리적 중요성을 설명한 부분을 참고하기 바란다. 이 숫자를 더 잘 활용할 수 있는 방법은 이 책 349쪽의 "생일맞이 해독 비법"에 나온다.

⬛⬛ 해독의 타이밍

3:6:9 해독법은 인생의 어느 시점에 시작하든 1일차부터 치유를 지원할 수 있도록 설계되었다. 보통의 식생활을 유지해 온 사람이라도 3:6:9 해독법을 진행하기에 앞서 몸을 준비시켜야 하나 걱정할 필요가 없다. 이를테면 트러블메이커 음식을 서서히 끊기 위해 병원균 퇴치 해독법을 먼저 진행한다거나 아침 해독법이나 중금속 해독법을 먼저 거쳐야만 하는 건 아니다.(물론 원한다면 얼마든지 그래도 되지만.) 일상적으로 먹는 음식 종류와 상관없이 3:6:9 해독법의 어느 버전이든 바로 시작해도 문제될 게 없다. 예외가 있다면 극도로 민감한 사람이다. 다양한 음식을 받아들이지 못할 만큼 소화계에 문제가 있다면 3:6:9 대신 모노 해독법으로 시작할 것을 추천한다. 모노 해독법의 원리는 18장에 자세히 나온다.

월요일부터 금요일까지 직장에서 근무하는 사람이라면 보통 토요일에 해독을 시작해서 그 다음 일요일에 끝내는 게 가장 이상적이다. 그렇게 하면 첫 주말에는 식사 계획에 적응하면서 9일간 먹을 음식 재료를 사놓을 시간도 확보할 수 있다. 그리고 해독 작용이 가장 격해지는 그 다음 주말에는 시간과 여유를 갖고 자신을 돌보는 데 집중할 수 있다.

독소와 독성 물질이 배출되는 동안 약간의 피로와 감정 기복을 느낄 가능성이 있다. 해독은 생리적인 경험일 뿐만 아니라 영적인 순간이기도 하다. 해독을 통해 독소와 독성 물질을 내보내면서 예전의 나도 떠나보내는 것이다. 여러 감정이 밀려드는 순간은 해독 기간 중 언제든 찾아올 수 있지만, 특히 마지막 3일 동안 심해질 수 있으니 마음의 준비를 하는 것이 좋다. 해독을 시작하기 전에 미리 일정을 맞춰놓자. 그러니까 시작하는 날을 잘 계산해서 마지막 3일은 피로와 감정 기복이 조금 격해져도 괜찮은 시기로 맞추는 게 좋다. 그런 이유로 해독 완료 시점으로 주말을 추천하는 것이다. 주중에 일하러 나가지 않아도 되거나 어떤 이유로든 주말이 아닌 다른 요일을 선호한다면 얼마든지 다른 날에 해독을 시작해도 된다. 해독은 자기 일정에 맞춰 자기 인생과 건강을 위해 하는 것이다.

보통의 식생활, 즉 가공 식품과 튀긴 음식, 글루텐, 유제품, 동물성 단백질 등이 꽤 큰 비중을 차지하는 식사에 익숙한 생활에서 바로 고급 3:6:9 해독법을 시작하는 경우, 원조나 초급 3:6:9 해독법을 비롯한 이 책의 다른 해독법에 비해 훨씬 더 급진적 변화가 일어날 수 있다는 점을 유념해야 한다. 겁을 주려는 게 아니라 마음의 준비를 하라고 조언하는 것이다. 해독하기 전부터 자연 식품 위주로 먹던 사람에 비해 훨씬 더 많은 독소와 독성 물질이 혈류로 밀려들어 올 것에 대비해야 한다. 일반식을 하던 사람은 장기와 몸 전체의 조직과 세포의 표면 가까이 있던 독소가 떨어져 나와 혈류로 빠르게 유입되는 반면, 자연식을 하던 사람은 더 깊숙이 박혀 있던 독소가 빠져나올 것이다. 따라서 독소 배출량이 많을 것으로 예상된다면 고급 3:6:9 해독법을 진행하는 마지막 3일만이 아니라 9일 모두 쉬는 시간을 조금씩 더 늘려 잡는 쪽으로 일정을 짜는 게 좋다.

■■▪ 부신 보호

3:6:9 해독법의 이점 중 하나는 부신을 보호해 준다는 것이다. 시중의 많은 해독

법이 해독을 명분으로 단식을 시켜서 부신에 큰 부담을 준다. 사람이 굶으면 부신은 억지로 아드레날린을 더 많이 분비해야 하고, 그렇게 많이 분비된 아드레날린을 처리하느라 간도 스트레스를 받는다. 그런 해독법과 달리 3:6:9 해독법은 굶게 하지 않기 때문에 소중한 부신에 전혀 피해를 입히지 않는다.

음식 섭취를 함부로 중단할 경우, 즉 부신의 작용 원리에 대한 고려나 이해 없이 무작정 굶을 경우, 아무런 예고 없이 찾아온 긴급 사태에 부신은 반응할 수밖에 없다. 그 반응이란 떨어진 혈당을 대신할 아드레날린을 계속 분비하는 것이다. 그렇게 해야만 예기치 못한 포도당 공급 중단에도 모든 장기가 안정적으로 기능하며 버틸 수 있다. 하지만 그 과정에서 희생되는 것은 부신이다. 과거의 케토식이나 고지방 또는 고단백 식단이 대표적인 예이다. 탄수화물을 끊는 것은 늘 부신의 약화와 손상으로 이어진다. '저탄고지'를 고수하는 사람은 결국 피로와 기력 저하로 나중에 몇 달씩 고생하게 된다.

해독 기간 중 배고픔이 걱정이라면 두려워하지 않아도 된다. 3:6:9 해독법은 몸을 보호하고 부신도 보살피는 해독법이다. 해독 음식의 양을 제한할 필요도 없다. 그리고 세 버전 모두 간식 옵션까지 포함되어 있다.

원조 3:6:9 해독법은 간과 췌장의 부담을 줄이기 위해 지방 섭취를 줄이긴 하되 서서히 줄이고, 그 대신 다른 맛있는 음식으로 몸을 든든히 채워준다. 초급과 고급 3:6:9 해독법의 경우 9일 내내 지방이 주요 에너지원인 음식을 금지하긴 하지만 역시 다른 음식으로 충분히 만족감을 준다. 게다가 3:6:9 해독법의 세 버전 모두 높은 영양 밀도로 세포에 깊은 포만감을 준다.

▦ 3:6:9 해독법: 평생의 동반자

8장 "내게 맞는 해독법 고르기"에서도 살펴보았듯이, 원조·초급·고급 중 어느 버전을 선택할지는 몇 가지 요인에 달려 있다. 예컨대 해독 초심자인지, 건강 상태는 어떤지에 따라 선택은 달라진다. 일상에 지장을 주지 않는 가벼운 증상 한두 가지밖에 없는 사람이 선택하는 방향과, 일상이 무너질 만큼 복합적인 증상과 증세에 시달리고 있어서 해독과 치유와 회복이 절실한 사람이 선택하는 방향은 당연히 다를 수밖에 없다. 그 사람의 스케줄도 중요한 고려 사항이다. 여하튼 지금 이 순간 자신의 목표가 무엇이고 어느 해독법이 할 만한지는 본인이 제일 잘 알 것이다. 그리고 한 번의 선택으로 승부가 결정되는 건 아니라는 점도 잊지 말자. 지금 어느 버전을 선택하든, 나중에 언제라도 나머지 버전을 시도할 수 있다. 3:6:9 해독법은 평생의 동반자이다.

CHAPTER 10

원조 3:6:9 해독법

□ □ □

원조 3:6:9 해독법의 목적은 몸속 깊이 숨어 있는 독소와 병원균을 뿌리 뽑아 만성 증상으로부터 자유로운 미래를 여는 것이다.

오랫동안 지병과 만성 증상에 시달리다 보면 우리는 건강한 게 어떤 느낌인지 잊어버리기도 한다. 아픈 몸으로 몇 개월 또는 몇 년씩 살다 보면, 지금보다 힘이 더 있고 증상은 덜했거나 아예 없던 시절에는 어떤 느낌으로 살았는지 기억이 희미해진다. 어렸을 때부터 아팠기 때문에 건강한 게 어떤 느낌인지 아예 모르는 사람도 있다. 증상이 우리의 일상을 지배하다 보면 건강은 절대 손에 잡히지 않을 것처럼 느껴진다. 원조 3:6:9 해독법은 건강에 대한 통제권을 되찾아 마침내 앞을 향해 나아갈 수 있게 해주는 강력한 방법이다.

원조 3:6:9 해독법은 만성 질환을 일으키는 독성 트러블메이커를 간을 비롯한 장기에서 씻어냄으로써 무수한 증상과 증세를 완화하거나 아예 없애도록 도와준다. 원조 3:6:9 해독법으로 공략할 수 있는 병증 중 일부만 열거하자면, 심장 두근거림, 안면 홍조, 따끔거림과 얼얼함, 쑤심과 욱신거림, 현기증, 어지러움, 브레인 포그, 편두통, 불안감, 우울증, 복부 팽만, 피로, 생식계 질환, 갑상선 질환, 루푸스, 라임병, 류마티스 관절염, 건선성 관절염, 습진, 건선, 여드름, 요로감염증이 있다. 독소와 독성 물질, 그리고 이를 먹이로 삼는 바이러스와 박테리아가 우리의 발목을 잡지 않게 되면, 우리의 삶은 새로운 가능성으로 가득해질 것이다.

당신은 치유될 권리가 있다. 강인하고 생산적인 삶을 살 자격이 있다. 그런 삶을 든든하게 받쳐줄 건강한 몸을 가질 자격이 있다.

▚▙▘ 해독 핵심 노트

이 장을 정독하는 동안 다음 사항들을 염두에 두면 도움이 될 것이다.

| 업그레이드 |

8장 "내게 맞는 해독법 고르기"에서도 언급했듯이, 원조 3:6:9 해독법은 《간 소생법》에서 소개한 3:6:9 간 소생법의 업그레이드 버전이다. 업데이트의 이점을 충분히 누릴 수 있도록 앞으로 나올 내용을 꼼꼼히 읽기 바란다. 업그레이드의 예로는 9일 모두 셀러리 주스로 해독력 증강하기, 3일차까지 점심 메뉴에 찐 애호박이나 여름호박 추가하기 등이 있다. 19장 "반드시 지켜야 할 해독 수칙"을 참고하면 자주 하는 해독 관련 질문에 대한 답을 찾을 수 있다.

| 레시피와 샘플 메뉴 |

원조 3:6:9 해독법 메뉴의 레시피는 23장에 수록되어 있다. 그리고 22장에도 해독 기간 먹을 수 있는 음식의 샘플 메뉴와 레시피가 나오니 참고해서 식사를 준비하면 된다.

| 응용과 대체 |

이제부터 권하는 음식을 못 먹거나 구할 수 없는 경우, 또는 고형 음식을 소화하지 못하는 경우, 이를 대체할 수 있는 해독법 수정 팁들이 21장에 가득 들어 있으니 참고하기 바란다. 이 3:6:9 해독법에 중금속 해독법을 접목시키는 옵션에 대한 설명도 21장에 나온다.

▟▛ 원조 3:6:9 해독법 1~3일차 준비기

해독에서는 '왜'를 이해하는 것이 중요하다. 우선 해독의 첫 3일은 자전거 보조 바퀴를 떼기 위한 준비 단계라고 생각해야 한다. 갑자기 바퀴를 떼고 뒤에서 확 민다고 자전거를 잘 탈 수 없듯이, 이 시기를 건너뛰는 건 전혀 도움이 되지 않는다. 이 시기를 해독 사이클의 시작으로 봐야 한다. 이 적응기 없이는 해독 사이클 전체의 효과와 성공도 없다. 준비기를 우회하는 것은 마치 차에 시동 거는 법도 안 배우고 운전 면허 시험을 보는 것과 같다. 이는 시행착오로 점철된 인공적인 해독법들 대부분이 범하는 실수이기도 하다. 몸과 장기에게 준비할 기회도 주지 않고 갑자기 막중한 책임을 맡겨 전장에 급파하는 것이나 다를 게 없다. 그런 상황에서 우리의 장기는 자신 있게 임무를 수행할 수 없다. 일을 시작할 순간이 왔을 때 장기는 머뭇거리게 될 것이다. 시험관이 아무리 엄격하게 "출발하세요!"라고 해도, 액셀러레이터를 밟고 해독을 시작하라고 몸에게 아무리 간절히 말해도, 해독은 진전이 없을 것이다. 몸에게 시동을 걸 수 있도록 키를 건네지 않았기 때문이다.

백미러를 체크하는 단계를 지나 시동을 걸고 치유의 길로 나서려면, 특히나 해독을 시작할 때에는 더욱더 몸에게 친절해야 한다. 그래야 나중에 해독 과정에서 몸이 독성 물질과 병원균을 제대로 배출할 수 있다. 간에게 곧바로 너무 큰 부담을 줘도 안 되고, 심장과 뇌에 부담을 줄 수밖에 없는 상황에 간을 밀어 넣어도 안 된다. 간에게 충분한 시간을 주면서 해독으로 인도해야 한다. 이것이 바로 첫 3일의 목표이다.

| 기상 후 |

- 첫 3일은 매일 아침 레몬과 라임 중 원하는 것으로 즙을 내 물에 섞어서 약 470ml씩 마시는 것으로 하루를 시작한다.(레몬 또는 라임 즙과 물의 비율은 이 책 428쪽 참조) 원하면 용량을 두 배로 늘린다.

TIP
- 원하면 레몬 또는 라임 물에 생꿀 한 티스푼을 첨가해도 된다.

원조 3:6:9 해독법 1~3일차 준비기

	1일차	2일차	3일차
기상 후	레몬 또는 라임 물 약 470ml	레몬 또는 라임 물 약 470ml	레몬 또는 라임 물 약 470ml
아침	15~30분 기다렸다가 셀러리 주스 약 470ml, 다시 15~30분 기다렸다가 원하는 메뉴로 아침 식사와 오전 간식 (가이드라인 내에서)	15~30분 기다렸다가 셀러리 주스 약 470ml, 다시 15~30분 기다렸다가 원하는 메뉴로 아침 식사와 오전 간식 (가이드라인 내에서), 사과 한두 개(또는 애플소스) 추가	15~30분 기다렸다가 셀러리 주스 약 470ml, 다시 15~30분 기다렸다가 원하는 메뉴로 아침 식사와 오전 간식 (가이드라인 내에서), 사과 한두 개(또는 애플소스) 추가
점심	원하는 메뉴로 점심 식사 (가이드라인 내에서), 찐 애호박이나 여름호박 추가	원하는 메뉴로 점심 식사 (가이드라인 내에서), 찐 애호박이나 여름호박 추가	원하는 메뉴로 점심 식사 (가이드라인 내에서), 찐 애호박이나 여름호박 추가
오후	사과 한두 개(또는 애플소스)와 대추 한두 알	사과 한두 개(또는 애플소스)와 대추 한두 알	사과 한두 개(또는 애플소스)와 대추 한두 알
저녁	원하는 메뉴로 저녁 식사 (가이드라인 내에서)	원하는 메뉴로 저녁 식사 (가이드라인 내에서)	원하는 메뉴로 저녁 식사 (가이드라인 내에서)
밤	사과(또는 애플소스) (먹고 싶으면), 레몬 또는 라임 물 약 470ml, 히비스커스나 레몬밤 또는 차가버섯 차	사과(또는 애플소스) (먹고 싶으면), 레몬 또는 라임 물 약 470ml, 히비스커스나 레몬밤 또는 차가버섯 차	사과(또는 애플소스) (먹고 싶으면), 레몬 또는 라임 물 약 470ml, 히비스커스나 레몬밤 또는 차가버섯 차
가이드라인	• 지방이 주요 에너지원인 음식(견과류, 씨앗류, 식용유, 올리브, 코코넛, 아보카도, 동물성 단백질 등)은 평소의 50%로 줄이고 (정 먹고 싶다면) 저녁 식사로만 먹는다. 콩류는 지방이 주요 에너지원은 아니지만 모두 끊는다. • 다음 음식은 피한다. 계란, 유제품, 글루텐, 탄산 음료, 소금 및 양념, 돼지고기, 옥수수, 기름(일반 또는 건강한 식용유 포함), 대두, 양고기, 참치를 비롯한 생선과 해산물(연어, 송어, 정어리는 3일차까지 저녁 식사로 가능), 식초(사과 사이다 식초 포함), 카페인(커피, 말차, 카카오, 코코아 포함), 술, 천연/인공 착향료, 발효 식품(콤부차, 사우어크라우트, 코코넛 아미노 포함), 영양 효모, 구연산, MSG, 아스파탐, 기타 인공 감미료, 포름알데히드, 보존제. • 동물성 식품을 좋아한다면 3일차까지 하루 한 번 저녁 식사로만 먹되, 기름기 없는 유기농 방사 또는 자연산 육류, 가금류, 생선류(연어, 송어, 정어리)를 먹는다.		

가이드 라인	• 매일 과일, 야채, 잎채소를 충분히 섭취한다. 익힐 때는 찌거나 23장의 해독 레시피의 수프나 스튜에 첨가한다. 9일 내내 굽거나 볶는 조리법은 피한다. • 이 표에 나온 음식 중 안 맞는 음식이 있으면 다음 절 또는 21장을 참고하여 응용 또는 대체한다. 예를 들어 사과와 대추를 대체할 음식도 있다. • 자신에게 알맞은 양을 먹는다. 너무 배부르면 양을 줄인다. • 수분이 부족해지지 않도록 레몬 또는 라임 물을 마시는 아침과 밤 사이에 하루 1리터 정도의 물을 마신다.

| 아침 |

- 레몬 또는 라임 물을 다 마신 후 최소 15분에서 20분, 이상적으로는 30분 정도 기다렸다가 셀러리 주스 약 470ml를 마신다.(이 책 432쪽에 나오는 레시피대로 직접 만들거나 동네 주스 가게에서 갓 착즙한 셀러리 주스를 사도 된다.)

- 셀러리 주스를 다 마신 후 다시 15분에서 30분 기다렸다가 원하는 메뉴로 아침 식사를 한다. 메뉴는 위 표에도 요약되어 있고, 이 장 후반부에서 더 자세히 설명하는 가이드라인 안에서 선택하면 된다. 셀러리 주스는 칼로리가 아니라 약효를 얻기 위해 마시는 음료이므로 아침 식사는 꼭 하는 게 좋다. 아침 식사는 과일 스무디나 오트밀도 괜찮다. 23장의 레시피와 22장의 원조 3:6:9 해독법 샘플 메뉴에서 더 많은 아이디어를 얻을 수 있다.

- 아침 식사 후 얼마 지나지 않아 배가 고파지면 원하는 메뉴로 오전 간식을 먹는다. 지방이 주요 에너지원인 음식을 피하고 이 장 뒤쪽(이 책 217쪽)에 수록된 트러블메이커 음식도 피한다. 역시 레시피에서 다양한 아이디어를 얻으면 되겠지만, 가장 간편하고 안전한 선택은 사과일 것이다.

- 2일차와 3일차에는 오전 내에 사과 한두 개를 오전 간식으로 꼭 먹는다. 통째로 먹어도 되고, 잘라서 먹어도 되고, 잘게 썰어서 다른 과일과 함께 먹어도 되고, 스무디로 만들어 먹어도 된다. 애플소스로 (생으로 또는 익혀서) 만들어 먹어도 된다. 사과가 몸에 안 맞는다면 잘 익은 배로 대체해도 된다. 최후의 수단으로 갓 착즙한 사과 주스도 괜찮다. 사과는 크기가 천차만별이기 때문에 몇 개

를 먹을지는 알아서 정한다.

TIP

- 또 다른 옵션으로는 아침 식사로 중금속 디톡스 스무디를 마시는 것이다. 단 중금속 디톡스 스무디로 2일차와 3일차 오전에 먹는 사과를 대체하지만 않으면 된다. 3:6:9 해독법에 중금속 해독법을 접목시키는 방법은 21장 "해독법의 응용과 대체"에 나온다.

| 점심 |

- 점심을 먹을 준비가 되면 원하는 메뉴로 점심 식사를 즐기되, 지방이 주요 에너지원인 음식을 피하고 트러블메이커 음식도 피한다. 23장의 레시피와 22장의 원조 3:6:9 해독법 샘플 메뉴에서 더 많은 아이디어를 얻을 수 있다.
- 별도의 사이드 메뉴로나 메인 메뉴의 재료로 꼭 찐 애호박이나 여름호박 한 컵을 점심 식사에 추가한다.

| 오후 |

- 점심 식사 후 약 한두 시간 지나 출출할 때는 사과 한두 개(또는 같은 양의 애플소스나 잘 익은 배)를 대추 한두 알과 함께 먹는다.

TIP

- 23장에 사과와 대추를 활용한 재밌는 레시피가 나온다.
- 정해진 간식을 먹어도 허기가 가시지 않으면 사과를 더 먹는다.
- 시판 애플소스를 이용할 경우 첨가제가 없는 제품을 선택한다.
- 대추를 좋아하지 않거나 구할 수 없다면, (생 또는 말린) 오디, 건포도, 포도, 또는 (생 또는 말린) 무화과를 더 나은 순위로 나열했으니 이 중 골라서 대체한다. 이것들을 사과와 함께 잘게 썰거나 갈아서 먹어도 된다.

| 저녁 |

- 저녁을 먹을 준비가 되면 원하는 메뉴로 저녁 식사를 즐기되, 트러블메이커 음식은 피한다.

- 저녁 식사는 기름기 없는 동물성 단백질이나 아보카도, 견과류, 씨앗 등 지방이 주요 에너지원인 다른 형태의 음식을, 원한다면 먹을 수 있는 기회이다.(단 피해야 하는 음식은 제외한다.) 먹고 싶으면 먹어도 된다는 뜻이지 꼭 먹어야 되는 것은 아니다. 해독을 다음 단계로 끌어올리고 싶다면 첫 3일도 지방을 피함으로써 해독 기간 전체를 무지방식으로 유지하는 게 좋다.

| 밤 |

- 밤에 배가 고프면 선택 사항으로 사과(또는 애플소스나 배)를 먹는다.
- 취침 1시간 전에 레몬 또는 라임 물 약 470ml를 마신다.
- 자기 전에 히비스커스나 레몬밤 또는 차가버섯 차를 한 잔 즐긴다. 이 셋을 블렌딩하기보다는 하나를 선택해서 마신다. 차는 레몬 또는 라임 물과 함께 마셔도 된다.

TIP

- 밤에 마시는 차나 레몬 또는 라임 물에 생꿀 한 티스푼을 첨가해도 괜찮다.

■■■ 원조 3:6:9 해독법 4~6일차 해독기

해독 기간의 중간 3일 동안, 간은 많은 양의 담즙을 생산하는 일로부터 기다리고 기다리던 휴식을 취할 수 있게 된다. 고지방 식단 탓에, 그리고 그 지방을 분해할 필요 때문에, 거의 모든 사람들의 간은 끊임없는 담즙 생산 모드에 있다. 간은 평소 담즙 생산으로 늘 지쳐 있기 때문에 매일 수행해야 하는 해독 임무는 소홀해지기 십상이다. 많은 양의 담즙을 생산해야 하는 일에서 해방되어 드디어 쉴 수 있게 되면, 간은 평생에 걸쳐 깊은 곳에 저장해 온 독소를 뽑아내는 일에 집중할 수 있다. 독소를 해독하고 스스로를 회복하게 된 간은 모든 차원에서 몸을 건강하게 만들어준다. 만성 질환과 끈질긴 증상에서 벗어나 회복으로 가는 길에 간이 중추적 역할을 담당하게 되는 것이다. 3:6:9 해독법 같은 방법으로 몸을 돌보지 않는다면 그런 끈질긴 증상들은 필연적으로 만성 질환으로 진행된다.

원조 3:6:9 해독법 4~6일차 해독기

	4일차	5일차	6일차
기상 후	레몬 또는 라임 물 약 470ml	레몬 또는 라임 물 약 470ml	레몬 또는 라임 물 약 470ml
아침	15~30분 기다렸다가 셀러리 주스 약 470ml, 다시 15~30분 기다렸다가 '간을 살리는 스무디'	15~30분 기다렸다가 셀러리 주스 약 470ml, 다시 15~30분 기다렸다가 '간을 살리는 스무디'	15~30분 기다렸다가 셀러리 주스 약 470ml, 다시 15~30분 기다렸다가 '간을 살리는 스무디'
점심	아스파라거스 찜과 '간을 살리는 샐러드'	아스파라거스 찜과 '간을 살리는 샐러드'	아스파라거스와 미니양배추 찜, '간을 살리는 샐러드'
오후	사과 최소 한두 개 (또는 애플소스)와 대추 한 알에서 세 알 (또는 대체물)과 셀러리 줄기	사과 최소 한두 개 (또는 애플소스)와 대추 한 알에서 세 알 (또는 대체물)과 셀러리 줄기	사과 최소 한두 개 (또는 애플소스)와 대추 한 알에서 세 알 (또는 대체물)과 셀러리 줄기
저녁	아스파라거스 찜과 '간을 살리는 샐러드'	미니양배추 찜과 '간을 살리는 샐러드'	아스파라거스와 미니양배추 찜과 '간을 살리는 샐러드'
밤	사과(또는 애플소스) (먹고 싶으면), 레몬 또는 라임 물 약 470ml, 히비스커스나 레몬밤 또는 차가버섯 차	사과(또는 애플소스) (먹고 싶으면), 레몬 또는 라임 물 약 470ml, 히비스커스나 레몬밤 또는 차가버섯 차	사과(또는 애플소스) (먹고 싶으면), 레몬 또는 라임 물 약 470ml, 히비스커스나 레몬밤 또는 차가버섯 차
가이드 라인	• 지방이 주요 에너지원인 음식(견과류, 씨앗류, 식용유, 올리브, 코코넛, 아보카도, 카카오, 사골육수, 동물성 단백질 등)은 아예 피한다. 콩류도 끊는다. • 다음 음식은 피한다. 계란, 유제품, 글루텐, 탄산 음료, 소금 및 양념, 돼지고기, 옥수수, 기름(일반 또는 건강한 식용유 포함), 대두, 양고기, 참치를 비롯한 모든 생선과 해산물, 식초(사과 사이다 식초 포함), 카페인(커피, 말차, 카카오, 코코아 포함), 곡물(지금은 기장과 귀리 포함), 술, 천연/인공 착향료, 발효 식품(콤부차, 사우어크라우트, 코코넛 아미노 포함), 영양 효모, 구연산, MSG, 아스파탐, 기타 인공 감미료, 포름알데히드, 보존제. • 위 음식 대신 이 장에 나온 음식과 위 표에 나온 음식만 먹는다. 야채를 익힐 때는 찌는 방법만 사용한다. 9일 내내 굽거나 볶는 조리법은 피한다. • 이 표에 나온 음식 중 안 맞는 음식이 있으면 다음 절 또는 21장을 참고하여 응용 또는 대체한다. 예를 들어 샐러드, 아스파라거스, 미니양배추, 스무디 재료를 대체할 음식도 있다. • 자신에게 알맞은 양을 먹는다. 너무 배부르면 양을 줄인다. • 수분이 부족해지지 않도록 레몬 또는 라임 물을 마시는 아침과 밤 사이에 하루 1리터 정도의 물을 마신다.		

- 4일차부터 6일차 역시 레몬 또는 라임 물 약 470ml로 하루를 시작한다. 원하면 용량을 두 배로 늘린다.

TIP

- 원하면 레몬 또는 라임 물에 생꿀 한 티스푼을 첨가해도 된다.

| 아침 |

- 레몬 또는 라임 물을 다 마신 후 최소 15분에서 20분, 이상적으로는 30분 정도 기다렸다가 셀러리 주스를 최소 약 470ml를 마신다.
- 셀러리 주스를 다 마신 후 다시 15분에서 30분 기다렸다가 '간을 살리는 스무디'를 마신다.(레시피는 이 책 454쪽에 나온다.) 얼마나 배가 고픈지에 따라 1인분 또는 그 이상을 만들어서 오전 내내 마셔도 된다. 스무디 대신 레시피의 재료를 잘게 잘라서 과일 샐러드처럼 먹는 것도 좋다.

TIP

- 21장의 중금속 해독 접목하기 옵션에 따라 아침 식사 후 오전에 중금속 디톡스 스무디(레시피는 이 책 456쪽에 나온다)를 마시는 것도 대안이 될 수 있다. 다만 오전 첫 '간을 살리는 스무디'를 중금속 디톡스 스무디로 대체하는 것은 안 된다. 원하면 두 스무디를 각각 더 적은 양으로 만들어 둘 다 마시는 것은 괜찮다.

| 점심 |

- 4일차와 5일차에는 점심 식사로 아스파라거스 찜과 '간을 살리는 샐러드'를 먹는다.
- 6일차에는 점심 식사로 아스파라거스 찜과 미니양배추 찜 둘 다, 그리고 '간을 살리는 샐러드'를 먹는다.

TIP

- 생식을 선호한다면 아스파라거스와 미니양배추를 찌지 않고 생으로 먹어도 된다. 예를 들어 미니양배추, 아스파라거스, 무, 사과를 채 썰어 먹거나 미니양배추 샐러드 레시피를 참고하여 만들

어 먹으면 된다.

- 모든 야채는 생으로 먹거나 쪄서 먹는다. 원조 3:6:9 해독 기간에는 식용유, 크림, 버터, 식초 또는 소금을 이용하여 야채를 굽거나 간을 하지 않는다.
- 신선한 아스파라거스나 미니양배추를 구할 수 없으면 냉동된 것을 이용해도 된다. 둘 다 구할 수 없으면 애호박이나 여름호박으로 대체한다.
- 야채는 식사 직전에 찌거나 미리 쪄서 냉장고에 보관했다가 차가운 상태로 샐러드 위에 얹어서 먹어도 된다. 찐 야채를 으깨거나 갈아서 먹어도 된다. 21장 "해독법의 응용과 대체"의 "아스파 라거스와 미니양배추" 절에 더 많은 옵션이 나오니 참고하면 좋을 것이다.
- 생야채 샐러드를 먹는 데 시간이 많이 걸린다거나 씹고 소화하는 데 문제가 있어서 먹기 어려운 경우, '간을 살리는 수프' 레시피로 대체해도 된다. 수프마저도 부담스러우면 '간을 살리는 주스' 레 시피로 대체해도 된다. 21장 "해독법의 응용과 대체"의 "샐러드" 절에 더 자세한 지침이 나온다.

| 오후 |

- 점심 식사 후 출출할 때는 사과 최소 한두 개(또는 같은 양의 애플소스나 잘 익은 배) 와 대추 한 알에서 세 알을 셀러리 줄기와 함께 먹는다.

TIP

- 아침에 셀러리 주스를 만들면서 셀러리 줄기를 준비해 두면 시간을 아낄 수 있다.
- 셀러리를 씹기가 불편하면 믹서기에 다져도 되고 사과와 함께 갈아 먹어도 된다.
- 그래도 배가 채워지지 않고 힘이 나지 않으면 오후에 사과를 추가로 먹어도 된다.

| 저녁 |

- 4일차 저녁 식사로 다시 아스파라거스 찜과 '간을 살리는 샐러드'를 먹는다.
- 5일차 저녁 식사 메뉴는 미니양배추 찜과 '간을 살리는 샐러드'이다.
- 그리고 6일차 저녁 식사로는 '간을 살리는 샐러드'와 함께 아스파라거스 찜과 미니양배추 찜 둘 다 먹는다.

TIP

- 점심 식사와 옵션이 똑같다. 예를 들어 찐 아스파라거스나 미니양배추를 으깨거나 갈아서 먹어 도 되고, 생으로 먹어도 되고, 애호박과 여름호박으로 대체해도 되며, '간을 살리는 샐러드'를 '간

을 살리는 수프'나 '간을 살리는 주스'로 대체해도 된다. 21장 "해독법의 응용과 대체"에 더 자세한 지침이 나온다.

| 밤 |

- 저녁 식사 이후 출출해지면 선택 사항으로 사과(또는 애플소스나 배)를 먹는다.
- 취침 1시간 전에 레몬 또는 라임 물 약 470ml를 마신다.
- 자기 전에 히비스커스나 레몬밤 또는 차가버섯 차를 한 잔 즐긴다. 이 셋을 블렌딩하기보다는 하나를 선택해서 마신다. 차는 레몬 또는 라임 물과 함께 마셔도 된다.

TIP

- 밤에 마시는 레몬 또는 라임 물이나 차에 생꿀 한 티스푼을 첨가해도 괜찮다.

■■■ 원조 3:6:9 해독법 7~9일차 배출기

드디어 왔다. 당신의 간이 거의 평생을 기다리고 기다려온 순간이! 당신이 기다려온 순간이기도 하다. 간이 행복하면 당신도 행복하니까. 이 단계에서 간을 비롯한 장기들이 부담에서 벗어나게 되면 몸과 기분이 얼마나 긍정적인 영향을 받게 되는지 당신도 놀랄 것이다. 당신의 달라진 모습에 주위 사람들도 놀라고 당신도 더 많은 변화를 추구하고 싶어질 것이다. 그 파급 효과는 정말 깊고 넓게 퍼질 것이다. 당신이 더 건강해진 삶으로 또 어떤 사람에게 선한 영향을 미칠지, 얼마나 더 많은 일을 해낼 수 있을지 기대되지 않는가?

지난 6일 동안 당신은 간의 원동력을 키우고 기력을 비축하면서 이 7~9일차의 배출기를 준비해 왔다. 이제 몸은 장기들이 수년간 붙들고 있던 쓰레기와 독성 물질을 몸 밖으로 몰아낼 힘을 갖게 되었다. 이 힘은 일상적으로 생성되는 노폐물을 아침 해독법으로 처리하는 힘보다 훨씬 강하다. 액체 위주로 영양을 섭취하는 이 3일은 전혀 새로운 영역이 될 것이다.

원조 3:6:9 해독법 7~9일차 배출기

	7일차	8일차	9일차
기상 후	레몬 또는 라임 물 약 470ml	레몬 또는 라임 물 약 470ml	레몬 또는 라임 물 약 470ml
아침	15~30분 기다렸다가 셀러리 주스 약 470ml, 다시 15~30분 기다렸다가 '간을 살리는 스무디'	15~30분 기다렸다가 셀러리 주스 약 470ml, 다시 15~30분 기다렸다가 '간을 살리는 스무디'	하루 동안 다음을 섭취한다. 셀러리 주스 470~590ml씩 두 번(아침과 초저녁에, 아래 음료와 15~30분 간격을 두고), 오이사과 주스 470~590ml씩 두 번(아무 때나), 멜론이나 파파야 또는 잘 익은 배를 갈아서 만든 주스, 신선한 수박 또는 오렌지를 착즙한 주스 (양과 빈도는 원하는 만큼, 섞지 말고 따로). 물(원하는 만큼)
점심	오이 국수를 곁들인 시금치 수프	오이 국수를 곁들인 시금치 수프	
오후	최소 60분을 기다렸다가 셀러리 주스 470ml, 다시 15~30분 기다렸다가 사과 한두 개(또는 애플소스)와 오이 슬라이스와 셀러리 줄기	최소 60분을 기다렸다가 셀러리 주스 470ml, 다시 15~30분 기다렸다가 사과 한두 개(또는 애플소스)와 오이 슬라이스와 셀러리 줄기	
저녁	찐 호박, 고구마, 얌(참마), 감자 중 하나 + 찐 아스파라거스나 미니양배추 중 하나 또는 둘 다 + (원하면) '간을 살리는 샐러드'	찐 아스파라거스나 미니양배추 중 하나 또는 둘 다 + (원하면) '간을 살리는 샐러드'	
밤	사과(또는 애플소스)(먹고 싶으면), 레몬 또는 라임 물 약 470ml. 히비스커스나 레몬밤 또는 차가버섯 차	사과(또는 애플소스)(먹고 싶으면), 레몬 또는 라임 물 약 470ml. 히비스커스나 레몬밤 또는 차가버섯 차	레몬 또는 라임 물 약 470ml, 히비스커스나 레몬밤 또는 차가버섯 차
가이드라인	• 지방이 주요 에너지원인 음식(견과류, 씨앗류, 식용유, 올리브, 코코넛, 아보카도, 카카오, 사골육수, 동물성 단백질 등)은 계속 피한다. 콩류도 계속 피한다. • 다음 음식도 계속 피한다. 계란, 유제품, 글루텐, 탄산 음료, 소금 및 양념, 돼지고기, 옥수수, 기름(일반 또는 건강한 식용유 포함), 대두, 양고기, 참치를 비롯한 모든 생선과 해산물, 식초(사과 사이다 식초 포함), 카페인(커피, 말차, 카카오, 코코아 포함), 곡물(지금은 기장과 귀리 포함), 술, 천연/인공 착향료, 발효 식품(콤부차, 사우어크라우트, 코코넛 아미노 포함), 영양 효모, 구연산, MSG, 아스파탐, 기타 인공 감미료, 포름알데히드, 보존제 • 위 음식 대신 이 장에 나온 음식과 위 표에 나온 음식만 먹는다. 야채를 익힐 때는 찌는 방법만 사용한다. 9일 내내 굽거나 볶는 조리법은 피한다. • 이 표에 나온 음식 중 안 맞는 음식이 있으면 다음 절 또는 21장을 참고하여 응용 또는 대체한다. • 자신에게 알맞은 양을 먹는다. 너무 배부르면 양을 줄인다. • 수분이 부족해지지 않도록 레몬 또는 라임 물을 마시는 아침과 밤 사이에 하루 1리터 정도의 물을 마신다. 오후에 한 번 더 마시는 셀러리 주스 때문에 물을 조금 덜 마시고 싶으면, 그래도 괜찮다.		

▚ 7일차와 8일차

| 기상 후 |

- 그동안 해오던 대로 레몬 또는 라임 물 약 470ml로 하루를 시작한다. 원하면 용량을 두 배로 늘린다.

TIP

- 원하면 레몬 또는 라임 물에 생꿀 한 티스푼을 첨가해도 괜찮다.

| 아침 |

- 레몬 또는 라임 물을 다 마신 후 최소 15분에서 20분, 이상적으로는 30분 정도 기다렸다가 셀러리 주스를 최소 약 470ml를 마신다.
- 셀러리 주스를 마신 후 또 15분에서 30분 정도 기다렸다가 '간을 살리는 스무디'를 마신다. 배가 고픈 정도에 따라 1인분 이상을 만들어서 오전 내내 마셔도 된다. 스무디 대신 레시피의 재료를 잘게 잘라서 과일 샐러드처럼 먹어도 좋다.

TIP

- 4~6일차의 해독기 때처럼 아침 식사 후 오전에 중금속 디톡스 스무디를 마시는 것도 대안이 될 수 있다. 다만 오전 첫 '간을 살리는 스무디'를 중금속 디톡스 스무디로 대체하는 것은 안 된다. 원하면 이 두 가지 스무디를 각각 더 적은 양으로 만들어 둘 다 마시는 것은 괜찮다.

| 점심 |

- 나선형 채칼 등으로 오이를 길고 얇게 썰어 만든 '오이 국수'를 곁들인 시금치 수프를 먹는다.(레시피는 이 책 500쪽에 나온다.) 오이를 국수처럼 채 썰지 않고 수프처럼 갈아 먹어도 된다.

TIP

- 시금치 수프는 익히지 않고 생으로 먹는다.

- 시금치 수프에 들어가는 토마토를 망고나 바나나로 대체해도 된다.(바나나와 토마토를 같이 갈지만 않으면 된다.) 시금치를 버터헤드상추로 대체해도 된다. 21장 "해독법의 응용과 대체"에 더 자세한 지침이 나온다.

| 오후 |

- 점심과 저녁 식사 사이에 셀러리 주스 약 470ml를 더 마신다. 오후 셀러리 주스는 반드시 점심 식사 후 최소 60분을 기다렸다가 마신다. 셀러리 주스를 마신 후에는 최소 15분에서 30분 정도 기다렸다가 다른 음식이나 음료를 섭취한다.
- 셀러리 주스를 마신 후 15분에서 30분이 지나고 나면 사과 한두 개 또는 같은 양의 애플소스(또는 배)를 오이 슬라이스와 셀러리 줄기와 함께 먹는다.

TIP

- 착즙기를 하루 두 번 가동시키는 게 번거롭거나 시간이 없으면 셀러리 주스를 아침에 한꺼번에 만들어서 오후에 마실 분량을 냉장 보관해도 된다. 주스 가게에서 사서 마실 경우에도 아침에 2인분을 주문해서 1인분은 남겨뒀다가 오후에 마셔도 된다.

| 저녁 |

- 7일차 저녁 식사로는 찐 겨울호박, 고구마(속이 노란 고구마 포함), 얌(참마), 감자 중 하나와 아스파라거스 찜, 미니양배추 찜 중 하나 또는 둘 다를 먹는다. 원하면 '간을 살리는 샐러드'도 먹는다.
- 8일차 저녁 식사로는 아스파라거스 찜, 미니양배추 찜 중 하나, 이상적으로는 둘 다 쪄서 먹는다. 원하면 '간을 살리는 샐러드'도 먹는다.

TIP

- 해독기(4~6일차)의 점심 및 저녁 식사와 옵션이 똑같다. 예를 들어 찐 아스파라거스와 미니양배추를 으깨거나 갈아서 먹어도 되고 생으로 먹어도 된다. 애호박이나 여름호박으로 대체해도 된다. '간을 살리는 샐러드'를 '간을 살리는 수프'나 '간을 살리는 주스'로 대체해도 된다. 찐 호박, 고구마, 얌(참마) 또는 감자를 으깨거나 갈아서 먹어도 되고, 아스파라거스, 미니양배추, 샐러드

에 들어가는 잎채소와 같이 갈아도 된다. 21장 "해독법의 응용과 대체"에 더 자세한 지침이 나온다.

| 밤 |

- 저녁 식사 이후 출출해지면 선택 사항으로 사과(또는 애플소스나 배)를 먹는다.
- 취침 1시간 전에 레몬 또는 라임 물 약 470ml를 마신다.
- 자기 전에 히비스커스나 레몬밤 또는 차가버섯 차를 한 잔 즐긴다. 이 셋을 블렌딩하기보다는 하나를 선택해서 마신다. 차는 레몬 또는 라임 물과 함께 마셔도 된다.

TIP
- 밤에 마시는 차나 레몬 또는 라임 물에 생꿀 한 티스푼을 첨가해도 괜찮다.

■■ 9일차

| 기상 후 |

- 레몬 또는 라임 물 약 470ml로 하루를 시작한다. 원하면 용량을 두 배로 늘린다.

TIP
- 원하면 레몬 또는 라임 물에 생꿀 한 티스푼을 첨가해도 괜찮다.

| 아침과 오후 |

- 레몬 또는 라임 물을 다 마신 후 최소 15분에서 20분, 이상적으로는 30분 정도 기다렸다가 셀러리 주스를 최소 약 470ml를 마신다.
- 셀러리 주스를 다 마신 후 또 15분에서 30분 정도 기다렸다가 오이 사과 주스를 (오이와 사과 비율을 1:1로) 약 470~590ml 정도 마신다. 이후 하루 종일 출

출해지면 언제든지 원하는 만큼 멜론이나 파파야 또는 잘 익은 배를 갈아서 만든 주스, 신선한 수박 또는 오렌지를 착즙한 주스를 마신다.(단 종류를 섞지 말고 따로 마신다.)

- 하루 종일 원하는 만큼의 물을 마신다. 물에 레몬 또는 라임 즙을 약간 첨가하면 더 좋다. 맹물만 마셔도 괜찮다. 해독 기간 중 물 섭취에 대해서는 이 절 다음에 나오는 원조 3:6:9 해독법 가이드라인을 참고하기 바란다.

TIP

- 지금까지 중금속 해독과 접목하여 해독을 진행한 경우, 오늘은 중금속 디톡스 스무디를 건너뛴다고 걱정할 필요는 없다. 9일차는 전반적으로 모든 독소를 몸에서 씻어내는 데 집중하는 게 좋다. 게다가 그동안 마신 중금속 디톡스 스무디만으로도 몸속에 스피룰리나, 실란트로(고수), 새싹보리즙 분말, 덜스, 야생 블루베리 잔여물이 남아 있기 때문에 장기에서 뽑힌 중금속을 씻어내기에 충분할 것이다. 더 자세한 내용은 21장 "해독법의 응용과 대체" 중 "중금속 해독 접목하기"에 나온다.
- 오이 사과 주스의 오이와 사과 비율이나 대체할 과채도 21장에 자세히 나온다.
- 멜론, 수박, 파파야, 배, 오렌지 주스는 하루 종일 바꿔 마셔도 된다. 예를 들어 아침에 멜론을 갈아서 마시고, 점심에 갓 착즙한 오렌지 주스를 마시고, 오후와 저녁에는 파파야를 갈아서 마시면 된다. 아니면 하나를 골라서 하루 종일 그 주스를 주식으로 삼아도 상관없다. 선택은 자유지만, 과일 종류를 섞어서 갈거나 주스 종류를 동시에 한 종류 이상 마시는 것은 피한다. 예를 들어 멜론과 배를 같이 갈아 마시거나 파파야를 갈아서 마시자마자 오렌지 주스를 마시지는 말라는 뜻이다. 주스는 따로따로 간격을 두고 마시도록 한다.
- 멜론은 빈속에 먹었을 때 제일 소화가 잘되기 때문에 멜론 주스를 마시고 싶다면 오전에, 즉 파파야나 배보다 먼저 마시는 게 좋다. 파파야나 배를 이미 갈아 마셨다면 멜론은 피하도록 한다.
- 과일 주스 가게에서 하루에 마실 주스를 한꺼번에 구매해서 냉장고에 보관했다가 하나씩 꺼내 먹는 것도 괜찮다.
- 몸집이 작아서 이렇게 많은 양의 액체를 섭취하는 게 불가능하다면 용량을 줄이되 너무 많이 줄여선 안 된다. 독소를 배출하는 힘든 일을 하는 몸에게 충분한 영양소를 공급해야 하기 때문이다.

| 초저녁 |

- 이른 저녁에 셀러리 주스를 최소 약 470ml 정도 마신다. 셀러리 주스는 과일을

갈아서 만든 주스를 마신 후에는 최소 30분, 과일을 착즙한 주스나 물을 마신 후에는 최소 15분에서 30분이 지난 다음에 마신다.

- 셀러리 주스를 마시고 최소 15분에서 30분이 지난 다음에는 오이 사과 주스나 멜론, 파파야, 배 가운데 하나를 갈아서 만든 주스나 착즙한 수박 또는 오렌지 주스나 물을 계속 마셔도 된다.

| 밤 |

- 취침 1시간 전에 레몬 또는 라임 물 약 470ml를 마신다.
- 자기 전에 히비스커스나 레몬밤 또는 차가버섯 차를 한 잔 즐긴다. 이 셋을 블렌딩하기보다는 하나를 선택해서 마신다. 차는 레몬 또는 라임 물과 함께 마셔도 된다.

TIP
- 밤에 마시는 차나 레몬 또는 라임 물에 생꿀 한 티스푼을 첨가해도 괜찮다.

▟▛ 원조 3:6:9 해독법 가이드라인

| 일반 가이드라인 |

해독을 진행하는 9일 동안 다음 가이드라인을 따른다.

트러블메이커 음식 피하기

7장 "문제를 일으키는 트러블메이커 음식"에 나오는 트러블메이커 음식을 끊는다. 달리 명시되지 않은 한 9일 내내 아래 음식은 아예 먹지 않는다.

- 계란
- 유제품
- 글루텐

- 탄산 음료
- 소금과 양념(순수 향신료는 괜찮음)
- 돼지고기
- 옥수수
- 기름(일반 또는 건강한 식용유 포함)
- 대두
- 양고기
- 참치를 비롯한 생선과 해산물(연어, 송어, 정어리는 3일차까지는 저녁 식사로 가능)
- 식초(사과 사이다 식초 포함)
- 카페인(커피, 말차, 코코아 포함)
- 곡물(기장, 귀리는 3일차까지는 가능)
- 술
- 천연/인공 착향료
- 발효 식품(콤부차, 사우어크라우트, 코코넛 아미노 포함)
- 영양 효모
- 구연산
- 아스파탐 및 기타 인공 감미료
- MSG
- 포름알데히드
- 보존제

　7장을 건너뛰었다면 다시 돌아가 해독 기간에 트러블메이커 음식을 피해야 하는 이유를 숙지하기 바란다. 트러블메이커 음식의 유혹을 뿌리칠 힘을 얻을 수 있도록 7장의 내용을 가까이 두면 좋다. 몰래 먹는 페퍼로니 피자 한 조각의 환상적인 맛이 아른거려도, 7장을 다시 읽으면 3:6:9 해독 기간 동안 특정 음식을 피하는 게 옳다는 확신으로 다시 무장할 수 있을 것이다.

　트러블메이커 음식 목록 중 어느 것도 유행 때문에 먹지 말라는 게 아니다. 예를 들어 글루텐도 염증을 유발한다는 요즘 상식을 이유로 끊으라는 게 아니다. 더 구체적인 이유가 있는데 그 이유를 제대로 이해하는 것이 중요하다. 이미 7장을 읽은 사람도 해독을 하는 동안 복습을 하면 좋을 것이다. 욕구를 자제할 힘을 더 얻으려면 25장 "해독 과정에서 일어나는 감정"을 참고하기 바란다.

트러블메이커 음식을 끊는 일은 의외로 쉬울 수 있다. 해독 중에는 과일, 야채, 잎채소에 집중할 수밖에 없기 때문이다. 영양소가 풍부한 이런 음식을 배불리 먹으면 다른 음식이 들어갈 자리도 없고 그만큼 유혹을 참기도 쉬워진다.

채소를 (굽지 말고) 찌기

9일 내내 굽거나 볶는 조리법을 피한다. 원조 3:6:9 해독법을 진행하는 동안 야채를 익힐 때는 그냥 찌거나 23장의 레시피대로 수프나 스튜에 넣어서 끓이기만 한다. 야채를 굽거나 볶으면 수분이 날아가는데 원조 해독법을 진행하는 동안 먹는 음식은 수분 함량을 어느 정도 유지하는 게 중요하다. 해독에 도움이 되기 때문이다. 굽거나 볶는 것이 결코 나쁜 조리법은 아니다. 단지 해독 기간에는 몸의 수분 공급 메커니즘을 증진시켜 더 많은 독소를 더 빠르게 정화하기 위해 이를 피하라는 것이다.

자신에게 알맞은 양을 먹기

사람은 저마다 필요한 열량도 다르고 식욕도 다르므로 자신에게 알맞은 분량을 아는 게 중요하다. 너무 배가 부르면 양을 줄인다. 해독 중에는 본능적으로 먹고 싶은 걸 참으려는 경향이 있다. 하지만 배가 고파 죽을 지경이 되어서는 안 된다. 일부러 굶는 것은 이 해독법이 지향하는 치유에 역행하는 행동이다.

준비기에는 포도당 섭취를 늘려서 간과 뇌의 기능을 북돋워준다. 그리고 해독기에 먹는 음식은 장기에 박힌 독소를 떼어내는 광부와 청소부 역할을 한다. 그렇게 '때 빼고 광을 내야' 배출기 때 장기들이 최고의 기량을 발휘할 수 있다. 그러니 언제든 손에 닿을 수 있는 곳에 치유에 좋은 신선한 음식을 충분히 준비해 두어야 한다.

해독 기간에 먹어야 하는 음식의 양이 너무 많다 싶으면, 예컨대 한 번에 사과를 두 개씩 먹는 게 부담스러우면 굳이 과식할 필요는 없다. 해독 기간 중 어느 시점에도 이미 배가 부른데 지정된 음식을 억지로 먹을 필요는 없다. 무엇을 얼마큼 먹는 게 좋을지 판단하는 법과 관련해 더 자세한 설명은 19장 "반드시 지켜야 할 해독 수칙"의 "배고픔과 식사량" 절에 나온다.

수분 공급에 유의하기

수분이 충분히 공급된 상태를 유지한다. 레몬 또는 라임 물을 마시는 아침과 밤 사이에 하루 약 1리터 정도의 물을 마신다. 대략 네 컵 정도의 양이다. 더 많이 마셔도 좋다. 해독 중 언제든 더 많은 수분이 필요하다 싶으면 참지 말고 더 많이 마신다.

pH8.0 이상의 물은 피한다. 알칼리수가 나오는 정수기를 쓰는 경우도 마찬가지다. pH8.0을 넘지 않도록 설정해 둬야 한다. 식수는 pH7.7이 이상적이다. 그보다 높은 pH의 물은 7.7로 내려올 때까지 위장에 머물다가 소화계에서 7.7로 맞춰줘야 몸 전체로 퍼져나간다. pH7.7 이하일 때도 마찬가지다. 몸은 물의 pH를 올리기 위해서도 에너지를 써야 한다. 이상적인 pH의 물을 마시면 소화계가 약해지는 것을 방지해 준다.

1일차부터 8일차까지는 핫스파이스 애플 주스(레시피는 이 책 446쪽에 나온다)나 (핑크색이나 빨간색이 아니고 천연향이 첨가되지 않은) 코코넛 물을 아무 온도에서나 하루 종일 조금씩 마셔도 된다. 이는 물 1리터에는 포함되지 않는다.

이 모든 음료는 셀러리 주스 마시기 전후 최소 15분에서 30분 정도의 간격을 두고 마셔야 한다. 셀러리 주스를 아침 말고 한 번 더 마시는 기간(배출기)에는 물을 조금 덜 마셔도 괜찮다.

| 1, 2, 3일차를 위한 추가 가이드라인 |

다음은 1일차부터 3일차까지 따라야 할 몇 가지 추가적 지침이다.

지방 섭취 줄이기

지방 섭취를 최소 절반으로 줄이고, 지방이 주요 에너지원인 음식은 저녁 식사 때까지 미룬다. 지방이 주요 에너지원인 음식에는 견과류, 씨앗류, 아보카도, 기름, 올리브, 코코넛, 사골육수, 모든 동물성 단백질이 포함된다.(요구르트, 우유, 크림, 버터, 치즈, 케피르, 유청단백질 등의 유제품도 지방이 주요 에너지원인 음식이다. 해독 기간에는 어차피 유제품을 끊기 때문에 이런 음식은 이미 피하고 있다.) 이런 지방 비중이 높은 음식 중 무엇을 먹든 평소 양의 반 이하로 먹는다.

지방이 주요 에너지원인 음식을 저녁 식사 때까지 미루면 지방 섭취를 이미 절반으로 줄이는 셈일 수도 있다. 평소 아침 식사로 즐겨 먹던 요구르트, 고소한 그래놀라, 아보카도를 얹거나 버터를 바른 토스트, 크림치즈를 바른 베이글, 코코넛 우유나 유청단백질 파우더로 만든 스무디, 사골육수, 베이컨, 계란, 소시지, 팬케이크, 와플, 코코아, 카카오 닙스, 크림 넣은 커피 등등만 건너뛰어도 지방 섭취량은 뚝 떨어진다. 나아가 점심이나 오후에도 지방 섭취를 하지 않기 때문에 계속 1일 섭취량은 줄어들게 된다. 이렇게 하면 건강한 지방이든 덜 건강한 지방이든 지방은 다 피하는 것이다.

오일이나 크림이 들어간 샐러드 드레싱, 견과류 버터가 들어간 스무디, 구아카몰레(아보카도를 으깬 것에 양파, 토마토, 고추 등을 섞어 만든 멕시코 요리-옮긴이), 타히니나 오일로 만든 홈무스, (핫도그, 소시지 또는 버거에 고기 대신 넣는) 채식 고기, (아보카도, 오일, 버터, 사워크림 또는 치즈를 얹은) 구운 감자, BLT(베이컨, 양상추, 토마토의 약자-옮긴이) 샌드위치, 치즈버거, 감자 튀김, (조리법과 상관없이) 모든 계란 요리, 치킨 들어간 샐러드, 생선, 스테이크, 참치 샌드위치, 크랩 케이크(게살, 머스터드, 마요네즈, 달걀로 반죽하여 튀기거나 구워낸 요리-옮긴이), 땅콩 버터 크래커, 견과류 한 줌 등등 우리가 보통 점심이나 간식으로 먹는 것에는 지방이 주요 에너지원인 음식이 정말 많다. 이런 음식을 먹지 않으면 몸은 지방을 처리하는 데 필요한 노동에서 자유로워진다.

오전 오후 내내 지방이 주요 에너지원인 음식을 먹지 않았는데도 지방이 평소 섭취량의 50%로 줄지 않으면, 저녁 식사에서도 평소의 지방 비중을 더 줄이고 그 대신 야채와 잎채소의 비중을 늘려야 한다. 평소 저녁에 먹는 샐러드에 올리브를 추가했다면 이제는 올리브를 반으로 줄이고 토마토와 오이를 썰어 넣는다. 또는 연어 구이를 즐겨 먹었다면 연어를 반으로 줄이고 그 빈자리를 잎채소와 아스파라거스 찜으로 채운다. 샐러드에 넣거나 음식 위에 뿌리거나 찍어 먹는 소스와 드레싱도 조심해야 한다. 의외로 지방 함량이 높고 해독 중에 피해야 할 기름과 기타 재료가 들어 있는 경우가 많기 때문이다. 지방 함량이 높지 않은 요리와 간식은 23장 "해독법 레시피"를 참고하기 바란다.

동물성 식품을 선호한다면 1인분만 먹되 저녁 식사로만 먹는다. 기름기 없는 방사 또는 자연산 육류, 가금류, 생선류(연어, 송어, 정어리)로만 먹는다. 그래야 준비기에도 건강을 챙길 수 있다.

준비기에 지방 섭취를 줄이는 주된 이유는 간이 끊임없는 담즙 생산에서 놓여나 담즙 보유량을 회복할 수 있는 기회를 주기 위함이다. 지방 처리에서 벗어나 쉬는 동안 간은 해독을 준비하는 일에 더 많은 에너지를 쓸 수 있게 된다.

지방 섭취를 줄이는 또 다른 이유는 지방 대신 필요한 포도당을 공급받기 위해서이다. 지방을 줄이면 간은 포도당을 더 잘 흡수한다. 그래야 간이 독소를 배출하는 힘든 일에 필요한 포도당과 글리코겐을 비축해서 배출기에 마음껏 쓸 수 있다. 아침 해독법과 마찬가지로 준비기에 먹는 감자, 고구마(속이 노란 고구마 포함), 얌(참마), 겨울호박 등은 간이 연료로 쓸 포도당의 훌륭한 공급원이다.

과일, 야채, 잎채소 더 많이 먹기

매일 과일, 야채, 잎채소를 더 많이 먹는 데 집중한다. 준비기에 이런 치유에 좋은 음식을 식사와 간식에 더 많이 포함시킴으로써, 트러블메이커 음식이 포함된 식사와 간식을 찾던 예전의 편리한 습관으로 돌아가려는 경향을 방지할 수 있다. 야채와 잎채소의 미네랄, 비타민, 미량 무기염이 과일의 항산화 물질, 포도당과 함께 일으키는 상호 작용은 장기를 안정시키고 세포를 재충전하는 데 필수적이다. 과일, 야채, 잎채소가 중요한 또 다른 이유는 병원균의 먹이가 되지 않는다는 것이다. 모든 사람은 각종 증상을 일으키는 병원균의 숙주나 다름없다.

해독 기간 내내 콩류는 완전히 끊는다. 콩은 해독력이 뛰어난 음식이 아니다. 지방이 주요 에너지원인 음식도 아니고 트러블메이커 음식도 아니지만, 과일, 야채, 잎채소에 비해 지방 함량이 높은 편이다. 콩을 끊으면 해독 과정에서 소화계가 겪는 부담을 최소화하는 데 도움이 된다. 콩의 단백질을 분해하려면 위산이 더 많이 필요한데, 대부분의 사람들은 위산 수치가 낮기 때문에 콩은 소화계에 부담이 된다. 대부분 사람들의 위샘은 지치고 닳아서 회복이 절실하다. 해독 기간에 마시는 셀러리 주스는 바로 그 회복을 도울 것이다.

| 4, 5, 6, 7, 8일차를 위한 추가 가이드라인 |

해독기부터는 일반 가이드라인에 더해 다음 추가 가이드라인을 따른다.

지방 섭취 일체 중단하기

치유를 돕기 위해 4일차부터는 지방이 주요 에너지원인 음식을 일체 배제한다. 다시 말해 견과류, 씨앗류, (땅콩 버터와 같은) 견과류로 만든 버터, 식용유, 올리브, 코코넛, 카카오, 아보카도, (사골육수와 유제품을 비롯한) 동물성 식품 등을 아예 끊어야 한다. 이제부터 지방은 해독의 최대 훼방꾼이다. 지방을 섭취하는 것은 마치 설거지를 하는데 누군가 개수대에 기름덩어리를 쏟아 붓는 것과 같다. 그렇게 되면 그릇을 제대로 닦기 위해 설거지를 처음부터 다시 시작해야 한다.

간이 해독기(와 배출기)를 성공적으로 통과하기 위해서는, 진행 중인 해독을 멈추고 다시 지방을 처리하는 임무로 돌아가야 하는 상황을 만들면 안 된다. 이 기간에도 간은 여전히 몸의 기능을 돕기 위해 담즙을 생산하긴 하지만, 지방을 녹일 만큼 강력한 담즙은 생산하지 않아도 된다. 지방 섭취를 피함으로써 간은 평소에는 못하는 깊은 해독에 에너지를 쏟을 수 있게 된다. 고지방 식단을 유지하면서 간에게 깊은 해독을 기대하긴 어렵다. 지방 섭취를 중단하고 그 대신 생체 이용률이 높은 영양소로 가득한 음식을 더 많이 먹으면 몸은 치유에 에너지를 쏟을 소중한 기회를 얻는 것이다.

지방 섭취를 줄이는 것은 혈액의 점성과도 관련이 있다. 혈류에 과다한 지방이 떠다니게 되면 몸은 독소와 독성 물질을 씻어낼 능력이 떨어진다. 지방은 독소를 흡수하여 붙잡아두기 때문이다. 결국 독소를 품은 지방이 장기 내부와 주변에 축적되는 것이다. 해독의 목표는 (지방 세포라고도 불리는) 이런 축적된 지방을 분산시키고 지방이 품고 있는 독소와 독성 물질, 묵은 아드레날린을 꺼내서 몸 밖으로 배출하는 것이다. 해독기에 지방이 주요 에너지원인 음식을 계속 먹으면, 혈중 지방 농도는 계속 높게 유지되고, 따라서 독소를 품은 기존 지방을 분산시킨다는 목표는 달성할 수 없게 된다.

과일 중 아보카도를 좋아하는 편이라면 3일차까지는 저녁 식사로 먹어도 된다. 4일차부터는 아보카도도 피해야 한다. 아보카도도 과일이긴 하고 지방이 주요 에너지원인 다른 음식에 비해 소화하기 쉽긴 하지만, 간을 해독하는 동안에는 건강하고 좋은 단일 지방도 방해가 된다. 해독에 집중하기도 힘들 간에게 과도한 부담을 주지 않기 위해 아보카도 당분간 피하는 게 좋다.

콩도 해독 기간 내내 계속 피하도록 한다. 콩은 지방이 주요 에너지원은 아니지만, 해독 음식에 비해 지방 함량이 높은 편인데다 소화계에 더 많은 일을 시킨다.

과일과 채소에만 집중하기

해독 기간에는 과일, 야채, 잎채소와 허브만 먹는다. 더 구체적으로는 이 장에 언급된 음식과 수정 팁, 레시피로만 식단을 짠다. 또한 이 책 217쪽부터 이 책 218쪽에 나오는 트러블메이커 음식은 계속 피한다. 트러블메이커 음식 상당수가 지방이 주요 에너지원인 음식이므로 어차피 피해야 한다.

끼니마다 특정 음식만 먹으라고 지정한 것은 어떤 의미일까? 잔꾀를 부려 해독법을 앞질러가지 말라는 뜻이다. 모든 해독법의 해독 음식은 치유를 돕기 위해 지정된 것이다. 스무디에 지정된 재료 외에 다른 과일을 추가하거나, 스무디를 샐러드로 또는 샐러드를 스무디로 대체하거나, 샐러드를 아예 건너뛰거나, 아스파라거스 또는 미니양배추 외에 다른 채소를 함께 쪄서 먹거나, 저녁 간식으로 바나나를 먹거나, 음식에 영양 효모 또는 코코넛 아미노를 슬쩍 첨가한다면, 해독법이 제대로 작용하는 데 정작 필요한 것을 놓칠 위험이 커진다. 찐 채소만 먹는 게 재미없다면 22장의 샘플 메뉴를 참고하여 해독법의 단조로움을 덜어보는 것은 괜찮다. 또는 해독 음식 중 문제가 되는 게 있다면 21장 "해독법의 응용과 대체"를 참고하면 된다. 예를 들어 샐러드를 먹는 게 힘들다면 샐러드 재료를 갈아서 '간을 살리는 수프'나 '간을 살리는 주스'로 만들어 먹어도 된다.

과일과 채소만 먹는 게 힘들진 않을까 걱정될지도 모르겠다. 그런데 그것은 그동안 과일과 채소를 조금씩만 먹는 데 익숙해 있어서 그런 것이다. 오전에 '간을 살리는 스무디' 1인분이 양에 안 찬다면 더 만들어 먹어도 되고, 아니면 중금속 디톡스 스무디를 만들어 먹어도 된다.(수정 팁은 21장에 자세히 나온다.)

샐러드만으로는 포만감을 느끼지 못할 것 같다는 걱정 역시 그동안 시들한 잎채소와 색 바랜 토마토가 들어간 사이드 메뉴로 조금씩만 먹어서 그런 것이다. 해독 기간에는 오렌지, 잘 익은 토마토, 오이, 싱싱한 잎채소 등 이 책 498쪽에 나오는 재료를 충분히 넣어서 실속 있는 샐러드를 만들어 양껏 먹는다. 그래도 '간을 살리는 샐러드'와 같이 먹는 아스파라거스 찜이나 미니양배추 찜이 들어갈 자리는 남겨둬야 한다. 찐 야채는 의외로 포만감을 준다.

오후에 먹는 사과 두 개로 양이 안 찬다면 한 개 더 먹어도 된다. 그래도 부족하면 다시 하나 더 먹어도 된다. 배가 부르다고 몸이 신호를 보내지 않는 이상, 사과를 너무 많이 먹는 건 아닌가 걱정하지 않아도 된다. 물론 배가 부르면 그 신호를 받아들여야 한다.

해독법에 지정된 음식(또는 대체 음식)으로 영양을 공급해 주면 이루 말할 수 없이 큰 이로움이 몸에 주어질 것이다. 해독 기간에 소화하기가 조금이라도 힘든 음식을 피하는 것도 큰 보상이 따를 것이다. 해독과 치유에 도움이 되는 음식은 이 시점에서 몸이 가장 필요로 하는, 영양 밀도가 높은 연료이다.

| 9일차를 위한 추가 가이드라인 |

9일차는 하루 종일 액체만 섭취하면서 해독기에 간이 뽑아낸 독성 물질의 잔여물까지 씻어내는 날이다.

3:6:9 해독법의 이 9일차 해독이 예전에 해봤을지 모르는 주스 단식이나 주스 해독과 가장 중요하게 다른 점은, 하루 종일 마시는 셀러리, 오이, 사과 주스에 함유된 균형 잡힌 무기염, 칼륨, 천연 당이 해독 중인 몸의 포도당 수치를 안정적으로 유지해 준다는 점이다. 해독의 마지막 날, 몸이 치유를 위해 열심히 일하는 동안에도 부신은 보호받아야 한다. 9일차의 특별한 강장제가 바로 그 역할을 수행한다.

모든 과채를 착즙하거나 갈아서 마시기

9일차에는 지정된 해독 음료만 마신다. 이 해독 단계에서는 몸이 독성 물질과 바이러스 및 박테리아의 노폐물, 기타 트러블메이커를 대량 방출하고 있기 때문에, 고형 음식을 줄이고 액체로 된 치유 음료를 더 많이 섭취해야 한다. 지정된 해독 음료들은 몸에서 독소가 씻겨나갈 때 가장 중요한 균형을 유지해 줄 것이다.

해독 음료를 충실히 마심으로써, 우리는 치유라는 퍼즐의 핵심적인 두 조각을 맞춰주게 된다. 바로 ① 24시간 동안 무지방식 유지하기와 ② 소화계의 부하를 현저히 낮추기이다. 아무리 통식품으로 만든 건강한 음식이라도 소화계에는 일거리이다. 부피가 크고 조리된 음식일수록 더 그렇다. 과채를 생으로 착즙하거나 갈아서 가볍게 액체로 섭취하게 되면 몸은 매일 가동해야 하는 소화 과정을 하루는 쉴 수 있다. 그러면 몸은 비축된 에너지를 이용해 유해한 독소와 독성 물질을 장기에서 씻어내서 혈류로 보내고 신장과 장을 통해 몸 밖으로 내보낼 수 있다.

9일차 해독 규칙을 따르기보다는 8일차를 반복하는 게 더 나은 특별한 상황도 있다. 또는 갑자기 사정이 생겨서 9일차까지 못하고 해독을 중단해야 하는 경우도 있다. 예를 들어 출장이 잡혀서 해독 음식을 챙겨먹을 수 없게 될 수도 있다. 어떤 경우든, 즉 8일차를 반복해야 하는 경우든 9일차까지 가지 못하고 해독을 중단해야 하는 경우든, 9일차의 이점을 놓쳤다고 걱정할 필요는 없다. 3:6:9 해독법 기간 중 완료한 모든 날은 당신의 건강을 다음 단계로 이끌어준다. 며칠을 완수했는지와 상관없이 당신은 이미 엄청난 해독을 해낸 것이며, 그만큼 해독법의 유익함을 누린 것이다.

충분한 휴식 취하기

9일차는 되도록 쉬엄쉬엄 보낸다. 신경 쓸 일이 많은 약속은 가능하면 다른 날로 미룬다. 9일차는 안식일처럼 하루 종일 아무 일도 하지 않고 보내거나 적어도 휴식을 충분히 취한다. 가능하다면 일을 멈추고 완전히 쉴 수 있는 시간을 마련한다. 낮잠을 자도 좋다. 오래 쉬는 게 어렵더라도 최소한 이날 몸이 당신을 위해 하는 모든 수고를 의식하는 게 좋다. 잠깐이라도 몸속의 간과 다른 장기들을 떠올리는 시간을 갖는다. 지금까지 간은 정화와 해독의 심연으로 뛰어들어 훌륭하게 임무를 수행해

왔다. 그 덕분에 당신의 치유는 성공을 거두고 있다. 독소와 독성 물질을 제거하고 병원균과 그 노폐물을 줄임으로써, 당신은 감정적으로나 육체적으로나 영적으로나 활력을 되찾고 있다. 병증으로 인한 짐에서 자유로워지면서 건강한 자아의 무한한 가능성을 펼칠 수 있는 삶을 향해 나아가고 있는 것이다.

■▪■ 해독법 반복과 마무리

3:6:9 해독법을 마무리할 준비가 되었다면, 14장을 참고해 이행기에 몸이 겪을 부담을 최소화할 수 있는 조치들을 취하기 바란다.

13장 "3:6:9 해독법 되풀이하기"에서도 설명하겠지만, 해독을 한 번으로만 끝내고 싶지 않을 수 있다. 예를 들어 심각한 증상이나 질환을 앓고 있거나 체중을 많이 줄여야 한다면 해독을 더 오래해도 된다. 그리고 해독을 마치고 싶을 때에는 편안한 이행기가 될 수 있도록 14장을 참고하면 된다.

CHAPTER 11

초급 3:6:9 해독법

□ □ □

초급 3:6:9 해독법은 해독이 처음인 초심자, 또는 바쁜 가운데서도 만성 질환을 치료할 방법을 실천하고 싶은 해독 유경험자 모두에게 도움이 되는 강력한 해독법이다.

사람들은 대부분 익숙한 음식, 평소에 위안이 되거나 편리하게 먹을 수 있는 음식을 찾는 버릇이 몸에 배어 있다. 초급 3:6:9 해독법은 원조 해독법에 비해 운신의 폭이 넓고 선택지가 많아서, 하루아침에 식습관을 바꾸는 데 따른 정서적 충격을 누그러뜨릴 수 있다. 그러면서도 고지혈증, 고혈압, 지방간, 죽상경화증, 림프부종, 관절염, 불면증, 하지정맥류, 눈 밑 다크서클, 위산 역류, 변비, 과민성대장증후군, 피부 건조증, 2형 당뇨병, 두통, 편두통 등 수많은 만성 질환의 치료에 도움이 된다.

끼니마다 메뉴를 조금씩 바꾸고 먹을 음식을 지정하는 원조 해독법과 달리 초급 해독법은 변주나 음식 지정이 적다. 따라서 원조 해독법의 상세한 지침을 따를 시간과 에너지는 부족하지만 해독이 꼭 필요해 보이는 가족이나 소중한 사람에게 권하기에 더할 나위 없는 해독법이다. 다시 말해 초급 3:6:9 해독법은 단순한 게 좋지만 동시에 다양한 옵션도 원하는 사람에게 안성맞춤이다. 초급 3:6:9 해독법은 강도強度가 원조 해독법의 70%이지만, 그렇다고 아마추어 버전으로 치부해서는 곤란하다.

전혀 그렇지 않다. 이 버전도 정성을 들여야 하는 것은 마찬가지이고, 독소와 병원균을 제거하는 해독력 또한 막강하다. 게다가 초급이 원조보다 끝까지 완수할 가능성이 더 높은 점을 감안하면 강도 70%의 해독을 완수하는 게 더 큰 성과가 될 수도 있다. 건강과 안녕에 미치는 지대한 영향은 말할 것도 없다.

■■ 해독 핵심 노트

이 장을 정독하는 동안 다음 사항들을 염두에 두면 도움이 될 것이다.

| 레시피와 샘플 메뉴 |

초급 3:6:9 해독법 메뉴의 레시피는 23장에 수록되어 있다. 그리고 22장에도 해독 기간 먹을 수 있는 음식의 샘플 메뉴와 레시피가 나오니 참고해서 식사를 준비하면 된다.

| 응용과 대체 |

이제부터 권하는 음식을 못 먹거나 구할 수 없는 경우, 또는 고형 음식을 소화하지 못하는 경우, 이를 대체할 수 있는 해독법 수정 팁들이 21장에 가득 들어 있으니 참고하기 바란다. 이 3:6:9 해독법에 중금속 해독법을 접목시키는 옵션에 대한 설명도 21장에 나온다.

■■ 초급 3:6:9 해독법 1~3일차 준비기

해독에서는 '왜'를 이해하는 것이 중요하다. 우선 해독의 첫 3일은 자전거 보조 바퀴를 떼기 위한 준비 단계로 생각해야 한다. 갑자기 바퀴를 떼고 뒤에서 확 민다고 자전거를 잘 탈 수 없듯이, 이 시기를 건너뛰는 건 전혀 도움이 되지 않는다. 이 시기를 해독 사이클의 시작으로 봐야 한다. 이 적응기 없이는 해독 사이클 전체의 효과와 성공도 없다.

초급 3:6:9 해독법 1~3일차 준비기

	1일차	2일차	3일차
기상 후	레몬 또는 라임 물 약 470ml		
아침	15~30분 기다렸다가 셀러리 주스 약 470ml, 다시 15~30분 기다렸다가 원하는 메뉴로 아침 식사(가이드라인 내에서), 나중에 원하면 사과(또는 애플소스)		
점심	원하는 메뉴로 점심 식사(가이드라인 내에서)		
오후	사과(또는 애플소스), 대추 1~4알, 오이 슬라이스, 셀러리 줄기		
저녁	원하는 메뉴로 저녁 식사(가이드라인 내에서)		
밤	사과(또는 애플소스) (먹고 싶으면), 레몬 또는 라임 물 약 470ml, 히비스커스나 레몬밤 또는 차가버섯 차		
가이드 라인	• 지방이 주요 에너지원인 음식(견과류, 씨앗류, 식용유, 올리브, 코코넛, 아보카도, 카카오, 사골육수, 동물성 단백질 등)은 아예 피한다. 콩류도 끊는다. • 다음 음식은 피한다. 계란, 유제품, 글루텐, 탄산 음료, 소금 및 양념, 돼지고기, 옥수수, 기름(일반 또는 건강한 식용유 포함), 대두, 양고기, 참치를 비롯한 모든 생선과 해산물, 식초(사과 사이다 식초 포함), 카페인(커피, 말차, 카카오, 코코아 포함), 곡물(기장과 귀리는 괜찮음), 술, 천연/인공 착향료, 발효 식품(콤부차, 사우어크라우트, 코코넛 아미노 포함), 영양효모, 구연산, MSG, 아스파탐, 기타 인공 감미료, 포름알데히드, 보존제. • 위 음식 대신 과일, 야채, 잎채소만 먹고, 원하면 기장과 귀리도 먹는다. • 더 많은 메뉴 아이디어를 얻고 싶으면 22장의 초급 해독법 샘플 메뉴를 참고한다. • 이 표에 나온 음식 중 안 맞는 음식이 있으면 다음 절 또는 21장을 참고하여 응용 또는 대체한다. 예를 들어 사과나 대추를 대체할 음식도 있다. • 예민해서 셀러리 주스 용량을 줄이려면 이 책 247쪽을 참고한다. • 음식을 굽거나 볶으면 해독이 느려진다는 점을 염두에 둔다. 가볍게 먹는 것을 선호한다면 야채를 굽는 대신 찌거나 23장의 레시피대로 수프나 스튜를 만들 때 넣어서 끓인다. • 자신에게 알맞은 양을 먹는다. 너무 배부르면 양을 줄인다. • 수분이 부족해지지 않도록 레몬 또는 라임 물을 마시는 아침과 밤 사이에 하루 1리터 정도의 물을 마신다.		

준비기를 우회하는 것은 마치 차에 시동 거는 법도 안 배우고 운전 면허 시험을 보는 것과 같다. 이는 시행착오로 점철된 인공적인 해독법 대부분이 범하는 실수이기도 하다. 몸과 장기에게 준비할 기회도 주지 않고 갑자기 막중한 책임을 맡겨 전장에 급파하는 것이나 다를 게 없다. 그런 상황에서 우리의 장기는 자신 있게 임무를 수행할 수 없다. 일을 시작할 순간이 왔을 때 장기는 머뭇거리게 될 것이다. 시험관이 아무리 엄격하게 "출발하세요!"라고 해도, 액셀러레이터를 밟고 해독을 시작하라고 몸에게 아무리 간절히 말해도, 해독은 진전이 없을 것이다. 몸에게 시동을 걸 수 있도록 키를 건네지 않았기 때문이다.

차의 백미러를 체크하는 단계를 지나 시동을 걸고 치유의 길로 나서려면, 특히나 해독을 시작할 때에는 더욱더 몸에게 친절해야 한다. 그래야 나중에 해독 과정에서 몸이 독성 물질과 병원균을 제대로 배출할 수 있다. 간에게 곧바로 너무 큰 부담을 줘서도 안 되고, 심장과 뇌에 부담을 줄 수밖에 없는 상황에 간을 밀어 넣어도 안 된다. 간에게 충분한 시간을 주면서 해독으로 인도해야 한다. 이것이 바로 첫 3일의 목표이다.

| 기상 후 |

- 첫 3일은 매일 아침 레몬과 라임 중 원하는 것으로 즙을 내 물에 섞어서 약 470ml씩 마시는 것으로 하루를 시작한다.(레몬 또는 라임 즙과 물의 비율은 이 책 428쪽 참조.) 원하면 용량을 두 배로 늘린다.

TIP
- 원하면 레몬 또는 라임 물에 생꿀 한 티스푼을 첨가해도 된다.

| 아침 |

- 레몬 또는 라임 물을 다 마신 후 최소 15분에서 20분, 이상적으로는 30분 정도 기다렸다가 셀러리 주스 약 470ml를 마신다.(이 책 432쪽에 나오는 레시피대로 직접 만들거나 동네 주스 가게에서 갓 착즙한 셀러리 주스를 사도 된다.)
- 셀러리 주스를 다 마신 후 다시 15분에서 30분 기다렸다가 원하는 메뉴로 아침

식사를 한다. 메뉴는 위 표에도 요약되어 있고 이 장 후반부에서 더 자세히 설명하는 가이드라인 안에서 선택하면 된다. 셀러리 주스는 칼로리가 아니라 약효를 얻기 위해 마시는 음료이므로 아침 식사는 꼭 하는 게 좋다. 22장과 23장에 샘플 메뉴와 다양한 아침 식사 레시피가 나온다.

- 아침 식사 이후 오전에 다시 배가 고파지면 선택 사항으로 사과(또는 애플소스나 잘 익은 배)를 먹는다.

TIP

- 예민한 사람이라면 아침 셀러리 주스를 약 470ml에서 반으로 줄여도 된다. 초급 3:6:9 해독법의 셀러리 주스 용량에 관한 정보는 이 장 후반부의 가이드라인에 다시 나온다.
- 또 다른 옵션으로는 아침 식사로 중금속 디톡스 스무디를 마시는 것이다. 3:6:9 해독법에 중금속 해독법을 접목시키는 방법은 21장 "해독법의 응용과 대체"에 나온다.

| 점심 |

- 점심을 먹을 준비가 되면 원하는 메뉴로 점심 식사를 즐기되, 이 장의 가이드라인 내에서 음식을 고른다.

TIP

- 끼니마다 무엇을 먹을지 고민이 된다면 22장과 23장에서 아이디어를 얻으면 된다.

| 오후 |

- 점심 식사 이후 오후에 다시 출출해지면 선택 사항으로 사과(또는 애플소스나 배), 대추 1~4알, 셀러리 줄기, 오이 슬라이스를 간식으로 먹는다.

TIP

- 시판 애플소스를 이용할 경우 첨가제가 없는 제품을 선택한다.
- 대추를 좋아하지 않거나 구할 수 없다면, (생 또는 말린) 오디, 건포도, 포도, 또는 (생 또는 말린) 무화과를 더 나은 순위로 나열했으니 이 중에서 골라서 대체한다. 이것들을 사과와 함께 잘게 썰거나 갈아서 먹어도 된다.
- 아침에 셀러리 주스를 만들면서 셀러리 줄기를 준비해 두면 시간을 아낄 수 있다.

- 셀러리를 씹기가 불편하면 믹서기에 다져도 되고 사과와 함께 갈아먹어도 된다.

| 저녁 |

- 저녁을 먹을 준비가 되면 원하는 메뉴로 저녁 식사를 즐기되, 이 장의 가이드라인 내에서 음식을 고른다.

| 밤 |

- 밤에 배가 고프면 선택 사항으로 사과(또는 애플소스나 배)를 먹는다.
- 취침 1시간 전에 레몬 또는 라임 물 약 470ml를 마신다.
- 자기 전에 히비스커스나 레몬밤 또는 차가버섯 차를 한 잔 즐긴다. 이 셋을 블렌딩하기보다는 하나를 선택해서 마신다. 차는 레몬 또는 라임 물과 함께 마셔도 된다.

TIP
- 밤에 마시는 차나 레몬 또는 라임 물에 생꿀 한 티스푼을 첨가해도 괜찮다.

▗▛ 초급 3:6:9 해독법 4~6일차 해독기

해독 기간의 중간 3일 동안, 간은 많은 양의 담즙을 생산하는 일로부터 기다리고 기다리던 휴식을 취할 수 있게 된다. 고지방 식단 탓에, 그리고 그 지방을 분해할 필요 때문에, 거의 모든 사람들의 간은 끊임없는 담즙 생산 모드에 있다. 간은 평소 담즙 생산으로 늘 지쳐 있기 때문에 매일 수행해야 하는 해독 임무는 소홀해지기 십상이다. 많은 양의 담즙을 생산해야 하는 일에서 해방되어 마침내 쉴 수 있게 되면, 간은 평생에 걸쳐 깊은 곳에 저장해 온 독소를 뽑아내는 일에 집중할 수 있다. 독소를 해독하고 스스로를 회복하게 된 간은 모든 차원에서 몸을 건강하게 만들어준다. 만성 질환과 끈질긴 증상에서 벗어나 회복으로 가는 길에 간이 중추적 역할을 담당하게 되는 것이다. 3:6:9 해독법 같은 방법으로 몸을 돌보지 않는다면 그런 끈질긴 증

초급 3:6:9 해독법 4~6일차 해독기

	4일차	5일차	6일차
기상 후	레몬 또는 라임 물 약 470ml		
아침	15~30분 기다렸다가 셀러리 주스 약 710ml, 다시 15~30분 기다렸다가 과일 위주의 아침 식사, 나중에 원하면 사과(또는 애플소스)		
점심	원하는 메뉴로 점심 식사(가이드라인 내에서)		
오후	선택 사항: 사과(또는 애플소스), 오이 슬라이스, 셀러리 줄기		
저녁	원하는 메뉴로 저녁 식사(가이드라인 내에서)		
밤	사과(또는 애플소스) (먹고 싶으면), 레몬 또는 라임 물 약 470ml, 히비스커스나 레몬밤 또는 차가버섯 차		
가이드 라인	• 아침 식사: 이 단계에서는 오전 내내 과일만 섭취한다. 선택 사항으로 잎채소, 셀러리, 오이를 곁들인다. 말린 망고, 무화과, 대추는 괜찮다. • 지방이 주요 에너지원인 음식(견과류, 씨앗류, 식용유, 올리브, 코코넛, 아보카도, 카카오, 사골육수, 동물성 단백질 등)은 계속 피한다. 콩류도 끊는다. • 다음 음식도 계속 피한다. 계란, 유제품, 글루텐, 탄산 음료, 소금 및 양념, 돼지고기, 옥수수, 기름(일반 또는 건강한 식용유 포함), 대두, 양고기, 참치를 비롯한 모든 생선과 해산물, 식초(사과 사이다 식초 포함), 카페인(커피, 말차, 카카오, 코코아 포함), 곡물(기장과 귀리는 괜찮음), 술, 천연/인공 착향료, 발효 식품(콤부차, 사우어크라우트, 코코넛 아미노 포함), 영양 효모, 구연산, MSG, 아스파탐, 기타 인공 감미료, 포름알데히드, 보존제. • 위 음식 대신 과일, 야채, 잎채소만 먹고, 원하면 기장과 귀리도 먹는다. • 더 많은 메뉴 아이디어를 얻고 싶으면 22장의 초급 해독법 샘플 메뉴를 참고한다. • 이 표에 나온 음식 중 안 맞는 음식이 있으면 다음 절 또는 21장을 참고하여 응용 또는 대체한다. • 예민해서 셀러리 주스 용량을 줄이려면 이 책 247쪽을 참고한다. • 음식을 굽거나 볶으면 해독이 느려진다는 점을 염두에 둔다. 가볍게 먹는 것을 선호한다면 야채를 굽는 대신 찌거나 23장의 레시피대로 수프나 스튜를 만들 때 넣어서 끓인다. • 자신에게 알맞은 양을 먹는다. 너무 배부르면 양을 줄인다. • 수분이 부족해지지 않도록 레몬 또는 라임 물을 마시는 아침과 밤 사이에 하루 1리터 정도의 물을 마신다.		

상들은 필연적으로 만성 질환으로 진행된다.

| 기상 후 |

- 4일차부터 6일차 역시 레몬 또는 라임 물 약 470ml로 하루를 시작한다. 원하면 용량을 두 배로 늘린다.

TIP
- 원하면 레몬 또는 라임 물에 생꿀 한 티스푼을 첨가해도 된다.

| 아침 |

- 레몬 또는 라임 물을 다 마신 후 최소 15분에서 20분, 이상적으로는 30분 정도 기다렸다가 셀러리 주스 약 710ml를 마신다.
- 셀러리 주스를 다 마신 후 또 15분에서 30분 기다렸다가 원하는 과일 위주로 아침 식사를 즐기되, 이 장의 가이드라인 내에서 과일을 고른다. 4일차부터 6일차까지의 해독기에는 신선한 과일로 아침 식사를 구성한다. 선택 사항으로 잎채소, 셀러리, 오이를 곁들인다. 냉동 과일이나 말린 망고, 무화과, 대추는 괜찮다.
- 아침 식사 이후 오전에 다시 배가 고프면 선택 사항으로 사과(또는 애플소스나 잘 익은 배)를 먹는다.

TIP
- 예민한 사람이라면 아침 셀러리 주스를 710ml 대신 470ml로 줄여도 된다.
- 준비기와 마찬가지로 중금속 디톡스 스무디를 아침 식사 대신 마셔도 된다.

| 점심 |

- 점심을 먹을 준비가 되면 원하는 메뉴로 점심 식사를 즐기되, 이 장의 가이드라인 내에서 음식을 고른다.

| 오후 |

- 점심 식사 이후 오후에 다시 출출해지면 선택 사항으로 사과(또는 애플소스나

배), 셀러리 줄기, 오이 슬라이스를 간식으로 먹는다.(이번에는 대추를 뺀다.)

| 저녁 |

- 저녁을 먹을 준비가 되면 원하는 메뉴로 저녁 식사를 즐기되, 이 장의 가이드라 인 내에서 음식을 고른다.

| 밤 |

- 밤에 배가 고프면 선택 사항으로 사과(또는 애플소스나 배)를 먹는다.
- 취침 1시간 전에 레몬 또는 라임 물 약 470ml를 마신다.
- 자기 전에 히비스커스나 레몬밤 또는 차가버섯 차를 한 잔 즐긴다. 이 셋을 블 렌딩하기보다는 하나를 선택해서 마신다. 차는 레몬 또는 라임 물과 함께 마셔 도 된다.

  TIP
  - 밤에 마시는 차나 레몬 또는 라임 물에 생꿀 한 티스푼을 첨가해도 괜찮다.

■■■ 초급 3:6:9 해독법 7~9일차 배출기

드디어 왔다. 당신의 간이 거의 평생을 기다리고 기다려온 순간이! 당신이 기다려온 순간이기도 하다. 간이 행복하면 당신도 행복하니까. 이 단계에서 간을 비롯한 장기들이 부담에서 벗어나게 되면 몸과 기분이 얼마나 긍정적인 영향을 받게 되는지 당신도 놀랄 것이다. 당신의 달라진 모습에 주위 사람들도 놀라고 당신도 더 많은 변화를 추구하고 싶어질 것이다. 그 파급 효과는 정말 깊고 넓게 퍼질 것이다. 당신이 더 건강해진 삶으로 또 어떤 사람에게 선한 영향을 미칠지, 얼마나 더 많은 일을 해낼 수 있을지 기대되지 않는가?

지난 6일 동안 당신은 간의 원동력을 키우고 기력을 비축하면서 이 7~9일차의 배출기를 준비해 왔다. 이제 몸은 장기들이 수년간 붙들고 있던 쓰레기와 독성 물질

초급 3:6:9 해독법 7~9일차 배출기

	7일차	8일차	9일차
기상 후	레몬 또는 라임 물 약 470ml		레몬 또는 라임 물 약 470ml
아침	15~30분 기다렸다가 셀러리 주스 약 950ml, 다시 15~30분 기다렸다가 과일 위주의 아침 식사, 나중에 원하면 사과(또는 애플소스)		15~30분 기다렸다가 셀러리 주스 약 470ml, 다시 15~30분 기다렸다가 다음을 섭취한다. 멜론, 파파야 또는 배를 갈아서 만든 주스, 신선한 수박 또는 오렌지를 착즙한 주스(양과 빈도는 원하는 대로. 단 섞지 말고 따로.)
점심	원하는 메뉴로 점심 식사 (가이드라인 내에서)		시금치 수프
오후	선택 사항: 사과(또는 애플소스)와 오이 슬라이스와 셀러리 줄기		최소 60분 기다렸다가 셀러리 주스 약 470ml, 다시 15~30분 기다렸다가 다음을 섭취한다. 파파야 또는 배를 갈아서 만든 주스, 신선한 수박 또는 오렌지를 착즙한 주스(양과 빈도는 원하는 대로. 단 섞지 말고 따로)
저녁	원하는 메뉴로 저녁 식사(가이드라인 내에서), 아스파라거스 찜과 미니양배추 찜 중 하나 또는 둘 다 추가		아스파라거스 수프 또는 애호박 바질 수프
밤	사과(또는 애플소스) (먹고 싶으면), 레몬 또는 라임 물 약 470ml, 히비스커스나 레몬밤 또는 차가버섯 차		레몬 또는 라임 물 약 470ml, 히비스커스나 레몬밤 또는 차가버섯 차
가이드 라인	• 아침 식사: 7일차와 8일차에는 오전 내내 과일만 섭취한다.(냉동 과일도 괜찮다.) 선택 사항으로 잎채소, 셀러리, 오이를 곁들인다. 9일차에는 표에 나온 대로 한다. 이 날은 하루 종일 지정된 과채를 갈거나 착즙해서 액체만 마신다. • 지방이 주요 에너지원인 음식(견과류, 씨앗류, 식용유, 올리브, 코코넛, 아보카도, 카카오, 사골육수, 동물성 단백질 등)은 계속 피한다. 콩류도 끊는다. • 다음 음식도 계속 피한다. 계란, 유제품, 글루텐, 탄산 음료, 소금 및 양념, 돼지고기, 옥수수, 기름(일반 또는 건강한 식용유 포함), 대두, 양고기, 참치를 비롯한 모든 생선과 해산물, 식초(사과 사이다 식초 포함), 카페인(커피, 말차, 카카오, 코코아 포함), 곡물(기장과 귀리는 괜찮음), 술, 천연/인공 착향료, 발효 식품(콤부차, 사우어크라우트, 코코넛 아미노 포함), 영양 효모, 구연산, MSG, 아스파탐, 기타 인공 감미료, 포름알데히드, 보존제.		

가이드 라인	• 위 음식 대신 과일, 야채, 잎채소만 먹고, 7일차와 8일차까지는 원하면 기장과 귀리도 먹는다. 9일차에는 지정된 액체만 마신다. • 더 많은 메뉴 아이디어를 얻고 싶으면 22장의 초급 해독법 샘플 메뉴를 참고한다. • 이 표에 나온 음식 중 안 맞는 음식이 있으면 다음 절 또는 21장을 참고하여 응용 또는 대체한다. • 예민해서 셀러리 주스 용량을 줄이려면 이 책 247쪽을 참고한다. • 음식을 굽거나 볶으면 해독이 느려진다는 점을 염두에 둔다. 가볍게 먹는 것을 선호한다면 야채를 굽는 대신 찌거나 23장의 레시피대로 수프나 스튜를 만들 때 넣어서 끓인다. • 자신에게 알맞은 양을 먹는다. 너무 배부르면 양을 줄인다. • 수분이 부족해지지 않도록 레몬 또는 라임 물을 마시는 아침과 밤 사이에 하루 1리터 정도의 물을 마신다. 오후에 한 번 더 마시는 셀러리 주스 때문에 물을 조금 덜 마시고 싶으면, 그래도 괜찮다.

을 몸 밖으로 몰아낼 힘을 갖게 되었다. 이 힘은 일상적으로 생성되는 노폐물을 아침 해독법으로 처리하는 힘보다 훨씬 강하다. 액체 위주로 영양을 섭취하는 이 3일은 전혀 새로운 영역이 될 것이다.

▮▪ 7일차와 8일차

| 기상 후 |

• 그동안 해오던 대로 레몬 또는 라임 물 약 470ml로 하루를 시작한다. 원하면 용량을 두 배로 늘린다.

  TIP
  • 원하면 레몬 또는 라임 물에 생꿀 한 티스푼을 첨가해도 괜찮다.

| 아침 |

• 레몬 또는 라임 물을 다 마신 후 최소 15분에서 20분, 이상적으로는 30분 정도 기다렸다가 셀러리 주스 약 950ml를 마신다.

• 셀러리 주스를 다 마신 후 또 15분에서 30분 기다렸다가 원하는 메뉴로 아침

식사를 즐기되, 이 장의 가이드라인 내에서 음식을 고른다. 이 단계에서는 신선한 과일로만 아침 식사를 구성한다. 선택 사항으로 잎채소, 셀러리, 오이를 곁들인다. 냉동 과일은 괜찮지만, 말린 과일은 안 된다.

- 아침 식사 이후 오전에 다시 배가 고프면 선택 사항으로 사과(또는 애플소스나 잘 익은 배)를 먹는다.

TIP

- 예민한 사람이라면 셀러리 주스를 약 470ml씩 아침과 오후로 나눠 마셔도 된다.(단 다른 음식이나 음료와 간격을 두고 마신다.)
- 해독기와 마찬가지로 중금속 디톡스 스무디를 아침 식사 대신 마셔도 된다.

| 점심 |

- 점심을 먹을 준비가 되면 원하는 메뉴로 점심 식사를 즐기되, 이 장의 가이드라인 내에서 음식을 고른다.

| 오후 |

- 점심 식사 이후 오후에 다시 출출해지면 선택 사항으로 사과(또는 애플소스나 배), 셀러리 줄기, 오이 슬라이스를 간식으로 먹는다.

TIP

- 셀러리 주스를 오전 오후로 나눠서 마시는 경우, 점심 식사를 마치고 최소 60분이 지난 후에 마신다. 셀러리 주스를 마시고 나서 최소 15분에서 30분 기다렸다가 다른 음식이나 음료를 섭취한다.
- 착즙기를 하루 두 번씩 가동하는 게 번거롭거나 시간이 없으면 셀러리 주스를 아침에 한꺼번에 만들어서 오후에 마실 분량을 냉장 보관해도 된다. 주스 가게에서 사서 마실 경우에도 아침에 2인분을 구매해서 1인분은 남겨뒀다가 오후에 마셔도 된다.

| 저녁 |

- 저녁을 먹을 준비가 되면 원하는 메뉴로 저녁 식사를 즐기되 이 장의 가이드라인 내에서 음식을 고르고, 아스파라거스 찜과 미니양배추 찜 중 하나 또는 둘

다를 사이드 메뉴로 곁들이거나 메인 메뉴의 재료에 포함시킨다. 메뉴 아이디어는 22장 "3:6:9 해독법 샘플 메뉴"에서 얻을 수 있다.

메뉴 아이디어는 22장 "3:6:9 해독법 샘플 메뉴"에서 얻을 수 있다.

TIP

- 신선한 아스파라거스와 미니양배추를 구할 수 없다면 냉동 제품을 사용해도 괜찮다. 신선한 것도 냉동된 것도 구할 수 없다면 애호박이나 여름호박으로 대체해도 된다.
- 고형 음식을 먹기 힘든 경우, 아스파라거스와 미니양배추는 다지거나 으깨거나 갈아서 먹어도 된다.
- 야채를 미리 쪄서 차갑게 먹어도 된다.
- 생야채를 선호한다면 아스파라거스와 미니양배추를 찌지 않고 생으로 먹어도 된다.

| 밤 |

- 저녁 식사 이후 출출해지면 선택 사항으로 사과(또는 애플소스나 배)를 먹는다.
- 취침 1시간 전에 레몬 또는 라임 물 약 470ml를 마신다.
- 자기 전에 히비스커스나 레몬밤 또는 차가버섯 차를 한 잔 즐긴다. 역시 이 셋을 블렌딩하기보다는 하나를 선택해서 마신다. 차는 레몬 또는 라임 물과 함께 마셔도 된다.

TIP

- 밤에 마시는 차나 레몬 또는 라임 물에 생꿀 한 티스푼을 첨가해도 괜찮다.

█▪ 9일차

| 기상 후 |

- 레몬 또는 라임 물 약 470ml로 하루를 시작한다. 원하면 용량을 두 배로 늘린다.

TIP

- 원하면 레몬 또는 라임 물에 생꿀 한 티스푼을 첨가해도 괜찮다.

- 레몬 또는 라임 물을 다 마신 후 최소 15분에서 20분, 이상적으로는 30분 정도 기다렸다가 셀러리 주스 약 470ml를 마신다.
- 셀러리 주스를 다 마신 후 또 15분에서 30분 기다렸다가 다음 음료 중 원하는 것을 마신다. 멜론, 파파야 또는 배를 갈아서 만든 주스, 신선한 수박 또는 오렌지를 착즙한 주스. 언제든 원하는 만큼 한 모금씩 마신다.(단 종류를 섞지 말고 따로 마신다.)

TIP

- 주스 종류는 계속 바꿔도 된다. 예를 들어 아침에는 수박 주스를 먼저 마시고 오전 나절에 갓 착즙한 오렌지 주스를 마시면 된다. 아니면 하나를 골라서 하루 종일 그 주스를 주식으로 삼아도 상관없다. 선택은 자유지만, 과일 종류를 섞어서 갈거나 동시에 한 종류 이상 마시는 것은 피한다. 예를 들어 파파야와 오렌지를 같이 갈아 마시거나 수박 주스를 마시자마자 배를 갈아서 마시지 말라는 뜻이다. 주스는 따로따로 간격을 두고 마시도록 한다.

| 점심 |

- 점심 식사는 이 책 500쪽에 나온 레시피대로 시금치 수프를 만들어 먹는다. 9일차는 액체만 섭취하는 날이므로 오이 국수는 빼거나 오이를 수프에 갈아 넣는다.

| 오후 |

- 점심과 저녁 식사 사이에 셀러리 주스 약 470ml 정도를 한 번 더 마신다. 점심 식사를 마치고 최소 60분이 지난 후에 마신다. 셀러리 주스를 마시고 나서 최소 15분에서 30분 기다렸다가 다른 음료를 마신다.
- 셀러리 주스를 마시고 최소 15분에서 30분이 지난 다음에 파파야나 배를 갈아서 만든 주스나 착즙한 수박 또는 오렌지 주스를 계속 한 모금씩 마셔도 된다. 이때도 섞어 마시지 않는다.

- 멜론은 빈속에 먹었을 때 제일 소화가 잘되기 때문에 오후에 마실 음료에서는 빠졌다. 멜론을 갈아 마시고 싶으면 파파야나 배를 갈아서 만든 주스나 시금치 수프보다 먼저 마신다.

| 저녁 |

- 저녁 식사로 아스파라거스 수프나 애호박 바질 수프(레시피는 각각 이 책 548쪽과 538쪽에 나온다)를 먹는다. 고명은 뺀다.

| 밤 |

- 레몬 또는 라임 물 약 470ml를 한 번 더 마신다.
- 자기 전에 히비스커스나 레몬밤 또는 차가버섯 차를 한 잔 즐긴다. 역시 이 셋을 블렌딩하기보다는 하나를 선택해서 마신다. 차는 레몬 또는 라임 물과 함께 마셔도 된다.

TIP

- 밤에 마시는 차나 레몬 또는 라임 물에 생꿀 한 티스푼을 첨가해도 괜찮다.

◼️◼️ 초급 3:6:9 해독법 가이드라인

| 일반 가이드라인 |

과일, 야채, 잎채소에만 집중하기

초급 3:6:9 해독법 9일 내내 과일, 야채, 잎채소로만 식단을 채운다. 다시 말해 스무디, 과일, 샐러드, 치유에 좋은 수프 위주로 먹고, 고구마(속이 노란 고구마 포함), 얌(참마), 감자, 겨울호박, 찐 브로콜리, 콜리플라워, 아스파라거스 등 위안이 되는 음식으로 속을 든든하게 채운다.

기장과 귀리는 식단에 포함해도 되는 곡물이다.(기장이 더 나은 선택이지만, 귀리를 선호한다면 글루텐프리 제품을 고른다.) 4일차부터는 기장, 귀리, 익힌 채소는 점심 식사 또는 그 이후로 미뤘다가 먹는다. 잠시 후에 설명하겠지만, 해독기부터는 오전에는 과일에 더 초점을 맞추는 게 좋다.

4부 마지막 장의 레시피를 참고하면 충분한 아이디어를 얻어서 메뉴를 짤 수 있을 것이다. 그리고 그런 노력은 충분한 보상이 따른다. 치유에 좋은 이런 음식을 식사와 간식에 더 많이 포함시킴으로써, 트러블메이커 음식이 포함된 식사와 간식을 찾던 예전의 편리한 습관으로 돌아가려는 경향을 방지할 수 있다. 야채와 잎채소의 미네랄, 비타민, 미량 무기염이 과일의 항산화 물질, 포도당과 함께 일으키는 상호작용은 장기를 안정시키고 세포를 재충전하는 데 아주 중요하다. 과일, 야채, 잎채소가 중요한 또 다른 이유는 병원균의 먹이가 되지 않는다는 것이다. 모든 사람들은 각종 증상을 일으키는 병원균의 숙주나 다름없다.

해독 기간 내내 콩류는 완전히 끊는다. 콩은 해독력이 뛰어난 음식이 아니다. 지방이 주요 에너지원인 음식도 아니고 트러블메이커 음식도 아니지만, 과일, 야채, 잎채소에 비해 지방 함량이 높은 편이다. 콩을 끊으면 해독 과정에서 소화계가 겪는 부담을 최소화하는 데 도움이 된다. 콩의 단백질을 분해하려면 위산이 더 많이 필요한데, 대부분의 사람들은 위산 수치가 낮기 때문에 콩은 소화계에 부담이 된다. 대부분 사람들의 위샘은 지치고 닳아서 회복이 절실하다. 해독 기간에 마시는 셀러리 주스는 바로 그 회복을 도울 것이다.

과일과 채소만 먹는 게 힘들진 않을까 걱정될지도 모르겠다. 그런데 그것은 그동안 과일과 채소를 조금씩만 먹는 데 익숙해 있어서 그런 것이다. 여기서는 과일과 채소가 메인이다.

샐러드만으로는 포만감을 못 느낄 것 같다는 걱정 역시 그동안 시들한 잎채소와 색 바랜 토마토가 들어간 작은 사이드 메뉴로만 먹어서 그런 것이다. 해독 기간에는 오렌지, 잘 익은 토마토, 오이, 싱싱한 잎채소 등 이 책 498쪽에 나오는 '간을 살리는 샐러드' 재료를 충분히 넣어서 실속 있는 샐러드를 만들어 양껏 먹는다. 그래도 샐러드만으로 배를 꽉 채우지는 않는다. 샐러드 외에도 먹을 수 있는 다양한 음식이 있는데다 간식을 먹을 기회도 있으니까.

사과 한두 개로 양이 안 찬다면 더 먹어도 된다. 배가 부르다고 몸이 신호를 보내지 않는 이상, 사과를 너무 많이 먹는 건 아닌가 걱정하지 않아도 된다. 물론 배가 부르면 그 신호를 받아들여야 한다.

해독법에 지정된 음식(또는 대체 음식)으로 영양을 공급해 주면 이루 말할 수 없이 큰 이로움이 몸에 주어질 것이다. 해독 기간에 소화하기가 조금이라도 힘든 음식을 피하는 것도 큰 보상이 따를 것이다. 해독과 치유에 도움이 되는 음식은 이 시점에서 몸이 가장 필요로 하는, 영양 밀도가 높은 연료이다.

지방 섭취 일체 중단하기

치유를 돕기 위해 9일 내내 지방이 주요 에너지원인 음식을 일체 배제한다. 다시 말해 견과류, 씨앗류, (땅콩 버터와 같은) 견과류로 만든 버터, 견과류 우유, 식용유, 올리브, 코코넛, 아보카도, 코코아, 카카오 닙스, 유제품(버터, 치즈, 우유, 요구르트, 케피르, 유청단백질 파우더 포함), 사골육수, 동물성 식품 등을 아예 끊어야 한다. 지방은 해독의 최대 훼방꾼이다. 지방을 섭취하는 것은 마치 설거지를 하는데 누군가 개수대에 기름덩어리를 쏟아 붓는 것과 같다. 그렇게 되면 그릇을 제대로 닦기 위해 설거지를 처음부터 다시 시작해야 한다.

간이 초급 3:6:9 해독 기간을 성공적으로 통과하기 위해서는, 진행 중인 해독을 멈추고 다시 지방을 처리하는 임무로 돌아가야 하는 상황을 만들면 안 된다. 이 기간에도 간은 여전히 몸의 기능을 돕기 위해 담즙을 생산하긴 하지만, 지방을 녹일 만큼 강력한 담즙은 생산하지 않아도 된다. 지방 섭취를 피함으로써 간은 평소에는 하지 못하는 깊은 해독에 에너지를 쏟을 수 있게 된다. 고지방 식단을 유지하면서 간에게 깊은 해독을 기대하긴 어렵다. 지방 섭취 중단으로 얻을 수 있는 의외의 보너스는 다른 음식이 더 만족스럽게 느껴진다는 것이다.

지방 섭취를 중단하는 대신 생체 이용률이 높은 영양소로 가득한 음식을 더 많이 먹으면, 몸은 치유에 에너지를 쏟을 소중한 기회를 얻는 것이다. 포도당의 흡수를 막는 지방이 혈류에서 없어지면 간은 독소를 배출하는 힘든 일에 필요한 포도당과 글리코겐을 비축해서 배출기에 마음껏 쓸 수 있다.

지방 섭취를 줄이는 것은 혈액의 점성과도 관련이 있다. 혈류에 과다한 지방이 떠다니게 되면 몸은 독소와 독성 물질을 씻어낼 능력이 떨어진다. 지방은 독소를 흡수하여 붙잡아두기 때문이다. 결국 독소를 품은 지방이 장기 내부와 주변에 축적되는 것이다. 해독의 목표는 (지방 세포라고도 불리는) 이런 축적된 지방을 분산시키고 지방이 품고 있는 독소와 독성 물질, 묵은 아드레날린을 꺼내서 몸 밖으로 배출하는 것이다. 해독기에 지방이 주요 에너지원인 음식을 계속 먹으면, 혈중 지방 농도는 계속 높게 유지되고, 따라서 독소를 품은 기존 지방을 분산시킨다는 목표는 달성할 수 없게 된다.

과일 중 아보카도를 좋아하더라도 초급 3:6:9 해독법을 끝낸 후로 미루기 바란다. 아보카도도 과일이긴 하고 지방이 주요 에너지원인 다른 음식에 비해 소화하기 쉽긴 하지만, 간을 해독하는 동안에는 건강하고 좋은 단일 지방도 방해가 된다. 해독에 집중하기도 힘든 간에게 과도한 부담을 주지 않기 위해 아보카도도 당분간 피하는 게 좋다.

다시 말하지만 콩도 해독 기간 내내 계속 피하도록 한다. 콩은 지방이 주요 에너지원은 아니지만, 해독 음식에 비해 지방 함량이 높은 편인데다 소화계에 더 많은 일을 시킨다.

트러블메이커 음식 피하기

7장 "문제를 일으키는 트러블메이커 음식"에 나오는 트러블메이커 음식을 끊는다. 즉 해독하는 9일 내내 아래 음식은 아예 먹지 않는다.

- 계란
- 글루텐
- 소금과 양념(순수 향신료는 괜찮음)
- 옥수수
- 대두
- 참치를 비롯한 생선과 해산물

- 유제품
- 탄산 음료
- 돼지고기
- 기름(일반 또는 건강한 식용유 포함)
- 양고기
- 식초(사과 사이다 식초 포함)

- 카페인(커피, 말차, 코코아 포함)
- 술
- 발효 식품(콤부차, 사우어크라우트, 코코넛 아미노 포함)
- 영양 효모
- 아스파탐 및 기타 인공 감미료
- 포름알데히드
- 곡물(기장, 귀리는 8일차까지 가능)
- 천연/인공 착향료
- 구연산
- MSG
- 보존제

7장을 건너뛰었다면 다시 돌아가 해독 기간에 트러블메이커 음식을 피해야 하는 이유를 숙지하기 바란다. 트러블메이커 음식의 유혹을 뿌리칠 힘을 얻을 수 있도록 7장의 내용을 가까이 두면 좋다. 몰래 먹는 페퍼로니 피자 한 조각의 환상적인 맛이 아른거려도, 7장을 다시 읽으면 3:6:9 해독 기간 동안 특정 음식을 피하는 게 옳다는 확신으로 다시 무장할 수 있을 것이다.

트러블메이커 음식 목록 중 어느 것도 유행 때문에 먹지 말라는 게 아니다. 예를 들어 글루텐도 염증을 유발한다는 요즘 상식을 이유로 끊으라는 게 아니다. 더 구체적인 이유가 있는데 그 이유를 제대로 이해하는 게 중요하다. 이미 7장을 읽은 사람도 해독을 하는 동안 복습을 하면 좋을 것이다. 욕구를 자제할 힘을 더 얻으려면 25장 "해독 과정에서 일어나는 감정"을 참고하기 바란다.

트러블메이커 음식을 끊는 일은 의외로 쉬울 수 있다. 해독 중에는 과일, 야채, 잎채소에 집중할 수밖에 없기 때문이다. 영양소가 풍부한 이런 음식을 배불리 먹으면 다른 음식이 들어갈 자리도 없고 그만큼 유혹을 참기도 쉬워진다. 게다가 방금 설명했듯이 초급 3:6:9 해독법은 9일 내내 지방이 주요 에너지원인 음식을 아예 먹지 않는 게 원칙이다. 따라서 유제품, 계란, 양고기, 돼지고기, 해산물, 기름은 어차피 피하니까 위 목록에서 자동으로 빠져도 된다. 그러면 금지 리스트를 외우기가 더 쉬울 것이다.

셀러리 주스

초급 3:6:9 해독법에서는 매일 마시는 셀러리 주스의 용량을 3일마다 늘리게 된다. 이는 해독법의 3:6:9 구조와 맞물려 간을 비롯한 장기의 독소 방출을 촉진하기 위한 보호 장치이다. 셀러리 주스는 장기가 배출하는 점점 더 많은 양의 독소를 끌어 모으고 이 독소들에 달라붙어서 몸 밖으로 빼내는 역할을 한다.

셀러리 주스 용량은 구간별 표와 상세 설명에 이미 언급되었다. 용량 증가가 어떻게 이루어지는지 아래와 같이 별도의 표로 정리했다.

	보통	예민
준비기	약 470ml	약 240ml
해독기	약 710ml	약 470ml
배출기	약 950ml	약 950ml*
가이드 라인	*상세 설명에도 언급되듯이, 7일차와 8일차에 950ml를 한꺼번에 마시는 게 부담스러우면 약 470ml씩 나눠서 아침에 한 번 오후에 한 번 마셔도 된다. 다른 음식이나 음료와 간격을 두고 마신다. 9일차는 이미 950ml를 아침과 오후로 나눠놓았다.	

아침 식사

초급 3:6:9 해독법에서는 아침 식사가 3일마다 조금씩 변경된다.

	아침식사	포함 가능	배제
준비기	원하는 메뉴로	신선한 과일, 냉동 과일, 말린 망고, 무화과, 대추, 포도, 셀러리, 오이, 잎채소, 감자, 고구마, 얌(참마), 겨울호박, 기장 또는 귀리	트러블메이커 음식, 지방이 주요 에너지원인 음식
해독기	원하는 과일 위주로	신선한 과일, 냉동 과일, 말린 망고, 무화과, 대추, 셀러리, 오이, 잎채소	트러블메이커 음식, 지방이 주요 에너지원인 음식, 가열 조리한 음식
배출기	원하는 신선한 과일로만	신선한 과일, 냉동 과일, 셀러리, 오이, 잎채소	트러블메이커 음식, 지방이 주요 에너지원인 음식, 가열 조리한 음식, 말린 과일

아침 식사 메뉴 구성에서 특히 해독 기간에는 수분 공급이 중요하다. 아침에는 간밤에 간과 다른 장기들이 방출한 독소와 독성 물질이 몸에 가득하다. 따라서 하루의 첫 끼는 수분 함량을 높여 장기에서 빠져나온 독소와 독성 물질을 씻어내는 일을 도와야 한다. 게다가 해독 과정 자체가 약간의 탈수 현상을 일으킬 수 있다. 이때 살아있는 음식, 예컨대 생과일, 채소, 허브, 잎채소 및 이들의 즙은 충분한 수분 공급원이기 때문에 완벽한 솔루션을 제공한다. 초급 3:6:9 해독법을 진행하는 동안 서서히 과일의 비중을 늘려 아침 식사를 모두 과일로만 채움으로써 혈류에 필요한 액체를 대량 투여해 주는 것이다. 그 액체가 혈류 속 독소와 결합하여 독소를 제거하고 신장과 장관을 통해 몸 밖으로 씻어내는 데 도움을 준다. 게다가 지방이 주요 에너지원인 음식을 9일 내내 먹지 않기 때문에 몸의 자연 해독 기능도 활발해진다.

해독 기간에 아침 식사를 살아있는 음식으로 채워야 하는 또 다른 중요한 이유가 있다. 세포가 독소와 독성 물질을 방출하게 되면 영양소를 채워 넣을 공간이 생긴다. 세포는 수년 동안 무기염, 전해질, 포도당, 항바이러스 물질, 항박테리아 물질, 항산화 물질, 치유에 도움이 되는 파이토케미컬 화합물, 미네랄, 비타민 등에 굶주려왔다. 신선하고 수분이 가득한 과일, 야채, 허브, 잎채소 및 이들의 즙은 바로 그런 영양소로 가득하며, 그 영양소를 독소가 비운 세포 속의 자리에 넣어줄 힘도 있다.

수분 공급에 유의하기

수분이 충분히 공급된 상태를 유지한다. 레몬 또는 라임 물을 마시는 아침과 밤 사이에 하루 약 1리터 정도의 물을 마신다. 대략 네 컵 정도의 양이다. 더 많이 마셔도 좋다. 해독 중 언제든 더 많은 수분이 필요하다 싶으면 참지 말고 더 많이 마신다.

pH8.0 이상의 물은 피한다. 알칼리수가 나오는 정수기를 쓰는 경우도 마찬가지다. pH8.0을 넘지 않도록 설정해 둬야 한다. 식수는 pH7.7이 이상적이다. 그보다 높은 pH의 물은 7.7로 내려올 때까지 위장에 머물다가 소화계에서 7.7로 맞춰줘야 몸 전체로 퍼져나간다. pH7.7 이하일 때도 마찬가지다. 몸은 물의 pH를 올리기 위해서도 에너지를 써야 한다. 이상적인 pH의 물을 마시면 소화계가 약해지는 것을 방지해 준다.

1일차부터 8일차까지는 핫스파이스 애플 주스(레시피는 이 책 446쪽에 나온다)나 (핑크색이나 빨간색이 아니고 천연향이 첨가되지 않은) 코코넛 물을 아무 온도에서나 하루 종일 조금씩 마셔도 된다. 이는 물 1리터에는 포함되지 않는다.

이 모든 음료는 셀러리 주스 마시기 전후 최소 15분에서 30분 정도의 간격을 두고 마셔야 한다. 셀러리 주스를 아침 말고 한 번 더 마시는 날에는 물을 조금 덜 마셔도 괜찮다.

음식 조리법에 관한 노트

이미 자연식과 채식을 실천하고 있는 사람이라면 초급 3:6:9 해독법을 진행하는 동안 23장의 레시피 중 생으로 먹는 과일, 잎채소, 야채 위주의 가벼운 메뉴와 야채를 찌거나 수프나 스튜에 넣어 끓이는 메뉴를 선택하면 된다. 야채를 찌거나 수프나 스튜에 넣어서 끓이는 조리법은 야채의 수분 함량을 더 많이 보존한다. 굽거나 볶는 것도 결코 나쁜 조리법은 아니다. 단지 야채가 구워지면서 수분이 날아가기 때문에 해독 속도가 느려질 수 있다. 해독 초심자라면 23장의 레시피 중 훌륭하고 맛있는 구운 요리를 선택해도 된다.

| 9일차를 위한 추가 가이드라인 |

모든 과채를 착즙하거나 갈아서 마시기

9일차에는 지정된 해독 음료만 마신다. 이 해독 단계에서는 몸이 독성 물질과 바이러스 및 박테리아의 노폐물, 기타 트러블메이커를 대량 방출하고 있기 때문에, 고형 음식을 줄이고 액체로 된 치유 음료를 더 많이 섭취해야 한다. 지정된 해독 음료들은 몸에서 독소가 씻겨나갈 때 가장 중요한 균형을 유지해 줄 것이다.

해독 음료를 충실히 마심으로써, 우리는 치유라는 퍼즐의 핵심적인 두 조각을 맞춰주게 된다. 바로 ① 24시간 동안 무지방식 유지하기와 ② 소화계의 부하를 현저히 낮추기이다. 아무리 통식품으로 만든 건강한 음식이라도 소화계에는 일거리이다. 부피가 크고 조리된 음식일수록 더 그렇다. 과채를 생으로 착즙하거나 갈아서 가볍게 액체로 섭취하게 되면 몸은 매일 가동해야 하는 소화 과정을 하루는 쉴 수 있다. 그러면 몸은 비축된 에너지를 이용해 유해한 독소와 독성 물질을 장기에서 씻어내서 혈류로 보내고 신장과 장을 통해 몸 밖으로 내보낼 수 있다.

9일차 해독 규칙을 따르기보다는 8일차를 반복하는 게 더 나은 특별한 상황도 있다. 또는 갑자기 사정이 생겨서 9일차까지 못하고 해독을 중단해야 하는 경우도 있다. 예를 들어 출장이 잡혀서 해독 음식을 챙겨먹을 수 없게 될 수도 있다. 어떤 경우든, 즉 8일차를 반복해야 하는 경우든 9일차까지 가지 못하고 해독을 중단해야 하는 경우든, 9일차의 이점을 놓쳤다고 걱정할 필요는 없다. 3:6:9 해독법 기간 중 완료한 모든 날은 당신의 건강을 다음 단계로 이끌어준다. 며칠을 완수했는지와 상관없이 당신은 이미 엄청난 해독을 해낸 것이며 그만큼 해독법의 유익함을 누린 것이다.

충분한 휴식 취하기

9일차는 되도록 쉬엄쉬엄 보낸다. 신경 쓸 일이 많은 약속은 가능하면 다른 날로 미룬다. 9일차는 안식일처럼 하루 종일 아무 일도 하지 않고 보내거나 적어도 휴식을 충분히 취한다. 가능하다면 일을 멈추고 완전히 쉴 수 있는 시간을 마련한다. 낮잠을 자도 좋다. 오래 쉬는 게 어렵더라도 최소한 이날 몸이 당신을 위해 하는 모든 수고를 의식하는 게 좋다. 잠깐이라도 몸속의 간과 다른 장기들을 떠올리는 시간을 갖는다. 지금까지 간은 정화와 해독의 심연으로 뛰어들어 훌륭하게 임무를 수행해왔다. 그 덕분에 당신의 치유는 성공을 거두고 있다. 독소와 독성 물질을 제거하고 병원균과 그 노폐물을 줄임으로써, 당신은 감정적으로나 육체적으로나 영적으로나 활력을 되찾고 있다. 병증으로 인한 짐에서 자유로워지면서 건강한 자아의 무한한 가능성을 펼칠 수 있는 삶을 향해 나아가고 있는 것이다.

▉▉▉ 해독법 반복과 마무리

3:6:9 해독법을 마무리할 준비가 되었다면, 14장을 참고해 이행기에 몸이 겪을 부담을 최소화할 수 있는 조치들을 취하기 바란다.

13장 "3:6:9 해독법 되풀이하기"에서도 설명하겠지만, 해독을 한 번만 하고 마치고 싶지 않을 수 있다. 예를 들어 심각한 증상이나 질환을 앓고 있거나 체중을 많이 줄여야 한다면 해독을 더 오래해도 된다. 해독을 계속 이어서 하기 위한 자세한 지침은 13장에 나온다. 그리고 해독을 마치고 싶을 때에는 편안한 이행기가 될 수 있도록 14장을 참고하면 된다.

"무지는 당신이 갈 길이 아니다.
이제는 치유에 관한 지식이 없는 채로
투병하지 않아도 된다."

—앤서니 윌리엄 (메디컬 미디엄)

CHAPTER 12

고급 3:6:9 해독법

□ □ □

고급 3:6:9 해독법은 3:6:9 해독법의 완전히 새로운 버전으로, 건강에 중대한 문제가 있다고 느끼는 사람에게 맞춘 해독법이다. 만성화된 병증이 건강에 얼마나 악영향을 미치고 있는지는 아픈 본인이 제일 잘 알 것이다. 앓고 있는 증상이 일상 생활을 방해하거나 삶을 충만하게 사는 데 걸림돌이 될 정도라면 심각한 상태라고 봐야 한다. 고급 3:6:9 해독법은 심도 높은 해독으로 그런 상태에서 벗어날 수 있는 기회를 제공해 준다.

고급 3:6:9 해독법은 원조나 초급보다 강도는 높지만, 여전히 안전하고 부드럽게 더 많은 양의 독소를 배출하도록 돕는다. 심각한 증상을 앓고 있는 사람일수록 더 공격적이고 적대적인 독소가 몸에 축적된 상태이다. 독성 중금속이 산화한 탓이든, 바이러스에서 유래된 신경독이나 피부독 탓이든, 이런 독소가 건강을 심각하게 위협하는 것이다. 고급 3:6:9 해독법은 고통의 늪에서 헤어 나오지 못하는 사람의 몸이 독소를 대량으로 방출해서 빠르고 확실하게 건강을 개선하도록 도와줄 것이다.

고급 3:6:9 해독법은 또한《난치병 치유의 길》의 '28일 치유 해독법'을 시도해 효과를 본 뒤 자신에게 맞는 3:6:9 해독법을 찾는 사람을 위한 솔루션이기도 하다. 특별한 식단과 안정적인 리듬으로 구성된 이 해독법은 3:6:9 해독법 중에서 가장 단순한 버전이다. 생식이 자신에게 맞는다고 생각하는 사람이라면 고급 3:6:9 해독법으로 지금까지 경험하지 못한 새로운 해독의 경지에 도달할 것이다.

■▪■ 고급 3:6:9 해독법의 준비기, 해독기, 배출기

고급 3:6:9 해독법의 식사 옵션은 3:6:9 해독법 중에서 제일 단순하다. 고급 버전의 단순한 구조는 지방이 주요 에너지원인 음식을 모두 피하면서 해독 음식과 음료 중에서 자신에게 맞는 흐름을 찾는 데 도움이 될 것이다.

이 해독법의 주된 리듬은 셀러리 주스 용량의 점진적 증가에 있다. 첫 3일은 아침에 약 710ml를, 중간 3일은 아침에 약 950ml를, 마지막 3일은 약 950ml씩 하루에 두 번 마시게 된다.(해독법을 연이어 반복하는 경우, 첫 3일도 710ml가 아니라 950ml로 시작한다.) 서서히 용량이 늘어나는 셀러리 주스와 영양 밀도가 높고 소화하기 쉬운 무지방 생식의 결합으로 간의 해독을 충분히 유도하는 것이 목적이다. 이로써 간은 3:6:9 해독법의 시그니처인 9일차에 독소를 대량 방출할 준비가 되는 것이다.

고급 3:6:9 해독법에서는 원조 및 초급 버전과 마찬가지로 준비기, 해독기, 배출기를 3일 간격으로 거치게 되는데, 이 버전의 공략 대상은 지병의 원인이 되는 더 강력한 독소들이다. 그런 트러블메이커는 우리 몸에 기생하는 바이러스가 배설한 신경독과 피부독일 수도 있고, 수개월, 수년, 심지어 평생 우리 몸에 축적된 독소일 수도 있다.

고급 해독법은 다음 세 시기를 거치면서 더 많은 독소를 배출할 수 있도록 몸을 무장시켜 준다.

1일차부터 3일차까지의 준비기는 몸이 해독에 적응하는 기간이다. 특히 간은 우리가 치유의 기회를 마련하고 있다는 믿음을 갖고 준비 운동에 들어가게 된다. 이 시기는 엔진을 예열하는 것에 비유할 수 있다.

4일차부터 6일차까지의 해독기는 우리의 건강을 방해하고 미래를 위협하는 독소들을 그것들이 깊숙이 박혀 있는 곳에서 몰아내는 기간이다.

그리고 마지막 7일차부터 9일차까지의 배출기는 몸이 해독을 시작한 순간부터 비축해 온 힘을 폭발시켜 장기가 수년 동안 꽁꽁 붙들고 있던 온갖 쓰레기와 독성 물

고급 3 : 6 : 9 해독법의 준비기, 해독기, 배출기

	1~3일차	4~6일차	7~8일차	9일차
기상 후	레몬 또는 라임 물 약 950ml			
아침	15~30분 기다렸다가 셀러리 주스 약 710ml 또는 약 950ml,* 다시 15~30분 기다렸다가 중금속 디톡스 스무디, 나중에 배가 고프면 사과(또는 생 애플소스)	15~30분 기다렸다가 셀러리 주스 약 950ml. 다시 15~30분 기다렸다가 중금속 디톡스 스무디. 나중에 배가 고프면 사과 (또는 생 애플소스)		하루 동안 다음을 섭취한다.\n\n셀러리 주스 약 950ml씩 두 번 (아침과 초저녁에, 아래 음료와 15~30분 간격을 두고).\n오이 사과 주스 약 470ml~약 590ml씩 두 번(아무 때나), 멜론, 파파야 또는 배를 갈아서 만든 주스, 신선한 수박 또는 오렌지를 착즙한 주스 (양과 빈도는 원하는 만큼, 섞지 말고 따로), 물(원하는 만큼)
점심	'간을 살리는 스무디' 또는 시금치 수프(원하면 오이 국수와 함께)			
오후	선택 사항으로 사과(또는 생 애플소스)		최소 60분 기다렸다가 셀러리 주스 약 950ml, 다시 15~30분 기다렸다가 배가 고프면 사과 (또는 생 애플소스)	
저녁	케일 샐러드 또는 콜리플라워와 잎채소 샐러드, 또는 토마토 오이 허브 샐러드 또는 잎채소 김말이, 또는 선택 사항으로 오이 국수를 곁들인 시금치 수프			
밤	사과(또는 생 애플소스)(먹고 싶으면), 레몬 또는 라임 물 약 470ml, 히비스커스나 레몬밤 또는 차가버섯 차			레몬 또는 라임 물 약 470ml, 히비스커스나 레몬밤 또는 차가버섯 차
가이드 라인	*해독법을 반복(9일차까지 마치고 바로 다시 해독을 시작)하는 경우, 1~3일차부터 셀러리 주스 용량을 약 710ml에서 약 950ml로 늘린다.\n\n• 해독 기간 내내 생과일, 야채, 잎채소만 먹는다. 더 구체적으로는 이 표에 지정된 메뉴와 레시피를 따른다. (냉동 과일은 괜찮다.)\n• 이 표에 나온 음식 중 안 맞는 음식이 있으면 다음 절 또는 21장을 참고하여 응용 또는 대체한다. 예를 들어 사과를 잘 익은 배로 대체해도 된다.			

가이드 라인	• 지정된 레시피는 23장에 나온다. 스무디나 수프의 경우, 원하면 재료를 갈지 않고 통째로 먹어도 된다. 마찬가지로 샐러드도 원하면 재료를 갈아서 먹어도 된다. 사과나 배 역시 각각 갈아서 순도 100% 생 애플소스나 배 소스로 만들어 먹어도 된다. • 강도 높은 해독 효과(이를테면 설사)가 나타나는데 이것이 셀러리 주스 때문이다 싶으면 셀러리 주스의 용량을 반으로 줄였다가 서서히 다시 늘린다. • 지방이 주요 에너지원인 음식(견과류, 씨앗류, 식용유, 올리브, 코코넛, 아보카도, 카카오, 사골육수, 동물성 단백질 등)은 피한다. 콩류도 끊는다. • 다음 음식을 피한다. 계란, 유제품, 글루텐, 탄산 음료, 소금 및 양념, 돼지고기, 옥수수, 기름(일반 또는 건강한 식용유 포함), 대두, 양고기, 참치를 비롯한 모든 생선과 해산물, 식초(사과 사이다 식초 포함), 카페인(커피, 말차, 카카오, 코코아 포함), 곡물(기장과 귀리 포함), 술, 천연/인공 착향료, 발효 식품(콤부차, 사우어크라우트, 코코넛 아미노 포함), 영양효모, 구연산, MSG, 아스파탐, 기타 인공 감미료, 포름알데히드, 보존제. • 자신에게 알맞은 양을 먹는다. 너무 배부르면 양을 줄인다. • 수분이 부족해지지 않도록 레몬 또는 라임 물을 마시는 아침과 밤 사이에 하루 1리터 정도의 물을 마신다. 배출기에 오후에 한 번 더 마시는 셀러리 주스 때문에 물을 조금 덜 마시고 싶으면, 그래도 괜찮다.

질을 집중적으로 쏠어버리는 기간이다.

오랫동안 건강상의 문제로 고통받으면서 어떤 방법도 소용없다는 생각에 희망을 저버린 사람이라면, 이 고급 3:6:9 해독법이야말로 몸을 스스로 고치는 길이라고 믿어도 된다. 당신의 몸은 치유될 수 있다. 고급 3:6:9 해독법이 그 기회를 충분히 마련해 줄 것이다. 이 해독법을 한 번 이상 진행한 뒤에는 6부 "질병의 원인과 치유법 알아보기"를 통해 자신의 증세에 맞는 보충제를 알아보는 것도 도움이 될 것이다.

■ 1일차부터 8일차까지

| 기상 후 |

• 9일 내내 매일 아침 레몬과 라임 중 원하는 것으로 즙을 내 물에 섞어 약 950ml씩 마시는 것으로 하루를 시작한다.(레몬 또는 라임 즙과 물의 비율은 이 책 428쪽 참조.)

TIP

• 원하면 레몬 또는 라임 물에 생꿀 한 티스푼을 첨가해도 된다.

| 아침 |

- 1일차부터 3일차까지는 레몬 또는 라임 물을 다 마신 후 최소 15분에서 20분, 이상적으로는 30분 정도 기다렸다가 셀러리 주스 약 710ml를 마신다. 이는 고급 해독법에 처음 도전하는 경우의 용량이며, 여러 번 연이어 반복하는 경우에는 첫 3일부터 셀러리 주스 용량을 약 950ml로 늘려서 시작한다.

- 4일차부터 8일차까지는 레몬 또는 라임 섞은 물을 다 마신 후 최소 15분에서 20분, 이상적으로는 30분 정도 기다렸다가 셀러리 주스 약 950ml를 마신다.

- 셀러리 주스를 다 마신 후 또 15분에서 30분 기다렸다가 중금속 디톡스 스무디를 만들어 마신다.(레시피는 이 책 456쪽에 나온다.)

- 아침 식사 이후 오전에 다시 배가 고파지면 선택 사항으로 사과나 잘 익은 배 한두 개를 먹는다.(사과나 배를 순도 100% 생 애플소스나 배 소스로 갈아서 먹어도 된다. 레시피는 23장에 나온다.)

TIP

- 중금속 디톡스 스무디는 재료를 갈지 않고 통째로 먹어도 된다. 이럴 경우 스피룰리나와 새싹보리즙 분말은 따로 물에 타서 마시거나 으깬 바나나에 섞어 먹는다.

- 강도 높은 해독 효과(이를테면 설사)가 나타나는데 이것이 셀러리 주스 때문이다 싶으면 셀러리 주스의 용량을 반으로 줄였다가 서서히 다시 늘린다.

| 점심 |

- 점심 식사로 '간을 살리는 스무디'(레시피는 이 책 454쪽에 나온다) 또는 선택 사항으로 오이 국수를 곁들인 시금치 수프(레시피는 이 책 500쪽에 나온다) 중 하나를 선택해서 먹는다.

TIP

- 스무디나 수프로 만들어 먹는 대신 재료를 갈지 않고 통째로 먹어도 괜찮다.

| 오후 |

- 점심과 저녁 식사 사이에 출출해지면 선택 사항으로 사과 한두 개(또는 순도

100% 생 애플소스나 잘 익은 배 또는 배 소스)를 간식으로 먹는다.

- 7일차와 8일차에는 점심과 저녁 식사 사이에 셀러리 주스 약 950ml를 한 번 더 마신다. 셀러리 주스는 점심 식사를 마치고 최소 60분이 지난 뒤에 마신다. 이후 최소 15분에서 30분이 지난 뒤에 다른 음식이나 음료를 섭취한다.

TIP

- 착즙기를 하루 두 번씩 가동하는 게 번거롭거나 시간이 없으면 셀러리 주스를 아침에 한꺼번에 만들어서 오후에 마실 분량을 냉장 보관해도 된다. 주스 가게에서 사서 마실 경우에도 아침에 2인분을 구매해서 1인분은 남겨뒀다가 오후에 마셔도 된다.

| 저녁 |

- 저녁 식사로 케일 샐러드(레시피는 이 책 512쪽에 나온다), 콜리플라워와 잎채소 샐러드(레시피는 이 책 514쪽에 나온다), 토마토 오이 허브 샐러드(레시피는 이 책 516쪽에 나온다), 잎채소 김말이(레시피는 이 책 518쪽에 나온다) 중 하나를 선택해서 먹는다.
- 원하면 샐러드 재료를 갈아서 생 수프로 먹어도 된다. 또는 선택 사항으로 오이 국수를 곁들인 시금치 수프를 먹어도 된다.

TIP

- 선택한 저녁 메뉴에 생 아스파라거스가 포함되어 있지 않은 경우, 몇 조각을 곁들여 먹어도 된다.

| 밤 |

- 밤에 배가 고프면 선택 사항으로 사과 한두 개(또는 순도 100% 생 애플소스나 잘 익은 배 또는 배 소스)를 먹는다.
- 취침 1시간 전에 레몬 또는 라임 물 약 470ml를 마신다.
- 자기 전에 히비스커스나 레몬밤 또는 차가버섯 차를 한 잔 즐긴다. 이 셋을 블렌딩하기보다는 하나를 선택해서 마신다. 차는 레몬 또는 라임 물과 함께 마셔도 된다.

- 밤에 마시는 차나 레몬 또는 라임 물에 생꿀 한 티스푼을 첨가해도 괜찮다.

◼ 9일차

| 기상 후 |

- 레몬과 라임 중 원하는 것으로 즙을 내 물에 섞어 약 950ml로 하루를 시작한다.

TIP

- 원하면 레몬 또는 라임 물에 생꿀 한 티스푼을 첨가해도 괜찮다.

| 아침과 오후 |

- 레몬 또는 라임 물을 다 마신 후 최소 15분에서 20분, 이상적으로는 30분 정도 기다렸다가 셀러리 주스 약 950ml를 마신다.
- 셀러리 주스를 다 마신 후 또 15분에서 30분 지난 후부터는 하루 종일 다음 음료로 영양 보충을 해준다. 오이 사과 주스를 470~590ml씩 두 번 아무 때나 마신다.(사과와 오이 비율은 1:1로.) 그리고 배가 고플 때는 언제든지 멜론, 파파야 또는 익은 배를 갈아서 만든 주스, 신선한 수박 또는 오렌지를 착즙한 주스를 마신다.(다만 종류를 섞지 말고 따로 마신다.)
- 하루 종일 원하는 만큼의 물을 마신다. 물에 레몬이나 라임 즙을 약간 첨가하면 더 좋다. 맹물만 먹어도 괜찮다. 해독 기간 중 물 섭취에 대해서는 이 절 다음에 나오는 고급 3:6:9 해독법 가이드라인을 참고하기 바란다.

TIP

- 지금까지 중금속 해독법과 접목시켜 진행한 경우, 오늘은 중금속 디톡스 스무디를 건너뛴다고 걱정할 필요는 없다. 9일차는 전반적으로 모든 독소를 몸에서 씻어내는 데 집중하는 게 좋다. 게다가 그동안 마신 중금속 디톡스 스무디만으로도 몸속에 스피룰리나, 실란트로(고수), 새싹보리 즙 분말, 덜스, 야생 블루베리 잔여물이 남아 있기 때문에 장기에서 뽑힌 중금속을 씻어내기에 충분할 것이다. 더 자세한 내용은 21장 "해독법의 응용과 대체" 중 "중금속 해독과 접목하기"에

나온다.

- 오이 사과 주스의 오이와 사과 비율이나 대체할 과채도 21장에 자세히 나온다.

- 멜론, 수박, 파파야, 배, 오렌지 주스는 하루 종일 바꿔 마셔도 된다. 예를 들어 아침에 멜론을 갈아서 마시고, 점심에 갓 착즙한 오렌지 주스를 마시고, 오후와 저녁에는 파파야를 갈아서 마시면 된다. 아니면 하나를 골라서 하루 종일 그 주스를 주식으로 삼아도 상관없다. 선택은 자유지만, 과일 종류를 섞어서 갈거나 주스 종류를 동시에 한 종류 이상 마시는 것은 피한다. 예를 들어 수박과 파파야를 같이 갈아 마시거나 오렌지 주스를 마시자마자 배를 갈아 마시지 말란 뜻이다. 주스는 따로따로 간격을 두고 마시도록 한다.

- 멜론은 빈속에 먹었을 때 제일 소화가 잘되기 때문에 멜론 주스를 마시고 싶다면 오전에, 즉 파파야나 배보다 먼저 마시는 게 좋다. 파파야나 배를 이미 갈아 마셨다면 멜론은 피하도록 한다.

- 과일주스 가게에서 하루에 마실 주스를 한꺼번에 구매해서 냉장고에 보관했다가 하나씩 꺼내 먹는 것도 괜찮다.

- 몸집이 작아서 이렇게 많은 양의 액체를 섭취하는 게 불가능하다면 용량을 줄이되 너무 많이 줄여선 안 된다. 독소를 배출하는 힘든 일을 하는 몸에게 충분한 영양소를 공급해야 하기 때문이다.

| 초저녁 |

- 초저녁에 셀러리 주스 약 950ml를 한 번 더 마신다. 셀러리 주스는 과일을 갈아서 만든 주스를 마신 후 최소 30분, 과일을 착즙한 주스나 물을 마신 후 최소 15분에서 30분이 지난 다음에 마신다.

- 셀러리 주스를 마시고 최소 15분에서 30분이 지난 다음에는 오이 사과 주스나 멜론, 파파야, 배를 갈아서 만든 주스나 착즙한 수박 또는 오렌지 주스나 물을 계속 마셔도 된다.

| 밤 |

- 취침 1시간 전에 레몬 또는 라임 물 약 470ml를 한 번 더 마신다.
- 자기 전에 히비스커스나 레몬밤 또는 차가버섯 차를 한 잔 즐긴다. 역시 이 셋을 블렌딩하기보다는 하나를 선택해서 마신다. 차는 레몬 또는 라임 물과 함께 마셔도 된다.

- 밤에 마시는 차나 레몬 또는 라임 물에 생꿀 한 티스푼을 첨가해도 괜찮다.

▰▰ 고급 3:6:9 해독법 가이드라인

| 일반 가이드라인 |

해독 기간 내내 다음 가이드라인을 따른다.

과일, 야채, 잎채소에만 집중하기

해독 기간에는 과일, 야채, 잎채소와 허브만 먹는다. 더 구체적으로는 이 장에 언급된 음식과 참고하라는 대안과 레시피로만 식단을 짠다.

계속 강조해 왔듯이 모든 해독법의 해독 음식은 치유를 돕기 위해 지정된 것이다. 해독 음식 중 문제가 되는 게 있다면 21장 "해독법의 응용과 대체"를 참고하면 된다. 예를 들어 샐러드를 먹는 게 힘들다면 샐러드 재료를 갈아서 먹어도 된다. 그런 경우가 아니라면 이 장에 제시된 권고 사항을 충실히 따르는 게 좋다.

과일과 채소만 먹는 게 힘들진 않을까 걱정될지도 모르겠다. 그런데 그것은 그동안 과일과 채소를 조금씩만 먹는 데 익숙해져서 그런 것이다. 여기서는 과일과 채소가 메인이다. 샐러드만으로는 포만감을 못 느낄 것 같다는 걱정 역시 그동안 시들한 잎채소와 색 바랜 토마토가 들어간 작은 사이드 메뉴로만 먹어서 그런 것이다. 고급 해독법 레시피는 실속도 있고 맛과 영양도 풍성하기 때문에 먹으면 속이 든든할 것이다. 게다가 소화도 잘되기 때문에 몸은 소화에 들어갈 에너지를 아껴 치유에 더 집중할 수 있다.

해독법에 지정된 음식(또는 대체 음식)으로 영양을 공급해 주면 이루 말할 수 없이 큰 이로움이 몸에 주어질 것이다. 해독 기간에 소화하기가 조금이라도 힘든 음식을 피하는 것도 큰 보상이 따를 것이다. 해독과 치유에 도움이 되는 음식은 이 시점에서 몸이 가장 필요로 하는, 영양 밀도가 높은 연료이다.

지방 섭취 일체 중단하기

치유를 돕기 위해 9일 내내 지방이 주요 에너지원인 음식을 일체 배제한다. 다시 말해 견과류, 씨앗류, (땅콩 버터와 같은) 견과류로 만든 버터, 식용유, 올리브, 코코넛, 아보카도, 카카오, 사골육수, 유제품(버터, 치즈, 우유, 요구르트, 케피르, 유청단백질 파우더 포함), 동물성 식품 등을 아예 끊어야 한다. 지방은 해독의 최대 훼방꾼이다. 지방을 섭취하는 것은 마치 설거지를 하는데 누군가 개수대에 기름덩어리를 쏟아 붓는 것과 같다. 그렇게 되면 그릇을 제대로 닦기 위해 설거지를 처음부터 다시 시작해야 한다.

간이 고급 3:6:9 해독 기간을 성공적으로 통과하기 위해서는, 진행 중인 해독을 멈추고 다시 지방을 처리하는 임무로 돌아가야 하는 상황을 만들면 안 된다. 이 기간에도 간은 여전히 몸의 기능을 돕기 위해 담즙을 생산하기 하지만, 지방을 녹일 만큼 강력한 담즙은 생산하지 않아도 된다. 지방 섭취를 피함으로써 간은 평소에는 하지 못하는 깊은 해독에 에너지를 쏟을 수 있게 된다. 고지방 식단을 유지하면서 간에게 깊은 해독을 기대하긴 어렵다. 지방 섭취 중단으로 얻을 수 있는 의외의 보너스는 다른 음식이 더 만족스럽게 느껴진다는 것이다.

지방 섭취를 중단하고 대신 생체 이용률이 높은 영양소로 가득한 음식을 더 많이 먹으면, 몸은 치유에 에너지를 쏟을 소중한 기회를 얻는 것이다. 포도당의 흡수를 막는 지방이 혈류에서 없어지면 간은 독소를 배출하는 힘든 일에 필요한 포도당과 글리코겐을 비축해서 배출기에 마음껏 쓸 수 있다.

지방 섭취를 줄이는 것은 혈액의 점성과도 관련이 있다. 혈류에 과다한 지방이 떠다니게 되면, 몸은 독소와 독성 물질을 씻어낼 능력이 떨어진다. 지방은 독소를 흡수하여 붙잡아두기 때문이다. 결국 독소를 품은 지방이 장기 내부와 주변에 축적되는 것이다. 해독의 목표는 (지방 세포라고도 불리는) 이런 축적된 지방을 분산시키고 지방이 품고 있는 독소와 독성 물질, 묵은 아드레날린을 꺼내서 몸 밖으로 배출하는 것이다. 해독기에 지방이 주요 에너지원인 음식을 계속 먹으면 혈중 지방 농도는 계속 높게 유지되고, 따라서 독소를 품은 기존 지방을 분산시킨다는 목표는 달성할 수 없게 된다.

과일 중 아보카도를 좋아하더라도 고급 3:6:9 해독법을 끝낸 후로 미루기 바란다. 아보카도도 과일이긴 하고 다른 지방이 주요 에너지원인 음식에 비해 소화하기 쉽긴 하지만, 간을 해독하는 동안에는 건강하고 좋은 단일 지방도 방해가 된다. 해독에 집중하기도 힘들 간에게 과도한 부담을 주지 않기 위해 아보카도도 당분간 피하는 게 좋다.

다시 말하지만 해독 기간 내내 콩류는 완전히 끊는다. 콩은 해독력이 뛰어난 음식이 아니다. 지방이 주요 에너지원인 음식도 아니고 트러블메이커 음식도 아니지만, 과일, 야채, 잎채소에 비해 지방 함량이 높은 편이다. 콩을 끊으면 해독 과정에서 소화계가 겪는 부담을 최소화하는 데 도움이 된다. 콩의 단백질을 분해하려면 위산이 더 많이 필요한데, 대부분 사람들은 위산 수치가 낮기 때문에 콩은 소화계에 부담이 된다. 대부분 사람들의 위샘은 지치고 닳아서 회복이 절실하다. 해독 기간에 마시는 셀러리 주스는 바로 그 회복을 도울 것이다.

트러블메이커 음식 피하기

7장 "문제를 일으키는 트러블메이커 음식"에 나오는 트러블메이커 음식을 끊는다. 즉 해독하는 9일 내내 아래 음식은 아예 먹지 않는다.

- 계란
- 글루텐
- 소금과 양념(순수 향신료는 괜찮음)
- 옥수수
- 대두
- 참치를 비롯한 생선과 해산물
- 카페인(커피, 말차, 코코아 포함)
- 술
- 발효 식품(콤부차, 사우어크라우트, 코코넛 아미노 포함)
- 영양 효모
- 유제품
- 탄산 음료
- 돼지고기
- 기름(일반 또는 건강한 식용유 포함)
- 양고기
- 식초(사과 사이다 식초 포함)
- 곡물(고급 해독법에서는 기장, 귀리도 포함)
- 천연/인공 착향료
- 구연산

- 아스파탐 및 기타 인공 감미료
- MSG
- 포름알데히드
- 보존제

7장을 건너뛰었다면 다시 돌아가 해독 기간에 트러블메이커 음식을 피해야 하는 이유를 숙지하기 바란다. 트러블메이커 음식의 유혹을 뿌리칠 힘을 얻을 수 있도록 7장의 내용을 가까이 두면 좋다. 7장을 다시 읽으면 3:6:9 해독 기간 동안 특정 음식을 피하는 게 옳다는 확신으로 다시 무장할 수 있을 것이다.

트러블메이커 음식 목록 중 어느 것도 유행 때문에 먹지 말라는 게 아니다. 예를 들어 글루텐도 염증을 유발한다는 요즘 상식을 이유로 끊으라는 게 아니다. 더 구체적인 이유가 있는데 그 이유를 제대로 이해하는 게 중요하다. 이미 7장을 읽은 사람도 해독을 하는 동안 복습을 하면 좋을 것이다. 욕구를 자제할 힘을 더 얻으려면 25장 "해독 과정에서 일어나는 감정"을 참고하기 바란다.

트러블메이커 음식을 끊는 일은 의외로 쉬울 수 있다. 해독 중에는 과일, 야채, 잎채소에 집중할 수밖에 없기 때문이다. 영양소가 풍부한 이런 음식을 배불리 먹으면 다른 음식이 들어갈 자리도 없고 그만큼 유혹을 참기도 쉬워진다.

자신에게 알맞은 양을 먹기

사람은 저마다 필요한 열량도 다르고 식욕도 다르므로 자신에게 알맞은 분량을 먹는다. 배가 고파 죽을 지경이 되어서도 안 되고, 배가 터지도록 먹어서도 안 된다. 얼마만큼 먹는 게 자신에게 맞는지는 누구나 직감적으로 안다. 언제든 손에 닿을 수 있는 곳에 치유에 좋은 신선한 음식을 충분히 비축해 두어야 한다.

해독 기간 중 어느 시점에서건 이미 배가 부른데 지정된 음식을 억지로 먹을 필요는 없다. 무엇을 얼마만큼 먹는 게 좋을지 판단하는 법에 대한 더 자세한 설명은 19장 "반드시 지켜야 할 해독 수칙"의 "배고픔과 식사량" 절에 나온다.

수분 공급에 유의하기

수분이 충분히 공급된 상태를 유지한다. 레몬 또는 라임 물을 마시는 아침과 밤 사이에 하루 약 1리터 정도의 물을 마신다. 대략 네 컵 정도의 양이다. 더 많이 마셔도 좋다. 해독 중 언제든 더 많은 수분이 필요하다 싶으면 참지 말고 더 많이 마신다.

pH8.0 이상의 물은 피한다. 알칼리수가 나오는 정수기를 쓰는 경우도 마찬가지다. pH8.0을 넘지 않도록 설정해 둬야 한다. 식수는 pH7.7이 이상적이다. 그보다 높은 pH의 물은 7.7로 내려올 때까지 위장에 머물다가 소화계에서 7.7로 맞춰줘야 몸 전체로 퍼져나간다. pH7.7 이하일 때도 마찬가지다. 몸은 물의 pH를 올리기 위해서도 에너지를 써야 한다. 이상적인 pH의 물을 마시면 소화계가 약해지는 것을 방지해 준다.

1일차부터 8일차까지는 핫스파이스 애플 주스(레시피는 이 책 446쪽에 나온다)나 (핑크색이나 빨간색이 아니고 천연향이 첨가되지 않은) 코코넛 물을 아무 온도에서나 하루 종일 조금씩 마셔도 된다. 이는 물 1리터에는 포함되지 않는다.

이 모든 음료는 셀러리 주스 마시기 전후 최소 15분에서 30분의 간격을 두고 마셔야 한다. 셀러리 주스를 아침 말고 한 번 더 마시는 날(7일차와 8일차)에는 물을 조금 덜 마셔도 괜찮다.

| 9일차를 위한 추가 가이드라인 |

모든 과채를 착즙하거나 갈아서 마시기

9일차에는 지정된 해독 음료만 마신다. 이 해독 단계에서는 몸이 독성 물질과 바이러스 및 박테리아의 노폐물, 기타 트러블메이커를 대량 방출하고 있기 때문에, 고형 음식을 줄이고 액체로 된 치유 음료를 더 많이 섭취해야 한다. 지정된 해독 음료들은 몸에서 독소가 씻겨나갈 때 가장 중요한 균형을 유지해 줄 것이다.

해독 음료를 충실히 마심으로써, 우리는 치유라는 퍼즐의 핵심적인 두 조각을 맞춰주게 된다. 바로 ① 24시간 동안 무지방식 유지하기와 ② 소화계의 부하를 현저히 낮추기이다. 아무리 통식품으로 만든 건강한 음식이라도 소화계에는 일거리이다. 부피가 크고 조리된 음식일수록 더 그렇다. 과채를 생으로 착즙하거나 갈아서 가볍게 액체로 섭취하게 되면 몸은 매일 가동해야 하는 소화 과정을 하루는 쉴 수 있다.

그러면 몸은 비축된 에너지를 이용해 유해한 독소와 독성 물질을 장기에서 씻어내서 혈류로 보내고 신장과 장을 통해 몸 밖으로 내보낼 수 있다.

9일차 해독 규칙을 따르기보다는 8일차를 반복하는 게 더 나은 특별한 상황도 있다. 또는 갑자기 사정이 생겨서 9일차까지 못하고 해독을 중단해야 하는 경우도 있다. 예를 들어 출장이 잡혀서 해독 음식을 챙겨먹을 수 없게 될 수도 있다. 어떤 경우든, 즉 8일차를 반복해야 하는 경우든 9일차까지 가지 못하고 해독을 중단해야 하는 경우든, 9일차의 이점을 놓쳤다고 걱정할 필요는 없다. 3:6:9 해독법 기간 중 완료한 모든 날은 당신의 건강을 다음 단계로 이끌어준다. 며칠을 완수했는지와 상관없이 당신은 이미 엄청난 해독을 해낸 것이며 그만큼 해독법의 유익함을 누린 것이다.

충분한 휴식 취하기

9일차는 되도록 쉬엄쉬엄 보낸다. 신경 쓸 일이 많은 약속은 가능하면 다른 날로 미룬다. 9일차는 안식일처럼 하루 종일 아무 일도 하지 않고 보내거나 적어도 휴식을 충분히 취한다. 가능하다면 일을 멈추고 완전히 쉴 수 있는 시간을 마련한다. 낮잠을 자도 좋다. 오래 쉬는 게 어렵더라도 최소한 이날 몸이 당신을 위해 하는 모든 수고를 의식하는 게 좋다. 잠깐이라도 몸속의 간과 다른 장기들을 떠올리는 시간을 갖는다. 지금까지 간은 정화와 해독의 심연으로 뛰어들어 훌륭하게 임무를 수행해 왔다. 그 덕분에 당신의 치유는 성공을 거두고 있다. 독소와 독성 물질을 제거하고 병원균과 그 노폐물을 줄임으로써, 당신은 감정적으로나 육체적으로나 영적으로나 활력을 되찾고 있다. 병증으로 인한 짐에서 자유로워지면서 건강한 자아의 무한한 가능성을 펼칠 수 있는 삶을 향해 나아가고 있는 것이다.

▪▪▪ 해독법 반복과 마무리

3:6:9 해독법을 마무리할 준비가 되었다면, 14장을 참고해 이행기에 몸이 겪을 부담을 최소화할 수 있는 조치들을 취하기 바란다.

13장 "3:6:9 해독법 되풀이하기"에서도 설명하겠지만, 해독을 한 번만 하고 마치

고 싶지 않을 수 있다. 예를 들어 심각한 증상이나 질환을 앓고 있거나 체중을 많이
줄여야 한다면 해독을 더 오래해도 된다. 해독을 계속 이어서 하기 위한 자세한 지침
은 13장에 나온다. 그리고 해독을 마치고 싶을 때에는 편안한 이행기가 될 수 있도
록 14장을 참고하면 된다.

"해독은 우리가 잃어버렸는지도 몰랐고
되찾을 수 있는지도 몰랐던
몇 년치의 건강을 우리에게 돌려줄 것이다.
이제 그 기회가 왔다. 잡아야 한다."

—앤서니 윌리엄 (메디컬 미디엄)

3:6:9 해독법 **되풀이**하기

□ □ □

우리의 간은 제 임무를 알아서 잘 수행하고 있다. 한 번의 3:6:9 해독으로 평생 축적된 독소와 지방이 다 방출되지는 않을 것이다. 한 번에 다 방출하면 몸에 너무 큰 무리를 주기 때문이다. 간은 남겨둬도 몸에 위험하지 않을 정도까지만 독소를 배출하고 남은 독소는 다음 해독 주기 때까지 가지고 있는다. 그래서 해독은 연이어서 하든, 며칠, 몇 주, 몇 개월의 간격을 두고 하든 주기적으로 반복해 주는 게 좋다. 내 발목을 잡고 있는 독소를 꾸준히 제거한다면 건강은 그만큼 더 나아질 것이다.

■■■ 해독법 반복 빈도

3:6:9 해독법의 해독 주기를 한 번 마치고 나면 바로 다음 주기로 들어가고 싶을 수 있다. 그러니까 다시 1일차로 돌아가서 9일차까지 진행하고 증상이 사라질 때까지 연이어 반복하고 싶은 마음이 생길 수 있다. 만약 건강을 천천히 개선해도 되는 사람이라면 연이어 반복하기보다는 한 달에 한 번씩 진행하면서 3:6:9 해독법을 멈춘 동안에는 관리 차원에서 아침 해독법 정도만 진행하는 게 더 합리적일 수 있다. 몸속에 트러블메이커가 꽤 많다고 의심되면 3:6:9 해독법을 적어도 한 달에서 석 달 사이에 한 번씩 진행하는 게 이상적이다. 혹은 현재로는 한 번의 해독법으로 얻을 것은

다 얻었다고 생각할 수도 있다. 해독을 되풀이할지 말지는 각자의 선택에 달려 있다.

현재 특별한 증상이 없고 예방이 목적일 때에도 3:6:9 해독법을 한 달에 한 번, 적어도 세 달에 한 번 진행하는 게 이상적이라고 하겠다. 예를 들어 최근 가족의 병환을 겪으면서 부모나 조부모 세대가 지닌 유전적 문제가 자기 세대에 나타나지 않을지 걱정할 수 있다. 하지만 우리를 병들게 하는 것은 유전자가 아니라는 점을 기억하자. 그것은 우리가 학습받은 논리일 뿐이다. 사실 가족 병력이라는 것은 유전자가 아니라 독소와 병원균의 대물림으로 봐야 한다. 그 대물림을 끊어낼 힘이 우리 손에 있다. 바로 조상 대대로 물려받은 트러블메이커를 제거하고 간을 정화하는 것이다.

세월은 아주 빠르게 흐른다. 그러니 스스로에 대해 인내심을 갖고 최선을 다하길 바란다. 3개월에 한 번씩 해독을 하려고 마음먹었는데 벌써 6개월이 흘렀다고 걱정을 하거나 계획이 어그러졌다고 아예 포기하거나 하지 말자. 마지막 해독을 언제 했든 다시 시작하면 된다.

■■" 출발점으로 돌아가기

3:6:9 해독법을 되풀이할 때는 1일차부터 시작해서 9일차까지 순서대로 진행해야 한다. 예기치 못한 사정이 생겨 해독을 잠시 중단해야 하는 경우, 다시 진행할 준비가 되었을 때도 멈췄던 날부터 이어가는 게 아니라 1일차부터 다시 시작해야 한다. 그리고 9일차까지 끝내고 나서 바로 반복하고 싶을 때도 대부분의 경우엔 1일차로 돌아가서 다시 해독을 진행한다.

몇 가지 예외적인 경우가 있다. 아래의 특정 경우에 해당되면 3:6:9 해독법의 상세 설명에 나온 대로 1일차부터 9일차까지 진행하지 않아도 된다.

- 어린아이의 경우, 아이의 부모나 주 양육자가 판단하기에 액체만 섭취하는 9일차가 무리일 것 같으면 9일차 대신 8일차를 한 번 더 진행해도 된다.
- 해독 속도가 너무 빠르게 느껴지는 사람도 9일차 대신 8일차를 한 번 더 반복하는 것을 선택해도 된다.

- 임신부도 마찬가지로 9일차 대신 8일차를 한 번 더 진행해도 된다. 어떤 게 최선의 방법인지는 주치의와 상의하기 바란다.
- 체중 감량을 위한 특화된 방법으로, 3:6:9 해독 주기를 처음부터 끝까지 한 차례 진행한 후 7일차부터 다시 시작하는 것도 좋다. 그 이후로는 7일차, 8일차, 9일차를 계속 반복한다. 20장 "내 몸의 치유력"에 더 자세한 내용이 나온다.
- 해독이 너무 급격한 체중 감소로 이어지는 게 우려되는 경우에는, 3:6:9 해독법의 1일차부터 6일차까지만 진행해도 된다. 반복하고 싶을 때는 역시 1일차로 돌아가서 6일차까지 진행한다. 이렇게 해서 몸이 더 안정되고 힘이 생기면 나중에는 3:6:9 해독법을 9일차까지 진행할 수 있을 것이다.
- 과일 불내증이 있다고 느껴지는 경우, 원조나 초급 3:6:9 해독법을 1일차부터 3일차까지 최소 두 번 연이어 시도한다. 이렇게 하면 간 해독을 위해 몸을 준비시키고 부작용도 덜 겪을 수 있다.

❏❏ 지방 섭취 중단 결심

3:6:9 해독법을 변용해 반복할 수 있는 또 다른 방법이 있다. 원조 3:6:9 해독법의 첫 3일에서 지방이 주요 에너지원인 음식을 완전히 배제하는 것이다. 해독을 다시 시작할 때 1일차부터 3일차까지의 준비기에 저녁 식사로 허용된 지방 섭취까지 중단한다면, 몸은 고도의 해독 모드를 계속 유지하게 될 것이다. 해독을 중간부터 다시 반복해도 되냐고 묻는 사람들이 원하는 상태가 바로 이 해독 모드의 유지이다.(초급과 고급 3:6:9 해독법은 어차피 9일 내내 지방이 주요 에너지원인 음식을 끊는 것이 원칙이다.)

치유를 한 차원 더 끌어올리는 방법은 이렇게 지방이 주요 에너지원인 음식을 식단에서 완전히 배제한 채 원조 3:6:9 해독법을 계속 반복하는 것이다. 원조 3:6:9 해독법을 처음 해보는 경우에도 첫 3일부터 지방 섭취를 금해도 좋다. 유경험자만 선택할 수 있는 옵션이 아니라는 뜻이다.

1일차로 돌아가서 다시 시작할 때 첫 3일까지는 지방이 주요 에너지원인 음식을 저녁 식사에 다시 포함해도 괜찮다. 각자의 필요와 몸 상태에 따라 판단하면 된다.

■■■ 반복 횟수는?

3:6:9 해독법을 몇 번 반복할지와 관련해 꼭 지켜야 하는 규칙은 없다. 각자의 건강 상태와 치유의 필요에 따라 정하면 된다. 해독을 자신의 일과에 맞게 규칙적인 일상의 일부로 정착시키는 것이 총 몇 번의 해독 주기를 돌렸는지에 연연하는 것보다 훨씬 중요하다. 해독법은 평생 동안 언제든 활용할 수 있는 도구임을 기억하자.

3:6:9 해독법을 한 번씩 진행할 때마다 건강은 더 개선될 것이다. 해독은 단 한 번도 예외 없이 우리 몸속에 커다란 변화를 일으킨다. 바이러스나 독성 중금속 같은 독소가 몸에 유난히 많이 축적된 사람도 있다. 그런 사람은 3:6:9 해독법 한 번으로 어느 정도 치유의 성과를 거둘 수도 있지만, 그 이점을 충분히 누리지 못할 수도 있다. 이런 경우에는 3:6:9 해독법을 다시 진행하면 좋다. 이 해독법은 필요한 만큼, 치유가 되었다고 느낄 때까지 얼마든지 반복해도 된다.

3:6:9 해독법을 반복하면 할수록 병을 일으키는 기저의 독소와 독성 물질은 꽤 빠르게 정화될 것이다. 이와 동시에 어떤 바이러스와 박테리아는 빠르게 사멸되고, 유해한 음식을 먹이로 삼는 다른 병원균은 서서히 아사할 것이다. 그렇게 해서 문제가 해결되더라도, 즉 병원균이 사멸되고 장기에서 독소가 제거되더라도 치유에 이르려면 시간이 더 걸린다. 이제는 신경과 장기와 조직, 그리고 뇌와 몸의 모든 세포가 회복과 복구와 재생에 들어가기 때문이다. 이 시점에서는 제대로 된 보충제 복용이 큰 도움이 된다. 29장 "각종 증상의 진정한 원인과 치유를 위한 처방"에서 자신의 질병에 해당하는 항목을 찾아보기 바란다. 증상의 원인에 대한 간략한 설명과 함께, 건강을 해치고 몸을 병들게 만든 트러블메이커를 제거한 뒤 뇌와 몸의 재건을 도울 허브와 보충제가 나열되어 있다.(보충제에 대한 필수 지침을 담은 27장도 꼭 읽기 바란다.)

예를 들어 독소와 병원균 때문에 신경에 심각한 염증이 생겨 수년 동안 극심한 통증에 시달리고 있다면, 신경이 스스로를 회복하고 복구 및 재생하기까지는 수개월이 걸릴 수 있다. 그렇다고 3:6:9 해독법이 통증과 고통을 가라앉히지 못하는 것은 아니다. 많은 사람들이 해독을 진행하는 동안이나 직후에 통증 완화를 경험한다. 그러므로 따끔거림, 얼얼함, 신경 장애, 쑤시고 욱신거림, 현기증, 균형 감각 저하, 어지러움, 틱, 경련, 피부가 타들어 가는 느낌 등등 신경의 염증 때문에 생기는 증상이 잦아들기까지 시간이 걸린다고 좌절하지 말아야 한다. 이런 증상에 시달려온 사람들은 이런 증상이 수년에 걸쳐 만성화되는 동안 증상이 심해졌다 약해졌다 하는 데 이골이 났을 것이다. 그럴수록 이 책의 해독법을 주기적으로 실천하고, 6부를 참고해 자신의 증상에 맞춰 보충제를 꾸준히 복용하며, 해독 기간이 아닐 때도 7장의 트러블메이커 음식을 계속 피하면, 손상된 신경이 스스로를 복구할 것이다.

오랫동안 지병을 앓았던 사람이라면 더더욱 해독법을 반복해서 실행하는 것이 중요하다. 만성 질환은 독소가 간 깊숙이 침투했다는 증거이기 때문이다. 그 독소의 유래가 병원균이든 주변 환경이든 독성 중금속이든 방법은 같다. 3:6:9 해독법을 되풀이하는 것이 아주 큰 도움이 될 것이다. 한 번의 해독으로는 나타나지 않던 효과가 해독을 반복하면서 나타나기 시작할 것이기 때문이다.

▪▪▪ 연이어 반복? 중간 휴식?

3:6:9 해독법을 여러 번 연이어 하든, 중간에 쉬었다가 다시 시작하든, 해독법을 반복적으로 진행하는 것은 건강에 유익하다. 한 해독 주기를 끝내자마자 바로 다음 주기로 들어가거나 며칠 쉬었다가 다시 시작하는 방식은 비교적 끈질긴 증세로 건강을 위협받고 있는 사람에게 특히 유용하다. 즉 바이러스, 박테리아, 독성 중금속, 코롱, 향수, 헤어스프레이, 플러그형 방향제, 향초 등등으로 인한 과도한 독소에 간이 찌들고 처지고 둔화된 사람에게 특히 유용하다. 이런 사람들에게는 3:6:9 해독법을 수차례 되풀이하는 게 매우 큰 도움이 된다.

그에 반해 간이 꽤 깨끗하고 만성 증상이나 질환도 없는 사람이라면 해독을 연이어 진행할 필요성을 못 느낄 수 있다. 혹은 만성 질환을 앓고 있기는 하지만 매우 예민한 탓에 해독법을 한 차례 완료하고 나서 다음 해독에 들어가기 전에 휴식이 필요한 사람도 있을 것이다.

해독법 반복 주기는 각자 정하기 나름이다. 현재 건강 상태와 느낌에 따라 판단하면 된다. '완벽한' 방법은 없다. 여러 번 연이어 할 체력이 되면 얼마든지 그렇게 해도 된다. 치유의 동기는 충분하지만 해독을 마친 뒤 일주일이나 몇 주 또는 한 달 정도 쉬었다가 다시 시작하고 싶다면 그래도 괜찮다. 자신의 현주소를 점검하고 거기에 맞춰 결정하면 된다.

■■■ 추가 유의 사항

해독법을 장기적으로 계속 진행하는 경우 조바심이 나서 해독법 가이드라인을 벗어나거나 하는 행동은 자제해야 한다. 메디컬 미디엄 시리즈의 다른 책에 나온 치유 옵션이 됐든, 메디컬 미디엄 정보 외의 출처에서 얻은 팁이 됐든, 해독법 가이드라인에 없는 음식이나 음료를 식단에 추가하지 말라는 뜻이다. 3:6:9 해독법의 원리와 작용에서 벗어날 위험이 있기 때문이다. 예를 들어 셀러리 주스를 구할 수 없거나 역해서 못 먹겠는 경우가 아니라면, 셀러리 주스를 오이 주스로 대체하면 안 된다. 마찬가지로 원조 또는 고급 3:6:9 해독법을 진행하면서 '간을 살리는 채수'를 매일 먹는 데 정신을 뺏기지 말아야 한다. 아무리 장기간 해독법을 되풀이한다 하더라도, 해독법을 설명한 장들과 21장에 명시된 '응용과 대체' 외에는 자신이 선택한 해독법의 가이드라인을 충실히 따라야 한다.

예외 사항을 하나 더 덧붙이자면 건강상의 필요에 의해 생강 물이나 알로에 물을 마시는 경우이다. 이 경우에는 3:6:9 해독법을 진행하면서 계속 생강 물 또는 알로에 물을 마셔도 된다. 다만 셀러리 주스가 몸에 들어가 필요한 작용을 할 수 있도록 셀러리 주스와는 시간 간격을 두고 마시도록 한다.

위의 경우가 아니라면 매끼 메뉴의 다양성은 해독법 가이드라인 안에서 해결하기 바란다. 3:6:9 해독법의 각 버전은 취향에 따라 식사 메뉴를 개별 맞춤화할 수 있도록 되어 있다. 예컨대 '간을 살리는 샐러드'를 만들 때 여러 재료 중에서 골라 만들 수 있고, 원하는 메뉴로 식사를 할 때도 다양한 해독 음식 레시피 중에서 고를 수 있다. 가이드라인을 준수한 덕분에 진전을 이루면 그것으로 충분한 보상이 될 것이다.

CHAPTER 14

3:6:9 해독법 **마무리**하기

□ □ □

3:6:9 해독법의 모든 버전은 부신을 보호해 주기 때문에, 해독법을 마치고 일상으로 복귀할 때 진이 다 빠진 상태면 어떡하나 걱정할 필요가 없다. 오히려 해독 후 컨디션이 너무 좋아진 나머지 몸을 살살 다뤄야 한다는 걸 잊지는 않을지가 더 걱정이다. 해독을 마치면서 그동안 해독하느라 고생한 몸속 장기들의 노고를 치하하기 위해 다음과 같은 몇 가지 규칙을 지키면 좋을 것이다.

3:6:9 해독법을 한 번 진행했든 여러 번 반복했든, 다음 조치들은 몸이 해독 모드에서 빠져나오는 이행기를 안정적으로 통과할 수 있도록 도와줄 것이다.

■■■ 해독 완료 후 1일차

- 해독을 마친 바로 다음날은 16장에서 설명한 아침 해독법으로 하루를 시작한다. 해독을 끝내자마자 사골육수, 초코 케이크, 돼지고기, 닭고기, 치즈, 우유로 간을 충격으로 몰아넣으면 안 된다. 요구르트나 계란 흰자로 만든 오믈렛도 간에게는 충격이다. 이 시점에서 간에 필요한 것은 액체로 된 음식과 질 높은 포도당이다.

- 나아가 이 날은 하루 내내 지방이 주요 에너지원인 음식을 피한다. 예컨대 코코

넛, 아보카도, 식용유, 올리브, 견과류, 씨앗, 코코아, 카카오 닙스, 사골육수, 유제품, 기타 동물성 식품 섭취는 조금 더 미루는 게 좋다.

- 식초와 소금 사용을 자제한다. 도저히 못 참겠다면 아주 조금만 사용한다.
- 일상으로 복귀한 첫날은 과일, 야채, 잎채소를 위주로 23장의 레시피에 따라 메뉴를 구성한다. 감자, 고구마, 참마, 겨울호박, 미니양배추, 아스파라거스 등등 남은 해독 음식 재료를 처리할 절호의 기회이다.
- 이날 셀러리 주스 한 잔과 최소한 사과 한 개를 먹는다면 더욱 좋다.

■■■ 해독 완료 후 2일차

- 해독 완료 후 이틀째에도 다시 아침 해독법으로 하루를 시작한다.
- 소금과 식초도 안 쓰거나 최소한만 쓴다.
- 지방이 주요 에너지원인 음식을 다시 먹고 싶으면 저녁까지 미뤘다 먹는다. 동물성이든 식물성이든 지방이 주요 에너지원인 음식은 1인분만 먹는다. 두 가지 다 좋아한다면 동물성 지방과 식물성 지방 다 합해서 1인분만 먹되 역시 저녁에 먹는다.
- 지방이 주요 에너지원인 음식을 계속 피하고 싶다면 그것도 대환영이다. 지방 섭취 중단 기간이 길어질수록 해독 작용이 좀 더 이어지면서 그 긍정적 효과도 지속될 것이다.
- 해독이 끝난 후에도 23장의 레시피를 참고하여 식사와 간식을 준비하면 더 좋다. 치유의 여정에 유용한 옵션이 될 것이다.

■■■ 이행기의 추가 옵션

해독 후 이행기에 중금속 디톡스 스무디를 마시는 것도 몸에 남아 있는 독성 중금속을 제거하는 훌륭한 방법이다. 원조 또는 초급 3:6:9 해독법을 진행하면서 21장 "해독법의 응용과 대체"에 따라 중금속 해독을 접목시켰는지 여부와 상관없이, 해독

이후 중금속 디톡스 스무디를 한동안 마시는 것은 몸에 아주 이롭다. 3:6:9 해독법을 마친 후 매일 아침 중금속 디톡스 스무디를 최소 7일에서 14일 정도 마시는 게 제일 이상적이다.

3부 "생명을 구하는 기타 메디컬 미디엄 해독법"에 소개된 다른 해독법을 이행기 조치로 활용해도 좋다. 예를 들어 16장의 아침 해독법을 계속 진행해도 되고, 15장의 병원균 퇴치 해독법 지침에 따라 원하는 기간만큼 트러블메이커 음식을 피해도 좋다.

어떤 트러블메이커 음식은 우리를 병들게 하는 병원균을 먹여 살린다는 사실을 기억해야 한다. 엡스타인 바, 대상포진, 인간 헤르페스 6형과 7형, 단순포진 1형과 2형, 거대 세포 등의 바이러스와 대장균이나 연쇄상 구균 같은 박테리아는 이들이 먹이로 삼을 만한 음식을 우리가 먹는 한 계속 번성할 것이다. 반대로 트러블메이커 음식 섭취를 중단하면 병원균은 굶어죽는다. 6부 "질병의 원인과 치유법 알아보기"에서 더 자세히 다루겠지만, 만성 증상과 증세의 절대 다수가 그런 바이러스나 박테리아와 연루되어 있다. 따라서 만성화된 건강 문제에 시달리고 있다면, 트러블메이커 음식의 일부 또는 전부를 끊는 기간이 길면 길수록 좋다.

위의 모든 조언에 너무 부담을 가질 필요는 없다. 이것들을 장기적인 습관으로 만든다면 3:6:9 해독법을 마친 후에도 계속 치유력이 발휘되도록 도와주는 조치를 설명한 것 정도로 받아들이면 좋겠다. 6부에 나오는 영양보충제 목록도 자기에게 맞게 맞춤형 계획을 세우는 데 도움이 될 것이다.

3:6:9 해독법을 다 마친 후 어떤 행보를 선택하든 당신은 이미 해독과 치유에서 큰 성공을 거뒀다. 해독을 무사히 마친 것만으로도 커다란 진전을 이룬 것이다.

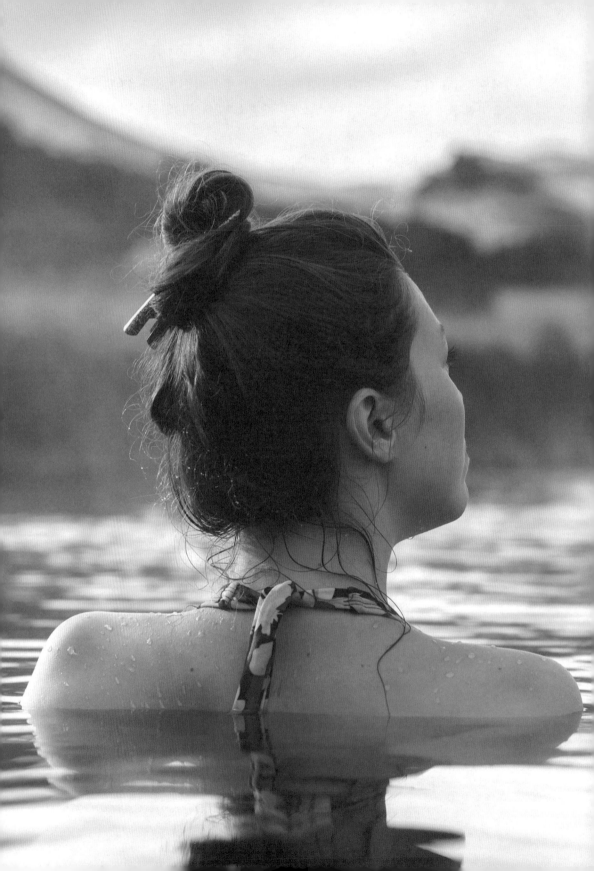

PART 3

생명을 구하는
기타 메디컬 미디엄
해독법

CHAPTER 15

병원균 퇴치 해독법

□ □ □

해독에 접근하는 아주 단순한 방법은 치유에 좋은 음식에 자리를 내주기 위해 일정 기간 다른 음식을 식단에서 빼기로 결심하는 것이다. 이런 개념으로 해독에 접근하면 좋은 이유는 이런 방법이 해독의 목적에 정확히 부합하기 때문이다. 해독의 목적은 독소를 씻어내고 바이러스와 유해 박테리아 같은 병원균을 아사시키도록 몸을 돕는 것이다. 어떤 음식은 병원균의 먹이가 되기도 하고, 독소나 독성 물질이 장기와 혈류에서 빠져나오기 어렵거나 거의 불가능하게 만든다. 따라서 음식을 가려먹는 게 관건이다. 해독에 성공하기 위해서는 그야말로 아는 것이 힘이다. 7장에서 어떤 음식을 피해야 하고 왜 피해야 하는지 알아보았다. 이 장에서는 그런 트러블메이커 음식들로부터 몸을 쉽게 해줄 구체적인 계획을 제시하겠다.

▪▪▪ 병원균 퇴치 해독법

우선 병원균 퇴치 해독법의 기본 구조부터 살펴보자.

| 무엇을 |
- 매일 빈속에 셀러리 주스를 최소 약 470ml 마신다. 기상 후 공복에 마시는 게

좋다. 셀러리 주스를 다 마신 후 15분에서 20분, 이상적으로는 30분 있다가 다른 음식이나 음료를 섭취한다.

- 트러블메이커 음식을 식단에서 배제한다. 이번 장에는 단계별로 나눈 트러블메이커 음식의 표가 나온다. 본인의 건강 상태와 개선 목표에 따라 어느 단계의 음식까지는 먹지 않겠다고 결정하면 된다. 중급인 1단계 음식만 빼도 되고, 마음의 준비가 되었다면 5단계까지 가도 된다. 제일 확실하고 빠른 효과를 원할 때 피하면 좋은 재료는 보너스 단계에 있다.

- 하루에 최소 1리터의 물을 나눠서 마신다. 1리터면 약 네 컵이다. 물은 셀러리 주스와 시차를 두고 마시도록 한다. 또한 식사 도중에 물을 마시는 것은 피하는 게 좋다. 코코넛 물을 하루 종일 조금씩 마시는 건 괜찮다. 핑크색이나 빨간색이 아니며 천연향이 첨가된 제품만 아니면 된다. 23장에 수록된 핫스파이스 애플 주스를 온도가 어느 정도든 상관없이 마셔도 좋다. 다만 코코넛 물이나 애플 주스는 1리터의 물에 포함되지 않는다.(물은 얼마든지 1리터 넘게 마셔도 좋다. 해독 중 언제든지 수분 보충이 더 필요하다고 판단되면 물의 양은 얼마든지 늘려도 된다. 단 pH8.0 이상의 물은 피해야 한다. 이유는 19장 "반드시 지켜야 할 해독 수칙"에 나온다.)

| 얼마 동안 |

- 병원균 퇴치 해독법은 선택한 단계의 트러블메이커 음식을 끊은 상태에서 (아침 공복 상태에서 셀러리 주스 마시기와 함께) 최소 2주간 유지해야 한다.
- 가능하다면 목표를 더 높게 설정해서 한 달 동안 트러블메이커 음식을 식단에서 배제해 보자. 기간은 얼마든지 늘려도 좋다.

| 왜 |

- 셀러리 주스를 매일 마시는 이유는 몸에 있는 묵은 트러블메이커 음식을 더 빨리 몸에서 배출시켜 주기 때문이다. 나아가 셀러리 주스는 바이러스와 박테리아 같은 병원균을 사멸시키는 데도 도움이 된다.(셀러리를 구할 수 없거나 역해서 먹기 힘들다면 21장 "해독법의 응용과 대체" 중 "셀러리 주스" 절을 참고하기 바란다.)

- 트러블메이커 음식은 섭취를 중단한다고 바로 몸에서 사라지지 않는다. 트러블메이커 음식의 부산물이 몸에서 빠져나가려면 시간이 꽤 걸린다. 예를 들어 유제품은 혈액과 림프액에 떠다니다가 소장과 대장의 내벽에 달라붙어 쌓인다. 이런 유제품 막이 몸에서 완전히 빠져나가는 데는 유제품을 끊은 시점으로부터 11일에서 13일 정도 걸린다. 글루텐이 혈액, 림프액, 소화관에서 빠져나가는 데는 9일에서 11일, 계란은 7일에서 9일이 걸린다.
- 간에 남아 있는 유제품, 글루텐, 계란 입자는 또 다른 문제이다. 이런 음식의 잔여물을 간에서 없애려면 90일 동안 이 음식들을 금해야 한다. 거의 모든 사람의 간은 정도의 차이만 있을 뿐 침체되고 둔화된 상태이다. 몸의 소중한 여과기인 간은 그동안 과중한 부담과 부하와 정체에 시달렸기 때문에 트러블메이커 음식의 잔여물을 배출하는 데 시간이 오래 걸린다.
- 그렇다면 3:6:9 해독법은 왜 9일밖에 안 하는지 의구심이 들 수 있다. 3:6:9 해독법에는 트러블메이커 음식을 끊는 것 외에도 상당히 많은 요소가 추가되어 해독 속도가 더 빨라지기 때문이다.
- 14일 동안(이상적으로는 28일 이상) 병원균 퇴치 해독법을 진행해 몸이 트러블메이커 음식을 완전히 배출하도록 도와줌으로써, 우리는 혈액과 림프액과 소화관에 새 출발의 기회를 주게 된다. 앓고 있던 증상이 완화되거나 건강이 전반적으로 좋아지는 여정을 시작하기에 더없이 좋은 출발점이다.

■■ 트러블메이커 음식 목록

1단계	계란, 유제품, 글루텐, 탄산 음료, 과다한 소금
2단계	위의 모든 음식에 더해: 돼지고기, 참치, 옥수수
3단계	위의 모든 음식에 더해: 가공 유지(식물성 식용유, 팜유, 카놀라유, 옥수수유, 홍화유, 대두유 포함), 대두, 양고기, 생선 및 해산물(연어, 송어, 정어리 제외)
4단계	위의 모든 음식에 더해: 식초(사과 사이다 식초 포함), 발효 식품(콤부차, 사우어크라우트, 코코넛 아미노 포함), 카페인(커피, 말차, 코코아 포함)

5단계	위의 모든 음식에 더해: 곡물(기장, 귀리 제외), 모든 식용유(올리브유, 호두유, 해바라기유, 코코넛유, 참기름, 아보카도유, 포도씨유, 아몬드유, 마카다미아유, 땅콩유, 아마유 등 건강한 식용유 포함)
보너스	**더 확실하고 빠르게 효과를 내려면:** 소금을 비롯한 모든 양념 배제(순수 향신료는 괜찮음), 지방이 주요 에너지원인 음식도 일정 기간 배제 **줄이거나 끊기:** 술, 천연/인공 착향료, 영양 효모, 구연산, 아스파탐, 기타 인공 감미료, MSG, 포름알데히드, 보존제

■■▀ 트러블메이커 음식을 피해야 하는 이유

이 음식들이 어떻게 건강에 문제를 일으키는지 상기하려면 7장을 다시 읽어보기 바란다. 여기서는 트러블메이커 음식들로부터 몸을 쉽게 해줘야 하는 기본적인 이유를 설명하겠다.

어떤 음식은 지방 함량 때문에 피를 걸쭉하게 한다. 피가 너무 걸쭉해진 나머지 해독으로 빼내지 않는 이상 그 안에 있는 독소는 현탁액 속의 입자처럼 부유하며 몸 밖으로 절대 빠져나가지 않는다. 독소는 혈류를 통해 신장과 장관腸管에 도달해야 몸에서 배출될 수 있다. 그런데 혈액 농도가 높아지면 그 과정이 막힌다. 그리고 독소는 혈액 속에 갇혀 있기도 하지만 혈류를 타고 돌아다니다가 장기, 지방 세포, 결합 조직, 심지어 뼈 속으로 들어가기도 한다. 이는 의과학 연구계에도 잘 알려지지 않은 사실이다. 몸속에는 지방을 보관하는 '저장통'이 있는데, 이 저장통은 묵은 아드레날린, 바이러스의 노폐물, 독성 중금속 등 독성이 매우 강한 물질을 꽁꽁 숨겨두는 기능도 한다.

어떤 음식은 몸에 탈수 현상을 일으킨다. 탈수 역시 피를 걸쭉하게 만들어 탁혈증후군dirty blood syndrome에 기여한다.(이 증세에 대해서는《간 소생법》에 자세한 설명이 나온다.) 이렇게 깊은 차원에서 만성 탈수 상태가 지속되면 장기, 혈류, 몸에서 독소를 제거하는 것이 거의 불가능해진다.

어떤 음식은 새로운 독소가 몸에 들어오게 한다. 건강을 위해 셀러리 주스를 마시거나 이 책의 해법을 진행하더라도, 이런 음식을 계속 먹는다면 건강은 제자리걸음만 하게 된다. 셀러리 주스나 해독법을 통해 독소가 제거되지만 동시에 독소가 새로 유입되기 때문이다. 마치 물이 새는 배에서 물을 퍼내는 것과 같다.

어떤 음식은 병원균의 먹이가 된다. 수많은 사람들의 발목을 잡는 만성 증상과 질환의 원인이 바로 몸속에 있는 바이러스와 유해 박테리아이므로, 건강을 지키기 위해서는 이런 병원균을 굶겨 죽이는 게 급선무라 하겠다.

위의 모든 카테고리, 즉 피를 걸쭉하게 만드는 음식, 탈수를 일으키는 음식, 독소를 유입하는 음식, 병원균의 연료가 되는 음식을 식단에서 배제함으로써 우리는 몸이 독소를 놔주도록 부드럽게 유도할 수 있다. 그리고 어떤 독소는 그 자체로 바이러스와 박테리아의 먹이가 되기 때문에 독소를 제거하는 것은 병원균의 연료 공급원을 하나 더 끊는 셈이다. 병원균의 먹이가 되는 음식과 독소를 없애는 것이 이 해독법의 핵심이기 때문에 병원균 퇴치 해독법이라고 이름을 붙인 것이다.(물론 여타 메디컬 미디엄 해독법도 모두 바이러스와 박테리아를 공략한다.)

트러블메이커 음식을 피한다고 바로 건강이 좋아진다는 보장은 없다. 예를 들어 트러블메이커 음식은 식단에서 뺐지만 여전히 지방 비중이 높은 식사를 할 수도 있고, 과일이나 야채, 잎채소의 섭취가 부족해서 치유에 좋은 영양소가 충분히 공급되지 않을 수도 있다. 더 확실한 효과를 원한다면 이 장의 제안을 실천하면서 다음 장에 나오는 아침 해독법과 중금속 해독법을 병행하면 좋다. 아니면 바로 3:6:9 해독법으로 들어가도 된다. 3:6:9 해독법은 몸 전체를 이롭게 하기 위해 간의 자연 해독 주기를 적극 활용하도록 설계되었다. 3:6:9 해독법에서도 트러블메이커 음식 피하기는 중요한 초석이다.

지금 병원균 퇴치 해독법 하나만 진행하고 있더라도 이미 큰 성취를 이룬 것이다. 평생 지속할 습관을 향해 멋지게 첫걸음을 뗀 것이다. 몇 걸음을 더 뗄지는 각자 정하기 나름이다.

| 진정한 선택권 |

트러블메이커 음식 목록은 단계별로 나뉜다. 이 중 1단계 음식이 건강을 위해 제일 먼저 끊어야 할 음식이다. 어느 단계까지 도전할지는 자유롭게 선택하면 된다. 현

재 자신이 감당할 수 있는 단계에서 시작해서 나중에 단계를 더 높이는 것도 한 가지 방법이다.

식단에서 특정 음식을 배제하는 것을 부정적인 것과 연관 짓는 사람도 있을 것이다. 가장 흔한 예가 음식 알레르기 검사일 텐데, 여기서 우리가 명심할 것은 그런 프로그램이 다 인위적으로 만든 프로그램이라는 사실이다. 자가 면역 질환 같은 만성 질환의 원인이 무엇인지, 음식은 어떤 작용을 하는지 제대로 알고 만든 프로그램이 아니라는 것이다. 한마디로 또 다른 추측 게임이라는 말이다. 이 책은 추측 게임을 하지 않는다. 그보다는 음식에 대한 진정한 지식을 기반으로 자신의 치유 과정을 스스로 통제할 수 있도록 힘을 북돋워줄 것이다. 어떤 음식을 '먹으면 안 되는' 음식이 아니라 당분간 '먹지 않기로 선택한' 음식으로 대하도록 사고를 전환해 보길 바란다. 그리고 실제로도 당신의 선택이 맞다. 늘 말해왔듯이, 나는 음식을 통제하는 경찰이 아니다. 이 목록은 당신이 마땅히 누려야 할 건강을 누리지 못하게 하는 음식이 무엇인지 제대로 알고 올바른 선택을 할 수 있도록 돕기 위해 있는 것이다.

한 가지 더 확실히 해두자면, 이 목록의 음식들을 문제시하는 것은 비거니즘, 채식주의, 식물성 식단, 팔레오식 철학, 케토식 이론 등 음식과 관련된 어떤 신념 체계에 대한 선입견 때문이 아니라는 것이다. 그리고 이 해독법은 자율성의 박탈, 무작정 굶기, 수치심과도 아무 상관이 없다. 이 목록의 음식은 오로지 해독과 치유의 과정에서 실패 요인으로 작용할 위험성을 기준으로 목록에 오른 것뿐이다.

| 치유의 기회 |

트러블메이커 음식을 식단에서 배제함으로써 우리는 또 다른 기회를 갖게 된다. 바로 식사와 간식의 영양가를 높이는 기회이다. 치유와 해독에 반하는 음식에 의존하는 대신 이제 몸에 도움이 되는 음식으로 식단을 채울 여지가 생기는 것이다. 트러블메이커 음식 대신 무엇을 먹을지 갈피를 못 잡겠다면 23장에서 다양한 아이디어를 얻기 바란다.

음식에 대한 욕구는 지극히 자연스러운 것이다. 트러블메이커 음식을 끊는 과정에서 여러 감정이 교차하거나 사회 생활에서 소외감을 느끼거나 즐겨 먹던 음식이 그리워진다면, 25장 "해독 과정에서 일어나는 감정"과 20장 "내 몸의 치유력"을 참고하기 바란다. 모두 내면의 갈등을 극복해 더 강해질 수 있도록 도움을 줄 것이다.

▰▰ 한 걸음 더

여기서 한 걸음 더 나아가고 싶다면 의식의 지평을 먹을거리 너머로 더 넓히면 된다. 몸속에 무엇을 넣을지 말지 신중을 기하다 보면 몸에 끼얹고 뿌리고 바르고 코로 들이마시는 모든 것까지 신경 쓰이게 마련이다. 오염 물질에 자신을 노출시키는 건 아닌지 걱정하는 건 당연하다.

이럴 경우 3장 "우리 몸속 독소에 대한 경종"의 지침을 복기해 보면 좋을 것이다. 우리가 노출되는 모든 것을 우리 의지로 통제할 수는 없다. 이를테면 고속도로를 달리면서 짙은 배기 가스를 뿜어내는 트럭이 내 앞에 끼어들지 못하게 할 수도 없고, 옆집 사는 사람이 자기 마당에 제초제를 뿌리지 못하게 할 수도 없다. 그러나 작은 변화로도 많은 트러블메이커 물질의 노출을 피하거나 줄일 수 있다. 이는 해독을 진행하면서 자신을 보호하는 또 다른 중요한 방법이다.

> "이 책은 당신이 지금껏 접해온 것과 전혀 다르다.
> 당신은 탈출구를 찾았다.
> 이 탈출구를 찾게 된 이유가 있을 것이다."
>
> —앤서니 윌리엄 (메디컬 미디엄)

CHAPTER 16

아침 해독법

□ □ □

아침에 시간에 쫓기는 것을 좋아하는 사람은 없다. 그런데 만약 아침마다 습관적으로 하는 일련의 행동, 즉 모닝 루틴을 못하면 어떻게 될까? 그 모닝 루틴이 나에게 중요한 거라면? 오늘 입을 옷을 고르든, 양치질을 하든, 샤워를 하든, 운동을 하든, 명상이나 기도나 확언 같은 영적 의식을 하든, 하루를 준비하는 모닝 루틴을 시간이 부족해 포기해야 한다면? 아침에 눈을 뜨자마자 모닝 루틴이 방해를 받아도 어쩔 수 없을 만큼 중요한 돌발 상황이 생긴다면? 예컨대 중요한 약속이나 회사 일이나 내가 맡은 업무와 관련된 호출, 또는 지금 당장 내 도움이 필요한 가족이나 친구의 전화를 받는다면? 우리는 하루를 기분 좋게 열어주는 모닝 루틴에 의외로 많이 의지하며 살고 있다.

그런데 그 모닝 루틴이 하루도 빠짐없이 매일 방해를 받는다면 어떻게 될까? 모닝 루틴을 방해하는 상황이 나아질 기미가 보이지 않아 결국 모닝 루틴을 영원히 포기하게 된다면? 우리가 매일 아침 잘못된 음식과 음료로 간을 폭격하는 것이 바로 그런 방해에 해당된다. 독소를 제거하는 간의 중요한 모닝 루틴을 망치기 때문이다. 이렇게 간의 해독을 방해하는 것은 우리가 명상, 양치질, 운동, 핸드폰 들여다보기 또는 의식적으로 핸드폰을 멀리하기 등의 모닝 루틴을 못하는 것보다 훨씬 더 심각한 결과를 초래한다. 우리가 방해하면 간을 비롯한 장기와 림프계와 혈류는 트러블메이커를 정화하고 해독하여 배출하는 일을 할 수가 없다.

아침부터, 또는 더 늦은 오전이라도, 베이컨, 계란, 우유, 치즈, 버터, 요구르트, 사골육수, 아보카도, 코코아, 카카오 닙스, 견과류, 견과 밀크, 너트 버터, 씨앗 등 지방이 주요 에너지원인 음식을 섭취하는 것은 이제 막 모닝 해독 루틴의 마무리 단계에 들어간 몸 안에 흐르는 피를 걸쭉하게 만든다. 걸쭉해진 혈액 속에 떠다니는 독소가 혈류에서 방출되지 못하면서 피는 한마디로 더러워지는 것이다. 거기에다 우리는 만성 탈수 상태로 살아간다. 섭취하는 액체가 주로 커피, 말차, 홍차, 에너지 드링크라면 탈수 현상은 더 심해지면서 피는 더 걸쭉해진다.

아침에 섭취하는 음식과 음료 속에 함유된 과도한 지방은 간을 과로하게 만든다. 지방을 분해하기 위해 담즙을 과다 분비해야 하기 때문이다. 전날 저녁에 지방 함량이 높은 음식을 먹었다면, 간은 안 그래도 그 지방을 분해하느라 우리가 잠든 동안 힘들게 일하고 있었을 것이다. 그뿐 아니라 몸속의 독소와 독성 물질을 모으고 갈무리하여 날이 밝으면 배출할 준비를 하는 것도 간의 기본 임무이다. 아침과 오전 식단에 지방을 포함시키는 것은 몸이 자연 해독 루틴을 마무리하는 것을 가로막는 것이다.

반대로 매일 아침에 수분을 충분히 공급해 주고 지방 섭취를 피한다면, 우리는 몸의 해독 루틴과 공조를 이루면서 치유의 길로 나아갈 수 있다. 바로 이것이 아침 해독법의 취지이다.

▰▰▰ 아침 해독법

아침 해독은 간이 본래의 루틴을 제대로 수행할 수 있는 기회가 된다. 《간 소생법》을 읽어본 독자라면 아침 해독법이 이 책에 나오는 '간을 살리는 아침Liver Rescue Morning'과 같다는 것을 알아봤을 것이다. 여기에 해독 효과를 개선하기 위해 셀러리 주스가 추가되었다. 아침 해독법은 '간을 살리는 아침'의 업그레이드 버전이라고 할 수 있다.

- 선택 사항: 기상 후 레몬 또는 라임 즙을 물에 섞어 약 470~950ml를 마신다.(레몬 또는 라임 즙과 물의 비율은 이 책 428쪽 참조) 그리고 15분에서 30분이 지난 다음,

- 빈속에 셀러리 주스를 최소 약 470~950ml 마신다. 셀러리 주스를 다 마신 후 15분에서 30분 있다가 다른 음식이나 음료를 섭취한다.

- 점심 식사 때까지 지방이 주요 에너지원인 음식을 피한다. 즉 견과류, 씨앗류, 땅콩 버터, 식용유, 코코넛, 아보카도, 카카오 닙스, 코코아, 기 버터, 우유, 크림, 요구르트, 코코넛 요구르트, 치즈, 버터, 케피르, 베이컨, 계란, 사골육수, 기타 동물성 단백질 일체를 아침 식사와 오전 간식에서 배제한다. 이 모든 음식은 점심 식사 또는 그 이후에만 먹는다.

- 오전 내내 말린 과일과 소금을 피한다. 그래야 해독에 방해가 되지 않는다.

- 오전 내내 수분이 부족해지지 않도록 한다. 가능한 한 수분과 과즙이 풍부한 신선한 과일로 수분을 보충한다. 더불어 기상 후 레몬 또는 라임 물과 셀러리 주스를 마신 이후부터 오전 내내 최소 약 470ml의 물 또는 코코넛 물을 마신다. 코코넛 물은 핑크색이나 빨간색이 아니고 천연향이 첨가된 제품이 아니어야 한다.

- 아침 해독법으로 얻는 효과를 극대화하려면 7장의 트러블메이커 음식도 오전 내내 피한다. 하루 종일 피하면 더 좋다.

| 얼마 동안 |

- 아침 해독법의 가이드라인을 한 번에 최소 2주간 따라한다.

- 아예 아침 해독법을 평생 습관으로, 양치질 같은 모닝 루틴의 일부로 만드는 것은 어떤가?

| 왜 |

- 3장 "우리 몸속 독소에 대한 경종"에서 설명했듯이, 우리는 온갖 독소와 병원균을 몸속에 지닌 채 살아가기 때문에 해독으로 몸을 도울 필요가 있다. 아침 해

독법은 미래의 질병을 적극적으로 예방하는 훌륭한 방법이다.

- 지방 섭취를 줄이는 것은 간을 쉬게 해줄 뿐만 아니라 몸이 소중한 포도당을 비축해서 근육을 강화하고 신경을 복구하는 연료로 쓸 수 있게 해준다.
- 병원균 퇴치 해독법과 마찬가지로 매일 아침 셀러리 주스를 마시는 이유는 나트륨 클러스터 염을 세포와 장기에 공급하기 위함이다. 나트륨 클러스터 염은 독소와 병원균과 결합하여 그것들을 몸 밖으로 배출해 준다.(셀러리를 구할 수 없거나 역해서 먹기 힘들다면 21장 "해독법의 응용과 대체" 중 "셀러리 주스" 절을 참고하기 바란다.)

| 아침 해독법 팁 |

- 야간 근무를 하기 때문에 오후나 저녁에 하루 일과를 시작하는 사람이라면 기상 후 몇 시간을 '오전'으로 생각하고 아침 해독법을 실행한다.
- 몸이 지방으로부터 제대로 쉬게 해주기 위해서는 오전 내내 정말로 지방이 주요 에너지원인 음식을 모두 피해야 한다. 토스트에 버터나 땅콩 버터를 바르거나 아보카도를 얹어서도 안 되고, 스무디에 코코넛 오일이나 유청단백질 파우더를 넣어서도 안 되며, 우유, 치즈, 코코넛 요구르트, 카카오 닙스, 코코아, 아몬드 버터 등등 평소 아침 식사로 먹는 많은 음식도 안 된다는 뜻이다.
- 이상적인 아침 식사는 신선한 과일 한 그릇 또는 과일 스무디이다. 물론 스무디에 유청단백질 파우더, 땅콩 또는 아몬드 같은 견과류 버터, 카카오 파우더 또는 닙스, 우유, 견과 밀크, 코코넛 밀크, 계란 등 지방이 주요 에너지원인 음식을 섞으면 안 된다. 23장의 레시피를 참고하여 스무디를 만든다. 스무디의 주재료는 과일로 하고, 원하면 잎채소를 섞어도 된다. 다만 잎채소의 비중이 과일의 비중을 넘지 않게 한다. 스무디에 과일이 충분히 들어가지 않으면 포만감이 오래가지 못해서 아침 해독법의 가이드라인을 어기고 견과류 한 줌이나 단백질 바를 넣고 싶은 유혹에 넘어갈 위험이 커지기 때문이다.
- 아침 해독법의 가이드라인 내에서 가열 조리된 아침 식사를 원한다면 찐 감자, 고구마(속이 노란 고구마 포함), 얌(참마), 겨울호박, 기장, 귀리가 좋은 선택이 되겠

다. 당연히 그것들을 우유나 견과 밀크에 넣고 끓이거나 기름에 볶거나 또는 그것들에 크림, 버터, 치즈를 곁들이거나 땅콩 버터 또는 아몬드 버터, 씨앗, 고소한 그래놀라, 카카오 닙스를 토핑으로 뿌려서 지방을 추가하는 것은 금물이다.

- 오전 내내 간식을 먹는 것은 괜찮다. 아니 좋다고도 할 수 있다. 다만 과일을 최우선으로 하고, 나중에 더 든든하게 속을 채우고 싶으면 찐 감자, 고구마(속이 노란 고구마 포함), 얌(참마), 겨울호박, 기장, 귀리를 먹는다.
- 아침 해독법의 가이드라인에서 벗어나지 않는 그 외의 아침 메뉴 아이디어는 23장 "해독법 레시피"에서 얻을 수 있다.

■■■ 간헐적 단식 옵션

나는 보통은 간헐적 단식을 추천하지 않지만, 간헐적 단식 애호가를 위한 옵션도 있다. 아침 해독법과 간헐적 단식을 병행하려면 아래와 같이 해야 제대로 효과를 낼 수 있다. 더불어 5장 "간헐적 단식의 진실"을 꼭 읽기 바란다.

- 기상 후 레몬 또는 라임 즙을 물에 섞어 약 710~950ml 마신다.(레몬 또는 라임 즙과 물의 비율은 이 책 428쪽 참조) 15분에서 60분이 지난 다음,
- 오전 내내 셀러리 주스 최소 약 950ml를 조금씩 계속 마신다.(원하면 양을 두 배로 서서히 늘려도 된다.) 셀러리 주스를 다 마신 후 최소 15분이 지난 다음,
- 다시 레몬 또는 라임 물 약 470~950ml를 (생꿀 한 티스푼 첨가해서) 조금씩 계속 마신다. 레몬 또는 라임 물 약 710ml를 코코넛 물로 대체해도 된다. 이 경우 코코넛 물은 핑크색이나 빨간색이 아니고 천연향이 첨가된 제품이 아니어야 한다.

이게 끝이다. 레몬 또는 라임 물, 그 다음에 셀러리 주스, 그 다음에 다시 (생꿀 한 티스푼 섞은) 레몬 또는 라임 물과 코코넛 물을 단식하는 시간 동안 마시는 것이다. 그러니까 커피, 말차, 에너지 드링크, 사골육수를 마시면 안 된다. 그리고 하루 종일

굶으면서 카페인으로 연명하는 방법은 추천하지 않는다. 기상 후 4시간에서 6시간 안에는 식사를 하는 게 좋다. 그래도 단식을 하겠다면 위의 옵션이 더 안전한 간헐적 단식 방법이다. 하지만 간헐적 단식보다는 아침 해독법이나 이 책의 다른 해독법을 따르는 게 더 이로울 것이다.

셀러리 주스는 칼로리 공급원이 아니기 때문에 나는 보통 셀러리 주스를 식사 대용으로 권장하지 않지만(그래서 셀러리 주스를 마시고 15분에서 60분 이후에 아침 식사를 하라고 권장하지만), 간헐적 단식 중에도 셀러리 주스 요법을 병행하고 싶어 하는 사람들의 문의를 많이 받는다. 이 옵션이 그 해답이다.

이 옵션은 오전 내내 지방 칼로리를 섭취하지 않기 때문에 간헐적 단식과 양립이 가능하다. 간헐적 단식을 할 때 핵심은 간헐적으로 지방 섭취를 중단하는 것이다. 잘 알려지지 않은 사실이지만 바로 이 때문에 간헐적 단식으로 일시적인 체중 감량 또는 유지가 가능한 것이다.(다시 말하지만 5장을 통해 더 자세한 내용을 숙지하기 바란다.) 그리고 간헐적 단식 중 간혹 에너지와 집중력이 좋아지는 이유도 사실은 아침에 지방을 분해하기 위해 소화계가 쓰던 에너지를 다른 계통이 끌어다 쓸 수 있기 때문이다. 지속적으로 지방을 줄일 수 있어 그 이점을 더 오래 누릴 수 있는 방법이 있다. 바로 이 책에서 다루는 방법들이다.

간헐적 단식을 하면서 버터 넣은 커피를 마시는 것은 몸에게 진정한 휴식을 주지 못한다. 지방뿐만 아니라 카페인까지 섭취하기 때문이다. 아침에 레몬 또는 라임 물, 생꿀 한 티스푼, 셀러리 주스, 그리고 선택 사항으로 코코넛 물만 섭취하면, 칼로리는 최소화하고 음식은 아예 배제할 수 있다. 이로써 간헐적 단식의 취지도 지키고 건강 개선이라는 더 중요한 목표도 함께 달성할 수 있다. 다시 말해 오전 내내 지방 섭취를 금하여 전날 밤부터 시작된 해독 상태를 지속시킬 수 있다. 위에 설명한 아침 해독법의 간헐적 단식 옵션은 지방을 소화하는 임무로부터 몸을 쉬게 해준다. 이는 아침 해독법을 비롯한 이 책의 모든 해독법의 공통 기능이다.

"연민의 영은
오랜 세월 수많은 사람들의 치유를 지원해 온 내게 늘 말했다.
자기가 왜 병들었는지 그 진정한 원인을 아는 것만으로도
전투의 반은 이긴 거라고.
무엇을 해야 할지, 무엇을 복용해야 할지,
그리고 어떻게 그 지식을 도구로 활용할지 아는 것이
전투의 나머지 반을 이기는 거라고."

— 앤서니 윌리엄 (메디컬 미디엄)

CHAPTER 17

중금속 해독법

□ □ □

자신이 독성 중금속에 노출된 적이 있다고 믿는 사람은 거의 없다. 아래 사례들은 자기 몸속에 정말 독성 중금속이 있는지도 모르겠고 대체 어디에서 노출되었는지도 모르겠다는 독자를 위해 정리한 것이다.

은박지에 싸인 껌을 씹은 적이 있는가? 야외 파티에서 알루미늄 호일을 쓰거나, 알루미늄 용기에 포장된 음식을 먹거나, 알루미늄 조리 도구를 쓴 적은? 알루미늄 캔에 든 탄산수나 탄산 음료, 맥주를 마신 적은?

은으로 충전한 치아가 있는가? 많은 사람들이 치과 치료 중 사용되는 합금 충전재로 인해 수은에 노출된다. 충전재를 제거하는 것으로 간단하게 해결될 문제가 아니다. 충전재를 제거하는 과정에서 증발한 수은은 혈류로 쉽게 유입되기 때문에, 제거 과정 자체가 수은에 다시 노출될 위험을 안고 있다. 그래서 나는 충전재를 제거하려면 치과 내원 한 번에 하나씩만 제거할 것을 권장한다. 그것도 충전재가 허물어지거나 헐거워졌을 때, 또는 충전한 치아에 문제가 생겼을 때에 맞춰서 제거하는 게 좋다.

불소 치료를 받은 적이 있는가? 최근은 아니더라도 유년기부터 지금까지 통틀어서 한 번이라도 받은 적이 있는가? 충치 예방을 위해 치아에 도포하는 불소는 알루미늄 생산 과정에서 생기는 부산물, 즉 메틸 알루미늄 신경독이다. 우리는 거의 모두 불소에 어떤 방식으로든 노출된 채 살고 있다. 불소 치료든, 불소가 함유된 치약이든, 불소 처리된 수돗물이든. 이렇게 불소에 노출된 적이 있다면 그 불소를 제거하기 위해 제대로 조치를 취하지 않는 이상 불소는 우리 몸에서 빠져나오지 않는다.

수돗물 이야기를 더 해보자면, 모든 도시와 지방의 수돗물에는 납, 비소, 구리, 알루미늄, 심지어 수은 같은 독성 중금속이 미량으로 들어 있다. 미량이기 때문에 무해하다고 당국에서는 판단하겠지만, 미량의 중금속이 오랫동안 몸속에 계속 축적되면 어떤 일이 발생하는지 모르고 하는 소리이다. 가정에서는 정수기를 쓴다고 해도 밖에서는 수돗물을 마실 수밖에 없다. 단골 카페에서 마시는 커피도 수돗물을 사용했다면 거기도 역시 노출원이다. 수돗물로 만든 커피 한 잔이 뭐 그리 해롭겠냐고 생각할 수 있다. 식당에서 수돗물을 얼린 얼음을 띄운 물 한 잔도, 수돗물로 우린 차 한 잔도, 여과기 없이 수도관에 바로 연결된 기계에서 뽑은 탄산 음료 한 잔도 다 무해하다고 생각할 수 있다. 그러나 매일 그 커피를 마시고 일주일에 몇 번씩 외식을 하면서 그 얼음물을 마시는 생활이 10년간 지속되면 우리 몸에 축적된 납, 알루미늄, 수은, 비소, 구리 등이 뇌와 간에 어떤 영향을 미칠지 생각해 보라. 목욕을 하고 양치질을 할 때 쓰는 수돗물은 또 어떤가? 낡아서 침출되기 시작한 구리(또는 심지어 납) 배관에서 흘러나오는 수돗물을 사용한 적은 없는가? 주택과 호텔 중 구리로 만든 관과 납으로 만든 부품의 배관이 설치된 곳이 의외로 많다.

외식을 자주 하는가? 이미 수없이 긁힌 스테인리스 솥과 냄비를 금속 조리 도구로 긁어가며 만든 요리를 먹지는 않는가? 외식업계는 가장 흔한 독성 중금속 노출원으로 꼽힌다. 선의의 식당 경영자나 직원을 탓하려고 하는 말은 아니다.

사람들은 보통 한 번 쓰기 시작한 부엌칼을 수십 년씩 쓴다. 계속 갈아서 점점 얇아지는데도 말이다. 집에서 쓰는 칼이 왜 무뎌지는지 생각해 본 적이 있는가? 한때는 예리하던 칼날의 금속 입자들은 음식에 섞여 들어가 결국 우리 몸속에 축적된다. 은 식기류는 아직 언급도 안 했다. 닳아 없어진 그 많은 금속 입자들이 어디로 갔겠는가?

단골 스시 바에서 먹는 참치 초밥, 동네 식당에서 먹는 참치 샌드위치, 그 외에 그동안 먹은 모든 생선은 또 어떤가? 생선보다는 육류를 좋아해서 목초 청정우만 먹는다고 해도 안심할 수 없다. 소고기에 중금속이 없다는 생각은 착각이다. 대기 중에 있는 독성 중금속은 소를 방목하는 초원 위로 매일 떨어진다. 그 풀을 뜯는 소의 육질에 중금속이 들어간다는 말이다. 공업 축산 육우의 경우 목초 육우보다 훨씬 더 많은 중금속이 검출된다는 점은 더 말할 것도 없다.

의약품은 또 어떤가? 모든 의약품에는 알루미늄이든 구리든, 심지어 백금이나 수은이든 어느 정도 독성 중금속이 복합적으로 들어 있다. 가장 단순한 일반 의약품에서 가장 공격적인 치료제에 이르기까지 모든 의약품에는 독성 중금속이 검출될 수밖에 없다.

우리가 마시는 공기에도 독성 중금속은 존재한다. 자동차의 배기 가스로 쏟아져 나오고 자동차 엔진이 태우는 연료에도 들어 있다. 독성 중금속은 하늘에서도 떨어진다. 내가 사는 동네에 살포되는 살충제와 제초제로부터, 기류를 타고 대륙을 횡단하는 DDT로부터 나온 독성 중금속이 대기 중에 늘 존재하기 때문이다.(DDT와 각종 살충제 및 제초제는 주요 구리 오염원이다.) 우리가 맞는 빗물에도 독성 중금속이 녹아 있다.

독성 중금속 노출 경로에 대해서는 3장 "우리 몸속 독소에 대한 경종"에서 이미 자세히 다룬 바 있다.

다양한 종류의 독성 중금속이 오랜 세월에 걸쳐 우리 몸속에 축적되고 있다는 것은 부정할 수 없는 사실이다. 그리고 이는 수많은 노출 경로의 일부에 불과하다. 독성 중금속은 눈에 보이지 않기 때문에 몸에 축적된 것을 물리적으로 확인하기란 불가능하다. 우리 장기에 어떤 독성 중금속이 얼마나 축적되었는지 파악할 기술은 현재까지 개발되지 않았다. 그런 기술에 대한 수요조차 아직 과학 연구계의 레이더에 잡히지 않고 있다. 이런 검출 방법을 개발할 의도나 의지조차 현재로서는 없다는 말이다. 기술이 개념화되지도 않았고 당연히 연구 대상도 아니다. 납 같은 중금속에 대량으로 직접 노출되면 그 결과를 혈액 검사로 확인할 수 있는 방법은 있다. 그러나 이는 수년에 걸쳐 조금씩 지속적으로 노출되어 장기에 축적되는 것과는 전혀 다른 차원의 문제이다. 독성 중금속은 혈류에 떠다니다가 그냥 몸 밖으로 빠져나가지 않는다. 혈류 속에 가라앉았다가 조직 깊숙이 박힌다. 이렇게 일상적으로 노출되는 중금속이 장기 속에 축적되는 것이야말로 현대 사회의 질병을 일으키는 가장 큰 원인이며, 마땅히 중대한 사안으로 다뤄져야 한다.

그런데 의과학 연구계는 독성 중금속에 주목하기는커녕 만성 질환의 원인을 신체적 결함, 유전자, 몸이 고장 나서 스스로를 공격한다는 논리에서 찾으려 한다. 과학계가 진지하게 독성 중금속 문제를 연구해 진실을 밝히는 날에는 난리가 날 것이다. 제약업계는 대대적 개혁에 들어가야 하고(모든 의약품에는 독성 중금속이 들어 있으니까) 그동안 불필요한 노출로 피해를 입은 사람들은 거세게 항의할 것이다. 따라서 우리가 얼마나 자주 독성 중금속에 노출되고 있고 그 피해가 어느 정도인지에 대한 실상이 제대로 밝혀질 가능성은 적어도 가까운 미래에는 희박하다고 봐야 한다.

그날이 오기를 기다리기보다는 지금 당장 독성 중금속에 대처할 수 있는 방법이 우리 손에 있다. 바로 중금속 해독법을 통해 몸에 쌓인 중금속을 매일 배출하여 나와 내 가족의 건강을 지키는 것이다.

■■■ 중금속의 폐해

우리가 아무리 부인하고 싶어도 우리 모두의 몸속에는 독성 중금속이 들어 있다. 수은, 알루미늄, 구리, 납, 니켈, 카드뮴, 바륨, 비소, 유독성 칼슘 등은 각기 다른 장기의 각기 다른 부위에 축적된다. 독성 중금속이 가장 흔히 축적되는 곳은 뇌와 간이다.

독성 중금속은 그 파괴적인 전하로 뇌의 전파를 교란한다. 우리 뇌의 신경망은 뇌의 모든 세포에게 정보와 생명력을 전달하는 신경 전달 화학 물질의 전용 고속도로와 같다. 그런데 그 신경망에 수은과 알루미늄이 침투하면 신경망 속 전기 자극은 수은과 알루미늄이 침전되어 있는 곳에 닿을 때마다 약화된다. 그렇게 전기 활동이 분산되면서 일생에 걸쳐 여러 가지 증상과 증세가 나타나는 것이다. 브레인 포그, 기억력 감퇴, 혼란스러움, 불안감, 우울증은 그런 증상 중 극히 일부에 불과하다. 뇌에 축적되는 독성 중금속은 알츠하이머병, 치매, 근위축성 측색경화증(루게릭병), 파킨슨병을 일으킬 수 있고, 심지어 조울증, 조증, 조현병 진단으로 이어질 수도 있다.

독성 중금속의 축적만 문제가 되는 것이 아니다. 독성 중금속은 (쇠가 녹슬듯) 산화하면서 더 심각한 문제를 일으킨다. 산화 작용에 따른 중금속 부산물이 인접한 뇌세포로 전이돼 더 많은 세포에 영향을 미치면서 장기적으로 새로운 증상이 발생하거나 기존 증상이 악화되는 것이다. 게다가 서로 다른 중금속은 상호 작용을 하면서 단독으로 존재할 때보다 더 큰 문제를 일으키기도 한다. 예를 들어 수은과 알루미늄이 서로 접촉하면 독성이 매우 높은 반작용이 일어나면서 두 중금속이 더 빠르게 산화한다. 그 결과로 생기는 유출물은 진전(떨림), 씰룩거림, 우울증, 불안감, 경련, 사지 힘 빠짐, 기억상실 등의 신경학적 증세를 일으킨다.

모든 사람의 몸속에는 독성 중금속만이 아니라 각종 유해한 박테리아와 바이러스의 수많은 변종과 변이가 동시에 존재한다. 변종이 60종이 넘는 엡스타인 바 바이러스는 거의 모든 사람의 몸속에 존재하는 가장 흔한 바이러스 중 하나이다. 중금속 해독의 필요성을 논하면서 엡스타인 바 바이러스를 예로 제시한 데는 다음과 같은 이유가 있다. 이 바이러스는 몸속의 독성 중금속을 먹이로 삼아 원래 중금속보다 더 강력한 독성을 지닌 부산물을 배설한다. 많은 독성 중금속이 간에 축적되는데 간은 바이러스가 집중되는 곳이기도 하다. 따라서 바이러스는 간에서 편하게 중금속을 받아먹고 독성 물질을 배설한다. 이렇게 (엡스타인 바 같은) 바이러스가 (수은 같은) 독성 중금속을 먹고 배설하는 신경독이 자가 면역 질환을 앓는 사람들의 증상 대부분을 유발하는 것이다. 신경독이 일으키는 증상을 일부만 나열하자면, 신경학적 증상으로는 섬유근육통, 다발성경화증, 라임병, 류마티스 관절염, 하시모토병, 만성피로증후군 등이 있고, 단독 증상으로는 피로, 쑤심, 욱신거림, 따끔거림, 얼얼함, 현기증, 어지러움, 이명, 비문증, 신경통, 신경 장애, 심장 두근거림, 피부가 타 들어가는 느낌, 편두통 등이 있다.

이제는 독자들도 몸에서 독성 중금속을 제거하는 게 얼마나 중요한지 느꼈으리라 믿는다. 중금속 해독은 위에 열거한 증상과 증세 외에 습진, 건선, 백반증과 같은 피부 질환으로 고생하는 사람에게도 꼭 필요하다. 습진과 건선은 유독성 구리가 간에 많이 축적되었다는 증거이다. 간에 살고 있는 엡스타인 바 바이러스가 이 중금속을 먹고 배설하는 체내 피부독이 습진과 건선을 일으키는 것이다. 이 피부독은 의과학 연구계에서 그 존재조차 밝혀내지 못한 상태이다. 그러니 습진과 건선의 원인으로 지목받을 리가 만무하다. 간에서 생성된 피부독이 혈류로 유입되어 피부까지 올라오면 피부는 울긋불긋하고 딱딱하고 거칠고 가렵고 따갑고 고름이 나기도 한다. 모두 습진, 건선, 기타 피부염을 앓는 사람들이 지긋지긋하게 겪는 증상들이다. 백반증은 간에 알루미늄이 과도하게 축적되었을 때 간에 있는 바이러스와의 상호 작용으로 생기는 증상이다.(인간 헤르페스 6형과 엡스타인 바 일부 변종) 바이러스가 알루미늄을 먹고 배설하는 피부독이 피부 속의 색소 세포를 괴멸시키면서 백반증이 나타나는 것이다.

미량의 수은과 알루미늄이 소아의 간과 뇌에 축적되면 주의력결핍/과잉행동 장애ADHD, 집중력 조절 장애, 학습 장애, 행동 장애가 나타나기도 한다. 강박증, 투렛 증후군, 자폐증, 분노 조절 장애, 이인증 등도 독성 중금속 중독과 연관이 있다. 어린 나이에 나타나는 우울증, 불안감, 불면증 역시 몸속에 독성 중금속이 축적되었다는 징후이다. 이런 증상과 증세를 일으키는 뇌 속의 독성 중금속을 제거하고 처리하지 않을 경우, 중금속은 계속 축적되고 산화하면서 기억 장애, 치매, 알츠하이머병, 정상 생활이 불가능할 지경의 강박증이나 조현병 같은 더 심각한 문제를 일으키게 된다.

독성 중금속은 이렇게 많은 증상을 유발한다. 그리고 그 증상들은 부분적으로 사람의 자아 형성에 관여한다. 증상을 안고 살아가고, 증상 때문에 행동을 조심하고, 증상을 완화하려고 노력하거나 회피하고, 증상에도 불구하고 생존과 성장을 위해 애쓰기 때문이다. 거의 모든 사람들은 중금속 관련 증상을 겪으며 살아간다. 그 증상이 중금속과 관련이 있다는 사실을 꿈에도 모른 채 말이다. 그러나 자신과 가족의 몸에서 중금속을 제거하려고 노력한 덕분에 생각지도 못했던 증상이 사라지는 경험을 하게 되면, 증상이 자아 형성에 관여했듯이 그 경험이 인생을 변화시킬 수도 있다.

■■■ 중금속 해독법

그러면 이제 독성 중금속을 몸에서 제거하는 방법을 살펴보자.

| 무엇을 |

- 기상 후 레몬 또는 라임 즙을 물에 섞어 약 470~950ml 마신다.(레몬 또는 라임 즙과 물의 비율은 이 책 428쪽 참조) 그리고 15분에서 30분이 지난 다음,
- 빈속에 셀러리 주스를 약 470~950ml 마신다. 셀러리 주스를 다 마신 후 또 15

분에서 30분이 지난 다음,

- 중금속 디톡스 스무디를 마신다. 레시피는 이 책 456쪽에 나온다. 원하면 스무디의 재료를 갈지 않고 따로 먹어도 된다. 이 장 후반에 나오는 "스무디 대체 방법"을 참고하기 바란다.

- 점심 식사 전에 다시 출출해지면 간식은 사과로 제한한다.(사과는 한 개 이상 먹어도 된다.) 사과를 잘게 썰거나 갈아도 되고, 23장의 레시피대로 생 애플소스로 만들어도 되며, (첨가제가 없는) 익힌 애플소스도 괜찮다. 사과가 안 맞으면 잘 익은 배로 대체해도 된다.

- 선택 사항: 더 큰 효과를 보려면 7장의 트러블메이커 음식 목록을 참고하여 중금속 해독법을 진행하는 동안 피하면 좋을 음식을 찾아보고 도전해 본다. 식단에 트러블메이커 음식이 적을수록 중금속 디톡스 스무디는 더 큰 효능을 발휘할 것이다.

| 얼마 동안 |

- 중금속 해독법은 한번 시작하면 3개월을 지속하는 게 좋다. 매일 오전 해독법의 지침을 90일 동안 지속적으로 따르면 삶을 변화시킬 수 있을 것이다.

- 6개월 또는 그 이상으로 연장할 수 있으면 더 좋다. 특히 일상을 방해할 정도로 심각한 증상과 증세가 있다면 해독을 길게 할수록 좋다.

- 3개월 또는 6개월을 넘겨서 계속해도 된다. 중금속과 연관된 증상과 질병에 대응하기 위해서나 그런 증상을 미연에 방지하기 위해서라면, 뇌의 더 깊숙한 곳에 박혀 있는 중금속을 끄집어내 없앨 수 있도록 해독법을 1년 넘게 진행하는 것도 좋은 방법이다. 중금속 디톡스 스무디 마시기를 평생 습관으로 만드는 것도 대환영이다.

| 왜 |

- 레몬 또는 라임 물로 하루를 시작하는 것은 몸속의 독성 중금속이 더 쉽게 제거될 수 있도록 준비하는 정지 작업에 비유할 수 있다. 중금속 디톡스 스무디가

중금속을 뽑아내고 제거하는 작업을 시작할 때 수분이 부족하면 절대 안 된다. 수분이 넉넉해야 스무디로 뽑아낸 중금속을 씻어낼 수 있기 때문이다.(레몬이나 라임에 민감한 경우 21장 "해독법의 응용과 대체"에서 대처법을 찾으면 된다.)

- 그 다음 타자는 셀러리 주스이다. 셀러리 주스는 중금속이 박혀 있는 곳에서 쉽게 빠질 수 있게 만들어 중금속 디톡스 스무디가 중금속을 수거할 수 있도록 준비시킨다. 또한 독성 중금속으로 손상을 입은 장기 내부의 복구에도 도움을 준다. 그리고 셀러리 주스의 나트륨 클러스터 염은 독성 중금속의 유해한 전하를 무력화하는 데 도움이 된다.(셀러리 주스를 구할 수 없거나 역해서 먹기 힘들다면 역시 21장을 참고하기 바란다.)

- 이제 주인공인 중금속 디톡스 스무디가 등판할 차례이다. 중금속 디톡스 스무디는 제대로 된 재료의 조합으로 장기 깊숙이 박힌 중금속을 뽑아내고 몸속을 떠돌며 병증을 일으키는 중금속과 산화물을 끌어 모아 안전하게 몸 밖으로 배출해 줄 수 있는 유일한 중금속 해독법이다. 그 원리와 중요성에 대해서는 차차 설명하겠다.

- 아침 식사 후 오전 중에 다시 출출해졌을 때 먹는 사과도 훌륭한 간식이다. 사과는 강력한 효능을 지닌 해독 음식이기 때문이다. 중금속 디톡스 스무디가 간에서 중금속을 제거하면서 담즙에 미량의 중금속이 섞여 있을 수 있는데, 사과에 함유된 펙틴이 장관으로 유입되는 이 담즙을 흡수해 준다.

- 지방이 주요 에너지원인 음식을 오전 내내 피하는 이유는 피가 걸쭉해지는 것을 막기 위해서이다. 피가 맑아야 독성 중금속을 더 수월하게 해독할 수 있다.

■■■ 중금속 해독법의 원리

독성 중금속을 몸에서 제거하는 것은 옛날에 아이들이 즐겨하던 '수술Operation'이라는 보드 게임에 비유할 수 있다. 이 보드 게임에서 이기려면 보드 위에 그려진 입체적인 신체 그림에서 뼈나 장기를 집게로 집어서 꺼내야 한다. 이때 뼈나 장기가 들어 있던 구멍의 가장자리를 스치거나 잡고 있던 것을 떨어뜨리면 버저가 울리면서 기회는 다음 사람에게 넘어간다. 한마디로 손을 떨지 않는 것이 승패를 좌우하는 게임이다. 몸에서 중금속을 빼내는 것은 이보다는 훨씬 복잡한 과정이지만 승패를 가르는 기준은 비슷하다. 중금속 해독 효과가 제대로 나타나려면 해독에 쓰이는 방법과 도구가 중금속을 놓쳐서는 안 된다. 놓친 중금속은 계속 몸에 남아 또 다른 문제를 일으키는데, 이것이 중금속을 제거해 준다는 많은 '디톡스' 방법의 가장 큰 문제점이다. 독성 중금속을 끝까지 잡아서 내보내지 못하고 떨어뜨리면 게임에서 지는 것이다.

| 다섯 가지 핵심 재료 |

대체 의학에는 독성 중금속을 해독한다는 킬레이트화chelation 요법이라는 게 있다. 가령 클로렐라(담수에 사는 녹조류의 일종 – 옮긴이)로 중금속을 몸에서 제거하는 식이다. 그러나 사실은 이렇다. 만약 위에 언급한 보드 게임을 클로렐라가 한다면 버저는 쉬지 않고 울려댈 게 뻔하다. 클로렐라가 중금속을 박힌 곳에서 몰아낼 능력은 있지만, 문제는 중금속을 막무가내로 뽑아낸다는 것이다. 중금속을 잡았다가도 이내 다른 곳에 떨어뜨려 인근 조직에 다시 박히게 만든다. 결국 몸에서 빠져나오지 않은 중금속으로 인해 기존 증상이 계속되거나 새로운 증상이 나타난다. 혹은 둘 다 발생할 수도 있다.

중금속 제거에 마늘이 좋다는 사람도 있다. 마늘은 적어도 중금속을 들고 가다가 놓칠 확률은 적지만, 그것은 애초에 중금속을 많이 뽑아내지 못한 탓이기도 하다. 마늘의 효능은 장관에서 발휘된다. 마늘 속 유황 화합물이 거담제와 비슷하게 작용하면서 장관 속 혈관 주변에 좋은 점액질을 형성한다. 그 과정에서 운이 좋으면 주위에 박혀 있던 독성 중금속이 떨어져 나올 수는 있다. 사실 마늘이 빛을 발하는 것은 다른 쪽에 있다. 면역력 강화에는 마늘이 더없이 좋은 음식이다. 단지 중금속 해독에 특화된 도구가 아닐 뿐이다.

중금속 해독은 특화된 도구가 핵심이다. 제대로 된 도구가 있어야 제대로 된 해독이 가능하다. 이 도구가 없으면 중금속 해독은 더 요원해진다. 중금속 디톡스 스무디의 핵심 재료이자 도구는 다음과 같다.

- 야생 블루베리(냉동 또는 순도 100% 분말 형태로)
- 스피룰리나(www.medicalmedium.com의 "보충제 안내서supplement directory"에 수록된 올바른 종류 참고)
- 새싹보리즙 분말(역시 "보충제 안내서" 참고)
- 신선한 실란트로(고수)
- 대서양 덜스

독성 중금속을 장기와 혈류에서, 그리고 궁극적으로는 몸에서 내보내기 위해서는 체내 환경도 제대로 조성되어야 한다. 시중의 다른 중금속 제거 기법들은 몸에 무리가 되고 너무 거칠다. 그리고 다시 말하지만 몸 밖으로 배출되기 전에 중금속을 놓치는 경우가 많다. 어떤 기법은 비교적 오래 중금속을 붙잡고 있기는 하지만, 여전히 몸 밖으로 배출되기 전에 놔버려서 다시 장기에 중금속이 들어가게 만들기도 한다. 이 점을 유념해야 우리가 잉태되는 순간부터 존재해 온 중금속을 제대로 해독할 수 있다. 우리는 독성 중금속을 정자와 난자가 결합하는 순간부터 물려받았고, 중금속은 우리가 자궁에 있을 때부터 시작해 태어나고 성장하고 지금껏 살아오는 동안 계속 몸속에 축적된 것이다.

| 보물 찾기 |

몸속의 모든 중금속이 제거하기 까다로운 것은 아니다. 어떤 중금속은 신장의 내벽에 박혀 있기 때문에 빠지기만 하면 소변을 통해 바로 몸 밖으로 배출될 수 있다. 중금속 디톡스 스무디의 다섯 가지 재료 중 하나만 있어도 어쩌면 빼낼 수 있을 것이다. 또 어떤 중금속은 소장처럼 역시 닿기 쉬운 곳에 있기 때문에 5총사 중 두어 개만 있으면 수거해서 안전하게 직장까지 가져가 대변을 통해 빼낼 수 있다. 그리고 뇌에 있는 중금속도 부위에 따라 비교적 닿기 쉬운 곳에 있어서 5총사 중 셋만 있어도 완벽하게 뽑아내서 몸 밖으로 배출시킬 수 있다. 더 까다로운 곳, 가령 뇌 깊숙이 있는 조직이나 간 깊은 곳에 박혀 있는 중금속은 5총사 중 넷 또는 5총사를 총동원해야 안전하게 제거될 수 있다.

어떤 경우든 가능한 한 다섯 가지 재료를 모두 활용해야 한다. 5총사는 서로의 지원군이기 때문이다. 독성 중금속과 그 잔해물이 과연 얼마나 깊숙이 침전되어 있는지 모르기 때문에 5총사를 총동원하는 것이 더 안전할 것이다. 여기에 더해 아침에 마시는 셀러리 주스는 보험 기능을 한다. 셀러리 주스의 나트륨 클러스터 염이 중금속이 박힌 자리를 느슨하게 만들어 5총사가 더 쉽게 수거할 수 있도록 준비시켜 주기 때문이다.

다시 말해 중금속 디톡스 스무디의 재료 중 독보적인 선수는 없다. 각각의 재료는 중금속이 닿기 쉬운 곳에 있든 의외의 곳에 숨어 있든 그것들을 캐낼 능력을 갖추고 있다. 보물 찾기와 비슷하다. 마치 공원에 흩어져서 보물을 찾는 5남매처럼, 다섯 가지 재료는 각자 몸속에서 중금속을 수색한다. 각자 어디로 달려가는지에 따라 막냇동생이 큰오빠보다 보물을 더 많이 찾을 수도 있다. 그러니까 중금속 해독법의 MVP는 스피룰리나나 실란트로라고 생각했는데 의외로 대서양 덜스가 독성 중금속이 대량으로 침전된 곳에 닿아 제거해 준 덕분에 고통스럽던 증상이 사라질 수도 있다는 것이다.

| 짝 맞추기 게임 |

이 장 초반에 살펴보았듯이 우리 몸속에는 다양한 종류의 독성 중금속이 존재한다. 중금속 디톡스 스무디에 여러 가지 재료가 들어가는 또 다른 이유이다. 각각의 재료는 각기 다른 중금속을 운반할 수 있는 능력을 갖추고 있다. 중금속 디톡스 스무디를 마셨을 때 어떤 재료는 몸속에 있는 알루미늄을 더 잘 잡아내고, 어떤 재료는 구리나 니켈을, 또 어떤 재료는 수은을 더 잘 잡아낸다. 이런 중요한 복잡성을 다른 중금속 해독 기법은 고려조차 하지 못한다.

우리 몸속에 축적된 중금속은 단독으로만 존재하는 중금속만 있는 게 아니다. 합금도 고려해야 한다. 예를 들어 수은과 알루미늄이 결합할 수도 있고, 기타 금속이 몸속에서 만나 합금이 될 수도 있다. 그리고 금속들 간의 상호 작용에 의한 산화물의 유출도 고려해야 한다. 다른 중금속 해독 기법은 이런 것을 염두에 두지 않는다. 금속들 간의 상호 작용이 몸속에서 일어나는지도 모르고, 단일 중금속에 비해 합금과 그 잔해물이 뽑아내고 수거하기에 더 어렵다는 사실도 모르기 때문이다.

중금속 킬레이트화 작용은 주먹구구식으로 유도해서는 안 된다. 중금속을 캐내는 복잡한 과정과 중금속을 실제로 몸 밖으로 배출하는 과정을 모두 관리할 수 있는 체계적인 구조가 있어야 한다. 이 장의 중금속 해독법이야말로 각기 다른 중금속과 각기 다른 중금속의 조합, 각기 다른 축적 양과 위치를 모두 감안하여 끝까지 제거하는 진정한 해법이다. 스무디의 다섯 가지 재료의 활약과 셀러리 주스의 나트륨 클러스터 염의 보험이 (그리고 기상 후 제일 먼저 마시는 레몬 또는 라임 물의 보너스까지) 우리가 원하는 성과를 내는 동시에 안전까지 보장한다.(중금속 해독법을 3:6:9 해독법과 결합하는 옵션도 있다. 이 장의 마지막 절을 참고하기 바란다.)

나는 거의 40년 전부터 우리 몸속에 독성 중금속이 축적되고 있고 그 중금속을 해독해야 한다는 문제 의식을 전파해 왔다. 그 문제 의식이 그동안 높아진 것은 고무적인 일이다. 자연의학 치과 컨퍼런스에서 처음 이 문제를 제기했던 초창기와 오늘날의 의식 수준을 비교하면 놀라운 발전에 격세지감을 느낄 정도이다. 이 이야기를 하는 이유는 중금속을 어떻게 일상적으로 해독할 것인가에 대한 담론의 기원을 알려주고 싶어서이다. 중금속을 제대로 해독하는 방법의 원조가 바로 메디컬 미디엄 중금속 해독법인 것이다.

■■■ 재료 소진시 대처법

동네 마트에서 실란트로(고수) 재고가 떨어졌거나 재고가 있어도 신선도가 떨어져 있는 날도 있을 것이다. 또는 집에 있는 덜스나 냉동 야생 블루베리가 떨어졌을 수도 있다. 그런 날은 중금속 디톡스 스무디를 포기하지 말고 있는 재료로라도 만들어 먹는 게 좋다. 스피룰리나, 새싹보리즙 분말과 야생 블루베리 분말을 넣어서 말이다.(야생 블루베리 분말은 냉동 야생 블루베리가 떨어졌을 때를 대비해 사두면 유용하다.) 빠진 재료를 구할 수 있을 때까지 그렇게 버티면 된다.

피치 못할 사정으로 스무디를 마시지 못하는 날도 있을 것이다. 이럴 때는 레몬 또는 라임 물과 셀러리 주스, 사과, 그리고 23장 "해독법 레시피"에 나오는 재료라도 섭취하기 바란다. 그리고 중간에 스무디를 빠뜨린 날이 있으면 해독 기간을 하루 더 늘리면 된다. 하지만 중금속 디톡스 스무디 대신 지방이 주요 에너지원인 음식이나 계란 같은 트러블메이커 음식을 먹었거나, 혹은 스무디도 마셨지만 이런 음식도 먹었다면, 해독 기간을 사흘 더 늘려야 한다.

■■■ 스무디 대체 방법

중금속 해독법의 재료를 스무디 형태로만 먹어야 하는 것은 아니다. 스무디가 가장 쉽고 빠른 방법이긴 하나 유일한 방법은 아니라는 말이다. 하루 24시간에 걸쳐 스무디의 다섯 가지 재료를 따로따로 섭취해도 된다. 예를 들어 아침 식사로 모둠 과일과 함께 야생 블루베리 두 컵을 먹고, 오후에는 코코넛 물에 스피룰리나와 새싹보리즙 분말을 한 티스푼씩 타서 마시며, 저녁에 먹는 샐러드에 실란트로(고수) 한 컵과 덜스 한 티스푼을 넣으면 된다.(스피룰리나와 새싹보리즙 분말을 섭취할 수 있는 또 한 가지 손쉬운 방법은 으깬 바나나에 섞어 먹는 것이다.)

스무디 형태로 먹는 게 몸속으로 들어온 재료를 처리하는 수고가 덜하기 때문에 몸에는 제일 편한 방법이다. 독성 중금속도 더 쉽게 빠진다. 그에 반해 재료를 시차를 두고 따로따로 섭취하면 몸은 중금속 제거를 위해 조금 더 수고를 해야 한다. 그래도 괜찮다. 스무디를 좋아하지 않아서, 믹서기가 없어서, 아니면 여러 다른 이유로 스무디 재료를 따로 섭취하는 방법을 선호하더라도, 효과가 없을 거란 걱정은 할 필요가 없다. 아예 중금속 해독법을 진행하지 않는 것보다는 훨씬 낫다. 스무디 재료를 따로 먹는 방법을 선택하더라도 기상 후 레몬 또는 라임 물과 셀러리 주스는 꼭 마셔야 한다.

■■■ 어린이를 위한 용량 조절

어린아이는 중금속 디톡스 스무디 레시피의 정량을 다 마시진 못할 것이다. 아이에게 알맞은 스무디 양을 가늠하려면 아이가 평소에 사과 주스를 얼마나 마시는지를 기준으로 삼으면 된다. 아이가 한 번에 마시는 사과 주스와 같은 양의 중금속 디톡스 스무디를 주면 된다. 아이 용량에 맞춰 레시피를 반 또는 3분의 2로 줄여도 되고(이때도 다섯 가지 재료는 비율에 맞춰 꼭 넣어서), 레시피대로 만들어서 아이가 남긴 것을 어른이 마셔도 된다. 앞 절의 스무디 대체 방법에 따라 재료를 하루 안에 따로 먹게 해도 된다.

나머지 중금속 해독법 지침도 아이에게 적용 가능하다. 아이의 경우에는 기상 후 마시는 레몬 또는 라임 물은 빼도 괜찮고, 셀러리 주스는 아이에게 맞춰 용량을 줄여도 된다. 소아에 적합한 셀러리 주스 용량은 이 책 666쪽에 있는 표를 참고하면 된다.

■■■ 중금속 해독법과 3 : 6 : 9 해독법

중금속 해독법의 효과를 한 차원 더 끌어올리려면 중금속 디톡스 스무디(또는 각각의 재료)를 원조 또는 초급 3:6:9 해독법에 포함시켜도 된다. 실행 방법에 대해서는 10장 또는 11장의 옵션을 찾아본 뒤 21장 "해독법의 응용과 대체"의 첫 절 "중금속 해독 접목하기"를 읽기 바란다.

이보다도 한 단계 더 나아가려면 12장에 나오는 고급 3:6:9 해독법을 진행하면 된다. 고급 3:6:9 해독법은 이미 중금속 해독법을 내포하고 있고, 그 외에도 다양한 치유 효과를 가져다줄 것이다.

CHAPTER 18

모노 해독법

□ □ □

모노 해독법은 특정 건강 문제를 극복할 수 있는 훌륭한 기법이다. 다양한 문제에 적용할 수 있지만 대표적으로는 장 질환이나 음식 알레르기 치료에 탁월하다. 나도 어릴 적 식중독에 걸렸을 때 이 모노 해독법 덕분에 살아난 경험이 있다.

소화계에 큰 문제가 생겼을 때는 무엇을 먹을지 정하는 것조차 어려운 일처럼 느껴진다. 정말 많은 사람들이 셀리악병, 대장염, 크론병, 과민성대장증후군, 소장 내 세균 과잉 증식, 변비, 설사, 위경련, 복통, 복부 팽만 등에 시달리며 살아간다. 어떤 음식이 자신의 고통을 줄여줄 수 있을지 찾아 헤매며 유행하는 식이 요법은 다 시도해 본다. 애초에 몸속에 어떤 일이 일어나서 고통이 유발되는지 답을 모르면 그럴 수 있다. 병을 진단하고 병명을 밝힌다고 해서 병의 원인에 대한 해답을 찾은 것은 아니다. 너무나 많은 사람들이 진단조차 되지 않은 위장 문제에 시달린다. 이 문제에 대해서는 이 장의 후반부에 다시 다루겠다. 진단명이 있든 없든 만성적으로 소화 기관의 불편감을 호소하는 사람은 먹는 것 자체를 두려워할 수 있다. 병명이 있든 없든 늘 속이 불편한 사람에게 해독은 남 이야기처럼 들릴 수 있다. 이런 사람은 일단 식사를 제대로 할 수 있는 게 급선무이다.

많은 소화계 질환에서 아직 연구되지 못한 측면이 바로 바이러스와 박테리아의 활동이다. 바이러스와 박테리아는 장관 내벽에 파묻혀서 서식할 수 있다. 그리고 장관에서 이런 병원균은 장관을 통과하는 트러블메이커를 먹고 증식한다. 병원균의 먹이가 되는 것은 계란, 유제품, 글루텐 같은 트러블메이커 음식도 있고 독성 중금속도 있다. 박테리아는 증식하면서 장관 내벽을 자극하고 염증을 일으킨다. 그리고 바이러스는 증식하면서 장관 내벽의 신경 말단에 심한 알레르기를 유발하는 신경독을 배설한다. 바이러스와 박테리아는 간에도 흔한데, 간에 있는 바이러스가 배설한 신경독 역시 장관으로 들어갈 수 있다. 이런 바이러스와 박테리아 활동은 소화불량, 위경련, 장 경련, 과도한 가스, 심지어 대장 궤양의 원인이 될 수 있다.(의과학계는 대상포진 바이러스가 장 혈관의 출혈을 일으킬 수 있다는 사실을 모른다.) 한마디로 바이러스와 박테리아의 활동은 장관 내벽에 있는 신경을 극도로 예민하게 만든다. 그래서 소화계에 문제가 있는 사람이 음식을 먹으면 그 음식물이 장관을 통과하는 것을 그대로 느끼는 것이다. 바이러스의 신경독과 박테리아의 활동 때문에 염증이 나서 과민해진 장관 내벽의 신경이 음식물에 자극을 받는 것이다.

모노 해독법을 진행하는 목적은 바로 이 딜레마를 해소하기 위한 것이다. 여기서 'mono'는 'mononeucleosis'(단핵증)가 아니라 단순히 '하나'를 의미한다. 그래서 'mono eating'은 한 가지 음식만 먹는다는 뜻이다. 그러니까 모노 해독법은 식단을 정말 단순하게 한 가지(또는 두세 가지) 음식으로만 구성해서 장관의 회복을 돕는 식이 요법이다. 이 장에 소개되는 모노 해독 기법의 여러 이점 중 하나는 위산을 분비하는 위샘을 되살려 음식을 분해할 수 있도록 위산 생산량을 회복시키는 것이다. 이 해독법은 동시에 간의 기능도 개선시킨다. 대부분 사람들의 간은 유해한 트러블메이커로 가득 차서 침체되고 둔화된 상태이다. 모노 해독법은 간을 회복시켜 충분한 담즙 생산으로 지방을 제대로 분해할 수 있게 돕는다.

모노 해독법은 장관이 민감해진 사람에게 이상적인 요법이다. 옵션으로 제시된 음식이 소화계를 통과하면서 진정鎭靜 효과를 발휘하기 때문이다. 이와 동시에 모노 해독법은 장에 아주 많은 문제를 일으키는 바이러스와 박테리아 같은 병원균을 아사시킨다. 게다가 모노 해독법은 몸에 무리가 가지 않을 정도로 부드러운 해독 효과를 발휘한다.

이러한 이유 때문에 모노 해독법은 독감, 장염, 식중독, 음식 알레르기나 민감증,

단식 후유증, 궤양 등이 있는 사람의 회복에 더없이 좋은 요법이다. 또한 극심한 어려움이나 스트레스로 인해 소화계가 약해져서 평소처럼 여러 가지 음식으로 차린 식사가 부담스러울 때도 유용하다. 이런 신체적 또는 정신적 어려움에 처했을 때 모노 해독법은 든든한 해결책이 될 수 있다.

■:■ 한 가지 음식만 먹는 모노 해독법

모노 해독법은 이 책의 다른 해독법들과는 다르다. 부드러운 해독 모드를 유도하기 때문에 몸의 감각을 다시 깨우고 싶을 때 강력한 미니 해독법으로 기능할 수 있지만, 주요 취지는 음식과 관련된 문제와 씨름하다 지쳤을 때 교착 상태에서 빠져나올 수 있도록 돕는 것이다. 모노 해독법으로 몸을 정비하여 간과 소화계가 어느 정도 회복되고 나면 이 책의 다른 해독법에 도전해 보는 것도 좋다.

| 무엇을 |

- 선택 사항: 기상 후 레몬 또는 라임 즙을 물에 섞어 약 470~950ml 마신다.(레몬 또는 라임 즙과 물의 비율은 이 책 428쪽 참조) 그리고 15분에서 30분이 지난 다음,
- 빈속에 셀러리 주스를 약 470ml 마신다. 용량을 약 710ml, 그 다음 약 950ml까지 서서히 늘려가면서 오전 내내 수시로 조금씩 마신다. 원하면 셀러리 주스를 나눠서 아침에 약 470ml를 마시고, 낮에 약 240~470ml를 마시는 것도 괜찮다.(특별히 예민한 사람은 약 120ml에서 시작해 서서히 늘려도 된다. 도저히 셀러리 주스를 못 마시겠다면 순 오이 주스로 대체해 원하는 만큼 마신다.) 셀러리 주스의 기본 규칙대로 다 마신 후에는 15분에서 30분이 지날 때까지 다른 음식이나 음료를 섭취하지 않는다.
- 다음 절에 나오는 모노 해독 옵션 중 하나를 선택해 하루 종일 적은 양으로 여러 번 식사를 한다. 하루 첫 식사를 아침에 해도 되고 점심때까지 미뤘다 해도 된다. 얼마나 배가 고픈지, 아침에 셀러리 주스를 얼마나 마셨는지, 아침에 몸에 어떤 연료가 필요한지에 따라 식사 시간을 정하면 된다. 그리고 해독 기간

중에는 선택한 음식만 먹는다. 식사 때마다 옵션을 바꾸거나 요일별로 옵션을 달리하지 말라는 뜻이다. 예를 들어 바나나와 양상추를 택했다면 해독 기간 내내 그것만 먹는다. 그 대신 옵션을 다 시도해 보고 나서 한 가지로 정한 뒤 해독을 시작해도 된다.

- 선택 사항: 선택한 옵션 외에 한 가지 더 추가하고 싶으면 오후에 순 오이 주스를 마셔도 된다. 꼭 마실 필요는 없고, 아침의 셀러리 주스 대용으로 마셔서는 안 된다.

- 소금, 양념, 향신료를 배제한다. 모노 해독법은 단순할수록 좋다. 7장의 트러블 메이커 음식도 배제한다. 선택한 음식에 식용유, 버터, 요구르트, 타마리, 코코넛 아미노 등을 첨가하지 말라는 뜻이다. 선택한 모노 해독 음식만 충실하게 먹는다. 풍미를 위해 신선한 레몬 즙을 뿌리는 것은 괜찮다.

- 기상 후 선택 사항으로 마시는 레몬 또는 라임 물과 별도로 하루 1리터, 대략 네 컵 정도의 물을 마신다. 물은 셀러리 주스와 간격을 두고 마신다. 그리고 식사 도중에는 물을 마시지 않는 게 좋다. 모노 해독법을 진행하면서 코코넛 물을 마시는 것은 괜찮다. 다만 핑크색이나 빨간색이 아니고 천연향이 첨가되지 않은 제품이어야 한다. 코코넛 물은 하루 1리터의 물에 포함되지 않는다.(물은 1리터 이상 마셔도 좋다. 해독 중 언제든 수분이 더 필요하다 싶으면 참지 말고 더 마신다. 하지만 pH8.0 이상의 물은 피한다. 이유는 19장 "반드시 지켜야 할 해독 수칙"에 나온다.)

| 모노 해독 음식 옵션 |

모노 해독 플랜으로 선택할 수 있는 음식 옵션은 다음과 같다. 각 옵션에 대한 자세한 설명은 몇 쪽 뒤에 나온다. 그리고 어떤 옵션을 선택하든 위의 설명대로 매일 아침 셀러리 주스로 하루를 시작하기 바란다.

- 바나나(양상추와 함께 섭취 가능)
- 파파야(양상추와 함께 섭취 가능)
- 바나나+파파야(양상추와 함께 섭취 가능)

- 찐 감자(양상추와 함께 섭취 가능)
- 찐 완두콩(양상추와 함께 섭취 가능)
- 찐 겨울호박＋찐 풋강낭콩이나 미니양배추나 아스파라거스(양상추와 함께 섭취 가능)

| 얼마 동안 |

- 모노 해독법은 한번 시작하면 최소한 일 주일은 지속하는 게 좋다.
- 필요하면 더 장기간 진행해도 좋다. 예를 들어 모노 해독법을 1개월에서 3개월, 또는 6개월, 심지어 1~2년 정도 지속하고 싶으면 그렇게 해도 된다.
- 한 가지 음식만 먹는 기간을 정하는 기준은 사람마다 다를 것이다. 대체로는 모노 해독법을 시작할 당시 본인의 상태와 치유가 얼마나 필요한지에 달렸다. 소화 기관에 염증이 생긴 상태를 예로 들어보자. 그 염증이 위, 십이지장, 소장, 대장 등 어느 지점에 있는지와 상관없이 염증이 있다고 치자. 여기서 한 가지 더 기억할 점은 의과학계와 보건계에서는 이런 염증의 원인이 바이러스와 유해 박테리아, 그리고 그 바이러스와 박테리아가 먹이로 삼는 독성 중금속이라는 사실을 모른다는 것이다. 다시 예로 돌아가서, 박테리아와 바이러스를 박멸하고 손상된 장관 내벽을 복구하는 동시에 위의 위산 생산과 간의 담즙 생산을 정상화하여 문제를 근본적으로 해결하려면 시간이 걸린다는 점을 감안해야 한다. 바나나를 택해서 모노 해독법을 진행하면 언젠가는 문제가 해결되겠지만, 증세가 심각한 상태에서 시작한 거라면 결코 하루아침에 좋아질 수는 없다. 한편 소화계 문제를 겪는 많은 사람들의 경우 모노 해독법을 진행하면 정말 하루아침에, 적어도 첫 주에 이미 긍정적인 효과를 경험한다. 그러니 모노 해독법을 시작하자마자 몸이 좋아지지 않는다고 낙담하지 말자. 눈에 보이지 않는 곳에서도 치유는 계속되고 있고, 그 효과를 눈으로 확인하고 몸으로 느낄 날이 분명 올 것이다.
- 모노 해독법을 마무리하고 더 다양한 식단으로 돌아가려 할 때는 이 장의 끝에 있는 이행기 지침을 참고하기 바란다.

- 셀러리 주스는 모노 해독법의 핵심이다. 셀러리 주스가 여러 소화계 증세를 일으키는 바이러스와 박테리아를 사멸시키고, 뉴런과 뇌 기능에 필수적인 영양소를 공급하기 때문이다. 셀러리 주스는 또한 몸에 꼭 필요한 좋은 나트륨을 혈류에 공급하여 몸을 안정시키는 역할도 한다. 어떤 옵션으로 해독 계획을 세우든지 셀러리 주스를 충분히 마시는 것이 중요하다. 필요하면 약 120ml 정도의 소량으로 시작해 약 470ml까지 서서히 늘리고, 이상적으로는 하루 약 950ml까지 늘려서 마시는 게 제일 좋다. 그래야 다른 음식에 대한 욕구를 잘 견딜 수 있다. 욕구와 유혹을 물리칠 수 있게 해주는 요인은 바로 셀러리 주스의 나트륨 클러스터 염이다. 사실 먹을 것에 대한 욕구는 대부분의 경우 염분에 대한 욕구이다. 그 욕구 때문에 몸에 안 좋은 음식이 자꾸 당겨서 먹게 되고 몸이 안 좋아지는 것이다. 해독법을 진행하던 중 셀러리가 떨어졌거나 아직 적정량까지 용량을 늘리지 못하고 있다면, 음식에 대한 욕구와 충동이 더 강해지는 것에 대비해야 한다. 다시 말해 그런 충동이 더 심해질 것을 예상하고 버틸 준비를 해야 한다. 셀러리를 구할 수 없거나 먹지 못하는 경우에는 21장 "해독법의 응용과 대체"를 참고해서 대처하도록 한다.

- 앞서 설명한 바와 같이, 모노 해독법은 장관을 진정시키고 각종 만성 증상의 원인인 병원균을 아사시키면서 몸이 부드러운 해독 모드에 들어가게 해준다. 그리고 식단이 매우 단순하기 때문에 몸은 어느 때보다도 영양소에 확실하게 접근할 수 있다. 우리의 위장은 지방이 주요 에너지원인 음식을 비롯해 다양한 음식으로 구성된 식사를 어렵게 소화해야 하는 일을 쉬면서 새 출발의 기회를 얻게 된다. 그리고 새로워진 위장은 심신 전체에 이롭다.

- 사람들은 자신이 음식에 얼마나 예민한지 잘 모른다. 그리고 7장 "문제를 일으키는 트러블메이커 음식"에서 살펴보았듯이, 자신이 먹는 많은 음식이 애초에 음식 민감증을 일으키는 병원균의 먹이라는 사실도 모른다. 한 가지 음식만 먹음으로써, 우리는 바이러스와 박테리아의 증식, 위산의 고갈, 간의 약화 같은 문제를 일으키는 음식을 원천적으로 차단한다. 대부분의 사람들은 이런 음식

이야말로 속을 불편하게 한다는 사실을 잘 모른다. 이렇게 문제의 소지가 될 만한 음식을 일단 모두 차단하는 것이 모노 해독법의 기법 중 하나이다. 모노 해독법으로 위장을 회복시킨 뒤 다시 다양한 식단으로 돌아가면, 어떤 음식이 내 몸에 안 맞고 문제가 되는지를 체계적으로 알아내 그런 음식을 더 장기간 피할 수 있을 것이다.

- 어떤 음식 옵션이 어떤 경우에 좋은지에 대해서는 이 장 후반부에 더 자세히 설명하겠다.

■■■ 영양 결핍이 걱정되는가?

한 가지 음식만 먹다가 영양 결핍이 생기면 어쩌나 걱정된다면, 모노 해독법을 시작할 때 이미 자신이 영양 결핍 상태라는 점을 생각해 볼 필요가 있다. 소화계 문제나 만성 질환을 앓고 있든, 별다른 증상 없이 건강하게 살고 있든, 모든 사람들은 어느 정도 영양 결핍 상태에 있다. 바이러스와 유해 박테리아 같은 병원균과 (독성 중금속을 비롯한) 기타 독소에, 평생 먹은 가공 식품은 말할 것도 없고 고지방 음식까지 더해지면서 너무 많은 사람들의 장관 내벽은 과도한 자극을 받아 손상을 입거나 염증이 생겨 제대로 기능하지 못한다. 따라서 대부분 사람들은 영양소를 온전히 흡수하지 못한다. 한마디로 우리 모두는 일상적으로 영양이 결핍된 상태이다.

한 가지 음식만 먹는 모노 해독법을 제대로 시행한다면 영양 결핍이 생기지 않는다. 오히려 그 반대이다. 모노 해독법은 우리 몸에 절실히 필요한 파이토케미컬, 항산화 물질, 미량 미네랄, 무기염, 항바이러스 물질, 항박테리아 물질 등을 공급해 줄 뿐만 아니라, 모노 해독 음식을 통해 장관 내벽의 손상을 복구하고 애초에 그 손상을 일으킨 바이러스와 유해 박테리아를 아사시키도록 도와준다. 동시에 모노 해독법은 위의 위산 수치를 정상화하여 우리가 먹는 음식의 단백질과 기타 영양소를 더 잘 분해하고 몸이 스스로 바이러스와 박테리아를 자연 사멸시키도록 돕는다. 모노 해독법은 또한 간을 회복시켜 간이 담즙 보유량을 늘려서 다시 지방을 제대로 분해할 수 있도록 해준다. 게다가 모노 해독 음식들은 영양소가 풍부하다. 우리가 평생 먹어온 음식보다 영양 밀도나 병원균 퇴치 역량이 훨씬 높은 음식들이다. 이 음식들을 단독으로 평소보다 많이 섭취함으로써, 우리는 오히려 더 많은 영양소를 몸에 공급할 수 있다. 이 모든 이점이 합쳐져 영양 결핍을 완화하는 것이다. 단백질과 지방 부족을 비롯한 기타 우려 사항에 관해서는 이 장 말미에 있는 "한 가지 음식만 먹는 것에 대한 두려움" 절을 참고하기 바란다.

모노 해독법을 장기간 진행하더라도 영양 결핍이 심해지는 게 아니라 오히려 개선될 것이다. 아무도 제대로 이해하지 못하는 소화 장애에 시달리면서, 잘못된 식습관을 고치지 않고 계속 잘못된 음식을 다양하게 먹는 것으로는 영양 결핍을 해소할 수 없다. 프로바이오틱스를 먹는 것으로도 영양 결핍을 해소할 수 없다. 마이크로바이옴에 초점을 맞추는 것도 영양 결핍을 해소할 수 없다. 영양이 풍부한 음식을 활용해 장 손상을 일으키는 진짜 원인에 제대로 대처하는 것만이 영양 결핍으로부터 자신을 지키고 치유하는 길이다.

■■■ 핵심은 올바른 음식

모노 해독법은 좋아하는 음식을 아무거나 골라서 그것만 먹는 게 아니다. 이 장에서 지정하는 옵션들 중 하나를 선택해서 그 음식을 올바른 방식으로 활용하는 것이다. 이 옵션들은 영양도 풍부하고 위장 내벽을 진정시키는 효과도 있다. 견과류나 씨앗류, 곡물처럼 수렴성이 있거나 산성이 높거나 자극적이거나 뾰족하거나 딱딱하지 않다. 이 장에 제시된 옵션이 아닌 음식을 임의로 정해 그 음식만 먹는다면 다양한 음식을 먹을 때보다 더 몸에 해로울 수 있다. 가령 크랜베리, 블루베리, 포도 등은 탁월한 약용 음식이지만 소화기가 약하고 위장 내벽이 성난 사람이 그 음식만 집중적으로 먹는다면 속이 쓰릴 확률이 높다. 그런 음식은 소화기가 약한 사람에게는 너무 톡 쏘고 시큼하기 때문이다. 게다가 포도나 크랜베리의 경우 껍질이 질겨서 많이 먹으면 소화하기 어렵다.

건강 전문가들 중에는 오로지 포도만 먹는 식이 요법을 권하는 사람도 있다. 그러나 이는 포도의 수렴성과 산성과 신맛이 소화 장애가 있는 사람을 더 불편하게 만들 수 있다는 사실을 모르고 하는 소리이다. 포도는 올바른 모노 해독 음식이 아니다. 나는 '연민의 영'으로부터 받은 모노 식사법 아이디어를 전문가나 환자를 상대로 수십 년 전부터 강연해 왔다. 포도만 먹는 요법은 누군가 그 아이디어를 잘못 해석해서 전파한 대표적 사례이다. 이 책의 모노 해독법이 만성 질환을 치료하기 위해 한 가지 음식만 먹는 요법의 원조이다. 두어 가지 음식이 어쩌다 자기 몸에 잘 맞아서 오랫동안 그 음식만 먹는 게 습관이 된 사람이 개발한 요법과는 차원이 다르다는 뜻이다.

크랜베리나 블루베리, 포도는 모노 해독 음식으로는 부적합할 뿐만 아니라 장기간 그것만 먹기에는 열량이 부족하다. 단기간(즉 하루 이틀) 이런 약용 과일만 먹어서 좋은 효과를 볼 수는 있겠지만, 만성 소화불량이나 속쓰림으로 고생하는 사람에게는 권장할 만한 요법이 아니다. 이런 과일은 다양한 음식을 먹는 사람이 그 약효를 취할 목적으로 간식으로 먹거나 재료로 쓰기에 적합한 음식이다. 무화과도 마찬가지이다. 오로지 무화과만 먹는 것도 권장할 만한 식이 요법이 아니다. 무화과의 껍질은 장관을 마사지하는 효과가 있는데, 적당량을 먹으면 좋은 효과를 주겠지만 오로지 무화과만 먹으면 지나친 자극이 될 수 있다. 생 콜리플라워도 치료 효과가 있는 훌륭한 약용 음식이지만, 그 효능 역시 다양한 음식을 먹는 사람에게나 나타날 수 있다. 매일 오로지 생 콜리플라워만 먹는다면 소화관이 예민한 사람은 그 많은 섬유질을 감당할 수 없을 것이다. 그런 면에서는 케일도 비슷하다. 몸에 아주 좋은 음식이지만 케일 한 가지로 다른 음식을 다 대체해선 안 된다. 케일은 섬유질이 많고 질기기 때문에 다양한 음식과 함께 먹는 게 좋다. 모노 해독법에 최적인 음식은 영양과 치유력이 뛰어나면서도 예민한 소화계를 자극하지 않는 부드러운 음식이다.

한 가지 음식만 먹는 요법을 실행할 때는 그 한 가지 음식을 제대로 선택하는 것이 핵심이다. 속을 편안하게 해주는 음식이라고 그동안 우리가 학습받은 대로 음식을 정하면 안 된다. 가령 계란 한 가지만 먹는 것은 안 된다. 이 책의 1부에서부터 계속 살펴보았듯이, 계란은 장관은 말할 것도 없고 다른 장기와 혈류를 비롯해 몸 모든 곳에 있는 병원균을 먹여 살린다. 예민한 소화기를 더 예민하게 만들고 장기적으로는 진단받은 다른 질환까지 악화시킬 수 있다. 거의 모든 사람들의 몸속에는 계란으로 포식할 기회만 노리는 병원균이 살고 있다. 다시 말해 우리 몸은 엡스타인 바, 인간 헤르페스 6형, 거대 세포, 단순포진 1형과 2형, 대상포진 같은 바이러스의 변종과 변이, 포도상 구균, 대장균, 연쇄상 구균 같은 박테리아, 그리고 진균, 효모, 곰팡이 같은 온갖 종류의 유해균의 숙주나 다름없다. 계란은 섬유질이 없기 때문에 단일 음식으로 먹을 수 있는 건강한 음식으로 보일지 모른다. 그러나 사실은 그 반대이다.

(물론 구할 수 있는 식량이라곤 계란밖에 없고 감자든 바나나든 심지어 완두콩이든 다른 식량은 하나도 없는 지구상 어딘가에 살고 있어서 어쩔 수 없이 당분간 계란 한 가지만 먹어야 한다면 이해하겠다. 생존을 위해 계란밖에 먹을 게 없다면 계란을 먹어야지 어쩌겠는가? 그 대신 되도록이면 오레가노, 타임, 계피, 팔각, 홍고추 등과 같이 먹기 바란다. 이런 허브나 향신료는 소화관에서 병원균에 대항하는 작용을 함으로써 병원균이 계란을 먹고 일으킬 수 있는 질병의 진행을 늦춰줄 수 있다. 그리고 장이 약하거나 예민한 사람에게 향신료가 자극이 될 수 있다는 점도 감안하기 바란다.)

■■▪ 보충제와 약 복용

모노 해독법을 진행하는 동안 보충제에 관한 지침이 필요하면 27장 "영양보충제 바로 알기"를 참고하기 바란다. 그리고 현재 복용 중인 약이 있다면 주치의와 상의하기 바란다.

■■▪ 어떤 음식을 선택할 것인가?

사람들은 저마다 몸속에 병원균과 독성 중금속, 기타 독소들의 각기 다른 조합이 들어 있기 때문에 어떤 모노 해독 플랜이 자신에게 최선인지 알아내기 어려울 수 있다. 그러나 결정하기 어렵다고 스트레스받을 필요는 없다. 모든 옵션이 이롭기 때문에 어떤 옵션이든 시도해 봄직하다. 제일 마음에 드는 옵션을 찾을 때까지 얼마든지 실험을 해도 괜찮다. 이어지는 설명을 읽으면서 자신의 증세와 비슷한 증세를 발견하고 유독 자신에게 이로울 것 같은 옵션이 눈에 들어올 수 있다. 그 직감을 믿어도 된다. 이 장의 가이드라인에서 벗어나지만 않는다면.

일정 기간 한 가지 음식만 먹는 모노 식사법의 개념 자체에 적응할 시간이 필요하다면, 하루에 한 끼씩 해보는 것으로 시작해도 된다. 예를 들어 저녁 식사로 아무 양념도 하지 않은 찐 감자를 (양상추와 함께 또는 단독으로) 먹거나 아침 식사로 바나나를 (양상추와 함께 또는 단독으로) 먹어보는 것이다.

■■ 모노 해독 음식 옵션 파헤치기

다시 말하지만 모노 식사법은 일정 기간 아무 음식이나 골라서 그 음식만 먹는 것이 아니다. 치유에 좋은 음식을 먹어야 한다. 구체적으로 바나나, 파파야, 바나나＋파파야, 찐 감자, 찐 완두콩, 찐 겨울호박＋찐 풋강낭콩(또는 미니양배추나 아스파라거스) 중 한 가지로 모든 식사를 하는 것이다.(이 모든 음식에는 옵션으로 양상추를 곁들여도 된다.)

어느 경우든 선택 사항으로 레몬 또는 라임 물을 마신 뒤 필수 사항인 신선한 셀러리 주스로 하루를 시작한다. 바람직한 식사 예시는 오전 중에 배가 고플 때 첫 식사를 하고, 오후에 또 같은 음식으로 식사를 하며, 마지막으로 저녁에 한 번 더 먹어서 하루 세 끼를 먹는 것이다. 아니면 같은 분량을 네다섯 끼에 나눠 먹어도 되고, 하루 두 끼만 먹어도 된다. 뒤의 "한 번에 먹는 양" 절에서 자세히 다루겠지만, 첫날은 적은 양으로 시작해서 기운이 없거나 금방 배가 고파지면 서서히 양을 늘리는 게 좋다. 그러니까 첫날부터 앉은 자리에서 찐 감자 2킬로그램을 배가 터지도록 먹어치우지 말라는 뜻이다. 그리고 끼니 사이의 간격이 너무 벌어져도 안 된다. 지정된 음식으로 포도당과 무기염을 보충해 주지 않으면 혈당이 떨어지고 손이 떨리거나 기분이 처지거나 기운이 없을 수 있다.

이제 각각의 지정 음식이 어떻게 이로운지 살펴보자.

| 셀러리 주스 |

셀러리 주스의 이로움에 대해서는 할 이야기가 너무 많아서 아예 책 한 권을 펴냈다.《신이 알려준 허브 주스, 셀러리 주스*Medical Medium Celery Juice*》(한국어판 제목—옮긴이)라는 책이다. 셀러리 주스에 대한 모든 궁금증을 풀어줄 해답이 그 책에 담겨 있다.

| 양상추 |

하루 종일 오로지 양상추로만 연명하는 것이 바람직하지 않다는 건 두말할 필요도 없다. 양상추는 열량이 부족해서 일상을 유지하는 데 필요한 연료를 공급해 주지못한다. 모노 해독법에 양상추를 포함시키려면 파파야, 바나나, 감자 또는 찐 채소와함께 먹어야 한다. 간식이나 사이드 메뉴로 그냥 먹어도 되고, 샐러드의 베이스로 써도 되고, 토르티야나 타코처럼 음식을 싸서 먹어도 되고, 잘게 썰어 먹어도 되고, 모노 해독 음식과 함께 갈아 먹어도 된다.

양상추는 저절로 양 조절이 되기 때문에 한 번에 먹을 양은 알아서 정해도 된다.그러니까 모노 해독 음식에 가끔 곁들여 한 줌을 먹어도 되고, 큰 그릇에 담아서 샐러드처럼 먹어도 된다. 양상추로 과식하는 것은 거의 불가능하다. 더 이상 먹고 싶지않은 기분이 들면 스스로 그만 먹게 될 것이다. 살면서 양상추를 먹고 싶은 기분 자체를 느껴본 적이 없는 사람이라면, 아침에 몇 잎을 씻어서 언제든 손이 닿을 수 있는 곳에 두는 것도 한 방법이다. 신선한 양상추가 늘 가까이 있으면 먹어보고 싶은마음이 생길 것이다.

되도록 양상추의 품종은 장 내벽에 가장 부드러운 버터헤드상추가 좋다. 꽃상추도 장 내벽에 부드러운 품종이다. 두 품종 다 의외로 진정 효과가 크고 소화도 잘된다. 특별히 예민한 사람이면 모둠 잎채소는 피하는 게 좋다. 물론 그것밖에 구할 수없다면 할 수 없지만. 이런 샐러드 믹스는 케일, 루꼴라, 치커리, 적채 등이 섞여 있는경우가 많다. 다 몸에 좋은 채소이지만 장이 예민한 사람이 모노 해독법에 활용하기에는 부담스러울 수 있다. 모둠 잎채소밖에 구할 수 없다면 섞여 있는 채소 중에서양상추와 부드러운 잎채소만 골라먹는 게 좋다.

모든 양상추는 항병원균 작용을 한다. 즉 항바이러스 물질과 항박테리아 물질이풍부하다. 장관에 서식해서는 안 될 병원균을 사멸시키고 제거하는 화합물이 양상추에 많다는 것이다.(소화 기관 치유에 양상추가 얼마나 좋은지 더 자세히 알고 싶다면 21장"해독법의 응용과 대체" 중 "샐러드" 절을 참고하기 바란다.) 양상추는 소화하고 흡수하기 아주 쉬운 미량 오메가 3와 단백질을 함유하고 있고, 혈액을 조성하고 뇌의 신경 전달기능을 돕는 데 필수적인 미량 미네랄과 무기염도 풍부하다.

| 바나나 |

　바나나는 이동 중에 간편하게 먹을 수 있는 유용한 먹을거리이다. 구하기 쉽고 조리도 필요 없고 가격도 대체로 저렴하다. 바나나의 당분 함량이 너무 높다는 걱정은 하지 않아도 된다. 바나나의 열량은 생각보다 높지 않고, 바나나에는 천연 포도당만 들어 있는 게 아니다. 바나나에는 생체 이용률이 높은 단백질, 몸에 좋은 오메가, 섬유질, 수분, 항산화 물질, 칼륨 같은 치유에 좋은 파이토케미컬도 들어 있다. 바나나처럼 칼륨이 풍부한 음식은 여러 소화계 증세를 개선하는 데 큰 도움이 된다. 바나나에 함유된 칼륨 덕분에 바나나가 모노 해독 음식으로 큰 치유력을 발휘하는 것이다. 칼륨은 심장 기능 조절을 도와 심혈관 건강에도 기여하고, 중추 신경계의 연료로도 쓰이며, 소화관의 신경 기능 개선에도 도움이 된다.

　바나나는 또한 병원균에 대항하는 물질이 풍부해서 훌륭한 프리바이오틱스로 꼽힌다. 즉 바나나는 장에 있는 유해한 박테리아에 결합해 그것들을 사멸하고 제거하는 데 도움을 주는 동시에 장에 있는 유익균의 먹이가 되기도 한다. 병원균의 먹이가 되지 않는 음식(즉 이 장에 지정된 모든 음식)을 먹는 것만으로도 병원균과의 싸움에서 이길 수 있다. 바나나의 항바이러스, 항박테리아, 항진균 성질은 보너스인 셈이다.

　감자에 대한 설명에서도 언급하겠지만, 바나나의 항병원균 작용은 감자와 비슷하다. 그런데 바나나가 장을 진정시키는 작용은 조금 다르다. 바나나는 "물 위를 걷는" 성질이 있는데, 나는 이것을 '예수 효과Jesus Effect'라고 부른다. 쉽게 말해 바나나는 장관을 통과하면서 장 내벽을 건드리지 않는다. 바나나 속 화합물이 바나나와 장 내벽 사이에 얇은 방패막을 형성하는 것이다. 바나나의 영양소는(그리고 함께 장에 들어 있는 모든 음식물의 영양소는) 그 막을 통과하여 장 내벽으로 흡수되지만, 바나나는 분해가 되므로 장 내벽과 마찰을 일으키지 않는다. 바나나의 화합물이 마치 연고처럼 장 내벽을 감싸면서 진정 효과를 발휘하는 것이다.

　모노 해독 기간 동안 바나나를 어떻게 먹을지는 자기가 정하기 나름이다. 그냥 먹거나 양상추에 싸서 먹어도 되고, 믹서기에 갈아 먹어도 되며, 그릇에 담아 포크로 으깨 먹어도 된다. 바나나를 그냥 먹을 때는 허겁지겁 삼키지 말고 꼭꼭 씹어 먹어야 한다. 위장 장애가 있을 때는 음식을 위胃로 내려 보내기 전에 입 속에서부터 분해 과정이 시작될 수 있도록 꼭꼭 씹어 먹는 게 좋다. 바나나를 갈아 먹을 경우 물을 첨가하지는 않는다. 수분이 필요하면 바나나를 갈아서 푸딩처럼 떠먹기 전과 후에 물을 몇 모금 마시는 게 낫다. 하지만 바나나를 먹으면서 물을 같이 마시는 것은 되도록 피해야 한다. 위장이 약할 때는 특별한 이유가 있지 않은 이상 식사 도중 물을 마시거나 음식에 물을 섞지 않는 게 좋다. 물은 위장으로 내려 보내는 음식을 분해시키기 위해 분비되는 위산을 희석시키기 때문에, 소화력을 극대화하려면 식사 중에는 음식만 먹는 게 제일 좋다. 사실 바나나는 물보다도 소화가 잘된다. 바나나의 pH는 물보다 더 중성적이고 위와 장관에 더 알맞기 때문이다. 대부분의 경우 우리가 마시는 물은 바나나보다 pH가 낮아서 위에서 처리하기 더 어렵다.(그렇다고 pH가 높은 물이 더 이롭다는 뜻은 아니다. 19장 "반드시 지켜야 할 해독 수칙"에 물 관련한 노트를 참고하기 바란다.) 물 없이는 음식을 영 못 먹겠다면 코코넛 물은 물과 다르므로 조금씩 마셔도 된다.(다만 핑크색이나 빨간색이 아니고 천연향이 첨가되지 않은 제품이어야 한다.)

몇 개를 먹을 것인가?

사람들은 모두 위가 다르고 소화력도 다르다. 바나나 크기도 제각각임은 말할 필요도 없다. 따라서 바나나로 모노 해독법을 진행할 때 먹는 바나나의 양도 사람마다 다르다. 어떤 사람은 하루 양을 다 합해도 6개에서 10개밖에 못 먹고, 어떤 사람은 하루에 15개 이상은 족히 먹는다. 대부분의 경우 남자가 더 많이 먹는다. 여자들, 특히 몸집이 작거나 만성 질환이 있는 여자는 그렇게 많이 먹지 못한다. 어떤 사람은 위가 작아서 많이 못 먹지만, 어떤 사람은 식사할 때마다 위가 늘어나는 데 익숙해져 한 번에 더 많은 양을 먹는다. 개인적 사정은 천차만별이기 때문에 몇 개의 바나나로 에너지를 얻어 하루를 보낼지는 사람마다 다를 수밖에 없다.

당분이나 칼륨 과잉이 걱정돼 바나나를 양껏 먹지 못하겠다는 생각은 하지 않아도 된다. 근육을 유지하고 세포를 재생시키고 치유력을 발휘하는 등 몸이 제 기능을 하려면 충분한 포도당이 필요하다. 만성 질환 때문에 남들만큼 강도 높은 운동을 하지 못해 근위축이 걱정되는 사람에게 바나나는 더없이 좋은 음식이다.

바나나 관련 팁

아래는 바나나로 모노 해독법을 진행할 때 알아두면 좋은 팁이다.

너무 많이 익어서 껍질이 완전히 갈색으로 변한 바나나는 피한다. 껍질이 파랗고 갈색 점이 아직 보이지 않는 덜 익은 바나나도 피한다. 껍질에 작은 갈색 점이 약간 생겼지만 전체적으로 아직 노랗고 탱탱함을 잃지 않은 바나나가 제일 좋다.

바나나는 원산지가 다양하고, 원산지가 같아도 농장과 품종이 다양하기 때문에, 숙성도를 가늠하기 어려울 수 있다. 숙성도를 나타내는 지표가 제각각인 탓이다. 예를 들어 원산지가 다른 바나나 두 송이는 겉으로는 비슷해 보여도 속에 든 과육의 숙성도는 다를 수 있다. 바나나가 아직 덜 익었다고 판단할 수 있는 요인 중 하나는 혀에 닿았을 때 까슬거리는 느낌이고, 또 하나는 과육이 너무 단단한 느낌이다. 껍질이 쉽게 벗겨지지 않고 꺾이는 것도 설익은 바나나의 특징이다.

바나나 모노 해독에 성공하려면 바나나 공급이 관건이다. 즉 치유를 도울 알맞은 숙성도의 바나나가 떨어지지 않아야 한다. 그러려면 일주일에 여러 번 장을 보거나 단골 가게에서 박스째 주문하는 전략을 세워야 한다.

바나나가 갈색으로 변하기 전에 다 먹을 수 없을 만큼 많이 남았다면, 남은 바나나를 얼렸다 먹어도 괜찮다. 껍질을 까서 다회용 용기에 담아 얼리는 방법을 추천한다. 중요한 것은 바나나가 너무 익어버릴 때까지 방치했다가 얼리지 않는 것이다. 바나나를 박스째 사다놓으면 그 안에 있는 바나나가 모두 같은 속도로 익기 때문에 맨 나중에 먹는 바나나가 너무 익어버린 걸 뒤늦게 발견하는 경우가 종종 생긴다. 그래도 갈색 점으로 뒤덮였거나 속살이 문드러진 과숙 바나나는 얼리지 않는 게 좋다. 냉동실에서 형태가 잘 유지되지도 않고, 해동되고 갈리는 동안 더 숙성되기 때문에 몸에도 안 좋다. 과숙 바나나는 발효되었을 가능성도 있다. 발효 음식이 안 좋은 이유는 7장 "문제를 일으키는 트러블메이커 음식"의 4단계에 나온다.

바나나가 알맞게 익었을 때 얼리는 것은 괜찮다. 얼린 바나나는 되도록 모노 해독법을 마치고 나서 사용하도록 한다. 모노 해독 중에는 신선한 바나나가 제일 좋다. 그래도 바나나로 모노 해독을 하는 동안 냉동실에 얼린 바나나가 있다는 사실은 바나나가 갑자기 동이 나면 어쩌나 하는 걱정을 덜어주는 안심 보험과 같다. 모노 해독 중 최후의 수단으로 얼린 바나나를 써야 한다면, 으깨거나 갈아서 먹기 전에 꼭 해동을 해야 한다. '나이스크림nice cream'(냉동 바나나를 소프트 아이스크림과 비슷한 식감이 되게 믹서기에 가는 방법)은 단조로움을 더는 용도로 가끔씩만 먹도록 한다. 냉동 바나나는 해동한 바나나나 신선한 바나나에 비해 소화하기 어렵기 때문에 민감한 사람은 소화를 잘 못할 수 있으므로, 하루 종일 먹는다거나 연일 먹는 것은 피해야 한다. 얼린 바나나는 비상 식량으로 두고, 쓸 때는 되도록 해동해서 쓰도록 한다.

바나나만 먹으면 변비에 걸린다는 사람은 설익은 바나나를 먹어서 그런 것이다. 바나나는 껍질이 파랄 때가 당이 아직 덜 형성된 상태이기 때문에 이때 먹어야 몸에 더 좋다는 주장은 고의적인 기만이나 다름없다. 과일의 당분에 대한 선입견 가득한 신념 체계가 있다. 과일의 당이 몸에 안 좋다는 이론을 신봉하는 일부 의료 전문가도 있지만 이는 사실 의과학 연구로 입증된 이론이 아니다. 과일 당을 터부시하는 이론은 모든 당은 몸에 나쁘다는 잘못된 믿음 때문에 과일을 경계하는 일부 전문가들이 만들어낸 가설에 불과하다. 사실 과일을 적게 먹을수록 병을 더 오래 앓을 확률만 높아질 뿐이다. 그만큼 과일은 치유에 큰 도움을 준다. 그렇다고 감자나 완두콩, 찐 채소 같은 다른 모노 해독 옵션을 피하라는 뜻은 아니다. 이런 음식도 과일 못지않은 필수 탄수화물을 공급해 주며, 이런 음식을 먹고 나면 다시 과일을 먹을 수 있을 정도로 몸이 치유된다.

모노 해독 기간이 아닐 때도 껍질이 파란 바나나를 스무디 재료로 쓰는 것은 좋지 않다. 어떤 음식도 설익은 상태로 먹으면 몸에 부담을 주기 때문이다. 어떤 과일이든 덜 익은 상태에서는 나무에 달려 있을 때 벌레나 새로부터 자신을 보호해 주던 타닌이 남아 있다. 과일이 익으면서 이 타닌은 치유에 도움이 되는 항바이러스 및 항박테리아 화합물로 변한다. 이 숙성의 원칙은 과일만이 아니라 채소와 허브에도 적용된다. 우엉은 너무 일찍 캐면 안 된다. 아스파라거스는 웃자랄 때까지 놔두면 열매가 맺힌다. 민들레 잎은 너무 길게 자라도록 두면 엄청 쓰다. 가축을 기르는 농부는 언제 도축해야 육질이 제일 맛있는지 잘 안다. 예는 무궁무진하다. 모든 먹을거리는 수확하고 활용하는 데 최적기가 있다. 바나나의 최적기는 껍질이 노랗고 갈색 점이 약간 생겼을 때이다.(마트에서 파는, 우리가 아는 흔한 바나나일 경우에 그렇다는 것이다. 사는 지역에서 생산되는 바나나를 먹을 수 있는 운 좋은 경우라면 숙성도의 지표가 다를 수 있다. 이런 경우에는 보통 껍질이 얼마나 부드럽게 벗겨지는지가 기준이 된다.)

| 파파야 |

장 운동에 문제가 있을 때는 파파야, 바나나 또는 파파야와 바나나를 함께 먹는 모노 해독법이 큰 도움이 된다. 파파야는 지속적인 만성 변비를 완화하는 데 좋고, 위산이 분비되지 않아 소화력이 거의 없는 사람에게도 좋다.(이런 상태는 복부 팽만, 복통, 염증, 위경련, 위산 역류, 식도 열공 탈장 등을 동반한 극심한 소화불량으로 나타날 수 있고, 과거 수술이나 반흔 조직으로 인한 폐색 때문일 수도 있고, 장 질환 진단으로 이어질 수 있다.) 변비가 지속되기보다는 간헐적으로 있는 경우에는 파파야와 바나나를 같이 먹는 게 좋다.

금식, 거식증, 위독한 병 등 어떤 이유로든 한동안 음식을 입에 대지 않았을 경우, 갈아 먹는 파파야는 안전한 복식復食을 위한 묘약이다. 칼로리도 충분하고 신경을 진정시키면서 항바이러스 물질과 항박테리아 물질, 미량 미네랄과 베타카로틴을 함유한데다 소화도 잘된다. 이 책 462쪽에 있는 파파야 푸딩 레시피를 참고하기 바란다. 파파야를 갈 때 양상추를 넣어도 괜찮다.

GMO가 아닌 파파야만 이용하는 게 중요하다. GMO가 아니고 대량 생산되는 품종으로는 마라돌 파파야가 대표적이다. 그리고 반드시 잘 익은 파파야를 골라야 한다. 숟가락으로 뜰 수 있을 만큼 과육이 부드러워야 익은 것이다. 파파야는 겉모양으로도 쉽게 숙성도를 알 수 있다. 익은 파파야는 껍질이 주황색과 노란색을 띠기 시작하고, 엄지로 눌렀을 때 살짝 들어갈 정도로 말랑말랑하다. 바나나와 마찬가지로 익어가는 파파야가 늘 비축되어 있도록 계획을 세워야 한다.

| 찐 감자 |

설사가 있거나 대변을 너무 자주 보는 경우에는 감자를 이용한 모노 해독법이 제일 좋다. 찐 감자만 단독으로 먹는 것은 위산이 너무 적어서 소화불량에 걸린 사람에게 특히 유용하다. 사실 감자는 두루두루 이롭다. 우선 (계란, 닭고기, 생선, 칠면조 또는 소고기 같은) 동물성 단백질이나 (견과류, 씨앗류, 땅콩 버터 또는 두부 같은)

식물성 단백질이 주된 열량 공급원이던 사람이 장염이나 기타 이유로 위장이 극도로 예민해져서 이런 단백질을 먹지 못할 때 감자를 먹으면 단백질 못지않은 포만감과 에너지를 얻을 수 있다. 감자는 매우 동화가 잘되는 단백질만이 아니라 칼륨 같은 무기질도 함유하고 있고, 병원균으로 인한 염증을 줄이는 데 도움이 되는 아미노산인 L-라이신도 풍부하다. 감자는 궤양과 속쓰림에도 좋다.

간혹 감자가 가지과 식물이라서 경계하는 이들이 있다. 가지과의 영문 명칭 'nightshade'는 어감만으로 공포를 자아낸다. 그래서 사람들은 민감증이나 알레르기가 생길까봐 감자까지 피하려 한다. 그러나 감자는 억울하다. 그리고 탄수화물이 많다는 이유로 등한시되는 것도 억울하다. 가지과 식물이 문제를 일으킨다는 가설은 애초에 만성 질환이 왜 발병하는지도 모르면서 사람들의 건강 악화 원인을 추측하려는 일부 전문가들이 만든 것이다. 이러한 추측이 공포를 불러오고, 공포에 힘입어 헛소문이 퍼지다 보면 거짓 정보가 어느덧 상식이 되어 더 많은 사람들을 호도한다. 과일의 당분, 그리고 렉틴, 옥살산염 같은 영양 성분 역시 전혀 무해한데 과학적 근거도 없이 등한시된다. 사람이 왜 병에 걸리는지도 모르면서 업계 일부 종사자들이 조장한 공포의 대상이 된 대표적 사례가 바로 가지과 식물이다. '가지과'나 '탄수화물'이라는 범주는 매우 포괄적이다. 단어 때문에 무턱대고 감자를 경계한다면 치유의 기회를 스스로 놓치는 것이다. 물론 야생에서 자라는 가지과 식물 중에는 먹으면 안 되는 것도 있지만, 마트에서 흔히 보이는 토마토, 감자, 가지, 고추 등의 가지과 식물은 다르다. 그리고 물론 가공 밀가루 같은 탄수화물은 건강에 안 좋지만, 그렇다고 감자의 탄수화물까지 문제삼는 것은 곤란하다. 감자는 사람의 목숨도 살릴 수 있는 식물이다. 지난 수십 년 동안 나는 실제로 그런 사례를 목격했다.

감자가 '백색 식품white food'이라서 피해야 한다고 믿는 것 역시 믿는 사람만 손해이다. 사과를 백색 식품이라고 생각하는가? 무는? 체리모야는? 이런 식물도 껍질을 벗기거나 가르면 속은 하얗다. 하지만 얼마나 영양가가 높은지 알기 때문에 아무도 그 음식을 백색 식품이라고 부르지 않는다. 블루베리도 마찬가지다. 빛깔 때문에 블루베리라고 불리지만 속살은 하얗다 못해 거의 투명하다. 마트에서 파는 감자만 보더라도 황토색, 노란색, 보라색, 주황색 등등 품종에 따라 빛깔이 다르다. 다시 말하지만 감자는 백색 식품이 아니다. 백색 식품이라는 범주는 흰 빵 같은 정제 및 가공 식품을 위해 있는 것이다.

모노 해독법에 이용하는 감자는 당연히 아무것도 첨가하지 않은 찐 감자이다. 평소에 아무리 맛있게 먹는다 해도 볶은 감자, 구운 감자, 삶은 감자는 안 된다. 당연히 튀긴 감자도 안 된다. 찐 감자에 식용유, 버터, 사워크림, 양념 등을 넣는 것도 안 된다. 감자에 신선한 레몬 즙을 뿌려 맛을 더하는 것은 괜찮다. 모노 해독 중에는 향신료도 피해야 한다. 예민한 소화기 치유에 정말 좋은 방법은 감자를 양상추에 싸서 먹거나 양상추 샐러드와 함께 먹는 것이다. 감자 껍질이 소화하기 힘들 것 같아서 껍질째 먹기 꺼려진다면, 찐 감자 껍질은 소화가 잘되고 항바이러스 물질과 영양소가 풍부하다는 사실을 알았으면 좋겠다. 유기농이 아닌 감자의 경우 원하면 껍질을 벗겨서 먹어도 된다. 껍질이 푸르스름하거나 싹이 난 감자는 먹지 말아야 한다.

감자가 살찌는 음식이라는 누명을 쓰게 된 데는 감자가 거의 항상 지방과 함께 섭취되기 때문이다. 기름에 튀기든, 버터나 크림을 넣어 휘핑하든, 베이컨 칩을 뿌리든 감자와 지방은 몸에 안 좋은 조합이다. 지방은 물론 아무것도 첨가하지 않고 감자를 그냥 쪄서 먹는 방법은 생각조차 못 하는 사람들이 많다. 그러나 바로 그 방법이 누군가의 인생을 바꿀 수 있다. 찐 감자는 따뜻할 때 먹어도 되고 차갑게 식혀 먹어도 된다. 통째로 먹거나 으깨서 먹거나 심지어 갈아서 먹어도 된다.(다만 갈면서 유제품을 비롯한 어떤 첨가물도 넣지 않는다.) 통째로 먹을 때는 꼭꼭 씹어 먹는다.

고구마나 얌(참마)도 훌륭한 치유 음식이지만, 모노 해독 옵션으로는 최적이라 할 수 없다. 섬유질이 많아서 위장에서 공간을 많이 차지하기 때문에 소화기가 예민한 사람에게는 부담스러울 수 있다. 모노 해독법을 진행할 때는 평범하게 감자로만 하는 게 좋다.

감자가 치유에 좋은 이유 중 하나는 몸속에 있는 부정적이거나 유해한 어떤 것의 먹이도 되지 않기 때문이다. 감자는 (장 질환을 비롯한) 수많은 만성 질환의 원인이 되는 바이러스의 먹이가 되지도 않고, 유해한 박테리아, 효모, 곰팡이의 먹이가 되지도 않는다. 사실 감자는 게실염이나 전립선염을 일으키는 박테리아 군집에 달라붙어 그것들이 대장에서 빠져나올 때까지 몰고 갈 수 있고, 연쇄상 구균, 대장균, 포도상 구균과 기타 유해한 세균을 몸 밖으로 몰아낼 수 있다. 감자에 들어 있는 화합물은 끈적끈적하게 달라붙는 성질이 있다. 이는 감자의 전분 때문만은 아니다. 감자가 장을 통과하는 사이에 이 화합물에 병원균이 한번 달라붙으면 떨어지지 않는다. 감자는 심지어 직장에서 요충을 몰아내기도 한다. 이런 감자의 이점을 계란과 비교해 보자. 사람들은 계란에 대해서는 경계하도록 학습받지 않았기 때문에 자신에게 계란 알레르기가 있다고 의심하는 경우가 드물다. 그러나 사실 계란은 장관과 장기에 있어서는 안 되는 모든 병원균의 먹이가 되고, 유해한 박테리아나 여러 바이러스 군집의 먹이가 된다. 감자는 절대 병원균의 먹이가 되지 않는다. 오히려 감자는 병원균의 증식을 늦추고 독성을 약화시킴으로써 우리의 면역 체계가 더 강해져 병원균을 더 쉽게 사멸시키도록 돕는다.

나아가 감자는 소화계에도 아주 부드럽게 작용한다. 특히 장관을 치유하는 데 가장 좋은 음식 중 하나이다. 그러므로 감자가 당분과 탄수화물 함량이 과하다거나 칸디다균을 포함한 세균의 먹이라는 부정확한 정보 때문에 감자를 외면하지 않길 바란다. 모두 잘못된 정보이다.(4장 "마이크로바이옴이 문제일까?"에 칸디다균에 대한 더 자세한 설명이 나온다.) 그동안 감자를 이용한 모노 해독 플랜은 수많은 사람들의 장관을 회복시키고, 만성 설사에서부터 복부 팽만, 가스 참, 위염, 변비, 위산 역류에 이르는 다양한 증상에서 회복되도록 도왔으며, 심지어는 식중독이나 식도 열공 탈장 같은 심각한 증상도 완화시켜 주었다. 감자는 부드러워서 장 내벽의 신경을 자극하지 않으므로 장을 진정시키는 효과가 있다. 심각한 소화 장애가 있어도 소화가 잘되고 영양분이 잘 동화되는 음식이 바로 감자이다.

| 찐 완두콩 |

찐 완두콩을 이용한 모노 해독법은 바나나, 파파야 또는 감자를 구할 수 없는 경우에 훌륭한 대안이 된다. 다른 옵션만큼은 아니지만 그래도 비교적 장관에 부드럽게 작용하며, 병원균의 먹이가 되지 않는다.(모노 해독법의 모든 옵션이 그렇다.) 완두콩은 동화가 잘되고, 치유에 좋은 파이토케미컬과 탄수화물을 함유하고 있으며, 특히 엽록소가 풍부하다. 엽록소는 장 내벽에 쉽게 흡수되어 건강한 세포 증식을 돕고, 장관 내벽이 과도한 아드레날린, 독성 트러블메이커, 트러블메이커 음식, 병원균 등에 의해 타 들어가고 흉 지고 상처 나고 망가졌을 때 점막의 복구를 돕는다.

완두콩 단백질 분말은 아예 고려 대상에서 배제하기 바란다. 그리고 통조림밖에 구할 수 없는 특수한 상황이 아닌 이상 신선한 완두콩이나 냉동 완두콩을 쓰도록 한다. 모노 해독법에 가장 적합한 완두콩은 작고 어린 콩이다.(혹시 몰라서 말해두지만 이유식용이 아니라 알이 작고 연한 콩을 말하는 것이다.) 냉동 완두콩이 제일 간편할 것이다. 신선하고 연한 콩을 공수할 수 있고 양껏 먹을 만큼 콩깍지를 벗길 수 있다면 물론 그것도 좋다. 그러나 대부분의 경우 냉동 콩이 가장 손쉽게 구해서 준비할 수 있는 옵션일 것이다. 그리고 되도록 유기농 제품을 이용하는 게 좋다.

완두콩을 찔 때는 원하는 만큼 오래 쪄도 된다. 쉽게 소화되는 게 좋으면 물컹해질 정도로 쪄도 괜찮다. 위장이 덜 예민하다면 그렇게 오래 찌지 않아도 된다. 감자와 마찬가지로 하루 분량을 한꺼번에 쪄서 소분했다가 나중에 식은 채로 먹어도 되고, 가스레인지에 (식용유나 버터 없이) 다시 데워 먹어도 된다. 아니면 그때그때 한 끼 분량을 쪄서 먹어도 된다. 전자레인지로 완두콩을 데우는 것은 되도록 피한다.

찐 완두콩 옵션에 양상추를 추가하고 싶다면 잘게 썬 양상추 위에 완두콩을 얹어 먹어도 되고, 타코처럼 양상추 잎에 완두콩을 담아서 먹어도 되며, 그냥 완두콩에 곁들여서 먹어도 된다. 양상추와 완두콩을 함께 갈아서 먹어도 된다. 지금은 양상추가 맞지 않는다고 생각한다면 그냥 아침에 셀러리 주스를 마신 후 하루 종일 완두콩만 단독으로 먹어도 상관없다. 아무튼 완두콩을 먹을 때 버터, 크림, 온갖 종류의 식용유, 간장, 다마리 간장, 영양 효모를 첨가하면 안 된다는 것만 기억하자. 심지어 향신료도 안 된다. 신선한 레몬 즙은 괜찮다. 최대한 단순하게 식사를 해야 위장을 치유할 수 있다.

| 찐 겨울호박 + 찐 풋강낭콩이나 미니양배추나 아스파라거스 |

이 모노 해독 플랜은 장이 많이 예민하지 않고 한 가지 음식만 먹는 데 거부감이 있어서 식단을 조금 더 다양화해 모노 해독법을 지속하고 싶은 사람에게 적합하다. 겨울호박에 찐 풋강낭콩이나 미니양배추나 아스파라거스를(나중에 설명하겠지만 이 셋 중

둘을 골라서) 함께 먹으면 항산화 물질, 엽록소, 유황이 풍부한 화합물, 항바이러스 물질, 항박테리아 물질, 베타카로틴, 필수 포도당으로 하루를 채울 수 있다. 이 모든 성분은 간과 위장을 회복시키고 병원균을 약화시키며 심지어 사멸시키는 데 매우 유용하다. 이 음식들은 간의 담즙 생산에 도움이 되고 장 내벽의 신경 회복에도 좋다. 그리고 모노 해독에 적합한 부드럽고 믿을 만하고 쉽게 구할 수 있는 음식이다.

이 옵션은 다음과 같이 실행한다. 아침에 셀러리 주스를 마신 후 저녁 식사 때까지는 찐 겨울호박을 먹는다. 그러니까 호박을 (배가 고프면) 오전에도 조금 먹고, 점심으로도 먹고, 오후에도 먹는다는 뜻이다. 아침 식사를 할지 아니면 점심을 첫 식사로 할지는 배가 고픈 정도에 달렸다. 이 절 초반에 강조했듯이, 공복이 너무 길어지면 안 된다. 하루의 첫 식사를 너무 오래 미루면 기분도 기운도 다 떨어질 수 있다.

그리고 저녁이 되면 찐 풋강낭콩, 미니양배추, 아스파라거스 세 가지 중 두 가지를 선택한다. 이렇게 하면 약간의 선택권이 생기면서 모노 해독법의 단조로움을 덜 수 있다. 그럼에도 이 방법은 정식 모노 해독법으로서 거의 모든 증상에 큰 도움이 된다.

하루 중 언제든지 찐 호박과 찐 채소에 양상추를 곁들여도 된다.

겨울호박에 대해 설명을 덧붙이자면, 가장 구하기 쉬운 품종은 땅콩호박이다.(호박을 자르는 수고로움이 싫으면 냉동 땅콩호박을 이용해도 된다.) 반면 국수호박은 칼로리가 부족하기 때문에 적합하지 않다. 호박 중에서 달콤한 품종이 모노 해독 음식으로 적합하다. 구할 수만 있다면 델리카타, 스윗덤플링, 도토리호박, 카보챠(콤부차와 헷갈리지 말 것) 등의 단호박 종류도 훌륭한 선택이다. 장이 예민하다면 호박을 찐 다음에 껍질은 버려도 된다. 소화력이 좋다면 껍질째 먹어도 괜찮다. 어떻게 먹든 호박은 굽지 말고 쪄야 한다. 그리고 버터, 식용유, 크림 등은 첨가하면 안 된다.

■■■ 한 번에 먹는 양

모노 해독법을 진행하면서 한 번에 먹는 양은 평소에 음식을 얼마나 먹는지에 달렸다. 한 가지 음식만 먹을 때도 평소 식사를 할 때의 1인분과 비슷한 양을 먹는 게 속이 편할 것이다.

모노 해독법 1일차에는 한 번에 먹는 양을 조금 줄여보는 것도 좋은 방법이다. 평소보다 적게 먹었는데 곧 힘이 없거나 집중력이 흐트러질 만큼 허기가 지면 바로 조금 더 먹어도 된다. 먹고 싶은 것을 참거나 무조건 소식하는 것은 모노 해독법의 취지에 맞지 않다. 모노 해독의 기본 취지는 시작하자마자 완두콩 2킬로그램 또는 바나나 스무 개를 한꺼번에 먹어치우게 하는 것이 아니다. 모노 해독의 주요 목적은 소화계의 치유이기 때문에 과식으로 위장에 부담을 주는 것은 금물이다.

그러나 무작정 굶는 것도 치유에 전혀 도움이 되지 않는다. 굶주리게 되면 나중에 고삐가 풀려 트러블메이커 음식으로 폭식할 위험이 있기 때문이다. 적당한 양으로 시작해서 원하면 조금씩 양을 늘리는 게 모노 해독법의 정석이다.

■■▄ 모노 해독법의 효능

| 위장에 이로움 |

모노 해독법은 위장을 진정시키는 최상의 식이 요법이긴 하지만, 장이 예민한 사람은 여전히 음식물이 장에서 움직이는 것이 그대로 느껴지며 소화가 제대로 안 되고 있다는 생각에 겁이 날 수 있다. 모노 해독 플랜을 철저히 따르고 있는데도 속이 불편하다고 해서 두려움에 사로잡힐 필요는 없다. 장내 염증이 심할 때는 음식물이 통과하면서 내벽에 닿기만 해도 느껴질 만큼 과민해진다. 바나나, 파파야, 양상추, 그리고 찐 감자, 완두콩, 호박, 풋강낭콩, 미니양배추, 아스파라거스는 부드러운 음식이기 때문에 장관에 절대 해를 입히지 않는다.

직관에 반하는 말처럼 들릴지 모르겠다. 모노 해독 음식과 달리 치즈나 계란을 먹을 때는 상대적으로 속이 편하니까 말이다. 그러나 속으면 안 된다. 치즈나 계란은 물컹하고 쫀득한 덩어리 형태로 장을 통과하기 때문에 장을 통과하는 순간에는 과민해진 장 내벽 신경을 자극하지 않는다. 그러나 계란이나 치즈는 장관의 염증을 일으키는 바로 그 박테리아와 바이러스, 심지어 유해한 곰팡이 균까지 먹여 살린다. 궁극적으로 계란과 치즈 때문에 장내 염증이 악화되는 것이다. 양상추 같은 치유에 좋은 음식을 먹을 때는 약간의 불편감을 느낄 수 있다. 장관 내벽의 염증이 생긴 곳을 건드리기 때문이다. 그렇다고 신경 말단을 통해 불편감이 전해졌다고 해서 양상추가 (실제로는 소화되고 있는데) 소화되지 않고 있다고 판단하고 양상추를 외면해선 안 된다. 양상추 대신 (애초에 장 문제의 원인에 기여하는) 계란과 치즈로 돌아가는 것은 더더욱 안 된다. 음식이 장내 환경과 어떻게 상호 작용하는지 제대로 알지 못하면 악순환은 계속될 것이다. 그러므로 계란과 치즈를 피해 장을 조금씩 회복시킨 뒤 준비가 되었을 때 다시 양상추를 식단에 포함시키는 게 최선이다.

위 무력증

위 무력증은 진단명으로는 널리 알려져 있지만 그 원인은 여전히 의과학계의 미스터리로 남아 있다. 위 무력증을 진단받은 사람은 모든 것이 추측이기 때문에 무척 혼란스러울 수 있다. 물리적인 부상을 당했다거나 수술 도중 위장 한 곳의 신경 말단이 손상된 게 아닌 이상, 마비된 부위가 위인지, 십이지장, 소장, 대장, 직장인지 정확히 알 길이 없다. 사실 위 무력증은 많은 경우 뇌에서 원인을 찾을 수 있다. 독성 중금속과 병원균이 뇌에 염증을 일으키면 소화관의 어느 구간에서든 신경 약화로 이어질 수 있고, 결과적으로 위장 관련 증상이 나타날 수 있다. 장 내벽 주위에 있는 신경도 엡스타인 바, 대상포진, 인간 헤르페스 6형 등의 바이러스 감염으로 염증이 생길 수 있다. 이는 신경 말단의 기능을 둔화시켜 결국 장관의 연동 작용까지 느려지게 만든다.

위 무력증에는 여러 단계가 있다. 인공적으로 영양을 공급받아야 하는 상황이 아니고 음식을 씹어 삼킬 수 있다면 모노 해독법은 위장 내벽의 신경을 회복시켜 줌으로써 위 무력증 치료에 큰 도움이 된다. 나아가 모노 해독법은 뇌 기능에 필수적인 무기염과 포도당을 공급함으로써 뉴런의 강화와 신경 전달 물질의 재활성화에 기여한다. 이로써 뇌는 장이 연동 작용을 제대로 할 수 있도록 더 수월하게 신호를 보낼 수 있게 된다. 나아가 모든 모노 해독 음식은 항바이러스 물질이 풍부하기 때문에 위장 내벽을 비롯한 소화계 어디에서든 반흔 조직과 신경 손상을 일으키는 저등급 바이러스 감염을 완화해 준다. 모노 해독법은 근본적으로 소화계가 중추 신경계와 조화롭게 교신할 수 있도록 도와서 치유의 길을 열어준다.

| 진단되지 않은 위장 문제에 이로움 |

앞서 언급한 바와 같이 위장 문제는 진단이 제대로 되지도 않은 채로 지속되는 경우가 많다. 대체로 이런 문제의 원인은 위, 십이지장, 소장, 대장에 있는 신경이 박테리아나 바이러스 과부하로 인해 군데군데 염증이 생긴 데서 찾을 수 있다. 이런 경우 속이 심하게 불편해지면서 소화계가 음식물을 처리하고 영양분을 동화하지 못할 거라는 걱정이 들 수 있다. 이럴 때는 모노 해독법이 해답이다.

세상 거의 모든 사람들이 겪고 있는 또 한 가지, 진단되지 않고 눈에 보이지도 않는 위장 문제가 있다. 바로 위산 부족이다. 위산이 부족하면 단백질이 제대로 분해되지 않고, 덜 분해된 단백질은 장관에 쌓여 부패하며, 이로써 상부 위장관과 심지어 하부 위장관의 팽창으로 이어질 환경이 조성된다. 음식물이 장에서 산패하면 유해 박테리아의 먹이가 되고, 훗날 소장 내 세균 과잉 증식, 심지어 크론병이나 대장염 진단으로 이어질 수 있다.

많은 사람들의 위는 심각하게 망가진 상태이다. 본인은 의식하지 못하지만 위 내벽이 반흔 조직으로 뒤덮여 있거나 마모되었거나 울퉁불퉁할지 모른다. 위도 하나의 장기인데, 평생을 혹사당하다 보면 약해지는 것은 당연하다. 위산 분비도 줄어들고 탄력도 떨어진다. 이렇게 되면 위는 병원균이 일으키는 질환, 예컨대 대부분의 경우 박테리아 때문에 생기는 위궤양 같은 질환에 더 취약해진다.

위에서 십이지장으로 가는 길목에 썩은 단백질과 지방 같은 찌꺼기가 고이면 위 끝에 게실(주머니)이 생기면서 위가 늘어질 수 있다. 이런 증세는 의사도 판별하기 힘들다. 또한 수년간 독소에 찌들어 위를 둘러싼 연결 조직이 균일하지 않게 늘어나는 것 역시 의사는 알 수 없다. 그러나 이런 상태를 방치하면 위는 어디는 늘어지고 어디는 그대로 있으면서 기형적으로 변할 수 있다. 그리고 식도 열공 탈장, 위경련, 인후 및 식도 경련, 위산 역류, 속쓰림으로 이어질 수 있다.

이런 결말을 향해 달려가는 기차에서 안전하게 내리는 방법이 바로 모노 해독법이다. 치유에 도움이 되는 한 가지 음식만 먹으면서 위에게 휴식과 회복과 재생의 기회를 주기 때문이다. 그 기회를 통해 위가 내벽의 손상된 조직을 복구하고 서서히 기력과 탄력을 회복한다면 언젠가는 제대로 기능하게 될 것이다.

| 간에 이로움 |

어떤 종류, 어떤 증상이든 위장 문제에 시달리는 사람들은 모두 한 가지 공통점이 있다. 바로 지방을 제대로 분해할 만큼 담즙을 생산하지 못하는 허약한 간을 갖고 있다는 점이다. 독소와 독성 물질, 병원균이 포화 상태에 이른 간은 둔해지고 처지며 혈액 공급까지 느려진다. 이렇게 되면 소화계에도 문제가 생긴다. 간이 약해지면 위산을 분비하는 위샘을 비롯한 소화관이 스트레스를 받기 때문이다. 모노 해독 음식은 모두 간에 좋다. 간이 좋아지면 소화관과 위산 분비는 저절로 좋아진다.

| 음식 알레르기에 이로움 |

모노 해독법은 음식 민감증과 알레르기에서 회복하고 몸을 재설정하는 데 탁월한 효과를 발휘한다. 그 이유의 일부를 설명하자면, 모노 해독 음식 중 하나로 식단을 제한하면 애초에 알레르기를 일으키는 병원균의 먹이가 되는 트러블메이커 음식이 자동으로 배제되기 때문이다. 몸은 모노 해독법 덕분에 트러블메이커 음식이 촉발하는 병원균 증식과 그에 따른 유독성 부산물로부터 휴식을 취할 수 있게 된다. 다시 말해 계란, 글루텐, 옥수수, 우유와 치즈와 버터를 비롯한 모든 유제품, 일부 가공 식품은 엡스타인 바 바이러스 같은 병원균이 좋아하는 먹이이다. 게다가 동물성이든 식물성이든 지방 함량이 높은 음식은 대부분 피를 걸쭉하게 만드는데, 걸쭉해진 피는 혈류의 산소 농도를 감소시키고 간을 약화시킨다. 즉 바이러스와 유해 박테리아가 활발하게 증식할 수 있는 환경이 되는 것이다. 이와 동시에 바이러스는 우리가 일상적으로 노출되는 독성 중금속, 살충제, 제초제, 일반 세제 같은 화학용품, 방향제, 향초, 코롱, 향수 등에 들어 있는 성분도 먹어치운다. 먹이가 풍족해진 바이러스는 왕성하게 증식하면서 신경독을 배설한다. 이 신경독이 몸의 각종 계통을 교란시켜 음식 민감증을 일으키고, 심지어 건강한 음식마저도 받아들이지 못하게 만드는 것이다. 모노 해독법은 이런 트러블메이커 음식을 완전히 배제함으로써 이 악순환을 끊어낸다. 음식 알레르기와 민감증을 일으키던 병원균은 먹이가 끊겨 사멸하게 되고, 악순환에서 벗어난 몸은 회복되기 시작할 것이다.

■■■ 해독 효과

한 가지 음식만 먹는 식이 요법은 음식 민감증을 극복하게 해주는 동시에 해독도 해준다. 그래서 모노 해독법이라고 부르는 것이다. 3:6:9 해독법과 같은 강도로 간을 정화시켜 주진 못하지만. 모노 해독법은 간에 있는 독소를 부드럽게 정화하는 동시에, 위, 십이지장, 소장, 대장, 직장을 비롯한 몸속 모든 장기를 부드럽게 해독해 준다. 한마디로 몸 전체를 해독해 주는 것이다.

앞서 살펴보았듯이, 이 장의 모노 해독 음식 옵션은 병원균을 사멸시키는 작용을 한다. 즉 바이러스, 박테리아, 진균, 효모, 곰팡이를 퇴치하는 음식이다. 이 음식을 이용한 모노 해독법을 진행하는 동안 병원균은 기아 상태에 들어가는데 그 상태만으로도 몸을 해독하는 효과가 있다. 따라서 모노 해독법은 신체적인 작용과 더불어 특정 음식에 대한 욕구와 같은 정서적 작용도 일어날 수 있다. 이런 작용을 잘 견뎌내는 데 20장 "내 몸의 치유력"과 25장 "해독 과정에서 일어나는 감정"이 도움이 될 것이다.

■■■ 한 가지 음식만 먹는 것에 대한 두려움

사람들은 모노 해독법에 대한 설명을 들으면서 영양소나 다양성이 부족하다는 걱정을 하기도 한다. 이런 불안감을 안고 모노 해독법을 시작해선 안 된다. 이런 불안감은 최대한 많은 색깔의 음식으로 구성된 식사가 건강에 제일 좋다는 잘못된 상식에서 비롯된 것이다. 음식을 색깔별로 골고루 먹는 유행에는 건강이 악화된 상태에 대한 고려는 들어가 있지 않다. 건강이 악화된 상태가 장, 간, 췌장 등의 장애 때문이든, 정확한 진단명은 없지만 극심한 복부 팽만, 변비, 복통, 경련, 속쓰림 등을 동반한 원인불명의 만성 위장 문제 때문이든, 심지어 혈당 조절 장애 때문이든 모노 해독법은 치유를 진전시켜 준다. 음식이란 음식, 영양소란 영양소를 모조리 몸에 넣어준다고 해서 치유가 진전되는 게 아니다. 건강이 악화된 상태로는 몸이 어차피 그 많은 음식을 다 처리하지도 못하고 그 많은 영양소를 다 활용하지도 못한다. 치유의 진전은 몸이 자연 치유력을 발휘하는 데 있어 지금 당장 필요한 것을 공급해야 가능하다. 다양한 음식을 즐길 기회는 앞으로 얼마든지 있다. 지금 이 순간은 몸을 고치는 데 집중해야 한다. 건강 문제를 해결하지 않는 이상 아무리 다양한 음식을 먹어도 그 이점을 누릴 수 없다.

| 음식 무지개 |

모노 해독법을 통해 집중적으로 먹는 파파야 같은 치유 음식과 그 음식의 이로움은 다양함의 필요성을 능가한다. 한 끼에 일곱 색깔 무지개를 다 담으려고 하면 각 음식을 아주 소량만 섭취하게 된다. 토마토 한 조각, 오이 두어 조각, 잎채소 몇 잎 먹고 끝나는 것이다. 모든 색깔이 다 들어가 있긴 하지만, 그렇게 먹는 것과 한 끼에 에얼룸 토마토(유전자 조작을 거치지 않고 원형 그대로 보존된 토마토 – 옮긴이)를 한 그릇 가득 먹거나 콜리플라워 한 통을 다 먹는 것은 차원이 다르다. 이것저것 먹게 되면 각기 다른 소량의 음식들에 영양소가 분산되기 때문이다. 어떨 때는 그렇게 먹어도 영양 공급이 충분할 수 있다. 예를 들어 샐러드에 토마토 한 조각, 오이 두어 조각, 채썬 당근 몇 가닥, 브로콜리 두 조각, 빨간 피망 한 조각, 아보카도 한 조각, (다행히 과일을 경계하지 않는다면) 오렌지 한 쪽 넣고 닭가슴살 한 덩이를 얹어서 먹어도 힘이 날지 모른다. 하지만 살다 보면 모노 해독 중이 아니더라도 치유에 좋은 음식을 더 많이 집중적으로 먹는 게 필요할 때도 있다. 예컨대 야생 블루베리 두 컵을 간식으로 먹는 게 다른 음식과 섞어서 몇 알 먹는 것보다 더 도움이 될 때가 있다. 또 에얼룸 토마토를 그릇에 가득 담아 먹는 게 점심 시간에 먹다 남긴 샐러드 속 토마토 반 개보다 더 필요할 때가 있다.

소화 기능이 약할 때는 일곱 색깔 무지개를 다 담은 식사에서 과연 얼마나 많은 것을 취할 수 있을까? 제대로 기능하는 것조차 버거운 상태의 소화계가 여러 다른 음식 조각들에서 과연 얼마큼의 영양소를 뽑아낼 수 있을까? 소화계가 심하게 망가졌을 때는 이 장에서 언급한 치유에 좋은 음식 한 가지를 대량으로 섭취하는 것이, 골고루 먹는다는 명분 아래 이것저것 조금씩 먹는 것보다 훨씬 더 이롭다. 이 장의 치유 음식 한 가지(또는 두세 가지)만 집중적으로 먹으면 치유의 실질적인 진전을 보게 될 것이다.

식단의 다양성을 갖춘다는 것은 무슨 경주를 하는 것이 아니다. 하루가 다 가기 전에 모든 영양소와 모든 색깔의 음식을 다 섭취해야 하는 게 아니라는 뜻이다. 그렇게 경주에 집중하다가 정작 중요한 걸 놓치는 대표적인 예가 50가지 원료가 들어간 슈퍼 푸드 파우더이다. 스무디에 그 파우더를 한 스푼 넣으면 각 원료를 한 톨씩밖에 못 먹는다. 먹으나마나인 셈이다. 다양성은 장기적인 목표여야 한다. 위는 하나이고 하루에 그 위를 채울 수 있는 양은 한계가 있다. 그런데 24시간 안에 일곱 색깔 무지개를 다 채우려고 하면 오히려 영양 결핍이 생길 수 있다. 소화 기능이 약하면 그 다양한 음식의 일부만 처리할 수 있기 때문이다. 게다가 트러블메이커 음식까지 같이 먹으면 몸에 좋은 음식의 흡수와 동화는 더욱 힘들어진다.

한두 가지 음식만 집중적으로 먹는 모노 해독법을 수개월 지속해도 생각보다 다양하게 먹을 수 있다. 장을 보러 갔을 때 그날 들어온 바나나는 한 농장 상품이고 다음에 장을 보러 갔을 때 진열된 바나나는 다른 농장 상품이거나 같은 농장이더라도 다른 밭에서 수확한 상품일 가능성이 크다. 같은 바나나여도 영양 성분의 구성이 약간 달라진다는 것이다. 다른 모노 해독 음식도 마찬가지다. 같은 마라돌 파파야라도 구입할 때마다 원산지가 다를 수 있다. 심지어 한 농장에서 직접 공급받은 감자와 양상추만 계속 먹어도 다양성은 충분히 보장된다. 토양의 구성이 시간이 흐르면서 변하기 때문이다.

모노 식사법을 통해 의외로 많은 영양소를 섭취할 수 있다. 영양가가 매우 높은 음식을 집중적으로 먹는 것이기 때문에 평소보다 오히려 더 많은 항산화 물질, 더 많은 미량 미네랄, 더 많은 항바이러스 물질, 더 많은 항박테리아 물질, 더 많은 파이토케미컬, 더 많은 비타민 C, 더 많은 칼륨, 더 많은 무기염, 그리고 더 많은 포도당을 섭취하는 것이다. 파파야는 오늘날 지구상에서 가장 좋은 치유 음식의 하나로 꼽힌다. 매일 파파야를 충분히 먹으면 음식 무지개를 매끼 먹는 데 연연하느라 파파야를 1년에 한두 번 먹을까 말까 한 것과는 비교할 수 없을 만큼 놀라운 치유 효과를 누릴 수 있다. 그렇게 몇 달을 파파야와 양상추만 먹다가 바나나를 추가해 보고 싶어질 수도 있고, 아니면 더 다양한 식단으로 돌아가기 전에 감자와 양상추로 옵션을 바꿔서 모노 해독법을 더 진행하고 싶어질 수도 있다. 이렇게만 해도 길게 봤을 때는 다양성이 보장된다. 그리고 그런 다양성은 몸이 처리하고 흡수하고 동화하여 그 이로움을 넘치게 누릴 수 있는 다양성이다.

셀러리 주스 또한 모노 해독법의 중요한 일부이다. 모노 해독법을 진행하면서 매일 마시면 큰 변화를 가져올, 그야말로 슈퍼 푸드를 능가하는 허브이다. 셀러리 주스로 공략할 수 있는 병의 기저 원인을 없애지 못한다면, 아무리 음식을 다양하게 먹어도 병에 걸릴 수 있다. 음식을 다양하게 먹는 게 건강의 비결이라면, 다양성과 건강을 약속하는 케토식, 팔레오식, 직관적 식사, 고단백·고지방의 채식, 자연식물식, 비건식 등을 따르는 그 많은 사람들은 대체 왜 병에 걸리는가?

이렇게 음식의 다양성에 대해 길게 논하는 이유는 "영양 결핍에 걸리면 어떡하지?"라는 마음가짐으로 모노 해독법을 시작하면 안 된다는 점을 강조하기 위해서이다. 그런 자세는 치유의 기회를 스스로 포기하게 만든다. 오히려 이렇게 자신에게 묻는 게 낫다. '골고루 적당히' 먹느라 모든 영양소와 모든 색깔의 음식을 다 먹는 사람 중 병에 걸리는 사람이 얼마나 되는지? 답은 뻔하다. 너무나 많은 사람들, 심지어 가공되지 않은 통식품만 먹는 사람도 병에 걸린다. 모든 견과류, 씨앗류, 생선, 채소, 과일, 육류, 동물성 단백질을 자연산, 야생, 유기농, 방목, 비가열 등을 따져서 골고루 먹는 사람도 각종 질병에 걸린다. 여타 음식에 관한 신념 체계를 지키는 모든 사람도 마찬가지다. 우리가 병에 걸리는 데는 식단의 다양성이나 균형보다 더 큰 이유가 있다는 말이다. 우리 모두는 잉태되는 순간부터 태아기와 영아기를 거치는 동안 정도만 다를 뿐 이미 각종 병원균과 독소에 노출된다. 게다가 그동안 대인 관계와 생활 환경을 통해 얼마든지 더 많은 독소와 병원균에 지속적으로 노출되며 살아왔다. 바로 그 독소와 병원균이 평생 동안 우리의 건강을 해치는 것이다. 이 진실을 제대로 이해해야 몸을 보호하고 치유할 수 있다.

모노 해독법 때문에 영양 결핍이 생길 수 있다는 말도 조심해야 한다. 모노 해독 음식은 의사도 밝히지 못한 원인불명의 증세로 고통받고 있는 누군가의 목숨을 살릴 수 있다. 각종 의학 검사와 전문 상담으로도 원인을 밝히지 못한 위경련으로 바닥에 태아 자세로 웅크리고 신음하는 누군가에게, 소화기 전문의를 비롯해 어떤 전문의도 밝히지 못한 원인불명의 구토, 메스꺼움, 위염에 시달리는 누군가에게 모노 해독법은 인생을 바꾸는 계기가 될 수 있다. 모노 해독법은 이들이 고통 없이 식사를 하고 치유의 과정을 거쳐 비로소 희망을 가지고 인생을 살아가게 될 출발점이 될 수 있다는 것이다.

| 단백질과 지방은? |

모노 해독법을 진행하면서 매 끼니 파파야만 먹는 사람은 "그럼 단백질은?"이라는 질문에 대비할 필요가 있다. '단백질'이라는 단어에 약한 사람, 즉 단백질을 최고의 영양소로 여기고 단백질이야말로 생명의 근원이라 믿는 사람은 그런 질문 앞에 무너질 가능성이 높다. 모노 해독법을 진행할 생각을 접고 그 많은 이로움을 포기할 수도 있다. 그렇게 되지 않으려면 그런 질문에 답변할 말을 준비해 두는 게 좋다.

다음 말을 기억하자. 우리가 살고 있는 세상은 단백질을 넘치게 먹는데도 각종 질병이 넘쳐난다. 점점 더 많은 사람들이 점점 더 많은 단백질을 먹고 있지만 점점 더 병들어간다. 이런데도 단백질이 해답이라고 생각하는가? 사람들이 병에 걸리는 다른 이유가 있을지도 모른다는 생각이 들지 않는가?

어떤 만성 질환이나 증상에 시달리는 사람이 건강 전문가를 찾아갔는데 병명을 막론하고 "단백질을 더 많이 드셔야 할 것 같은데요?"라는 조언을 들으면, 그게 말이 되겠는가? 그런데 수많은 사람들이 매일 그 말을 듣는다. 그 건강 전문가는 "왜 아픈지 다른 이유를 한번 찾아볼까요?"라고 말해야 맞는 게 아닌가? 진실은 이렇다. 세상 모든 사람들은 병원균, 독성 중금속과 기타 독소, 결핍 등에 맞서다가 병에 걸리는데, 병을 치유할 올바른 음식에 대해 대부분 무지하다. 그 올바른 음식에 단백질은 없다. 셀러리 주스는 물론 파파야에 대량 함유된, 생체 이용률 높은 아미노산, 항산화 물질, 베타카로틴, 포도당, 무기염, 항바이러스 물질, 항박테리아 물질, 항진균 물질, 미량 미네랄, 그리고 항노화성 파이토케미컬이야말로 인생을 고달프게 하는 각종 증세로부터 진정한 치유를 선사할 올바른 영양소이다. 이 영양소들이 수많은 사람들을 병들게 하는 바이러스와 유해 박테리아의 활동을 막는 데 실질적인 도움을 주기 때문이다. 단백질은 전혀 그런 도움을 주지 못한다. 단백질은 바이러스나 박테리아를 막아주지 못한다. 단백질은 독성 중금속을 제거해 주지 못한다. 단백질은 몸을 해독하거나 정화해 주지 못한다. 단백질은 중추 신경계나 신경 전달 물질이나 뉴런에 필요한 영양을 공급하지 못한다. 단백질은 만성 질환 때문에 죽다 살아난 몸을 회복시켜 주지 못한다.

의과학 연구계에서는 몸에 얼마만큼의 단백질이 필요한지, 단백질의 실제 역할이 무엇인지, 또는 단백질이 과연 몸에 이로운지에 대해 아직 정확하게 파악하지 못하고 있다. 단백질이 입으로 들어가는 순간부터 소화계를 통과해서 몸 전체로 퍼져나가는 과정을 추적할 만한 기술이 현재는 없다. 한마디로 단백질이 몸속에서 어디로 가서 무엇을 하고 어떤 도움이 되는지 파악하고 입증할 방법이 없다는 것이다. 단백질의 이점은 이론으로 개발되어 이론에 머물고 있다. 그러니까 어떤 음식이 최고의 단백질 공급원인지를 논하는 것도 다 이론적인 이야기라는 것이다. 단백질에 관한 이야기가 아무리 최첨단 정보처럼 느껴져도 말이다. 자가 면역 질환과 만성 질병의 원인도 확실히 밝히지 못한 의과학계가 단백질이 과연 몸에 이로운지, 만성 질환 치료에 필요한지를 어떻게 알겠는가? 우리가 병들었을 때 무엇이 문제인지도 모르면서 아프면 단백질을 섭취하라는 게 말이 되는가? 미안하지만 단백질이 생명의 근원이라는 가설도 추측과 상상의 산물에 불과하다.

우리 사회에서 학식이 제일 높은 사람들도 단백질이 실제로 건강에 어떤 의의가 있는지 잘 모른다. 잘 알아볼 방법을 교육받지 못했기 때문이다. 그러니 단백질이라는 화두에 주눅들 필요가 없다. 사실 모노 해독법을 진행하는 사람은 단백질을 충분히 공급받는다. 이 장의 모노 해독 음식은 모두 기력과 생명력을 유지하는 데 전혀 지장이 없도록 동화율과 생체 이용률이 제일 높은 단백질을 공급해 준다.

사람들은 또 지방 부족도 걱정한다. 고지방 다이어트가 계속 유행하면서 관심을 끌고 있는 요즘에는 특히 더 그렇다. 그런데 우리는 지방 역시 넘치도록 먹는데도 병든 세상에서 살고 있다. 이런데도 지방이 해답이라고 생각하는가? 아니다. 바나나, 감자, 파파야, 심지어 양상추도 미량의 유익한 지방을 함유한다. 그 정도의 지방만으로도 건강을 유지하기에 충분하다. 그러니 모노 해독 플랜이 견과류, 씨앗류, 올리브, 아보카도 같은 지방이 주요 에너지원인 음식을 포함하지 않아서 문제가 될 거라고 걱정할 필요가 없다. 모노 해독법의 모든 옵션은 필요한 오메가를 다 공급한다. 오히려 지방 함량이 극히 낮은 것은 모노 해독법의 강점이다. 지방이 주요 에너지원인 음식이 들어오지 않으면, 몸은 과거의 고지방 식단이 빚은 결과를 상쇄하고, 매끼 다량 섭취한 지방을 처리하느라 혹사당한 간을 쉬게 해줄 수 있다. 지방을 처리하느라 담즙 보유량이 바닥난 간과 약해진 췌장은 휴식이 필요하다. 바로 이 간(그리고 췌장)의 휴식이 모노 해독법의 핵심 치유책이다.(지방에 관한 더 자세한 내용은 7장 "문제를 일으키는 트러블메이커 음식"을 참고하기 바란다.)

| 우리가 음식과 맺는 관계 |

우리가 모노 해독법을 시도 중이라고 할 때 주변 사람들이 걱정을 하는 데는 단백질, 지방 또는 다양성이 부족하다는 것 외에 또 다른 이유가 있다. 바로 음식 강박증을 의심하는 것이다. 모노 해독 중 그런 잔소리를 듣는다면 세상 모든 사람들이 음식에 대한 강박이 있다는 사실로 위안을 삼기 바란다. 자기는 먹는 것에 대해서 아무런 감정 동요가 없고 먹는 것이 인생에서 제일 중요한 것도 아니라고 한다면 이는 엄밀히 따져 거짓말이다. 그 거짓말에 속지 말아야 한다. 자기는 먹는 것에 대해 아무 생각이 없고, 먹는 것을 그다지 좋아하지도 않고, 먹고 싶을 때 먹으면 그만이라고 말하는 사람이 있다고 치자. 그 사람이 좋아하는 음식을 그가 보는 앞에서 치워버리고 그 자리에 싫어하는 음식을 가져다놓고 반응을 살펴보면 금방 알 수 있다. 모든 사람들이 먹는 것에 집착한다는 것을 말이다. 음식 강박에서 자유로운 사람은 없다.

누군가 자신을 힘들게 하는 증상이나 증세를 극복하고 치유하기 위해 음식을 활용하고 있는데 그것이 음식에 대한 강박이라는 지적을 받는다면, 그런 지적을 한 사람은 자신의 증상이나 증세가 아직 일상 생활에 지장을 줄 만큼 심각하지 않기 때문이다. 그 사람도 실은 음식 강박이 있지만, 공개적으로 음식 이야기를 하고 음식으로 자신을 치유하려고 노력하는 사람을 만나면 상대에게 음식에 대한 자신의 두려움을 투사하는 것이다. 배경이 어떻든 간에, 또 무엇을 먹고 무엇을 안 먹든 간에, 그 사람도 먹는 것에 목숨을 건다. 다시 말하지만 모든 사람은 먹는 것에 집착한다. 우리는 그럴 수밖에 없다. 다음 끼니를 걱정하는 것은 인간의 본성이다. 그렇게 하지 않으면, 즉 다음 끼니에 대해 생각하지 않으려고 기를 쓰면, 나중에는 너무 배가 고파서 건강에 좋지 않은 선택을 할 가능성만 커진다. 그러고 나면 내가 아까 그 과자나 케이크를 왜 먹었을까 자책에 빠지게 되고, 이는 또 다른 음식에 대한 강박이 된다. 이 주제는 25장 "해독 과정에서 일어나는 감정"에서 더 자세히 살펴보겠다.

혹시라도 고통받고 있을 때 생명줄이 되어준 모노 해독법에 너무 집착한 나머지 다시 일상으로 돌아가야 할 때 다른 음식 먹기가 두려워지는 건 아닐까? 충분히 그럴 수 있다. 자몽에 설탕을 뿌리기 전 딱 자기가 원하는 모양으로 잘라야만 직성이 풀리는 사람, 하루 종일 배고픔을 참으며 커피로 버티다가 야밤에 폭식하는 사람, 오트밀에 땅콩 버터를 섞을 때 비율을 정확히 맞춰야 하는 사람, 쿠키를 다 먹고 나서 통에 있는 부스러기도 버리지 않으려고 다른 그릇에 털어서 먹는 사람도 다 같은 심리이다. 모노 해독 음식에 대한 집착을 해소하려면 자신이 집착하고 있음을 알아차리는 것이 관건이다. 그러니까 모노 해독법에서 졸업하기를 주저하고 있는 자신의 모습을 보고 자기가 왜 그러는지를 이해해야 한다. 그것은 자신을 낫게 해준 음식에 대한 정상적인 애착일 뿐이다.

모노 해독법을 경험해 보지 않은 사람들이 모르는 게 있다. 모노 해독법은 오히려 음식에 쏟던 정신적 에너지를 줄여주고 부엌에서 보내는 시간도 줄여준다는 것이다. 모노 해독법을 진행하는 동안, 하루에도 몇 번씩 수많은 재료와 선택 사이에서 갈등하며 메뉴를 짤 필요가 없어지면서 획기적인 단순함만 남는다. 있는 줄도 몰랐던 뇌의 여유 공간이 생기면서 음식 외의 다른 일에 더 집중할 수 있게 된다. 이것이 모노 해독법의 비결 중 하나이다. 몸을 회복시키는 동시에 음식과의 관계도 회복시켜 주는 것이다.

치유를 위해 특정한 방식으로 식사하는 데 온 신경을 다 쓴다며 스스로를 타자화하는 심리에서 벗어나기 바란다. 음식에 대한 자신의 집착이나 강박을 솔직하게 털어놓는 사람이 드물기 때문에 모노 해독법을 진행하는 사람은 자칫 고립감을 느낄 수 있다. 하지만 모든 사람에게는 말 못할 음식 강박이 있다. 그러니 당신은 혼자가 아니다. 나아가 모노 해독법에 영원히 발목 잡히는 건 아닌가 하는 걱정에서도 벗어나기 바란다. 건강이 좋아지면 당신은 자연스럽게 다른 음식들을 시도하면서 모노 해독법에서 멀어질 것이다. 그 이행기에 대한 지침이 다음 절에 나온다.

▦ 모노 해독법 마무리하기

모노 해독법을 평생 지속할 필요는 없다. 물론 끝낼 준비가 되지 않았다면 계속해도 된다. 모노 해독법 덕분에 건강을 회복했다면, 모노 해독을 중단했다가 다시 건강을 잃을까봐 두려운 건 당연하다.

모노 해독법을 끝내는 것이 기대가 되든 두렵든, 모노 해독법을 시작한 게 며칠이 되었든 몇 주가 되었든 아니면 증상이 심각해 꽤 오래 지속해 왔든 간에, 더 다양한 식단으로 돌아갈 준비를 할 날은 언젠가 온다. 그 이행기를 언제 어떻게 맞을지와 관련해 몇 가지 고려할 사항이 있다. 평생 동안 모노 해독법에 매여서 다른 음식은 영영 먹지 못할지 모른다는 걱정에 사로잡혀서도 안 되지만, 모노 해독법을 아무렇게나 중단하고 갖가지 새로운 음식을 한꺼번에 다시 먹는 것도 안 된다.

실제 증상이 없는데도 전반적으로 더 건강해지기 위해서나 더 예리한 미각을 되찾기 위해 모노 해독법을 시도하는 사람도 있다. 이런 사람은 언제든지 다른 음식을 추가하면서 식단을 다양화해도 된다. 그 반면 어떤 증세로 정말 고생하다가 모노 해독법 덕분에 진정한 치유를 경험하는 사람도 있다. 이런 사람도 모노 해독법에서 벗어날 수 있다. 많은 경우 적당한 시기는 본인 스스로 직감한다.

| 적당한 시기 |

모노 해독법을 마무리할 시기가 되었을 때 트러블메이커 음식을 먹던 식생활로 돌아가지 않는 게 중요하다. 식단을 단순하게 유지하면서 먹고 싶은 (트러블메이커 음식이 아닌) 새로운 음식을 한 가지씩 추가하는 게 제일 좋은 방법이다. 아니면 식단을 다양화하기 전에 그동안 유지하던 모노 해독 옵션에서 다른 옵션으로 갈아타는 것도 한 가지 방법이다. 예를 들어 장기간 감자와 양상추만 먹으면서 해독을 하다가 이제 그만 변화를 주고 싶지만 갑작스러운 변화가 겁이 난다면, 이 장 초반에 나오는 다른 옵션으로 모노 해독법을 조금 더 진행하는 것이다.

모노 해독법을 마무리할 준비가 되었다는 것을 어떻게 알 수 있을까? 소화계와 연결된 신경이 돌아오고 있다고 판단할 만한 기준으로는 점점 일상을 회복해 가고 있다는 점이다. 돌아보면 예전에 비해 많이 건강해졌을 것이다. 그리고 한 가지씩 새로운 음식을 먹을 때마다 잘 소화하는 느낌이 들 것이다. 모노 해독법을 시작하던 때와 지금을 비교하면 얼마나 멀리 왔는지 느껴질 것이다.

| 중요한 이행기 가이드라인 |

이제 다른 음식을 먹을 준비가 되었다고 바로 양파 튀김과 버터 바른 빵을 곁들인 스테이크를 먹고 후식으로 초콜릿 아이스크림을 먹는 것은 금물이다. 비교적 건강한 고지방 음식도 바로 먹으면 안 된다. 몸이 적응할 시간을 줘야 한다는 뜻이다. 그러기 위해서 다음 지침을 명심하기 바란다.

• 당분간 지방이 주요 에너지원인 음식을 피한다. 상기해 보자면 지방이 주요 에너지원인 음식에는 견과류, 씨앗류, 땅콩 버터 같은 견과류 버터, 식용유, 코코넛, 아보카도, 카카오, 코코아, 사골육수와 기타 동물성 단백질이 포함된다. 언제까지 고지방 음식을 피할지는 모노 해독법 시작 당시의 상태에 달렸다. 몇 가지 가벼운 증상만 있었는가? 아니면 정말 고통스러운 지경이었는가? 지방이 주요 에너지원인 음식은 원하는 만큼 오래 피해도 괜찮다. 그런 음식이 줄 수 있는 이점을 못 누린다는 생각에 다급해질 필요는 없다. 두뇌에는 지방 공급이 필수라는 기사나 전문가의 주장에 헷갈리거나 흔들릴 필요도 없다. 그런 주장은 아무런 과학적 근거가 없는 선동과 가설에서 비롯된 것이다. 두뇌는 대부분 글리코겐 저장소로 이루어지고, 당의 한 종류인 포도당을 연료로 쓴다. 이 포도당이 없으면 세포는 기능하지 못하고 중추 신경계는 작동을 멈춘다. 그러므로 지방을 다시 섭취해야 한다는 생각을 버려야 한다. 치유 과정은 긴 호흡이 필요하다. 식사와 간식 아이디어는 23장의 해독법 레시피에서 얻을 수 있다. 지방이 주요 에너지원인 음식을 다시 먹기로 했다면 아보카도가 가장 소화하기 쉽다. 잘 익은 아보카도 4분의 1로 시작하되, 저녁에 샐러드나 찐 채소와 함께 먹

는 것을 추천한다.

- 7장의 트러블메이커 음식도 모두 피한다. 특히 모노 해독법을 시작하기 전부터 이미 건강이 안 좋은 상태였다면 트러블메이커 음식을 평생 멀리하는 게 제일 좋다. 위독한 상태가 아니었더라도 트러블메이커 음식은 되도록 피하는 게 좋다.

| 당신은 정말 많은 것을 이루었다 |

모노 해독법을 마친 뒤에는 트러블메이커 음식이 아니라 건강에 좋은 음식이라도 섬유질이 많은 음식(케일, 빨간 피망, 오렌지, 콜리플라워, 브로콜리, 아스파라거스 등)이나 지방이 많은 음식(연어, 견과류, 씨앗류, 견과류로 만든 버터, 글루텐프리 곡물 등)을 다시 먹으면 약간의 불편감을 느낄 수 있다는 점을 감안해야 한다. 속이 불편해진다고 이런 음식이 안 좋은 음식은 아니다. 사람들은 치유되어 가는 과정에서 가끔 자신이 얼마나 건강해졌는지 실감하지 못할 때가 있다. 예를 들어 모노 해독법을 시작할 당시 심각한 복부 팽만, 불편감, 가스 참, 복통 등에 시달리던 사람이 서서히 모노 해독법을 졸업하면서 새로운 음식을 먹게 되면 장의 내벽에서 마찰이 느껴지거나 심지어 배가 약간 불룩해질 수 있다. 그렇게 되면 새로 먹은 음식이 트러블메이커 음식이 아닌데도 겁이 날 수 있다.

이럴 경우 모노 해독법을 진행하기 전보다 자신이 얼마나 좋아졌는지를 상기하기 바란다. 지금 당신은 건강 상태에 대해 훨씬 더 민감해졌다. 미묘한 변화나 차이를 모두 인지할 만큼 지금 당신은 소화계가 훨씬 좋아진 상태이다. 간은 더 강력한 담즙을 생산하고 있고, 위는 더 강력한 위산을 생산하고 있다. 모노 해독법을 통해 건강한 상태에 너무 익숙해진 나머지 이행기로 접어들면서 먹는 새로운 음식에 몸이 적응하는 것까지 더 잘 느끼는 것일 뿐이다. 이 상태를 모노 해독법을 시작하기 전의 심각했던 상태와 헷갈리면 안 된다.

정말 많이 건강해졌는데도 약간의 민감함 때문에 걱정이 앞선다면, 모노 해독 기간에 편하게 먹던 음식으로 언제든지 돌아가도 된다. 소화계가 많이 개선되긴 했지만 남아 있는 병원균과 독소 때문에 아직은 염증이 남아 있을 수도 있다. 식단에 변화를 주는 과정에서 모노 식사법으로 잠시 돌아가는 것은 정상이다. 또는 이 장 초반에 나온 다른 모노 해독 옵션을 가지고 실험을 하면서 이행기를 거쳐도 괜찮다. 또는 옵션 여러 개를 섞어가면서 제일 속이 편한 식단을 찾아가는 것도 괜찮다. 모노 해독법을 마치고 바로 다양한 식단으로 직행하지 못하더라도, 당신이 치유의 여정에서 얼마나 멀리 왔는지 기억하기 바란다. 당신은 예전에 비해 훨씬 나아졌다. 정말 먼 길을 온 것이다.

"당신이 치유의 여정에서
얼마나 멀리 왔는지 기억하기 바란다.
당신은 예전에 비해 훨씬 나아졌다.
정말 먼 길을 온 것이다."

—앤서니 윌리엄 (메디컬 미디엄)

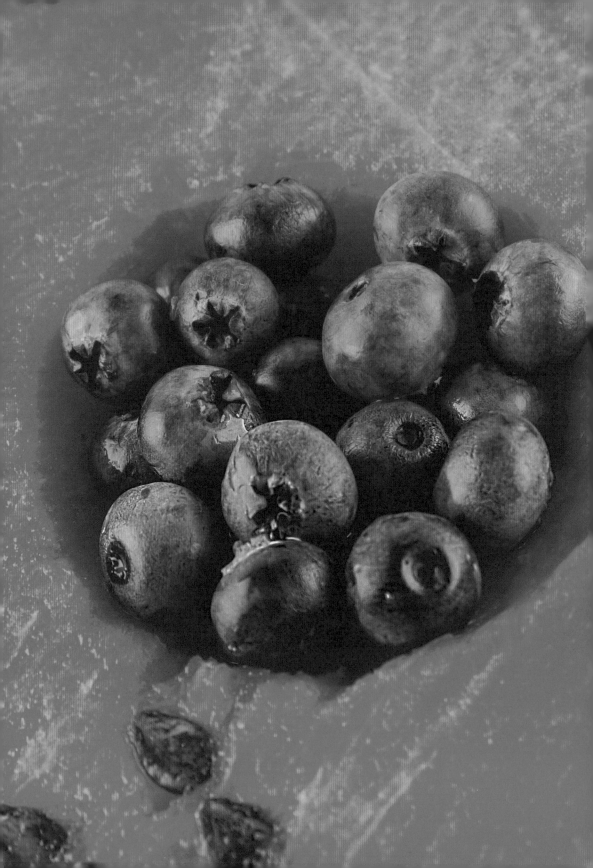

PART 4

인사이더의
해독
지침서

반드시 지켜야 할
해독 수칙

□ □ □

이 장은 해독 과정을 성공적으로 마치는 데 매우 유용한 정보를 알려주는 장이다. 해독의 성과를 극대화할 다양한 팁과 해답을 제시하기 때문에, 메디컬 미디엄 해독법 전문가로 거듭나기 위한 길라잡이로 활용해도 좋다. 아울러 이 장은 해독을 통해 단지 건강만이 아니라 인생 자체를 변화시킬 수 있도록 중요한 이해와 통찰을 제시해 줄 것이다.

다음은 이 장에서 우리가 살펴볼 주제들이다.

- 메디컬 미디엄 해독은 영적인 해독이다
- 해독법을 진행할 시기
- 생일맞이 해독 비법
- 해독 중 식사 시간
- 해독 중단
- 물과 음료
- 레몬 물
- 배고픔과 식사량
- 소금, 향신료, 양념, 딜스, 그리고 꿀

- 보충제와 약 복용
- 소아용 해독
- 임신과 수유
- 담낭의 문제
- 당뇨병
- 유기농 대 일반
- 생식 대 조리
- 해독 이후에도 지방 섭취 피하기
- 명현 반응과 추가적 해독 방법
- 물 단식
- 주스 단식과 주스 해독

▣■ 메디컬 미디엄 해독은 영적인 해독이다

메디컬 미디엄 해독법은 어떤 것이든 육체적 영역을 뛰어넘는다. 3:6:9 해독법은 영적인 해독법spiritual cleanse이다. 이 책과 메디컬 미디엄 시리즈에 담긴 모든 해독법이 그렇다. 인간이 만든 해독법이 아니라 하늘이 내린 해독법이기 때문이다.

해독을 마치면서 '자, 메디컬 미디엄의 정보를 활용한 덕에 증상이 나았으니 이제 영적 여정을 떠나야지'라고 생각하는 사람들이 꽤 많다. 그런데 이들이 간과하는 것은 메디컬 미디엄 정보를 활용해 몸을 치유하는 과정 자체가 영적 여정의 시작이라는 사실이다. 고통에 뒤틀리고 병들고 괴롭던 상태에서 몸이 자유로워지면 영혼도 자유로워진다. 그러면서 영적 성장을 훨씬 쉽게 추구할 수 있게 된다. 몸을 치유하기 위해 활용한 정보가 영혼도 치유하는 것이다.

사람들이 메디컬 미디엄 정보를 처음 접하고 활용하기 시작한 뒤로 육체적으로나 영적으로나 얼마나 좋아졌는지 되돌아보는 시간을 가졌으면 좋겠다. 영적 성장을 통해 얻는 가장 큰 교훈 중 하나는 기적을 당연하게 여기지 않는 것이다. 아무리 찾아도 해답이 없는 원인 모를 병증으로 힘들고 괴로운 날들을 보내다가 하늘로부터 그 해답을 받는다면 그보다 더 영적인 것이 어디 있겠는가? 그 해답을 사람이 전했다고 해서 인간이 만들었다는 말은 아니다. 그리고 그 해답은 육체의 치유를 넘어선다. 고통의 진정한 원천을 자신한테서 씻어내는 것이야말로 최고의 영적 치유이다. 신체적 증상의 치유는 영혼의 치유이다.

우리는 3:6:9 해독법을 비롯한 이 책의 모든 해독법을 당연시해선 안 된다. 해독법은 그저 육체적 증상을 없애기 위해 이용했다가 몸이 나으면 버리는 도구가 아니다. 해답을 찾아 영적 여정을 떠날 때 더 이상 필요 없다고 버려도 되는 그런 것이 아니라는 말이다. 해독을 시작했다는 것은 이미 영적 여정을 시작했다는 뜻이다. 영적해답이 이미 우리의 해독을 도왔고, 정신적·감정적·신체적 건강에 대한 우리의 자신감을 회복시켜 주었으며, 영혼을 되살려주었고, 미래에 어떤 길을 선택하든 그 길로 나아갈 자유 의지를 갖게 해주었다. 우리는 이 사실을 늘 기억해야 한다. 지금까지의 영적 성장이 없었다면 우리가 지금 이렇게 앞으로 나아가는 게 가능하겠는가?

또 기억해야 할 게 있다. 어떤 자칭 전문가가 메디컬 미디엄 정보가 아닌 다른 출처에서 나온 건강 및 해독 콘텐츠를 3:6:9 해독법과 결합해서 가르치려 든다면, 그런 해독은 원천적으로 무효이다. 외부의 영적 정보를 3:6:9 해독법에 결부시키는 경우도 마찬가지다. 해독의 효과 자체가 없어진다. 이 책의 육체적 그리고 영적인 해독법의 기반이 되는 모든 정보의 원천이자 출처는 '연민의 영'이다.

3:6:9 해독법을 비롯해 이 책의 어떤 해독법을 진행하든, 해독의 영적 측면을 확장하고 싶다면,《간 소생법》에 나오는 명상을 수행하기 바란다.《난치병 치유의 길》에 나오는 일몰 명상sunset meditation을 비롯한 영혼을 치유하는 방법을 참고하는 것도 도움이 될 것이다.

▪️▪️▪️ 해독법을 진행할 시기

3:6:9 해독법을 언제 시작할지 결정할 때 가장 중요한 기준은 자신의 평소 일정과 잘 조율할 수 있느냐이다. 해독을 시작하기 전에 달력을 보면서 해독하는 9일 동안의 일정을 미리 맞춰놔야 한다. 그리고 잘 계산해서 마지막 9일차는 약속이 많이

잡히지 않은 날이 되도록 해야 한다. 9일차에 가장 많은 독소 배출이 일어날 것이기 때문이다. 그리고 해독을 마치고 하루 이틀 정도 적응기를 두었다가 더 다양한 음식을 먹기 시작하는 게 좋다. 그러니까 해독을 끝내자마자 다음날 바로 바비큐 파티를 하지는 말라는 뜻이다.

■■■ 생일맞이 해독 비법

해독 타이밍과 관련해서는 더 큰 그림이 있다. 이는《간 소생법》에서 소개한 개념으로, 간의 재생 주기와 관련된 것이다. 우리의 간은 매일 쉬지 않고 재생을 한다. 하지만 새로운 간 세포를 꾸준히 만든다고 해도 그 신생 세포가 깨끗한 세포라는 보장은 없다. 과거의 오염된 세포가 신생 세포를 오염시킬 수 있기 때문이다. 우리가 바이러스, 바이러스의 부산물과 잔해, 독성 중금속, 살충제, 방향제, 향초, 코롱, 향수 등등의 트러블메이커를 적극적으로 몸에서 빼내지 않는다면 말이다.

독소를 몸에서 씻어내지 않는다면 몸이 만들어내는 새 세포는 오염될 가능성이 매우 높다. 예를 들어 지금 입고 있는 셔츠에 코롱을 쏟았는데 그 셔츠를 벗어서 세탁하지 않고 다시 옷장에 걸었다고 하자. 이제부터는 그 옷장에 넣는 모든 옷이 오염될 것이다. 코롱 향이 배여 모든 옷에서 똑같은 냄새가 나게 되는 것이다. 트러블메이커가 몸에서 작용하는 것도 같은 이치이다. 간에 축적된 채로 계속 머무르면서 트러블메이커는 오염된 세포에서 신생 세포로 계속 옮겨간다. 따라서 해독에도 같은 원리를 적용해야 한다. 옷장에 있는 옷을 모두 꺼내 깨끗하게 빨아야 코롱 냄새를 없앨 수 있듯이, 해독을 여러 번 반복하는 한이 있더라도 세포 속의 트러블메이커를 깨끗하게 씻어내야 새 출발을 할 수 있다.

그런 의미에서 3:6:9 해독법을 통해 간을 정화하는 것은 타이밍과 상관없이 언제 시작해도 좋다. 그만큼 우리의 건강에서 간의 위상은 절대적이다. 간을 더 건강하게 만드는 일은 언제 시작해도 환영받을 일이다. 여기에 보너스가 있다. 3년에 한 번씩 열리는 기회의 창이다. 다시 말해 3:6:9 해독법으로 간 건강을 챙기는 데 특히 더 좋은 타이밍이 3년 주기로 찾아온다는 뜻이다. 우리가 태어난 순간부터 간은 3년마다

3분의 1씩 재생된다. 우리가 세 돌이 될 무렵, 간은 세포 재생 속도를 높이며 첫 3분의 1을 재생하기 위한 총력전에 들어간다. 그래서 딱 세 번째 생일날이 되면 간 세포의 3분의 1은 완전히 새로운 세포가 되는 것이다. 그때부터 그 다음 3분의 1의 세포들을 재생하기 시작하고, 여섯 번째 생일이 되면 그 재생을 마친다. 그리고 마지막 3분의 1의 세포 재생은 아홉 번째 생일날 마무리된다. 그리고 우리가 열두 살이 될 무렵 재생은 처음부터 다시 시작된다. 이 9년 재생 주기는 우리가 태어났을 때부터 시작되어 지금까지 계속되어 왔고 평생 계속될 것이다.

여기에서 관건은 간이 오염되지 않은 깨끗하고 건강한 세포를 재생할 수 있도록 해주는 것이다. 우선 정기적으로 해독하는 습관을 들이면 좋다. 3:6:9 해독법이든, 병원균 퇴치 해독법이든, 중금속 해독법이든, 메디컬 미디엄의 어떤 해독법이든 그것을 생활화하라는 말이다. 그러다가 3의 배수가 되는 생일을 맞기 대략 3개월 전에 해독에 더욱 심혈을 기울여 간을 확실하게 밀어주는 것이다. 일종의 생일 특전인 셈이다.(조산아 또는 미숙아로 태어났다면 생일이 지난 후 몇 개월을 특별 해독 기간으로 잡으면 된다.) 예를 들어 24세, 39세, 45세, 51세, 63세, 78세, 87세, 93세 등등 3의 배수가 되는 어느 해든 생일이 다가올 무렵 3:6:9 해독법으로 몸에게 생일 특전을 준다면, 해독이 건강에 미치는 영향을 극대화할 수 있다.

이 원리의 영적인 본성이 느껴지는가? 생일과 숫자를 활용하여 장기臟器의 재생 주기와 긴밀한 공조를 이룸으로써, 우리는 재생의 육체적·영적 시계와 동일한 리듬을 타게 된다. 이러한 영적 해독은 세포를 해독하는 데 그치지 않는다. 영적 해독은 우리의 본성을 규정하고 우리의 태생을 관장하며 우리의 치유를 주관하는 숫자의 집합, 즉 영적 알고리즘이다. 이 영적 알고리즘을 활용하면 영적 성장과 재생에 미치는 해독의 힘을 극대화할 수 있다.

3:6:9 해독법은 마음과 몸의 연결을 극대화하여 우리의 몸과 마음 그리고 신체의식body consciousness이 하나로 이어지도록 해준다. 영적 통찰을 추구하는 이라면 누구나 찾는 진리의 본질로 우리를 연결시켜 주는 것이다. 한마디로 3:6:9 해독법은 우리를 진정한 우리 자신과 연결시켜 준다.

3의 배수가 되는 생일을 앞두고 해독을 하는 것 외에도 건강을 챙기는 추가 조치는 많다. 셀러리 주스를 조금 더 많이 마시고, 지방은 조금 덜 섭취하고, 7장의 트러블메이커 음식(특히 1단계 음식)은 되도록 피하고, 항산화 물질, 항바이러스 물질, 항박테리아 물질, 미량 미네랄, 생존에 필수적인 포도당 등을 몸에 제대로 공급할 수 있도록 과일을 더 많이 먹고, 수분 섭취도 신경 쓰고, 아침 해독법을 더 규칙적으로 실행하는 것이다.

■■■ 해독 중 식사 시간

해독 중 언제 식사하고 언제 간식을 먹을지 계획을 세울 때 가장 중요한 것은 셀러리 주스를 단독으로 마시고 몸에 작용할 수 있는 시간을 주는 것이다. 그러니까 아침에는 레몬 또는 라임 물을 마신 뒤 15분에서 30분 기다렸다가 셀러리 주스를 마시고, 또 최소한 15분에서 30분 기다렸다가 아침 식사를 해야 한다. 아침에 바로 음식을 먹지 않으면 몸이 떨린다거나 칼로리를 꼭 섭취해야 한다면 기상 후 마시는 레몬 또는 라임 물에 생꿀을 조금 타서 마시도록 한다.

오후에 다시 셀러리 주스를 마시는 경우에도 점심 식사 후 최소한 60분이 지난 다음에 마시기 시작해야 한다. 셀러리 주스를 다 마신 후에도 15분에서 30분 기다렸다가 간식을 먹는 게 좋다. 이렇게 셀러리 주스를 마실 때마다 시간을 재는 게 성가실수 있다는 것을 안다. 그러나 충분히 그런 수고를 할 만한 가치가 있다. 시간 간격을 지키면 셀러리 주스가 몸에 미치는 좋은 영향을 배가시킬 수 있기 때문이다.

그 외의 음식이나 음료를 하루 중 언제 섭취할지와 관련해서는 정해진 규칙이 없다. 소화계가 예민한 상태에서 해독을 시작했다면 기존 습관대로 끼니 사이의 간격을 유지하면 된다. 예를 들어 평소에 아침 식사를 일찍 하면 속이 거북해지는 사람은 아침부터 바로 스무디를 억지로 마실 필요가 없다. 몸이 깨어 있는 상태에 적응할 때까지 기다렸다 스무디를 마셔도 된다. 반대로 아침 식사를 꼭 해야 하는 사람은 레몬 또는 라임 물을 (원하면 생꿀을 타서) 마시고 셀러리 주스를 마시는 루틴을 (역시 시간 간격을 지켜서) 최대한 일찍 치를수록 아침 식사를 앞당길 수 있을 것이다. 소화계가 변덕스럽고 예민하고 감정적이어서 툭하면 비협조적으로 나온다든지, 변비를 달고 살아서 특정 시간에 밥을 먹어야 그나마 변을 볼 수 있다든지, 만성화된 소화계 문제가 있다면 자신의 상태에 맞춰서 식사를 하면 된다. 즉 만성 질환에 적응하면서 만들어낸 자신만의 생존 방식을 해독에 적용해 자신에게 제일 편안한 방식으로 음식과 음료를 섭취하는 시간을 정해도 된다는 뜻이다.

예민한 소화계 때문에 매일 고생하는 사람이 아니라면, 정해진 지침대로 아침에 레몬 또는 라임 물과 셀러리 주스를 마신 후에는 편하게 식사를 시작해도 된다. 어디서 들은 신념 체계에 따라 모든 음료와 간식과 식사를 정해진 시간에 철저히 맞춰서 먹고 마시려고 유별나게 신경 쓸 필요는 없다. 그런 엄격한 방식은 실질적인 도움이 되지 않는다. 예를 들어 하루 종일 식사나 간식 사이의 간격을 꼬박꼬박 지키느라 시간이 밀려서 저녁을 밤늦게 먹는다면 수면 시간이 줄어들어 득보다 실이 많아질 뿐이다. 식사 시간에 대해서는 자신을 조금 더 너그럽게 대하되 자신의 일과에 제일 잘 맞는 방식을 주의를 기울여 찾아가면 된다.

■▉▜ 해독 중단

해독을 진행하다가 중간에 멈출 수밖에 없는 상황이 발생하더라도 걱정할 필요는 없다. 중도 하차에 따른 나쁜 효과는 없다. 이 책의 모든 해독법은 간을 위하고 살리는 해독법이다. 보호 장치가 이미 내재해 있으므로 해독을 중단한다고 해서 몸에 부정적인 영향을 미치지는 않는다.

시중에 나와 있는 수많은 다른 해독법들 중에는 중간에 그만두면 몸에 이상이 발생할 수 있다는 가설을 내세운 것들이 꽤 많다. 해독 분야에는 온갖 미신과 공포가 난무한다. 그런 해독법들은 인체를 안전하고 효과적으로 해독하는 방법에 대한 정확한 이해가 없는, 즉 인간에 의해 만들어진 것임을 기억하기 바란다. 그런 인공적 해독법을 개발한 사람들은 애초에 왜 만성 질환이 생기는지에 대해 무지하다. 이 점을 꼭 염두에 두자.

원조든 초급이든 고급이든 3:6:9 해독법뿐만 아니라 이 책의 모든 해독법을 진행할 때는 두려움을 잊어도 된다. 메디컬 미디엄 해독법은 인체를 위해 만들어졌다. 만성 질환의 원인에 대한 해답이 해독 정보 속에 들어 있는, 위에서 온 해독법이다. 해독은 우리의 인생을 이롭게 하기 위해 있는 것인 만큼 때로는 예기치 못한 일이 일어날 수밖에 없는 인생과 당연히 조화를 이룬다. 해독을 시작했다가 사나흘쯤 지나서 중단할 수밖에 없는 사정이 생기더라도 몸에는 전혀 해가 되지 않는다. 몸은 사나흘 치의 치유를 받았을 뿐이다. 다시 말해 몸과 간은 아예 해독을 시작하지 않았더라면 전혀 누리지 못했을 이점을 사나흘 동안 누린 것이다. 물론 3:6:9 해독법을 9일까지 진행하는 것이 목표이지만, 그 목표를 달성하지 못했다고 손해 보는 일은 없다.

2부에서 살펴보았듯이, 3:6:9 해독법의 구조상 간은 마지막 3일 이전에는 본격적인 독소 배출을 시작하지 않는다. 게다가 대부분의 배출은 마지막 9일차에 이루어진다. 그러니까 해독 2일차까지 하고 중단했다면 독소 배출을 위해 몸이 준비 운동을 하던 중 멈춘 것뿐이다. 5일차에 중단했다면 간이 독소를 뽑아내기 위해 힘을 비축하던 중에 멈춘 것이고, 간에는 아무런 피해를 주지 않는다. 심지어 본격적인 해독과 배출을 시작한 8일차에 중단했더라도 전혀 문제가 되지 않는다. 언제든 중단해도 문제될 게 없다. 오히려 치유의 과정을 그만큼 진전시켰다고 보면 된다.

해독 도중에 그만둘 수밖에 없는 사정이 생겼다면, 중단 직후 물을 과하게 마신다든지 하는 특별 추가 조치 같은 것을 취할 필요도 없다. 그 대신 다음날 아침에 레몬 또는 라임 물을 마시고 16장의 아침 해독법을 실행하는 게 제일 이상적이다. 독소 배출에 도움이 되도록 적어도 점심 식사 때까지는 지방 섭취를 미루면 더 좋다. 그 외에 특별히 해야 할 것은 없다. 다른 해독법과 달리 3:6:9 해독법은 안전하다. 메디컬 미디엄 해독법은 다 안전하다.(무모한 해독의 후과에 대해서는 1장 "하늘이 내린 해독법"을 참고하기 바란다.)

3:6:9 해독법을 다시 진행할 여건이 된다면 중단했던 날부터 이어가면 안 된다. 다시 1일차로 돌아가서 처음부터 다시 시작해야 한다.

그러나 병원균 퇴치 해독법, 아침 해독법, 중금속 해독법, 모노 해독법은 3:6:9 해독법과 조금 다르다. 이 네 가지 해독법의 경우 해독을 진행하다가 하루 중단했을 경우 다시 1일차로 돌아갈 필요는 없다. 그 대신 기간을 3일 더 늘리면 된다. 가령 중금속 해독법을 3개월 진행하던 중 아침에 오트밀과 땅콩 버터나 단백질 셰이크나 계란치즈 샌드위치나 크림치즈와 베이글을 먹은 날이 있었다면, 90일이 아니라 기간을 3일 늘려 93일차에 해독을 마치는 것이다. 병원균 퇴치 해독법을 3주 진행하다가 중간에 트러블메이커 음식을 먹었다면, 21일이 아니라 기간을 3일 늘린 24일차까지 해독을 지속하면 된다.

그리고 이 점은 꼭 기억하기 바란다. 어떤 해독법이든 1일차를 해낸 것만으로도 큰 성과를 이룬 것이다. 단 하루라도 간을 정성껏 돌보고 간의 자연 해독 과정을 도왔다는 것, 이로써 뇌를 비롯한 몸 전체를 의식적으로 보살폈다는 것만으로도 당신은 성공 궤도에 오른 것이다. 아침 해독법을 단 하루 실천한 것만으로도 몸에 도움이 되는 중요한 성취를 한 것이다. 그러니 죄책감에 판단력이 흐려지면 안 된다. 해독에 재도전할 기회를 또 만들면 된다. 그리고 많이 도전할수록 탄력이 붙으면서 치유를 진전시킬 수 있다. 지금으로서는 자신에게 아주 특별한 선물을 주었다고 생각하면 된다.

▛ 물과 음료

앞에서 언급했듯이, 기존 증상을 완화하기 위해 마시던 알로에 또는 생강 물은 3:6:9 해독법(또는 이 책의 다른 모든 해독법)을 진행하면서 계속 마셔도 괜찮다. 다만 셀러리 주스가 몸속에서 제 기능을 할 수 있도록 간격(15분에서 30분)을 두고 마시도록 한다. 해독법 지침에 기상 후 레몬 또는 라임 물을 마시도록 되어 있는데 레몬 또는 라임이 몸에 안 맞으면 생강 물로 대체해도 된다. 하지만 특별한 이유 없이 그냥 알로에 또는 생강 물을 마시는 것은 안 된다. 이미 다른 해독 음료와 음식으로도 충분하다.

3:6:9 해독법 진행 중 오이 주스는 셀러리 주스 대용으로만 이용해야 한다. 추가적으로 마실 필요는 없다는 뜻이다. 오이 주스도 치유에 좋은 음료이긴 하지만 셀러리 주스만큼 효능이 뛰어난 것은 아니다. 이 책의 어떤 해독법이든 셀러리 주스에 집중하는 게 좋다.

'간을 살리는 채수'를 하루 종일 조금씩 마시면 도움이 될 것 같겠지만, (23장의 레시피로 식사를 준비하는데 재료로 등장하지 않는 이상) '간을 살리는 채수'는 해독을 마치고 이용하는 게 좋다. 이미 지정된 옵션에 뭔가를 임의로 추가해서 해독 과정을 복잡하게 만들면 정작 필수 옵션에 집중하지 못하게 될 위험이 있다. 해독법을 앞질러가려다 넘어지지 않도록 조심해야 한다.

해독 중 물은 얼마나 마셔야 할까? 물은 하루 1리터(대략 네 컵)를 마시는 게 좋다. 아침과 저녁에 마시는 레몬 또는 라임 물이나 밤에 마시는 차는 여기에 포함되지 않는다. 1리터의 물은 지정된 음료 외에 식사나 간식 사이에 마시는 물을 의미한다. 물에 레몬 또는 라임 즙을 살짝 섞어도 된다.(레몬 물에 대해서는 조금 뒤에 더 자세히 다룬다.) 그리고 늘 강조하듯이 셀러리 주스를 마시기 직전 또는 직후는 피해서 물을 마시도록 한다. 셀러리 주스와 물 사이에 최소한 15분에서 30분의 간격을 두어야 한다.

물을 몇 시간에 한 번씩 마시는데도 1리터를 다 마시지 못할 것 같으면 억지로 마실 필요는 없다. 반대로 물을 많이 마시는 데 이미 익숙하고 물을 많이 마셔도 해독 음식을 다 먹는 데 지장이 없다면 1리터를 초과해도 괜찮다. 중요한 것은 해독 중 탈수 현상이 발생해서도 안 되지만, 물을 너무 많이 마셔서 음식을 덜 먹게 되어 문제가 생겨서도 안 된다는 것이다.

3:6:9 해독법 가이드라인에서 자세히 설명했듯이 pH8.0 이상의 물은 피해야 한다. 이는 해독 중이 아니더라도 지키는 게 좋다. 이는 알칼리 정수기를 쓰든 안 쓰든 적용해야 할 원칙이다. 식수의 이상적인 pH는 7.7이다. 그보다 높거나 낮은 물은 소화계에서 적정 pH를 맞춰줄 때까지 몸으로 퍼져나가지 않고 계속 위에 머무른다. 그렇게 되면 치유에 쏟아야 할 소중한 에너지를 물의 pH를 조절하는 데 뺏기게 된다. 적정 pH의 물을 마셔야 소화계가 약화되는 것을 막을 수 있다.

마지막으로 3:6:9 해독법(또는 이 책의 다른 모든 해독법)을 진행하면서 코코넛 물을 마시는 것은 괜찮다. 다만 핑크색이나 빨간색이 아니고 천연향이 첨가되지 않은 제품이어야 한다. 핑크색이나 빨간색을 띠어야 좋은 상품이라는 마케팅 때문에 대부분 사람들은 모르겠지만, 붉은색이 도는 코코넛 물은 오래되어 산화된 것이다. 모노 해독법을 제외한 다른 해독법을 진행하는 동안에는 핫스파이스 애플 주스를 (23장의 레시피대로 만들어 어느 온도에서든) 마시는 것도 괜찮다. 그리고 코코넛 물이든 핫스파이스 애플 주스든 하루 1리터의 물 대신 마시는 게 아니라 추가로 마시는 것임을 잊으면 안 된다.

■■■ 레몬 물

레몬의 산성이 치아의 에나멜을 약화시키고 잇몸에 문제를 일으키기 때문에 레몬이 이를 상하게 한다는 잘못된 인식이 있다. 이는 최근 몇 년 사이에 그 어떤 연구나 과학이나 조사로도 뒷받침되지 않고 만들어진 가설에 불과하다. 전 세계 수많은 사람들이 치아 문제로 진료를 받기 위해 치과를 찾는다. 그 사람들이 하루 종일 레몬을 먹거나 레몬 물을 마시지는 않는다. 치아와 잇몸이 상하는 것은 미네랄 결핍, 미량 무기질 결핍, 항산화 물질 결핍, 그리고 여러 다른 파이토케미컬 화합물 결핍의 결과이다. 우리는 결핍된 상태로 세상에 태어난다. 수백만 명의 아이들이 태어날 때부터 미량 미네랄 결핍으로 인해 치아에 문제가 생긴다. 그 아이들이 신생아 때부터 레몬 물을 마셨을 리가 없다. 치아 문제와 레몬 또는 레몬 물은 아무런 연관성이 없다.

치과 의자에 누워 근관과 충치가 갈리고 때워지고 뽑히는 사람들이 어떤 방식으로든 레몬을 열심히 먹고 마셨기 때문에 치과 치료를 받는 건 아니다. 영양소 결핍으로 인해 에나멜이 약해져서 문제가 생긴 것이다. 위장의 내벽에 부패한 단백질과 산패한 지방이 쌓이고 굳으면서 그것을 먹이 겸 방패 막으로 삼는 병원균이 문제이다. 병원균이 유해 물질을 먹고 대사하면서 암모니아를 뿜어내고 이 암모니아가 치아까지 올라오는 것이 문제이다. 또한 침체되고 둔화된 간이 생산하고 보유하는 담즙량이 줄어들면서 애초에 지방이 제대로 분해되지 못하고 위장에 남아 산패한 게 화근이다. 또한 닳아버린 위샘의 위산 생산량이 부족해지면서 단백질이 위장에 남아 부패한 게 화근이다. 또한 수년간 마셔온 커피가 치아를 침식하면서 에나멜이 영양소 결핍으로 초박막처럼 얇아져서 충치균이 더 쉽게 치아를 부식시키는 게 문제이다. 또한 트러블메이커 음식 섭취로 병원균이 왕성하게 증식하면서 배설한 암모니아가 치아에 스며들어 수년에 걸쳐 치아를 망가뜨리는 게 문제이다. 단순포진, 대상포진, 엡스타인 바 등의 바이러스가 턱, 잇몸, 치아의 신경에 염증을 일으켜 뜨겁거나 차가운 음료를 마실 때 특히 더 쑤시고 아프고 시리게 만드는 게 문제이다. 이 모든 원인 중 어떤 원인이 치아 문제를 일으켰든지 간에, 사람들은 지난 하루, 한 주, 한 달 동안 마신 레몬 물을 쉽게 주범으로 지목하곤(그리고 착각하곤) 한다. 레몬 물이나 레몬에 대한 두려움을 안고 해독법을 시작하는 사람은 허위 정보에 오도당한 것이다. 이런 허위 정보는 대체 의학과 일반 의학 모두를 매일 오염시키고 진정한 치유의 기회를 박탈하고 있다. 사실 레몬(또는 라임) 물은 유해한 박테리아를 정화·세척·파괴·사멸함으로써 더 건강한 구강 환경을 만들어준다.

오랜 기간에 걸쳐 치아가 부식되는 또 다른 원인은 과거의 불소 치료이다. 치아에 불소를 도포하면 에나멜이 약해진다. 불소는 알루미늄 부산물로 치아에 도움이 되기는커녕 손상을 입힌다. 치아 문제를 더 넓게 봐야 한다는 점을 시사하는 대목이다. 다시 말해 지금 겪고 있는 치아 문제의 원인이 꼭 최근에 발생한 게 아닐 수 있다는 것이다. 지금 치과 의사가 설명하는 문제는 수년 전부터 시작된 것일 가능성이 크다.

레몬을 좋아서 먹는 사람은 별로 없다. 사람들이 평소에 제일 적게 먹는 과일 중 하나가 레몬이다. 레몬을 먹더라도 주로 레몬 아이스크림, 레몬 케이크, 레몬 타르트에 재료로 들어간 레몬을 먹는 경우가 훨씬 많다. 게다가 치아 문제를 일으키는 것은 그런 제과에 들어간 레몬이 아니라 우유, 계란, 크림, 버터, 글루텐이다. 인공 레몬향이 들어간 합성 레몬 사탕이나 레몬 껌을 매일 먹고 씹는 습관은 치아에 도움이 될 리가 없다. 이런 습관은 대용량 컵에 담긴 물에 레몬 반 개 또는 한 개를 짜서 섞는다거나 샐러드에 레몬 반 개를 짜서 뿌리는 것과 차원이 다르다. 식초는 치아에 아무런 도움이 되지 않지만 수많은 사람들의 식단에 거의 1순위로 포함되는 식재료이다. 너무나 많은 레시피와 샐러드에 재료로 쓰이는 식초는 사실 에나멜을 상하게 한다. 레몬을 매일 먹는 사람은 극히 드물다. 레몬 물을 매달 마시는 사람도 극히 드물다. 하다못해 어떤 형태로든 1년에 먹는 레몬을 다 합쳐서 한 개라도 되는 사람도 드물다. 그러니 레몬에 관한 허위 정보를 믿지 말고 해독 중에 꾸준히 섭취하기 바란다. 전 세계 수억 명의 사람들이 치과 치료를 받게 되는 것을 레몬 탓으로 돌리지 말자. 그런 오해는 해독과 치유의 강력한 도구를 앗아갈 뿐이다. 레몬에 대한 두려움을 극복하고 치유에 매진하자.

■■■ 배고픔과 식사량

3:6:9 해독법의 지정 음식의 양이 너무 많은 것 같으면 줄여도 된다. 이를테면 '간을 살리는 샐러드'의 레시피를 반으로 줄여서 토핑도 덜 넣고 샐러드 베이스인 잎채소 여덟 컵을 네 컵으로 줄여도 된다. 지정된 식사나 간식의 양을 얼마만큼 줄일지는 평소 식사량에 달렸다.

권장량보다 적게 먹을 때는 주의해야 할 것이 있다. 너무 적게 먹으면 금방 다시 배가 고파져서 해독 중에 먹어서는 안 되는 음식을 탐할 위험이 있기 때문이다. 과일, 야채, 잎채소는 가열 조리를 해도 수분 함량이 높고 섬유질이 많기 때문에 다른 음식에 비해 가볍고 밀도가 낮으며, 다소 부풀려진 느낌도 들 수 있다. 아침 식사로 토스트에 삶은 계란을 얹어 먹거나 치즈를 먹는 것이 습관이던 사람이 과일, 야채, 잎채소를 집중적으로 먹었을 때 달라지는 부피와 포만감에 익숙해지려면 시간이 걸릴 것이다.

몸이 독성 물질을 해독할 때는 혈당이 떨어질 수 있다는 점도 감안해야 한다. 독성 물질을 배출하기 위한 에너지를 비축하려고 몸이 포도당을 더 많이 쓰기 때문에 혈당이 떨어지는 것이다. 혈류에 들어 있는 당은 해독을 방해하지 않는다. 그래서 해독 중에는 충분한 음식 섭취가 더더욱 중요하다. 이 책의 해독법은 부신을 보호하도록 설계되었다. 혈중 포도당이 떨어지면 부신은 몸이 제 기능을 멈추지 않도록 포도당을 대체할 아드레날린을 분비한다. 그런데 몸은 아드레날린을 쓴 대가를 치러야 한다. 해독 중 권장 사항에서 벗어나면, 즉 너무 적게 먹거나 식사와 간식의 횟수를 줄이면 해독 속도가 너무 빨라질 수 있다. 그러면 혈당이 떨어지고 부신에 무리가 간다. 그러므로 해독 중에는 몸에 영양을 충분히 공급해야 한다는 점을 꼭 명심하기 바란다. 메디컬 미디엄 해독법이 아닌 다른 해독법을 시도했다가 건강이 더 나빠지는 사람도 있는데, 부신이 약화되거나 심지어 손상되기 때문인 경우가 많다. 그런데도 그 사람은 해독이 잘되었기 때문에 일시적으로 아픈 거라는 설명을 믿고 버티려고 한다. 그러나 사실은 잘못된 해독법 때문에 부신이 너무 무리한 나머지 해독이 끝나도 몇 달씩 고생할 수 있다.

한편 메디컬 미디엄 해독법의 지정 음식이 너무 적다고 느끼는 사람도 있을 것이다. 그럴 경우 양을 원하는 만큼 늘려도 된다. 한 가지 예외 사항은 원조 3:6:9 해독법의 첫 3일 동안 저녁 식사 때 허용되는 동물성 단백질 1인분은 꼭 지켜야 한다는 점이다. 다른 음식의 양은 늘려도 동물성 단백질은 1인분으로 제한하고, 기타 지방이 주요 에너지원인 음식도 저녁에만 먹어야 한다. 그리고 지방의 총 섭취량을 최소 50%는 줄여야 한다.

포만감을 높이려면 권장된 과일, 야채, 잎채소의 양을 늘려야 한다. 사과를 예로 들어보자. 원조 3:6:9 해독법을 진행하는 중 4일차부터 6일차 오후 간식인 사과 한두 개, 대추 한 개에서 세 개, 셀러리를 먹었는데도 배가 고프다면, 우선 그 배고픔이 어디서 비롯된 것인지 자문해 봐야 한다. 혹시 감정적 배고픔은 아닌가? 혹시 전날 지정 음식 중 빠뜨리고 안 먹은 건 없는가? 덜 먹어야 해독이 잘된다는 생각으로 일부러 적게 먹진 않았는가? 점심은 잘 먹었는가? 양상추 몇 잎에 미니양배추 한 줌으로 때우진 않았는가? 아니면 샐러드에 영양가 높은 토핑을 충분히 얹고 미니양배추나 아스파라거스를 충분히 곁들여서 먹었는가? 충분히 먹고 있는데도 오후 간식 이후에 배가 고프다면 그런 배고픔은 괜찮다. 그럴 경우 사과 두어 개와 셀러리 줄기를 더 먹거나 갈아서 마셔도 된다. 치유 속도가 더 빨라질 것이다.(대추는 3:6:9 해독법의 각 버전에 지정된 양을 초과하지 않는 게 좋다. 대추도 이로운 음식이긴 하지만, 해독 중에는 수분 함량이 더 높은 음식이 들어갈 자리를 남겨둬야 한다. 대추로 배를 채우면 다른 치유 음식을 못 먹을 수도 있다.)

해독 중 다른 식사와 간식에도 같은 원칙을 적용하면 된다. 양을 조금씩 늘리되 우선 배고픔의 원인부터 따져봐야 한다. 배고픔의 원인이 칼로리 부족이라면 식사량을 늘려도 된다. 원조 3:6:9 해독 중 양을 손쉽게 늘릴 수 있는 지점은 아침에 마시는 스무디이다. '간을 살리는 스무디'를 오전에 1인분 더 마셔도 좋다. 또는 중금속 디톡스 스무디를 추가해도 좋다. 자세한 방법은 21장 "해독법의 응용과 대체"에 나온다.

배고픔은 복잡한 욕구이다. 그리고 칼로리가 부족해서 더 많이 먹고 싶은 게 아닌 경우도 많다. 때로는 스트레스 반응으로 배가 고파질 수도 있다. 또는《간 소생법》

중 "원인 모를 배고픔" 장에서 자세히 다룬 것처럼, 간의 포도당 결핍이 배고픔을 불러올 수도 있다. 두 문제 모두 궁극적으로는 3:6:9 해독법을 통해 해결될 수 있다.

그런데 몸이 아직 치유 중인 해독 기간에 '충분한' 양이 얼마만큼인지 어떻게 알 수 있을까? 평소에도 무엇을 먹든지 좀처럼 만족감을 느끼지 못하는 사람이라면 자신의 식성을 정확히 파악하여 과식하지 않도록 조심해야 한다. 예를 들어 나중에 속이 불편해질 것을 뻔히 알면서도 아스파라거스나 미니양배추로 배를 꽉 채우지 말아야 한다. 일단 샐러드와 함께 아스파라거스나 미니양배추를 한 접시 먹고 나서 자신의 상태나 기분을 점검한다. 그래도 더 필요하다 싶으면 조금 더 먹고, 아니면 다음 끼니를 위해 남기도록 한다. 이성의 끈을 놓지 말고 어느 정도 포만감을 느끼고 적당한 양을 먹었을 때 멈출 수 있어야 한다.

평소에 느끼는 '만족감'과 해독 중 느끼는 '만족감'은 다를 수 있다. 예를 들어 묵직한 음식에 익숙해졌거나 곡물이나 기름진 음식을 많이 먹던 사람은 수분 함량이 높은 과일과 채소로 배를 채웠을 때의 느낌이 낯설지도 모른다. 사람마다 느낌이 다를 것이다. 어떤 사람은 한 번도 경험해 보지 못한 포만감과 만족감을 느낄 수도 있다. 또 어떤 사람은 다른 음식에 대한 욕구가 의식의 수면 위로 떠오를지 모른다.(음식에 대한 욕구는 25장 "해독 과정에서 일어나는 감정"에서 더 자세히 설명한다.) 어떤 경우든 이 점을 기억하기 바란다. 우리는 메디컬 미디엄 해독법을 통해 평생 한 번도 경험해 보지 못한 방식으로 간과 몸을 만족시키고 있다. 독소를 몰아내고 영양소를 들여오는 데 필요한 모든 요소를 간과 몸에 공급하고 있는 것이다. 이런 과정은 결국 더 깊은 만족감으로 이어질 것이고, 심지어 우리가 음식과 맺는 관계 자체를 완전히 바꿔놓을지도 모른다.

먹는 양과 관련하여 또 하나 주의할 점이 있다. 평소 활동량이 많아서 더 많이 먹어야 하는 경우라면, 적어도 3:6:9 해독법의 마지막 날에는 활동을 줄이도록 신경 써야 한다. 해독 9일차에는 몸이 중요한 일을 많이 해야 하고, 그 일을 지원하기 위해서 우리가 액체만 섭취하는 것이다. 열심히 일하는 몸을 도우려면 이 날만큼은 유산소 운동이나 기타 고강도 운동이나 노동은 피하는 게 좋다.

◼️◼️◼️ 소금, 향신료, 양념, 덜스, 그리고 꿀

메디컬 미디엄 해독을 하는 동안에는 조미료도 조심해서 사용해야 한다. 다음은 조미료에 대한 가이드라인이다.

소금: 3:6:9 해독법을 비롯한 이 책의 모든 해독법을 진행하는 중에는 최고급 소금이라도 모두 피한다. 맛을 위해서 어떤 음식에든 레몬(또는 라임 또는 오렌지) 즙을 짜서 첨가하는 것은 괜찮다. 참고로 감귤류는 무기염이 풍부하다.

향신료: 계피, 고추 등의 순수 향신료는 3:6:9 해독법 중 사용해도 괜찮다. 다만 소금이나 다른 향이 혼합된 제품은 안 된다. 후추의 경우 자극적이라서 피하는 사람도 있지만 익숙하고 좋아하는 향신료라면 후추도 괜찮다. 모노 해독법 중에는 향신료도 피한다.

양념: 해독 기간에는 다른 양념은 모두 피한다. 양념에는 소금, 영양 효모, 착향료 등의 미표시 재료가 들어간 경우가 너무 많다. 간장, 다마리 간장, 나마쇼유, 코코넛 아미노 등도 피하고 순수 향신료만 사용한다.

대서양 덜스: 대서양에서 서식하는 짭조름한 해초인 대서양 덜스는 훌륭한 소금 대체재이다. 3:6:9 해독법의 어떤 버전이든 하루 한 움큼(압축해서 작은 한 움큼)의 덜스는 사용해도 된다. 모노 해독법을 제외한 이 책의 모든 해독법에도 덜스는 사용해도 된다.

생꿀: 3:6:9 해독 중 아침과 밤에 마시는 레몬 또는 라임 물에 타는 생꿀과 해독 레시피에 재료로 들어가는 생꿀은 괜찮다. 그 외에도 이 책의 모든 해독법에 생꿀 하루 총 한 큰 술까지는 괜찮다.

◼️◼️◼️ 보충제와 약 복용

다음은 보충제와 해독에 관해서 명심해야 할 가장 중요한 점이다. 메디컬 미디엄이 권장하지 않은 보충제는 섭취하지 않는다. 가령 어유나 콜라겐 같은 보충제는 꽤 대중화되었지만 치유에는 방해가 된다.

해독과 건강에 도움이 되는 보충제에 관한 정보는 6부 "질병의 원인과 치유법 알아보기"에 자세히 나온다. 거기에 나온 보충제를 해독 기간에 사용할지 말지는 정하기 나름이다. 6부 중 27장 "영양보충제 바로 알기"를 참고하면 도움이 될 것이다. 메디컬 미디엄이 권장한 보충제를 3:6:9 해독법을 진행하면서 먹기로 결정하더라도 물과 주스만 섭취하는 9일차에는 보충제도 피하는 게 좋다.

이 책의 다른 해독법을 진행하면서는 평소 먹는 보충제를 계속 먹어도 된다. 물론 29장 "각종 증상의 진정한 원인과 치유를 위한 처방"에 열거된 보충제에 한해서 말이다. 해독과 상관없이 영양 보충에 대한 상세한 지침이 필요하다면 역시 27장이 도움이 될 것이다.

현재 복용 중인 약이 있다면 주치의와 상의하기 바란다.

■▪■ 소아용 해독

8장 "내게 맞는 해독법 고르기"에서 언급했다시피, 3:6:9 해독법의 세 버전을 포함한 모든 메디컬 미디엄 해독법은 소아가 진행해도 안전하다. 양 조절에 대해서는 부모나 주 양육자가 알아서 아이의 식성과 식사량에 맞게 줄이면 된다. 소아에 적합한 셀러리 주스 용량은 이 책 666쪽에 있는 표를 참고하면 된다.

3:6:9 해독 중 액체만 섭취하는 9일차가 아이에게 버거울 것 같으면 9일차 대신 8일차를 반복해도 괜찮다.

■▪■ 임신과 수유

역시 8장 "내게 맞는 해독법 고르기"에서 언급했다시피, 임신 중일 때는 영양 밀도가 매우 높은 원조 및 초급 3:6:9 해독법이 제일 적합하다. 임신부의 몸도 치유하고 태아의 발달에도 도움이 될 것이다. 임신 중에는 마지막 9일차 대신 8일차를 되풀이하는 것으로 규칙을 수정해서 실행하면 더 포만감을 유지할 수 있다.

임신 중에 고급 3:6:9 해독법을 고려하고 있다면 아마도 어떤 증상이나 증세를 겪고 있기 때문일 가능성이 높다. 그렇다면 이미 한 명 이상의 의사에게 정기적으로 진료를 받고 있을 것이다. 고급 3:6:9 해독법이 주치의의 권장 사항과 양립 가능한지 조언을 구하고 실행하기 바란다.

이 책의 다른 해독법도 마찬가지다. 임신 중에 겪는 병증 때문에 다른 해독법을 고민 중이라면 우선 주치의와 상의하는 게 좋다.

모유 수유 중인 산모도 3:6:9 해독법의 모든 버전을 비롯해 이 책의 어떤 해독법을 진행해도 괜찮다. 해독으로 유방 조직에서 불순물을 빼내면 모유가 더 깨끗해질 것이다.

■■■ 담낭의 문제

3:6:9 해독법을 비롯한 이 책의 해독법들을 담낭 제거 수술을 받은 사람이 진행해도 될까? 된다. 담낭이 없는 사람일수록 간을 최우선으로 보살펴야 한다. 그리고 3:6:9 해독법만큼 간에게 좋은 것은 없다. 처지고 둔하고 병약한데다 담즙 생산 능력까지 잃은 간은 담낭이 없는 것보다 훨씬 더 큰 문제이다. 3:6:9 해독법은 음식을 먹으면서 하는 해독이다. 그리고 담낭이 없는 사람에게는 먹으면서 하는 해독이 좋다. 지방이 거의 없는 해독 음식은 계속 생성되는 담즙을 희석하고 흡수하는 데 도움을 주어 담즙이 위장 내벽을 자극하는 것을 막아주기 때문이다. 무엇보다 3:6:9 해독법은 지방이 주요 에너지원인 음식 섭취를 (어느 버전인지에 따라) 획기적으로 낮추거나 아예 차단하기 때문에 담낭에 문제가 있는 사람에게 특히 좋다. 간의 담즙 과다 생산을 촉발하는 게 지방이고, 간이 끊임없이 다량의 담즙을 생성하게 만드는 게 고지방 식단인데, 과잉 담즙은 담낭이 없는 사람에게 특히 더 큰 자극이 되기 때문이다. 지방 함량이 낮은 음식은 담낭이 없는 사람은 물론이고 사실 누구에게나 이롭다. 지방이 주요 에너지원인 음식을 분해하는 일에서 놓여나면 간은 담즙을 계속 생산하지 않아도 되며, 따라서 간은 침체되고 둔화된 상태에서 벗어나 건강과 활력을 되찾을 것이다.

▞▀ 당뇨병

인슐린 의존성 당뇨 환자인데 3:6:9 해독법에 관심이 있다면, 어떻게 당뇨 치료와 해독을 병행할 수 있을지 주치의와 상의하기 바란다. 이 책의 해독법은 당뇨 환자에게도 안전하다. 간에서 독소를 제거하는 데 초점을 두고 있기 때문에 어떤 당뇨 증세에도 도움이 된다. 그러나 사람마다 증세의 차이가 있게 마련이다. 어떤 증세는 환자 스스로 어느 정도 관리가 가능하고, 어떤 증세는 통제가 거의 불가능할 정도로 심각하다. 그러니 본인에게 맞춤화된 관리와 처방이 해독법과 양립 가능한지 주치의와 상의하는 게 좋다. 6부 "질병의 원인과 치유법 알아보기"에 나온 당뇨병에 특화된 보충제 목록도 참고하기 바란다.

▞▀ 유기농 대 일반

유기농 식품이 더 좋긴 하지만, 유기농을 구할 여건이나 여력이 되지 않아 일반 농산물을 이용하더라도 상관없다.

▞▀ 생식 대 조리

생식 및 자연식물식을 해온 사람이라면 원조 3:6:9 해독법을 선택해서 생식을 계속 이어가도 된다. 그러나 그동안의 생식은 지방이 주요 에너지원인 음식, 말린 음식, 소금, 그리고 사과 사이다 식초 같은 첨가물이 포함되었을 가능성이 높기 때문에, 원조 3:6:9 해독법의 생식과는 차원이 다르다는 점을 유념해야 한다. 이미 생식을 하고 있으니 원조 3:6:9 해독법이 쉬울 거라 생각하고 얕잡아보면 안 된다. 생식과 해독은 차원이 다르고, 원조 3:6:9 해독법은 엄연히 해독법이다.

그 반면 생식은 위장을 불편하게 한다는 이유로 '간을 살리는 샐러드'나 기타 생으로 먹는 해독 음식이 조심스럽다는 사람은 다음 사실을 유념하기 바란다.

① 우리가 보통 위장 불편과 연관시켜 떠올리는 생식은 대부분 소화하기 힘든 음

식이다. 예컨대 '생야채' 하면 연상되는 음식은 당근인데, 생 당근은 소화가 그리 쉬운 음식은 아니다. 생 호박도 마찬가지다. 호박 국수는 밀 국수의 훌륭한 대체품으로 꽤 인기가 있지만, 이는 평소에나 해당되는 이야기이다. 생 호박은 위에 다소 부담이 될 수 있다. 해독 기간이 길어질수록 위장에 부담이 되지 않는 음식을 먹어야 위장이 독소 배출에 에너지를 집중할 수 있다. 가령 오이 국수나 양상추처럼 위장에 부드러운 생야채를 먹어야 한다는 것이다. 이 책에 나오는 생으로 먹는 해독 음식은 그런 야채들 위주로 구성된다.

② 사람들이 생식을 경계하는 또 다른 이유는 소화관의 예민한 신경 말단 때문이다. 21장 "해독법의 응용과 대체"에서 더 자세히 다루겠지만, 양상추가 대장 내벽을 스치는 느낌을 소화불량으로 오인하기 쉽다. 그러나 사실 양상추는 장기적으로 볼 때 예민한 신경 말단 치유에 도움이 되므로 치유에 좋은 음식이다.

알레르기가 있거나 음식을 씹는 게 힘들다는 등의 이유로 생식이 우려된다면, 21장에 제시된 여러 가지 응용 및 대체 방법을 참고하기 바란다.

■■■ 해독 이후에도 지방 섭취 피하기

3:6:9 해독법을 진행하고 보니 지방이 주요 에너지원인 음식을 배제한 덕분에 몸이 가뿐해져 앞으로 몇 주, 몇 달, 심지어 몇 년 동안 아예 지방식을 피하고 싶다면 어떻게 해야 할까? 굳이 지방 함량이 높은 음식을 다시 먹어야 할까? 자주 제기되는 좋은 질문들이다. 그리고 답을 하자면, 지방이 주요 에너지원인 음식을 일상적으로 멀리해도 아무런 문제가 되지 않고 영양학적으로도 전혀 해롭지 않다.

7장 "문제를 일으키는 트러블메이커 음식"에서도 살펴보았듯이, 사실 거의 모든 과일, 야채, 잎채소, 해초, 허브는 천연 지방을 함유한다. 대서양 덜스 한 줌에도 지방이 들어 있다. 버터헤드상추, 감자, 바나나, 풋강낭콩 등에도 미량의 지방이 들어 있다. 과일, 야채, 잎채소 등으로 섭취하는 미량의 지방과 지방이 주요 에너지원인 음식으로 섭취하는 지방 중 건강 개선에 도움이 되는 지방은 단연 전자이다. 그러므로 고지방 식단을 피한다고 우리가 손해 볼 일은 전혀 없다. 무지방식, 다시 말해 견과류, 견과류 버터, 씨앗류, 식용유, 올리브, 코코넛, 아보카도, 동물성 식품 등 지방이 주요 에너지원인 음식을 배제한 식단을 장기간 또는 평생 유지해도 괜찮다는 것이다. 그런 음식을 먹지 않는다고 영양 결핍이 생기지 않는다. 몸에 좋은 오메가는 베리류, 망고, 양상추, 기타 잎채소 등 수많은 음식을 통해 충분히 섭취할 수 있다.

한 사람이 하루에 먹을 수 있는 음식 종류에는 한계가 있게 마련이다. 견과류와 씨앗류를 먹는 사람은 그런 음식과 더불어 모든 영양소를 취할 수 있도록 다양한 종류의 과일과 채소도 규칙적으로 먹고 있는지 살펴보라. 과일과 채소는 먹지 않아도 하다못해 견과류와 씨앗류라도 골고루 먹고 있는가? 치아씨, 아마씨, 대마씨를 비롯해 모든 종류의 견과류와 씨앗류를 다 먹고 있는가? 아니면 그래놀라에 뿌려 먹는 호두나 오트밀에 바르는 땅콩 버터가 전부인가? 모든 종류의 음식을 다 섭렵하는 사람은 아무도 없다.

다양성으로 승부를 거는 것은 해답이 될 수 없다. 하루에 몇 가지 음식만 먹어도 일곱 색깔 무지개를 다 담은 식사를 할 때보다 더 많은 영양을 취할 수 있다는 뜻이다. 하루라는 시간 동안 한 사람의 식성과 일과를 고려해 보면 취할 수 있는 음식의 종류와 양은 한정되어 있다. 지방이 주요 에너지원인 음식을 먹지 않는 사람은 그만큼 영양 밀도가 높은 다른 음식, 예컨대 과일, 야채, 잎채소, 해초, 허브로 식단을 채울 여유가 생긴다. 그리고 이런 음식은 우리 몸에 꼭 필요하지만 지방이 주요 에너지원인 음식에는 없는 파이토케미컬, 항산화 물질, 항바이러스 물질, 항박테리아 물질, 미량 미네랄, 생체 이용률이 높은 단백질, 무기염 등을 함유한다. 장기적으로 볼 때 지방식보다 무지방식으로 더 다양한 영양을 섭취할 수 있다는 뜻이다.

지방이 주요 에너지원인 음식을 먹지 않는 것보다 더 우려스러운 것은 과일을 먹지 않는 것이다. 수박, 바나나, 야생 블루베리, 파파야 등의 과일 대신 닭고기나 호두를 주로 먹는 사람이 놓치는 필수 영양소를 생각해 보라. 그에 반해 망고 두어 개와 잎채소로 한 끼를 먹는 사람이 취하게 될 베타카로틴 등 수많은 영양소를 생각해 보라. 천지 차이라고 할 수 있다.

(참고로 망고나 파파야 같은 과일을 너무 많이 먹으면 베타카로틴을 과잉 섭취하게 될까봐 걱정할 필요는 없다. 베타카로틴의 경우 지나친 섭취란 없다. 그만큼 피부

건강과 항산화 작용에 없어서는 안 되는 중요한 영양소이다.)

▚▘ 명현 반응과 추가적 해독 방법

해독 중에는 해독 효과를 극대화하고 싶은 마음에 적외선 사우나, 요가, 전신 마사지 등등 다른 요법을 병행하려는 욕구가 생기기 쉽다. 3:6:9 해독법을 진행하면서 그런 방법을 시도해도 될까? 20장 "내 몸의 치유력"에서 자세한 이유를 설명하겠지만, 해독 기간에는 해독에 집중하는 게 좋다. 3:6:9 해독법을 진행하는 과정에서 우리 몸은 이미 많은 일을 하고 있다. 거기에 새로운 무언가에 적응하는 수고까지 얹는 것은 바람직하지 않다.

20장에는 해독 과정에서 나타날 수 있는 증상, 이른바 명현 반응healing reaction에 대한 설명과 대처법도 나온다. 모든 사람이 해독 과정에서 신체적 증상을 경험하는 것은 아니다. 그러나 해독 중 신체적 증상이 나타나는 것도 자연스러운 현상이다. 겉으로 나타나는 증상의 이면, 즉 몸속에서 어떤 일이 일어나고 있는지 이해한다면 이런 경우에 도움이 될 것이다. 나아가 하루 동안, 아니 한 끼만 먹는 음식이 달라져도 평소와 다른 감정과 욕구가 분출될 수 있는데, 이 또한 자연스러운 일이다. 해독의 감정적인 측면에 대한 통찰과 대처법은 25장 "해독 과정에서 일어나는 감정"에 나온다. 다시 말하지만 메디컬 미디엄 해독법은 영적인 해독인 만큼《간 소생법》에 소개된 명상법이 정서적으로 큰 도움이 될 것이다.

▚▘ 물 단식

하루에서 사흘 정도의 물 단식은 급성 증세를 다스리는 한 가지 요법이다. 예컨대 식중독, 담석산통 또는 맹장염이 의심될 때 물 단식이 효과적일 수 있다. 그러나 사흘 이상의 물 단식은 권장하지 않는다. 단식 전문가들이 말하는 것보다 훨씬 더 몸에 무리가 가기 때문이다.

만성 질환을 고쳐보려고 물 단식을 시도하는 사람이 많을 것이다. 그러나 그 만성 질환이 어떤 식으로든 신경 계통과 연관된 것이라면 물 단식은 오히려 역효과를 낼 수 있다. 신경학적 질환에는 만성 편두통에서부터 욱신거림, 피부가 타 들어가는 느낌, 신경 장애, 따끔거림, 얼얼함, 사지 무력증, 브레인 포그, 불안감, 우울증, 씰룩거림, 틱, 경련, 강박증, 조울증에 이르기까지 정말 많은 증세가 포함된다. 특히 불안감이 있는 사람은 절대 물 단식을 하지 말아야 한다. 물 단식은 외상 후 스트레스 장애 PTSD를 비롯해 감정적 상처가 있는 사람에게도 안 좋다. 음식 섭취를 완전히 중단하는 것만으로도 감정적으로 힘든 경험이 될 수 있기 때문이다.

많은 사람들이 계란, 피자, 커피, 말차, 다량의 초콜릿 등 몸에 좋지 않은 음식을 끊는 것만으로도 감정적으로 힘들어하는데 모든 음식을 아예 끊을 경우 얼마나 힘들지는 더 말할 것도 없다. 물 단식을 하는 중에는 오래된 마음의 상처가 소환되기도 한다. 그 상처를 받았던 순간이 생생하게 떠오르며 머릿속에서 그 순간으로 다시 빨려 들어가는 것이다.

물 단식을 하기로 했다면 다음 질문에 답해야 한다. 물 단식을 제대로 진행하고 있는가? 물 단식 중 물은 충분히 마시고 있는가? 물을 충분히 마시고 있더라도 그냥 물이어야 한다. 증류수는 물 단식 중에 마시기에 부적합하다. 미네랄과 미량 무기염이 거의 없는 증류수로 물 단식을 하면 심각한 전해질 부족으로 말미암아 특히 신경학적 증세가 있는 사람에게는 큰 위험이 닥칠 수 있다. 나는 물 단식을 무조건 반대하지는 않는다. 때로는 유용한 수단이 될 수 있다. 그러나 물 단식은 병증 극복과 건강 개선을 위해 장기간 진행해도 될 만큼 기초가 튼튼한 치유 및 해독 수단은 아니다. 사람들은 물 단식을 마치고 다시 먹는 음식의 종류나 양과 관련해서 특히 많은 실수를 하게 된다. 그뿐 아니라 물 단식은 중독적·강박적인 측면이 있어서 일정 기간이 지나면 다시 음식을 먹는 게 두려워질 수도 있다.

물 단식을 한다면 그 기간이 하루에서 사흘을 넘지 않도록 해야 한다. 아침에 일어났을 때부터 밤에 잠들 때까지 1시간마다 약 470ml의 물을 마신다. 운전을 하면 안 된다. 바쁘게 돌아다녀도 안 된다. 안전한 장소에 머물러야 하며, 가능한 한 언제든 전화나 인터넷으로 소통할 수 있는 코치를 두는 게 좋다. 단식으로 효과를 볼 수 있는 급성 증세의 완화가 목적이라면 24시간 동안 단식하는 것이 적당하다. 가령 한 번도 겪어보지 못한 극심한 메스꺼움으로 괴롭거나 복통이 심하거나 장염에 걸렸을 때는 물 단식이 도움이 될 수 있다. 물 단식으로 소화 기관을 쉬게 해주고 싶다면 한 달에 하루씩 시범적으로 해보는 방법도 있다. 그리고 물 단식 직후에는 평소 식습관으로 바로 돌아가면 안 된다. 16장의 아침 해독법으로 복식復食 과정을 거치는 게 좋다.

■■■ 주스 단식과 주스 해독

주스 단식이나 주스 해독이 필요하다고 판단된다면 셀러리 오이 사과 주스로 하루 내지 이틀 정도 진행하는 것을 추천한다. 약 470~950ml의 레몬 또는 라임 물로 하루를 시작한 뒤, 15분에서 30분이 지난 다음 셀러리 주스 950ml를 마신다. 다시 15분에서 30분이 지난 뒤 셀러리 오이 사과 주스를 조금씩 마시기 시작한다. 주스는 한 번에 470~590ml의 양으로 두 시간에 한 번씩 마신다. 원하면 착즙하면서 생강, 시금치 또는 케일을 살짝 첨가해도 된다. 셀러리 오이 사과 주스를 마시는 동안에는 물 외에는 아무것도 섭취하지 않는다. 물은 주스를 마시고 나서 1시간 후 470ml를 마시는 게 좋다. 주스 단식 중에는 쉬엄쉬엄 지내야 한다. 무리를 하지 말고 필요하면 휴식을 취해야 한다. 주스 단식을 하루 이틀 정도 진행하는 것은 도움이 되지만, 몸속 장기를 제대로 치유·해독·정화하려면 주스 단식 말고 이 책의 다른 해독법을 추천한다.

나는 주스 단식이나 주스 해독을 오래하는 것은 권장하지 않는다. 주스 단식이나 주스 해독은 장기적으로는 간과 몸을 제대로 정화·해독하지 못한다. 시간이 지날수록 몸의 여러 기관들에 스트레스가 쌓이기 때문이다. 셀러리 오이 사과 주스가 단기적으로는 포도당 수치를 안정화하는 데 완벽한 균형을 제공하지만, 이틀 이상 주스밖에 마시지 않는다면 포도당 결핍으로 인해 뇌, 간, 심장 등 포도당이 정말 필요한 곳이 압박을 받게 되기 때문이다. 또한 주스 단식이나 주스 해독을 장기간 지속할 경우 칼로리 부족으로 몸이 제 기능을 유지하지 못하고 혈당이 지나치게 떨어져서 문제가 된다. 결국 부족한 혈당을 아드레날린으로 대체하기 위해 부신은 평소보다 더 많은 일을 하게 되면서 해독은 역효과가 난다. 부신이 계속 (에피네프린이라고도 불리는) 아드레날린을 분비하다 보면 사람은 허위 에너지에 취하기도 한다. 그래서 이틀 이상 주스 단식을 한 사람들이 일시적으로 에너지가 솟구치는 경험을 하는 것이다. 이는 몸의 보호 기제가 작동하면서 부신이 혈당 부족을 대체하기 위해 아드레날린 생산에 돌입했다는 징조에 불과하다. 그렇게 부신을 혹사시키다가는 역풍을 맞는다. 과잉 생산된 아드레날린이 뇌에 도달하면 신경 전달 물질을 분해하기 시작하고, 신경 세포들과 간은 아드레날린 포화 상태에 이르며, 이는 신경계의 전반적인 부식으로 이어진다. 주스 단식 5, 6, 7일차쯤 되면 몸은 아드레날린만을 연료로 삼아 작동된다. 하루 종일 음식을 먹지 않고 커피로 연명하는 것보다는 나을까? 그보다는 낫다. 그러나 제대로 해독하고 싶다면 주스 단식은 좋은 방법이 아니다.

이 책에서 이 부분만 읽고 "오! 주스 단식! 딱 내가 찾던 거네?"라며 바로 인터넷에서 주스 단식을 검색하는 독자가 있다면 당부하고 싶다. 당신이 하려는 주스 단식은 광고에서 말하는 만큼 큰 도움이 되지 않는다. 예전에 주스 단식으로 효과를 봤다면 축하할 일이다. 그러나 장기간 주스 단식을 진행한 후과는 한참 후에 나타날 수 있다. 이를테면 주스 단식 당시 혹사당했던 부신은 약해졌을 것이고, 과다 분비된 아드레날린을 흡수하느라 간은 처지고 둔해졌을 것이다. 주스 단식이나 주스 해독은 또한 너무 많은 독소를 너무 무책임하게 해독하기도 한다. 주스 해독 중 장기에서 빠져나온 그 많은 독소가 몸 밖으로 배출되지 않고 다시 간으로 흡수되는 경우도 있기 때문이다.

주스 단식 또는 주스 해독을 하는 데 최장 기간은 사흘이다. 사흘이 넘어가면 포도당 결핍, 신경 전달 물질 및 전해질 불균형, 간 스트레스, 부신 약화로 이어진다. 사흘 이내로 제한할 경우엔 주스 단식도 건강에 도움이 될 수 있다. 다만 이 절의 첫 단락에 나온 가이드라인을 반드시 지켜야 한다. 기상 후 레몬 또는 라임 물 다음에 셀러리 주스, 그 다음에 남은 하루 동안 셀러리 오이 사과 주스(와 물)만 마시기를 꼭 지켜야 한다.

"힘을 가지려면 해답을 알아야 한다. 아는 게 힘이다.
내 몸이 자기를 공격하는 게 아님을 알아야 한다.
내가 아픈 것은 유전자나 호르몬 탓이 아님을,
내가 흠이 많은 사람이라서가 아님을 알아야 한다.
내가 나쁜 사람이 아님을,
내 정신 상태나 감정 때문에 병이 생긴 게 아님을 알아야 한다."

— 앤서니 윌리엄 (메디컬 미디엄)

CHAPTER 20

내 몸의 **치유력**

□ □ □

메디컬 미디엄 해독법 덕분에 다양한 증상이 바로 또는 차츰 완화되어 가는 중이라도 인생은 여전히 평탄하지만은 않을 수 있다. 이를테면 새로 사귀게 된 연인 때문에 어떤 병원균에 처음 노출될 수도 있고, 식사하기 전에 손 씻는 것을 깜빡하는 바람에 곧 콧물을 훌쩍일 수도 있다. 또는 가까운 사람과 갈등이 생겨 감정적으로 타격을 입고 기분이 가라앉거나 배탈 같은 신체적 증상까지 생길 수도 있다. 또 해독을 앞두고 친구 집이나 식당에서 화려한 최후의 만찬을 즐겼는데 그때 잘못 먹은 음식 때문에 해독을 시작하자마자 식중독을 앓을 수도 있다. 이런 여러 가지 문제를 해독 때문에 생긴 것으로 착각하기 쉽다.

이런 문제들은 해독 탓이 아니다. 우리 탓도 아니다. 인생이란 것 자체가 완벽하지 않기에 생긴 일일 뿐이다. 그리고 인생은 완벽하지 않아도 된다. 우리는 우리가 겪는 모든 일을 통제하지 못한다. 물론 해독을 진행하면서 약간의 명현 반응이 나타날 가능성은 있다. 즉 해독에 따른 신체적·감정적 징후가 나타날 수 있는데, 이 부분은 이 장 뒷부분과 25장 "해독 과정에서 일어나는 감정"에서 자세히 다룬다. 그런데 해독과는 무관하게 우리 일상에서 흔히 발생하는 성가시거나 짜증나거나 방해가 되는 일이 건강상의 문제를 일으킬 가능성 또한 배제할 수 없다. 예를 들어 쇼핑을 하면서 살균제 처리가 된 옷을 입어봤다거나 새로 산 옷을 제대로 세탁하지 않고 입었다면, 화학 민감증이 있는 사람은 피부가 가렵거나 예민해질 수 있다. 자칫 이런 증상을 아무 관련이 없는 메디컬 미디엄 해독법의 탓으로 돌리기 쉽다.

해독을 시작하기 직전이나 시작하자마자 생기는 여러 가지 일들도 마찬가지일 수 있다. 직장에서나 가정에서 유난히 스트레스받는 일이 생겼거나, 경제 사정이 어려워졌다거나, 갑자기 다량의 곰팡이나 살충제, 제초제 등에 노출되었을 수도 있다. 사람들은 민감하게 반응하는 스트레스 요인이 저마다 다르다. 때로는 지금 겪는 신체적 또는 감정적 괴로움이 무엇 때문에 촉발되었는지 모를 수도 있다. 이 점을 늘 의식하기 바란다. 지금의 힘든 상황을 해독 탓으로 돌리거나 해독에 대한 믿음이 흔들리지 않도록 노력해야 한다. 깊은 치유로 가는 길을 스스로 차단하지 말자.

■▪■ 해독 중 예상되는 현상

해독의 경험은 나만의 고유한 경험이다. 그리고 해독을 진행할 때마다 매번 고유한 경험이 될 것이다. 이 책의 해독법은, 특히 3:6:9 해독법의 모든 버전은 사람들 간의 차이를 감안해서 설계되었다. 우리는 아주 많은 면에서 결코 똑같을 수 없기 때문이다. 이토록 강력한 치유 과정을 거치면서 감정적으로나 육체적으로 또 영적으로 겪는 경험과 그 후 느끼는 기분은 사람마다 다를 수밖에 없다. 또한 3:6:9 해독법을 처음 진행했을 때의 경험과 다음에 다시 진행했을 때의 경험 역시 다르다. 같은 해독법이지만 반복할 때마다 느낌이 다르다는 뜻이다. 그러므로 사람마다 해독법 회차마다 경험이 달라질 여지가 있음을 염두에 두기 바란다.

| 기타 해독 요법 |

다른 해독 방법이나 요법을 즐기는 사람이라도 메디컬 미디엄 해독을 하는 동안에는 이를 피하는 게 좋다. 적외선 사우나, 요가, 카이로프랙틱, 안마, 침술 등의 요법이 치유에 도움이 되겠지만, 처음 접해보거나 오랜만에 다시 하는 것이라면 해독 기간에는 하지 않는 것이 바람직하다. 매주 꾸준히 안마를 받거나 침을 맞거나 요가 수련을 해온 사람이라면 해독과 병행해도 괜찮다. 다시 말해서 "자, 3:6:9 해독법을 시작했으니 한증막도 한번 체험해 볼까?" 하며 실행에 옮긴다거나, 난생처음 사우나, 온천, 스파 등에 간다거나, 스피닝 또는 요가 강습에 등록하지는 말라는 뜻이다. "3:6:9 해독법을 시작했으니 몇 달 전 그만뒀던 요가도 다시 시작해 볼까?" 하고 생각하는 것도 똑같이 안 좋다.

해독을 시작할 때 여러 다른 치유 기법도 병행하고 싶은 마음은 이해한다. 모처럼 일상에서 해독에 투자할 시간과 여유를 마련했겠다, 해독을 완수하겠다는 의지도 불타오르겠다, 이참에 자신을 보살피는 수단을 총동원하고 싶을 것이다. 그러나 자신을 보살피는 최고의 수단은 편안한 마음으로 3:6:9 해독법에 집중하는 것이다.

해독법을 다른 치유법과 병행하지 말라고 하는 데는 그럴 만한 이유가 있다. 우선 다른 치료사들을 접하다 보면 해독에 관해서 갖가지 조언을 들을 확률이 높다. 그런데 그런 조언을 듣다가는 해독의 정도正道에서 벗어날 수 있다. 예를 들어 3:6:9 해독법의 지침을 충실히 따르던 중 처음 간 침술원에서 "어유는 왜 안 드세요?"라는 질문을 받았다고 치자. 그 침술사는 선의로 한 조언이겠지만, 만약 그 조언에 호도되어 해독 중간에 어유를 섭취하기 시작했다면 해독 과정을 망치게 된다.

해독 중에 다른 치유법을 새로 또는 다시 도입하면 안 되는 또 다른 이유는 몸이 독소와 독성 물질을 배출하면서 새로 맞춰가고 있는 균형이 깨질 수 있기 때문이다. 2년 넘게 요가를 안 하다가 해독 기간에 요가 수련을 한다거나 오랜만에 마사지를 받으면, 잘 맞춰가던 몸의 균형이 흐트러질 수 있다. 요가를 너무 오랜만에 하다 보니 근육에 무리가 갔다고 해보자. 손상된 근육에 생긴 염증이 아무리 경미하다고 해도 몸은 손상을 복구하고 염증을 가라앉히기 위해 아까운 면역력을 할애할 수밖에 없다. 아무리 유익한 치유 기법이라 해도 몸이 그 기법에 적응하는 과정은 면역 체계에 부담이 된다. 결국 해독법을 정확하게 시행했을 때 일어나는 몸속의 작용에 집중되어야 할 에너지가 분산되는 것이다.

| 체중 |

우리의 체중은 우리가 알고 있는 것만큼 단순하지 않다. 과체중인데 3:6:9 해독법으로 바라는 만큼 체중이 빨리 줄지 않는다고 해독이 잘 안 되고 있다는 징조로 해

석하면 안 된다. 다시 말해 몸이 체중 감량보다 더 중요하고 시급하게 치유해야 할 부분에 에너지를 쓰고 있다는 신호로 이해해야 한다. 체중 감량은 나중에 해도 된다. 장기와 중추 신경계의 손상을 복구하는 게 먼저이다. 그렇다고 몸이 체중 감량에 들어가지 않은 것은 아니다. 사실 지금도 지방 세포들이 분산되고는 있는데, 그 지방 세포들이 독소를 품은 세포일 경우 몸은 독소가 안전하게 몸 밖으로 씻겨나갈 때까지 붙잡고 있기 위해 수분을 더 많이 만들어낸다.

대부분 사람들의 몸은 이런 수분뿐만 아니라 압축된 숙변으로 차 있다. 기본적으로 대장은 숙변으로 꽉 차 있다. 건강하고 균형 잡힌 케토식, 팔레오식, 자연식물식, 채식, 비건식 등을 유지하는 사람도 보통 대장에 3킬로그램이 넘는 숙변이 있다. 가공식이 포함된 평범한 식사를 하는 사람이면 숙변이 6킬로그램이 넘을 수도 있고, 대체로 자연식을 하는 사람이면 3킬로그램 이하로 숙변이 더 적을 것이다. 게다가 장의 용량도 사람마다 다르다. 어떤 사람의 소장은 유난히 가늘고 어떤 사람의 대장은 유난히 굵은데다 게실(주머니)까지 달려 있다. 그리고 림프계에 독성 노폐물이 쌓여 림프액이 불어나면서 부종이 생기기도 한다. 어떤 사람은 그렇게 쌓인 체액만 4킬로그램이 넘고, 심지어 8킬로그램에 육박하는 경우도 있다. 이런 수분 보존으로 인한 붓기가 살찐 것처럼 보이기도 한다.

3:6:9 해독법을 진행하게 되면 대부분 사람들은 평소보다 가볍게 먹게 된다. 배가 부를 만큼 충분한 양을 먹는 게 원칙이지만, 해독 음식 자체가 수분 함량이 높고 포도당, 생체 이용률이 높은 단백질, 항바이러스 물질, 항박테리아 물질, 미량 오메가, 미량 미네랄, 항산화 물질, 치유에 좋은 파이토케미컬 등이 풍부하기 때문에 몸의 수분 배출을 촉진한다. 특히 3:6:9 해독법은 뒤로 갈수록 더 가볍게 먹기 때문에 용변을 볼 때마다 장에 들어 있던 숙변과 몸이 붙잡고 있던 불필요한 수분이 더 많이 빠져나가게 된다. 이것이 해독으로 체중이 줄어드는 원인의 일부이다.

수분 보존이나 숙변으로 인한 부종이 별로 없고 불필요한 체액도 많지 않은 사람이라면 해독을 해도 체중이 바로 내려가지 않는다. 몸이 먼저 수화水化 과정을 거쳐야 하기 때문이다. 해독법을 시작하기 전에는 속이 불편하거나 감정적으로 힘들어서 적게 먹었을 수도 있고, 신선한 주스나 스무디, 신선하고 즙이 많은 과일을 즐겨 먹지 않았을 수도 있다. 아니면 밥 대신 하루 종일 카페인 음료를 달고 살았을 수도 있다. 그랬다면 카페인은 이뇨제이기 때문에 만성 탈수 상태였을 것이다. 그러다가 메디컬 미디엄 해독법을 시작하면 예전보다 훨씬 많은 섬유질과 과육을 섭취하면서 비로소 몸에 수분이 제대로 보충된다. 이런 경우 체중은 바로 내려가지 않을 수 있다. 지방 세포는 줄어들고 있는데도 말이다.

그 반면 어떤 사람은 수분 보존과 부종이 심하고 숙변도 많은 상태라서 해독을 시작하자마자 빠르게 체중이 내려가기도 한다. 체중 감량의 시기나 속도는 사람마다 다르다. 변비를 앓다가 해독 음식으로 식단을 바꾸고 숙변을 배출하면서 금방 3~4킬로그램, 심지어 8킬로그램까지 빠지는 사람도 그동안 많이 보았다.

위장에 쌓인 음식물과 대변이 체중에 얼마나 큰 변수가 되는지 사례를 들어 살펴보자. 어떤 사람이 전날 저녁 식사를 건너뛰고 아침에 일어나 화장실에 가서 전날 점심과 아침에 먹은 음식을 장에서 비워낸 뒤 체중을 잰다. 이날 아침에 잰 체중은 이날 저녁 식사까지 하고 그 다음날 아침에 잰 체중보다 2~3킬로그램 덜 나갈 것이다. 이는 자연스럽고 건강한 현상이다. 아침에는 전날 먹은 저녁이 아직도 위장에서 처리되는 중이기 때문이다.

같은 사람이 또 어떤 날은 저녁 식사를 꽤 많이 하고 다음날 아침에 전날 먹은 점심과 아침을 장에서 비워낸 뒤 아침 식사로 커피와 베이글, 아보카도, 오트밀, 계란 또는 스무디를 먹고 낮이 되어 점심까지 먹고 1시에서 2시 사이에 병원에 간다. 병원에서 잰 체중은 저녁을 거르고 다음날 아침에 잰 체중보다 3킬로그램 이상, 심지어 5킬로그램이 더 나올 수 있다. 낮에 병원에서 잰 체중에는 대략 세 끼 치의 음식물과 대변, 거기에 반나절 동안 마신 물과 음료까지 포함되기 때문이다.

이런 현상도 역시 정상이다. 이렇게 시간대나 해독법에 따라 체중이 오르락내리락하는 것은 많은 사람들을 혼란에 빠뜨린다. 심지어 수시로 체중을 재는 데 집착하게 만들기도 한다. 의사 앞에서 체중을 쟀을 때 "저번보다 3.5킬로그램 빠지셨네요"라는 말을 듣다가, 다른 날에는 2.7킬로그램 덜 나가고, 또 다른 날에는 2.8킬로그램 더 나간다면 헷갈릴 수 있다. 하루 중 언제 체중계에 올라갔는지, 그 전에 어떤 음식을 먹었고 얼마만큼의 물을 마셨는지, 섭취한 게 얼마나 소화되었는지에 따라 체중은 수시로 바뀐다. 이것이야말로 인생에서 자신의 가치를 체중계의 숫자로 평가하는 게 얼마나 부질없는지를 보여준다 하겠다. 체중은 하나의 숫자로만 규정될 수 없다. 체중은 내 몸과 마찬가지로 수시로 변한다. 그리고 그게 당연하다.

참고로 위의 사례는 장을 규칙적으로 비우는 사람이라는 전제 위에서 제시한 것이다. 그런데 대부분 사람들은 대변을 볼 때 바로 전날 먹은 음식을 비워내는 게 아니다. 의식하지 못하겠지만 몸속에서는 여전히 사나흘 전에 먹은 음식이 처리되는 중인 경우가 많다. 앞서 언급한 잔변이나 숙변이 몸속에 계속 남아 있다는 말이다. 아직 소화 중인 음식물도 있고, 장 내벽에 압축되어 달라붙은 숙변도 있다. 그런데 이 책의 해독법, 특히 원조 또는 고급 3:6:9 해독법을 진행하다 보면, 숙변이 분해되기 시작해 장 내벽에서 떨어져 나와 배출되면서 체중이 내려가게 된다.

체중 감량에 대한 불안

해독법의 지침을 토시 하나 빠뜨리지 않고 따랐는데도 원하는 만큼 체중이 줄지 않는다면, 다시 말해 치유가 덜 되었다면 어떻게 해야 할까? 또는 해독법을 마친 후 내려갔던 체중이 다시 올라가기 시작한다면 어떻게 해야 할까? 해독을 마친 후 몸에 안 좋은 음식을 다시 먹으면 체액과 대변이 또 쌓이기 시작하면서 체중은 조금씩 다시 늘게 마련이다.

두 경우 모두 해결책은 같다. 체중을 더 줄이고 싶거나 줄어든 체중을 계속 유지하고 싶다면, 해독법을 반복하면 된다. 그 방법은 곧 자세히 설명하겠다. 여기에서 중요한 것은 메디컬 미디엄 해독법보다 한 수 앞서겠다는 마음에 일부러 자신을 굶기는 무리수를 피하는 것이다. 해독을 통해 체중을 줄이겠다는 일념으로 무작정 굶는다면 칼로리 섭취가 줄면서 일시적으로는 체중 감량 효과가 나타나겠지만, 결국은 목표 달성에 실패할 것이다. 몸을 아드레날린 생산 모드에 몰아넣으면 해독과 체중 감량 둘 다 물 건너가는 것이다. 아드레날린 포화 상태에 이른 간이야말로 애초에 체중 증가의 주원인 중 하나이고, 누구나 오래 굶다 보면 통제력을 잃고 트러블메이커 음식에 손을 댈 가능성이 커지기 때문이다. 엎친 데 덮친 격으로 신경 전달 물질이 아드레날린에 타버리면 감정적 배고픔까지 촉발되기도 한다.

원점 회귀의 법칙

몸이 초과 체중을 덜어내는 데 오래 걸리는 또 다른 이유는 몸을 무리하게 밀어붙였을 때 작동하는 내적 보호 기제 때문이다. 간이 독소와 병원균으로 가득 차 처지고 둔해지면 몸은 그런 상태에 적응해 현상을 유지하려고 끊임없이 애쓴다. 몸이 유지하려는 현상에는 감당 가능한 독소의 양과 체중도 포함된다. 그런데 간의 독소 포화 상태가 임계점을 넘어서면 몸이 겨우 유지하던 균형이 깨지면서 운동이나 일반적인 다이어트로는 더 이상 체중 증가를 막을 수 없게 된다. 그렇게 되면 사람들은 보통 살을 빼기 위해 더 극단적인 다이어트나 더 과격한 운동을 찾게 된다. 하지만 여기에서 문제가 발생한다. 몸의 여러 계통을 인위적으로 조작하거나 아드레날린을 촉매로 이용해 몸을 위기에 몰아넣는 식으로 살을 빼면, 체중 감량 효과는 오래가지 못한다. 건강하지 않은 방식이기 때문이다. 그렇게 몸을 무리하게 밀어붙였을 때 몸이 어디까지 참고 버틸 수 있는지는 사람마다 다르다. 즉 각자 고유의 한계치가 다른 것이다.

조금 더 구체적인 시나리오를 그려보겠다. 누구나 한 번의 실수는 할 수 있다. 그러니까 무리한 방법으로 몸을 조작하더라도 몸은 우리를 용서한다. 그래서 우리가 그 방법이 지속 불가능하다는 것을 깨닫고 포기하면 몸은 재정비를 하고 새로운 출발선으로 돌아간다. 하지만 그 새로운 출발선은 실수를 하기 전보다는 조금 덜 건강한 출발선이다. 그러다가 우리가 두 번째 실수를 범하면, 즉 또 아드레날린 과다 분비에 기반을 둔 방법으로 몸을 혹사하면 어떻게 될까? 이때도 몸은 우리를 용서하지만, 이번에도 역시 지난번 출발선에 섰을 때보다 덜 건강한 상태로 또 새로운 출발선을 설정한다. 우리가 세 번째 실수를 했을 때도 몸은 또 우리를 용서하고 더 후퇴한 새 출발선에 우리를 다시 세워준다. 대부분 사람들은 세 번까지는 몸의 용서를 받는다. 어떤 사람은 실수를 용서받을 기회가 두 번 또는 한 번밖에 없다. 이는 몸속에 얼마나 많은 독소와 병원균이 있는지, 간의 상태와 부신의 역량이 어떤지에 달렸다.

몸이 세 번(또는 두 번이나 한 번)까지 관용을 베풀다가 한계치를 넘어서면 보호 기제가 작동한다. 우리가 체중을 줄이고 더 건강해지고자 잘못된 선택을 했을 때 치러야 하는 실수의 대가로부터 몸이 자기를 보호하기 시작하는 것이다. 그 잘못된 선택도 우리 탓은 아니다. 우리의 건강을 해치는 이론과 그에 기초한 방안과 기법, 신념이 세상에 넘쳐나는 탓이다. 다 전문가의 승인을 거친 합리적 방법이라고 홍보되는데 건강에 해롭다는 것을 우리가 어떻게 알겠는가? 사실 사람들이 왜 체중이 늘어나는지 정확하게 아는 건강 전문가는 단 한 명도 없다. 거시 영양소, 칼로리, 신진대사, 운동량 등의 요인은 모두 이론에 불과하다. 그리고 그런 이론으로도 설명이 안 되면 전문가들은 체중 증가를 유전자 탓으로 돌린다. 그러나 적정 체중을 유지하는 데 어려움이 있다면 거기에는 분명 원인이 있고, 그 원인은 건강상의 문제와 관련이 있다. 그런데 그 원인을 찾는 대신 사람 탓만 한다면 원인은 계속 오리무중에 놓일 것이다. 다음 가설이나 이론을 세우고 그게 무너지면 또 다음 가설을 세우고, 그러는 동안 살과의 전쟁을 치르는 사람들은 육체적으로나 정신적으로나 갈수록 더 큰 피해를 입게 될 것이다. 어떤 기법이나 다이어트나 비책이 우리의 건강을 해친다는 사실을 부정하고 싶겠지만, 우리는 실제로 그런 이론의 피해를 보고 있다.

체중 감량에 관해서 흔히 범하는 실수는 하루 두 시간씩 강도 높은 운동을 하는 것이다. 무리한 운동이 부신을 망가뜨리며 부신 피로도가 이미 높은 사람에게는 특히 더 해롭다는 사실을 아무도 모른 채 말이다. 계속 혹사당한 부신은 약해질 수밖에 없고, 부신 약화는 결국 체중 증가로 이어진다. 살을 빨리 빼려고 탄수화물을 끊고 단백질과 지방만 섭취하는 사람은 그런 식이 요법이 얼마나 해로운지 모른다. 물론 가공 식품을 끊으면 단기적으로는 도움이 되겠지만, 고지방 또는 고단백 식단은 반드시 대가가 따른다. 탄수화물의 섭취 중단이 몸에 입히는 피해로부터 자유로운 사람은 아무도 없다. 뇌와 장기의 포도당 결핍, 그리고 과도한 지방 섭취로 간과 부신이 받는 스트레스는 아무도 막을 수 없다.

우리가 잘못된 이론을 몸에다 실험해도 몸은 우리를 용서하고 다시 원점으로 회귀하지만, 피해는 이미 발생한 상태이다. 이 '원점 회귀'에는 줄었던 체중이 다시 불어나는 것도 포함된다. 그러니까 몸이 어떤 피해를 견뎌야 하는지, 애초에 왜 과체중이 되었는지도 모른 채 추측에 불과한 논리로 탄수화물을 끊으면서 무모하게 체중을 감량했다면, 몸이 피해를 수습하고 균형을 되찾는 과정에서 체중도 원점으로 돌아갈 수 있다. 게다가 몸이 허용하는 세 번(또는 두 번이나 한 번)의 용서 한도도 감안해야 한다. 그 한도를 초과하면 몸은 우리가 무슨 수를 써도 반응하지 않고 버틴다. 건강해지기 위한 우리의 시행착오에 몸이 더 이상 속지 않도록 보호 장치를 작동시키는 것이다. 그 시점부터는 체중도 꿈쩍하지 않을 가능성이 높다. 몸이 더 이상 우리의 결정과 선택을 믿지 않는 것이다. 즉 우리를 믿지 않는 것이다. 그런데 이 또한 우리 탓이 아니다. 건강에 좋지 않은 음식을 먹었더라도, 과식을 했더라도, 그것은 우리 탓이 아니다.

물론 아무거나 먹어도 살이 찌지 않는 사람이 있다. 지금 당장은. 그런 사람은 수년 뒤에야 체중이 증가할 수 있다. 아무리 먹어도 살이 안 찌는 지금도 그 사람의 몸속에는 독소와 병원균이 쌓이고 있다. 아직은 간이 침체되고 둔화되는 지경에 이르지 않았고, 아직은 건강 문제가 발생하지 않았고, 아직은 고지방 식단의 후과가 나타나지 않았을 뿐이다. 그 사람도 끊임없이 유행하는 잘못된 건강 이론 때문에 실수를 범하고, 언젠가는 그 대가를 치르게 될 것이다. 그 순간이 보통 사람들보다 늦어지는 것뿐이다.

체중 감량에 도움이 되는 방법을 찾으면서 잘못된 선택을 그렇게 많이 하진 않았지만 아직은 과체중인 사람이라면, 3:6:9 해독법을 진행하는 동안 체중은 줄어들 것이다. 그 반면 건강에 해로운 온갖 다이어트 이론과 비법을 시도하면서 번번이 실수를 범한 사람이라면, 몸은 그 사람에 대한 신뢰를 잃었기 때문에 기존의 체중을 고수하면서 변하지 않으려고 버틸 것이다. 변화를 받아들이고 반응할 때까지 시간이 더 오래 걸린다는 뜻이다. 이런 경우에는 원조 또는 고급 3:6:9 해독법을 여러 번 반복할 것을 추천한다. 9일차를 마치고 바로 1일차로 돌아가서 연달아 반복하면 더 좋다. 또는 다음 절에 설명하는 대로 1일차부터 9일차까지 1회 진행한 다음에 2회부터는 7일차부터 다시 시작하는 방법도 있다.

3:6:9 해독법을 여러 번 반복하고 마무리한 후에도 장기간 저지방식을, 더 이상 적으로는 무지방식을 유지하는 것을 추천한다. 장기간이라 함은 최소 90일을 말한다. 그리고 저지방 또는 무지방이라 함은 아보카도, 견과류, 씨앗류, 견과류 버터, 카카오, 초콜릿, 식용유, 닭고기, 소고기, 사골육수, 생선 등 지방이 주요 에너지원인 음식을 아주 적게 먹거나 아예 끊는 것을 말한다. 앞서 살펴보았듯이, 과일과 채소만으로도 필요한 유익한 지방은 다 섭취할 수 있으니 영양학적으로 문제될 게 없다. 그리

고 백발백중 체중 증가를 불러오는 7장의 트러블메이커 음식들도 피하는 게 좋다.

지방 섭취를 끊는 건 너무 급진적인 접근법처럼 느껴질지 모르겠다. 그런데 지방 섭취 중단은 몸의 신뢰를 회복하는 제일 좋은 방법이다. 신뢰를 더 확실히 회복하고 싶다면 3:6:9 해독법을 여러 번 반복하기 전의 90일과 마무리한 후의 90일 동안 지방이 주요 에너지원인 음식을 끊는 것도 좋은 방법이다.

간이 활력을 되찾기 시작하면 몸의 신뢰 또한 빠르게 회복될 수 있다. 이는 지방이 주요 에너지원인 음식으로는 절대 잡을 수 없는 기회이다. 보통 3:6:9 해독법 2회차부터는 더 빠르게 체중이 줄어들지만, 때로는 신뢰 회복이 조금 더딜 수 있다. 그래서 더더욱 저지방 또는 무지방 식단을 장기간 유지하라는 것이다. 신뢰 회복은 그동안 몸이 얼마나 힘들었는지, 간이나 부신에 해로운 우리의 실수를 얼마나 견뎌냈는지에 달렸다. 신뢰 회복은 또한 간이 얼마나 큰 부담과 독소와 장애에 시달리고 또 처져 있는지에 따라 크게 좌우된다. 본인은 의식조차 못하겠지만 간이 병원균과 독소로 가득 찼다면, 그 독소 수위를 낮추는 해독 과정이 더 오래 걸릴 수 있다. 간이 몸을 보호하기 위해 그 많은 독소를 더 천천히 방출하기 때문이다. 장기적으로는 그렇게 하는 게 옳다. 그러니 인내심을 갖기 바란다. 몸이 나를 다시 믿게 되면서 나도 몸을 다시 믿을 수 있게 될 것이다.

그리고 체중 감량을 고민할 때 다음과 같은 의식도 갖길 바란다. 이른바 '이상적인 몸매'를 구성하는 요소나 이론은 결국 남들이 만든 기준을 학습하면서 생긴 개인적 취향에 불과하다는 것이다. 세상은 사람의 체형이나 체격을 평가할 때 그것이 수분 보존으로 인한 것이냐 체지방으로 인한 것이냐를 따지지 않는다. 어차피 다 추측에 불과하다. 애초에 질병의 원인도 체중 증가의 원인도 오리무중인데 무엇이 표준이라고 누가 자신 있게 말할 수 있겠는가? 건강한 식단으로 바꿔서 잘 먹기 시작했는데 월경이 멈췄다면 이를 어떻게 설명할 것인가? 좋은 현상인지 나쁜 현상인지 어떻게 판단할 것인가? 모든 답은 추측의 결과일 뿐이다. 그리고 대부분 체지방이 너무 낮은 것을 탓한다. 그런데 체지방이 평균 이상인 여성이 월경을 멈춘다면 또 어떻게 설명할 것인가? 표준을 정하고 전파하는 것도 사실 추측에 불과하다. 만성 질환의 원인을 밝히지 않는 한, 정말 건강한 것이 무엇이며 몸에 필요한 것이 무엇인지 누가 알 수 있겠는가? 그래서 하늘이 이 책의 해독법을 내린 것이다. 스스로 돌보고 건강해지려는 우리의 노력을 추측 게임으로부터 지키기 위해서 말이다.

체중 감량을 위한 3:6:9 해독법 반복하기

현재의 체중이 자신이 바라는 건강한 선까지 아직 내려오지 않았다면 3:6:9 해독법을 되풀이하는 것을 추천하다. 원하는 결과를 가져올 확률이 제일 높은 해독법은 원조 및 고급 3:6:9 해독법이다. 해독법을 반복하는 방식에는 몇 가지 옵션이 있다.

- 3:6:9 해독법을 9일차까지 1회 완료하자마자 바로 1일차로 돌아가 2회차, 3회차 등 원하는 횟수만큼 진행한다.
- 체중 감량에 특화된 기법으로, 3:6:9 해독법을 9일차까지 1회 완료하자마자 바로 7일차로 돌아가 마지막 3일을 원하는 만큼 계속 반복한다.
- 3:6:9 해독법을 1회 완료 후 다시 일상으로 돌아갔다가 다음 달에 다시 한 번 진행하고, 그렇게 매달 한 번씩 3:6:9 해독법을 진행한다. 3:6:9 해독법을 진행하지 않는 동안에도 아침 해독법을 매일 실행하고, 트러블메이커 음식을 완전히 끊는다. 지방이 주요 에너지원인 음식을 주기적으로 피하는 것도 고려한다.

어느 옵션을 선택해서 진행하든 하면 할수록 건강은 더 좋아질 것이다. 간이 활력을 되찾고 독소가 빠져나가고 신경이 복구되면서 몸속의 모든 장기가 치유될 것이다. 그 과정에서 붓기가 빠지고 장에서 숙변이 빠지며 불필요한 지방과 독성 림프액이 배출되고 분해되면 체중도 자연히 더 내려갈 것이다.

너무 빠른 체중 감소에 대한 불안

어떤 사람은 이것과는 반대 현상, 즉 너무 빠른 체중 감소를 걱정한다. 이런 경우에는 여러 각도에서 문제를 바라봐야 한다. 체중에 대한 우려가 체중계에 표시된 단순한 숫자와 얼마나 연관되어 있는가? 외모에 대한 집착과는 얼마나 연관되어 있는가? 기분이나 감정과는 또 얼마나 연관되어 있는가? 어떤 사람은 만성 질환으로 평소에 운동을 못한 탓에 근육이 별로 없어서 말라 보이기도 한다. 이런 경우는 천천히 건강을 회복하는 게 우선이다. (만성 피로나 통증 같은) 증상이 어느 정도 완화된 뒤 일상적인 업무나 살림을 하면서 매일 근육을 조금씩 더 쓰다 보면, 먹는 양을 굳이 늘리지 않아도 운동을 통해 근육을 키울 수 있는 날이 올 것이다.

또 다른 경우는 본인도 의식하지 못하지만 근육을 감싸고 있는 독성 체액과 얇은 지방층 때문에 몸이 늘 부어 있는 경우이다. 특히 남성이 이런 경우가 많은데, 해독 법을 통해 몸이 치유되기 시작하면 독성 체액이 빠지면서 붓기가 빠르게 내려갈 수 있다. 덩치도 크고 체중도 많이 나가는 모습에 익숙했던 사람은 이런 현상이 혼란스 러울 수 있다. 그러나 엄밀히 따지면 예전에 익숙했던 외모는 독성과 부종이 만들어 낸 것이었을 가능성이 크다.

어떤 사람은 태생적으로 몸집이 작고 가늘다. 그냥 원래부터 그런 몸을 타고났을 뿐인데 평생 왜 그렇게 말랐느냐는 말을 들으며 살았을 것이다. 이런 사람의 경우 체 중에 대한 불안감이 생길 수 있다. 또 어떤 사람은 더 건강한 식단으로 치유를 도모 하는 과정에서 독성 체액, 숙변, 지방 등이 빠져나가 자연스레 체중이 내려가는 것인 데도 과거 식이 장애 이력 때문에 주변 사람들의 걱정을 사기도 한다. 선의의 걱정과 관심 때문에 불안감이 커질 수 있다. 또 어떤 사람은 체중에 대해 남들이 던진 말에 마음의 상처를 입기도 한다. 너무 말랐다는 얘기든 너무 살쪘다는 얘기든 계속 듣다 보면 스트레스를 받고 공포까지 생겨 치유하고자 하는 자신의 다짐이 흔들리게 될 수도 있다.

이런 모든 상황에서 체중과 체격에 대한 인식과 현재 몸속에서 실제로 어떤 작용 이 일어나고 있는지에 대한 인식 사이에서 균형을 찾기는 매우 어렵다. 그런 상황 한 가운데 놓여 있을 때는 객관적으로 자신을 보기가 어려울 수밖에 없다. 이 책의 목적 은 우리가 겪는 증상과 질환과 고통을 해소하는 것이다. 그 목적을 달성하여 건강을 되찾으면 근육도 더 쉽고 빠르게 키울 수 있다. 인생이 다시 정상 궤도에 오르면서 자신감도 회복될 것이다. 그러면 자신의 체중을 있는 그대로 자연스럽고 건강한 체 중으로, 편안하고 자신 있게 받아들일 수 있을 것이다.

해독 중인 지금 얼마나 배가 고픈가? 일부러 음식을 덜 먹고 있는 것은 아닌가?

하루 종일 바나나 한두 개나 감자 한두 개 혹은 약간의 과일과 주스로 끼니를 때우고 있지는 않은가? 허기 속에서 체중이 줄고 있는 건 아닌가? 아니면 식욕이 없어서 조금밖에 안 먹다 보니 체중이 줄고 있는 건 아닌가? 이와 유사한 상황에 자기도 모르게 빠져 있는 사람이 꽤 많다. 이런 상황일수록 충분한 음식 섭취에 신경을 써야 한다. 해독 중에는 더 의식적으로 끼니를 챙겨야 한다.

체중과 관련해서 기억해야 할 중요한 점은 거의 모든 사람들의 장에 차 있는 숙변이다. 특히 원조나 고급 3:6:9 해독법을 진행하다 보면 화장실에 갈 때마다 숙변이 빠져나오면서 꽤 빠르게 체중이 감소한다. 아직 해독 중인데도 2킬로그램에서 4킬로그램은 금방 빠진다. 그러니까 체중이 초반에 급격히 떨어지더라도 당황하지 말라는 말이다. 낮에 병원에서 잰 체중이 다른 날 다른 시간대에 잰 체중보다 몇 킬로그램 더 나간 사람의 이야기를 다시 떠올려보라. 체중은 측정하는 시점에 얼마나 많은 음식물과 액체가 몸속에 들어 있는지에 따라 꽤 큰 폭으로 오르내린다. 그리고 이는 지극히 당연한 현상이다. 이 점을 기억하고 체중계에 표시된 숫자에 너무 집착하지 않도록 하자. 3:6:9 해독법은 몸의 균형을 찾아주기 때문에 몸이 어느 정도 치유가 되면 근육을 키워서 원하는 체중에 도달할 수 있을 것이다.

저체중인 사람은 원조 또는 고급 3:6:9 해독법을 다른 방식으로 활용해도 된다. 첫 3일과 두 번째 3일(준비기와 해독기), 그러니까 1일차부터 6일차까지만 진행하고 마지막 3일(배출기)은 건강을 충분히 회복해서 9일차까지 완수할 자신감이 생길 때까지 미루는 것이다. 이 방식을 택한다면 1일차부터 6일차까지 원하는 만큼 반복해도 된다. 즉 6일차까지 갔다가 바로 1일차로 돌아가서 다시 시작해도 된다는 뜻이다.

아니면 1일차부터 6일차까지 한 번만 진행하고 보름 정도 기다렸다가 다시 1일차부터 6일차까지 한 번 더 진행하는 방법도 있다. 해독을 9일차까지 다 진행할 자신감이 생길 때까지 이 스케줄을 계속 유지하면 된다.

3:6:9 해독법을 9일차까지 완수하려고 서두를 필요는 없다. 전혀 급할 게 없다. 6일차까지만 진행해도 회차를 거듭하면서 독소가 배출되고 병원균이 아사하고 장기가 정화 및 치유되며, 간은 때가 되면 적절하게 독소를 제거할 수 있을 만큼 강해질

것이다. 한마디로 6일차에서 멈추고 1일차로 돌아가도 치유는 계속된다.

| 장 운동 |

이 책의 해독법을 진행하면서 장 운동이 더 활성화되는 것은 지극히 정상적인 일이다. 특히 3:6:9 해독법은 평소보다 더 많은 수분과 섬유질을 공급하며, 매일 마시는 셀러리 주스 덕분에 위산 수치와 간 기능이 회복되고 독성 높은 병원균이 사멸되기 때문에 장 운동은 자연히 개선된다. 게다가 '간을 살리는 스무디'에 들어가는 용과pitaya는 가벼운 완하 작용을 하기 때문에 음식물이 소화계를 빠르게 통과하게 만든다.

해독 중에 난생처음 변비를 겪는 일은 없을 것이다. 변비가 생긴다고 해도, 해독법을 시작할 때부터 이미 있었거나 과거에 있었던 변비일 것이다. 이런 경우 해독 기간에 변비가 생기는 것은 이례적인 일은 아니다. 장관의 재설정과 치유가 아직 진행 중이라서 그런 것이다.

▞ 명현 반응

몸을 정화하고 해독하는 동안 우리는 독소와 싸우고 있다는 기본적인 사실을 기억해야 한다. 사람마다 각기 다른 독소가 각기 다른 양으로 몸속에 축적되어 있다. 어떤 독소는 상대적으로 덜 해롭고, 어떤 사람은 평상시 독소에 더 많이 노출된다. 예를 들어 전동 잔디 깎기나 자동차에 기름을 넣다가 손에 휘발유를 쏟았을 수도 있고, 세제나 방향제, 코롱, 향수, 향초 등의 유해한 화학용품의 기체를 상시적으로 흡입할 수도 있으며, 살충제, 제초제, 살균제, 심지어 실내에 뿌리는 모기약에 수시로 노출될 수도 있다.

부엌 조리대를 가로지르는 벌레를 잡으려고 살충제를 마구 뿌려서 벌레뿐만 아니라 부엌의 모든 표면과 음식과 자신의 손에도 살충제 액이 묻고 그 기체를 들이마셨다는 일화는 수없이 들어봤을 것이다. 우리는 늘 독소에 노출된다. 그리고 독소는 몸속에 계속 쌓이기 때문에 우리는 생각보다 훨씬 많은 독소를 품은 채 살아간다.

병원균도 마찬가지다. 우리 몸에는 다양한 바이러스와 박테리아가 기생하면서 우리 몸속에 축적된 독소를 먹이로 삼는다. 바로 이 독소와 병원균의 조합으로 인해 최초 증상이 유발되고 만성화되면서 우리로 하여금 건강을 지킬 해답을 찾게 만드는 것이다.

다시 말하지만 치유를 논하려면 무엇과 싸우는지를 알아야 한다. 우리 몸이 독소를 제거하고 병원균을 사멸시키고 수년에 걸쳐 생긴 손상을 복구하는 데는 시간이 걸린다. 그 과정에서 나타나는 작용과 양상은 사람마다 다르다. 어떨 때는 독소가 제거되고 있다는 즉각적인 징후로 증상이 완화되기도 한다. 또 어떨 때는 시간이 더 지나야 나아지는 느낌이 든다. 모두 정상적인 과정이다.

또 기억해야 할 중요한 점은 3:6:9 해독법(또는 이 책의 모든 해독법)을 진행하는 동안 느끼는 불편감을 해독의 탓으로 돌리기 전에 몇 가지 질문을 스스로 하는 것이다. 혹시 그것이 기존에 있는 증상의 자연적 패턴은 아닌가? 해독과 전혀 상관없는 일이 촉매가 되진 않았는가? 일상에서 벗어난 이례적인 일은 없었는가? 해독을 시작하기 직전 감기에 걸렸는데 초기 증상을 해독 때문으로 착각하진 않았는가? 해독을 시작하기 직전 정신적 충격이나 스트레스를 받은 일은 없었는가? 해독을 시작하는 날 다른 사람 차를 탔는데 그 차에서 나던 방향제, 향수, 코롱 등의 냄새에 노출되진 않았는가? 해독을 시작하기 전에 먹던 음식에 문제가 있진 않았는가? 즉 트러블메이커 음식 처리 역량이 해독을 시작한 시점에 마침 한계에 도달한 것은 아닌가?

마지막 질문이 중요하다. 혹시 해독을 시작하기 전에 파티를 하진 않았는가? 해독을 앞둔 사람들은 거의 90%가 평소보다 더 자신에게 너그러워진다. 곧 금지될 음식과 음료, 심지어 평소에는 먹지도 않는 음식으로 폭식을 한다. 인고의 시간을 앞두고 마치 최후의 만찬을 즐기듯이 말이다. 의도했든 의도하지 않았든 많은 사람들이 이런 최후의 만찬을 즐겨놓고는 해독을 하면서 그 사실을 잊어버린다. 그러다 어떤 증상이 닷새나 엿새 후 나타나면 그것이 해독으로 인한 증상이 아니라 그 최후의 만찬이 빚은 결과임을 깨닫지 못한다. 7장 "문제를 일으키는 트러블메이커 음식"에서 살펴보았듯이, 무절제하게 먹는 파티 음식이나 음료는 몸속에 상당 기간 머무른다.

우리는 해독 중에 또는 그 이후에 나타나는 부작용을 해독 탓으로 돌리기 십상이다. 어떤 증상이 나타났을 때 기존 문제가 그동안 보이지 않는 곳에서 쌓여 있다 나타났다고 보기보다는 최근에 새로 시작했거나 발생한 일을 그 원인으로 주목하는 것이다. 예를 들어 난생처음 편두통을 경험했다면 그 사람은 그날 자신이 평소와 다르게 한 행동을 원인으로 단정하고, 그 행동은 평생 그에게 편두통의 원인으로 각인된다. 그날 우연히 코코넛을 몇 년 만에 처음으로 먹었다면 코코넛이 편두통을 일으킨 주범이 되는 것이다. 또는 3:6:9 해독법을 시작했는데 태어나서 처음으로 편두통이 발생했다면 그 사람은 오래 겪어온 증세 때문에 어차피 발생할 편두통이었음에도 해독을 탓할 가능성이 크다. 그동안 몸에 축적되어 온 다수의 문제가 복합적으로 상호 작용하여 편두통을 일으켰다는 사실, 더 근본적으로는 간이 점점 더 침체되고 둔화되면서 몸속의 독소가 한계치에 도달했다는 징후로 편두통이 발생했다는 사실을 깨닫지 못하는 것이다.

곧이어 살펴보겠지만, 때로는 의식의 어떤 차원에서, 심지어 잠재 의식 차원에서 어떤 증상이 곧 나타날 거라고 예견하고 그 직감 때문에 해독을 시작하는 사람도 있다. 이런 경우에도 해독이 그 증상의 원인은 아니다. 해독을 시작한 것은 몸을 더 극진히 보살펴 그 증상에 대처하겠다는 자기 보호 본능의 발현인 것이다. 메디컬 미디엄 해독법은 병증으로부터 자유로운 삶에 더 가까이 다가갈 수 있도록 치유를 돕고자 나온 도구이다.

앞서 열거한 모든 질문에 답이 '아니오'라면, 즉 위의 경우로 증상을 설명할 수 없고 정말로 해독에 따른 증상이라고 확신한다면, 그것은 명현 반응이다. 해독법이 제대로 독소를 뽑아내고 병원균을 죽이고 있다는 증거라는 말이다. 해독을 통해 간을 비롯한 모든 장기에서 제거된 독소는 몸 밖으로 배출되는 과정에서 신경을 건드리거나 피부 표면으로 올라오기도 한다. 이에 따른 증상은 보통 가볍게 지나간다. 어떤 메디컬 미디엄 해독법이든 독소 배출을 철저히 통제하도록 설계되었기 때문이다. 그래도 몸속 독소가 너무 많아서 명현 반응이 참기 힘들 정도라면, 언제든 해독을 중단하고 쉬었다가 다음 기회에 도전해도 된다. 원조 3:6:9 해독법을 시도했었다면 다음에는 초급 버전에 도전해 보고, 원조는 시간이 더 지난 다음에 다시 도전해도 된다. 고급 버전을 시도하다가 중단했다면 다음에는 원조 버전에 도전해도 된다. 아니면 언제든 모노 해독법으로 바꿔도 된다.

이 모든 과정에서 몸에서 일어나는 현상을 제대로 이해한다면 도움이 될 것이다. 그래서 명현 반응에 관한 이 절이 있는 것이다. 아래의 설명은 흔한 명현 반응을 이해하는 데 도움이 될 뿐만 아니라, 어떤 현상은 명현 반응이 아니라 아직 치유 과정이 남았다는 징후임을 알아차리고 대처하는 데도 참고가 될 것이다.

| 증상 악화와 감정 기복 |

3:6:9 해독법을 진행하면서 익히 겪고 있던 증상이나 증세가 악화되는 경우, 우선 평소에 이런 악화 현상이 얼마나 자주 일어나는지부터 따져봐야 한다. 그 증상이 여드름, 습진, 섬유근육통, 이명, 쑤심과 욱신거림, 피로 중 무엇이든 일시적으로 심해지는 시기가 얼마나 자주 있는가? 그때마다 주의를 기울여 언제 어떻게 악화되는지 기록하고 있는가? 열흘에 한 번? 보름에 한 번? 다달이? 가령 3:6:9 해독법을 진행하는 동안 습진이 심해졌다 하더라도 그게 심해지는 주기와 우연히 겹친 것일 수도 있다. 해독을 더 꾸준히 자주 해주면 궁극적으로 심해지는 빈도를 낮출 수 있을 것이다.

기존 증상이 해독을 진행하는 동안이나 이후에 갑자기 심해졌는데 원래 주기와 일치하지 않는 경우, 이번에는 다음 사항들을 따져봐야 한다. 최근에 악화 현상을 촉발할 만한 일을 겪었는가? 해독을 진행하기 일주일 전쯤 혹시 감정적으로 힘든 일이 있었는가? 극심한 스트레스를 받은 일이 있었는가? 해독을 앞두고 즐겼던 최후의 만찬의 후과가 이제 나타난 건 아닌가?

증상이 심해지는 타이밍도 아니고, 갑자기 악화 현상을 촉발할 만한 일도 생각나지 않는다면, 명현 반응이 맞을 확률이 높다. 다시 말해 기존에 앓아오던 지병이 근본적으로 치유되는 과정에서 그 증상이 더 두드러지게 나타나는 것이다.

전형적인 사례로는 습진이나 건선 같은 피부 질환이 있다. 습진이나 건선이 원래 심하지 않던 사람이 해독 기간에 갑자기 증상이 심해지는 경우는 드물다. 그만큼 3:6:9 해독법은 철저한 통제 아래 간과 몸에서 독소를 제거하기 때문이다. 그 반면 오랫동안 악성 습진이나 건선에 시달려왔고 고통을 줄이기 위해 약까지 복용하던 경우라면, 해독을 마친 이후 피부병이 도질 수 있다. 두드러진 피부 증세는 간에 독소가 과도하게 쌓였다는 징후이기 때문에, 특히 피부독이 간에서 대량으로 빠져나오면 아무리 감당 가능한 양만 조금씩 방출되어도 예민한 피부에는 자극이 될 수 있다. 이런 현상이 나타났을 때 습진이든 건선이든 이 피부병이 궁극적으로 완치되는 결승선에 한 발 더 다가갔다고 생각하는 게 중요하다. 메디컬 미디엄 정보를 활용해 완치된 수많은 선배들과 같은 길을 가고 있는 것이다.

증상이 갑자기 악화될 때는 병리학적 측면도 고려해야 한다. 바이러스는 좋아하는 먹이가 차단되면 발악하기 시작한다. 예전의 우리 몸은 바이러스가 편안하게 기생하기 좋은 환경이었다. 그렇다고 병원균이 번창할 수 있었던 것이 모두 우리 탓이라는 말은 아니다. 어떤 음식이 몸에 좋은지 평생 잘못 학습을 받은 탓이고, 현대인의 질병 원인에 대해 정확한 정보를 접하지 못한 탓이다. 특정 병원균이 몸속에 없는 사람이 표준적인 식사를 하고 '평범한' 음식을 먹으면서 무탈하게 지낸다면 자신이 정상이라고 생각할 것이다. 그 반면 어떤 바이러스나 박테리아가 몸속에 있는 사람은 똑같은 음식을 먹어도 계속 병이 도지거나 깊어진다. 몸속에 있는 병원균이 그 음식을 먹고 증식하기 때문이다.

문제는 이 사람은 이런 사실에 대해 완전 무지하다는 것이다. "왜 저 사람은 나랑 똑같은 음식을 먹는데 멀쩡하지? 왜 나만 아프지?"라는 생각에 혼란스러울 것이다. 그나마 이런 의문이라도 품는 건 음식이 문제라는 의심이라도 한다는 것이다. 음식이 문제라고 깨닫더라도 보통은 알레르기나 불내증으로 짐작하고 자신의 체질을 탓하지 음식 자체가 트러블메이커였다는 생각까지는 못한다. 아무튼 먹이가 풍족한 환경에서 편안하게 살다가 하루아침에 식량 공급이 끊기면 병원균이 반란을 일으키는 것은 당연하다. 현대 의학은 이런 트러블메이커 음식에 대한 해답이 없기 때문에 우리가 스스로 자신을 보호할 수 있도록 정확한 정보를 제공해 주지 못한다.

병원균의 입장에서 해독은 마치 벌집을 건드리는 것과 같다. 바이러스와 유해 박테리아가 몸속의 특정 장기나 부위에 군락을 이루고 증식과 사멸을 반복하며 생애주기를 잘 이어갈 때는 모든 게 평화롭다. 그런데 먹이가 끊고 환경이 바뀌면 병원균은 비상이 걸려 다급해질 수밖에 없다. 식량을 찾아 몸속을 돌아다니기도 하고, 자기 세포나 숙주의 장기에 비축해 둔 비상 식량을 꺼내 쓰기도 한다. 우리가 박테리아나 바이러스를 기아 상태로 몰아넣으면, 다시 말해 3:6:9 해독법의 전략을 실행하면 박테리아와 바이러스는 오래 살지 못한다. 병원균의 군락지 또한 빠르게 사라지는데, 이때 병원균이 일으키던 증상이 일시적으로 심해질 수 있다. 사멸되어 가는 병원균이 독성 높은 바이러스라면, 즉 수은, 계란 단백질이나 호르몬, 간에 있던 유독성 화학 물질 등을 먹고 살던 바이러스라면, 먹이가 없어져 기아 상태가 되면 품고 있던 독성 물질을 방출한다. 심지어 어떤 바이러스는 사멸하면서 폭발하기도 한다. 바로 이런 바이러스 사멸에 따른 독성 물질의 방출이 그 바이러스가 살아있을 때 배설하던 신경독에 의한 증상과 똑같은 증상을 다시 일으키는 것이다.

대상포진 때문에 통증을 자주 느끼던 사람이 3:6:9 해독법을 진행하면, 대상포진 바이러스는 식량 공급이 끊기면서 사멸하기 시작한다. 그러면서 바이러스가 왕성하게 활동할 때 배설하던 똑같은 독성 물질이 죽어가는 바이러스에서 나온다. 그 독성 물질이 몸 밖으로 빠져나가는 과정에서 신경을 건드리거나 피부 표면으로 올라와 대상포진의 전형적 증상인 농포가 생길 수도 있다. 농포가 보이면 대상포진 바이러스가 또 기승을 부리는 것처럼 보일 수 있겠지만, 사실은 바이러스가 사멸하고 있다는 징후인 것이다.

또 다른 중요한 사실은 해독을 통해 바이러스 세포가 사멸하기 시작하면 바이러스는 필사적으로 먹이를 찾아 나선다는 것이다. 먹이를 찾아다니려면 바이러스는 세포에 저장된 에너지라도 끌어다 써야 하는데, 바이러스가 많이 움직일수록 그 독성 에너지를 소모하는 과정에서 독성 물질을 계속 방출하게 된다. 소파에 널브러져 있던 사람이 벌떡 일어나 거리로 뛰쳐나가 뛰기 시작하면 땀이 나고 대사가 활발해지면서 곧 대소변이 급해지는 것과 같은 이치이다. 병원균도 아사 직전까지 가면 살기 위해 편안하게 널브러져 있던 '소파'를 떠나 '거리'로 뛰쳐나가 먹이를 찾아야 한다. 여기서 병원균이 뛰어다니는 거리는 혈류이다. 생존을 위한 사투를 벌이는 병원균은 에너지를 많이 쓰면서 엄청난 양의 독성 물질을 배설한다. 결국은 사멸하게 될 바이러스지만, 필사적으로 먹이를 찾는 과정에서 그동안 일으켰던 증상을 일시적으로 다시 일으킬 수 있다는 것이다. 그 증상은 평소보다 기운이 없거나 피곤한 상태 또는 약간의 붓기나 신경통으로 나타날 수도 있다.

위의 사례는 바이러스가 오랫동안 몸속에서 활동하면서 바이러스성 독소가 많이 축적된 사람의 경우이다. 다시 말해 모든 사람들이 병원균 사멸에 따른 증상을 겪는 것은 아니다. 사람마다 몸속에 있는 병원균의 종류가 다르고, 독성이 비교적 낮은 병원균도 많다. 그러니까 해독을 시작하면서 겁부터 먹을 필요는 없다. 상대적으로 순한 병원균이나 독소만 있는 사람은 그 병원균과 독소가 몸 밖으로 배출되는 과정을 못 느끼고 지나갈 수 있다. 그러니 해독 중이나 그 이후에 생긴 가벼운 증상으로 혼란스러워진 사람이라면 이 절을 다시 읽으면서 안심하길 바란다. 지금의 일시적 불편은 지극히 정상적인 명현 반응이므로 걱정할 필요가 없다.

예전부터 있었던 피로나 브레인 포그 같은 증상이 다시 나타나더라도, 혹은 해독 중에도 그런 증상이 계속되더라도, 해독으로 건강이 개선되지 않는다거나 그 증상이 완전히 없어지는 날이 다가오지 않는 것은 아니다. 때로는 독소와 독성 물질, 바이러스와 유해 박테리아를 몸에서 충분히 몰아내 증상이 깨끗하게 없어지려면 3:6:9 해독법을 여러 번 진행하는 게 필요하다.

또 염두에 두어야 할 점은 기존 증상이 한참 동안 잠잠하다가 오랜만에 도진다는 것은 그동안 그 증상을 일으킨 기저 원인 또는 질환이 완치되지 않았다는 증거라는 사실이다. 또는 근래에 새로운 병원균에 감염되어 나타나는 새로운 증상이 기존 증상과 비슷한 경우도 있다. 어느 쪽이든 그 증상의 근본 원인을 공략해서 나중에 병이 더 깊어지는 것을 막으려면 해독이 필요하다. 해독은 우리의 치유를 돕고 병원균을 제거하기 위한 수단이다. 바이러스를 길들이고 몸에서 제거하여 치유에 이르는 데는 시간이 필요하다. 3:6:9 해독법을 주기적으로 진행하면서 해독 기간이 아닐 때는 다양한 만성 증상에 대처할 수 있는 보충제를 활용하면 도움이 된다. 이런 추가적 조치로 치유와 회복을 도울 필요가 종종 있을 것이다. 특히 바이러스에 감염되었을 때는 보충제가 유용하다. 그래서 6부 "질병의 원인과 치유법 알아보기"에 각종 건강 문제에 대처할 수 있는 허브와 보충제를 총망라해 두었다.

감정 기복이 심해지는 현상도 나타날까? 3:6:9 해독법 이후에 감정이 격해지는 것은 정상일까? 그럴 수 있다. 기존 증상의 악화 현상과 마찬가지 이유에서이다. 그러나 과거에 겪었던 불안감이나 우울증, 조증보다 더 심해지는 것은 정상이 아니다.

해독 전후나 도중에 우연히 감정적으로 힘든 사건이 있거나 예기치 못한 상실을 겪거나 스트레스받을 일이 생긴 경우가 아니라면, 기존의 좋지 않은 감정이 격해지진 않는다. 오히려 해독을 통해 독성 물질, 독성 중금속, 바이러스에 기인한 신경독 등의 수치가 떨어지면서 예전보다 감정 기복이 덜할 것이다. 예를 들어 불안에 휩싸여 꼼짝도 못하는 증상은 해독 이후에 아예 사라질 수도 있다.

메디컬 미디엄 해독의 결과로 새로운 증상이 나타나는 것도 정상이 아니다. 3:6:9 해독법을 비롯한 메디컬 미디엄 해독법을 진행하는 동안이나 이후에 한 번도 경험하지 않은 새로운 증상이 나타난다면, 이미 예전부터 생기려고 하던 증상일 것이다. 건강이 안 좋은 상태가 만성화되다 보면 새로운 증상이 계속 나타나는 것은 흔한 일이다. 해독이 그 증상을 일으키거나 더 빨리 나타나게 한 게 아니라는 뜻이다. 그저 우연의 일치였을 뿐이다. 그리고 정말 더 중요한 사실은 의식의 어떤 차원에서 증상이 나타날 것을 직감하고 잠재 의식 속에서 몸을 더 세심하게 보살피기 위해 해독을 하라고 신호를 보냈을 수 있다는 것이다. 이 점은 다음 절에서 더 자세히 다루겠다. 아무튼 해독이 문제를 일으켰다는 걱정은 할 필요가 없다. 메디컬 미디엄 해독법의 역할은 현재 있는 증상을 잘 다스릴 수 있도록 우리를 도우면서 미래의 증상으로부터도 우리를 지키는 것이다.

| 콧물, 기침, 부비동염, 편두통, 다래끼, 요로감염증, 인후염, 설태, 피로 |

3:6:9 해독법을 진행하는 중이나 그 후에 콧물, 기침, 부비동염, 편두통, 다래끼, 요로감염증, 인후염, 설태, 피로 등의 급성 증상이 나타날 수 있다. 그러나 해독이 그 증상이나 질병의 원인은 아니다. 그보다 우리는 직감적으로나 본능적으로 뭔가 몸에 문제가 생겼음을 인식하고 해독을 시작하기로 결심하는 경우가 많다. 어쩌면 이 책에서 3:6:9 해독법에 관한 내용을 한 달 전에 읽었는데 지금 한번 시도해 보면 좋겠다는 생각이 난데없이 들 수도 있다. 그런데 그 생각이 실은 그렇게 난데없는 것이 아닐지도 모른다. 순전히 잠재 의식의 차원이든 약간의 신체적 신호를 감지했든, 왠지 곧 아플 것 같다는 기분이 해독법을 찾게 만든 것이다. 어차피 아플 것이었는데, 자기 보호 본능이 발동하여 해독을 시작했다는 뜻이다. 태풍 전야에 만반의 준비를

해야 할 것 같은 느낌과 비슷하다.

이런 본능적 직감은 수천 년 동안 인류와 함께해 왔다. 우리의 선조들이 나쁜 세균에 감염되어 몸에서 세균이 퍼지기 시작한 순간, 아직 증상이 없어 의식하지는 못하지만 왠지 몸을 씻어야 할 것 같아 강가로 달려가게 만들었던 바로 그 본능 말이다. 겉을 깨끗하게 하는 목욕은 뭔가 몸에 추가적인 도움을 줘야 한다고 느꼈을 때 발동하는 충동이다. 속과 겉을 깨끗하게 하려는 해독도 마찬가지이다.

현대 사회에서는 지구 위 모든 곳에서 365일 24시간 독감 바이러스가 횡행한다. 독감 바이러스뿐만 아니라 모든 병원균이 우리가 외식을 하고 공중 화장실을 쓰고 식기를 나눠 쓸 때마다 끊임없이 인체를 옮겨 다닌다. 인간은 또한 친밀한 관계 속에서 온갖 바이러스와 심지어 세균도 서로 주고받는다. 그리고 그런 병원균에 감염되었을 때 증상이 나타나기도 전에 몸은 우리에게 신호를 보낸다. 그런 신호 때문에 우리는 평소보다 물을 더 많이 마시거나 허브차를 찾거나 해독을 시작하기도 한다.

몇 달 동안 그냥 책장에 꽂혀 있던 이 책을 어느 날 갑자기 꺼내서 읽다가 3:6:9 해독법을 시작하게 된 사람도 있을 것이다. 해독을 하던 중 감기 증상이 나타나거나 부비동염이 도지거나 편두통이 생긴다면, 그것은 해독 때문에 생긴 게 아니다. 해독은 오히려 그런 증상을 이겨낼 수 있도록 우리를 돕는 수단이다.

| 화학 민감증 |

화학용품에 민감한 사람은 이미 몸에 많은 독소가 쌓여 있고, 엡스타인 바 같은 바이러스로 인한 신경독도 있을 것이다. 화학 민감증에 대해서는《간 소생법》에서 자세히 살펴보았고, 이 책의 6부에 화학 민감증 치유에 도움이 되는 보충제들을 열거했다. 몸에 있는 독소를 정화하기 전부터 이미 많은 사람들은 다양한 것에 민감하게 반응한다. 예를 들어 화학 민감증이 있는 사람이 에센셜 오일 함유량이 평균보다 높은 치약을 매일 사용하면 입 안이 헐기도 한다. 화학 민감증이 있는 사람은 합성 화학 제품뿐만 아니라 천연 화학 물질에도 과민하게 반응해서 힘들어하는 경우가 많다. 이미 몸이 과부하 상태이기 때문에 더 이상의 노출을 견뎌낼 여지가 없는 것이다. 다시 말하지만 화학 민감증이 있는 사람은 해독을 하기 전부터 이런 상태가 일상화되어 있다.

사람마다 화학 민감증의 정도가 다르기 때문에 해독법에 어떻게 반응하는지도 다르다. 그리고 사람마다 몸속에 있는 독소의 조합이 다르기 때문에 그 독소가 간을 비롯한 장기의 세포에서 빠져나오면서 미치는 영향 또한 다르다. 어떤 경우에는 증상이 일시적으로 더 심해질지도 모른다. 그러나 3:6:9 해독법은 가장 민감한 사람에게 맞춰서 설계되었다. 3:6:9 해독법의 어떤 버전도 몸에 있는 모든 독소를 한꺼번에 방출시켜 몸에 무리를 주는 경우는 없다. 오히려 독소가 서서히 빠져나가게 속도를 조절하고 다시 몸에 흡수되어 나중에 더 큰 문제를 일으키지 않도록 독소가 완전히 몸 밖으로 빠져나갈 때까지 철저히 통제한다.

3:6:9 해독법은 매우 부드럽기 때문에 해독 중 화학 민감증이 더 심해진다면 외부적 요인이 우연히 해독 기간에 겹쳤을 가능성이 높다. 증상이 나타나기 며칠 또는 몇 시간 전에 해독 외에 어떤 일을 하고 있었는가? 주차장으로 걸어 들어가거나 나오던 중 트럭 옆을 지나가면서 디젤 매연을 마시진 않았는가? 최근에 치약을 바꾸진 않았는가? 향초, 플러그형 방향제, 코롱, 향수 등을 사용하는 매장에서 쇼핑을 하진 않았는가? 이웃집이나 콘도 또는 아파트 단지 전체에 살충제를 살포하는 날 창문이 열려 있어서 자기도 모르게 살충제를 흡입하진 않았는가? 코롱을 잔뜩 뿌린 택배 기사가 택배물을 놓고 갔는데 택배물에도 배인 코롱 냄새가 현관에 진동하진 않았는가? 살균 처리된 새 옷을 구입하진 않았는가? 자동차 내부 보이지 않는 곳에 곰팡이가 피었는데 요즘 그 차를 평소보다 자주 타진 않았는가? 새로운 화장품이나 헤어 제품을 쓰기 시작하진 않았는가? 친구들을 모처럼 만나 몇 시간 동안 수다를 떨었는데, 한 친구의 옷에서 나는 세제나 섬유 유연제 향기가 유난히 강했고, 다음날 증상이 악화되진 않았는가? 화학 민감증이 악화되었을 때 3:6:9 해독법을 탓하기 전에 우리가 되짚어봐야 할 요인들은 정말 끝이 없다.

3:6:9 해독법 때문에 화학 민감증 증상이 어떤 형태로든 재발하거나 심해질 수 있을까? 가벼운 증상을 일으킬 수는 있다. 그리고 그런 것은 일종의 해독 증상, 즉 치유와 독소 배출이 이루어지고 있다는 긍정적인 신호로 볼 수 있다. 화학 민감증이 있는 사람에게는 3:6:9 해독법보다 부드러운 해독법은 없다. 그만큼 간을 극진히 보살

피면서 해독이 이루어지기 때문이다. 3:6:9 해독법을 비롯한 이 책의 모든 해독법은 화학 민감증을 없애는 데 도움이 된다. 3:6:9 해독법을 9일 모두 진행할 자신이 아직 없다면 단축 버전을 시도해도 된다. 13장 "3:6:9 해독법 되풀이하기"의 "출발점으로 돌아가기" 절에 여러 옵션이 제시된다. 아니면 18장의 모노 해독법도 화학 민감증이 있는 사람에게 아주 좋다.

| 부종과 수분 보존 |

툭하면 몸이 붓는 사람들이 있다. 가령 림프관에 액이 차올라 림프관이 팽창하는 림프부종이 있으면 발목, 종아리, 다리, 손, 가슴, 팔, 얼굴, 복부 등 몸의 다른 부위까지 부풀거나 붓기도 한다. 이런 부종은 간이 독소의 폐해로부터 몸을 보호하기 위해 독소를 저장하면서 염증이 생기고 침체되고 둔화되었다는 징후이다. 몸속에 바이러스가 특히 더 많은 사람도 잘 붓는다. 그리고 수분 보존 때문에 체중이 느는 경우도 많다.

림프부종의 액체나 수분 보존의 액체는 맑은 물이 아니다. 림프계와 장기를 채우는 액체는 고름 같은 불투명한 액체로, 병원균 활동이 직접적으로 초래한 결과이다. 이를테면 변종이 60종이 넘는 엡스타인 바 바이러스는 몸속에서 활동하면서 많은 부산물을 만들어낸다. 그러면 몸은 더 많은 체액을 생성해서 그 부산물을 가두려고 한다. 그래야 신경통이나 섬유근육통 같은 증상을 막을 수 있기 때문이다. 더 심각한 상황이라 해도 그 체액은 우리의 생명을 지키기 위해 만들어지는 것이다. 그 체액은 처음 생성되었을 때는 맑았다가 목표물인 독소를 가두면서부터 색이 변한다. 이런 수분 보존 현상은 간헐적으로 나타날 수 있다. 한 달 또는 한 주 중 특정 기간에만 유독 부종이 심해지기도 하고, 보름에 한 번 또는 매일 붓기도 한다. 또는 아침에는 괜찮은데 하루 종일 조금씩 붓다가 밤에 붓기가 절정에 이르기도 한다. 글루텐, 계란, 유제품, 옥수수, 심지어 너무 짠 음식에 예민한 사람이 특히 더 그렇다.

위의 모든 경우가 3:6:9 해독법이나 다른 메디컬 미디엄 해독법을 진행하는 동안 영향을 준다. 이미 부종이 있는 사람의 경우, 해독 기간에 부종이 생겼다 없어지기를 반복할 수 있다. 간에 저장된 독소가 많거나 독소의 부산물이 많은 경우, 몸은 해독을 통해 독소와 바이러스성 노폐물이 간에서 제거되어 몸 밖으로 씻겨나가는 동안 몸에 해가 되지 않도록 추가적 안전 장치로서 더 많은 체액을 생성하기도 한다. 그 결과로 몸이 붓게 되면 혹시 해독이 제대로 이루어지지 않고 있는 건가, 건강이 되레 나빠지는 건가 혼란스럽고 불안할 수 있다. 그러나 이런 부종은 실은 명현 반응이다.

3:6:9 간 소생법을 주기적으로 진행하는 사이에 수분 보존 현상을 관리하고 싶다면, 해독 기간 전후로 7장의 트러블메이커 음식들을 끊어야 한다. 그래야 병원균의 먹이를 차단하고 독소와 독성 물질이 몸에서 수월하게 빠져나갈 수 있다. 충분한 기간 동안 트러블메이커 음식을 끊으면 부종은 점점 더 가라앉을 것이다.

| 복부 팽만 |

메디컬 미디엄 해독법은 거의 대부분 복부 팽만을 완화시켜 준다. 해독 기간 중에 복부 팽만을 처음 경험한다면, 이는 위장의 유해 박테리아가 사멸되고 있다는 징후일 수 있다. 또는 해독으로 인해 간에서 빠져나온 독소가 몸 밖으로 배출되는 과정에서 장관에 염증을 일으킨 결과일 수도 있다. 이 단계만 지나면 해독을 마친 후부터는 복부 팽만이 줄어들 것이다.

해독을 시작하기 전부터 복부 팽만을 겪던 사람도 있을 수 있다. 이런 경우 위산 수치가 회복되고 담즙 보유량이 증가해 복부를 팽창하게 만들던 박테리아를 사멸시키는 데 시간이 걸릴 것이다. 이럴 때일수록 인내심을 갖고 기다리면서 치유가 이미 시작되었음을 기억하기 바란다.

| 배탈 또는 메스꺼움 |

여기 열거하는 다른 증상들과 마찬가지로 해독 중 발생하는 배탈이나 메스꺼움 또한 해독 탓이라고 단정할 수 없다. 3:6:9 해독법이 허용하는 메뉴의 융통성도 고려해야 한다. 다시 말해 원조 3:6:9 해독법의 첫 3일, 그리고 초급 3:6:9 해독법의 거의 전 기간 동안, 먹고 싶은 음식을 고를 선택권이 어느 정도 주어진다. 혹시 그 선택권을 남용하여 소화에 방해가 되는 트러블메이커 음식을 선택하진 않았는지 되돌아봐야 한다.

또 다른 중요한 고려 사항은 메디컬 미디엄 해독을 시작하기 전에 장염균에 감염되었을 가능성이다. 또는 해독 기간에 외식을 하다가 식중독의 원인에 노출되었을 가능성도 고려해야 하고, 외부에서 배달 또는 포장해다 먹은 건강한 음식에 우리가 모르는 트러블메이커 재료가 들어 있었을 가능성도 배제할 수 없다. 자연 식품 브랜드의 조리 식품도 경계 대상이다. 이런 조리 식품에도 영양 효모, 양념, 천연 착향료 등이 들어간 경우가 많다. 외식할 때는 카놀라유도 경계해야 한다. 올리브유에 카놀라유나 다른 식용유를 섞어 쓰면서 올리브유만 쓴다고 표시하는 식당도 많기 때문이다.

3:6:9 해독법을 진행하는 동안 이 같은 원인이 하나도 없었는데 속이 메스껍다면, 해독 전부터 이미 메스꺼움을 간간이 겪던 사람일 것이다. 메스꺼움은 많은 경우 바이러스와 독성 중금속에 따른 미주 신경 염증 때문에 발생한다. 식성이 지나치게 까다로워서 해독 음식마저 역하다는 매우 드문 경우가 아닌 이상 해독이 메스꺼움을 일으키지는 않는다. 오히려 이미 예민해진 사람이라서 해독 기간에 그 증상이 더 부각되는 것이다. 또는 특정 음식 냄새나 향수나 코롱의 향기에 자극받는 경우도 있다. 그런 자극이 해독 기간에 계속된다면 그것은 해독 탓이 아니다. 사실 3:6:9 해독법은 메스꺼움 같은 증세를 시간이 지날수록 완화시켜 준다.

배탈을 일으킬 만한 병원균에 감염되었거나, 음식 선택에 관한 해독법 가이드라인을 어겼거나, 심한 갈등이나 대립으로 감정이 요동치는 일을 겪었을 가능성이 전혀 없는데도 해독 중 배탈이 나면, 이는 소화관 내벽의 예민해진 신경 때문에 발생하는 것이다. 해독 중에 먹는 양상추나 잎채소나 생야채가 위장을 통과하다가 아직 치유가 덜 된 신경을 건드리면 속이 불편해질 수 있다. 여기에서 기억해야 할 중요한 점은 이런 채소가 손상된 신경을 치유할 영양소를 공급할 뿐만 아니라 장관 내벽을 부드럽게 쓸어서 청소를 해준다는 사실이다. 그래도 해독 음식의 섬유질이 너무 거칠고 부피가 커서 부담스럽다면, 해독 가이드라인에 따라 음식을 갈아서 먹어도 된다.

원조 또는 고급 3:6:9 해독법을 진행하다가 배탈이든 메스꺼움이든 혹은 병원균 감염 때문이든 어떤 이유 때문이든 속이 너무 불편하다면 중간에 초급 3:6:9 해독법으로 갈아타도 괜찮다. 아니면 아예 해독을 중단하고 모노 해독법을 활용해서 위장 문제부터 해결하는 것도 한 방법이다. 상태가 나아지고 마음의 준비가 되면 그때 3:6:9 해독법의 세 버전 중 원하는 버전에 다시 도전해도 된다.

| 복부 불편감 |

해독을 하는 동안 때로는 간이 자리한 부위에서 불편감을 느끼고 이걸 어떤 의미로 받아들여야 하나 걱정하는 사람도 있다. 한 가지 가능성은 소장이나 대장의 예민해진 부위가 우연히 간과 가까워서 간이 아픈 것으로 착각하는 것이다. 평소에도 늘 불편감을 수반한 일종의 핫스팟이었는데 해독을 통해 통증이나 욱신거림, 기타 증상에 더 민감해지면서 그 핫스팟을 의식하게 된 것이다. 이런 핫스팟의 기저 원인은 다양하다. 대장균이나 연쇄상 구균 같은 박테리아가 대장에 염증을 일으킨 게 원인일 수도 있다. 소장도 바이러스나 박테리아 같은 병원균 때문에 염증이 생길 수 있다. 그리고 이런 병원균은 가스를 생성해서 안 그래도 염증 때문에 예민해진 핫스팟을 압박하여 장 경련과 통증을 일으킬 수 있다. 대부분 사람들은 장에 가스가 어느 정도 발생한다. 병원균과 병원균의 독성 부산물은 장기와 장관 주변의 신경에 염증을 일으키기도 한다. 이 모든 문제를 다스려서 치유에 이르려면 시간이 걸린다. 그러므로 해독 중에도 이런 문제에 따른 불편감은 지속될 수 있다. 그러나 이 책의 해독법은 핫스팟을 완화하여 결국은 치유에 이르게 해줄 것이다.

해독 중 실제로 간에 불편감이 느껴지기도 하는데 이때도 이유가 있다. 3:6:9 해독법은 간을 깨운다. 많은 사람들의 간은 침체와 둔화가 장기화되어 사실상 잠들어 있는 상태이다. 간이 살기 위해 작동을 멈춘 것이다. 독소와 독성 물질, 지방에 포화된 간이 계속 작동하면 에너지를 과도하게 소모하면서 과열된다. 또한 혈액도 자유롭게 여과하지 못하게 된다. 게다가 잘못된 다이어트로 간이 재충전하는 데 필요한 영양 공급마저 끊겼다면 간은 자기를 보존하고 몸을 보호하기 위해 생명 유지에 필수적인 최소한의 기능만 수행하면서 절전 모드에 들어간다. 그런 상태에서 3:6:9 해독법을 시작하면 이는 잠자는 거인을 깨우는 것과 다름없다. 간에게 이렇게 말을 거는 것이다. "이제 해독을 해도 안전해요. 당신이 잠에서 깨어나 재충전하기 위해 필요한 것을 공급해 줄게요." 간이 그 말을 믿고 되살아나는 것은 거대한 사자가 무더운 날 낮잠에서 깨어나 기지개를 켜고 하품을 하면서 몸을 부르르 터는 것에 비유할 수 있다. 간이 오랜만에 다시 해독을 시작하여 묵은 독소를 방출하는 것은 많은 사람들에게 낯선 느낌이다. 그 느낌을 처음 의식할 때는 불편감으로 느껴질 수 있다. 간이 깨어나면 해독 기능뿐만 아니라 세포 재생 기능도 되살아난다. 재생되는 세포에는 담즙을 생산하는 세포도 포함된다. 이런 간 세포 재생만으로도 약한 경련이 일어날 수 있다. 마치 낡은 엔진이 오랜만에 시동이 걸리면서 부르릉 펑펑 꿍음을 내는 것과 같다.

| 치질 |

"장 운동" 절에서도 언급했듯이, 해독법을 진행하면서 건강에 좋은 해독 음식으로 식단을 바꾸게 되면 화장실을 평소보다 자주 가게 된다. 해독 전부터 치질을 앓던 사람은 평소보다 자주 화장실에 가면서 치질이 일시적으로 악화될 수 있다. 간이 방출한 독소가 요도와 직장을 통해 몸 밖으로 빠져나가면서 이미 염증이 진행된 직장 주변의 혈관과 점막을 자극하기 때문이다.

대부분 사람들은 일정한 배변 패턴이 있다. 대변을 내보내기 위한 장 운동을 하루 한 번만 한다면 치질을 억제하는 게 가능할 수 있다. 그런데 갑자기 과일과 야채와 잎채소를 많이 섭취하면 증가한 섬유질과 효소에 의해 음식물이 장을 더 빠르게 통과하고 간에서 독성 물질이 더 빠르게 방출되며 대장도 음식물과 독소를 비우려고 더 빠르게 움직인다. 이 모든 현상 때문에 대변을 내보내기 위한 장 운동의 횟수가 하루 한 번에서 두세 번으로 늘어나게 된다. 이 때문에 모든 사람들이 치질이 악화되는 것은 아니지만, 만약 치질이 심해진다면 독성 물질이 대변과 함께 빠져나가면서 염증을 악화시킨 것이 원인이다.

그러나 이는 일시적인 현상이다. 지금은 몸속에 축적된 독성 물질, 즉 간헐적으로 치질을 악화시키고 만성 변비를 일으키고 변기에 앉아 힘을 줄 때마다 치핵이 쉽게 빠지게 만들던 바로 그 독소가 몸에서 제거되는 중이다. 결국 3:6:9 해독법은 치핵 주변 조직의 염증을 치유해 줄 것이다. 염증을 일으키던 독성 물질이 간과 장관에서 제거되고 나면 치질은 깨끗하게 사라질 수 있다. 게다가 해독법 덕분에 화장실 가는 것도 수월해지고 변비도 없어진다면 그것만으로도 치질 환자는 살맛이 날 것이다.

| 어지럼증 |

예민한 사람 중에는 3:6:9 해독법의 9일차에 가벼운 현기증 또는 어지럼증을 느끼는 사람도 있다. 이런 경우는 보통 적게 먹는 데 익숙하지 않은데다가 몸에서 독성 물질이 씻겨나가는 중이라서 그렇다. 어떤 사람은 씻어내야 할 독성 물질의 양이 상대적으로 더 많다. 또 어떤 사람은 오랫동안 만성 질환에 시달려서 중추 신경계가 예민하고 불안감이 높은 상태이므로 바이러스에 의한 신경독이나 부산물, 병원균, 독소, 독성 중금속 등이 대량 방출되면서 미주 신경과 횡격 신경에 염증을 일으키는 경우도 많다. 이것이 현기증과 어지럼증의 주요 원인이다.

그래서 3:6:9 해독법의 9일차에는 활동량을 줄이고 집에서 멀리 벗어나지 말라고 당부하는 것이다. 미리 일정을 살펴서 할 일이 많거나 하루 종일 근무해야 하는 공사다망한 날과 해독 9일차가 겹치지 않게 해야 한다. 대부분 예민한 사람들은 어차피 집에서 보내는 시간이 상대적으로 많고 계획을 짜거나 약속을 잡을 때도 늘 신중하다. 자신의 컨디션에 스케줄을 맞추는 습관이 몸에 배인 사람들이다. 따라서 음식 섭취량이 확연히 줄어드는 9일차는 휴식하는 날로 자연스럽게 정할 것이다.

| 쑤심과 욱신거림 |

지금까지 살펴본 바이러스성 또는 신경학적 증상의 악화 외에 몸이 갑자기 욱신거리거나 쑤시는 것은 메디컬 미디엄 해독법의 전형적 명현 반응이 아니다. 해독 기간에 나타나는 모든 현상을 해독 때문이라고 속단하지 않는 게 중요하다. 보통 쑤시고 욱신거리는 부위가 있으면 오래 전부터 그랬을 확률이 높다. 다시 말해 새로 생긴 통증이 아니라는 것이다. 게다가 몇 달 전, 심지어 몇 년 전 몸에 들어와 잠복해 있던 바이러스가 신경에 염증을 일으켜 통증을 유발했을 가능성도 배제할 수 없다. 그렇다면 메디컬 미디엄 해독법을 때마침 시작한 것은 좋은 선택이다. 해독으로 통증의 기저 원인에 대처할 수 있기 때문이다. 또한 일상 생활 중 무심코 하는 행동, 예컨대 무거운 장바구니나 쓰레기봉투, 택배물을 들어 올리거나 가구 배치를 바꾸거나 오랜만에 운동을 하는 것도 근육통을 유발할 수 있다.

| 두통 |

잦은 두통과 편두통에 이미 익숙한 사람이라면 해독 중에도 평소 두통을 촉발하던 계기가 주어지면 두통이 생길 수 있다. 욱신거림이나 쑤심과 마찬가지로 두통 역시 기존 증상으로 있던 경우에만 해독 중에 나타난다. 즉 심한 두통은 해독 증상이 아니다.

| 피부 건조증 |

해독 중 피부가 건조해지는 것은 정상일까? 이 질문에 답하려면 일단 문제를 더 깊이 분석할 필요가 있다.

우선 간이 신경독을 비롯한 바이러스성 부산물로 가득 차서 침체되고 둔화되었다면 그런 상태의 결과로 피부 건조증이 생기기도 한다. 또는 우연의 일치로 해독 중에 피부 건조증이 생기는 경우도 있다. 어차피 바이러스성 독소가 포화 상태에 이르러 간에서 넘쳐 나와 피부 건조증을 일으키려던 참이었는데 해독을 시작한 경우이다.(간에서 흘러나와 혈류로 유입된 독소는 다시 혈류를 통해 신속하게 몸 밖으로 다 빠져나가지 못하고 일부는 피부로 올라왔다가 빠져나가기도 한다.) 즉 자기도 모르는 사이에 피부 건조증이 닥쳐오고 있었다는 뜻이다.

그 외에도 태어나 처음으로 피부 건조증이 생길 무렵인데 해독을 막 시작한 사람도 있고, 간에 독소가 차서 이미 피부 건조증이 진행된 사람도 있다. 나아가 염소 처리한 물, 실내 난방, 그리고 추위, 더위, 습기, 건기 등 날씨와 관련된 조건도 모두 피부를 자극해 건조하게 만들 수 있다. 그런데 날씨나 계절이 바뀌어서 공기가 건조해지는 시기와 해독 기간이 우연히 겹쳐서 피부가 건조해지면, 마치 날씨와 해독 둘 다 악재로 착각하기 쉽다. 그리고 대부분의 경우 해독이 주범으로 몰린다. 문제가 발생하면 최근에 있었던 변화부터 의심하는 게 대부분 사람들의 심리이기 때문이다.

때로는 피부 건조증이 해독 중 생기는 게 순전히 우연의 일치가 아닐 수도 있다. 해독이 피부 건조증의 원인은 아니지만, 피부 표면으로 바이러스성 독소가 올라오는 과정을 촉진했을 가능성이 있다. 그래서 해독을 하지 않았을 경우에 비해 피부 건조증이 더 일찍 나타나는 것이다. 이런 경우 독소가 올라오는 것은 해독의 일환이기 때문에 결과적으로는 건강이 좋아질 것이다. 결국 이 피부 건조증을 이겨내고 나면 피부는 3:6:9 해독법을 비롯한 메디컬 미디엄 해독법을 시도하지 않았을 때보다 훨씬 촉촉해진 상태로 거듭날 것이다.

간혹 해독법을 진행한 덕분에 체중도 조금 줄고 여러 방면으로 컨디션도 좋아져서 일상으로 돌아갔는데 두어 달 후에 피부 건조증이 발생하는 경우도 있다. 이때도 많은 사람들이 비교적 최근에 있었던 변화가 해독밖에 없었다면 혹시 해독 때문에 피부가 건조해진 건 아닐까 의심한다. 그러나 사실 이때도 피부 건조증은 어차피 발생하게 되어 있었고 해독은 그 증상이 심해지지 않도록 막아준 것이다.

습진, 건선, 피부염, 주사비(딸기코), 백반증 등의 피부 질환의 경우 해독 때문에 증상이 더 심해지지는 않는다. 이런 피부 질환은 주로 독성 중금속을 먹이로 삼으며 몸에 기생하는 바이러스가 배설하는 피부독에 의해 유발된다. 앞의 "증상 악화와 감정 기복" 절에서도 언급했다시피, 3:6:9 해독법은 이런 피부독을 간에서 씻어내기 때문에, 해독과 치유 과정에서 피부독의 일부가 피부로 올라올 수 있다. 그러나 이런 독소가 몸에서 제거되고 나면, 피부 질환 증상은 줄어들다 결국 없어지고, 피부는 더 촉촉해질 것이다. 소셜 미디어에 올라온 수많은 해독 후기가 이를 입증한다.

CHAPTER 21

해독법의 응용과 대체

□ □ □

3:6:9 해독법을 진행하는 동안에는 지정된 음식만 먹도록 노력하는 게 좋다. 특히 원조 및 고급 3:6:9 해독법은 끼니마다 정해진 메뉴대로 먹는 게 중요하다. 이를테면 주스를 권장량보다 더 마시거나 저녁 식사 후에 바나나를 먹거나 자기 전에 채소를 쪄서 야식으로 먹는 등 임의로 메뉴를 수정하기보다는 되도록 해독법의 지침을 충실히 따라야 한다.

그렇다고 해독법에 지정된 음식 중 싫어하거나 구할 수 없는 음식이 있다고 겁낼 필요는 없다. 각각의 지정 음식에 대한 지침을 토씨 하나 빠뜨리지 않고 지키기가 불가능한 경우에 대비해 응용과 대체 방안을 이 장의 후반부에 제시하겠다.

원조 또는 초급 3:6:9 해독법을 보강하는 방안도 있다. 바로 3:6:9 해독법에 중금속 해독을 접목하는 방안이다.(고급 3:6:9 해독법은 이미 중금속 해독법과 결합되어 있으므로 접목할 필요가 없다.) 우선 중금속 해독 접목 방법부터 살펴보자.

■■■ 중금속 해독 접목하기

몸속의 해독 대상 중 독성 중금속이 특히 우려된다면, 우선 3:6:9 해독법도 독성 중금속을 일부 제거해 준다는 사실부터 알아두기 바란다. 중금속까지 공략하는 해독법은 흔치 않다. 무엇보다 3:6:9 해독법의 어떤 버전이든 간에서 다른 독소와 독성 물질 들을 충분히 몰아내기 때문에 나중에 간이 더 수월하게 독성 중금속 해독에 집중할 수 있다는 사실도 기억하기 바란다. 해독을 통해 다른 트러블메이커들로부터 자유로워진 간과 몸은 예전에는 엄두도 내지 못할 만큼 깊은 곳에 퇴적물처럼 박혀 있던 중금속을 채취해 몸 밖으로 몰아낼 수 있는 힘이 생길 것이다. 따라서 중금속을 공략할 수 있는 한 가지 옵션으로는 원조 또는 초급 3:6:9 해독법을 가이드라인대로 끝까지 진행한 다음, 이 책 3부에 나오는 중금속 해독법을 진행하는 것이다. 이 옵션이 중금속 해독법을 단독으로 진행하는 것보다 훨씬 효과적일 것이다.

또 다른 옵션은 처음부터 중금속 해독 기능까지 결합된 고급 3:6:9 해독법을 진행하는 것이다. 옵션이 하나 더 있다. 아래와 같이 원조 또는 초급 3:6:9 해독법에 중금속 해독을 접목시키는 것이다.

| 접목 방법 |

오전에 중금속 디톡스 스무디를 (23장의 레시피를 참고하여) 만들어 마신다. 이게 끝이다. 스무디를 1일차부터 8일차까지 매일 마실지, 아니면 해독기부터, 즉 4일차부터 마실지는 원하는 대로 정하면 된다. 어떤 쪽으로 정하든 9일차에는 중금속 디톡스 스무디를 마시지 않고 3:6:9 해독법의 9일차 가이드라인을 따른다.(이 부분에 대해서는 곧 더 자세히 설명하겠다.)

원조 3:6:9 해독법에 중금속 해독을 접목한다고 해서 '간을 살리는 스무디' 대신 중금속 디톡스 스무디를 마시라는 뜻이 아니다. '간을 살리는 스무디'는 정해진 대로 마시고, 중금속 디톡스 스무디를 추가로 마시라는 뜻이다. 제일 좋은 방법은 '간을 살리는 스무디'를 마신 후 오전 중에 중금속 디톡스 스무디를 마시는 것이다. 오전에 두 가지 스무디를 정량대로 다 마시기엔 너무 배부를 것 같으면 둘 다 레시피보다 양을 줄여서 만들어도 된다. 그리고 두 스무디 사이에 시차를 둘 필요는 없다. 그러니까 원하면 '간을 살리는 스무디'를 마시고 나서 바로 중금속 디톡스 스무디를 마셔도 괜찮다.

중금속 디톡스 스무디 재료가 떨어졌을 때 대처하는 방법은 17장 "중금속 해독법"을 참고하면 된다. 재료를 믹서기에 다 갈아서 스무디로 만들지 않고 따로따로 먹는 옵션도 있으니 역시 17장을 참고하기 바란다.

| 9일차 수칙 |

3:6:9 해독법 9일차에 중금속 디톡스 스무디를 건너뛴다고 걱정할 필요는 없다. 9일차는 중금속 제거가 중점이 아니다. 간을 비롯한 몸속 모든 장기가 해독 기간 동안 배출하려고 준비해 온 모든 독소를 몸에서 씻어내는 데 주력해야 하는 날이다. 그 많은 독소와 독성 물질, 분해된 지방과 묵은 아드레날린을 간 세포와 혈류에서 몰아내 신장과 장관을 통해 몸 밖으로까지 끌어내는 게 훨씬 더 중요하다. 그동안 마신 중금속 디톡스 스무디 덕분에 분해되기 시작한 독성 중금속도 당연히 배출될 것이다. 그리고 전날까지 중금속 디톡스 스무디를 마셨기 때문에 스피룰리나, 실란트로(고수), 새싹보리즙 분말, 대서양 덜스, 야생 블루베리 등 다섯 가지 핵심 재료가 몸속에 남아 있다. 그 정도만으로도 장기에서 뽑힌 중금속을 제거하기에 충분하다. 따라서 9일차에는 혈류에서 독소가 제대로 씻겨나갈 수 있도록 중금속 디톡스 스무디를 중단하고 선택한 3:6:9 해독법 버전의 지침에 따라 지정된 주스에만 집중한다.

(19장 "반드시 지켜야 할 해독 수칙"에 언급된 이유에서, 9일차 대신 8일차를 반복할 때는 예외이다. 이 경우에는 오전에 중금속 디톡스 스무디를 마셔도 괜찮다. 주스만 마시는 9일차를 진행하는 경우에만 중금속 디톡스 스무디를 피하면 된다.)

■■■ 해독 음식 레시피의 응용과 대체

3:6:9 해독법에 지정된 음식을 구하는 게 불가능한 경우도 있다. 또는 썹는 게 힘들거나 소화계가 약하거나 특정 음식에 민감한 경우도 있을 것이다. 이제부터 그런 경우에 대처하는 방법을 살펴보자.

| 과일 |

어떤 사람은 자신이 과일 민감증이 있다고 믿는다. 곧이어 사과에 대해 구체적으

로 설명할 텐데 이를 통해 과일 전반에 대한 불안감을 해소할 통찰력을 얻기 바란다. 그리고 조금 더 뒤로 가면 '간을 살리는 스무디'의 과일 재료 중 대체 가능한 옵션이 제시될 것이다.

그래도 과일에 대한 경계심이 풀리지 않는다면, 13장 "3:6:9 해독법 되풀이하기"에서 살펴보았듯이 3:6:9 해독법을 1일차부터 3일차까지만 여러 번 반복하는 방법도 있다. 이 방법으로 과일을 먹을 수 있을 정도로 몸을 치유하고 나면, 과일의 해독력으로 치유를 더욱 진전시킬 수 있을 것이다. 과일에 대한 막연한 우려의 이면에 어떤 심리나 논리가 작용하는지와 관련해서는 이를 구체적으로 조명한《간 소생법》의 "화학 민감증과 음식 민감증" 장과《난치병 치유의 길》의 "과일에 대한 두려움" 장을 참고하기 바란다.

| 사과 |

어떤 이유에서든 사과를 피하는 사람에게도 대안은 있다. 우선 사과를 씹는 게 힘들어서 피하는 거라면, 예컨대 3차신경통이나 턱관절 기능 장애가 있거나 치과 치료를 받는 중이라서 사과를 씹지 못한다면, 식품 가공기로 잘게 다져도 되고 믹서기에 갈아서 생 애플소스를 만들어도 된다. 사과를 생으로는 못 먹지만 익히면 잘 먹는 사람도 있다. 이런 경우 애플소스를 끓여도 되고 유리병에 든 시판 애플소스를 구매해도 된다. 그 대신 구연산, 당, 천연향 등이 첨가되지 않은 고품질 유기농 제품이어야 한다.

애플소스를 싫어하는 사람도 있다. 생 사과를 씹어 먹고 싶은데 신체적인 문제로 그러지 못하거나, 갈아 먹고 싶은데 애플소스에는 거부감이 드는 경우이다. 이런 경우에는 신선한 사과 주스로 대체해도 된다. 그러나 이 점은 감안해야 한다. 사과 대사과 주스는 셀러리 대 셀러리 주스와는 논점이 완전히 다르다.(셀러리를 착즙하여 주스로 마시는 이유는 셀러리의 유익함을 극대화하기 위해서이다.) 사과의 해독력은 과육과 펙틴에서 비롯된다. 게다가 사과를 착즙해서 마시면 배가 금방 꺼진다. 즉 사과 주스는 해독을 지속하게 해주는 중요한 원동력인 포만감을 주지 못한다는 것이다. 3:6:9 해독법을 진행하는 중에 직장 동료가 베이글을 사무실에 가지고 왔다고 치자. 마침 빈속이라면 베이글의 유혹을 못 참고 먹게 될 확률이 매우 높다. 그러면 결국 1일차로 돌아가 해독을 다시 시작해야 한다. 그런데 사과를 통째로 먹었다면, 그래서 사과의 과육과 섬유질, 펙틴과 과즙으로 든든하게 배를 채웠다면 베이글의 유혹을 참을 수 있었을 것이다. 해독법의 지정 간식인 사과를 사과 주스로 대체하는 것은 생 사과나 애플소스나 잘 익은 배를 도저히 못 먹겠는 경우에 한해 최후의 수단으로만 사용해야 한다.(익은 배에 대해서는 곧 설명하겠다.)

3:6:9 해독법 진행 중에는 사과를 양껏 먹어도 상관없다. 오후 간식으로 사과 두 개가 성에 안 찬다면, 세 개, 심지어 네 개를 먹어도 좋다. 사과를 너무 많이 먹는 건 아닌지, 양을 제한해야 하는 건 아닌지 걱정하는 사람도 있다. 속이 거북해질 때까지 사과를 억지로 입에 쑤셔 넣지 않는 이상 사과로 과식하는 것은 거의 불가능하다. 사과는 저절로 양 조절이 된다. 즉 과식하기 어렵다. 아무리 달콤하고 즙이 많은 사과라도 충분히 먹고 나면 몸에서 "이 정도면 됐어. 더 이상은 안 들어가"라는 분명한 신호를 보낼 것이다. 그 신호를 따르면 된다.

사과 중 어떤 품종은 많이 먹기에는 너무 시다. 가령 핑크레이디는 가끔 시거나 푸석하거나 딱딱해지기도 한다. 그래니스미스도 과즙이나 당도가 낮아 금방 질리기 때문에 해독용으로 적합하지 않다. 후지는 해독용으로 훌륭한 품종이고, 그 외에도 내 지역에서 재배된 품종을 비롯해 맛도 좋고 해독용으로도 적합한 품종은 얼마든지 있다. 정말 내 입에 맞는 품종을 적어도 하나는 찾을 때까지 적극적으로 여러 품종을 접해보길 권한다. 청과상이나 농산물 직판장을 찾아가 형형색색의 다양한 품종을 구경하고 집어 들어 꼼꼼히 살펴도 보고 설명도 읽어보면서 구미를 당기는 품종을 찾아보는 것이다. 한 품종에만 매달리기보다는 다양하게 먹는 게 좋다. 사람마다 입맛이 다르니 자신이 느끼기에 제일 맛있는 품종을 찾는 게 제일 좋다. 사과를 먹는 게 의무가 아닌 즐거움이어야 한다.

제일 좋아하는 사과가 껍질이 빨간 품종이라면 운이 좋다고 할 수 있다. 껍질이 빨간 품종이 몸에 유익한 항산화 물질뿐만 아니라 바이러스와 박테리아에 맞서는 파이토케미컬이 더 풍부하기 때문이다. 게다가 당도도 대부분의 경우 빨간 사과가 더 높다. 빨간 사과 속의 더 풍부한 포도당은 수년간의 고지방 식단으로 포도당 보유량이 바닥난 간에게 꼭 필요한 연료이다.

사과와 민감증에 대해 기억해야 할 중요한 사실이 있다. 많은 사람들이 알레르기 검사를 통해 자신이 사과 민감증이 있다고 알고 있지만, 사실은 알레르기 검사 자체가 그렇게 정확도가 높지 않다는 것이다. 보통 검사 기관에서는 정확도가 떨어지는 알레르기 검사 결과를 토대로 피검자에게 알레르기 반응을 촉발할 만한 물질이나 음식 목록을 길게 뽑아서 제시한다. 그리고 그 목록에 사과가 들어 있는데 실제로 그 피검자는 평생 단 한 번도 사과를 먹고 탈이 난 적이 없는 경우가 허다하다. 이런 경우에 해당한다면, 즉 평생 사과를 먹어도 아무렇지 않았는데 사과 알레르기가 있다는 의료인의 말 한마디에 사과를 피하고 있는 거라면, 부디 사과의 치유력을 스스로 박탈하지 않기를 바란다.

물론 정말로 사과를 먹으면 탈이 나는 사람도 있다. 이런 경우에는 해독 중 사과 대신 잘 익은 배를 먹으면 된다. 잘 익은 배를 먹으려면 조금 더 계획성 있게 해독을 준비해야 한다. 해독의 준비기로 들어가기 며칠 전에 장을 미리 봐둬야 배를 먹어야 하는 날에 맞춰 알맞게 말랑해진 배를 먹을 수 있다. 그리고 계속 때에 맞춰 잘 익은 배를 먹으려면 해독 중간에 배를 더 사야 할 수도 있다. 잘 익은 배가 설익은 배보다 소화하기 쉽다.

나아가 이 점도 알아두기 바란다. 사과 민감증은 사과를 뒤덮은 왁스와 농약을 씻어내지 않고 깨물어 먹은 게 첫 발단이라는 사실이다. 농약 묻은 사과를 먹으면 혀는 바로 화학 물질을 감지하고 입과 연결되어 있는 예민한 3차 신경과 미주 신경은 가려움, 따끔거림, 타는 느낌 등의 반작용을 일으킨다. 화학 민감증이 있는 사람은 이런 반응이 자꾸 생기면 사과를 멀리하기도 한다. 하지만 이런 사람도 몇 개월 지나 신경이 진정되었을 때 유기농 사과를 껍질을 깎아서 먹으면 별 탈 없이 먹을 수 있을 것이다.

| 아스파라거스와 미니양배추 |

원조 3:6:9 해독법을 소개한 장에서도 언급했듯이, 아스파라거스와 미니양배추는 애호박이나 여름호박으로 대체해도 된다.

아스파라거스와 미니양배추에 대해 더 자세히 설명해 보자.

음식 씹기가 힘들면 아스파라거스와 미니양배추를(또는 애호박이나 여름호박을) 쪄서 으깨거나 그냥 생으로 다지거나 갈아도 된다. 심지어 '간을 살리는 수프' 재료와 같이(또는 재료 중 잎채소만) 갈아서 액을 마셔도 된다.

또 다른 대안으로는 아스파라거스나 미니양배추를(또는 애호박이나 여름호박을) 약간의 물이나 '간을 살리는 채수'에 삶은 후 갈아서 따뜻한 수프로 먹어도 된다. 그게 가장 기본적인 옵션이고, 제대로 된 레시피를 원하면 23장의 아스파라거스 수프나 미니양배추 야채 수프를 만들어도 좋다.

극도로 예민해서 위의 대안이 다 입에 안 맞는다면, 아스파라거스나 미니양배추를 착즙해 즙만 마셔도 된다. 이럴 경우 '간을 살리는 주스' 레시피대로 만들면 된다.

| 멜론, 파파야 또는 익은 배를 갈아서 만든 주스, 신선한 수박 또는 오렌지를 착즙한 주스 |

이 같은 과일 종류들이면 주스만 마시는 9일차에도 다양한 맛을 즐길 수 있다. 이 중 한 종류만 골라서 하루 종일 조금씩 마셔도 되고, 오전에는 멜론 주스, 오후에는 파파야 주스를 마셔도 된다. 종류를 바꾸는 것은 괜찮지만 혼합 주스는 피해야 한다.(가령 오렌지와 배를 같이 갈아서 마시지 말라는 뜻이다.) 각각의 과일을 단독으로 갈거나 착즙해서 마시도록 한다.

과일 주스에 약간의 푸른 채소를 더하고 싶으면 과일을 갈면서 새싹보리즙이나 스피룰리나 분말을 첨가해도 된다. 다른 분말은 넣지 않는 게 좋다. 그리고 파파야의 경우 주스를 만들면서 씨 몇 알을 같이 갈아도 다른 때는 괜찮지만, 3:6:9 해독법을 진행하는 중에는 씨는 빼는 게 좋다.

| 대추 |

대추를 좋아하지 않거나 구할 수 없는 경우, 또는 다양한 맛을 원하는 경우에는, (생 또는 말린) 오디, 건포도, 포도, (생 또는 말린) 무화과 순으로 대추 대신 먹어도 된다. 다 간을 따뜻하게 해주는 음식이므로 대추 대신 한 줌씩 먹으면 좋다. 오후 간식으로 함께 먹을 사과와 섞어서 다지거나 갈아도 된다.

| 간식용 셀러리와 오이 |

해독 기간에 사과와 함께 셀러리 줄기가 간식으로 지정된 날 셀러리가 부족하면 오이로 보충해도 된다. 반대로 오이가 부족하면 셀러리 줄기를 더 많이 먹어도 된다. 그리고 셀러리(또는 오이)를 씹는 게 힘들다면 식품 가공기에 넣어 잘게 다지거나 사과와 함께 갈아서 먹어도 된다.

| 셀러리 주스 |

셀러리 주스를 만들 셀러리를 구할 수 없거나 동네 주스 가게에서 신선한 순수 셀러리 주스를 팔지 않더라도 좌절할 필요는 없다. 셀러리 주스를 대체할 만한 주스로 가장 이상적인 주스는 오이 주스이다. 물론 셀러리 주스 고유의 치유 효과보다는 덜하지만 오이 주스도 나름대로 수분 보충 같은 건강에 도움이 되는 장점이 있다. 오이 주스를 마실 때는 셀러리 주스와 똑같은 규칙을 지켜야 한다. 즉 (오이만 갈아서 만든) 순 오이 주스여야 하고, 다른 음식이나 음료와 간격을 두고 빈속에 마셔야 한다.

셀러리 주스도 오이 주스도 구할 수 없는 경우에는 생강 물, 알로에 물, 레몬 또는 라임 물로 대체해도 된다.

| 오이 사과 주스 |

2부 "생명을 지키는 3:6:9 해독법"에서 살펴보았듯이, 원조 및 초급 3:6:9 해독법의 9일차에 마시는 오이 사과 주스를 만들 때에는 오이와 사과의 비율을 1 대 1로 하는 게 원칙이다. 오이보다 사과를 선호하거나 반대로 사과보다 오이를 선호한다면, 선호하는 쪽의 비중을 늘려 3 대 1로 조절해도 된다. 그리고 생 사과가 싫으면 오이 배 주스로 대체해도 된다.

그냥 오이만 갈아서 오이 주스를 마신다고 큰일 나는 것은 아니다. 칼로리가 부족하긴 하겠지만 칼로리와 포도당은 9일차에 마시는 다른 과일 주스에서 충분히 공급받으면 된다.

어떤 이유로든 오이를 구하지 못하는 경우, 오이 대신 펜넬(회향) 구근을 사과와 함께 갈아서 마셔도 된다.

| 히비스커스나 레몬밤 또는 차가버섯 차 |

히비스커스나 레몬밤 또는 차가버섯 차를 마실 수 없는 특별한 이유가 있는 사람도 있다. 예컨대 허브를 피하라는 의사의 지시가 있었거나, 허브차를 마시면 속이 불편해지는 경우이다. 그렇다면 해독 기간 중 저녁에 마시는 차는 빼도 된다.

그런데 단지 히비스커스나 레몬밤 또는 차가버섯 차의 맛이 싫어서 또는 마실 기분이 아니라서 마시지 않는 경우라면, 그래도 마시려고 노력하는 게 좋다. 그나마 그중에서 제일 입맛에 맞는 차를 골라서 자기 전에 한 컵 마시도록 한다.(원하면 생꿀 한 티스푼을 타도 된다.) 하루 이틀 적응하고 나면 의외로 즐겨 마실 수 있을지 모른다.

| 레몬과 라임 |

레몬의 산성이 우려된다면 19장 "반드시 지켜야 할 해독 수칙" 중 "레몬 물" 절을 다시 읽어보기 바란다. 레몬 또는 라임 물에 대한 우려, 특히 치과 질환에 대한 우려를 잠재울 수 있을 것이다.

어떤 이유로든 레몬 또는 라임을 피해야 하거나 구할 수 없는 경우, 아침저녁으로 마시는 레몬 또는 라임 물을 생강 물 또는 맹물로 대체해도 된다.

기상 후 마시는 레몬 또는 라임 물에 생꿀 한 티스푼을 타서 마셔도 좋다.

'간을 살리는 샐러드'의 드레싱에 들어가는 레몬 또는 라임(또는 오렌지) 즙 대신 레시피에 있는 샐러드 토핑 중 다른 과일을 다져서 드레싱으로 써도 된다.

| 샐러드 |

생야채를 씹는 게 힘든 사람도 많다. 이런 경우 식품 가공기에 샐러드 재료를 넣어 잘게 다지거나 믹서기에 갈아서 다진 샐러드를 만들어도 된다. 그게 바로 '간을 살리는 수프' 레시피이다. '간을 살리는 수프'는 원조 또는 초급 3:6:9 해독법을 진행하면서(또는 일상 생활에서) 샐러드가 필요할 때 손쉽게 만들 수 있는 다진 샐러드이다.

고급 3:6:9 해독법을 진행하는 중이라면 케일 샐러드, 콜리플라워와 잎채소 샐러드, 토마토 오이 허브 샐러드, 또는 잎채소 김말이의 재료를 갈아서 생 수프를 만들어도 된다. 아니면 시금치 수프로 식사를 해도 된다.

위의 대안은 생야채, 즉 섬유질을 잘 소화하지 못하는 사람에게도 유용한 대안이다. 극도로 예민한 사람은 원조 3:6:9 해독법을 진행하면서 '간을 살리는 샐러드' 대신 '간을 살리는 수프'를 먹어도 된다. 더불어 샐러드와 함께 지정된 찐 아스파라거스나 미니양배추를 '간을 살리는 수프'를 만들 때 같이 갈아도 된다. 그리고 원조 3:6:9 해독법 진행 중 최후의 수단으로는 '간을 살리는 샐러드' 대신 샐러드 재료를 착즙해서 만든 '간을 살리는 주스'가 있다. 그렇게 해서라도 필요한 영양소를 섭취하면 된다. 그런데 샐러드를 씹기 힘들 만큼 소화계가 망가진 상태라면, 3:6:9 해독법보다는 18장의 모노 해독법부터 시작하는 게 나을 수도 있다.

생야채를 소화할 때 약간의 불편감이 느껴진다고 해서 꼭 피해야 하는 것은 아니다. 《간 소생법》의 "음식 민감증 파헤치기" 장에서 다뤘듯이, 어떤 음식이 장관 내벽과 마찰을 일으키고 예민한 신경을 건드리면서 속이 불편해지면 그 음식에 대한 두려움이 생기기 쉽다. "난 양상추만 먹으면 속이 쓰려서 못 먹겠어. 그런데 계란이나 치즈나 빵은 괜찮아"라는 식으로 말하는 사람이 많다. 그런데 역설적이게도 양상추는 장 내벽을 마사지해서 내벽에 붙어 있는 잔해와 노폐물을 분해하여 배설될 수 있도록 도우면서 바이러스에게는 연료를 공급하지 않지만, 계란이나 치즈, 글루텐은 엡스타인 바 바이러스 같은 병원균을 먹여 살려 더 많은 신경독을 발생시키고, 결국 더 심각한 화학 민감증과 음식 민감증을 일으킨다. 계란, 치즈, 빵은 먹으면 미끈거리고 축축한 덩어리가 되어 장관 한가운데를 통과한다. 그 반면 양상추는 엡스타인 바 바이러스를 아사시킨다. 장을 통과하면서 내벽을 쓸어주는 게 양상추만의 마법 같은 장점인데, 이미 성난 장 내벽의 신경 수용체를 건드리면 마치 양상추에만 민감하게 반응하는 것처럼 오인할 수 있다. 그러나 양상추 깊숙이 들어 있는 하얀 물질이 안정 및 진정 효과를 발휘하기 때문에 양상추는 궁극적으로 신경을 진정시켜 준다.

| 간을 살리는 스무디 |

다음 내용은 '간을 살리는 스무디'에 국한된 대체와 응용 방법이다. 중금속 디톡스 스무디에 관한 내용은 17장 "중금속 해독법"을 참고하기 바란다.

바나나를 별로 좋아하지 않는다면 마라돌 파파야로 대체해도 되고, 아예 과일은 빼고 용과pitaya만 가지고 자신이 선택한 옵션(이 책 454쪽의 '간을 살리는 스무디' 레시피에 보면 이 스무디를 만드는 방법으로 두 가지 옵션이 있다—옮긴이)의 나머지 재료와 함께 갈아서 스무디를 만들어도 된다.

용과를 구할 수 없거나 역해서 싫어한다면 야생 블루베리로 대체해도 된다. 야생 블루베리도 없으면 궁여지책이지만 블랙베리, 재배한 일반 블루베리 또는 냉동 체리로 대체해도 된다. 간에 필요한 치유 효능을 위해서는 어떤 방식으로든 안토시아닌을 충분히 섭취해야 한다.

용과는 가벼운 완하제처럼 작용하기도 하는데(그래서 변비에는 훌륭한 음식이지만) 완하 작용을 원하지 않으면 스무디에 들어가는 용과의 양을 줄이고 바나나나 파파야의 양을 늘려도 된다.

과일을 갈아 먹는 것을 좋아하지 않는다면 스무디에 들어가는 과일을 썰어서 모둠 과일로 먹어도 좋다.

평소 스무디에 분말이나 영양보충제를 첨가하는 것을 좋아한다면, 이 책의 6부에 나오는 보충제는 첨가해도 괜찮다. 구체적으로는 새싹보리즙과 스피룰리나 분말은 첨가해도 된다. 다른 보충제도 이 책에 권장된 것으로 제한하는 게 좋다. 스무디에 흔히 첨가되는 것, 예컨대 (유청단백질 파우더를 포함한) 단백질 파우더, 아마유, 콜라겐, 코코넛유, 모링가 분말, 견과류, 씨앗류, 너트 버터, 카카오 닙스 또는 분말, 아몬드 우유, 코코넛 우유, 대마씨 우유, 귀리 우유, 염소 우유, 요구르트 등은 일절 금해야 한다.

스무디에 다른 과일을 추가하고 싶은 마음이 들겠지만, 어쩔 수 없는 상황이 아닌 이상 레시피의 재료와 허용된 대체 재료만 사용하는 게 좋다. 스무디 재료를 간소화해야 주재료의 효능을 극대화할 수 있다.

| 시금치 수프 |

23장에 나오는 시금치 수프 레시피의 기본 재료는 시금치와 토마토이다. 시금치를 구할 수 없거나 싫어하면 버터헤드상추로 대체해도 된다. 토마토를 대체할 재료는 여러 가지가 있다. 우선 망고를 사용해도 된다. 신선한 망고를 구하기 힘들면 냉

동 망고를 해동해서 써도 된다. 또는 토마토 대신 바나나를 사용해도 되는데, 바나나와 토마토를 같이 먹는 것은 피해야 한다. 이 두 음식은 서로 소화를 방해한다.

초급 3:6:9 해독법의 9일차에는 시금치 수프와 함께 먹는 오이 국수는 빼야 한다. 9일차가 아닐 때는 시금치 수프를 오이 국수 위에 부어서 먹어도 된다. 오이 국수는 줄리엔 채칼이나 나선형 채칼로 오이를 길고 얇게 썰어서 만든다. 시금치 수프와 함께 먹으면 아삭한 식감으로 씹는 재미를 더할 수 있다.(오이 국수 대신 호박 국수를 권장하지 않는 이유는 19장 "반드시 지켜야 할 해독 수칙" 중 "생식 대 조리" 절에 나온다.) 오이를 국수로 만들지 않고 수프 재료와 같이 갈아도 될까? 당연히 된다.

| 겨울호박, 고구마(속이 노란 고구마 포함), 얌(참마), 감자 |

원조 3:6:9 해독법을 진행하면서 7일차 저녁 식사로 고를 수 있는 네 가지 음식 모두 어떤 이유로든 먹을 수 없다면 찐 미니양배추로 대체해도 된다. 미니양배추를 포크로 찔렀을 때 쑥 들어갈 만큼 푹 쪄야 한다.

"당신은 지금도 살아있다.
그리고 앞으로 살면서 강력한 치유 운동의
일부가 될 것인지를 선택할 자유도 있다."

— 앤서니 윌리엄 (메디컬 미디엄)

CHAPTER **22**

3:6:9 해독법 샘플 메뉴

□ □ □

"인간이 왜 병들고 어떻게 나을 수 있는지
의과학 연구로도 명쾌히 밝히지 못했는데,
전문성 유무를 떠나 대체 누구에게
식단의 균형을 평가할 권한이 있느냐는 말이다.
가공 식품은 피하고 야채, 견과류, 씨앗류를 챙기라는 권고도
사실 추측에 불과하다. 해답은 더더욱 아니다.
식단의 균형에 대해 조금이라도 권위를 가지고 논하려면
만성 질환을 이해하는 게 먼저이다."

—앤서니 윌리엄 (메디컬 미디엄)

■▪ 원조 3:6:9 해독법 샘플 메뉴

원조 3:6:9 해독법 1~3일차 준비기

	1일차	2일차	3일차
기상 직후	레몬 또는 라임 물 약 470ml	레몬 또는 라임 물 약 470ml	레몬 또는 라임 물 약 470ml
(최소 15~30분 후) 아침 식사 전	셀러리 주스 약 470ml	셀러리 주스 약 470ml	셀러리 주스 약 470ml
(최소 15~30분 후) 아침 식사	사과 바나나 '오트밀'	용과 스무디 볼	과일 시리얼
오전 간식	배가 고프면 선택 사항으로 사과 또는 애플소스	사과 한두 개 또는 애플소스	사과 한두 개 또는 애플소스
점심 식사	감자 샐러드 + 애호박 또는 여름호박 찜	토마토 오이 허브 샐러드 + 애호박 또는 여름호박 찜	콜리플라워 김밥 + 애호박 또는 여름호박 찜
(점심 먹고 1~2시간 후) 오후 간식	사과 한두 개 또는 애플소스와 대추 한두 알	사과 한두 개 또는 애플소스와 대추 한두 알	사과 한두 개 또는 애플소스와 대추 한두 알
저녁 식사	고구마 호박 스튜 + 잎채소 샐러드	카레 콜리플라워와 완두콩	'체더치즈' 브로콜리 수프 + 잎채소 샐러드
취침 1시간 전	사과 또는 애플소스 (배가 고프면) + 레몬 또는 라임 물 약 470ml + 히비스커스 차	사과 또는 애플소스 (배가 고프면) + 레몬 또는 라임 물 약 470ml + 히비스커스 차	사과 또는 애플소스 (배가 고프면) + 레몬 또는 라임 물 약 470ml + 히비스커스 차

원조 3:6:9 해독법 4~6일차 해독기

	4일차	5일차	6일차
기상 직후	레몬 또는 라임 물 약 470ml	레몬 또는 라임 물 약 470ml	레몬 또는 라임 물 약 470ml
(최소 15~30분 후) 아침 식사 전	셀러리 주스 약 470ml	셀러리 주스 약 470ml	셀러리 주스 약 470ml
(최소 15~30분 후) 아침 식사	간을 살리는 스무디	간을 살리는 스무디	간을 살리는 스무디
오전 간식	배가 고프면 선택 사항으로 간을 살리는 스무디 또는 중금속 디톡스 스무디	배가 고프면 선택 사항으로 간을 살리는 스무디 또는 중금속 디톡스 스무디	배가 고프면 선택 사항으로 간을 살리는 스무디 또는 중금속 디톡스 스무디
점심 식사	아스파라거스 찜 + 간을 살리는 샐러드	아스파라거스 찜 + 간을 살리는 샐러드	채 썬 미니양배추 아스파라거스 래디시 사과 샐러드 또는 아스파라거스 찜 + 미니양배추 찜 + 간을 살리는 샐러드
(점심 먹고 1~2시간 후) 오후 간식	생 미니 애플파이 타르트 + 셀러리 줄기	애플파이 소 + 셀러리 줄기	사과와 계피 품은 대추 + 셀러리 줄기
저녁 식사	아스파라거스 수프 + 간을 살리는 샐러드	레몬과 마늘 뿌린 미니양배추 찜 + 간을 살리는 샐러드	메이플 고춧가루 소스 뿌린 미니양배추 아스파라거스 찜 + 간을 살리는 샐러드
취침 1시간 전	사과 또는 애플소스 (배가 고프면) + 레몬 또는 라임 물 약 470ml + 차가버섯 차	사과 또는 애플소스 (배가 고프면) + 레몬 또는 라임 물 약 470ml + 차가버섯 차	사과 또는 애플소스 (배가 고프면) + 레몬 또는 라임 물 약 470ml + 차가버섯 차

원조 3:6:9 해독법 7~9일차 배출기

	7일차	8일차	9일차
기상 직후	레몬 또는 라임 물 약 470ml	레몬 또는 라임 물 약 470ml	레몬 또는 라임 물 약 470ml
(최소 15~30분 후) 아침 식사 전	셀러리 주스 약 470ml	셀러리 주스 약 470ml	하루 동안 다음을 섭취한다. 셀러리 주스 470~590ml씩 두 번(아침과 초저녁에) + 오이 사과 주스 470~590ml씩 두 번 (아무 때나) + 멜론 스무디 또는 파파야 푸딩 또는 배 소스 또는 수박 주스 또는 갓 착즙한 오렌지 주스 (양과 빈도는 원하는 만큼) + 물(원하는 만큼)
(최소 15~30분 후) 아침 식사	간을 살리는 스무디	간을 살리는 스무디	
오전 간식	배가 고프면 선택 사항으로 간을 살리는 스무디 또는 중금속 디톡스 스무디	배가 고프면 선택 사항으로 간을 살리는 스무디 또는 중금속 디톡스 스무디	
점심 식사	오이 국수를 곁들인 시금치 수프	오이 국수를 곁들인 시금치 수프	
(점심 먹고 1~2시간 후) 오후 간식	셀러리 주스 약 470ml + (최소 15~30분 후) 사과와 오이와 셀러리 줄기	셀러리 주스 약 470ml + (최소 15~30분 후) 사과와 오이와 셀러리 줄기	
저녁 식사	땅콩호박 국수 + 간을 살리는 샐러드 (원하면)	아스파라거스 찜 + 미니양배추 찜 + 간을 살리는 샐러드 (원하면)	
취침 1시간 전	사과 또는 애플소스 (배가 고프면) + 레몬 또는 라임 물 약 470ml + 레몬밤 차	사과 또는 애플소스 (배가 고프면) + 레몬 또는 라임 물 약 470ml + 레몬밤 차	레몬 또는 라임 물 약 470ml + 레몬밤 차

원조 3:6:9 해독법 가이드라인 요약

원조 3:6:9 해독법 상세 설명은 10장 참고

섭취해도 되는 음식과 음료

- 자신에게 알맞은 양을 먹는다. 너무 허기져도 안 되고 억지로 과식해도 안 된다.
- 위에 제시된 레시피와 10장의 해독 가이드라인에 나온 음식만 먹는다.
- 동물성 식품을 좋아한다면 3일차까지 저녁 식사로 1인분만 먹되, 기름기 없는 유기농 방사 또는 자연산 육류, 가금류, 생선류(연어, 송어, 정어리)로 제한한다.
- 수분이 부족해지지 않도록 레몬 또는 라임 물을 마시는 아침과 밤 사이에 하루 1리터 정도의 물을 마신다. 핫스파이스 애플 주스(레시피는 이 책 446쪽에 나온다)나 (천연향이 첨가되지 않은) 코코넛 물을 아무 온도에서나 조금씩 마셔도 된다.

섭취하면 안 되는 음식과 음료

- 지방이 주요 에너지원인 음식(견과류, 씨앗류, 식용유, 올리브, 코코넛, 아보카도, 동물성 단백질 등)은 첫 3일 저녁 식사로만 제한하고, 평소 지방 섭취량의 반으로 줄인다. 나머지 해독 기간 동안에는 지방이 주요 에너지원인 음식을 일절 금한다. 콩류도 9일 내내 피한다.
- 다음 음식도 해독 기간 동안 일절 금한다. 계란, 유제품, 글루텐, 탄산 음료, 소금 및 양념, 돼지고기, 옥수수, 기름(일반 또는 건강한 식용유 포함), 대두, 양고기, 참치를 비롯한 생선과 해산물(연어, 송어, 정어리는 3일차까지 저녁 식사로 가능), 식초(사과 사이다 식초 포함), 카페인(커피, 말차, 카카오, 코코아 포함), 술, 천연/인공 착향료, 발효 식품(콤부차, 사우어크라우트, 코코넛 아미노 포함), 영양 효모, 구연산, MSG, 아스파탐, 기타 인공 감미료, 포름알데히드, 보존제.

응용과 대체

- 음식은 레시피대로 만들고, 21장 "해독법의 응용과 대체"에 제시된 대체 재료만 사용한다. 더 간소한 식사와 간식을 선호한다면 10장 "원조 3:6:9 해독법"의 가이드라인을 참고한다. 예를 들어 메이플 고춧가루 소스 뿌린 미니양배추 아스파라거스 찜 같은 요리 대신 그냥 미니양배추와 아스파라거스만 쪄서 먹어도 된다.
- 생물 또는 냉동 아스파라거스나 미니양배추를 구할 수 없으면 애호박 또는 여름호박 찜으로 대체해도 된다.
- 채소를 조리할 때는 찌거나 해독 레시피의 수프나 스튜에 첨가한다. 9일 내내 굽거나 볶는 조리법은 피한다.
- 샐러드를 먹을 시간이 없거나 좋아하지 않는다거나 씹는 게 힘들다거나 소화계가 예민하다면, '간을 살리는 샐러드' 대신 '간을 살리는 수프'를 먹어도 된다. 이마저도 부담스러우면 '간을 살리는 주스'로 대체한다.
- 민감증 때문에 사과를 못 먹으면 잘 익은 배로 대체한다.
- 더 상세한 해독 음식 대체 지침은 10장과 21장 "해독법의 응용과 대체"를 참고한다.

■■■ 초급 3:6:9 해독법 샘플 메뉴

초급 3:6:9 해독법 1~3일차 준비기

	1일차	2일차	3일차
기상 직후	레몬 또는 라임 물 약 470ml	레몬 또는 라임 물 약 470ml	레몬 또는 라임 물 약 470ml
(최소 15~30분 후) 아침 식사 전	셀러리 주스 약 470ml	셀러리 주스 약 470ml	셀러리 주스 약 470ml
(최소 15~30분 후) 아침 식사	야생 블루베리 죽	국수호박 해시브라운	바나나 오트밀 쿠키
오전 간식	배가 고프면 선택 사항으로 사과 또는 애플소스	배가 고프면 선택 사항으로 사과 또는 애플소스	배가 고프면 선택 사항으로 사과 또는 애플소스
점심 식사	볶은 채소로 속을 채운 땅콩호박	한입 고구마 구이 + 잎채소 샐러드	매콤따끈 채소 구이 샐러드
(점심 먹고 1~2시간 후) 오후 간식	배가 고프면 선택 사항으로 사과와 계피 품은 대추 + 셀러리 줄기와 오이 슬라이스(원하면)	배가 고프면 선택 사항으로 애플파이 소 + 셀러리 줄기와 오이 슬라이스(원하면)	배가 고프면 선택 사항으로 생 미니 애플파이 타르트 + 셀러리 줄기와 오이 슬라이스(원하면)
저녁 식사	미니 감자 케이크 피자 + 잎채소 샐러드	땅콩호박 팔라펠 + 잎채소 샐러드	애호박 라자냐 + 잎채소 샐러드
취침 1시간 전	사과 또는 애플소스 (배가 고프면) + 레몬 또는 라임 물 약 470ml + 히비스커스 차	사과 또는 애플소스 (배가 고프면) + 레몬 또는 라임 물 약 470ml + 히비스커스 차	사과 또는 애플소스 (배가 고프면) + 레몬 또는 라임 물 약 470ml + 히비스커스 차

초급 3:6:9 해독법 4~6일차 해독기

	4일차	5일차	6일차
기상 직후	레몬 또는 라임 물 약 470ml	레몬 또는 라임 물 약 470ml	레몬 또는 라임 물 약 470ml
(최소 15~30분 후) 아침 식사 전	셀러리 주스 약 710ml	셀러리 주스 약 710ml	셀러리 주스 약 710ml
(최소 15~30분 후) 아침 식사	애플 시나몬 스무디	망고 스무디 베리 파르페	간을 살리는 스무디
오전 간식	배가 고프면 선택 사항으로 사과 또는 애플소스	배가 고프면 선택 사항으로 사과 또는 애플소스	배가 고프면 선택 사항으로 사과 또는 애플소스
점심 식사	도톰하게 구운 고구마와 시금치 페스토	구운 빨간 피망 토마토 수프	감자와 허브 품은 피망
(점심 먹고 1~2시간 후) 오후 간식	선택 사항으로 핫스파이스 애플 주스 또는 사과와 오이와 셀러리 줄기	선택 사항으로 핫스파이스 애플 주스 또는 사과와 오이와 셀러리 줄기	선택 사항으로 핫스파이스 애플 주스 또는 사과와 오이와 셀러리 줄기
저녁 식사	양송이 스튜 + 아스파라거스찜 또는 애호박 또는 여름호박 찜	당근 애호박 감자 패티 + 잎채소 샐러드	감자 피자 보트 + 잎채소 샐러드
취침 1시간 전	사과 또는 애플소스 (배가 고프면) + 레몬 또는 라임 물 약 470ml + 차가버섯 차	사과 또는 애플소스 (배가 고프면) + 레몬 또는 라임 물 약 470ml + 차가버섯 차	사과 또는 애플소스 (배가 고프면) + 레몬 또는 라임 물 약 470ml + 차가버섯 차

초급 3:6:9 해독법 7~9일차 배출기

	7일차	8일차	9일차
기상 직후	레몬 또는 라임 물 약 470ml	레몬 또는 라임 물 약 470ml	레몬 또는 라임 물 약 470ml
(최소 15~30분 후) 아침 식사 전	셀러리 주스 약 950ml	셀러리 주스 약 950ml	셀러리 주스 약 470ml
(최소 15~30분 후) 아침 식사	중금속 디톡스 스무디	수박 튀김	멜론 스무디 또는 수박 주스 또는 갓 착즙한 오렌지 주스
오전 간식	배가 고프면 선택 사항으로 사과 또는 애플소스	배가 고프면 선택 사항으로 사과 또는 애플소스	
점심 식사	호박 볶음 콜리플라워 덮밥	마늘 빨간 피망 아스파라거스 고구마 국수 볶음 + 잎채소 샐러드	시금치 수프
(점심 먹고 1~2시간 후) 오후 간식	선택 사항으로 핫스파이스 애플 주스 또는 사과와 오이와 셀러리 줄기	선택 사항으로 핫스파이스 애플 주스 또는 사과와 오이와 셀러리 줄기	셀러리 주스 약 470ml + (최소 15~30분 후) 파파야 푸딩 또는 배 소스
저녁 식사	미니양배추 야채 수프 + 간을 살리는 샐러드	레몬 아스파라거스 구운 토마토 시금치 샐러드	아스파라거스 수프 또는 애호박 바질 수프
취침 1시간 전	사과 또는 애플소스 (배가 고프면) + 레몬 또는 라임 물 약 470ml + 레몬밤 차	사과 또는 애플소스 (배가 고프면) + 레몬 또는 라임 물 약 470ml + 레몬밤 차	레몬 또는 라임 물 약 470ml + 레몬밤 차

초급 3:6:9 해독법 가이드라인 요약

섭취해도 되는 음식과 음료

- 자신에게 알맞은 양을 먹는다. 너무 허기져도 안 되고 억지로 과식해도 안 된다.
- 위에 제시된 레시피와 11장의 해독 가이드라인에 나온 음식만 먹는다.
- 아침 식사는 해독기까지 과일 비중을 늘려 과일 위주로 먹고, 계속 더 늘려 배출기에는 신선한 과일만(냉동 과일도 가능) 먹는다. 11장에 나온 아침 식사 도표를 참고한다.
- 3일에 한 번씩 셀러리 주스의 양을 늘린다. 용량 증가 도표도 11장에 나온다.
- 수분이 부족해지지 않도록 레몬 또는 라임 물을 마시는 아침과 밤 사이에 하루 1리터 정도의 물을 마신다. 핫스파이스 애플 주스(레시피는 이 책 446쪽에 나온다)나 (천연향이 첨가되지 않은) 코코넛 물을 아무 온도에서나 조금씩 마셔도 된다.

섭취하면 안 되는 음식과 음료

- 지방이 주요 에너지원인 음식(견과류, 씨앗류, 식용유, 올리브, 코코넛, 아보카도, 카카오, 사골육수, 동물성 단백질 등)을 해독 기간 동안 일절 금한다. 콩류도 피한다.
- 다음 음식도 해독 기간 동안 일절 금한다. 계란, 유제품, 글루텐, 탄산 음료, 소금 및 양념, 돼지고기, 옥수수, 기름(일반 또는 건강한 식용유 포함), 대두, 양고기, 참치를 비롯한 생선과 해산물(연어, 송어, 정어리는 3일차까지 저녁 식사 가능), 식초(사과 사이다 식초 포함), 카페인(커피, 말차, 카카오, 코코아 포함), 술, 천연/인공 착향료, 발효 식품(콤부차, 사우어크라우트, 코코넛 아미노 포함), 영양 효모, 구연산, MSG, 아스파탐, 기타 인공 감미료, 포름알데히드, 보존제.

응용과 대체

- 음식은 레시피대로 만들고, 21장 "해독법의 응용과 대체"에 제시된 대체 재료만 사용한다. 더 간소한 식사와 간식을 선호한다면 11장 "초급 3:6:9 해독법"의 가이드라인을 참고한다.
- 이미 청정 식단을 추구하고 있다고 자부한다면 생과일, 잎채소, 생야채, 찐 채소를 많이 활용하는 레시피, 또는 수프나 스튜 레시피 위주로 식단을 짜는 게 더 좋을 것이다. 초급 3:6:9 해독법 샘플 메뉴는 다채로움과 흥미를 위해 구이나 볶음 요리도 포함하고 있지만, 굽거나 볶은 음식은 해독을 늦춘다는 점을 염두에 두길 바란다. 그러나 해독 초심자에게는 구이나 볶음 요리도 훌륭한 레시피이다.
- 샐러드를 먹을 시간이 없거나 좋아하지 않는다거나 씹는 게 힘들다거나 소화계가 예민하다면, 샐러드 재료를 믹서기에 갈아서 먹어도 된다.
- 민감증 때문에 사과를 못 먹으면 잘 익은 배로 대체한다.
- 더 상세한 해독 음식 대체 지침은 11장과 21장 "해독법의 응용과 대체"를 참고한다.

■■ 고급 3:6:9 해독법 샘플 메뉴

	준비기	해독기	배출기	
	1~3일차	4~6일차	7~8일차	9일차
기상 직후	레몬 또는 라임 물 약 950ml	레몬 또는 라임 물 약 950ml	레몬 또는 라임 물 약 950ml	레몬 또는 라임 물 약 950ml
(최소 15~30분 후) 아침 식사 전	셀러리 주스 약 950ml (또는 710ml)*	셀러리 주스 약 950ml	셀러리 주스 약 950ml	하루 동안 다음을 섭취한다.

셀러리 주스 950ml씩 두 번 (아침과 초저녁에) + 오이 사과 주스 470~590ml씩 두 번(아무 때나) + 멜론 스무디 또는 파파야 푸딩 또는 배 소스 또는 수박 주스 또는 갓 착즙한 오렌지 주스 (양과 빈도는 원하는 만큼) + 물(원하는 만큼) |
(최소 15~30분 후) 아침 식사	중금속 디톡스 스무디	중금속 디톡스 스무디	중금속 디톡스 스무디	
오전 간식	배가 고프면 선택 사항으로 사과 또는 애플소스	배가 고프면 선택 사항으로 사과 또는 애플소스	배가 고프면 선택 사항으로 사과 또는 애플소스	
점심 식사	시금치 수프 (오이 국수는 선택 사항)	간을 살리는 스무디	시금치 수프 (오이 국수는 선택 사항)	
(점심 먹고 1~2시간 후) 오후 간식	배가 고프면 선택 사항으로 사과 또는 애플소스	배가 고프면 선택 사항으로 사과 또는 애플소스	셀러리 주스 약 950ml + (최소 15~30분 후 배고픈 경우에만) 사과	
저녁 식사	케일 샐러드 또는 콜리플라워와 잎채소 샐러드	토마토 오이 허브 샐러드	잎채소 김말이 또는 시금치 수프	
취침 1시간 전	사과 또는 애플소스 (배가 고프면) + 레몬 또는 라임 물 약 470ml + 히비스커스 차	사과 또는 애플소스 (배가 고프면) + 레몬 또는 라임 물 약 470ml + 차가버섯 차	사과 또는 애플소스 (배가 고프면) + 레몬 또는 라임 물 약 470ml + 레몬밤 차	레몬 또는 라임 물 약 470ml + 레몬밤 차

고급 3:6:9 해독법 가이드라인 요약

섭취해도 되는 음식과 음료

- 자신에게 알맞은 양을 먹는다. 너무 허기져도 안 되고 억지로 과식해도 안 된다.

- 위에 제시된 레시피와 12장의 해독 가이드라인에 나온 음식만 먹는다. 해독 기간 동안 오로지 생과일, 생야채, 잎채소로 모든 식사와 간식을 구성한다.(냉동 과일은 괜찮다.)

- 수분이 부족해지지 않도록 레몬 또는 라임 물을 마시는 아침과 밤 사이에 하루 1리터 정도의 물을 마신다. 핫스파이스 애플 주스(레시피는 이 책 446쪽에 나온다)나 (천연향이 첨가되지 않은) 코코넛 물을 아무 온도에서나 조금씩 마셔도 된다. 7일차부터 오후에 한 번 더 마시는 셀러리 주스 때문에 물을 조금 줄이고 싶다면 그래도 된다.

* 1일차부터 3일차의 준비기 아침 셀러리 주스 용량에 관한 지침은 이 책 247쪽에 나온 상세 설명을 참고한다.

섭취하면 안 되는 음식과 음료

- 지방이 주요 에너지원인 음식(견과류, 씨앗류, 식용유, 올리브, 코코넛, 아보카도, 카카오, 사골육수, 동물성 단백질 등)을 해독 기간 동안 일절 금한다. 콩류도 피한다.

- 조리된 음식 또한 해독 기간 내내 피한다.

- 다음 음식도 해독 기간 동안 일절 금한다. 계란, 유제품, 글루텐, 탄산 음료, 소금 및 양념, 돼지고기, 옥수수, 기름(일반 또는 건강한 식용유 포함), 대두, 양고기, 참치를 비롯한 생선과 해산물(연어, 송어, 정어리는 3일차까지 저녁 식사로 가능), 식초(사과 사이다 식초 포함), 카페인(커피, 말차, 카카오, 코코아 포함), 술, 천연/인공 착향료, 발효 식품(콤부차, 사우어크라우트, 코코넛 아미노 포함), 영양 효모, 구연산, MSG, 아스파탐, 기타 인공 감미료, 포름알데히드, 보존제.

응용과 대체

- 음식은 레시피대로 만들고, 21장 "해독법의 응용과 대체"에 제시된 대체 재료만 사용한다.

- 지정된 스무디나 수프의 재료를 갈지 않고 통째로 먹어도 된다. 반대로 지정된 샐러드의 재료를 갈아서 먹어도 된다.

- 민감증 때문에 사과를 못 먹으면 잘 익은 배로 대체한다. 사과나 배 역시 각각 갈아서 순도 100% 생 애플소스나 배 소스로 만들어 먹어도 된다.

- 강도 높은 해독 효과(이를테면 설사)가 나타나는데 이것이 셀러리 주스 때문이다 싶으면, 셀러리 주스의 용량을 반으로 줄였다가 서서히 다시 늘린다.

- 더 상세한 해독 음식 대체 지침은 12장과 21장 "해독법의 응용과 대체"를 참고한다.

CHAPTER 23

해독법 레시피

☐ ☐ ☐

주스나 기타 레시피에 들어가는 재료가 사과, 오이 등 껍질째 먹어도 되는 과일과 채소일 경우, 레시피에 별도 언급이 없으면 유기농 과일과 채소는 껍질째 사용해도 되고 원하면 껍질을 제거해도 된다. 유기농이 아닌 과일과 채소는 껍질은 깎아서 사용하길 권장한다. 어떤 이유로든 일반 과일과 채소의 껍질을 제거하지 못한다면 최대한 깨끗하게 씻어서 사용하기 바란다.

1인분

레몬 또는 라임 물

레몬 또는 라임 물은 매우 단순해 보이지만 결코 간과해선 안 될 해독 루틴 중 하나이다. 몇 분 안에 간편하게 만들어 몸에 수분을 보충해 주는 이 음료는 모두에게 이로우면서 물맛까지 살려준다.

재료
신선한 레몬 1/2개,
또는 라임 2개,
물 470ml(2컵)

1 레몬 또는 라임을 자른 후 바로 즙을 짜서 물에 섞는다. 필요하면 씨가 물에 들어가지 않게 걸러준다.

2 레몬 또는 라임 물을 마신 후 최소 15~20분, 이상적으로는 30분 기다렸다가 셀러리 주스나 기타 음료 또는 음식을 섭취한다.

TIP

- 기상 후 마시는 레몬 또는 라임 물을 두 배(약 950ml)로 늘리면 그만큼 더 강력한 수분 보충 및 해독 효과를 누릴 수 있다. 레시피를 두 배로 늘리면 된다.
- 일상적으로 하루에 레몬 또는 라임 물을 470ml씩 두 번 이상 마시는 게 제일 좋다. 이상적인 루틴은 기상 후 한 번, 오후에 한 번, 그리고 취침 1시간 전에 한 번 마시는 것이다.
- 레몬 물에 대한 우려가 있다면 19장 "반드시 지켜야 할 해독 수칙"을 참고하여 레몬 물과 치아 질환의 연관성에 대한 우려를 해소하기 바란다.
- 라임은 크기나 즙 함유량이 제각각이다. 즙이 적은 라임의 경우 레시피대로 470ml의 물에 두 개씩 사용하고, 즙이 많고 큼직한 라임은 반 개만 사용해도 된다.

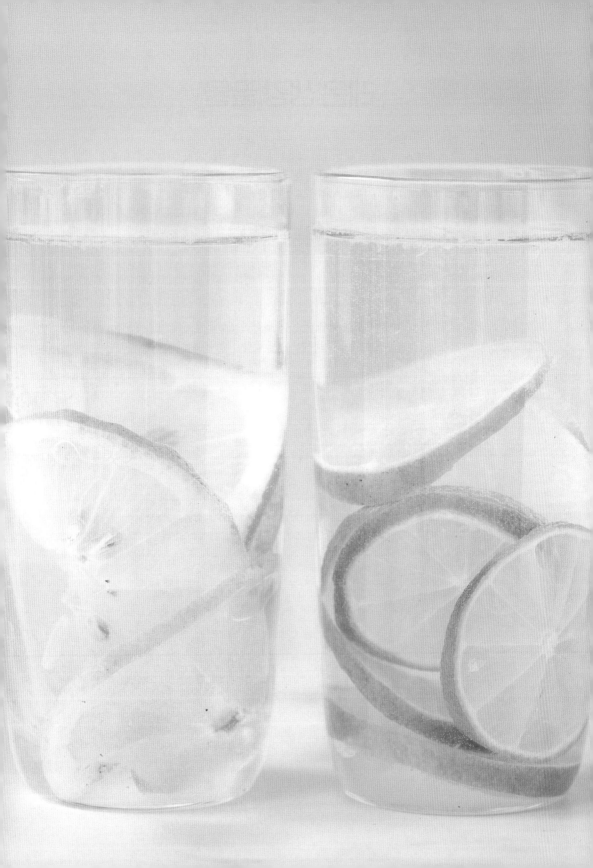

레몬 생강 꿀물

레몬 생강 꿀물은 수분과 청량감의 보고이다. 하루를 상쾌하게 여는 음료, 기분 전환을 위한 오후 음료, 또는 하루 종일 한 모금씩 마시는 음료로 더할 나위 없다. (아침에 마시는 경우 셀러리 주스를 마시기 전 또는 후 최소 15~20분, 이상적으로는 30분 이상 간격을 두고 마시면 좋다.) 기상 후 이 약용 음료를 마시면 간이 아침에 배출하기 위해 밤새 모아둔 독소를 씻어내는 데 도움을 주는 동시에 간과 몸에 꼭 필요한 수분과 포도당을 공급함으로써 하루를 힘차게 시작할 수 있을 것이다.

재료
신선한 생강 약 2.5~5cm,
물 2컵,
레몬 1/2개의 즙,
생꿀 1작은술

1 물 두 컵에 생강을 갈아 넣는다. 생강이 우러나도록 최소 15분, 이상적으로는 더 오래 둔다. 원하면 냉장고에 넣고 밤새 우려도 된다. 마시기 전에 생강을 채로 거르고 레몬 즙과 생꿀을 넣어 잘 섞는다.

TIP

• 생강을 갈지 않고 잘게 썰어 마늘 다지기에 넣어 착즙해도 된다. 즙뿐만 아니라 마늘 다지기에 남은 찌꺼기도 곱게 다져서 물에 넣는다. 위 레시피대로 마시기 전에 충분히 우려낸다.

• 하루 종일 마시려면 미리 큰 병에 생강 물을 만들어놓으면 편하다. 생꿀과 레몬 즙은 마시기 직전에 생강 물에 타야 효능을 극대화할 수 있다.

• 이 레시피에는 생꿀을 사용하는 게 중요하다. 열처리된 꿀로는 같은 치유 효과를 기대할 수 없다.

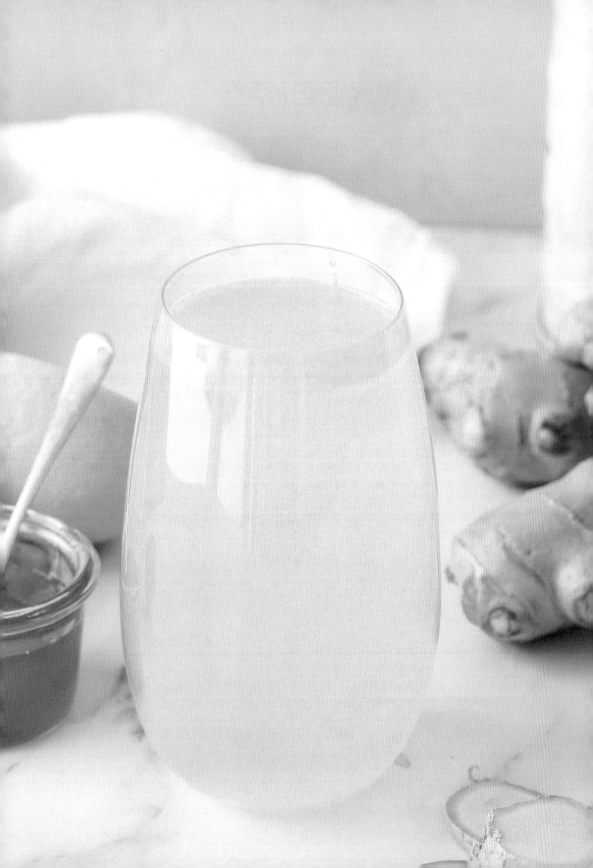

셀러리 주스

이 단순한 약용 음료는 올바른 방법으로 섭취하기만 하면 다양한 건강 문제를 개선해 주는 놀라운 효능을 발휘한다. 그래서 셀러리 주스는 3:6:9 해독법을 비롯한 이 책의 모든 해독법에서 핵심적인 '요소'이다. 해독 중이 아니어도 셀러리 주스로 하루를 시작하는 것은 최고의 건강 습관이다.

재료
셀러리 1단

1 셀러리 밑동을 약간만 잘라내서 셀러리를 한 줄기씩 떼어낸다.

2 셀러리를 세척한다.

3 착즙기에 셀러리를 넣어 즙을 내린다. 원하면 즙을 채에 걸러서 부스러기나 섬유질 찌꺼기까지 제거해 준다. 최상의 효과를 위해서는 빈속에 바로 마신다. 최소 15~30분을 기다렸다가 다른 음식을 먹는다.

4 착즙기가 없으면 아래 5와 같이 믹서기로도 셀러리 주스를 만들 수 있다.

5 셀러리 밑동을 약간만 잘라내서 셀러리를 한 줄기씩 떼어낸다. 셀러리를 세척한다. 깨끗한 도마에 셀러리를 놓고 약 2.5cm 길이로 토막낸다. 셀러리를 고속 믹서기에 넣어 곱게 간다.(이때 물은 섞지 않는다.) 필요하면 다짐봉을 사용해도 된다. 믹서기에 간 셀러리를 잘 걸러준다. 넛 밀크 백nut milk bag에 넣어 짜면 간편하다. 최상의 효과를 위해서는 빈속에 바로 마신다. 최소 15~30분을 기다렸다가 다른 음식을 먹는다.

TIP

- 셀러리 주스에 레몬, 사과, 생강, 잎채소 등 다른 재료를 첨가하지 않는다. 모두 훌륭한 음식이지만 셀러리 주스는 단독으로 마셨을 때 최대의 효능을 발휘한다.

- 만든 셀러리 주스를 바로 다 마실 수 없는 경우, 제일 좋은 보관법은 밀폐 뚜껑이 있는 유리병에 담아 냉장고에 보관하는 것이다. 갓 만든 셀러리 주스는 24시간 정도 치유 효능을 유지한다. 그러나 셀러리 주스는 시간이 지날수록 효능이 떨어지므로 만든 지 24시간 안에 마시기를 권한다.

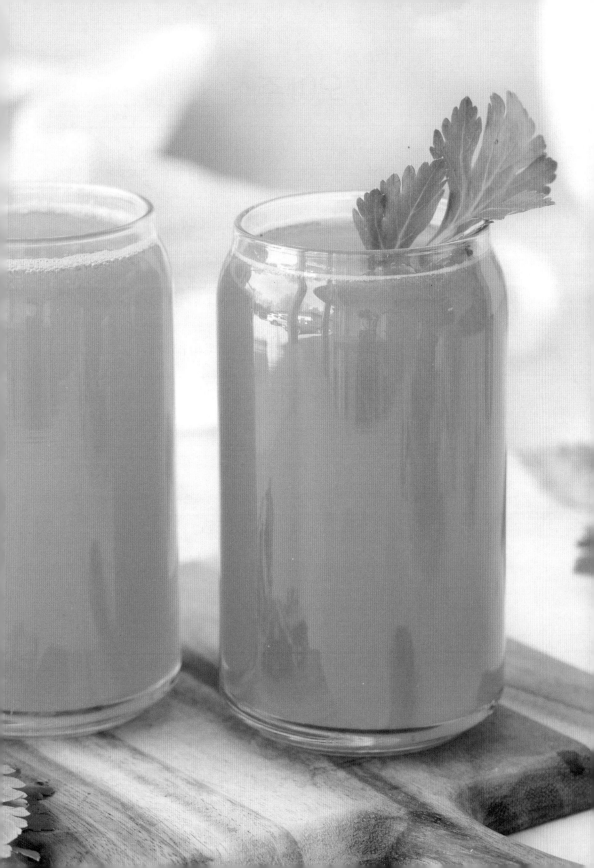

오이 주스

신선한 오이 주스는 활력을 불어넣기에 더없이 좋은 셀러리 주스 대체재이다. 최고의 알칼리화 및 수화水化 효과를 자랑하며 몸 전체를 정화하고 해독하는 능력까지 갖춘 음료이다. 살짝 단맛이 돌아 더욱 부담 없이 마실 수 있다.

재료
큰 오이 2개

1 오이를 세척하여 착즙기로 즙을 낸다. 최상의 효과를 위해서는 빈속에 바로 마신다.

2 착즙기가 없으면 아래 3의 방법으로 만들 수 있다.

3 오이를 세척하여 토막 낸 후 고속 믹서기에 넣어 곱게 간다.(이때 물은 섞지 않는다.) 간 오이를 잘 걸러준다. 넛 밀크 백nut milk bag에 넣어 짜면 간편하다. 최상의 효과를 위해서는 빈속에 바로 마신다.

TIP

• 셀러리를 구할 수 없거나 셀러리 주스가 역해서 도저히 마시기 힘든 경우, 신선한 오이 주스는 좋은 대안이 된다. 오이 주스는 놀라운 치유 음료이긴 하지만 셀러리 주스와 동일한 치유 효과를 내진 못한다. 그러므로 셀러리 주스를 최대한 많이 매일 마시는 게 제일 좋다. 대부분 사람들은 꾸준히 마시다 보면 셀러리 주스의 맛에 익숙해지면서 좋아하게 된다.

• 오이 주스에 레몬, 사과, 생강, 잎채소 등 다른 재료를 첨가하지 않는다. 모두 훌륭한 음식이지만 오이 주스는 단독으로 마셨을 때 최대의 효능을 발휘한다.

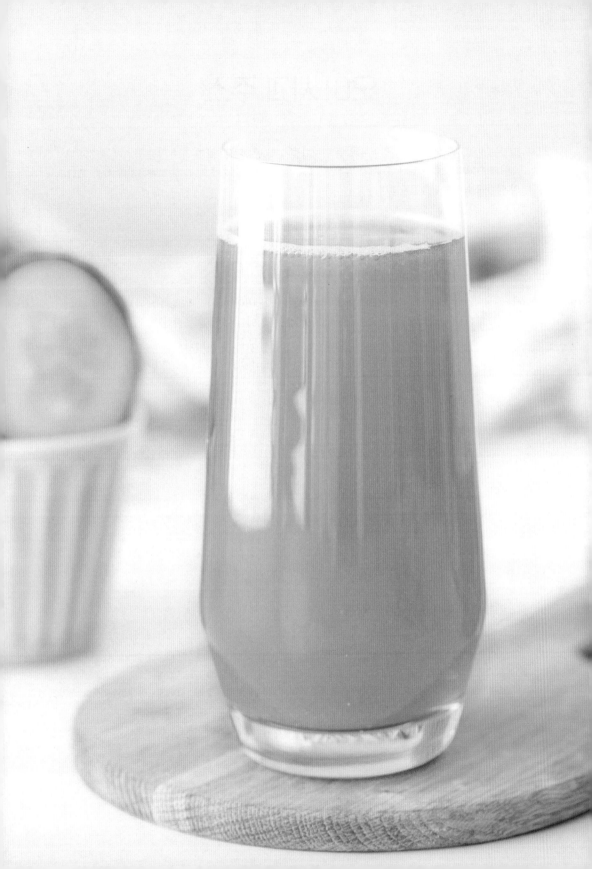

오이 사과 주스

맛있는 오이 사과 주스는 목에 얼마나 잘 넘어가는지 몇 번 마시다 보면 자주 찾는 음료가 될 것이다. 오이와 사과의 조합은 깊은 수분 공급과 부드러운 해독 효과 덕분에 원조 및 고급 3:6:9 해독 9일차의 핵심 요소로 자리매김되었다.

재료
큰 오이 1개,
사과 3개

1 재료를 착즙기에 넣어 즙을 내린다. 최상의 효과를 위해서는 바로 마신다. 남은 주스는 밀폐 용기에 담아 냉장 보관한다.

2 또 다른 방법으로는 재료를 잘라 고속 믹서기에 (물을 넣지 않고) 액체가 될 때까지 간 뒤 넛 밀크 백nut milk bag이나 면보에 넣어 짜는 것이다.

TIP

• 사과와 오이의 이상적인 비율은 1 대 10이다. 이 레시피대로 만들면 약 470ml의 주스가 나온다. 오이나 사과의 크기에 따라 개수를 조절해도 좋다.

• 오이를 별로 좋아하지 않으면 사과를 더 많이 넣어도 된다. 반대로 사과를 별로 좋아하지 않으면 오이를 더 많이 넣어도 좋다.

• 껍질이 빨간 사과가 영양가가 제일 높으므로 되도록 빨간 품종을 사용하는 게 좋다.

• 사과 대체재가 필요하면 배를 사용해도 좋다.

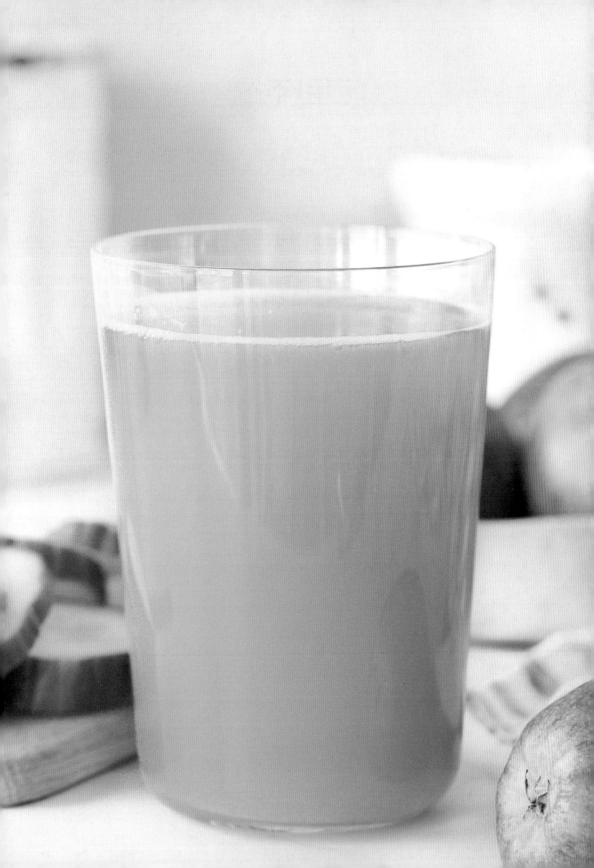

그린 주스

진한 초록빛의 그린 주스는 의외로 달고 순한 맛 덕분에 부담 없이 마실 수 있을 뿐만 아니라 뛰어난 치유 효과 덕분에 몸에 영양과 균형과 활력을 더해준다.

재료
셀러리 5줄기,
중간 크기의 오이 1개,
파슬리 눌러 담아서 1컵,
시금치 눌러 담아서
1과 1/2컵 또는 굵게 다진
로메인 상추 눌러 담아서 2컵

1 모든 재료를 착즙기에 넣어 즙을 내린다. 최상의 효과를 위해서는 바로 마신다. 남은 주스는 밀폐 용기에 담아 냉장 보관한다.

2 또 다른 방법으로는 모든 재료를 잘라 고속 믹서기에 (물을 넣지 않고) 액체가 될 때까지 간 뒤 넛 밀크 백nut milk bag이나 면보에 넣어 짜는 것이다.

TIP
• 레시피대로 만들어도 되고, 시금치 또는 로메인 상추 양을 늘려도 좋다.

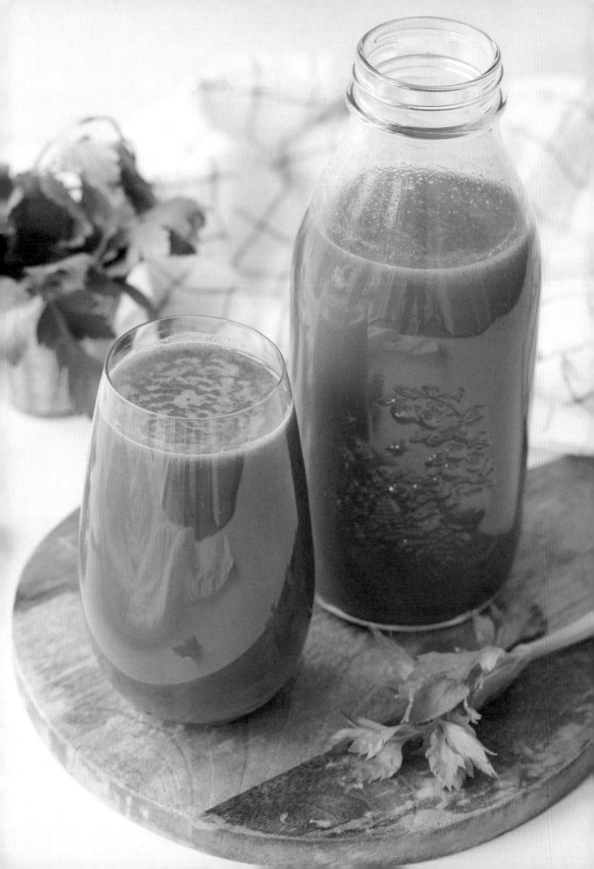

간을 살리는 주스

'간을 살리는 주스'는 심각한 위장 장애로 섬유질이 많은 샐러드나 수프를 먹기 불편하거나 힘든 사람에게 완벽한 대안이다. 3:6:9 해독 중 '간을 살리는 샐러드'나 '간을 살리는 수프'를 먹어야 할 때 이 상큼한 주스로 대체해도 좋다.

재료

아스파라거스를 넣은 버전
중간 크기의 빨간 사과 3개,
신선한 고수 느슨하게 담아서 1컵,
시금치 눌러 담아서 2컵,
밑동을 잘라낸 아스파라거스 약 450g,
오이 1개

미니양배추를 넣은 버전
중간 크기의 빨간 사과 3개,
신선한 고수 느슨하게 담아서 1컵,
시금치 눌러 담아서 2컵,
밑동을 잘라낸 미니양배추 약 900g,
오이 1개

아스파라거스와 미니양배추를 넣은 버전
중간 크기의 빨간 사과 3개,
신선한 고수 느슨하게 담아서 1컵,
시금치 눌러 담아서 2컵,
밑동을 잘라낸 미니양배추 약 450g,
밑동을 잘라낸 아스파라거스 약 225g,
오이 1개

1 재료를 착즙기에 넣어 즙을 내린다. 최상의 효과를 위해서는 바로 마신다. 남은 주스는 밀폐 용기에 담아 냉장 보관한다.

2 또 다른 방법으로는 재료를 잘라 고속 믹서기에 (물을 넣지 않고) 액체가 될 때까지 간 뒤 넛 밀크 백nut milk bag이나 면보에 넣어 짜는 것이다.

TIP
• '간을 살리는 주스'는 3:6:9 해독법 진행 여부와 상관없이 일상적으로 마시기에 훌륭한 주스이다. 아침에 셀러리 주스를 마신 후 두 번째 주스로 마셔도 좋고, 오후에 기분 전환을 위해 마셔도 좋다.

• 사과 대체재가 필요하면 배를 사용해도 된다.

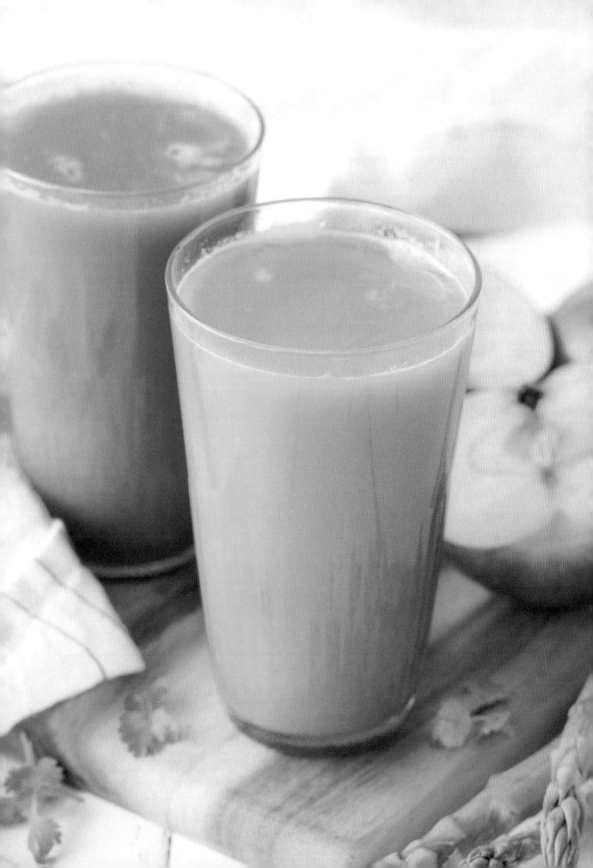

수박 주스

달콤하고 상큼한 주스로는 신선한 수박 주스만한 게 없다. 수박 주스는 깊은 수분 공급과 해독 작용 때문에 아침 주스로 더할 나위 없이 좋다. 셀러리 주스를 마시고 최소 15~20분, 이상적으로는 30분 후에 마시면 좋다. 모든 박류 과일은 특별하므로 다양한 박류 과일을 착즙하면서 제일 좋아하는 주스를 찾아보면 재미있을 것이다.

재료
깍둑 썬 작은 수박 1통
(2kg 조금 안 되는 크기,
또는 같은 양의 다른 박류
과일)

1 수박을 착즙기에 넣어 즙을 내린다. (필요하면) 즙에 남은 섬유질을 고운 채로 걸러준다. 바로 마신다.

2 착즙기 대신 고속 믹서기에 수박을 넣고 액체가 될 때까지 간 뒤 넛 밀크 백nut milk bag이나 면보에 넣어 짜도 된다.

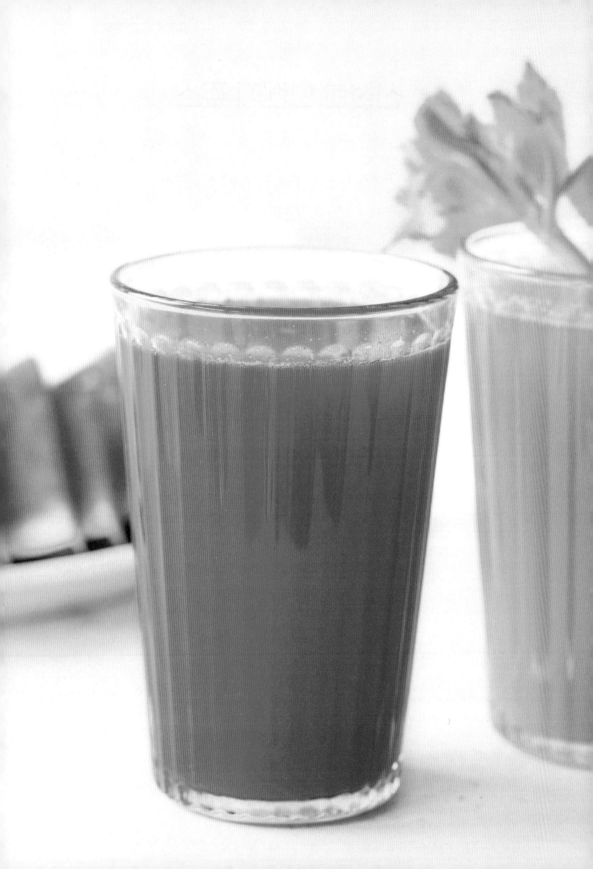

신선한 오렌지 주스

1~2인분

갓 착즙해서 30분 내에 마시는 오렌지 주스는 항바이러스 물질, 항박테리아 물질, 비타민, 미네랄, 항산화 물질, 치유에 좋은 파이토케미컬 등의 보고이다. 햇살을 닮은 치유 주스로 더욱 반짝이는 하루를 보내자.

재료
오렌지 10개

1 수동 착즙기를 사용하는 경우, 오렌지를 반으로 잘라 착즙기로 짜서 섬유질과 즙을 추출한다.

2 전동 착즙기를 사용하는 경우, 껍질을 깐 오렌지를 착즙기에 넣어 즙을 내린다.

TIP
- 오렌지가 단단하면 주방 조리대에 놓고 손바닥으로 살짝 누르면서 굴려준 뒤 자르거나 껍질을 깐다. 이렇게 하면 한 쪽씩 떨어져서 즙이 더 잘 나온다.
- 섬유질이 없는 오렌지 주스를 원하면 마시기 전에 채를 사용해 섬유질을 걸러낸다.
- 착즙한 후 30분 내에 마시지 못할 경우 밀폐 뚜껑이 있는 유리병에 담아 냉장 보관한다. 보관한 주스는 몇 시간 안에, 최대 24시간 안에 마시는 게 좋다.

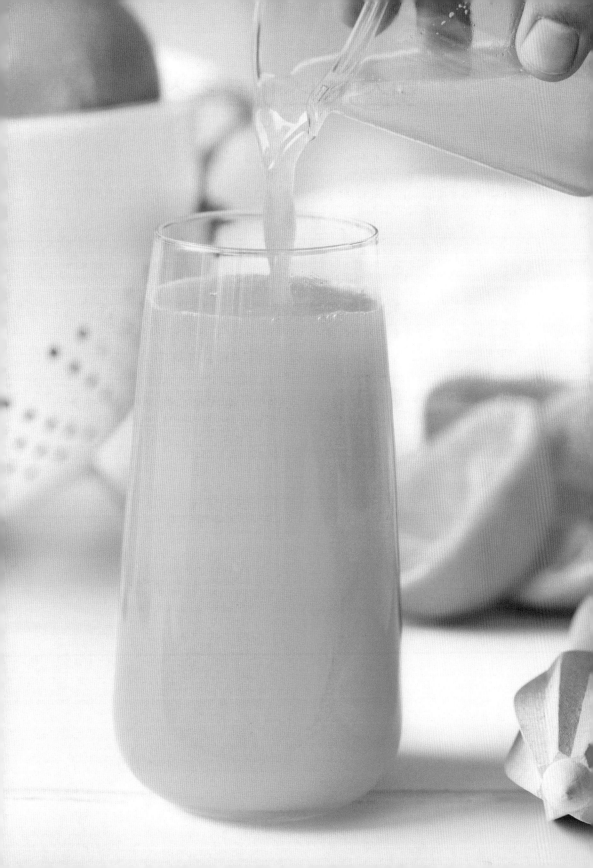

2~3인분

핫스파이스 애플 주스

맛있는 사과 주스 베이스에 몸에 좋은 향신료를 가득 담은 핫스파이스 애플 주스를 큰 머그에 담아 마시면 속이 그렇게 편안할 수가 없다. 그 맛에 한번 빠지면 어느새 매주 찾는 음료가 될 것이다. 따뜻하게 또는 뜨겁게 데워 마시면 간을 달래주고 풀어주는 데 그만이다. 차가운 음료를 좋아하면 차갑게 마셔도 좋다.

재료
잘게 썬 사과 10개
(사과 즙 약 3컵 나옴),
계피가루 3/4작은술,
생강가루 1/2작은술 또는
곱게 간 생강 1작은술,
넛메그 가루 1꼬집(선택 사항),
정향가루 1꼬집(선택 사항),
간 오렌지 껍질 1/2작은술

1 전동 착즙기로 사과 즙을 낸다.

2 사과 즙에 계피, 생강, 넛메그nutmeg, 정향, 오렌지 껍질을 넣는다.

3 차갑게 마실 거면 재료의 향이 우러나도록 최소 10분을 둔다. 고운 채에 걸러 바로 마신다.

4 뜨겁게 마실 거면 주스를 작은 냄비에 붓고 끓을 때까지 데운다. 불을 끄고 향이 우러나도록 5~10분 정도 둔다.(전자레인지에 데우는 것은 되도록 피하는 게 좋다.) 고운 채에 걸러 바로 마신다.

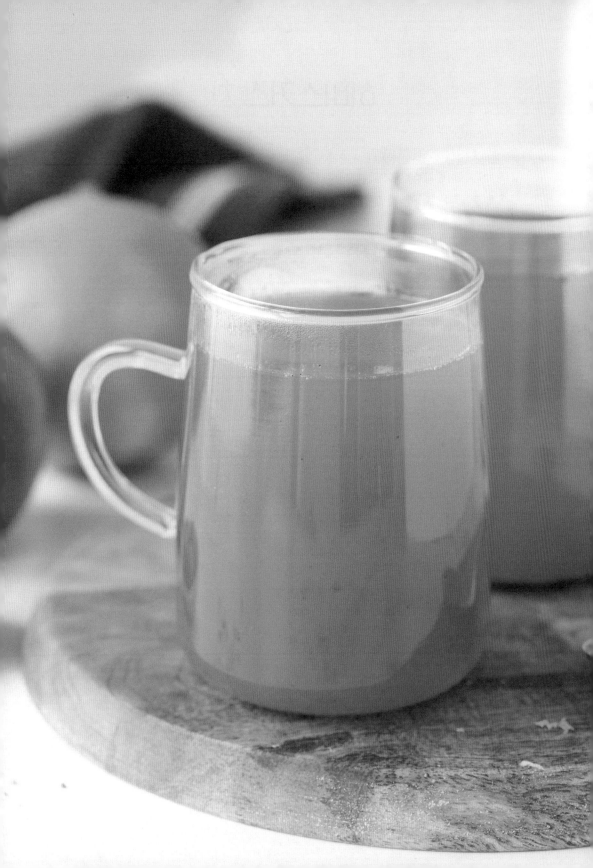

히비스커스 차

히비스커스 차는 강렬한 빛깔보다 더 강렬한 치유 효과를 자랑한다. 히비스커스의 붉은 빛깔을 내는 고유한 안토시아닌 화합물은 간의 재생을 돕기 때문에 3:6:9 해독법에 제일 적합한 차로 꼽힌다.

재료
뜨거운 물 1컵,
말린 히비스커스 1큰술 또는
히비스커스 티백 2개,
생꿀 1작은술(선택 사항)

1 히비스커스를 머그 또는 찻주전자에 넣는다. 끓는 물을 붓고 10~15분간 우린다. (원하면) 생꿀을 탄다. (건더기가 있는 경우) 채로 걸러 바로 마신다.

TIP
• 10~15분 정도 우려야 이 허브 차의 치유 효과를 충분히 누릴 수 있다.

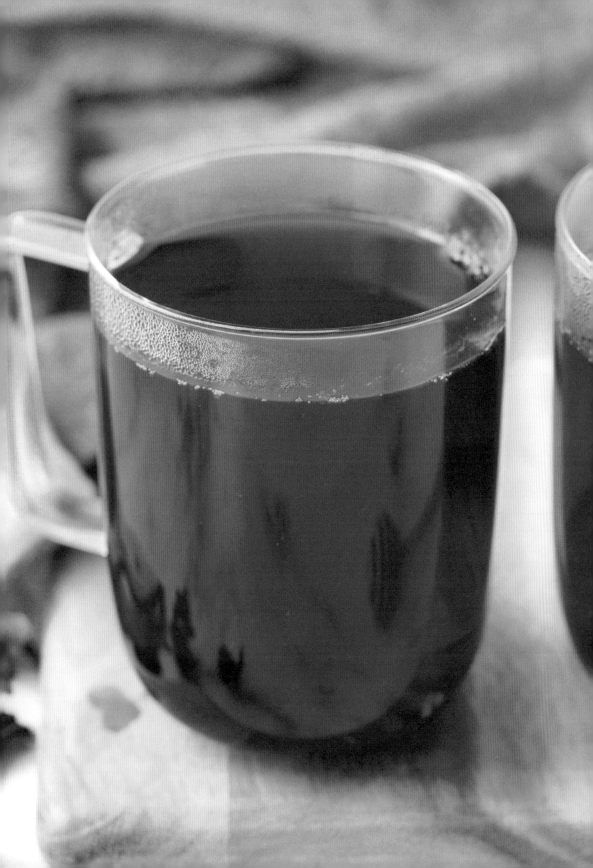

레몬밤 차

레몬밤 차는 치유 효과와 맛 때문에 널리 사랑받는 차이다. 이 특별한 허브의 은은하고 상큼한 맛을 음미하는 동안 몸속에서는 바이러스를 비롯한 병원균이 사멸된다. 레몬밤은 간의 신경을 진정시켜 주기 때문에 꾸준히 마시면 간이 경련을 일으키거나 불안정해지거나 성나는 증상이 완화될 것이다.

재료
뜨거운 물 1컵,
신선한 레몬밤 2큰술
또는 말린 레몬밤 1큰술
또는 레몬밤 티백 2개,
생꿀 1작은술(선택 사항)

1 레몬밤을 머그 또는 찻주전자에 넣는다. 끓는 물을 붓고 10~15분간 우린다. (원하면) 생꿀을 탄다. (건더기가 있는 경우) 채로 걸러 바로 마신다.

TIP
• 10~15분 정도 우려야 이 허브 차의 치유 효과를 충분히 누릴 수 있다.

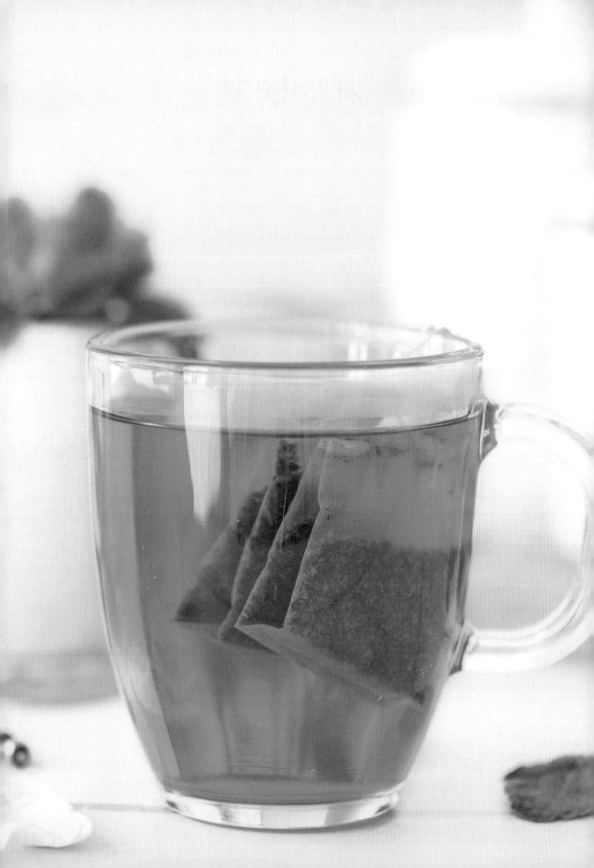

차가버섯 차

(1인분)

강력한 치유 효과를 자랑하는 차가버섯은 특유의 풍미와 토향 때문에 커피를 연상시킨다고 말하는 사람이 많다. 생꿀을 첨가하면 차가버섯의 약효가 닿기 힘든 곳까지 더 깊숙이 전달되어 몸속 여러 계통의 기능이 향상될 것이다.

재료
뜨거운 물 1컵,
차가버섯 분말 1작은술,
생꿀 1작은술(선택 사항)

1 머그에 차가버섯 분말을 넣는다. 끓는 물을 붓고 잘 젓는다. (원하면) 생꿀을 타서 마신다.

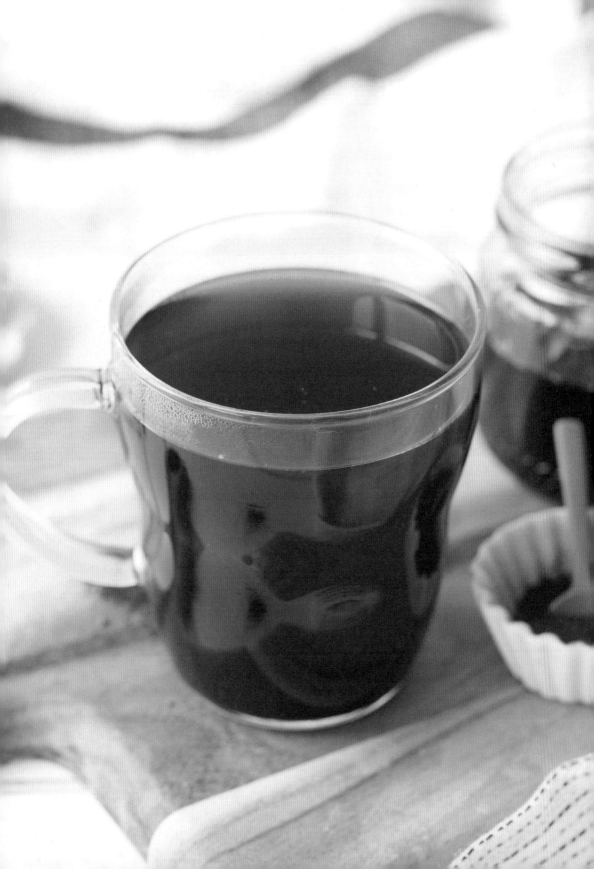

간을 살리는 스무디

아래의 스무디 옵션 중 A는 쉽고 빠르게 만들어 일상적으로 음용하기 좋은 강장제로, 항산화 물질이 풍부하여 간을 치유하는 데 효과적이다. 옵션 B는 잎채소와 과일을 합친 가볍고 상큼한 버전이다. 스무디에 새싹을 넣을 생각을 한 번도 해본 적이 없다면 이참에 한번 시도해도 좋을 것이다. 막강한 치유력과 대조되는 연한 맛의 새싹이 열대 과일과 완벽한 조화를 이룬다.

재료

옵션 A

바나나 2개 또는 깍둑 썬
마라돌 파파야 1/2개,
신선한 용과 또는 냉동 용과 1/2컵
또는 용과 분말 2큰술,
생물 또는 냉동 야생 블루베리 2컵
또는 야생 블루베리 분말 2큰술,
물 1/2컵(선택 사항)

옵션 B

바나나 2개 또는 깍둑 썬
마라돌 파파야 1/2개,
망고 1개,
신선한 용과 또는 냉동 용과 1/2컵
또는 용과 분말 2큰술,
셀러리 1줄기,
새싹(아무 종류나) 1/2컵,
라임 1/2개,
물 1/2컵(선택 사항)

1 모든 재료를 믹서기에 넣고 고운 액체가 될 때까지 간다. 물을 반 컵 정도 넣어가며 갈아서 원하는 농도를 맞춰도 된다.

TIP

• (다음 쪽에 나오는) 중금속 디톡스 스무디를 3:6:9 해독법에 포함시키고 싶다면, '간을 살리는 스무디'는 아침에 양을 줄여서 마시고 오전 중에 중금속 디톡스 스무디도 역시 양을 줄여서 마시면 된다.

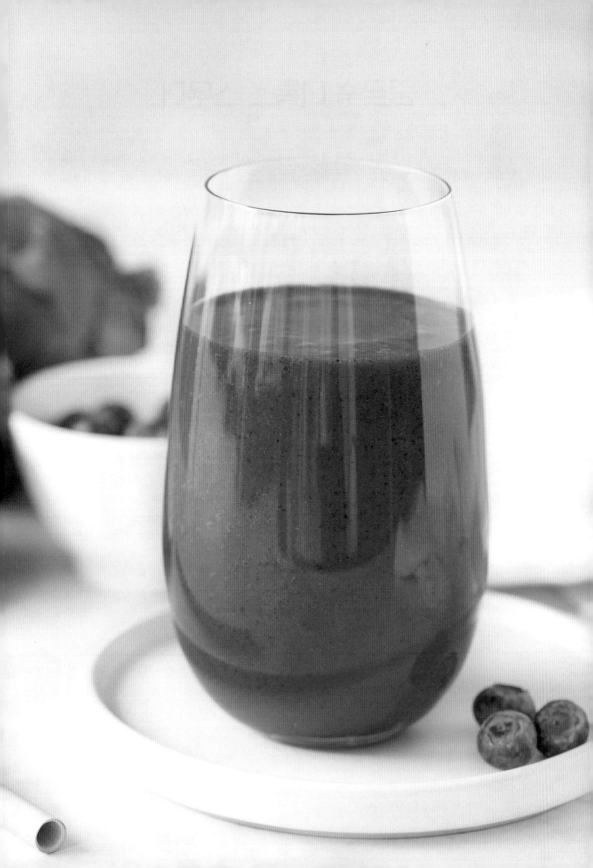

중금속 디톡스 스무디

중금속 디톡스 스무디는 다섯 가지 핵심 재료를 완벽하게 조합하여 뇌와 몸에 축적된 독성 중금속을 안전하게 제거해 준다. 체내 중금속이 유발하는 수많은 증상을 완화시켜 생명을 살리는, 그야말로 하늘이 내린 축복의 레시피다.

재료
바나나 2개,
생물 또는 냉동 야생
블루베리 2컵 또는
야생 블루베리 분말 2큰술,
신선한 고수 1컵,
새싹보리즙 분말 1작은술,
스피룰리나 1작은술,
대서양 덜스 1큰술,
오렌지 1개,
물 1/2~1컵(선택 사항)

1 바나나, 야생 블루베리, 고수, 새싹보리즙 분말, 스피룰리나, 대서양 덜스를 오렌지 한 개를 착즙한 주스와 함께 고속 믹서기에 넣고 고운 액체가 될 때까지 간다. 농도를 낮추려면 물을 한 컵까지 넣어도 된다. 바로 마신다.

TIP
• 새싹보리즙 분말이나 스피룰리나 향이 너무 강하게 느껴지면 더 적은 양으로 시작해 서서히 늘린다.

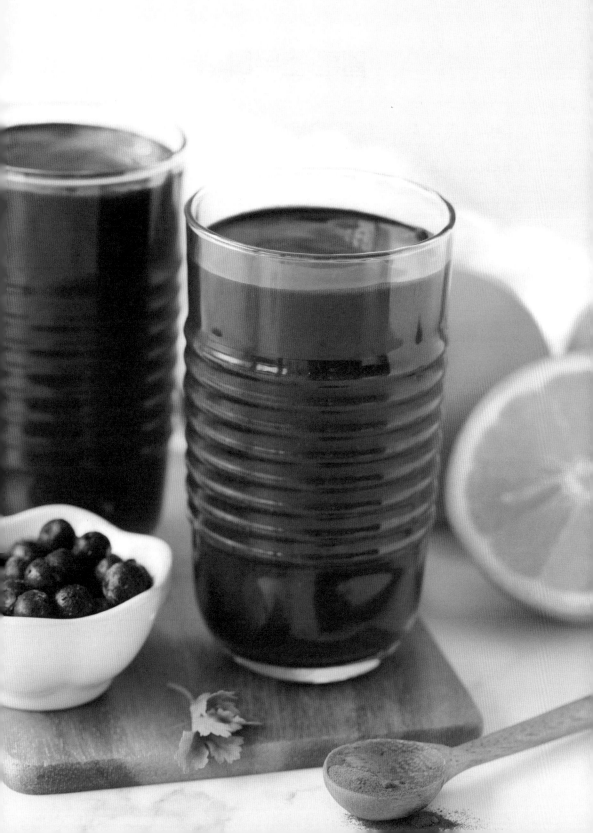

멜론 스무디

단순해도 최고의 맛을 보장하는 멜론 스무디. 좋아하는 품종의 멜론을 그대로 갈아주기만 하면 맛도 좋고 소화하기도 쉬운 달콤한 스무디가 뚝딱 나온다. 어떤 품종을 선택하든 몸에는 놀라운 치유 효과를 선사할 것이다.

재료
깍둑 썬 멜론 3~4컵
(수박을 사용해도 되고,
캔털루프, 허니듀, 카나리,
갈리아, 슈가키스,
스노우볼 등 어떤 멜론
품종이든 상관없음)

1 멜론을 믹서기에 넣고 고운 액체가 될 때까지 1~2분 정도 간다.

2 유리잔에 부어 바로 마신다.

TIP

- 멜론은 빈속에 먹거나 레몬 또는 라임 물과 셀러리 주스만 마신 후에 먹는 게 제일 좋다. 셀러리 주스를 마신 다음에 멜론 스무디를 마실 경우 관행대로 15~20분, 이상적으로는 30분을 기다렸다가 마신다.

- 식성에 맞게 분량을 두세 배 늘려도 된다.

- 잘 익은 멜론이라면 품종과 상관없이 막강한 치유력을 자랑하는 맛있는 스무디를 만들 수 있으니 좋아하는 품종을 고르면 된다. 한 번에 몇 가지 품종을 섞지만 않으면 된다. 여러 품종을 시도하면서 좋아하는 맛을 찾아보는 것도 좋다.

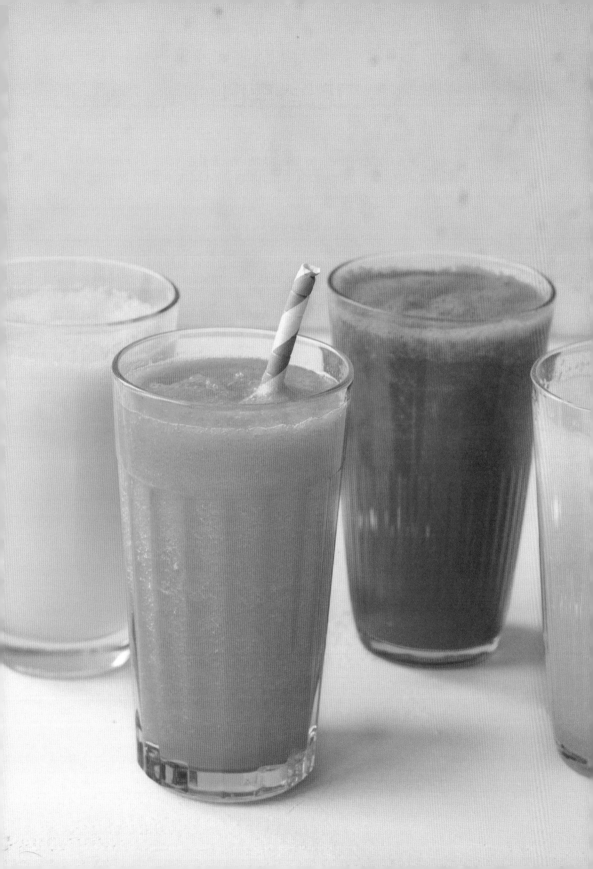

그린 스무디

그린 스무디는 샐러드를 대량으로 먹지 않고도 같은 양의 잎채소를 쉽고 빠르게 섭취하는 방법이다. 재료에 포함된 바나나 또는 망고는 스무디에 달콤함을 더할 뿐만 아니라 필수 포도당을 공급하여 잎채소의 영양소가 필요한 곳에 전달되도록 돕는다.

재료
굵게 썬 중간 크기의 바나나
3개 또는 깍둑 썬 망고 3컵,
굵게 썬 셀러리 1~2줄기,
시금치 또는 로메인 상추
눌러 담아서 4컵,
물 1컵

1 모든 재료를 믹서기에 넣고 고운 액체가 될 때까지 간다. 바로 마신다.

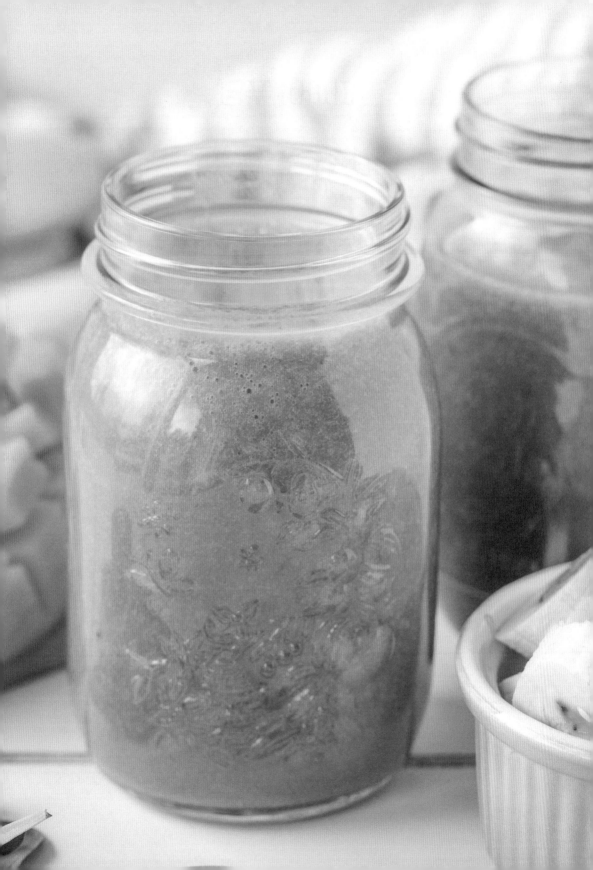

1인분

파파야 푸딩

생기와 치유 효과가 넘치는 이 푸딩의 핵심은 제대로 숙성된 파파야이다. 잘 익은 파파야는 달콤한 맛이 일품인데다 갈면 진하고 걸쭉한 푸딩이 된다.

재료
깍둑 썬 큰 마라돌 파파야
1/2개

1 파파야를 믹서기에 넣고 고운 액체가 될 때까지 간다. 바로 마신다.

TIP

• GMO가 아닌 파파야를 사용하는 것이 중요하다. GMO가 아니면서 대량 생산되는 품종으로는 마라돌 파파야가 대표적이다.

• 잘 익은 파파야만 사용해야 한다. 숟가락으로 뜰 수 있을 만큼 과육이 부드러워야 익은 것이다. 파파야는 겉모양으로도 쉽게 숙성도를 알 수 있다. 익은 파파야는 껍질이 주황색과 노란색을 띠고 잘 익은 아보카도처럼 엄지로 눌렀을 때 살짝 들어갈 정도로 말랑말랑하다.

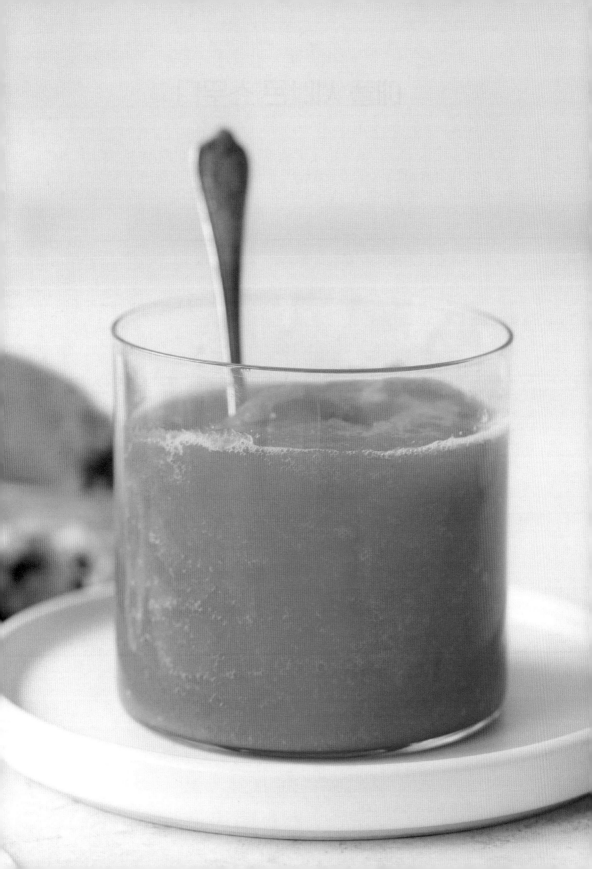

1인분

애플 시나몬 스무디

애플파이의 풍미를 느낄 수 있는 환상적인 맛의 스무디. 일반 애플파이에 들어가는 밀가루, 계란, 버터, 동물성 기름, 정제 설탕 등의 단점은 전혀 없으면서도 디저트다운 부드러움과 달달함으로 미각을 만족시킨다. 몸을 치유하는 재료만 들어가기 때문에 맛있는 디저트를 즐기면서 자신과 가족의 건강까지 챙긴다는 자부심은 덤이다.

재료
깍둑 썬 중간 크기의 사과 2개,
냉동 바나나 1과 1/2개,
물 1컵,
순수 메이플 시럽 1작은술 또는
메드줄 대추 1개(선택 사항),
계피가루 3/4작은술,
생강가루 1/4작은술,
넛메그 가루 1꼬집

1 모든 재료를 믹서기에 넣고 고운 액체가 될 때까지 간다. 바로 마신다.

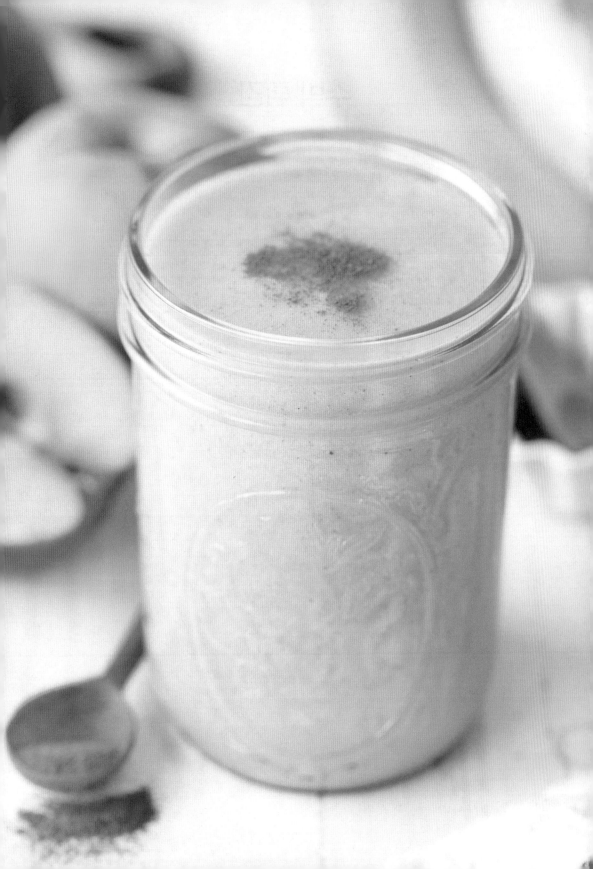

수박 튀김

달달한 튀김 요리가 당길 때는 완벽한 대체재인 '수박 튀김'으로 수분과 치유력과 맛을 다 잡을 수 있다. 라임 즙, 라임 제스트, 고춧가루로 톡 쏘는 맛을 더해 자꾸만 손이 가는 간식이 될 것이다. 1인분을 만들어 아침에 혼자 먹어도 좋고, 넉넉히 만들어 가족이나 친구들과 나눠 먹어도 좋다. 공원이나 해변으로 놀러 갈 때 간편하게 만들어갈 수 있는 소풍 음식이기도 하다.

재료
감자 튀김처럼 길쭉하게
자른 작은 수박 1통,
라임 1개의 껍질을 간
라임 제스트,
라임 즙 1큰술,
고춧가루 1/2~1작은술

1 '수박 튀김'을 접시나 쟁반에 놓는다. 라임 제스트, 라임 즙, 고춧가루를 뿌린다. 바로 식탁에 올린다.

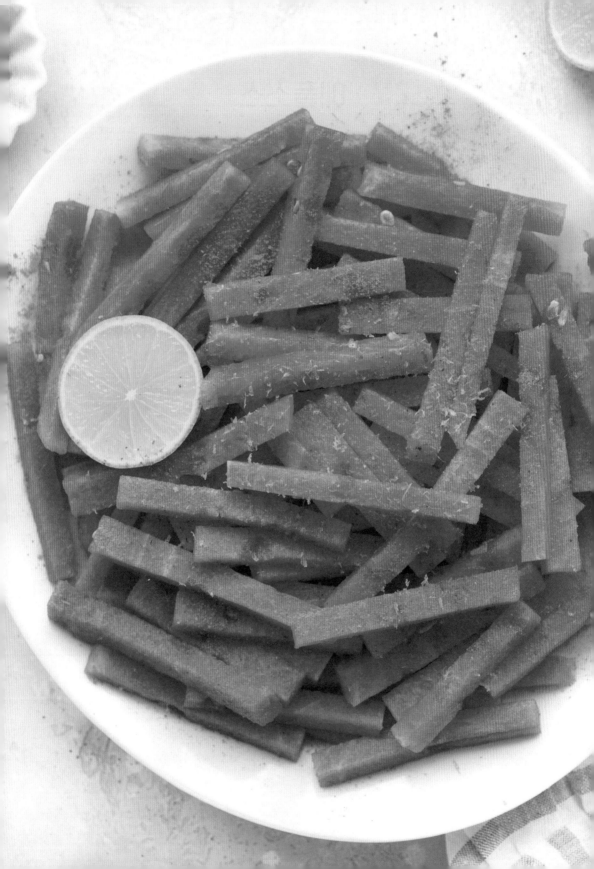

애플소스

애플소스는 레시피가 간단하다고 얕보면 안 된다. 간 세포 재생과 재활 효과가 어마어마하기 때문이다. 간에 이로우면 몸 전체에 이로운 것이다. 달콤한 맛과 언제든 금방 만들 수 있는 간편함은 덤이다.

재료
잘게 썬 빨간 사과 1~2개,
씨를 뺀 메드줄 대추 1~3개
(선택 사항),
굵게 다진 셀러리 1줄기
(선택 사항),
계피가루 1/4작은술
(선택 사항)

1 잘게 썬 빨간 사과와 선택 재료를 믹서기나 식품 가공기에 넣고 부드러운 애플소스가 될 때까지 간다.

2 바로 먹어도 되고 나중에 먹으려면 밀폐 용기에 담아 신선한 레몬 즙을 위에 뿌려서 보관한다.

TIP
· 3:6:9 해독 중 사과를 대체할 음식으로 활용하는 경우, 애플소스에 넣는 대추의 양을 잘 조절해야 한다. 지정 간식에 대추가 포함되는지를 살펴보고 그에 따라 대추를 넣을지, 넣는다면 몇 알을 넣을지를 정한다. 대추는 유익한 음식이긴 하지만 수분이 풍부한 음식이 들어갈 자리까지 차지하면 안 된다. 대추를 너무 많이 먹으면 배가 불러 다른 해독 음식을 먹을 기회를 놓칠 수도 있다.

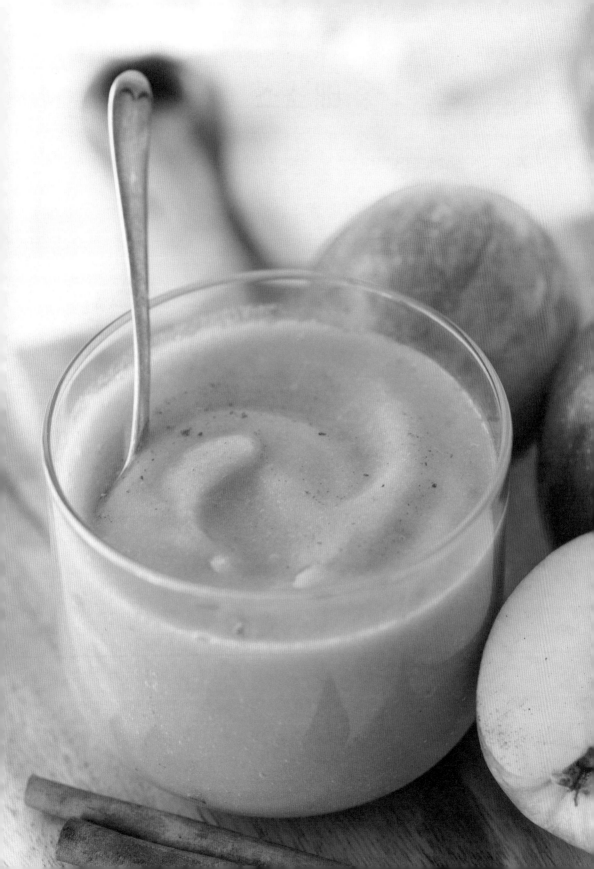

배 소스

(1인분)

배 소스는 사과를 싫어하거나 색다른 맛을 찾는 사람에게 안성맞춤인 애플소스 대체재이다.

재료
잘게 썬 잘 익은 배 3개

1 잘게 썬 배를 믹서기나 식품 가공기에 넣고 부드러운 배 소스가 될 때까지 간다.

2 바로 먹어도 되고, 나중에 먹으려면 밀폐 용기에 담아 보관한다.

TIP

- 배가 잘 익어 말랑말랑하고 즙이 많아질 때까지 기다리면 소스로 만들기 더 쉽고 소화도 더 잘된다.
- 3:6:9 해독 9일차에는 오로지 배만 넣어 소스를 만들어야 한다. 해독이 끝난 후에는 얼마든지 대추, 계피, 레몬 즙, 카다멈cardamom, 넛메그nutmeg 등을 첨가해도 된다.

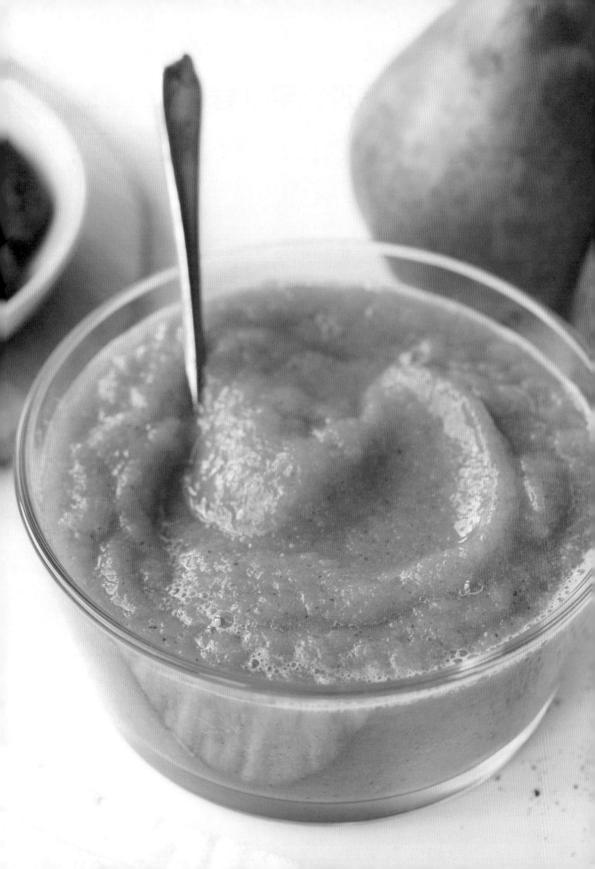

용과 스무디 볼

화사한 색과 풍부한 영양소로 아침을 반짝반짝 빛내주는 용과 스무디 볼. 용과에는 '하이퍼항산화 물질'이라고 내가 이름 붙인 미발견 강력 항산화 물질이 가득하다. 그래서 이 레시피의 스타는 단연 용과이다. 아름다운 빛깔 덕분에 눈까지 즐거워진다.

재료
냉동 바나나 2개 또는
깍둑 썬 냉동 망고 2컵,
신선한 용과 또는 냉동 용과
1컵 또는 용과 분말 2큰술,
신선한 오렌지 즙 또는
물 1/4~1/2컵

토핑
딸기 2~3개,
신선한 블루베리 또는 라즈베리
또는 둘을 합해서 2큰술,
얇게 썬 바나나 1/4컵,
깍둑 썬 망고 1/4컵

1 모든 스무디 재료를 고속 믹서기에 넣고 고운 액체가 될 때까지 간다. 우묵한 그릇에 담고 선택한 토핑을 얹는다. 바로 식탁에 올린다.

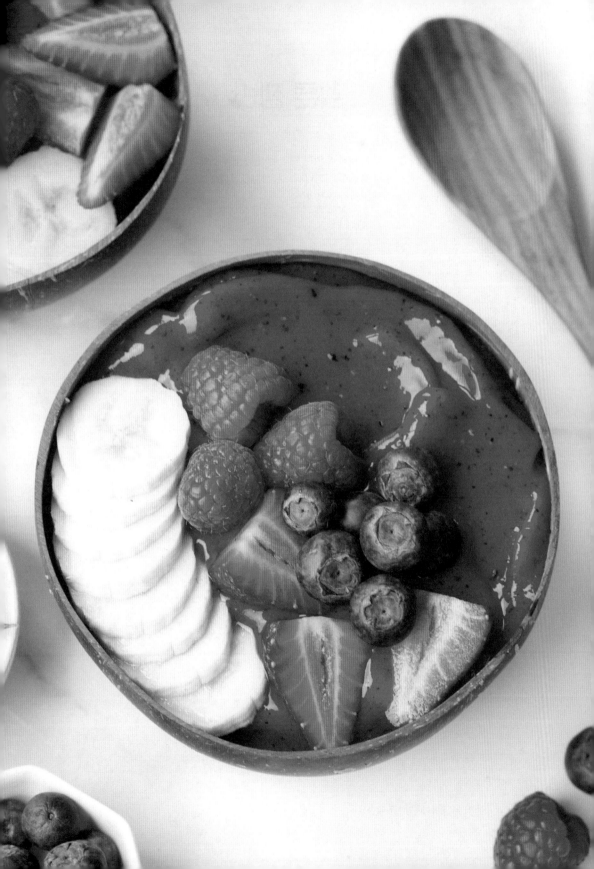

멜론 쟁반

좋아하는 멜론을 쟁반에 가득 담아 배불리 먹는 것만큼 만족스러운 아침 식사도 없을 것이다. 수박이든 캔털루프나 허니듀 같은 일반 품종이든 카나리, 갈리아, 산타클로스 같은 특수 품종이든 몸에 좋고 맛도 좋은 멜론으로 즐겁게 하루를 시작해 보자.

재료
작은 수박 1/2통 또는
큰 수박 1/4통 또는
품종과 상관없이
작은 멜론 1/2∼1통

1   썰어서 바로 먹거나 접시나 우묵한 그릇에 예쁘게 담아서 먹는다.

TIP
• 멜론은 다른 과일과 함께 먹지 않고 단독으로 먹는 게 제일 좋다.
• 대부분 사람들은 수박이나 멜론을 먹을 때 수박 두어 조각이나 멜론을 8등분해서 한 쪽밖에 먹지 않는다. 멜론을 식사로 먹을 때는 포만감을 느낄 만큼 충분히 먹어야 한다.

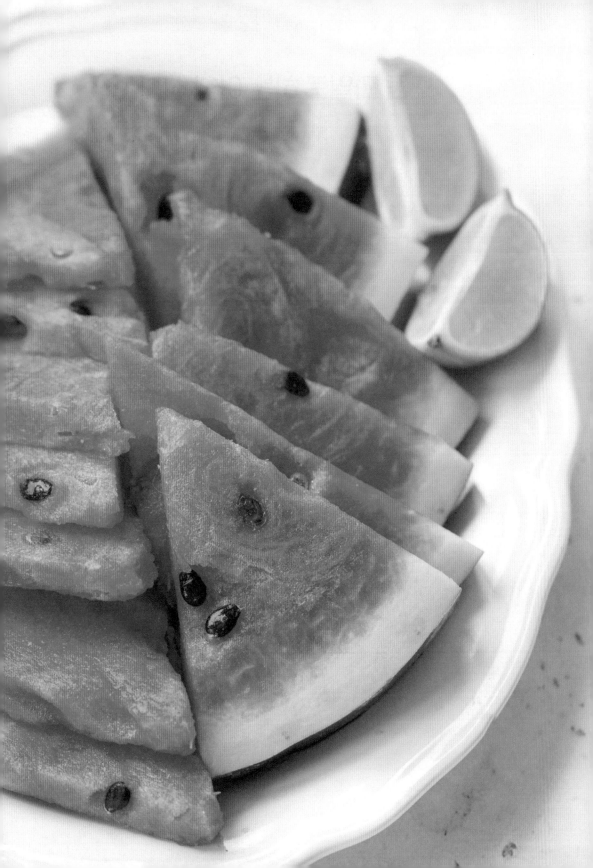

모둠 과일로 하는 아침 식사

과일로 아침 식사를 하면 준비는 간단하지만 선택지가 무한에 가깝기 때문에 지루할 틈이 없다. 제일 좋아하는 과일을 골라 하루 첫 식사를 하면 된다. 바나나, 파파야 등 한 가지 과일만 먹는 게 소화에는 제일 좋다. 다만 포만감을 느낄 만큼 충분히 먹어야 한다. 아니면 바나나와 베리처럼 두세 가지 과일로 심플하게 구성해도 괜찮다.

재료
파파야, 베리류,
바나나, 복숭아,
포도, 오렌지,
무화과, 망고,
살구, 사과, 배 등
좋아하는 신선한 과일을
넉넉하게

1 씻고 썰어서 바로 먹거나 접시나 우묵한 그릇에 예쁘게 담아서 먹는다.

TIP

• 한 끼 식사가 될 만큼 넉넉한 양을 먹어야 한다. 사과 한두 개, 바나나 한 개, 베리 한 컵, 키위 두어 개는 대부분 사람들에게 아침 식사로는 부족하다. 소식을 지향한다면 오전 내내 1시간 내지 1시간 반마다 신선한 과일을 조금씩 먹도록 한다.

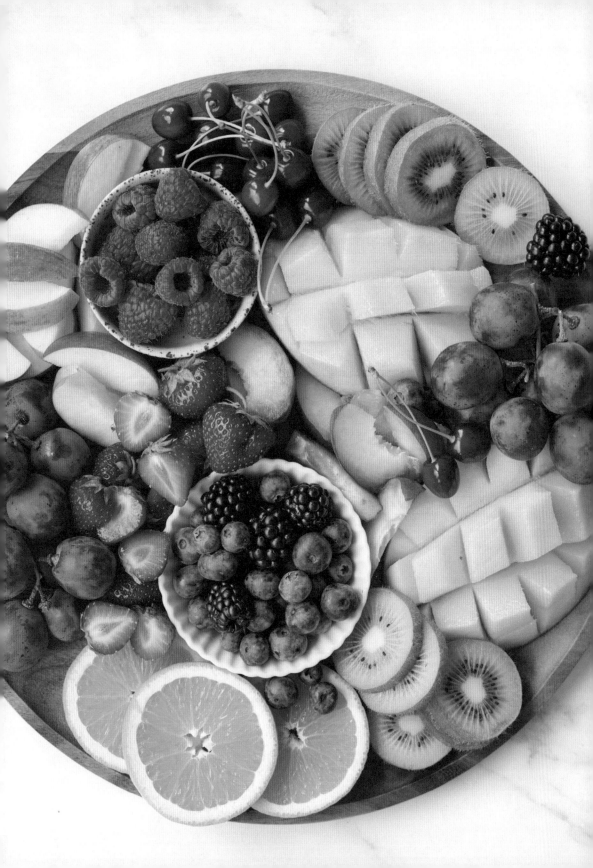

과일 시리얼

시리얼을 좋아하는 사람이라면 일반 시리얼 대체재로 이 레시피가 마음에 쏙 들 것이다. 다진 망고와 달콤한 베리, 시원하고 부드러운 바나나 우유로 보통 시리얼의 식감과 포만감은 그대로 즐기면서 영양 밀도는 훨씬 더 높일 수 있다.

재료
다양한 베리를 섞어서 1컵,
다진 망고 1개,
신선한 바나나 1개,
냉동 바나나 1개,
말린 오디 1큰술(선택 사항)

1 베리와 망고를 우묵한 그릇에 섞어 담는다.

2 '바나나 우유'는 신선한 바나나와 냉동 바나나 각 한 개와 물 한 컵을 믹서기로 갈아서 만든다. 베리와 망고가 담긴 그릇에 '바나나 우유'를 붓고 원하면 말린 오디를 토핑처럼 뿌려서 먹는다.

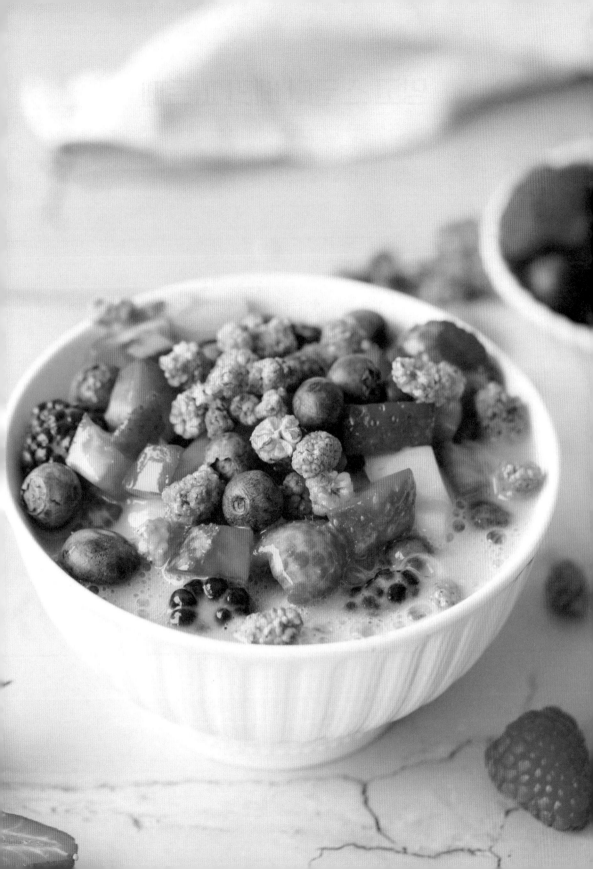

망고 스무디 베리 파르페

눈과 몸이 동시에 호강하는 화려한 파르페. 밝은 오렌지 빛 스무디 사이로 진한 붉은빛 또는 푸른빛 자태를 뽐내는 베리의 조합이 너무 예뻐서 해독을 마친 후에도 두고두고 가족과 친구들과 나눠 먹고 싶어질 것이다.

재료
깍둑 썬 냉동 망고 2컵,
신선한 오렌지 즙 또는
물 2~3큰술,
딸기·라즈베리·블루베리·
블랙베리 중 하나 또는
전부 합쳐서 1/2컵,
장식용 민트 잎(선택 사항)

1 망고와 오렌지 즙(또는 물)을 믹서기에 넣고 고운 액체가 될 때까지 간다.

2 망고 오렌지 스무디 한 겹을 유리병 또는 유리 그릇에 붓는다. 필요하면 믹서기 내벽에 붙은 스무디를 긁어내면서 붓는다. 그 위에 베리의 반을 붓는다.

3 그 위에 다시 스무디 한 겹과 베리 한 겹을 만든다. 원하면 민트 잎으로 장식한다.

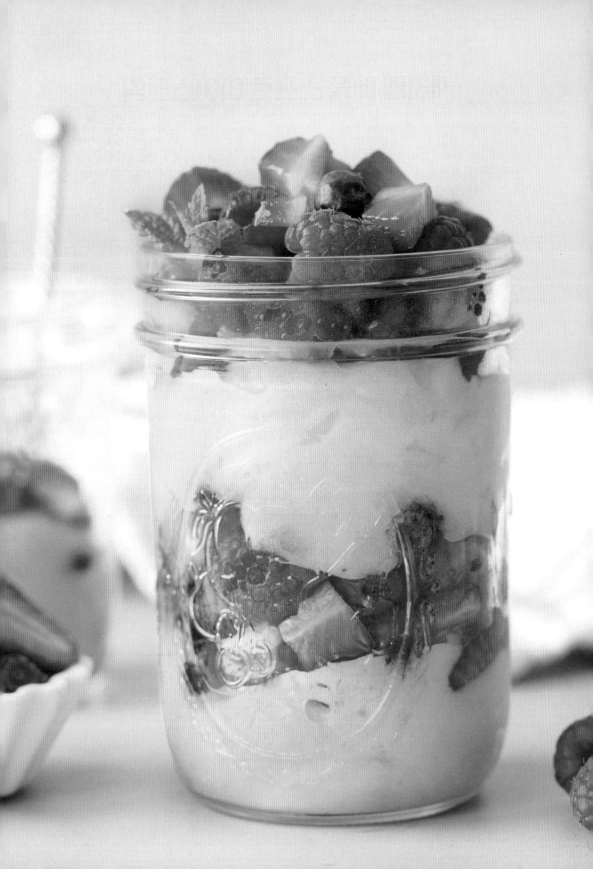

캐러멜 애플 소프트 아이스크림

유제품으로 만든 일반 소프트 아이스크림을 완벽하게 대체할 부드러운 식감과 환상적인 맛의 캐러멜 애플 소프트 아이스크림. 바이러스에 대항하고 간을 치유해 주는 과일로만 만들기 때문에 언제든 부담 없이 즐길 수 있는 간식이다.

재료
깍둑 썰어 얼린 사과 1개,
냉동 바나나 1개,
씨를 뺀 메드줄 대추 2~3개,
무알코올 바닐라 엑기스
1작은술 또는 바닐라 분말
1/4작은술(선택 사항),
물 2~3큰술

1 모든 재료를 고속 믹서기 또는 식품 가공기에 넣고 고운 액체가 될 때까지 간다. 물은 최소한만 사용하고, 필요하면 걸쭉해진 아이스크림을 믹서기 내벽에서 긁어내린다. 그릇에 담아 바로 먹는다.

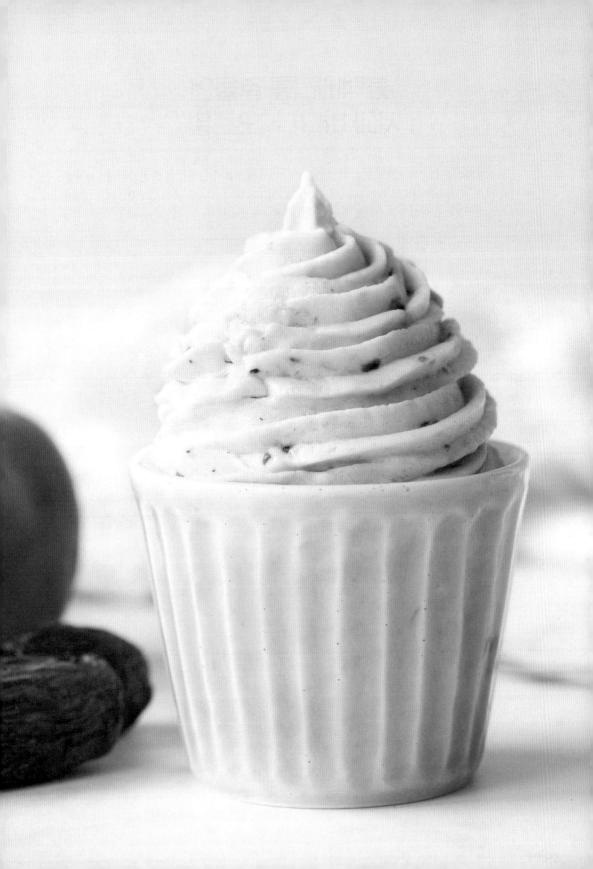

1인분

블랙베리를 곁들인
사과 바나나 '오트밀'

우유에 섞지 않은 글루텐프리 오트밀 한 그릇은 건강한 아침 메뉴이다. 이보다 더 건강한 버전을 원한다면 사과, 바나나, 향신료로 만든 '오트밀' 레시피를 시도해 보자. 곡물을 줄이거나 끊으려는 사람에게 오트밀 못지않은 식감과 포만감을 주는 완벽한 대체재가 될 것이다.

재료
깍둑 썬 사과 2개,
굵게 다진 큰 바나나 1개,
계피가루 1/4작은술,
카다멈 1/4작은술,
블랙베리 1/2컵

선택 사항
건포도 또는 건크랜베리

1 사과, 바나나, 계피, 카다멈을 식품 가공기에 넣고 부드럽지만 가끔 덩어리가 씹히는 크림 같은 질감이 될 때까지 다진다.

2 그릇에 옮겨 담고 위에 블랙베리와 건포도나 건크랜베리를 뿌려서 차려 낸다.

TIP
• 딸기, 라즈베리, 야생 블루베리, 오디 등 다른 베리류가 더 좋다면 얼마든지 대체해도 좋다. 베리는 종류를 막론하고 항산화 물질 외에도 많은 영양소를 함유한, 치유에 좋은 음식이다.

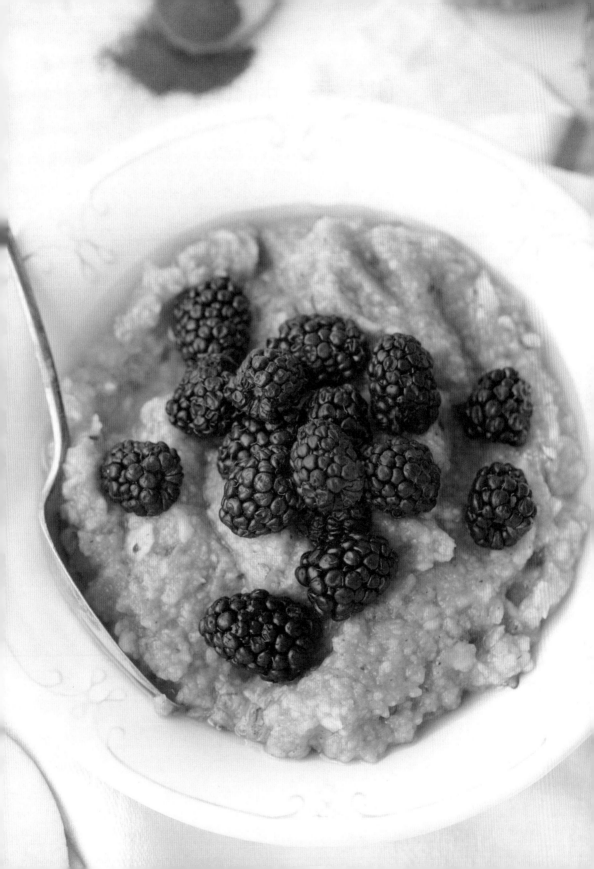

야생 블루베리 죽

앞 쪽의 사과 바나나 '오트밀'보다 일반적인 죽에 더 가까운 이 레시피의 주재료는 기장 또는 글루텐 프리 귀리, 여기에 비밀 병기로 야생 블루베리가 들어간다. 보랏빛 보석 같은 블루베리가 씹힐 때마다 입속에서는 향미가 터질 것이고 몸속에서는 기적에 가까운 치유력이 발휘되어 간과 몸이 살아날 것이다.

재료
기장 또는
글루텐프리 귀리 1컵,
물 2컵(필요하면 그 이상),
계피가루 1/2작은술,
야생 블루베리 1/2컵,
고명용 신선한 야생 또는
재배 블루베리 또는 냉동
야생 블루베리 2큰술,
맛내기용 순수 메이플
시럽 또는 생꿀

1 기장, 물, 계피를 작은 냄비에 넣고 끓을 때까지 저어가며 가열한다. 필요하면 물을 조금씩 더 넣는다. 약불로 줄이고 뚜껑을 덮어 10~15분 정도 뭉근하게 끓인다. 중간중간 죽이 누르지 않게 저어준다. 조리가 끝나면 불을 끄고 뚜껑을 덮은 채로 몇 분 동안 뜸을 들인다.

2 다른 방법으로는 귀리, 물, 계피를 작은 냄비에 넣고 끓을 때까지 가열한다. 필요하면 물을 조금씩 더 넣는다. 뚜껑을 덮어 5~10분 정도 더 끓인다.

3 기장 또는 귀리죽에 야생 블루베리와 메이플 시럽을 넣어 간을 맞춘다. 먹기 전에 블루베리 2큰술을 고명으로 얹는다.

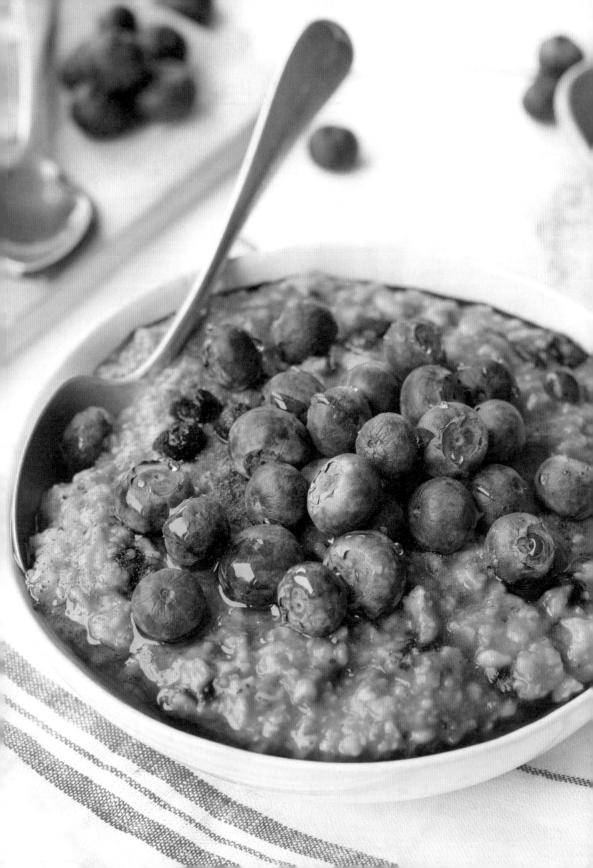

국수호박 해시브라운

어릴 적 즐겨 먹던 해시브라운을 응용한 독특한 레시피로 어린 시절 추억을 떠올리며 간과 몸도 치유할 수 있는 국수호박 해시브라운. 그대로 먹어도 좋고 다진 토마토나 신선한 토마토 살사를 뿌려 먹어도 좋다.

재료
큰 국수호박 1/2개
(익히면 약 2컵 나옴),
로즈마리나 타임 같은
허브 1작은술,
고명용 다진 파 또는
파슬리 한 줌

1 오븐을 200도로 예열한다.

2 국수호박을 잘라 씨를 긁어낸다. 자른 면이 아래로 향하게 해서 유산지를 깐 오븐팬 위에 놓고 호박을 포크로 몇 번 찔러 구멍을 낸다. 호박이 부드러워질 때까지 오븐에 30~40분 정도 굽는다. 오븐에서 꺼내 완전히 식힌다.

3 호박이 식으면 국수처럼 길쭉하게 생긴 속을 포크로 긁어내서 그릇에 담는다. 허브를 넣고 골고루 섞는다. 반죽을 패티 모양으로 빚은 뒤 키친타월로 수분을 없애준다.

4 세라믹 논스틱 프라이팬을 중불 또는 강불에 올리고 해시브라운을 넣는다. 한 면에 5~6분 정도 구워 양면이 노릇해질 때까지 굽는다. 그릇에 옮겨 담고 다진 파나 파슬리를 뿌려 바로 식탁에 올린다.

TIP
• 국수호박을 전날 미리 구워서 준비해 두면 분주한 아침에 시간을 절약할 수 있다.
• 물론 국수호박 해시브라운은 아침 식사뿐만 아니라 어떤 식사로도 손색이 없다. 특히 잎채소 샐러드나 토마토 바질 시금치 샐러드, 살사와도 잘 어울린다. 샐러드와 호박 위에 레몬 즙과 생꿀을 뿌리는 것도 괜찮은 방법이다.

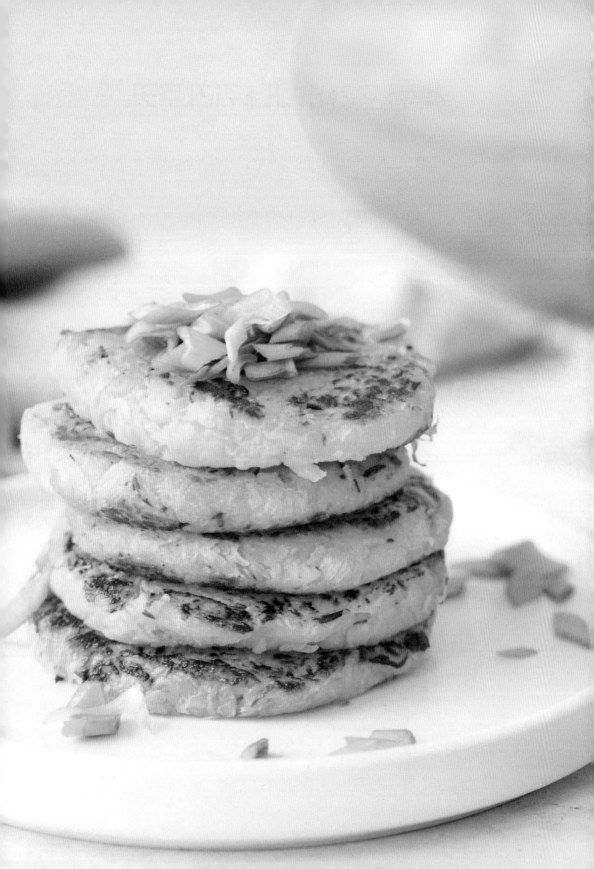

쿠키 8개

글루텐프리 바나나 귀리 쿠키

몇 가지 핵심 재료만 있으면 뚝딱 만들 수 있는 풍미 가득한 아침 쿠키. 바쁜 날 아침 식사 대용으로 미리 만들어놓아도 좋고, 온 가족 나들이 도시락으로 만들어 먹어도 좋다.

재료
잘 익은 큰 바나나 1개
(으깨서 약 1/2컵 나옴),
글루텐프리 귀리 1컵,
계피가루 1작은술,
크랜베리 또는 건포도
1/4컵(선택 사항)

1 오븐을 180도로 예열한다. 오븐팬에 유산지를 깐다.

2 바나나를 중간 크기의 믹싱볼에 넣고 포크로 으깬다. 귀리, 계피, 그리고 선택 사항인 크랜베리 또는 건포도를 넣고 골고루 섞는다.

3 숟가락으로 반죽을 떠서 오븐팬에 놓는다. 쿠키 여덟 개 정도의 분량이 될 것이다. 납작한 쿠키 모양이 되도록 눌러준다.

4 쿠키를 오븐에 넣고 가장자리가 노릇해질 때까지 15~20분 정도 굽는다. 완전히 식힌 후에 먹는다.

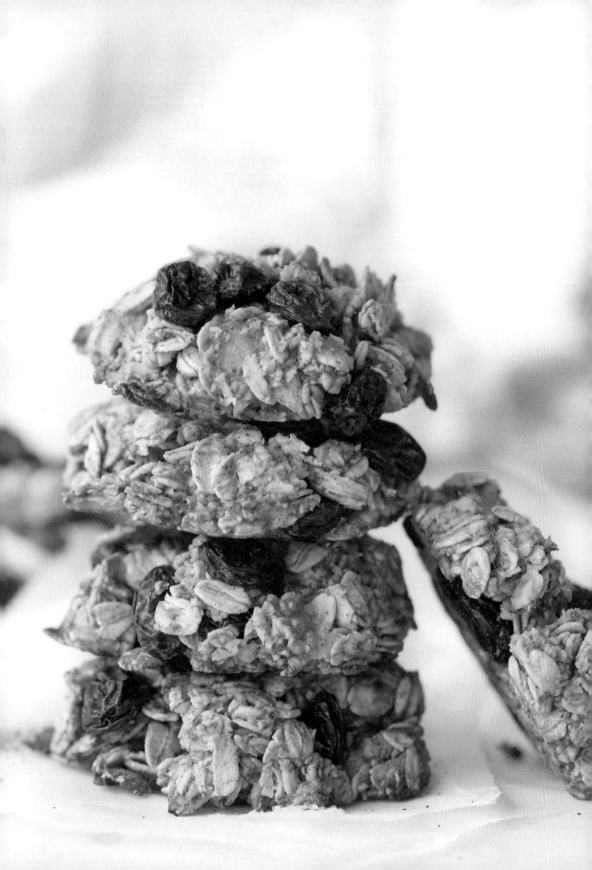

생 미니 애플파이 타르트

간과 몸이 치유되고 제대로 기능하는 데 필요한 포도당을 공급해 주는 귀여운 미니 타르트. 맛있는 간식으로 즐기고 남은 타르트는 냉장 또는 냉동 보관했다가 나중에 식구들과 나눠 먹어도 좋다.

재료

크러스트
씨를 뺀 메드줄 대추 2컵,
오디 1컵

소
깍둑 썬 사과 3개,
씨를 뺀 메드줄 대추 2~3개,
계피가루 1/8작은술,
넛메그 1꼬집,
신선한 오렌지 또는
레몬 즙 2큰술

토핑
얇게 저민 사과 1/2개,
계피가루 1/2작은술,
생꿀 1~2작은술(선택 사항)

1 크러스트는 대추와 오디를 식품 가공기로 잘 섞일 때까지 갈아서 만든다.

2 유산지나 비닐 랩을 머핀 틀에 깐다. 머핀 틀보다 크게 오려야 나중에 타르트를 틀에서 쉽게 뺄 수 있다. 크러스트 반죽을 머핀 틀 바닥과 벽에 펴 바른다. 6개에서 8개 정도의 타르트 베이스가 나온다. 타르트 베이스를 잠시 놔둔다.

3 소는 사과, 대추, 계피, 넛메그, 오렌지 또는 레몬 즙을 고운 액체가 될 때까지 갈아서 만든다. 숟가락으로 떠서 타르트 베이스를 채운다. 냉동실에 넣어 30분간 얼린다.

4 타르트를 머핀 틀에서 뺀 뒤 유산지나 비닐 랩을 떼어낸다. 타르트를 접시나 쟁반에 담고 타르트 위에 사과 슬라이스를 얹는다. 그 위에 원하면 계피가루와 생꿀을 뿌린다.

5 바로 먹거나 나중에 먹으려면 냉동 또는 냉장 보관한다.

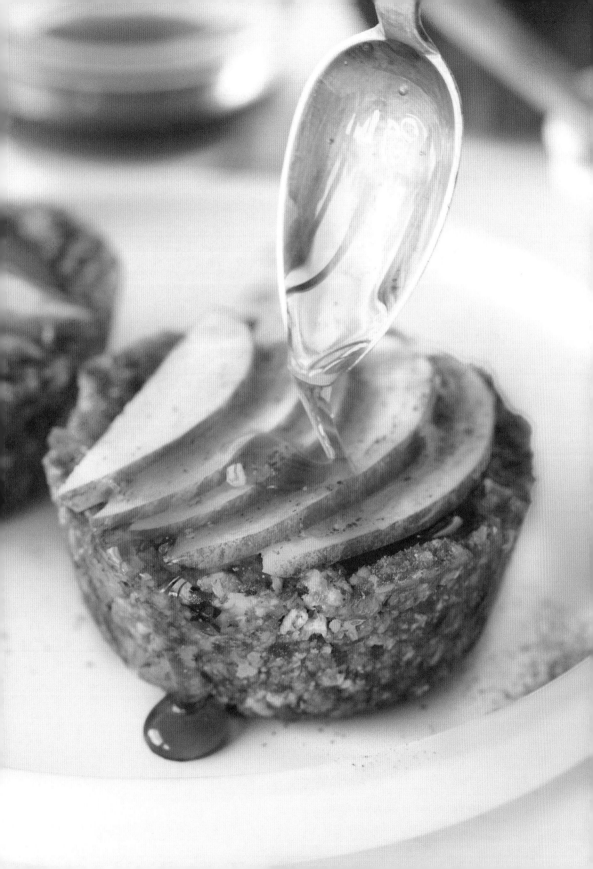

사과와 계피 품은 대추

대추는 그냥 먹어도 훌륭하고 간편한 간식이 되지만, 사과와 계피를 품은 대추는 차원이 다른 맛을 선사한다. 셀러리 줄기와 오이 슬라이스를 곁들이면 수분도 보충하고 달콤 짭조름한 맛도 즐길 수 있다.

재료
사과 1개,
계피가루 1/2작은술,
메드줄 대추 6개

1 사과는 속과 씨를 제거하고 얇게 썬다. 사과 슬라이스를 접시에 놓고 계피가루를 뿌린다.

2 대추에 칼집을 내서 씨를 제거한다. 대추를 벌려서 사과 슬라이스를 끼운다.

3 같은 방법으로 모든 대추에 사과 슬라이스를 끼운다. 접시에 담아 식탁에 올린다.

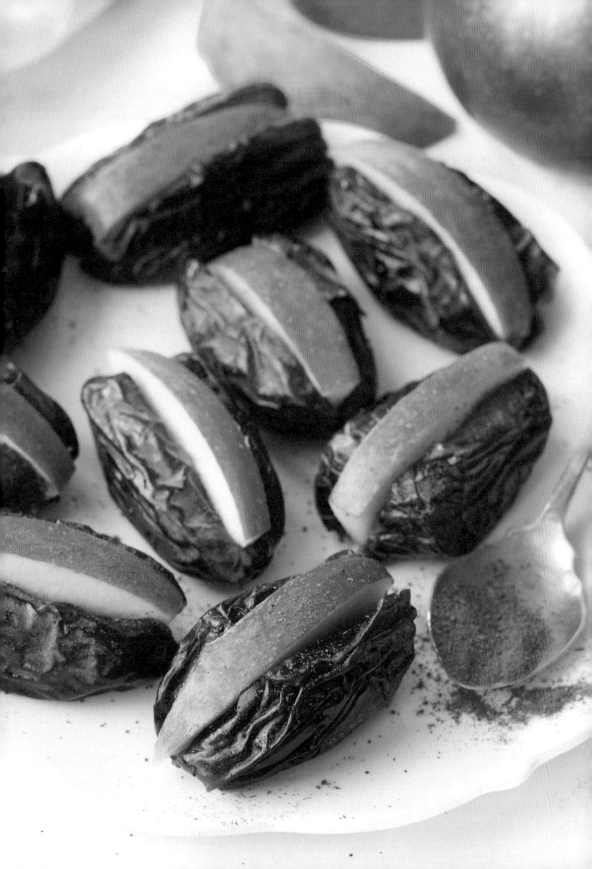

애플파이 소

애플파이의 풍미를 즐길 수 있는 재미있는 레시피이다. 몇 가지 재료만으로 미식가도 만족할 만한 맛을 연출할 수 있다. 며칠씩 냉장 보관해도 괜찮으니까 일주일 내내 먹을 수 있게 넉넉히 만들어두면 좋다.

재료
씨를 뺀 메드줄 대추 1/2컵,
물 1/2컵,
계피가루 1/4작은술,
넛메그 1꼬집,
깍둑 썬 중간 크기의
사과 3개

1 대추, 물, 계피, 넛메그를 고운 액체가 될 때까지 간다. 그릇에 담고 깍둑 썬 사과를 넣어 골고루 섞는다. 바로 먹거나 나중에 먹으려면 밀폐 용기에 담아 냉장 보관한다.

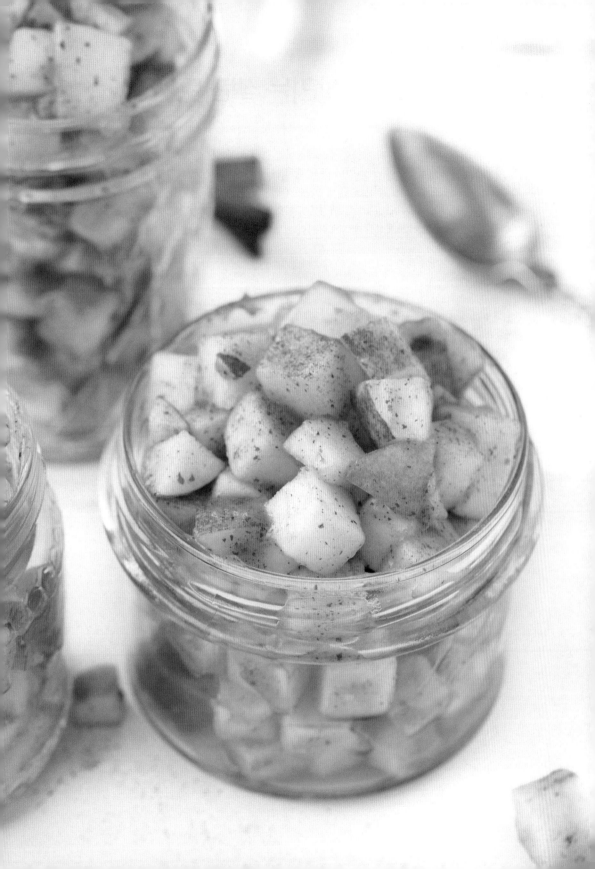

간을 살리는 샐러드

'간을 살리는 샐러드'에는 두 가지 옵션의 드레싱이 있는데 모두 간을 치유하는 성분이 듬뿍 들어간다. 가벼운 식사로 안성맞춤이고, 3:6:9 해독 중에 먹는 찐 아스파라거스, 미니양배추, 애호박, 여름호박에 곁들여 먹어도 좋다. 아래의 토핑을 바꿔가며 개별 맞춤형 샐러드를 만들면 지루할 틈이 없다. 여기에 오렌지 '비네그레트Vinaigrette' 드레싱까지 더하면 누구나 좋아할 만한 샐러드가 완성된다. 풍미와 달콤함이 가득한 이 드레싱의 매력에 빠지면 어느새 요리 필수품이 될 것이다.

재료
(시금치, 루꼴라, 버터헤드상추, 로메인, 케일, 상치아재비 등 종류와 상관없이) 잎채소를 느슨하게 담아서 8컵, 레몬·라임 또는 오렌지 1개의 즙

선택 토핑
사과, 포도, 망고, 파파야, 오렌지, 감귤, 베리, 바나나(샐러드에 토마토가 포함되지 않은 경우에만. 바나나와 토마토는 서로 소화를 방해한다), 신선한 무화과, 오이, 셀러리, 토마토, 아스파라거스, 양배추(품종 상관없이), 당근, 새순, 어린 잎채소, 신선한 허브(고수, 파슬리, 바질, 딜, 민트, 오레가노, 타임, 로즈마리 등), 대서양 덜스, 마늘, 양파(품종 상관없이), 무, 피망(풋피망 말고 숙성된 피망), 깍지째 먹는 완두콩, 깍지완두, 생 콜리플라워, 햇볕에 말린 토마토(소금, 식용유, 유황 등이 첨가되지 않은), 찐 풋강낭콩

오렌지 '비네그레트' 드레싱(선택 사항)
오렌지 즙 1컵, 마늘 1쪽, 생꿀 1작은술, 물 1/4컵, 고춧가루 1/8작은술(선택 사항)

1 선택한 잎채소와 토핑을 샐러드 그릇에 담고 골고루 섞어서 샐러드 베이스를 만든다.

2 신선한 레몬·라임 또는 오렌지 즙을 샐러드 위에 뿌린다.

3 레몬·라임 또는 오렌지 즙 대신 오렌지 '비네그레트' 드레싱의 재료를 곱게 갈아서 샐러드 베이스에 붓고 골고루 섞는다.

4 바로 차려 낸다.

TIP

- 원조 3:6:9 해독 중 점심과 저녁으로 먹는 아스파라거스나 미니양배추가 너무 맛있어서 그것만 배부르게 먹다 보면 '간을 살리는 샐러드'는 건너뛰고 싶을 때도 있겠지만, 그러지 않도록 조심해야 한다. 샐러드가 선택 사항인 7일 차와 8일차는 예외이다.

- 지정된 해독 음식과 함께 샐러드를 다 먹을 자신이 없는 경우 분량을 반까지 줄여도 된다. 다시 말해 토핑도 덜어내고 샐러드 베이스도 8컵에서 4컵으로 줄인다.

- 극도로 예민한 경우 '간을 살리는 수프'로 대체해도 된다. 원조 3:6:9 해독 중 최후의 수단으로 '간을 살리는 주스'를 마셔서라도 필요한 영양소를 섭취하면 된다. 그런데 그 정도로 소화계가 망가진 상태라면 3:6:9 해독법보다는 18장의 모노 해독법부터 시작하는 게 나을 수도 있다.

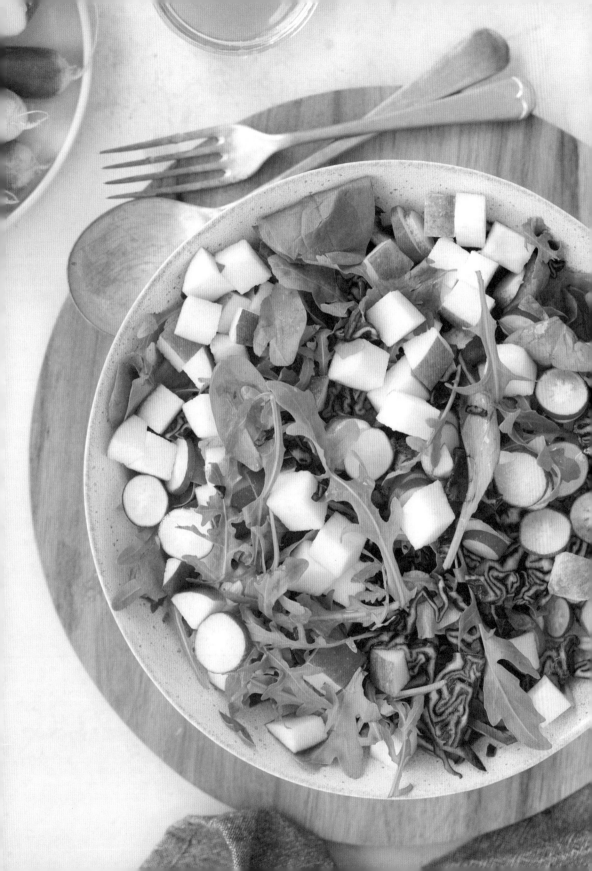

시금치 수프

1인분

과일, 야채, 잎채소를 식단에 더 많이 포함시킴으로써 얻는 제일 놀라운 이점은 입맛이 바뀌어서 이런 신선한 자연 재료를 갈수록 더 먹고 싶어진다는 것이다. 잎채소의 맛과 영양이 당길 때는 만들기 쉽고 소화하기 쉬우면서도 풍미 넘치는 이 수프가 안성맞춤이다. 시금치의 풍부한 미네랄이 건강에 안 좋은 음식에 대한 욕구를 참는 데도 도움이 된다.

재료
방울토마토 약 2컵,
셀러리 1줄기,
마늘 1쪽,
오렌지 1개의 즙,
어린시금치 느슨하게
담아서 4컵,
바질 잎 2장 또는 신선한
고수 몇 줄기,
오이 1/2~1개
(선택 사항. 초급 3:6:9
해독 9일차에는 오이
국수를 빼야 함)

1 토마토, 셀러리, 마늘, 신선한 오렌지 즙을 믹서기에 넣고 고운 액체가 될 때까지 간다.

2 시금치를 한 줌씩 믹서기에 넣어가면서 다른 재료와 완전히 섞일 때까지 간다.

3 바질 또는 고수를 넣어서 또 간다.

4 원하면 나선형 채칼, 줄리엔 채칼, 감자칼 등으로 오이를 길고 얇게 썰어서 오이 국수를 만든다.(이 장의 맨 앞에도 언급했듯이, 유기농 오이는 껍질째 사용해도 되고 껍질을 벗겨도 된다. 일반 오이는 되도록 껍질을 벗겨낸다.) 오이 국수를 수프 그릇에 담는다.

5 수프를 국수 위에 붓고 바로 식탁에 올린다.

TIP
- 시금치가 없으면 버터헤드상추로 대체해도 된다.
- 토마토가 없으면 익은 망고로 대체해도 된다. 신선한 망고가 없으면 냉동 망고를 해동해서 사용해도 된다.
- 토마토도 망고도 없으면 바나나를 잎채소와 함께 갈아도 된다. 그런데 바나나와 토마토는 함께 먹었을 때 소화가 잘 되지 않으므로 둘 다 사용하면 안 된다. 바나나는 토마토 대체용으로만 사용한다.
- 씨가 없는 유럽 품종의 오이English cucumber는 씨가 작기 때문에 국수 만드는 재미가 더 좋다.
- 앞서 언급했듯이, 초급 3:6:9 해독 9일차에 시금치 수프를 먹는 경우 오이 국수는 빼고 먹는다. 원하면 오이를 수프 재료와 함께 가는 것은 괜찮다. 9일차에는 착즙하거나 간 음식과 음료만 섭취한다.

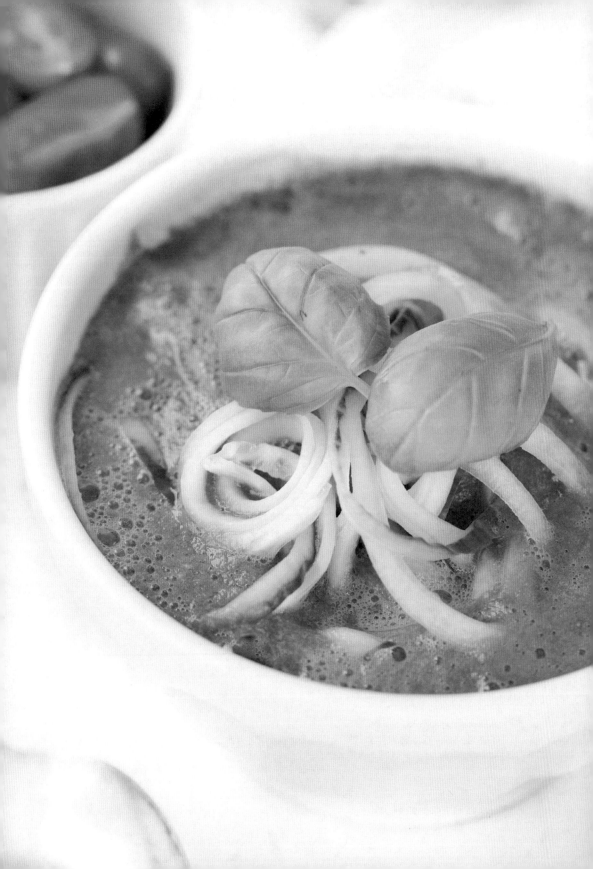

간을 살리는 수프

샐러드를 별로 좋아하지 않는다면 '간을 살리는 수프'는 중요한 정화 및 해독 재료를 섭취할 수 있는 '간을 살리는 샐러드'의 완벽한 대체재이다. 이 생야채 수프는 씹는 게 힘든 사람, 식사 시간이 부족한 사람, 소화계가 예민한 사람에게는 더없이 좋은 대안이다.

재료
방울토마토 2컵,
깍둑 썬 오이 1컵,
셀러리 2줄기,
신선한 고수 눌러 담아서
1/4컵,
파슬리 눌러 담아서 1/4컵,
잎채소 느슨하게 담아서 4컵
(시금치, 루꼴라,
버터헤드상추 등),
신선한 레몬·라임 또는
오렌지 즙 2큰술,
다진 아스파라거스 1컵,
메드줄 대추 1~2개 또는
생꿀 1~2작은술(선택 사항),
물 1/2컵

1 모든 재료를 고속 믹서기에 넣고 고운 액체가 될 때까지 간다. 그릇에 옮겨 담아 바로 차려 낸다.

TIP
• '간을 살리는 수프'가 입맛에 맞지 않으면 루꼴라나 케일 같은 향이 강한 채소 대신 시금치 같은 더 순한 잎채소를 선택하는 게 좋다.

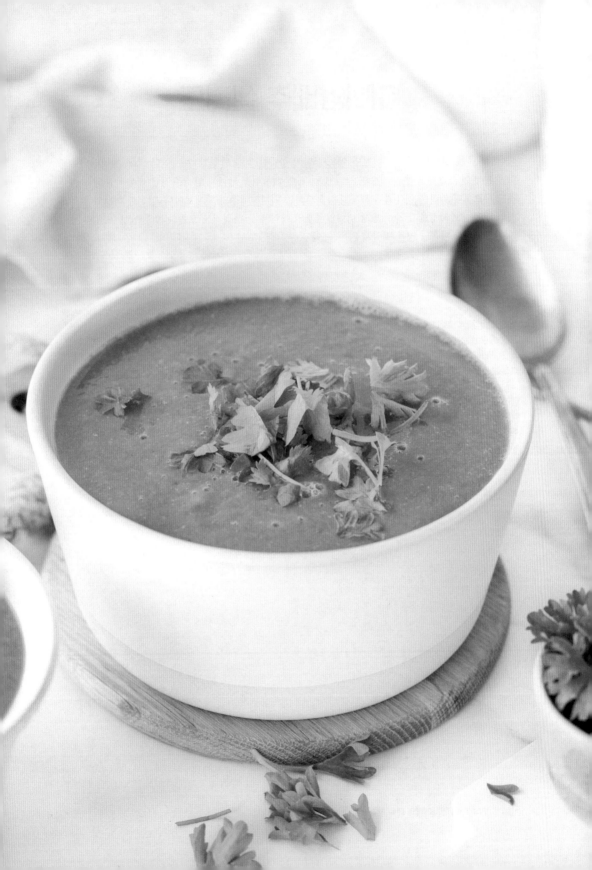

미니양배추 샐러드

미니양배추를 생으로 처음 먹어보면 의외로 맛이 좋다는 것을 발견할 수도 있다. 특히 미니양배추를 얇게 채 썰어 드레싱을 뿌려 먹으면 정말 맛있다. 이 레시피는 당근과 양배추 같은 전통적인 양배추 샐러드 재료보다 놀라운 치유력과 해독력을 선사하는 미니양배추가 주재료이다. 신선한 허브와 심플하지만 맛있는 드레싱을 곁들이면 생 미니양배추의 매력에 푹 빠질지도 모른다. 만들어서 바로 먹든 미리 만들어뒀다 다음날 먹든 맛있게 먹을 수 있다.

재료
채 썬 미니양배추 1과 1/2컵,
채 썬 당근 1컵(선택 사항),
채 썬 적양배추 1컵,
다진 신선한 고수 1/2컵,
다진 파 1/2컵,
곱게 다진 마늘 1쪽,
레몬 또는 라임 즙 2큰술,
생꿀 또는 순수 메이플 시럽
1작은술(선택 사항)

1 채 썬 미니양배추, 당근(선택 사항), 적양배추와 고수, 파슬리를 큰 믹싱볼에 넣고 골고루 섞는다.

2 다진 마늘, 레몬 또는 라임 즙, 생꿀(선택 사항)을 샐러드에 뿌려 잘 버무린다.

3 간을 보고 필요하면 위의 양념을 더 넣는다. 그릇에 옮겨 담아 바로 식탁에 올린다.

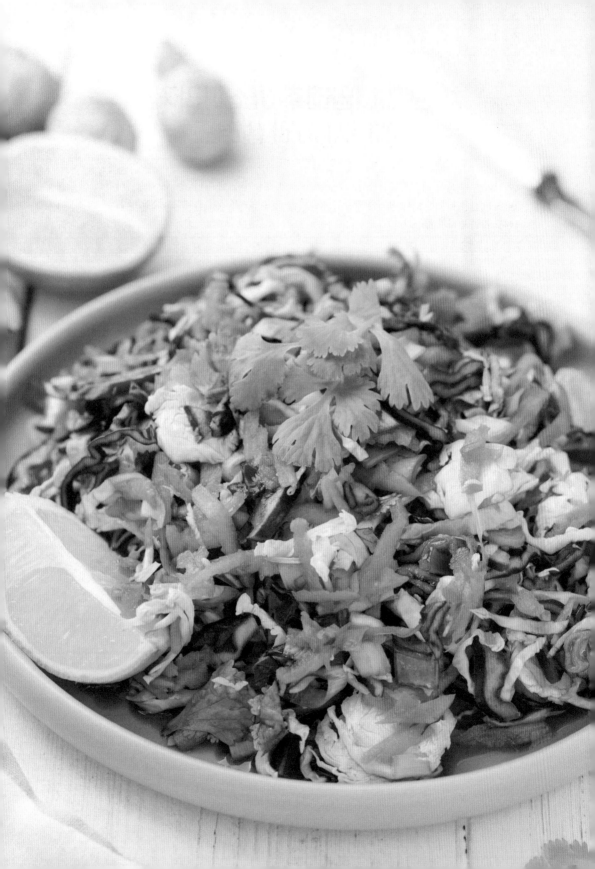

채 썬 미니양배추 아스파라거스 래디시 사과 샐러드

매콤달콤한 이 샐러드는 밝고 깔끔하고 다채로운 맛이 일품이다. 생 미니양배추, 아스파라거스, 사과, 래디시는 간을 비롯한 모든 장기에 막강한 치유력을 발휘하는 음식이다. 먹고 남은 샐러드는 냉장 보관해도 맛이 변하지 않는다.

재료
밑동을 잘라내고 채칼로
얇게 썰거나 저민
미니양배추 약 450g,
밑동을 잘라내고 동그라미
모양이 나오게 가로로 얇게
썬 아스파라거스 약 450g,
얇게 썬 래디시 1/2컵,
얇게 썬 중간 크기의 빨간
사과 1개

소스
곱게 다진 마늘 1쪽,
곱게 다진 적양파 1개,
생꿀 또는 순수 메이플 시럽
1과 1/2작은술,
신선한 레몬 즙 3큰술

1 채 썬 미니양배추, 아스파라거스, 래디시, 사과를 큰 믹싱볼에 넣고 골고루 섞은 뒤 잠시 놔둔다.

2 소스는 다진 마늘, 적양파, 생꿀 또는 메이플 시럽, 레몬 즙을 작은 그릇이나 병에 넣고 잘 저어서 만든다. 샐러드 위에 붓고 골고루 섞는다.

3 개별 그릇에 나눠 담아서 차려 낸다.

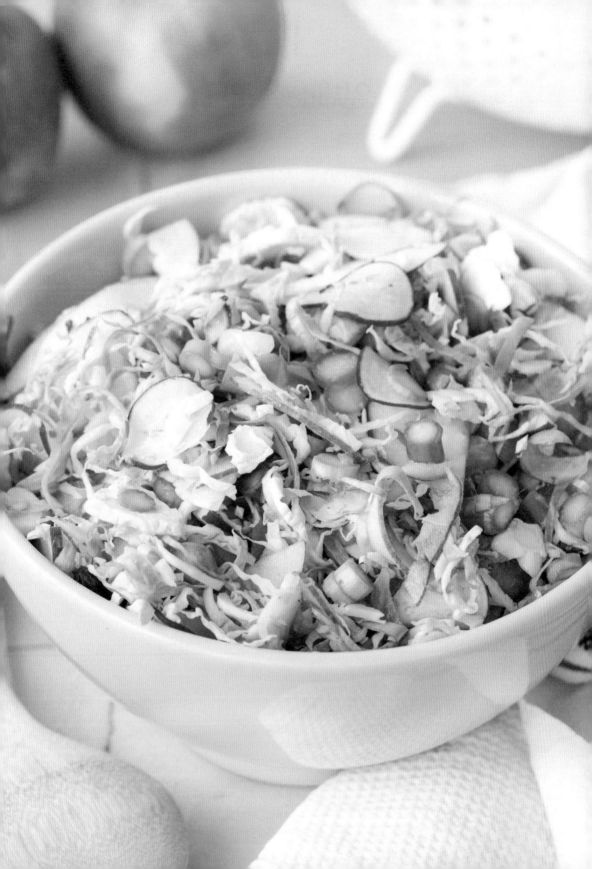

잎채소 샐러드

이 샐러드는 심플하게 만들어도 좋고 다채롭게 만들어도 좋다. 재료가 부족할 때는 있는 잎채소를 우묵한 그릇에 담고 레몬 또는 라임 즙만 살짝 뿌리면 샐러드가 된다. 특히 사이드 메뉴로 먹을 때는 그 정도로도 충분하다. 조금 더 다채로운 나만의 잎채소 샐러드를 만들고 싶을 때는 토마토, 오이, 양파 등 취향에 맞는 채소를 추가하면 된다.

재료
(시금치, 루꼴라,
버터헤드상추 등) 잎채소
느슨하게 담아서 4컵,
레몬 또는 라임 즙 2큰술

선택 사항
반으로 자른 방울토마토
또는 다진 토마토 1/4컵,
굵게 다진 오이 1/2컵,
얇게 썬 적양배추 1/4컵,
얇게 썬 래디시 1/4컵,
얇게 썬 적양파 1/4컵,
생꿀 또는 순수 메이플
시럽 1작은술

1 선택한 잎채소를 우묵한 그릇에 넣고 그 위에 레몬 또는 라임 즙을 뿌려서 즙이 골고루 입혀질 때까지 잘 섞는다.

2 선택 사항 중 좋아하는 것들을 추가해서 먹는다.

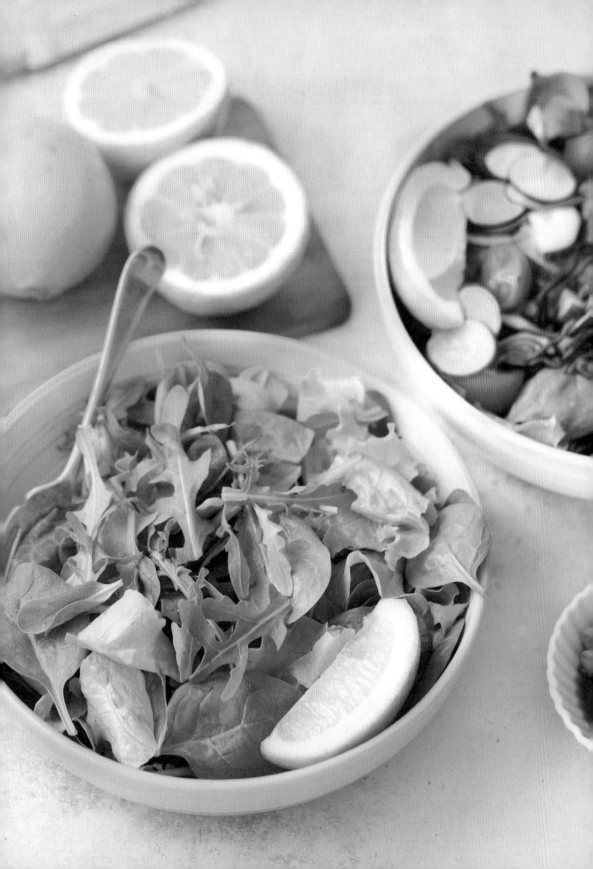

콜리플라워 김밥

콜리플라워 라이스는 밥알 모양으로 다진 생 콜리플라워로 흰 쌀밥과 식감은 비슷하면서 치유력은 훨씬 뛰어난 재료이다. 콜리플라워 김밥은 콜리플라워 라이스를 재밌게 활용한 레시피이다. 김에 콜리플라워 라이스를 깔고 채소, 허브, (망고, 마라돌 파파야, 오렌지 등의) 과일을 넣고 말면 맛있는 무지방 김밥이 된다.

재료
콜리플라워 꽃부분 약 450g,
김 2~3장,
얇게 썬 빨간 피망 1개,
길쭉하게 썬 오이 1/2개,
길쭉하게 썬 당근 1~2개,
얇게 썬 적양배추 1컵,
고명용 다진 파 1~2큰술,
물에 갠 와사비 분말
(선택 사항)

디핑 소스
순수 메이플 시럽 2작은술,
라임 즙 2큰술,
고춧가루 1/4작은술,
다진 생강 1/2작은술

1 콜리플라워 꽃 부분을 식품 가공기에 넣고 밥알 모양이 될 때까지 다져서 콜리플라워 라이스를 만든다.

2 도마 위에 김을 반들거리는 면을 아래로 향하게 펼친다. 콜리플라워 라이스를 3/4컵 정도 떠서 김 위에 놓고 김의 절반이 덮이도록 펴 바른다. 콜리플라워 라이스 중앙에 원하는 채소와 과일을 가지런히 놓는다.

3 김의 가까운 쪽 가장자리를 조심스럽게 집어서 꾹 눌러주면서 말아 올린다. 다 말기 직전에 손가락으로 김의 위쪽 가장자리에 물을 묻히고 끝까지 만다.

4 예리한 칼로 김밥을 일정한 두께로 자른다.

5 디핑 소스는 메이플 시럽, 라임 즙, 고춧가루, 생강을 잘 섞어서 만든다.

6 김밥을 취향에 맞춰 디핑 소스나 와사비에 찍어 먹는다.

TIP
• 일반 와사비 말고 순 와사비 분말 또는 와사비와 겨자무horseradish 분말만 들어 있는 제품을 사용한다. 와사비 분말을 약간의 물에 개어 순 와사비 소스를 만들면 된다. 예민한 사람에게는 와사비가 너무 매울 수 있으니 조심해야 한다.

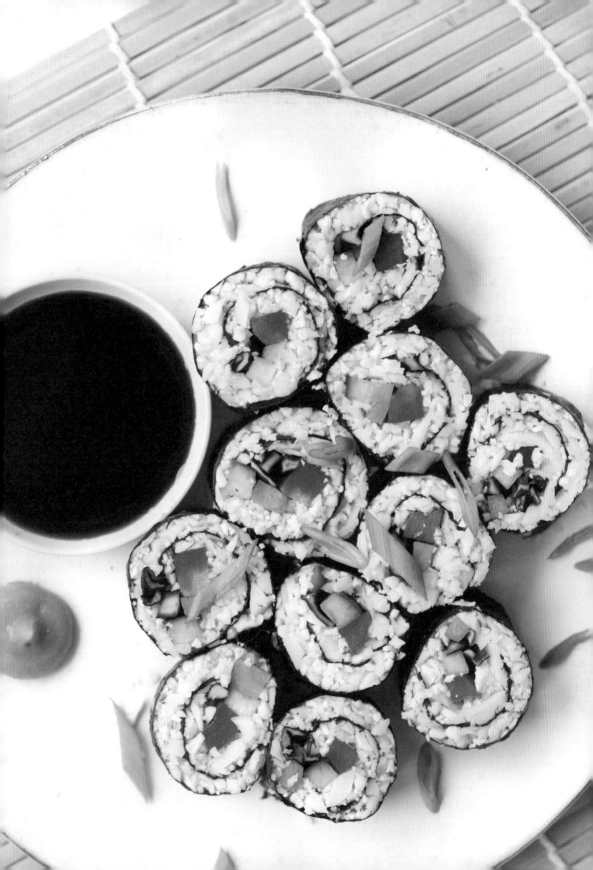

케일 샐러드

케일 샐러드에 아보카도, 오일, 각종 드레싱을 잔뜩 넣어서 먹는 데 익숙했다면 이 무지방 레시피의 훌륭한 맛에 놀랄지도 모른다. 지방 없이도 풍미가 넘친다. 특히 마늘, 고추, 대추를 추가하면 더 깊은 맛이 난다. 생 케일이 섬유질이 너무 많다는 이유로 평소에 피했다면 이 레시피를 추천한다. 식품 가공기로 재료를 다지고 섞으면 각 재료의 맛과 향이 더욱 조화를 이루면서 케일과 기타 치유에 좋은 재료가 먹기 쉬워질 것이다.

재료
줄기를 잘라내고
굵게 다진 케일 1/2단,
굵게 다진 파 1/2단,
굵게 다진 오이 1개,
굵게 다진 셀러리 3줄기,
굵게 다진 큰 토마토 2개,
굵게 다진 아스파라거스 3/4컵,
오렌지 1~2개의 즙,
곱게 다진 마늘 1쪽(선택 사항),
곱게 다진 고추 1개(선택 사항),
곱게 다진 대추 1~2개(선택 사항)

1 굵게 다진 케일과 파를 식품 가공기에 골고루 섞어 넣고 곱게 다져질 때까지 고속으로 다진다. 필요하면 가공기 내벽을 긁어가며 다진 케일과 파를 큰 그릇에 옮겨 담는다.

2 오이를 식품 가공기에 넣고 약 3초만 작동시켜 다진 뒤 같은 그릇에 더한다.

3 셀러리를 식품 가공기에 넣고 한두 번만 작동시켜 조금 더 다진 뒤 그릇에 더한다.

4 토마토를 식품 가공기에 넣고 한두 번만 작동시켜 조금 더 다진 뒤 그릇에 더한다.

5 그릇에 담아둔 샐러드 재료를 다시 식품 가공기에 넣고 다진 아스파라거스와 오렌지 즙, 원하는 선택 사항 재료를 더한다. 골고루 섞일 때까지 가공기를 한두 번만 작동시킨다.

6 샐러드 그릇에 옮겨 담아 식탁에 올린다.

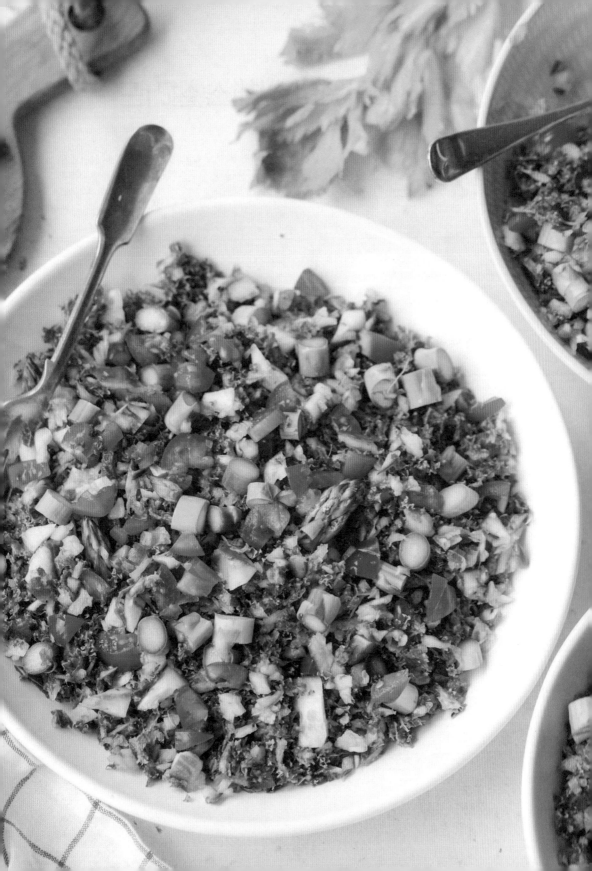

콜리플라워와 잎채소 샐러드

몇 분 안에 뚝딱 만들어낼 수 있는 레시피. 그대로 샐러드처럼 먹어도 좋고 양상추에 올려 타코처럼 먹어도 좋다. 어떻게 먹든 맛과 영양이 한 가득이다. 좋아하는 선택 재료나 순수 허브와 향신료를 추가하면 취향에 딱 맞는 샐러드가 완성된다.

재료

콜리플라워
중간 크기의 콜리플라워 1개,
굵게 다진 파 1컵,
굵게 다진 토마토 1컵,
곱게 다진 신선한 고수
눌러 담아서 1/4컵,
굵게 다진 아스파라거스 3/4컵,
생강가루 1/2작은술(선택 사항),
말린 바질 2작은술(선택 사항),
곱게 다진 마늘 1쪽(선택 사항),
맛내기용 고추 플레이크
1/2~1작은술(선택 사항),
맛내기용 대서양 덜스 플레이크
1작은술(선택 사항),
중간 크기의 오렌지 2개 또는
씨를 뺀 대추 2개의 즙

샐러드 베이스
(로메인, 버터헤드상추, 시금치,
상치아재비 등 종류와 상관없이)
굵게 다진 잎채소 느슨하게 담아서 8컵,
오렌지 1개 또는 레몬 1/2개의 즙

1 콜리플라워 꽃 부분을 대추와 함께(즙을 내고 난 대추를 쓸 경우) 식품 가공기에 넣고 밥알 모양이 될 때까지 다진다. 큰 그릇에 담는다. 다진 파, 토마토, 고수, 아스파라거스를 넣고, 생강가루, 말린 바질, 마늘, 고추 플레이크, 덜스 플레이크 중 선택한 재료도 넣고, 오렌지 또는 대추 즙을 더한다. 골고루 섞는다.

2 잎채소를 샐러드 그릇에 나눠 담고 그 위에 오렌지 또는 레몬 즙을 뿌린다. 만들어놓은 콜리플라워 믹스를 위에 얹어서 먹는다.

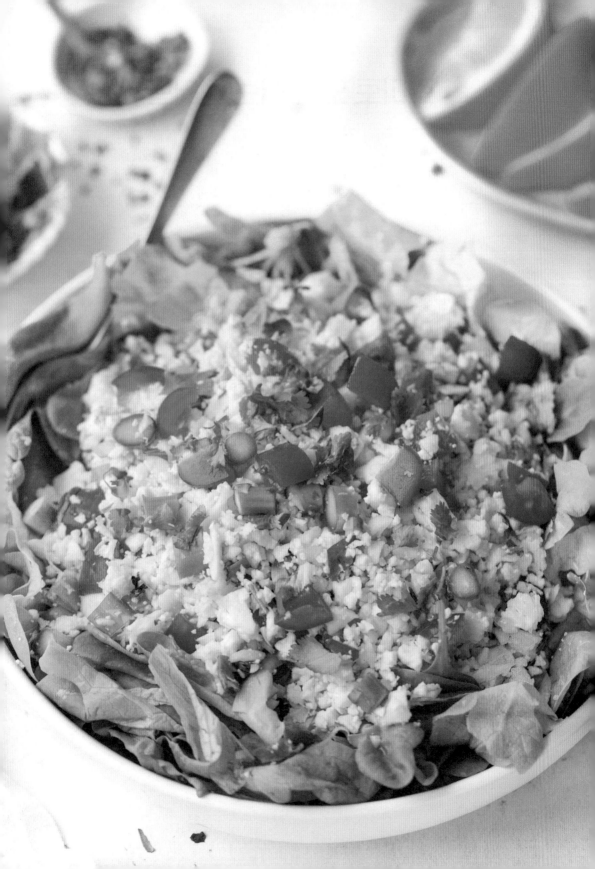

토마토 오이 허브 샐러드

신선한 허브와 얇게 썬 오이와 토마토가 조화를 이루면서 단순한 샐러드를 특별하게 만들어준다. 여러 가지 색의 토마토를 넣든 빨간 토마토만 넣든, 생생한 빛깔의 샐러드가 눈을 사로잡는다. 고급 3:6:9 해독법 저녁 식사 메뉴로 처음 접해보고 그 맛에 반해 해독을 마친 후에도 주기적으로 만들어 먹게 될 것이다.

재료
얇게 썬 중간 크기의 토마토
(아무 색이나) 4~5개,
얇게 썬 중간 크기의 오이 1개,
얇게 썬 적양파 1/2개,
곱게 다진 마늘 1쪽,
굵게 다진 아스파라거스 1컵,
곱게 다진 바질 느슨하게 담아서 1컵,
곱게 다진 파슬리 느슨하게 담아서 1컵,
곱게 다진 딜 느슨하게 담아서 1/2컵,
레몬 즙 1큰술,
오렌지 즙 3큰술,
맛내기용 대서양 덜스 플레이크
1작은술(선택 사항)

샐러드 베이스
(로메인, 버터헤드상추, 시금치,
상치아재비 등 종류와 상관없이)
굵게 다진 잎채소 느슨하게 담아서 6컵,
갓 착즙한 오렌지 또는 라임 즙 2큰술

1 토마토, 오이, 양파, 마늘, 아스파라거스, 허브를 중간 크기의 우묵한 그릇에 담아 골고루 섞는다. 레몬 즙, 오렌지 즙, 덜스 플레이크를 더하고 또 섞은 뒤 잠시 놔둔다.

2 선택한 잎채소를 큰 그릇에 담고 그 위에 오렌지 또는 라임 즙을 뿌린다. 먼저 만들어놓은 토마토 오이 믹스를 위에 얹는다. 바로 먹거나 먹기 전까지 냉장 보관한다.

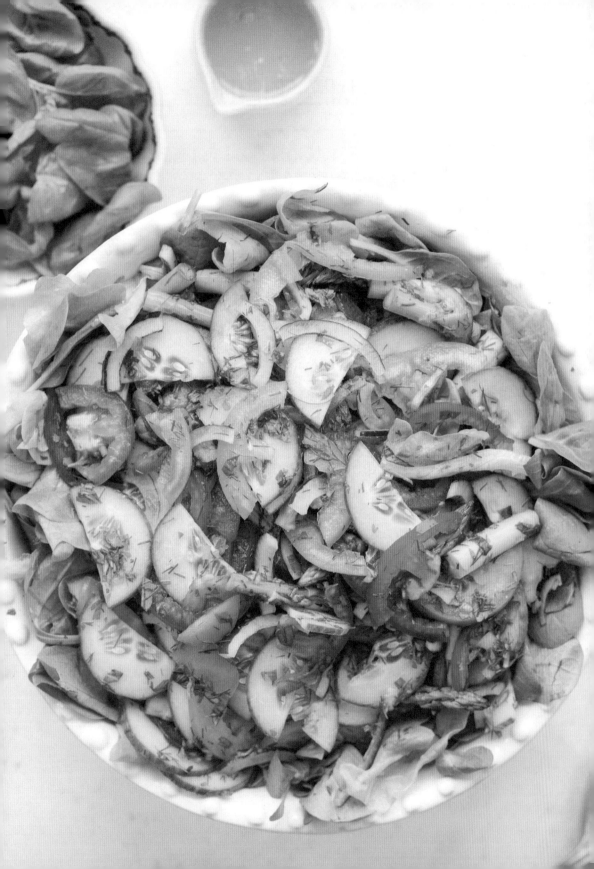

잎채소 김말이

큰 그릇에 샐러드를 가득 담아 먹는 대신 같은 양의 잎채소를 쉽고 재밌게 섭취할 수 있는 잎채소 김말이. 이 레시피에서 잎채소가 주인공인 데는 다 이유가 있다. 그러므로 잎채소 외의 다양한 재료로 김말이를 채우는 것도 재미있겠지만, 고급 3:6:9 해독 중 저녁 식사로 잎채소 김말이를 먹을 때는 레시피에 나온 잎채소의 양을 그대로 따르는 게 중요하다.

재료
김 4장,
잎채소 느슨하게 담아서 6컵
(로메인, 버터헤드상추, 루꼴라, 시금치 등),
길쭉하게 썬 중간 크기의 토마토 1개,
길쭉하게 썬 중간 크기의 오이 1/2개,
밑동을 잘라낸 아스파라거스 8줄기
(아주 굵은 아스파라거스의 경우 4줄기),
길쭉하게 썬 파 2쪽 또는
얇게 썬 양파 1/4개(선택 사항),
새순 1/4컵,
대서양 덜스 4줄기 또는
대서양 덜스 플레이크 2~3작은술
(선택 사항),
오렌지 또는 레몬 즙 1/4컵

1 도마 위에 김을 반들거리는 면을 아래로 향하게 하고 긴 쪽을 가까이 두고 펼친다. 김 한쪽에 잎채소와 길쭉하게 썬 채소, 새순, 덜스(선택 사항)를 가지런히 놓는다. 반대쪽 가장자리에 오렌지 또는 레몬 즙을 바르고 채소를 놓은 쪽부터 꾹 눌러주면서 말아 올린다. 김말이를 반으로 썰어서 접시에 담아 바로 차려 낸다.

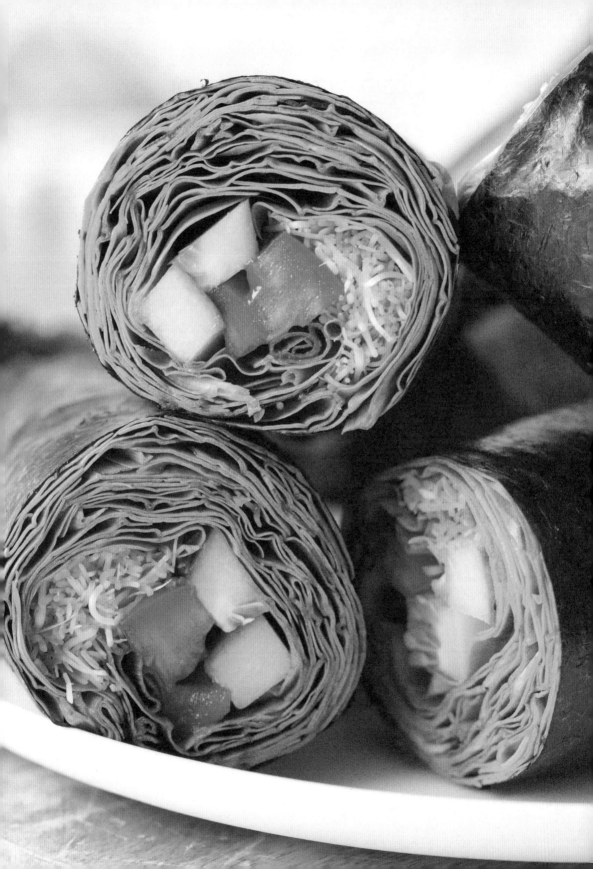

2인분

구운 가지 디핑 소스와
야채 스틱

부드럽고 속이 꽉 찬 무지방 디핑 소스는 야채 스틱과 환상의 조합을 이룬다. 좋아하는 야채 스틱을 접시에 한가득 담아 디핑 소스에 마음껏 찍어먹으면 속이 든든할 것이다. 가족이나 친구들이 모였을 때 차려놓으면 자꾸 눈이 가고 손이 가는 인기 메뉴로 손색이 없다.

재료
중간 크기의 가지 2개,
통마늘 4쪽,
파프리카가루 1작은술,
커민가루 1/2작은술,
레몬 즙 1과 1/2큰술,
양파가루 1/2작은술,
메드줄 대추 1/4개,
신선한 파슬리 또는
고수 눌러 담아서 1/4컵

야채 스틱
스틱 모양으로 자른 당근 2개,
스틱 모양으로 자른 오이 1/2개,
스틱 모양으로 자른 셀러리 3줄기,
스틱 모양으로 자른 빨간 피망 1개

1 오븐을 200도로 예열한다.

2 가지를 길게 반으로 자르고 포크로 찌른다. 가지를 통마늘과 함께 오븐팬에 놓고 가지가 부드러워질 때까지 오븐에 40~45분 굽는다. 오븐에서 꺼내 살짝 식힌다.

3 맨손으로 만져도 될 만큼 가지와 마늘이 식으면 가지 속을 긁어내 식품 가공기나 믹서기에 넣는다. 가지 껍질은 버린다. 구운 마늘은 껍질을 까서 파프리카, 커민가루, 레몬 즙, 양파가루, 대추와 함께 믹서기에 넣는다. 걸쭉하지만 건더기가 살짝 씹히는 상태가 될 때까지 믹서기를 몇 번 작동시킨다.

4 디핑 소스 그릇에 옮겨 담고 그 위에 파슬리나 고수를 뿌린다. 야채 스틱과 함께 차려 낸다.

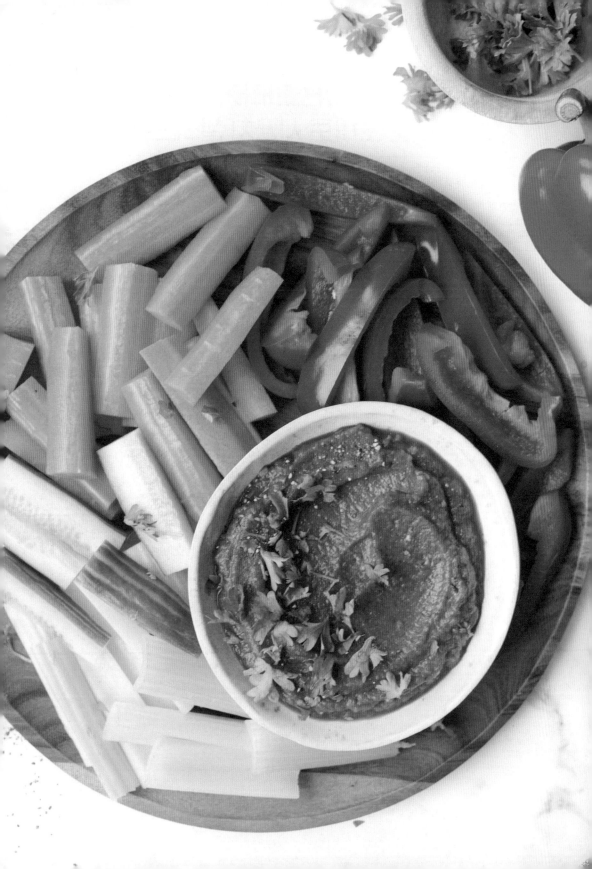

레몬 아스파라거스
구운 토마토 시금치 샐러드

간단한 채소 몇 가지로도 치유력과 풍미 가득한 요리를 완성할 수 있다는 사실을 멋지게 증명하는 레시피. 구운 방울토마토, 향긋한 바질, 은은한 흙내음을 풍기는 아스파라거스, 그리고 톡 쏘는 레몬 제스트가 단순한 요리에 깊이를 더해준다.

재료

샐러드
방울토마토 3컵,
말린 타임 1/2작은술,
시금치 느슨하게 담아서 4컵,
굵게 다진 바질 느슨하게 담아서 1컵,
신선한 레몬 즙 1큰술

아스파라거스
밑동을 잘라낸 아스파라거스 약 450g,
레몬 즙 2큰술,
레몬 껍질을 간 제스트 1/2작은술

1 오븐을 200도로 예열한다. 오븐팬에 유산지를 깐다.

2 방울토마토를 오븐팬에 놓고 말린 타임을 뿌린다. 토마토가 터질 때까지 오븐에 15~20분 굽는다. 잠시 놔둔다.

3 방울토마토가 구워지는 동안 중간 크기의 냄비에 수위가 약 8cm 되게 물을 부어 끓인 뒤 찜통을 넣는다. 찜통에 아스파라거스를 넣고 뚜껑을 덮은 뒤 아스파라거스 굵기에 따라 살이 부드러워질 때까지 6~9분 정도 찐다.

4 아스파라거스를 그릇에 옮겨 담는다. 레몬 즙과 레몬 제스트를 넣고 골고루 섞은 뒤 잠시 놔둔다.

5 샐러드는 시금치와 바질을 믹싱볼에 넣고 레몬 즙을 뿌린 뒤 잘 섞어서 만든다. 샐러드를 개별 그릇에 나눠 담는다.

6 샐러드 위에 구운 토마토와 찐 아스파라거스를 얹어 바로 차려 낸다.

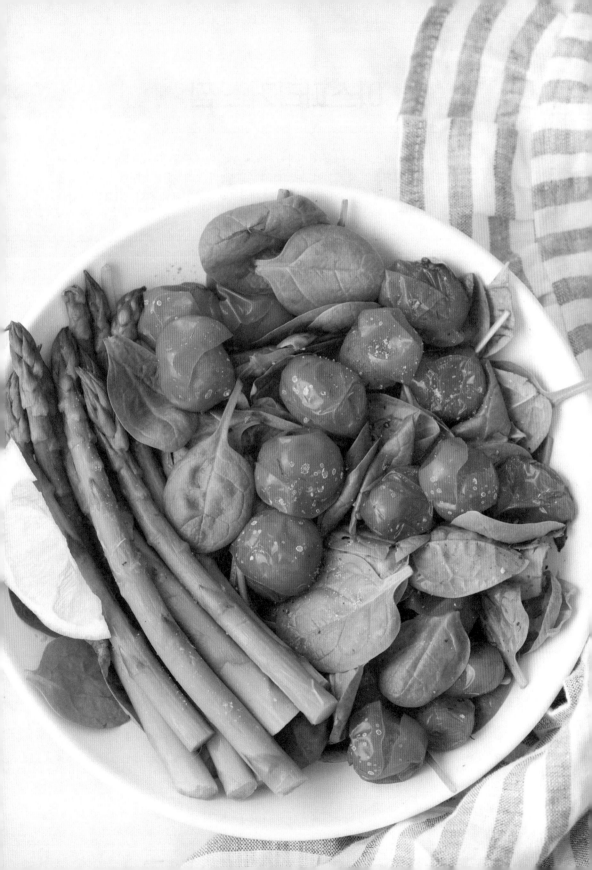

아스파라거스 찜

뛰어난 치유력을 자랑하는 아스파라거스는 간편하게 쪄먹을 수 있어서 맛을 아는 사람은 식탁에 자주 올리는 메뉴이다. 아스파라거스는 쪄서 먹어도 생으로 먹어도 놀라운 해독력을 발휘한다. 특히 간을 해독하고 치유하는 기능 덕분에 원조 3:6:9 해독법에서 핵심적인 역할을 한다. 혼란스럽고 병든 간을 바로잡고 간의 면역력을 강화하여 간이 몸을 보호할 수 있도록 돕는다.

재료
밑동을 자른 아스파라거스
약 450g

1 중간 크기의 냄비에 수위가 약 8cm 되게 물을 부어 끓인 뒤 찜통을 넣는다. 찜통에 아스파라거스를 넣고 뚜껑을 덮은 뒤 아스파라거스 굵기에 따라 살이 부드러워질 때까지 6~9분 정도 찐다.

2 아스파라거스를 찜통에서 꺼내 차려 낸다.

TIP

· 신선한 아스파라거스를 구할 수 없는 경우 냉동 제품을 넉넉히 쟁여두면 편하다. 유기농이 아니라고 걱정하지 않아도 된다. 유기농이 아니라서 발생하는 단점을 다 상쇄하고도 남을 만큼 아스파라거스는 간에 매우 이롭다. 식사 직전에 쪄도 되고 미리 쪄서 식은 채로 먹거나 (버터나 식용유 없이) 다시 데워서 먹어도 된다.

· 취향에 따라 아스파라거스를 찌지 않고 생으로 먹어도 좋다. 세척하고 밑동을 잘라낸 다음 바로 먹으면 된다. 3:6:9 해독을 마칠 무렵에는 젊음과 활력을 되찾아준 아스파라거스에 고마움을 느낄 것이다.

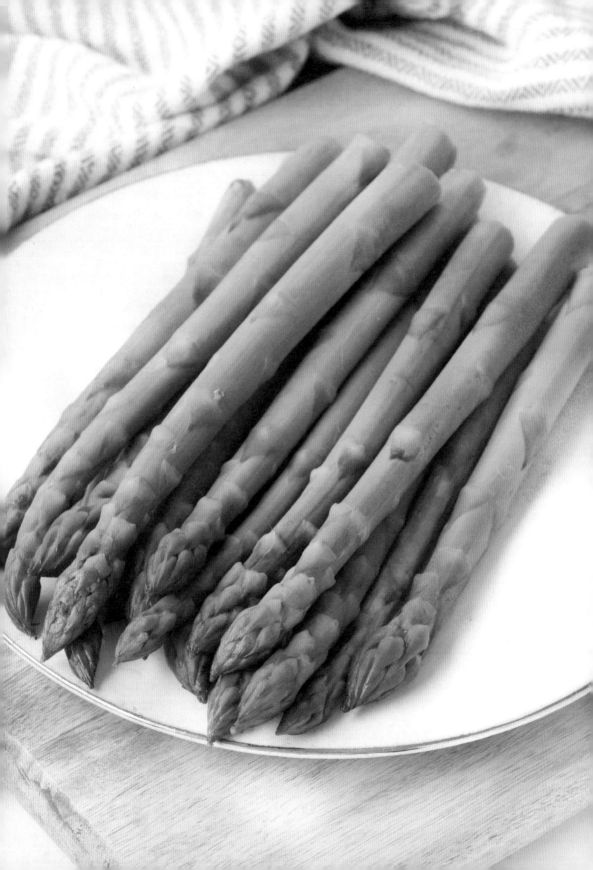

미니양배추 찜

아스파라거스와 마찬가지로 미니양배추도 원조 3:6:9 해독법에서 핵심 역할을 담당한다. 미니양배추 특유의 유황은 대물림받은 트러블메이커 독소들을 가뒀던 견고한 감방을 풀어헤치고 독소에 달라붙어 몸 밖으로 안전하게 내보내는 역할을 한다. 이로써 여러 증상과 증세가 완화되는 것이다. 미니양배추 찜이 이미 좋아하는 음식이든 아니든, 시간이 지날수록 이 보석 같은 채소가 선사하는 식감과 치유력과 포만감에 점점 빠져들 수밖에 없을 것이다.

재료
밑동을 자른 미니양배추
약 450g

1 미니양배추를 찬물에 씻는다. 누렇게 마른 잎사귀는 떼어내고, 예리한 칼로 밑동을 (끝부분만) 잘라내서 버린다. 미니양배추를 반으로 자른다.

2 중간 크기의 냄비에 수위가 약 8cm 되게 물을 부어 끓인 뒤 찜통을 넣는다. 찜통에 미니양배추를 넣고 뚜껑을 덮은 뒤 미니양배추의 크기에 따라 살이 부드러워질 때까지 6~8분 정도 찐다.

3 미니양배추를 찜통에서 꺼내 차려 낸다.

TIP

• 아스파라거스와 마찬가지로 신선한 미니양배추를 구할 수 없는 경우 냉동 제품을 넉넉히 쟁여두면 편하다. 유기농이 아니라고 걱정하지 않아도 된다. 유기농이 아니라서 발생하는 단점을 다 상쇄하고도 남을 만큼 미니양배추는 간에 매우 이롭다. 식사 직전에 쪄도 되고 미리 쪄서 식은 채로 먹거나 (버터나 식용유 없이) 다시 데워서 먹어도 된다.

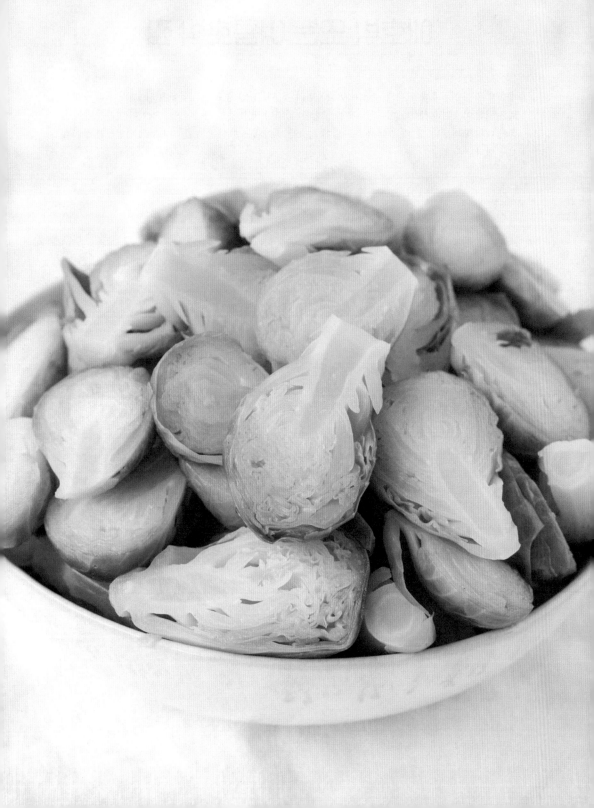

애호박 또는 여름호박 찜

애호박 또는 여름호박 찜은 원조 3:6:9 해독법의 첫 3일 동안 중요한 역할을 한다. 게다가 해독 메뉴로 지정된 아스파라거스나 미니양배추를 구할 수 없거나 먹지 못할 경우에 애호박이나 여름호박이 훌륭한 대체재가 된다. 둘 다 간에서 부드럽게 독소를 뽑아내는 동시에 장관 내벽에서 병원균을 몰아내기도 한다.

재료
적당한 두께로 썬
중간 크기의 애호박 1개,
적당한 두께로 썬
중간 크기의 여름호박 1개

1 중간 크기의 냄비에 수위가 약 8cm 되게 물을 부어 끓인 뒤 찜통을 넣는다. 찜통에 호박을 넣고 뚜껑을 덮은 뒤 호박의 크기에 따라 부드러워질 때까지 6~8분 정도 찐다.

2 찐 호박을 찜통에서 꺼내 차려 낸다.

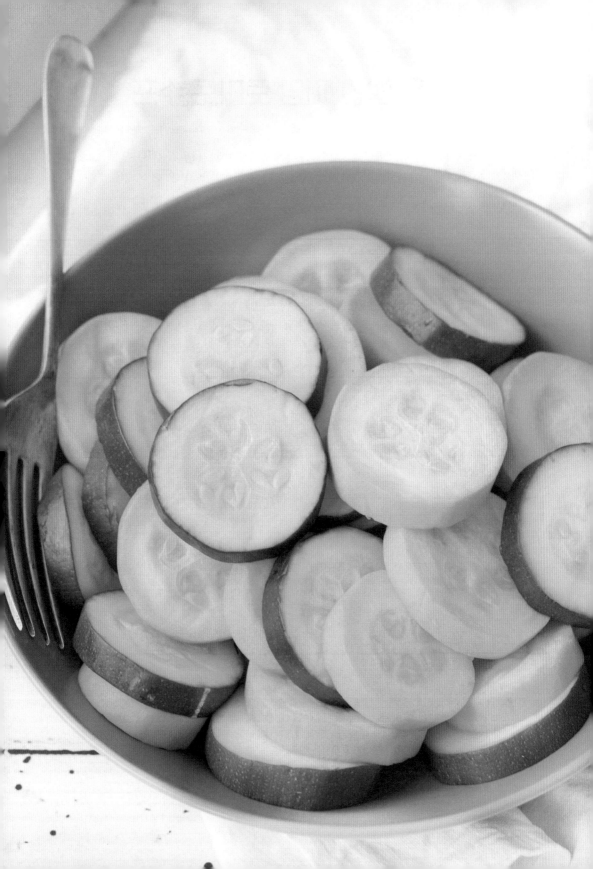

구운 빨간 피망 토마토 수프

이 예쁜 수프는 화려한 색감만큼이나 풍성한 맛이 일품인데 레시피는 매우 간단하다. 모든 재료를 한 꺼번에 오븐에 구운 다음 갈아서 끓이면 된다. 만들어서 바로 먹든 미리 만들어뒀다가 아껴 먹든 환상 적인 맛은 변함없다.

재료
굵게 다진 빨간 피망 약 450g,
방울토마토 약 450g,
다진 양파 1컵,
굵게 다진 마늘 3쪽,
굵게 다진 셀러리 1/2컵,
말린 타임 1작은술,
고추 플레이크 1/2작은술
(선택 사항),
물 또는 '간을 살리는 채수'
(레시피는 이 책 550쪽에
나온다) 1과 1/2컵,
장식용 바질 잎

1   오븐을 200도로 예열한다. 오븐팬에 유산지를 깐다. 그 위에 다진 피 망, 토마토, 다진 양파, 마늘, 셀러리, 타임, 고추 플레이크(선택 사항) 를 넣고 골고루 섞는다. 팬을 오븐에 넣고 노릇해지고 부드러워질 때 까지 20~25분 정도 굽는다.

2   오븐에서 꺼낸 재료를 물 또는 '간을 살리는 채수'와 함께 믹서기에 넣 고 간다. 냄비에 붓고 끓어오를 때까지 가열한다. 개별 그릇에 나눠 담 고 바질 잎으로 장식한다. 바로 차려 낸다.

TIP

• 물과 '간을 살리는 채수' 중 하나를 선택할 때는 채수가 더 깊은 맛을 낸다는 점을 감안해야 한다. 그렇다고 시판 채 수를 사용할 필요는 없다. 어차피 기름, 소금, 천연향 등 첨가제가 들어가지 않은 제품을 찾기 어렵다. '간을 살리는 채수'를 미리 넉넉하게 만들어 (해동하기 쉽게 얼음 틀에 담아서) 얼려두면 각종 요리에 편리하게 쓸 수 있다.

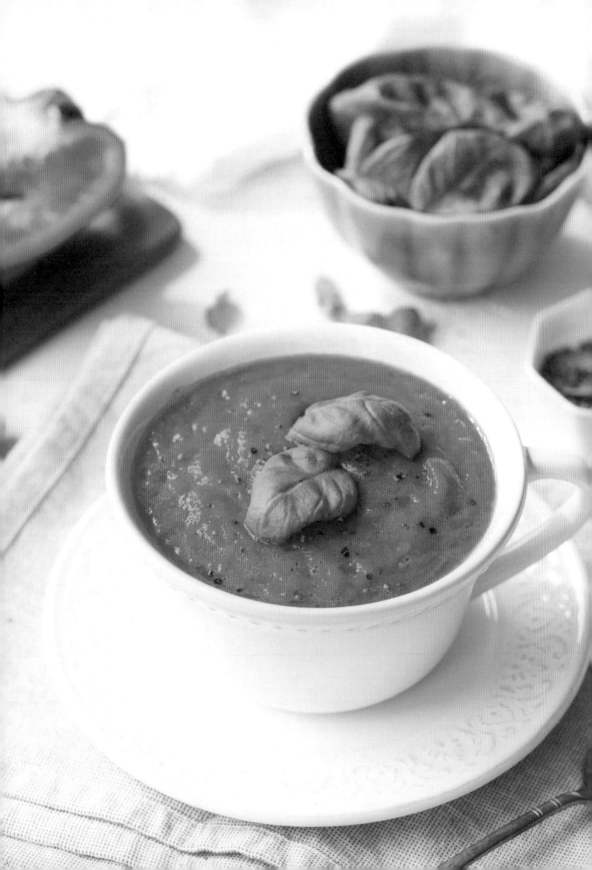

메이플 고춧가루 소스 뿌린 미니양배추 아스파라거스 찜

미니양배추와 아스파라거스를 맛있게 요리하는 방법은 거의 끝이 없다. 덕분에 3:6:9 해독법 중 이 해독 음식을 충분히 먹고 다양하게 즐길 수 있다. 맛있는 소스를 뿌리기만 해도 미니양배추와 아스파라거스의 맛이 새삼 더 큰 매력으로 다가올 것이다. 평범한 채소 찜을 특별한 요리로 금세 변신시키는 대표적인 예가 바로 이 레시피의 메이플 고춧가루 소스이다.

재료
밑동을 잘라내고 반으로 자른 미니양배추 약 450g, 밑동을 잘라내고 약 5cm 길이로 자른 아스파라거스 약 450g

소스
순수 메이플 시럽 1큰술, 고춧가루 1/2~1작은술, 곱게 다진 마늘 1쪽, 신선한 레몬 즙 1큰술 (선택 사항)

1 중간 크기의 냄비에 수위가 약 8cm 되게 물을 부어 끓인 뒤 찜통을 넣는다. 찜통에 미니양배추와 아스파라거스를 넣고 뚜껑을 덮은 뒤 부드러워질 때까지 5~10분 정도 찐다. 우묵한 그릇에 옮겨 담는다.

2 소스는 메이플 시럽, 고춧가루, 다진 마늘, 그리고 원하면 레몬 즙까지 골고루 섞어서 만든다. 찐 미니양배추와 아스파라거스 위에 소스를 붓고 잘 버무린다. 개별 그릇에 나눠 담아 차려 낸다.

TIP
• 신선한 미니양배추와 아스파라거스를 구하지 못하거나 다듬을 시간이 없다면 냉동 제품으로 대체해도 된다.

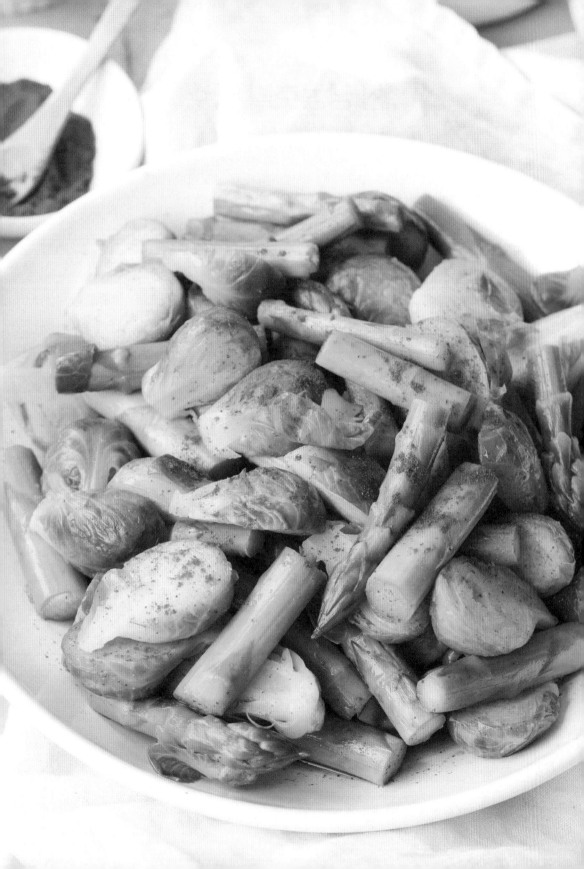

찐 땅콩호박 국수

치유에 좋은 땅콩호박을 간편하지만 재미있게 국수처럼 만들어 먹는 이 레시피는 땅콩호박을 처음 먹어보는 사람에게 안성맞춤이다. 땅콩호박에 간단한 재료를 가미해서 호박 본연의 맛을 즐기든 국수 위에 신선한 토마토 살사를 부어서 먹든, 강렬한 인상의 요리가 될 것이다.

재료
큰 땅콩호박 1개(약 2kg,
호박국수 약 6컵 나옴),
곱게 다진 파슬리 2큰술,
곱게 다진 마늘 1과 1/2쪽,
신선한 레몬 즙 2작은술

1 땅콩호박의 꼭지와 둥근 쪽을 잘라내서 중간의 길고 곧은 부분만 남긴다. 이 부분에는 씨가 별로 없다. 예리한 칼이나 감자칼로 껍질을 벗겨내고 다루기 쉽게 4등분한다. 나선형 채칼로 굵은 호박국수를 뽑는다.

2 중간 크기의 냄비에 수위가 약 8cm 되게 물을 부어 끓인 뒤 찜통을 넣는다. 찜통에 호박국수를 넣고 뚜껑을 덮은 뒤 부드러워질 때까지 3~5분 정도 찐다. 땅콩호박은 금방 무르기 때문에 너무 오래 찌지 않도록 조심한다.

3 찐 국수를 그릇에 담고 파슬리, 마늘, 레몬 즙을 뿌린다. 골고루 섞어서 바로 차려 낸다.

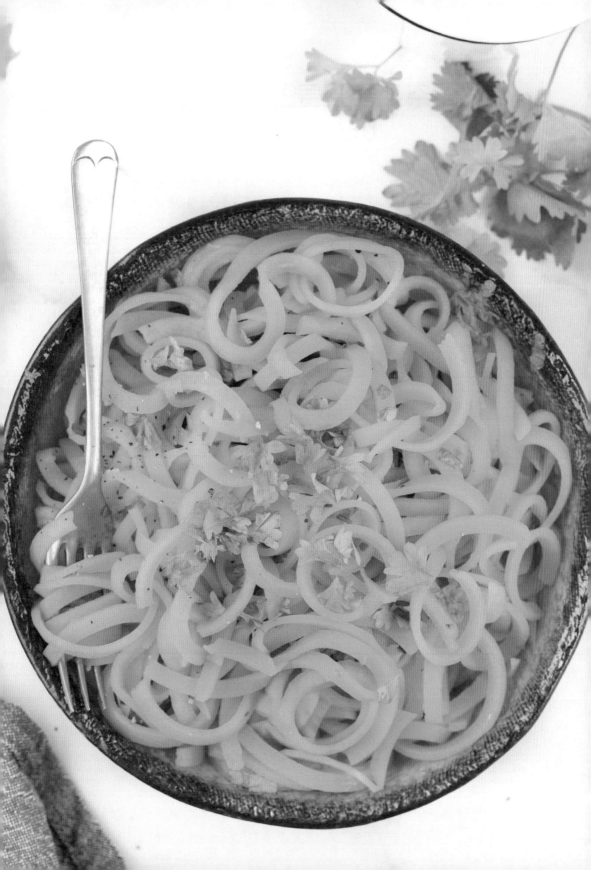

고추 마늘 곁들인 미니양배추와
아스파라거스 찜

마늘, 파, 고추 애호가라면 이 레시피가 미니양배추와 아스파라거스를 먹는 최애 방법이 될 것이다. 몇 분 안에 만들 수 있는 고추 마늘 소스가 단순한 야채 찜에 환상적인 풍미를 더해준다. 더불어 생으로 섭취하는 마늘, 양파, 고추, 라임 즙, 꿀 등의 치유 효과도 누릴 수 있다.

재료
밑동을 잘라내고 반으로
자른 미니양배추 약 450g,
밑동을 잘라내고 토막 낸
아스파라거스 약 450g,
곱게 다진 빨간 고추 1큰술,
다진 마늘 1큰술,
곱게 다진 파 2큰술,
라임 즙 3큰술,
생꿀 1과 1/2작은술

1 중간 크기의 냄비에 수위가 약 8cm 되게 물을 부어 끓인 뒤 찜통을 넣는다. 찜통에 미니양배추와 아스파라거스를 넣고 뚜껑을 덮은 뒤 부드러워질 때까지 5~10분 정도 찐다. 우묵한 그릇에 옮겨 담는다.

2 다진 고추, 마늘, 파, 라임 즙, 생꿀을 넣고 잘 버무린다. 개별 그릇에 나눠 담아 차려 낸다.

TIP
• 신선한 미니양배추와 아스파라거스를 구하지 못하거나 다듬을 시간이 없다면 냉동 제품으로 대체해도 된다.

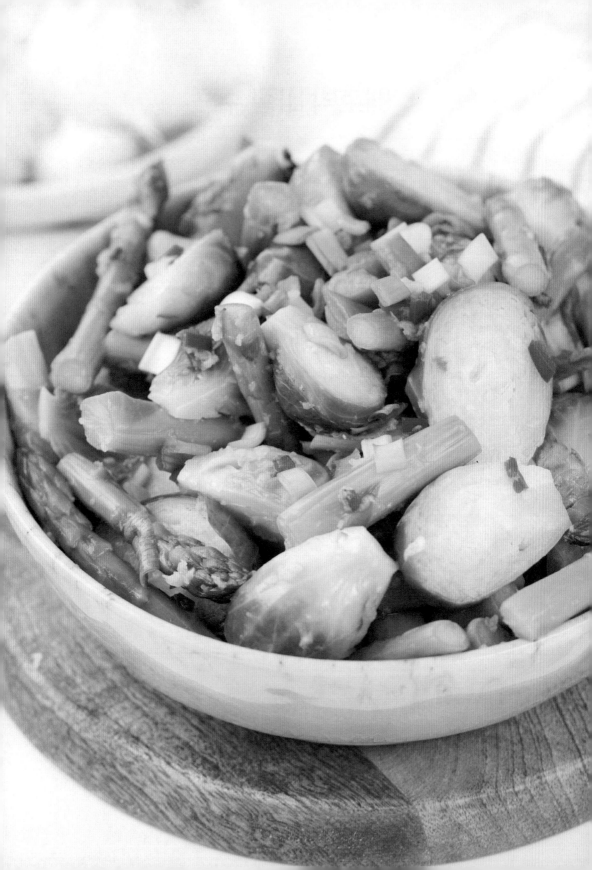

애호박 바질 수프

고운 빛깔의 애호박 바질 수프에 한번 매료되면 계속해서 만들어 먹게 될 것이다. 애호박은 수프의 깊은 맛과 크림 같은 식감을 담당하고, 바질은 수프에 화사함을 더해준다.

재료
다진 양파 1컵,
다진 마늘 3쪽,
굵게 다진 중간 크기의
애호박 3개(약 900g),
물 또는 '간을 살리는 채수'
(레시피는 이 책 550쪽에
나온다) 2와 1/2컵,
말린 타임 1작은술,
레몬 즙 1큰술,
신선한 바질 1과 1/2컵 +
장식용으로 조금 더

1 큰 세라믹 논스틱 냄비를 중불 또는 강불에 올려 양파와 마늘을 넣고 양파가 투명해질 때까지 3~5분 정도 볶는다. 필요하면 물 한 큰술을 넣어가며 볶는다.

2 굵게 다진 애호박을 넣고 호박이 물러질 때까지 5분 정도 더 볶는다.

3 물 또는 '간을 살리는 채수', 말린 타임, 레몬 즙을 넣고, 끓기 시작하면 애호박이 완전히 부드러워질 때까지 10~15분 정도 더 끓인다.

4 수프를 믹서기에 옮겨 담고 바질을 추가한 뒤 고운 액체가 될 때까지 간다.(여러 번 나눠서 갈아야 할 수도 있다.) 수프를 냄비에 그대로 두고 핸드믹서기로 가는 방법도 있다.

5 냄비에 수프를 다시 붓고 끓인다. 간을 보고 양념을 조절한다. 개별 그릇에 옮겨 담아 차려 낸다.

TIP
• 물과 '간을 살리는 채수' 중 하나를 선택할 때는 채수가 더 깊은 맛을 낸다는 점을 감안해야 한다. 그렇다고 시판 채수를 사용할 필요는 없다. 어차피 기름, 소금, 천연향 등 첨가제가 들어가지 않은 제품을 찾기 어렵다. '간을 살리는 채수'를 미리 넉넉하게 만들어 (냉동하기 쉽게 얼음 틀에 담아서) 얼려두면 각종 요리에 편리하게 쓸 수 있다.

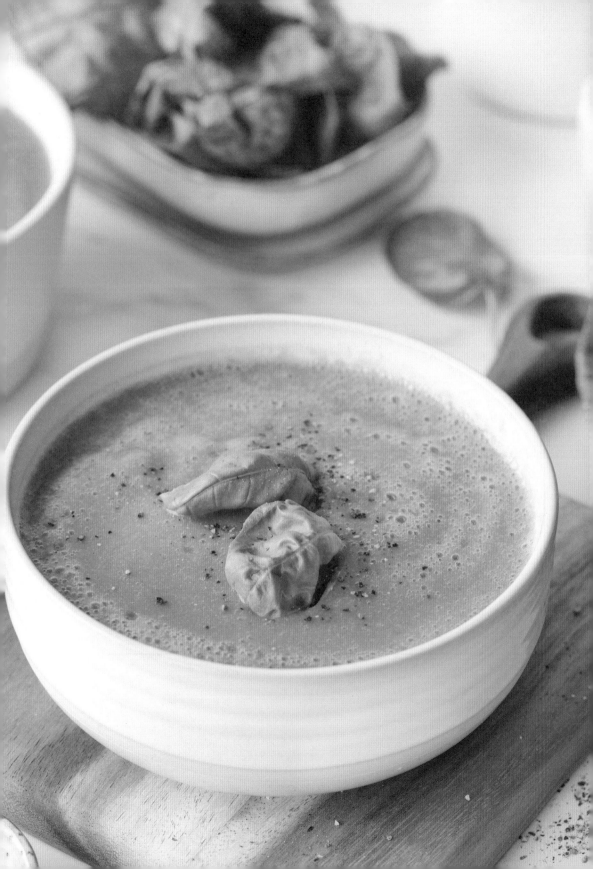

1~2인분

레몬과 마늘 뿌린 미니양배추 찜

신선한 마늘과 레몬으로 단순한 미니양배추 찜을 한층 더 멋지게 변신시켜 주는 레시피. 3:6:9 해독 중 또는 그 이후에 샐러드나 다른 채소 요리와 잘 어울리는 사이드 메뉴이다.

재료
밑동을 잘라내고 반으로
자른 미니양배추 약 450g,
곱게 다진 마늘 2쪽,
레몬 껍질을 간
제스트 1작은술,
레몬 즙 2큰술

1 중간 크기의 냄비에 수위가 약 8cm 되게 물을 부어 끓인 뒤 찜통을 넣는다. 찜통에 미니양배추를 넣고 뚜껑을 덮은 뒤 미니양배추의 크기에 따라 살이 부드러워질 때까지 6~8분 정도 찐다. 찜통에서 꺼내 우묵한 그릇에 담는다.

2 다진 마늘, 레몬 제스트, 레몬 즙을 찐 미니양배추에 뿌리고 골고루 버무린다. 개별 그릇에 나눠 담아 차려 낸다.

TIP
• 신선한 미니양배추를 구하지 못하거나 다듬을 시간이 없다면 냉동 제품으로 대체해도 된다.

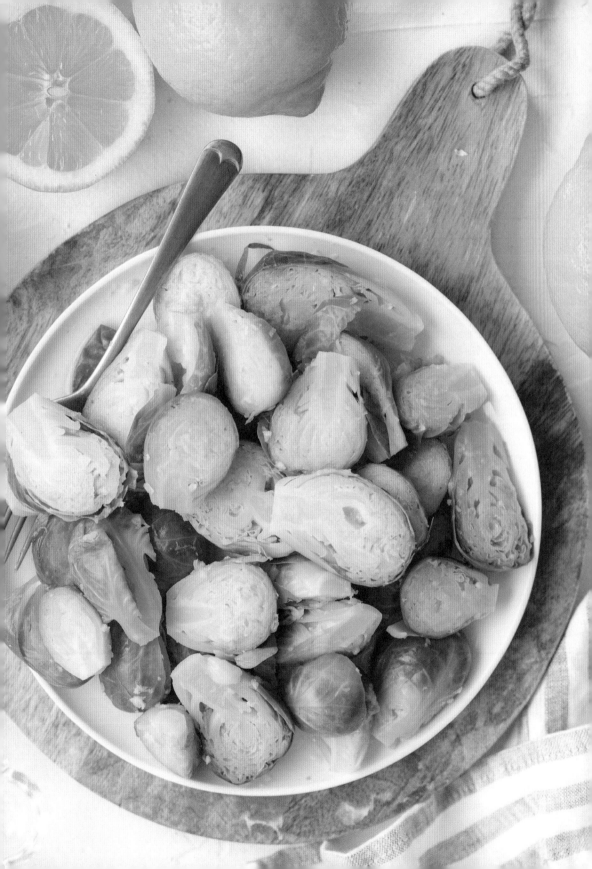

2인분

카레 콜리플라워와 완두콩

카레 특유의 강렬한 색과 맛과 향으로 특별해지는 요리. 게다가 쉽고 빠르게 만들 수 있어서 금방 근사한 식사를 차릴 수 있다. 맛있는 카레 콜리플라워와 완두콩을 단독으로 먹어도 좋고 잎채소 샐러드를 곁들여 먹어도 좋다.

재료
한 입 크기로 자른
중간 크기의 콜리플라워 1개,
생물 또는 냉동 완두콩 3/4컵,
다진 파 1/2컵,
다진 마늘 2쪽,
다진 생강 1작은술,
카레가루 3작은술,
강황가루 1/2작은술,
커민가루 1/2작은술,
고수가루 1/2작은술,
고춧가루 1/4작은술(선택 사항),
고명용 굵게 다진 신선한 고수
눌러 담아서 1/4컵

1 중간 크기의 냄비에 수위가 약 8cm 되게 물을 부어 끓인 뒤 찜통을 넣는다. 찜통에 콜리플라워와 완두콩을 넣고 뚜껑을 덮은 뒤 살짝 부드러워질 때까지 3~4분 정도 찐다. 불을 끈다.

2 큰 세라믹 논스틱 프라이팬을 중불 또는 강불에 올려 파, 마늘, 생강을 넣고 파가 물러지기 시작할 때까지 2~3분 정도 볶는다. 필요하면 물 한 큰술을 넣어가며 볶는다.

3 불을 줄이고 카레가루, 강황가루, 커민가루, 고수가루, 고춧가루(선택 사항)를 넣어 2~3분 정도 더 볶는다. 눌어붙거나 타기 시작하면 물을 조금 넣어가며 볶는다.

4 찐 콜리플라워와 완두콩, 물 반 컵을 넣고 골고루 버무려가며 볶는다. 물기가 없어지고 완두콩이 물러지면 불을 끈다. 신선한 고수를 고명으로 뿌려서 차려 낸다.

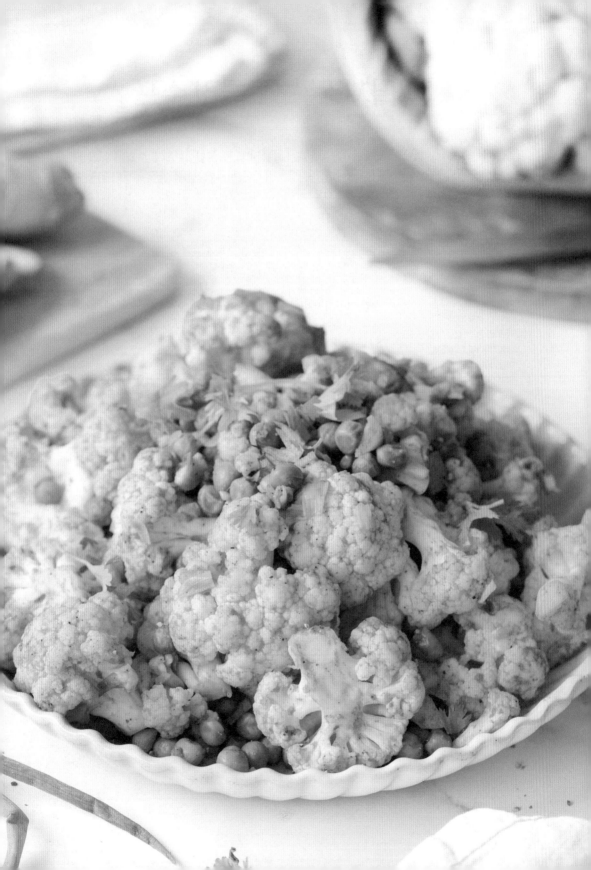

2~3인분

'체더치즈' 브로콜리 수프

크림처럼 부드럽고 맛있는 수프. 감자를 사용해서 크림, 버터, 우유 없이도 크림 수프 같은 질감을 만들어낼 수 있다. 여기에 브로콜리가 아삭한 식감을 더해준다. 넉넉한 그릇에 가득 담아 먹으면 속이 편하면서도 든든해진다. 원하면 잎채소 샐러드나 '간을 살리는 샐러드'를 곁들여도 좋다.

재료
깍둑 썬 감자 3컵,
깍둑 썬 당근 1컵,
강황가루 1과 1/2작은술,
마늘가루 2작은술,
양파가루 1큰술,
파프리카가루 1작은술,
레몬 즙 2와 1/2큰술,
물 또는 '간을 살리는 채수'
(레시피는 이 책 550쪽에
나온다) 1컵,
한입 크기로 자른 중간
크기의 브로콜리 1개
(약 4컵 정도 나옴)

1 중간 크기의 냄비에 수위가 약 8cm 되게 물을 부어 끓인 뒤 찜통을 넣는다. 찜통에 감자와 당근을 넣고 뚜껑을 덮은 뒤 부드러워질 때까지 8~12분 정도 찐다.

2 찐 감자와 당근을 강황가루, 마늘가루, 양파가루, 파프리카가루, 레몬 즙, 물 또는 '간을 살리는 채수'와 함께 믹서기에 넣고 고운 액체가 될 때까지 간다. 냄비에 붓고 뭉근하게 끓인다.

3 브로콜리는 5~10분 정도 쪄서 준비한다. 부드럽지만 바스러지지 않을 만큼만 쪄야 수프에 넣었을 때 형태가 유지된다. 찐 브로콜리를 수프에 넣어 잘 저어준다. 개별 그릇에 나눠 담아 차려 낸다.

TIP

• 브로콜리를 좋아하지 않으면 콜리플라워나 아스파라거스로 대체해도 된다.

• 물과 '간을 살리는 채수' 중 하나를 선택할 때는 채수가 더 깊은 맛을 낸다는 점을 감안해야 한다. 그렇다고 시판 채수를 사용할 필요는 없다. 어차피 기름, 소금, 천연향 등 첨가제가 들어가지 않은 제품을 찾기 어렵다. '간을 살리는 채수'를 미리 넉넉하게 만들어 (해동하기 쉽게 얼음 틀에 담아서) 얼려두면 각종 요리에 편리하게 쓸 수 있다.

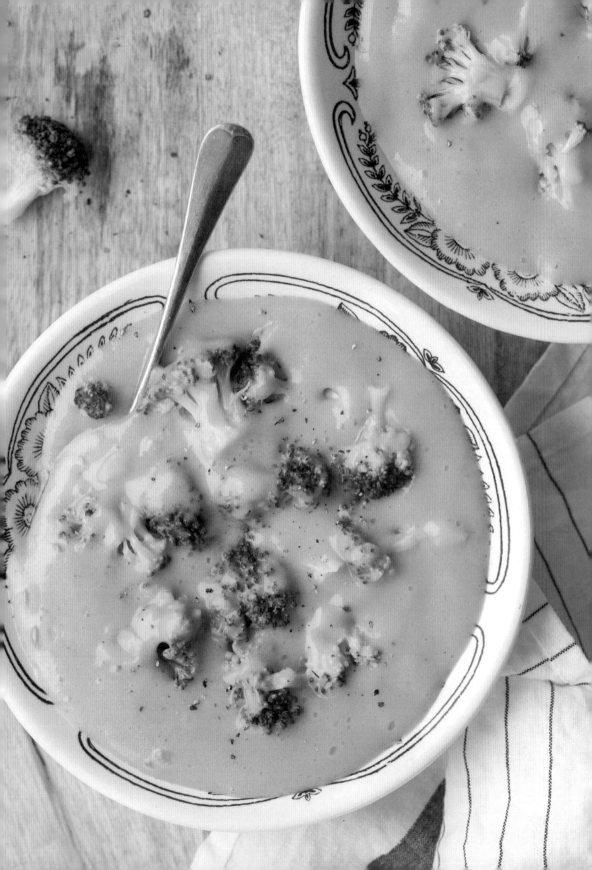

미니양배추 야채 수프

향긋하면서도 은은한 채수에 야채 건더기가 씹히는 수프를 좋아한다면 이 수프만한 게 없다. 맛과 영양은 놓치기 싫지만 가볍게 먹고 싶을 때 안성맞춤이다. 양껏 먹고 남은 수프는 냉장 또는 냉동 보관해도 된다.

재료
다진 양파 1컵,
얇게 썬 셀러리 2줄기,
굵게 다진 당근 1/2컵,
다진 마늘 4쪽,
다진 생강 1작은술,
굵게 다진 토마토 1컵,
말린 타임 1작은술,
말린 오레가노 1작은술,
레몬 즙 1작은술+
맛내기용으로 조금 더,
물 또는 '간을 살리는 채수'
(레시피는 이 책 550쪽에
나온다) 6컵,
한 입 크기로 자른
콜리플라워 1컵,
얇게 썬 미니양배추 3컵,
다진 파슬리 1큰술

1 큰 세라믹 논스틱 냄비를 중불 또는 강불에 올려 양파를 넣고 양파가 물러질 때까지 3~5분 정도 볶는다. 필요하면 물 한 큰술을 넣어가며 볶는다. 셀러리, 당근, 마늘, 생강을 넣고 2~3분 정도 더 볶는다.

2 토마토, 타임, 오레가노, 레몬 즙, 물 또는 '간을 살리는 채수'를 넣고 잘 저어가며 끓인다. 끓기 시작하면 불을 줄여서 당근과 셀러리가 거의 익을 때까지 15분 정도 뭉근하게 끓인다.

3 콜리플라워와 미니양배추를 넣고 물러질 때까지 3~5분 정도 더 끓인다. 필요하면 물 한 큰술을 넣어준다. 개별 그릇에 나눠 담고 다진 파슬리를 위에 뿌려서 차려 낸다.

TIP

- 다음 쪽에 나오는 아스파라거스 수프 레시피의 마지막 단계와 같이 수프를 믹서기에 갈아도 된다.

- 물과 '간을 살리는 채수' 중 하나를 선택할 때는 채수가 더 깊은 맛을 낸다는 점을 감안해야 한다. 그렇다고 시판 채수를 사용할 필요는 없다. 어차피 기름, 소금, 천연향 등 첨가제가 들어가지 않은 제품을 찾기 어렵다. '간을 살리는 채수'를 미리 넉넉하게 만들어 (해동하기 쉽게 얼음 틀에 담아서) 얼려두면 각종 요리에 편리하게 쓸 수 있다.

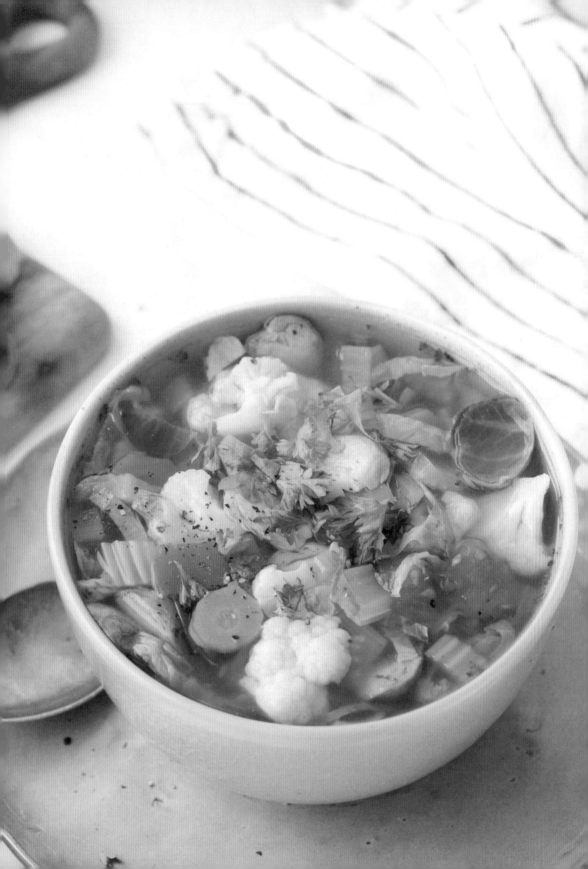

아스파라거스 수프

아스파라거스를 즐길 수 있는 다양한 요리를 찾는다면 이 영양 만점 수프가 마음에 들 것이다. 간간이 느껴지는 레몬과 허브의 향이 아스파라거스 본연의 맛을 한층 더 살려준다. 단독으로 가볍게 먹기에도 좋고, 향긋한 샐러드를 곁들여도 좋고, 3:6:9 해독을 마친 이후에 먹고 싶은 요리와 함께 먹어도 좋다.

재료
다진 양파 또는 파 1컵,
다진 마늘 3쪽,
밑동을 잘라내고 굵게 다진
아스파라거스 약 900g,
물 또는 '간을 살리는 채수'
(레시피는 이 책 550쪽에
나온다) 3컵,
말린 타임 또는 바질 1작은술,
레몬 즙 1큰술,
레몬 껍질을 간 제스트
1/2작은술,
고명용 아스파라거스
(선택 사항)

1 큰 세라믹 논스틱 냄비를 중불 또는 강불에 올려 양파와 마늘을 넣고 양파가 투명해질 때까지 3~5분 정도 볶는다. 필요하면 물 한 큰술을 넣어가며 볶는다. 굵게 다진 아스파라거스를 넣고 아스파라거스가 물러지기 시작할 때까지 3분 정도 더 볶는다.

2 물 또는 '간을 살리는 채수', 말린 타임, 레몬 즙, 레몬 제스트를 넣고, 끓으면 아스파라거스가 아주 부드러워질 때까지 10~15분 정도 더 뭉근하게 끓인다.

3 수프를 믹서기에 넣고 고운 액체가 될 때까지 간다. 수프가 뜨거우므로 필요하면 김을 빼가면서 간다.(여러 번에 나눠서 갈아야 할 수도 있다.) 수프를 냄비에 그대로 두고 핸드믹서기로 가는 방법도 있다.

4 냄비에 수프를 다시 붓고 끓인다. 간을 보고 양념을 조절한다. 개별 그릇에 옮겨 담는다. 원하면 채칼로 아스파라거스 리본을 만들어 고명으로 얹고 바로 차려 낸다.

TIP
- 초급 3:6:9 해독 9일차에 이 수프를 만들어 먹을 경우 아스파라거스 리본 고명은 빼고 수프만 먹는다.
- 물과 '간을 살리는 채수' 중 하나를 선택할 때는 채수가 더 깊은 맛을 낸다는 점을 감안해야 한다. 그렇다고 시판 채수를 사용할 필요는 없다. 어차피 기름, 소금, 천연향 등 첨가제가 들어가지 않은 제품을 찾기 어렵다. '간을 살리는 채수'를 미리 넉넉하게 만들어 (해동하기 쉽게 얼음 틀에 담아서) 얼려두면 각종 요리에 편리하게 쓸 수 있다.

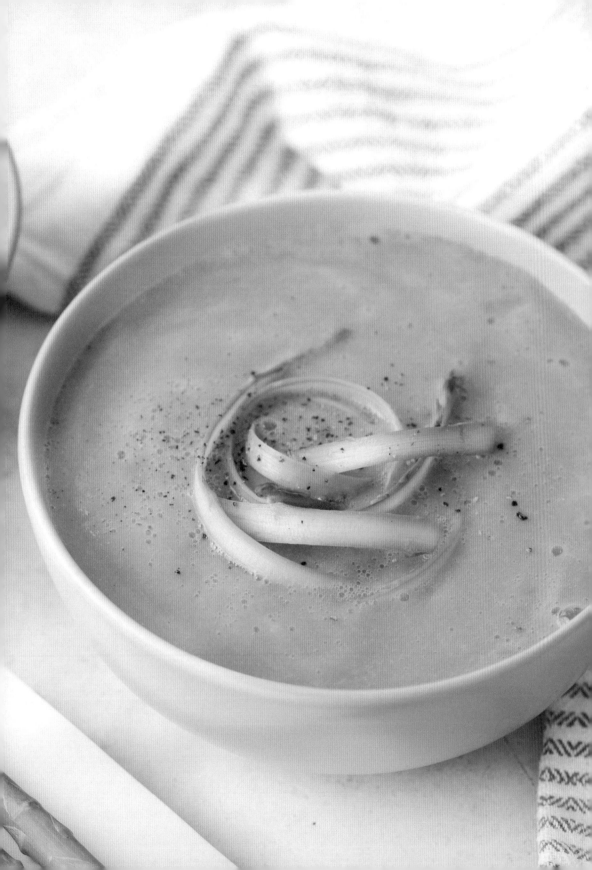

간을 살리는 채수

속을 따뜻하게 해주는 황금빛 채수. 미리 만들어서 (얼음 틀에 부어) 얼려두면 각종 레시피에 더 깊은 맛을 더할 수 있다.

재료
깍둑 썬 셀러리 1단,
깍둑 썬 당근 6개,
깍둑 썬 (땅콩호박 같은)
겨울호박 1개,
깍둑 썬 노란 양파 2개,
껍질을 벗기고 다진 생강
약 2.5cm,
껍질을 벗기고 다진 강황
약 2.5cm,
껍질을 벗기고 얇게 저민
우엉 1컵,
고수 느슨하게 담아서 1컵,
깐 마늘 6쪽,
물 12컵

1 큰 냄비에 모든 재료를 넣는다.

2 뚜껑을 덮고 물이 끓어오를 때까지 강불에 끓이다가 불을 줄이고 최소 1시간에서 최대 4시간까지 푹 곤다.

3 채소 건더기를 걸러내고 마신다.

TIP
- 채수를 다 끓인 후 채소 건더기를 거르지 않고 갈아서 수프를 만드는 방법도 있다.
- 또는 채소 그대로 두고 건더기 있는 야채 수프로 먹어도 된다.

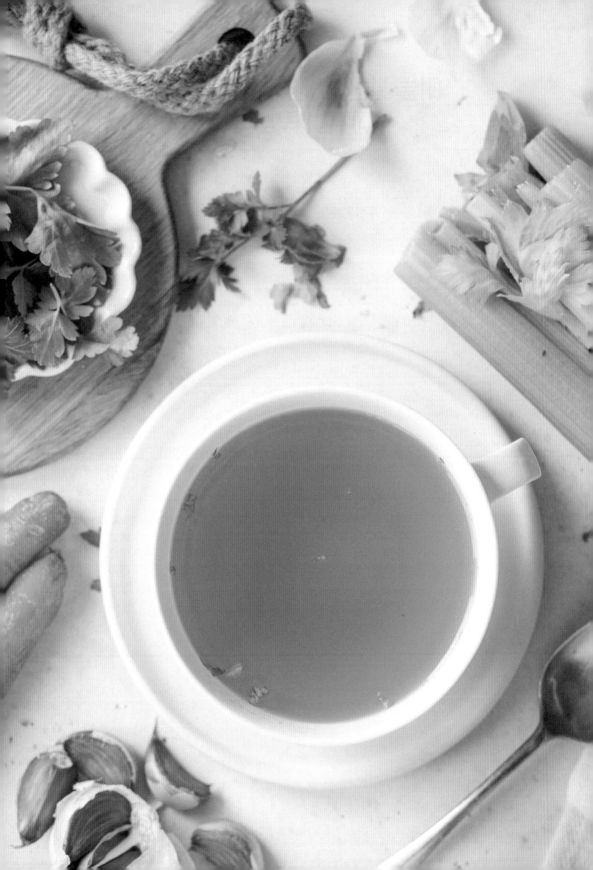

1~2인분

마늘 빨간 피망 아스파라거스 고구마 국수 볶음

애호박이나 땅콩호박으로 만든 호박 국수를 먹어본 사람은 더러 있지만, 고구마 국수를 아는 사람은 드물다. 고구마 국수는 맛도 좋고 만드는 재미도 있다. 고구마 국수를 마늘, 빨간 피망, 아스파라거스와 볶아서 이 레시피대로 만든 화려한 요리는 눈도 몸도 즐겁게 해줄 것이다.

재료
고구마 약 680g
(국수 약 4컵 나옴),
밑동을 잘라내고 굵게 다진
아스파라거스 약 230g,
다진 마늘 2쪽,
고추 플레이크 1/2작은술
(선택 사항),
속을 빼고 얇게 썬
중간 크기의 빨간 피망 1개,
레몬 즙 1큰술

1 고구마의 껍질을 벗기고 반으로 자른 뒤 나선형 채칼로 굵은 국수를 만들어 잠시 놔둔다.

2 중간 크기의 프라이팬을 중불 또는 강불에 올리고 고구마 국수, 아스파라거스, 마늘, 고추 플레이크를 넣는다. 3~5분 정도 저어가며 볶는다. 필요하면 약간의 물을 추가하고 프라이팬 내벽에 붙은 재료를 살살 긁어내면서 볶는다.

3 얇게 썬 빨간 피망과 물 두세 큰술을 더하고 뚜껑을 덮은 뒤 국수가 부드러워질 때까지 3~5분 정도 익힌다. 고구마국수는 금방 물러지므로 너무 오래 익히지 않도록 조심한다.

4 레몬 즙으로 간을 해서 바로 차려 낸다.

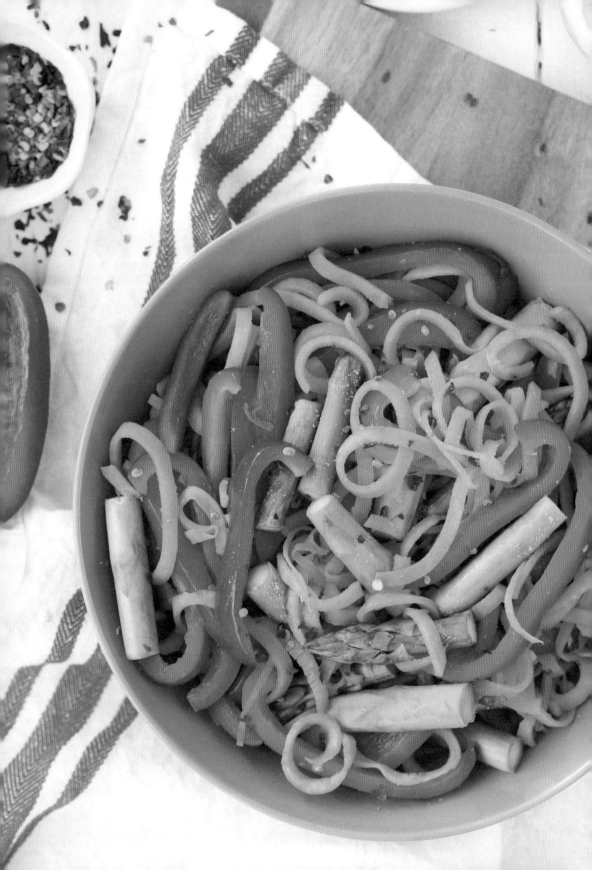

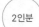

호박 볶음 콜리플라워 덮밥

신선하고 가벼운 맛이 나면서도 속을 든든히 채워주는 이 볶음 요리는 애호박과 여름호박의 맛을 최고치로 끌어올려 준다. 호박 볶음을 익힌 또는 생 콜리플라워 라이스 위에 올리면 든든한 한 끼가 된다. 어떤 식으로 먹든 호박의 풍미가 일품이다.

재료

콜리플라워 라이스
콜리플라워 꽃부분 약 450g,
물 1/4컵

호박 볶음
중간 크기의 애호박 1개,
중간 크기의 여름호박 1개,
다진 마늘 2쪽,
다진 파 1/4컵,
고추 플레이크 1작은술,
순수 메이플 시럽 또는
생꿀 1작은술,
레몬 또는 라임 즙 1큰술

1 콜리플라워 꽃 부분을 식품 가공기에 넣고 밥알 모양이 될 때까지 다져서 콜리플라워 라이스를 만든다.

2 프라이팬을 중불 또는 강불에 올려 예열한 뒤 물을 넣고 콜리플라워 라이스를 넣는다. 뚜껑을 닫고 콜리플라워가 부드러워질 때까지 2~3분 정도 익힌다. 잠시 놔둔다.

3 큰 세라믹 논스틱 프라이팬이나 웍을 중불 또는 강불에 올리고 애호박, 여름호박, 마늘, 파, 고추 플레이크를 넣는다. 호박이 물러지기 시작할 때까지 약 5~6분 정도 볶는다.

4 메이플 시럽 또는 생꿀, 레몬 즙을 추가하고 호박이 완전히 익을 때까지 더 볶는다.

5 호박 볶음을 콜리플라워 라이스 위에 얹어서 차려 낸다.

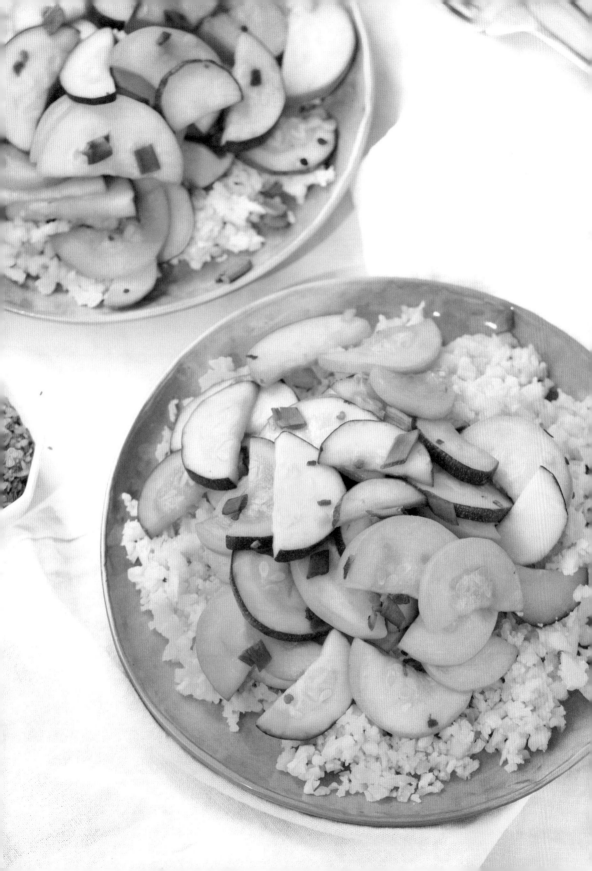

감자 샐러드

2인분

감자 샐러드는 대중적으로 사랑받는 음식이다. 3:6:9 해독 중에 먹든 해독 이후에 주식으로 삼든, 감자 샐러드는 늘 위로와 포만감을 준다. 신선한 허브, 오이, 래디시는 감자 샐러드에 색다른 맛과 아삭한 식감을 더해주면서 감자가 더 잘 소화되도록 돕는 역할까지 한다. 그야말로 상생의 조합이다.

재료
껍질을 깎고 깍둑 썬
감자 900g,
다진 마늘 1쪽,
굵게 다진 파슬리 1/4컵,
곱게 다진 파 2큰술,
겨자가루 1/2작은술,
레몬 즙 2작은술

선택 사항
얇게 썬 래디시 1/2컵,
얇게 썬 오이 1/2컵,
굵게 다진 아스파라거스
1/2컵(생 또는 찐)

1 중간 크기의 냄비에 수위가 약 8cm 되게 물을 부어 끓인 뒤 찜통을 넣는다. 찜통에 감자를 넣고 뚜껑을 덮은 뒤 감자가 부드러워질 때까지 5~10분 정도 찐다.

2 찐 감자를 우묵한 그릇에 옮겨 담는다. 마늘, 파슬리, 파, 겨자가루, 레몬 즙을 넣고 골고루 섞는다. 원하는 선택 사항 재료를 추가한다.

3 개별 그릇에 담아 차려 낸다.

TIP
• 파슬리를 싫어하면 바질, 딜, 고수 등 좋아하는 다른 허브로 대체해도 좋다.

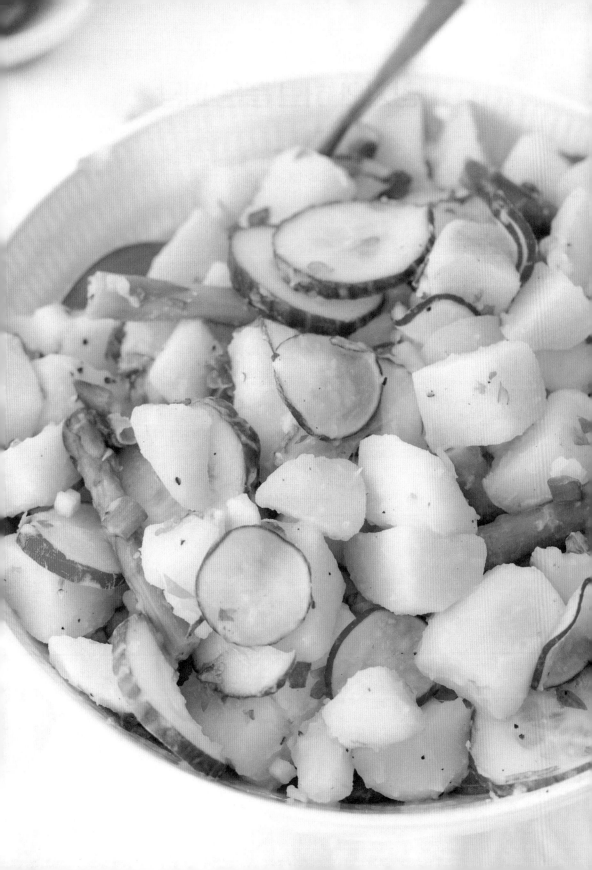

2~3인분

감자와 허브 품은 피망

보기에도 좋고 맛은 더 좋은 레시피. 매시포테이토를 좋아하는 사람이라면 으깬 감자로 속을 꽉 채운 이 피망 요리에 매료될 것이다. 신선한 잎채소 샐러드를 곁들이면 완벽한 식사가 된다.

재료
껍질을 벗기고 깍둑 썬 감자 900g,
양파가루 1과 1/2작은술,
마늘가루 1작은술,
파프리카가루 1/2작은술,
곱게 다진 파슬리 2큰술+고명용으로 조금 더,
곱게 다진 차이브 2큰술+고명용으로 조금 더,
레몬 즙 1큰술,
노랑·빨강·주황 피망 전부 합쳐서 3개

1 오븐을 200도로 예열한다.

2 중간 크기의 냄비에 수위가 약 8cm 되게 물을 부어 끓인 뒤 찜통을 넣는다. 찜통에 감자를 넣고 뚜껑을 덮은 뒤 감자가 부드러워질 때까지 5~10분 정도 찐다. 감자를 찜통에서 꺼내 식힌다.

3 식힌 감자를 큰 그릇이나 냄비에 담는다. 양파가루, 마늘가루, 파프리카가루, 파슬리, 차이브, 레몬 즙을 함께 넣고 부드러운 반죽 질감이 될 때까지 으깬다. 수분이 적은 감자일 경우 물 몇 술을 추가하면서 으깬다.

4 피망을 반으로 자르고 씨와 속을 제거한다. 오븐팬에 피망을 놓고 으깬 감자를 소분해 피망 속을 채운다.

5 오븐에 넣고 위가 노릇해질 때까지 20~25분 정도 굽는다. 오븐에서 꺼내 다진 파슬리와 차이브를 뿌려서 차려 낸다.

TIP

- 초록색 피망을 사용하지 않는 게 중요하다. 초록색은 피망이 덜 익었다는 뜻이고, 설익은 채소는 위장을 불편하게 한다. 빨강, 주황, 노랑, 보라색 피망이 잘 익은 피망이다.

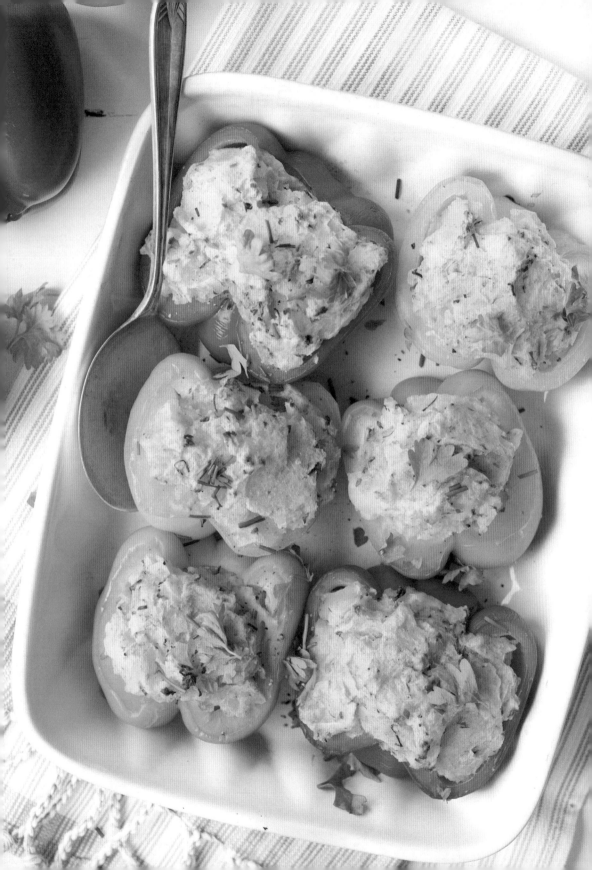

고구마 호박 스튜

(2인분)

스튜 요리는 그냥 음식이라기보다는 그릇에 담긴 위로이다. 고구마와 호박을 활용한 이 레시피는 맛도 좋고 간에도 좋은 든든한 한 끼가 된다. 혼자 먹어도 맛있고 사랑하는 가족과 같이 먹으면 더 맛있는 고구마 호박 스튜. 신선한 샐러드를 곁들이면 더할 나위 없다.

재료
다진 양파 1컵,
깍둑 썬 고구마 2와 1/2컵,
다진 마늘 3쪽,
굵게 다진 애호박 2와 1/2컵,
커민가루 1작은술,
고수가루 1작은술,
강황가루 1/2작은술,
파프리카가루 1작은술,
고추 플레이크 1/2작은술,
굵게 다진 토마토 1컵,
(첨가제 없는) 순 토마토
페이스트 2큰술,
뜨거운 물 1컵,
굵게 다진 신선한 고수
눌러 담아 1/4컵

1 작은 냄비를 중불 또는 강불에 올리고 양파, 고구마, 마늘을 넣어 양파가 부드러워질 때까지 3~5분 정도 익힌다. 재료가 냄비에 눌어붙으면 물을 조금 더한다.

2 호박, 커민가루, 고수가루, 강황, 파프리카, 고추 플레이크, 토마토, 토마토 페이스트, 뜨거운 물을 넣고 잘 젓는다. 뚜껑을 덮고 불을 줄여서 10분 정도 뭉근하게 끓인다.

3 뚜껑을 열고 고구마가 속까지 익고 스튜가 걸쭉해질 때까지 10분 정도 더 끓인다.

4 개별 그릇에 옮겨 담고 고수를 뿌려서 먹는다.

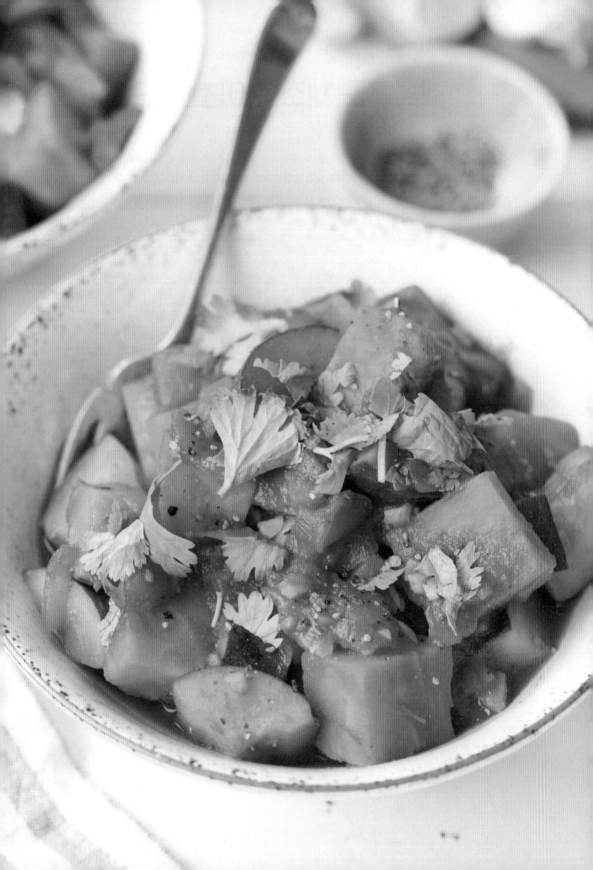

매콤따끈 채소 구이 샐러드

신선한 루꼴라와 시금치가 따뜻하게 구워낸 채소와 환상의 조화를 이루는 샐러드. 매콤따끈 채소 구이 샐러드는 잎채소의 필수 영양소와 채소 구이의 포만감을 둘 다 취할 수 있는 훌륭한 요리이다.

재료
깍둑 썬 당근 1컵,
굵게 다진 땅콩호박 2컵,
깍둑 썬 적양파 1/2컵,
굵게 다진 애호박 2컵,
고수가루 1작은술,
커민가루 1/2작은술,
파프리카가루 1작은술,
생꿀 1작은술,
시금치 느슨하게 담아서 2컵,
루꼴라 느슨하게 담아서 2컵,
다진 고수 눌러 담아서 1/4컵

드레싱
갓 착즙한 오렌지 즙 3큰술,
오렌지 껍질을 곱게 간
제스트 3/4작은술,
곱게 다진 마늘 1/2쪽,
생꿀 1작은술,
레몬 즙 1큰술

1 오븐을 200도로 예열한다. 오븐팬에 유산지를 깐다.

2 당근, 땅콩호박, 적양파, 애호박을 오븐팬에 놓는다. 고수가루, 커민가루, 파프리카가루, 생꿀을 넣고 양념이 배이도록 골고루 섞는다.

3 오븐에 넣고 채소가 부드럽고 노릇해질 때까지 20~25분 정도 굽는다.

4 채소가 구워지는 동안 오렌지 즙과 제스트, 마늘, 생꿀, 레몬 즙을 섞어서 드레싱을 만든다.

5 큰 그릇 한 개 또는 개별 그릇 두 개에 시금치, 루꼴라, 고수를 담는다. 그 위에 구운 채소를 얹고 드레싱을 뿌려서 바로 차려 낸다.

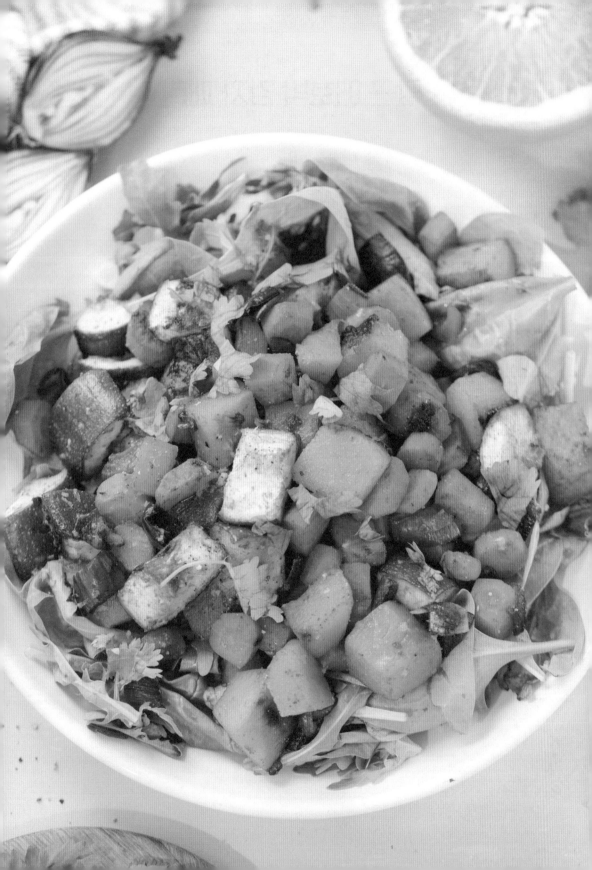

당근 애호박 감자 패티

이 채식 패티는 점심이나 저녁 메뉴에 자주 등장해도 질리지 않을 만큼 높은 활용도를 자랑한다. 샐러드 위에 얹어 먹어도, 찐 채소를 곁들여 먹어도, 살사를 뿌려서 먹어도, 양상추나 양배추에 싸서 먹어도, 이 책 576쪽에 나오는 케첩에 찍어 먹어도, 어떤 창의적인 방법을 동원해 먹어도 멋진 요리가 된다.

재료

패티 8개
감자 2개,
당근 2개,
애호박 1개,
마늘가루 1작은술,
양파가루 1작은술,
말린 오레가노 1작은술,
파프리카가루 1작은술

1 중간 크기의 냄비에 수위가 약 8cm 되게 물을 부어 끓인 뒤 찜통을 넣는다. 찜통에 감자와 당근을 넣고 뚜껑을 덮은 뒤 채소가 부드러워질 때까지 15~20분 정도 찐다. 불을 끄고 완전히 식힌다.

2 오븐을 180도로 예열한다. 오븐팬에 유산지를 깐다.

3 애호박을 강판에 갈아 넛 밀크 백nut milk bag이나 면보에 넣고 수분을 다 짜낸다. 간 애호박의 수분을 최대한 제거해야 패티가 바삭하게 구워진다. 간 애호박을 믹싱볼에 담는다. 감자와 당근도 강판에 갈아서 믹싱볼에 넣는다. 마늘가루, 양파가루, 말린 오레가노, 파프리카가루를 더해서 골고루 섞는다.

4 반죽으로 패티 8개를 만들어 오븐팬 위에 놓는다. 오븐에 넣고 패티가 노릇하고 바삭해질 때까지 45~60분 정도 굽는다. 중간에 패티를 한 번 뒤집어준다. 패티가 굳을 때까지 10~15분 정도 식힌 다음에 먹는다.

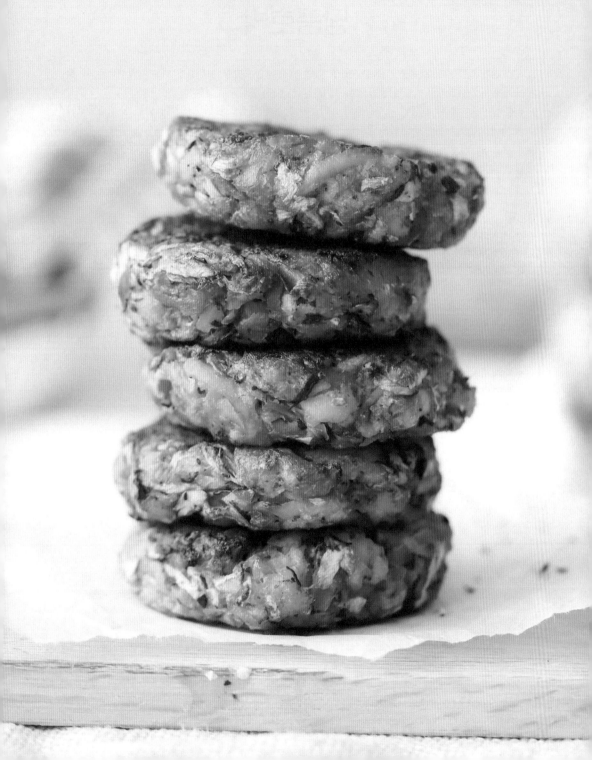

2인분

볶은 채소로 속을 채운
땅콩호박

'단짠단짠'의 진수를 보여주는, 볶은 채소로 속을 채운 땅콩호박. 레시피를 그대로 따라해도 되고, 좋아하는 채소를 골라서 소를 만들어도 되고, 좋아하는 순수 향신료로 실험해도 된다. 그래도 무지방 원칙은 유지해야 한다. 완성된 이 땅콩호박 요리는 며칠 동안 냉장 보관해도 괜찮다. 먹기 전에 냉장고에서 꺼내 오븐에 데워서 신선한 파슬리를 뿌리면 변함없는 맛을 즐길 수 있다.

재료
반으로 자르고 씨를
긁어낸 큰 땅콩호박 1개,
콜리플라워 꽃부분 2와 1/2컵,
잘게 썬 양파 1/2컵,
다진 마늘 2쪽,
곱게 다진 당근 1/4컵,
굵게 다진 버섯 1컵,
곱게 다진 셀러리 1줄기,
말린 타임 1/2작은술,
순수 메이플 시럽 1/2큰술,
굵게 다진 파슬리 1큰술+
고명용으로 조금 더,
레몬 즙 1/2큰술

1 오븐을 200도로 예열한다. 오븐팬에 유산지를 깐다.

2 반으로 가른 땅콩호박을 오븐팬에 놓고 오븐에 넣는다. 포크로 찌르면 푹 들어갈 만큼 부드러워질 때까지 40~50분 정도 굽는다.

3 콜리플라워 꽃 부분을 식품 가공기에 넣고 밥알 모양이 될 때까지 다져서 콜리플라워 라이스를 만든다. 잠시 놔둔다.

4 프라이팬을 중불 또는 강불에 올려 다진 양파를 넣고 양파가 투명해질 때까지 3~5분 정도 볶는다. 필요하면 약간의 물을 넣어가면서 볶는다.

5 마늘, 당근, 버섯, 셀러리를 넣고 버섯과 당근이 물러질 때까지 5~10분 정도 더 볶는다. 우묵한 그릇에 옮겨 담는다.

6 만들어둔 콜리플라워 라이스를 볶은 채소에 넣고 말린 타임, 메이플 시럽, 다진 파슬리, 레몬 즙을 추가해서 골고루 섞는다.

7 구운 땅콩호박에 만들어둔 소로 속을 가득 채운다. 다시 오븐에 넣고 5~10분 정도 더 굽는다.

8 식탁에 올리기 전에 땅콩호박을 큰 접시나 개별 접시에 담고 파슬리를 뿌린다.

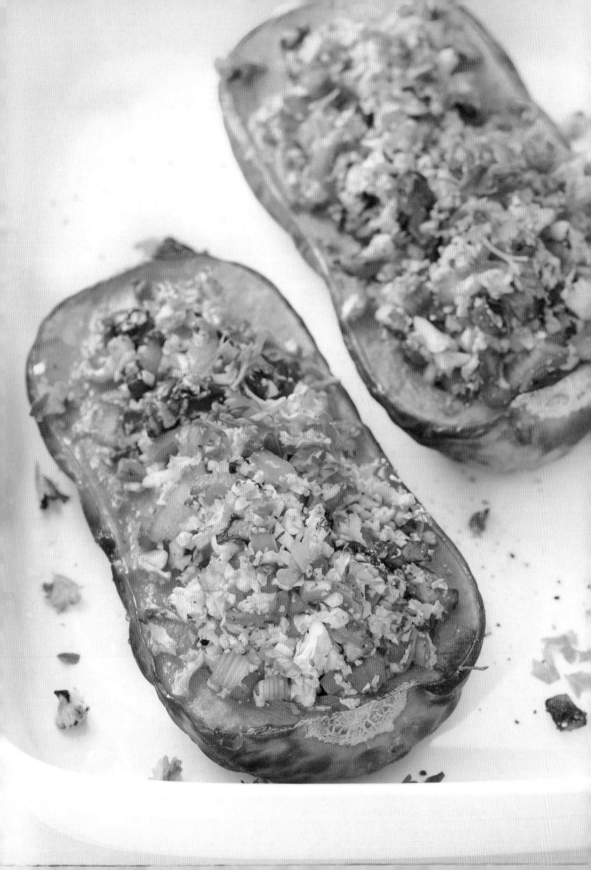

감자 피자 보트

감자는 정말 놀라운 활용성을 자랑하는 채소이다. 그냥 쪄서 먹는 방법부터 굽고 으깨고 샐러드나 피자에 넣고 소를 만드는 방법에 이르기까지 감자의 변신은 끝이 없다. 감자는 함께 먹는 재료들 때문에 등한시되는 경우가 많다. 그러나 버터, 크림, 치즈, 베이컨 칩 같은 재료를 빼고 먹으면 몸속 바이러스에 대항하여 놀라운 치유력을 발휘하는 채소가 바로 감자이다. 이 레시피에서는 감자가 피자 보트로 화려하게 변신한다.

재료
큰직한 러셋 감자 4개

소스
(첨가제 없는) 순수 토마토
페이스트 1/2컵,
말린 오레가노 1작은술,
말린 타임 1/2작은술,
생꿀 1작은술,
물 1/4컵

선택 토핑
굵게 다진 애호박 1/4컵,
굵게 다진 빨간 피망 1/4컵,
반으로 자른 방울토마토
1/4컵,
다진 적양파 1/4컵,
고명용 바질

1 오븐을 200도로 예열한다. 오븐팬에 유산지를 깐다.

2 포크로 찔러 구멍을 낸 감자를 오븐팬에 놓고 부드럽게 익을 때까지 45분에서 1시간 정도 굽는다. 꺼내서 식힌다.

3 감자가 구워지는 동안 토마토 페이스트, 말린 오레가노와 타임, 생꿀, 물 1/4컵을 잘 저어서 토마토소스를 만들어둔다.

4 감자가 맨손으로 만져도 될 만큼 식으면 길게 반으로 자르고 속을 살짝 파내 보트 모양으로 만든다. 만들어둔 토마토소스 몇 큰술을 감자 보트 안에 바르고 선택한 토핑을 올린다.

5 감자 보트를 다시 오븐에 넣고 토핑이 다 익을 때까지 15~20분 정도 굽는다. 바로 식탁에 올린다.

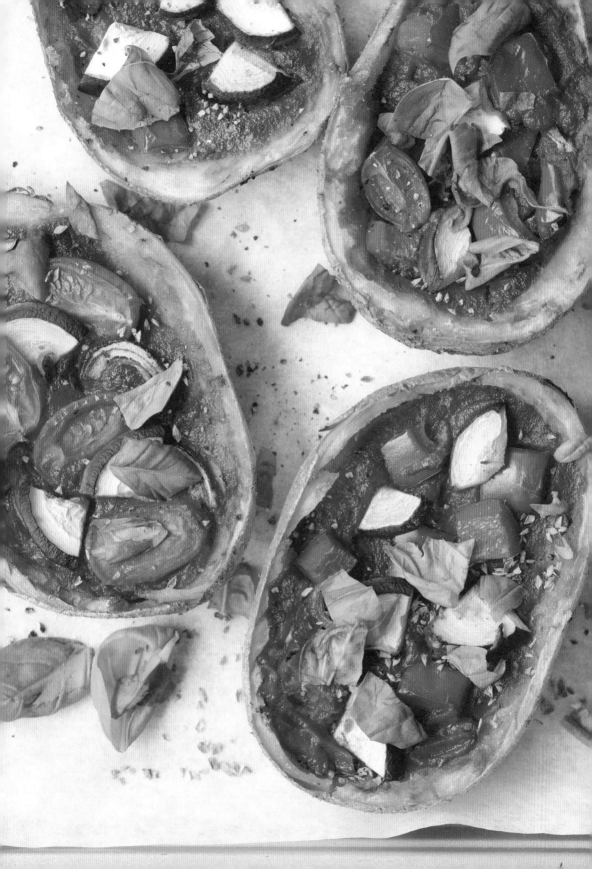

도톰하게 구운 고구마와 시금치 페스토

갓 구워 김이 모락모락 나는 고구마를 시원하고 풍미 가득한 무지방 시금치 허브 페스토에 찍어 먹는 요리. 시금치가 페스토의 크림 같은 질감을 더해줄 뿐만 아니라 영양가도 높여준다. 넉넉하게 만들어도 식구가 많으면 금방 없어질 것이다.

재료
굵은 감자 튀김 모양으로
썬 고구마(적고구마, 속이
노랗거나 주황색인 고구마
다 가능) 1kg 이상,
말린 오레가노 또는
타임 1작은술

시금치 페스토
어린 시금치 느슨하게
담아서 3컵,
신선한 바질 또는 파슬리
느슨하게 담아서 1컵,
맛내기용 레몬 즙 2~3큰술,
마늘 1과 1/2쪽,
물 또는 '간을 살리는 채수'
(레시피는 이 책 550쪽에
나온다) 3큰술,
생꿀 1/2작은술

1 오븐을 200도로 예열한다. 넓은 오븐팬 두 개에 유산지를 깐다.

2 고구마를 두 오븐팬에 겹치지 않게 펼쳐놓고 말린 오레가노 또는 타임을 뿌린다.

3 고구마가 겉은 노릇하고 속은 다 익을 때까지 40~45분 정도 오븐에 굽는다.

4 고구마가 구워지는 동안 페스토 재료를 모두 믹서기나 식품 가공기에 넣고 골고루 섞되 약간의 씹히는 식감이 남을 때까지만 간다. 필요하면 믹서기 안쪽에 붙은 재료를 긁어내리며 간다. 간을 보고 양념을 조절한다.

5 고구마가 잘 구워졌으면 오븐에서 꺼내 페스토와 같이 차려 낸다.

TIP
• 물과 '간을 살리는 채수' 중 하나를 선택할 때는 채수가 더 깊은 맛을 낸다는 점을 감안해야 한다. 그렇다고 시판 채수를 사용할 필요는 없다. 어차피 기름, 소금, 천연향 등 첨가제가 들어가지 않은 제품을 찾기 어렵다. '간을 살리는 채수'를 미리 넉넉하게 만들어 (해동하기 쉽게 얼음 틀에 담아서) 얼려두면 각종 요리에 편리하게 쓸 수 있다.

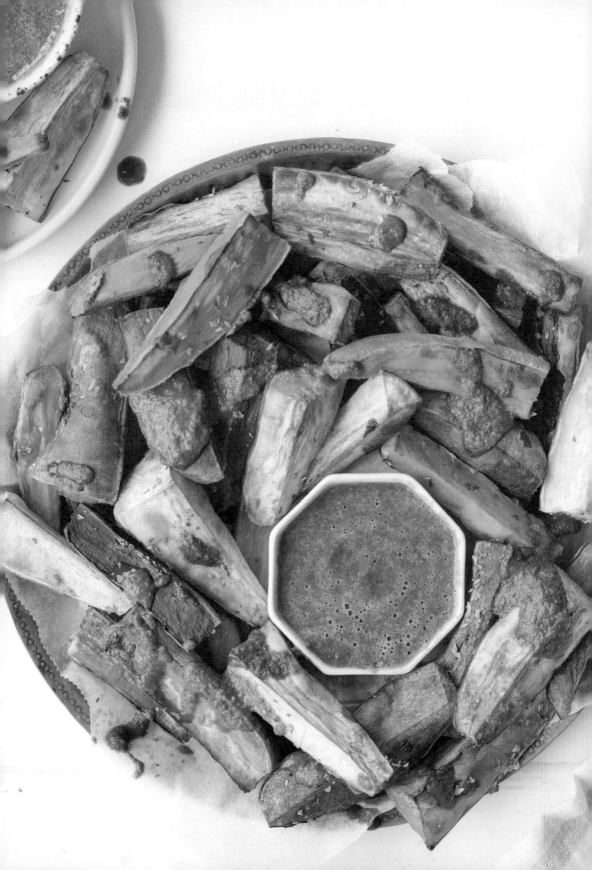

땅콩호박 팔라펠과 샐러드

2인분

이 레시피의 주인공은 병아리콩 대신 땅콩호박으로 만든 황금빛 팔라펠이다. 팔라펠을 부드러운 잎채소 위에 얹고 레몬 즙을 뿌려 화사한 맛을 살린 것으로 맛도 좋고 만들기도 쉽다. 무엇보다 재료 본연의 맛이 살아있는 요리이다.

재료
깍둑 썬 땅콩호박 3과 1/2컵,
다진 적양파 1컵,
굵게 다진 깐 마늘 2쪽,
신선한 고수 또는 파슬리
느슨하게 담아서 1컵,
고수가루 1작은술,
커민가루 1작은술,
생강가루 1/2작은술,
레몬 즙 1큰술

잎채소 샐러드
시금치 느슨하게 담아서 2컵,
루꼴라 느슨하게 담아서 2컵,
레몬 즙 1큰술

1 오븐을 200도로 예열한다. 오븐팬에 유산지를 간다. 팔라펠 반죽이 꽤 끈적거리기 때문에 유산지는 꼭 깔아야 한다. 깍둑 썬 땅콩호박을 오븐팬에 놓고 물러지기 시작할 때까지 20~25분 정도 굽는다.

2 호박을 10분 정도 식힌 다음 양파, 마늘, 고수 또는 파슬리, 커민가루, 고수가루, 생강가루, 레몬 즙과 함께 식품 가공기에 넣는다. 대체로 곱게 갈되 건더기가 약간 씹히는 상태가 될 때까지 1~2분 정도 간다.

3 땅콩호박 반죽을 둥글게 빚어 팔라펠 12개를 만들어 오븐팬에 놓고 납작해지게 살짝 눌러준다. 팔라펠이 노릇해질 때까지 30분 정도 구운 후 뒤집어서 10분을 더 굽는다.

4 잎채소 샐러드는 시금치와 루꼴라를 우묵한 그릇에 담고 레몬 즙을 뿌려 잘 섞어서 만든다. 샐러드를 개별 그릇에 나눠 담고 팔라펠을 얹어서 바로 차려 낸다.

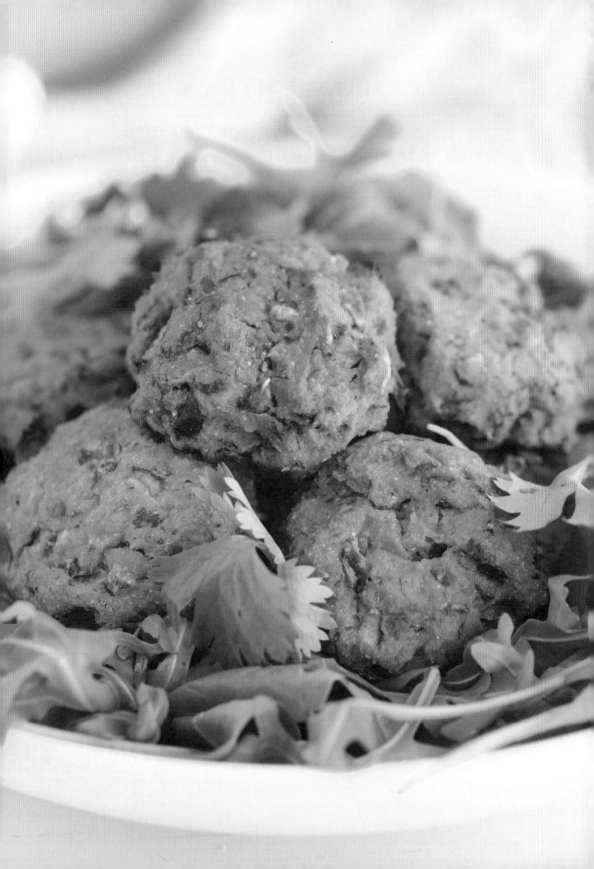

애호박 라자냐

유제품, 곡물, 지방이 전혀 들어가지 않은 채식 라자냐가 과연 가능할까? 가능할 뿐더러 맛도 끝내준다. 풍미 가득한 토마토소스와 크림 같은 감자 베사멜소스, 구운 애호박을 겹겹이 쌓은 이 건강한 별미는 가족이나 친구들과의 모임에 즐거움을 더해줄 것이다.

재료

라자냐
작은 또는 중간 크기의
애호박 4개,
굵게 다진 바질 5~6잎
(고명용)

감자 베사멜소스
껍질을 깎고 깍둑 썬 중간
크기의 감자 6개(약 680g),
양파가루 1큰술,
애로루트 녹말 1/4컵,
레몬 즙 1큰술,
물 3/4컵

마리나라소스
으깨거나 깍둑 썬 토마토 4컵,
다진 양파 1개,
다진 마늘 3쪽,
말린 오레가노 1작은술,
말린 타임 1작은술,
다진 바질 눌러 담아서 1/4컵

1 오븐을 180도로 예열한다.

2 애호박의 양쪽 끝을 잘라내고 약 6mm 두께로 길게 썬다. 채칼을 이용하는 게 제일 좋은 방법이다. 오븐팬 두세 개에 유산지를 깔고 호박 슬라이스를 놓고 호박의 수분이 거의 다 마를 때까지 20~25분 정도 굽는다. 오븐에서 꺼내 완전히 식힌다. 호박 슬라이스에 아직 물기가 남아 있으면 키친타월로 살살 두드려 남은 수분을 없애준다.

3 감자 베사멜소스는 감자를 쪄서 만든다. 중간 크기의 냄비에 수위가 약 8cm 되게 물을 부어 끓인 뒤 찜통을 넣는다. 찜통에 감자를 넣고 뚜껑을 덮은 뒤 감자가 부드러워질 때까지 15~25분 정도 찐다. 불을 끄고 믹서기에 감자와 함께 양파가루, 애로루트 녹말, 레몬 즙, 물을 넣고 고운 액체가 될 때까지 간다. 잠시 놔둔다.

4 마리나라소스는 토마토, 양파, 마늘, 오레가노, 타임을 중간 크기의 냄비에 넣고 강불에 걸쭉하게 졸여질 때까지 15~20분 정도 끓인 다음 바질을 넣고 10분 정도 식힌다.

5 라자냐 접시 바닥에 구운 호박을 한 겹 깐다. 그 위에 마리나라소스 1/4을 호박이 덮일 만큼만 펴 바른다. 그 다음에는 감자 베사멜소스 1/4을 마리나라소스가 덮일 만큼만 펴 바른다. 두 소스를 너무 많이 넣으면 라자냐가 흐물흐물해지므로 알맞은 양만 넣도록 한다. 이 과정을 반복해서 애호박, 마리나라소스, 감자 베사멜소스를 차례대로 올려 총 네 겹을 쌓는다.

6 오븐 중앙에 라자냐를 놓고 겉이 노릇해지고 애호박이 부드러워질 때까지 45~50분 정도 굽는다. 소스가 약간 굳도록 최소 20분은 기다렸다가 라자냐를 자른다. 다진 바질을 위에 뿌려서 차려 낸다.

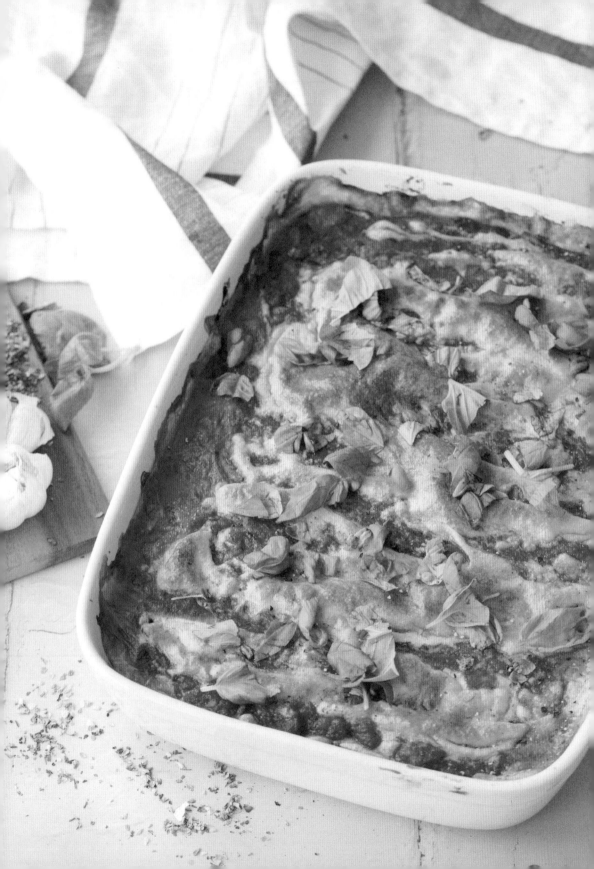

한입 고구마 구이

어릴 적 즐겨 먹던 레시피를 독특한 치유 음식으로 변주한 레시피이다. 샐러드를 곁들이거나 (이 책 570쪽에 나온) 시금치 페스토에 찍어 먹어도 잘 어울린다.

재료
중간 크기의 고구마 2개,
오레가노·타임·로즈마리
같은 말린 허브 1작은술

선택 케첩
(첨가제 없는) 순수 토마토
페이스트 약 180ml,
사과 즙 1/3컵,
레몬 즙 2큰술,
생꿀 2작은술,
양파가루 1/4작은술,
마늘가루 1/4작은술,
말린 오레가노 1/4작은술,
고춧가루 1/4작은술
(선택 사항)

1 오븐을 190도로 예열한다.

2 중간 크기의 냄비에 수위가 약 8cm 되게 물을 부어 끓인 뒤 찜통을 넣는다. 찜통에 고구마를 넣고 뚜껑을 덮은 뒤 고구마가 속은 아직 단단해도 겉은 부드러운 상태가 될 때까지 20~25분 정도 찐다. 찜통에서 꺼내 완전히 식힌다.

3 고구마의 껍질을 벗기고 굵은 강판에 고구마를 간다. 간 고구마를 그릇에 담고 허브를 더해서 골고루 섞는다. 숟가락으로 반죽을 떠서 손으로 한입 크기의 원통 모양으로 빚는다.

4 오븐팬에 유산지를 깔고 빚은 고구마를 놓고 40~45분 정도 오븐에 굽는다. 중간에 한 번 뒤집어주고 노릇해질 때까지 굽는다. 더 바삭하게 구우려면 마지막 10분은 온도를 200도로 올린다. 오븐에서 꺼내 5~10분 정도 식힌 다음에 먹는다.

5 케첩은 모든 재료를 그릇에 담아 곱게 섞일 때까지 세게 저어서 만든다. 한입 고구마구이와 함께 차려 낸다.

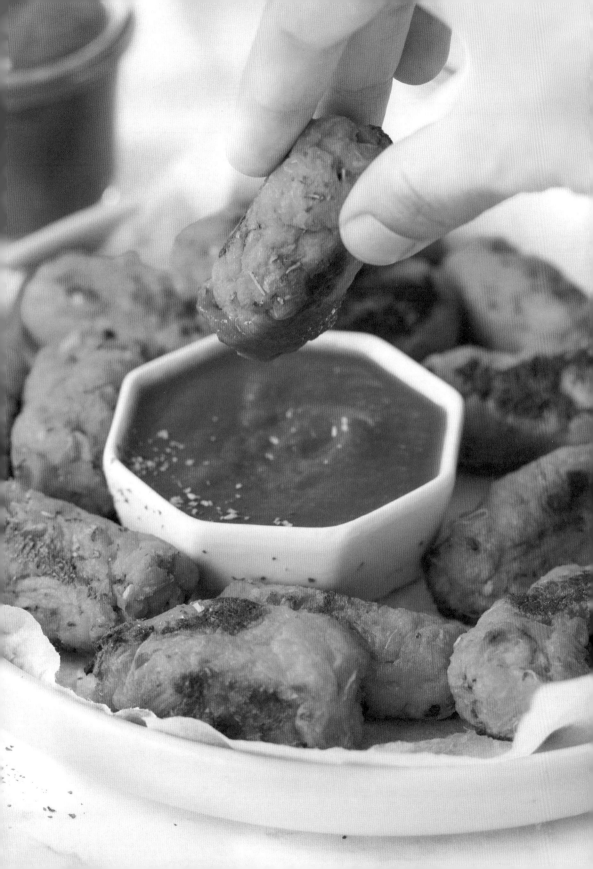

양송이 스튜

4~6인분

볼수록 군침이 돌고 먹을수록 든든한 양송이 스튜. 양송이, 당근, 감자, 양파, 신선한 허브가 어우러져 환상적인 맛의 걸쭉한 스튜가 된다. 친구들에게 대접하고 가족의 허기를 달래기에 딱 좋은 요리이다. 남으면 냉장 또는 냉동 보관해도 괜찮다. 신선한 샐러드를 곁들이면 마음까지 푸근해지는 훌륭한 한 끼가 된다.

재료
굵게 다진 양파 1개,
굵게 다진 셀러리 2줄기,
줄기를 떼어내고 잘게 썬
양송이 약 450g,
다진 마늘 4쪽,
굵게 다진 당근 2개,
4등분한 감자 약 680g,
신선한 타임 잎 2큰술,
굵게 다진 로즈마리 1큰술,
물 또는 '간을 살리는 채수'
(레시피는 이 책 550쪽에
나온다) 3컵,
(첨가제 없는) 순수 토마토
페이스트 1큰술,
국물을 걸쭉하게 해줄
애로루트 녹말 2큰술과
찬물 3큰술(선택 사항),
고명용 다진 파슬리 2큰술

1 큰 세라믹 논스틱 냄비를 중불 또는 강불에 올려 양파를 넣고 양파가 부드러워지기 시작할 때까지 3~5분 정도 볶는다. 필요하면 물 한 큰 술을 넣어가며 볶는다. 셀러리를 넣고 2분 더 볶는다. 양송이를 넣고 양송이가 부드럽고 노릇해질 때까지 5~7분 정도 볶는다. 마늘, 당근, 감자, 타임, 로즈마리를 넣고 잘 젓는다. 물과 토마토 페이스트를 붓고 끓기 시작하면 뚜껑을 덮지 말고 감자와 당근이 익을 때까지 15~20 분 정도 더 끓인다.

2 원하면 작은 그릇에 애로루트 녹말과 찬물을 섞어 녹말 물을 만든다. 스튜에 녹말 물을 붓고 잘 젓는다. 스튜가 걸쭉해질 때까지 2~3분 정 도 더 끓인다.

3 불을 끄고 개별 그릇에 담아 파슬리를 뿌려서 차려 낸다.

TIP
• 물과 '간을 살리는 채수' 중 하나를 선택할 때는 채수가 더 깊은 맛을 낸다는 점을 감안해야 한다. 그렇다고 시판 채 수를 사용할 필요는 없다. 어차피 기름, 소금, 천연향 등 첨가제가 들어가지 않은 제품을 찾기 어렵다. '간을 살리는 채수'를 미리 넉넉하게 만들어 (해동하기 쉽게 얼음 틀에 담아서) 얼려두면 각종 요리에 편리하게 쓸 수 있다.

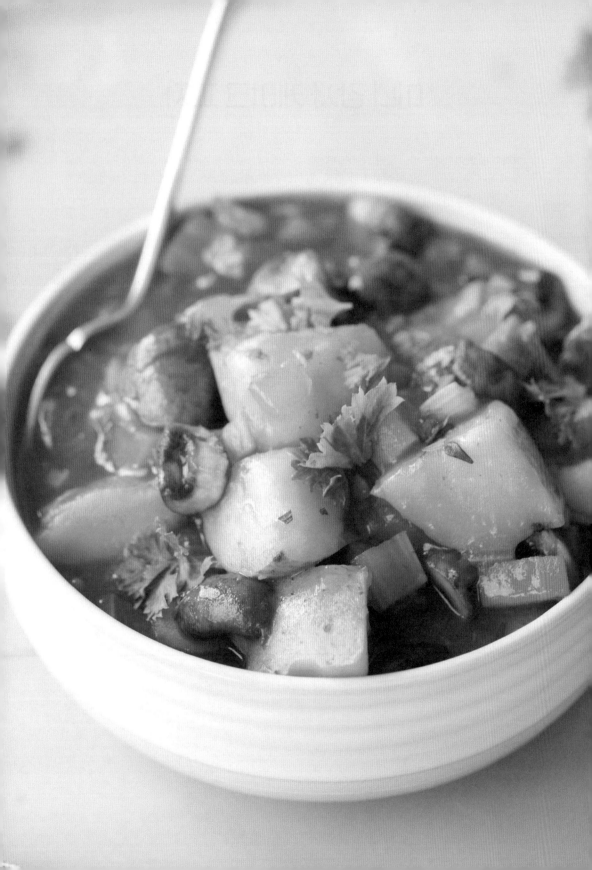

미니 감자 케이크 피자

마력의 맛을 자랑하는 미니 감자 케이크 피자는 피자에 대한 욕구를 채워주면서도 일반 피자를 먹었을 때 몸이 축 처지는 느낌이 전혀 없다. 감자 케이크 베이스에 토마토소스를 듬뿍 바르고 좋아하는 채소 토핑을 얹어 죄책감 없이 마음껏 즐기자.

재료

감자 케이크 8개
껍질을 깎고 깍둑 썬
감자 약 900g,
마늘가루 1작은술,
양파가루 1작은술,
말린 오레가노 1작은술

소스
(첨가제 없는) 순수 토마토
페이스트 1/4컵,
말린 오레가노 1/2작은술,
말린 타임 1/4작은술,
생꿀 1/2작은술,
물 2큰술

선택 토핑
노랑·빨강 방울토마토
3~4개,
얇게 썬 작은 크기의
적양파 1/4개,
얇게 썬 버섯 2~3개,
애호박 또는 여름호박
슬라이스 3~4장,
루꼴라 1줌,
바질 1줌

1 오븐을 200도로 예열한다. 오븐팬에 유산지를 깐다.

2 피자 베이스는 감자를 쪄서 만든다. 중간 크기의 냄비에 수위가 약 8cm 되게 물을 부어 끓인 뒤 찜통을 넣는다. 찜통에 감자를 넣고 뚜껑을 덮은 뒤 감자가 부드러워질 때까지 5~10분 정도 찐다. 찜통에서 꺼내 완전히 식힌다.

3 감자를 그릇에 담고 마늘가루, 양파가루, 말린 오레가노를 넣는다. 포크나 으깨는 도구로 고운 반죽이 될 때까지 으깬다.

4 계량컵을 이용해 1/8컵씩 반죽을 떠서 두께 약 1.5~2cm, 직경 약 7.5~10cm의 패티 8개를 빚는다. 패티를 오븐에 넣고 20분간 굽는다.

5 패티가 구워지는 동안 토마토 페이스트, 말린 오레가노, 말린 타임, 생꿀, 물을 섞어서 소스를 만든다.

6 감자 케이크를 오븐에서 꺼내 케이크 하나에 토마토소스 한두 큰술을 바른다. 그 위에 토핑을 얹은 후 다시 오븐에 넣고 노릇하고 단단해질 때까지 15~20분 정도 굽는다.

7 오븐에서 꺼내 루꼴라와 바질을 위에 뿌려서 차려 낸다.

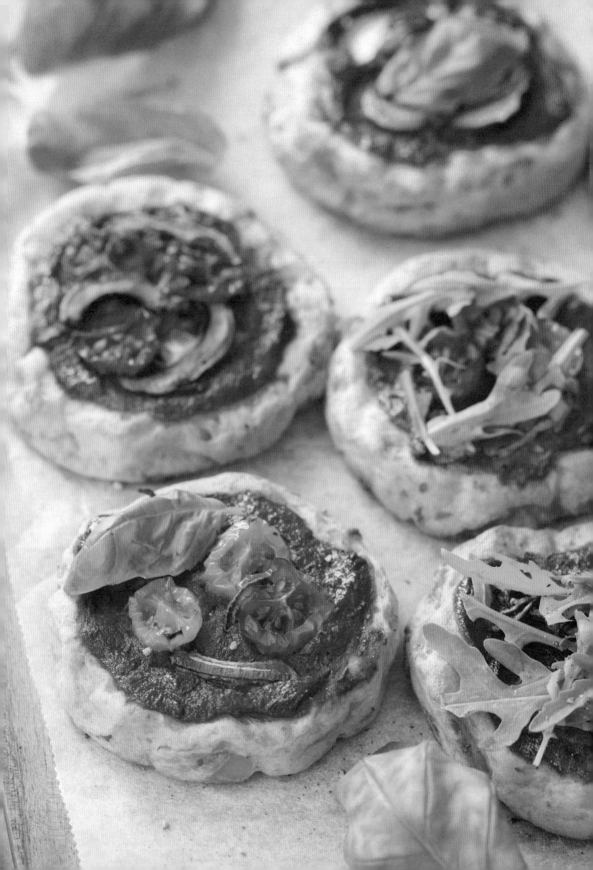

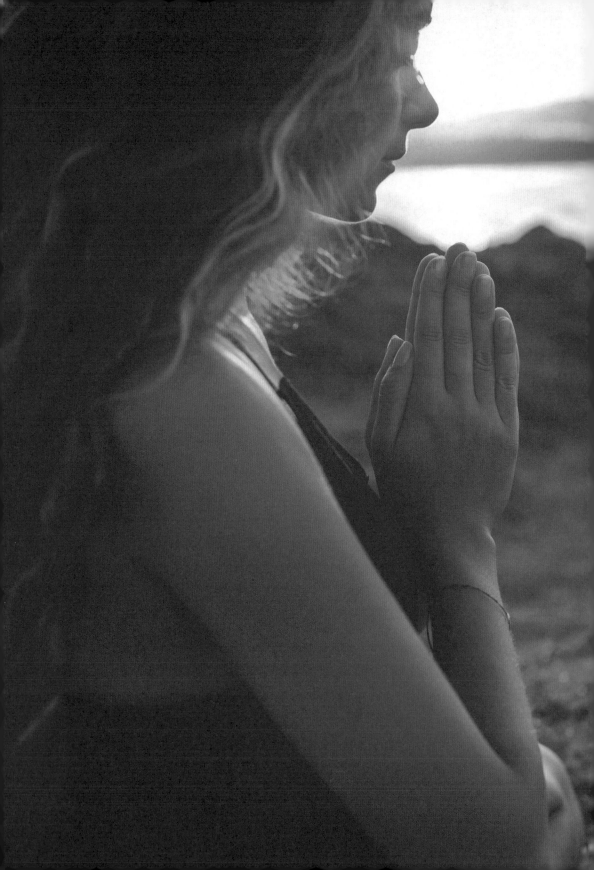

PART 5

영혼을 치유할
더 많은
영적 응원

CHAPTER **24**

약자의 기를 살리는 **격려**와 비판자에게 드리는 **당부**

□ □ □

그 누구도 남한테 괴롭힘을 당해 마땅한 사람은 없다. 당신이 어린 시절 어떤 괴롭힘을 받았든, 어떤 혐오자를 만났든, 선행을 하려는데 누가 방해를 했든, 그런 일을 당해도 될 만해서 당한 것은 아니다. 어쩌면 반대 의견을 내는 게 위험한 상황이라 조용히 고통을 견뎠을지도 모른다. 어쩌면 그때 목소리를 내거나 행동하지 않은 것을 지금 후회하고 있는지도 모른다. 어쩌면 당신이 목소리를 낸 덕분에 누군가를 살렸을지도 모른다. 어쩌면 당신 자신을 살렸을지도 모른다. 어찌되었든 당신은 살아남았고 지금도 살아있다.

그런 식의 괴롭힘은 어른들 사이에서도 마찬가지로 존재한다는 걸 우리 모두는 알고 있다. 이 점을 여실히 보여주는 대표적 사례가 바로 건강 분야이다. 누군가 치유에 관한 선진적인 정보를 전파하려 할 때, 또는 그런 정보를 활용하여 치유되고자 노력할 때, 심지어 실제로 치유되었을 때, 억울하게도 괴롭힘을 당하는 일이 허다하다. 심신이 너덜너덜해지는 피로나 의식이 혼미해지는 통증과 힘겹게 싸우다가 드디어 살 만해진 사람을 괴롭히는 사람이 도대체 어디 있느냐고 반문할지 모르겠다. 그러나 불행하게도 그런 사람이 너무 많다. 질병의 고통과 건강에 관한 담론을 돌아보면 의심과 수치심으로 점철된 기나긴 역사가 있다. 여성의 질병과 건강에 관해서는 특히 더 그렇다. 소셜 미디어가 발전하면서 자신의 사연을 공개하는 용기 있는 사람은 더 쉽게 공격받는 세상이 되었다. 하지만 다행히도 동시에 만성 질환으로 고생하는 사람들이 도움을 얻고 서로 연결되는 것도 더 쉬워졌다.

이 혼란스러운 세상에서 비판적 사고는 필요하다. 그러나 혐오는 필요 없다. 비판자는 혐오자와 달리 배우려는 의지가 있다. 자신이 비판하는 대상에 대해 배우려 하고 사견을 배제하려고 노력한다. 이로써 생각을 바꿀 여지를 의식적으로 남겨둔다. 그 반면 혐오자는 절대 생각을 바꾸지 않겠다는 다짐부터 하면서 판단하고 재단한다. 이는 결국 괴롭힘으로 이어지는데 이런 현상은 결코 당연시되어서는 안 된다. 우리는 괴롭힘에 대응하고 살아남고 자신을 지킬 방법을 찾아야 한다. 진실한 정보로 혐오에 맞서고 연민으로 악의에 맞서야 한다. 무엇보다 괴롭힘과 혐오로부터 자신을 구해야 한다.

인생은 고달프기도 하다. 사람이 상처를 입고 감정적으로나 심지어 육체적으로 고통을 당하다 보면 일부는 혐오자가 되어버린다. 너무 고통스러워서 증오 뒤에 숨는 것이다. 물론 우리는 그런 사람들을 불쌍히 여겨야 한다. 그러나 동시에 우리가 잊지 말아야 할 사실은 아무리 정신적으로나 육체적으로 심한 고통을 당해도 절대 남을 증오하는 길로 빠지지 않는 사람들이 세상에 얼마든지 있다는 사실이다. 자신이 힘들다고 남을 괴롭히거나 끌어내리는 짓은 절대 하지 않는 사람들이 더 많다. 지옥 같은 고통 속에서도 남을 해치거나 미워하지 않는 선한 사람들을 존경하는 데 쏟을 마음까지 세상 모든 혐오자를 용서하고 봐주는 데 허비해서는 안 된다. 어둠과 고통 속에 갇혀 남들까지 자신과 똑같은 악몽 속으로 끌어내리려는 혐오자들과, 고통 속에서도 남들의 고통에 가슴 아파할 줄 아는 사람을 구분해야 한다. 그러지 않으면 우리는 혐오자에게 면죄부를 주게 될 것이다.

물론 연민과 동정심을 잃으면 안 된다. 하지만 내가 상처받는 것까지 감내하면서 동정해서는 안 된다. 세상 모든 사람들이 선하다고 믿으면 결국 자신이 뭔가 잘못됐다는 생각에 빠지고 말 것이다. 우리가 치유되는 과정에서 우리에게 상처를 주는 혐오자가 나타날 가능성이 있다는 사실을 모른다면, 혐오에 부딪혔을 때 자존감이 뿌리째 흔들리고 자기 의심이 커지면서 치유를 향한 몸부림은 더 힘겨워질 것이다. 어둠은 그런 식으로 퍼진다. 착한 사람들은 잘못한 게 없는데도 자책하고 자학하는 경향이 있어서 안 그래도 상처가 많다. 그런데 어떤 사람들은 혐오에 안주하며 자신의 마음과 영혼에 빛이 들어오는 것을 막은 채 남에게 상처를 준다. 그런 사람들이 있다는 것을 깨닫지 못한다면 우리는 더 큰 상처를 입을지도 모른다. 이는 치유의 과정에 걸림돌이 될 것이다. 그러므로 당신은 자신이 선한 사람이라는 사실, 지금 겪는 고통이 당신 탓도 아니고 무슨 잘못을 해서 받는 벌도 아니라는 사실을 알고 자신을 보호해야 한다.

이 책은 치유를 향해 고군분투하는 사람들을 위한 메시지이다. 이 책의 정보를 좋아하지도 믿지도 않고, 많은 사람에게 도움이 되었다는 사실도 인정하지 않는 혐오자를 위한 메시지가 아니다. 비판자는 환영한다. 당신이 비판자라면 당신도 좋은 사람이라는 것을 나는 안다. 이 책의 취지는 더 차원 높은 대화를 통해 독자가 주변 환경 너머의 진실에 눈을 뜨도록 돕는 것이다. 그리고 내 소명은 지옥을 경험하고 살아 돌아온 약자들의 편에 서는 것이다. 괴롭힘을 당하고 상처를 입고 그 흉터를 지금도 안고 사는 사람들이 있다. 만약 당신도 그렇다면, 이 책의 살아있는 말들이 혐오자에 대한 작은 교훈이 되길 바란다. 그래야 자신의 고통 속으로 남들까지 끌어들이려는 혐오자들이 주는 상처로부터 스스로를 지킬 수 있다. 이 책의 살아있는 말들을 괴롭힘 방지책으로 활용하기 바란다. 학교 운동장에서 못된 아이에게 괴롭힘을 당했을 때 느꼈던 어릴 적 감정이 되살아날 때, 이 책이 당신의 피난처가 되길 바란다.

■■■ 아픈 사람과 덜 아픈 사람

병마에 처참히 무너지고 꺾여본 적이 없는 사람은 그런 경험을 해본 사람을 쉽게 속단하는 경향이 있다. 약간의 복부 팽만이나 가벼운 피부 트러블, 이따금씩 몸이 처지는 기분이나 약간의 체중 증가 같은 컨디션 난조와 일상 생활을 이어가는 것조차 불가능할 만큼 심각해진 증상을 고쳐보려고 병원을 전전하면서 수년을 보내는 것은 그야말로 천지차이이다. 정말 아픈 사람, 예컨대 극심한 피로나 통증, 브레인 포그를 고치려고 오랜 세월 기존 의학이든 대체 의학이든 모든 방법을 동원하고 갖은 노력을 쏟아본 사람, 남들 눈에는 보이지도 않는 고통이 삶을 지배하는 사람의 입장에서는, 가끔 몸이 붓거나 가벼운 병에 걸렸다가 금방 낫는 삶은 꿈만 같을 것이다.

이런 간극 때문에 덜 아픈 사람은 건강과 치유에 관한 해답을 별것 아닌 것으로 치부할 수 있다. 가령 해독의 중요성을 무시할 수 있다는 것이다. 독성 중금속이 몸 속에서 해를 끼친다고? 바이러스 같은 병원균이 그렇게나 많은 질병과 증상을 일으킨다고? 그 모든 병증에 셀러리 주스가 강력한 해독제라고? 질병의 고통에 고개 숙여본 적 없는 사람은 생명줄 같은 이러한 지식을 우습게 보거나 무시할 수 있다.

나는 이것을 아픈 사람과 덜 아픈 사람의 차이라고 본다. 현실적으로 생각해 보자. 오늘날 거의 모든 사람들이 어떤 형태로든 건강 문제를 안고 살아간다. 덜 아픈 사람은 건강 문제가 일상 생활에 방해가 되지 않을 뿐이다. 아직까지는. 덜 아픈 사람은 건강 때문에 일상 생활이 완전히 멈춰버리는 경험을 아직 하지 않은 것뿐이다. 아직은 복 받은 삶인 것이다. 그렇다고 언제까지나 그 복을 누리리란 보장은 없다. 특히 언젠가 생명줄이 될지도 모를 해답을 지금 덜 아프다고 우습게 본다면 말이다.

| 우리 모두를 지키다 |

누군가 병에 걸렸는데 금방 낫지 못하고 계속 시름시름 앓으면 주변 사람들은 처음에는 관심을 보이다가도 금방 지겨워한다. 아픈 아이를 돌보는 엄마들은 그렇지 않겠지만. 물론 덜 아픈 사람들 중에도 남의 고통을 가벼이 보지 않을 정도의 겸손함과 공감 능력을 갖춘 사람은 있다. 그러나 아직 겉으로 건강해 보이는 행운을 자신의 우월함으로 착각하는 사람도 있다. 그 우월 의식 때문에 고통과 치유에 대한 남의 사연을 거짓으로 일축할 자격이 자신에게 있다고 착각하기까지 한다. 그 정도까지는 아니더라도 덜 아픈 사람에게는 대체적으로 일종의 안일함이 있다. 아픈 사람보다는 자신이 인생을 더 잘 이해한다는 태도 말이다. 지난 몇십 년 동안 만성 질환 발병률은 꾸준히 늘어난 반면 만성 질환자에 대한 연민은 줄어들었다.

덜 아픈 사람들 중에는 지금의 건강이 '자신의 라이프스타일이 최고'라는 증거라도 되는 양 과시하는 것으로 돈을 벌고 명예와 인기를 누리는 사람도 있다. 심지어 없는 병을 지어내기도 한다. 자신의 라이프스타일 덕분에 증상이 말끔히 사라졌다는 이야기로 소셜 미디어에서 사람들의 이목을 끌어 사업을 홍보하고 제품을 파는 것이다. 병이 있었던 척을 하지 않으면 소셜 미디어에서 반응을 얻지 못하는 현상이 요즘 꽤 흔해졌다. 하지만 그런 행동은 실제로 병증 때문에 고통받는 사람들을 모욕하는 짓이다. 조회수를 올리려는 사기이다. 무시와 의심에 오랫동안 맞서온 만성 질환자들의 싸움을 착취하려는 술수이다. 정말 병 때문에 고생하는 사람은 비슷한 경험을 했다는 다른 사람의 이야기를 들으면 자신의 고생을 인정받는 기분이 든다. 하지만 덜 아픈 사람이 정말 아픈 사람을 혹하게 해서 돈을 쓰게 하려고 자신의 라이프 스타일을 그럴듯하게 포장한 건 아닌지 냉철하게 살펴보아야 한다.

아픈 사람이 자신의 지병에 대한 해답을 찾으려고 백방으로 뛰어다녀도 계속 제자리걸음만 하다 보면 깨닫는 게 있다. 바로 의과학 연구계도 아직 해답을 찾지 못했다는 사실이다. 기존 의학, 기능 의학, 통합 의학, 전인 의학, 대체 의학 할 것 없이 모두 아직 완전한 해답을 내놓지 못하고 있다. 이렇게 말하는 것이 대체 의학의 한계조차 직접 경험해 보지 않은 덜 아픈 사람에게는 신성모독처럼 들리겠지만, 더군다나 의료계에 종사하는 수많은 전문가들의 선의와 그들이 이룬 놀라운 의학 발전을 경시하는 말로 오해받을 수도 있겠지만, 사실이 그렇다. 의료인들은 만성 질환을 치유할 의술을 제대로 교육받지 못했다.

아픈 사람이 셀러리 주스의 효능을 발견하고 꾸준히 셀러리 주스를 마시면 그 해답이 진짜라는 것을 알게 된다. 셀러리 주스를 마신 날과 마시지 않은 날의 큰 차이를 몸이 아는 것이다. 치유의 복잡다단함을 인정하면서도 셀러리 주스가 지금의 건강 상태와 상관없이 치유를 진전시키는 강력한 도구임을 체득한 것이다. 세상에는 우리의 치유를 방해하는 사람이 너무나 많다. 장사치와 회의론자, 우리의 권리를 박탈하려는 자, 심지어 우리 자신도 치유를 방해할 수 있다. 그러나 진정한 해답을 찾은 사람은 안다. 그런 방해에 지지 않는다면 연민의 영이 우리 모두를 지켜준다는 사실을 말이다.

| 보물을 찾다 |

우리는 건강 비법에 관한 무수한 이론이 넘쳐나는 세상에 살고 있다. 이런 세태를 바라보는 자세에서도 아픈 사람과 덜 아픈 사람 사이에는 큰 차이가 드러난다. 덜 아픈 사람은 최신 유행하는 건강 비법을 가벼운 마음으로 시도해 보기도 하고, 심지어 재미를 느끼기도 한다. 그러나 아픈 사람에게 건강 비법은 살기 위한 몸부림이다. 만성 질환자는 녹용, 콤부차, 콜라겐, 프로바이오틱스, 초유 단백질, 사과 사이다 식초, 님neem나무 추출물 등등 어떤 영양보충제를 써도 차도가 없다는 것을 안다. 이런 전인적 치유법은 만성 질환자의 치유에 도움을 주지 못한다. 과거에도 그랬고 앞으로도 그럴 것이다. 그 반면 셀러리 주스는 차원이 다른 약용 식물이다. 셀러리 주스에 대해서만 내가 책 한 권을 써내고 이 책의 모든 해독법의 핵심 요소로 포함시킬 만큼 셀러리 주스는 확실한 건강 비법이다. 셀러리 주스를 마시고 치유를 경험하고 그 경험담을 공유하고 있는 수백만 명의 사람들이 산증인이다.

아픈 사람과 덜 아픈 사람을 구분하는 핵심 기준 중 하나가 바로 치유에 들이는 공이다. 아플수록 나태해진다는 고정 관념과 달리, 아픈 사람은 치유를 위해 정성을 쏟는다. 덜 아픈 사람은 셀러리 주스를 마셔도 대개는 관련 지침을 꼼꼼하게 따르지 않고 일주일 정도 마시다 만다. 메디컬 미디엄 시리즈를 읽고 전체적인 맥락을 파악한 게 아니기 때문이다. 그래서 셀러리 주스에 레몬, 콜라겐, 사과 사이다 식초 등을 첨가하는 오류를 범하기도 하고, 고압-저온 살균high-pressure pasteurization 공정을 거친 셀러리 주스를 사서 마시기도 하고, 셀러리 주스를 다른 음식과 같이 섭취하기도 한다. 심지어 SNS에 올릴 동영상을 찍기 위해 5일에서 7일 정도 셀러리 주스를 마시면서 새로운 영양보충제를 복용하거나 내키는 날만 글루텐을 끊는 실험을 병행한다. 그렇게 핵심 원리에 대한 이해 없이 대충 규칙을 지키다 말다 했으니 셀러리 주스의 이점을 제대로 경험했을 리가 만무하다. 그러고는 역시 효과가 없었다며 셀러리 주스를 유행하다 잊힐 수많은 건강 비법 중 하나로 치부해 버린다. 게다가 덜 아픈 사람은 뚜렷한 병이나 증상으로 고생하지 않기 때문에 더더욱 체감도가 떨어진다.

갓 착즙한 셀러리 주스를 아무것도 첨가하지 않고 빈속에 마시면 얼마나 빠르게 치유 효과가 나타나는지, 다른 어떤 영양보충제로도 경험해 보지 못한 치유의 진전이 얼마나 확실하게 이루어지는지 덜 아픈 사람은 모른다. 그 반면 정말 아픈 사람은 치유법을 제대로 실행하기 위해 심혈을 기울인다. 메디컬 미디엄 정보를 섭렵한 전문가가 되어 그 정보를 올바르게 적용하려고 열과 성을 다한다. 그 덕분에 정말로 인생이 바뀌는 경험을 한다.

아픈 사람과 덜 아픈 사람이 자기 경험을 이야기할 때 둘 다 똑같이 노력한 것처럼 들릴 수 있다. 덜 아픈 사람이 자기도 진지하게 치유법을 시도했다고 말하면 그 말을 의심하는 경우는 별로 없다. 그러나 자세히 들여다보면 아픈 사람과 덜 아픈 사람의 경험은 완전히 딴판이다. 한쪽은 겨우 수박 겉만 핥은 것이고, 다른 쪽은 깊숙이 파서 보물을 찾은 것이다. 이 책에 나온 건강 정보는 충분한 주의와 정성만 기울인다면 가장 까다로운 질병도 고칠 수 있는 정보이다.

■■■ 역병과 다름없는 만성 질환과 미스터리 질환

괴롭힘으로부터 자신을 지키는 중요한 수단 중 하나는 하늘이 내린 진리에 기반한 지식이다. 이 지식으로 무장하면 당신을 괴롭히는 사람들이 아무리 당신을 흔들어도 자기 의심에 빠지지 않을 수 있다. 메디컬 미디엄의 치유 정보는 보편화된 대체 의학이나 기존 의학의 정보와 차원이 다르다. 그렇다면 이런 정보가 왜 필요한지를 자세히 살펴보자. 결론부터 말하자면 만성 질환 발병률이 사상 최고치를 기록하고 있기 때문이다. 미국만 해도 만성 질환이나 원인불명의 증상을 앓고 있는 인구가 2억 5천만 명에 달했고 계속 증가하고 있다. 이들은 삶의 질을 저해하는 건강 문제에 대해 기존 의학으로부터나 대체 의학으로부터나 확실한 설명을 듣지 못했다. 혹은 설명을 들었어도 미심쩍거나 오히려 그 설명 때문에 더 힘들어한다. 이를테면 (면역 체계가 자기를 공격하여 분비선과 장기를 망가뜨리는 병인데 뚜렷한 치료법도 없다는) 자가 면역 이론이나, (모든 병을 유전적 결함 또는 돌연변이의 탓으로 돌리면서 개인의 육체성과 자아의 본질 자체를 문제삼는) 유전자 이론이나, (모든 증상을 호르몬 탓으로 돌리는) 호르몬 이론이 있다. 당신도 그런 설명에 만족하지 못했다면, 오늘날 역병처럼 번지는 미스터리 증상과 고통에 대해 의과학계가 여전히 고민에 빠져 있다는 사실을 알고 있을 것이다.

우리는 왜 애초에 입증되지도 않은 이론에 기반한 오답밖에 내놓지 못하는 체제를 묵인하고 있는가? 만성 질환을 연구하는 의과학계가 약자를 괴롭히는 체제를 만들었기 때문이다. 이 괴롭힘의 체제는 우리의 몸에 대해 새빨간 거짓말을 퍼뜨려 우리의 정신을 꺾어버리고 심지어 영혼까지 짓밟는다. 고귀한 뜻을 품고 의학 발전에 헌신하면서 만성 질환을 연구하는 선한 사람들의 이야기가 아니다. 이런 사람들의 영혼마저도 다치게 하는 체제를 이야기하는 것이다. 나는 이 책이 자기 몸에 대한 수치심을 조장하는 의과학계의 거짓말과 그 거짓말에 동조하는 덜 아픈 사람들에 대항하는 도구로, 즉 괴롭힘의 체제에 저항하는 무기로 쓰이길 바란다. 이제 당신은 유전적 결함이나 자가 면역 따위의 거짓 이론을 만들어낸 체제로부터 자신을 지킬 수 있다.

| 지원 부족으로 발전이 가로막힌 분야 |

분명히 말하지만 나는 제대로 된 의과학을 존경해 마지않는다. 기존 의학계와 대체 의학계에는 엄청난 재능과 지성을 지닌 의사, 외과의, 간호사, 전담 간호사, 보조 의사, 의료 기사, 연구자, 약사 등이 정말 중요한 일을 하고 있다. 나는 이들과 함께 일해본 것을 영광으로 생각한다. 이런 연민 어린 치유자들을 있게 하신 신께 감사할 따름이다. 엄격하고 체계적인 탐구를 통해 세상을 이해하는 법을 깨우치는 것은 인간이 추구할 수 있는 가장 숭고한 이상 중 하나일 것이다.

대부분 의사들은 타고난 지혜와 직관력이 있기에 현재의 의료 제도가 만성 질환에 대해 최상의 진단과 치료를 제공하기에 얼마나 역부족인지 잘 알고 있다. "사실 (   )에 대해 알려진 치료법이 없습니다." 우리는 이 말을 수도 없이 듣지 않는가? 저 괄호 안에 들어갈 수 있는 병명은 끝이 없다. 습진, 건선, 루푸스, 다발성경화증, 루게릭병, 알츠하이머, 하시모토병, 다낭성난소증후군, 자궁내막증, 섬유근육통, 모든 자가 면역 질환, 이제는 라임병까지 다 해당된다. 최고의 명문 의대를 수석으로 졸업한 사람들 중에는 만성 질환 치료에 대해 학교에서 제대로 준비시켜 주지 않았다고 솔직하게 말하는 사람도 있다. 결국 의료 현장에서 스스로 터득하는 수밖에 없었다고 한다.

그런가 하면 자기는 의대에서 모든 해답을 다 배웠다고 믿는 사람도 있다. 무슨 근거로 그러는지는 모르겠지만 자신이 받은 수련이 만성 질환의 미스터리보다 우위에 있다고 자부하면서, 자신이 배운 것 외의 지식이나 이론은 전부 헛소리나 말장난으로 치부한다. 정말 불행한 일이 아닐 수 없다. 명확한 해답도 없이 만성 질환으로 고통받는 사람들이 수백만 명에 달한다는 현실을 의사라는 자가 부정하고 있으니 말이다.

어찌되었든 의료계가 만성 질환의 미스터리를 해결하지 못한 것은 의사나 연구자의 탓이 아니다. 과학계는 하루가 멀다 하고 새로운 것을 발견하는 명석한 두뇌들로 가득하다. 문제는 아무리 놀라운 발견을 해도 투자자와 의사 결정권자의 승인 없이는 아무것도 진행시키지 못한다는 것이다. 오늘도 의과학 연구계에는 많은 사람들의 인생을 바꿀 만한 수천 가지 발견이 빛을 보지 못하고 수천 명의 과학자들이 손발이 묶여 있다.

| 이상과 현실 사이 |

우리는 종종 의과학을 순수 수학과 동일하게 취급한다. 의과학이 오로지 논리와 이성으로 지배될 수 있다고 믿는 것이다. 물론 서로 밀접한 연관이 있긴 하지만, 수학과 의과학은 엄연히 다르다. 수학은 정해진 답이 있지만, 과학은 그렇지 않다. 진정한 과학은 결과로 말한다. 즉 어떤 이론을 적용하여 결과를 도출하는 과정인 것이다. 의과학 연구를 하면서 수학을 활용할 수는 있다. 가령 신약을 개발할 때 수학적 논리를 적용할 수 있다. 그러나 신약의 성공 가능성이 과학적으로 인정되려면 모든 수치가 맞아떨어져야 하는 것은 물론 검증된 결과가 나와야 한다. 대부분 과학 실험실은 뛰어난 지능을 자랑하는 사람들을 모아놓은 놀이터와 진배없다. 그곳에서 연구자는 일정한 방법론에 따라 온갖 재료를 투입해서 각기 다른 가설과 이론을 검증한다. 동시에 투자자는 긍정적인 결과를 빨리 내놓으라고 연구자를 압박한다. 어떤 이론이 맞았는지 틀렸는지 검증을 마치기도 전에 기정사실화되는 경우가 너무 많다. 만성 질환에 관해서는 특히 그런 경우가 비일비재하다. 만성 질환 치료 분야에서 의문에 대한 정확한 직답을 듣는 경우는 극히 드물다.

과학이 우리가 생각하는 만큼 이상적이라면 얼마나 좋을까? 돈 걱정은 할 필요도 없고 오직 진실만이 목표라면 얼마나 좋을까? 인간이 추구하는 모든 것이 그렇듯 의

과학 역시 현재 진행형 과업이다. 단적인 예로 의과학계에서는 장간막mesentery을 최근에야 장기로 인정했다. 그물망처럼 생긴 결합 조직인 장간막은 복막 안에 늘 존재하면서 기능을 해왔고 그 존재와 기능이 밝혀지긴 했지만 이제야 그 위상에 걸맞은 인정을 받게 된 것이다. 이런 사례는 앞으로도 끊이지 않을 것이다. 지금도 중대한 발견은 매일같이 이루어지고 있다. 과학은 끊임없이 진화한다. 그래서 위대한 발견으로 곧 이어질 것 같던 이론이 하루아침에 무용하거나 심지어 유해한 이론으로 전락하기도 하고, 우습게만 보이던 가설이 하루아침에 생명을 살리는 위대한 발상으로 입증되기도 한다. 한마디로 과학은 아직 모든 해답을 찾지 못했다.

우리는 의료계가 만성 질환을 어떻게 고칠 수 있을지 통찰하여 밝혀주기를 벌써 100년 넘게 기다렸다. 그러나 의료계는 아직도 답을 주지 못했다. 과학계가 실질적인 답을 찾을 연구자를 알아보고 길을 터줄 때까지 또 50년 이상 기다려서야 되겠는가? 의과학 연구계가 만성 질환에 대한 해답을 아직 찾지 못했다는 사실을 스스로 직시하고 근거도 없는 이론을 해답처럼 포장하는 혹세무민을 그만두길 평생 기다려서야 되겠는가? 당신이 자리보전한 채 하루하루를 겨우 버티고 있다면, 그런 삶을 단 하루라도 더 견뎌야 할 이유가 있겠는가? 앞으로 10년을 더 견디라면 그럴 수 있겠는가? 당신의 자식들이 그런 삶을 사는 것을 두고 볼 수 있겠는가? 아닐 것이다. 그런데 지금도 수백만 명의 사람들이 기다리고 견디며 살아간다.

▪️ 더 높은 근원

그래서 가장 높은 곳의 영, 즉 긍휼히 여기시는 신의 마음의 발현이자 내가 연민의 영Spirit of Compassion이라고 칭하는 존재가 내게 찾아온 것이다. 나는 네 살 때부터 사람들이 겪는 고통의 진짜 원인을 알아보는 법과 그 정보를 널리 알리는 법을 연민의 영으로부터 배웠다. 내가 어떻게 메디컬 미디엄이 되었는지 궁금한 독자는《난치병 치유의 길》에서 자세한 사연을 찾아보기 바란다. 요약해서 말하자면, 연민의 영은 마치 친구가 곁에서 귓속말을 하듯이 끊임없이 주변 사람들이 겪는 증상에 대해 내 귀에 명료하고 정확하게 알려준다. 게다가 나는 어릴 적부터 연민의 영의 가르

침으로 사람의 몸을 MRI 촬영하듯 정밀하게 살펴서 몸속의 막힌 곳, 곪은 곳, 문제를 일으키는 곳을 알아보고 그 사람이 앓는 병과 과거 병력까지 알아보는 능력을 갖게 되었다.

"우리는 당신이 보인다. 당신이 무엇에 시달리고 있는지 안다. 단 한 순간도 그런 상태가 더 지속되지 않길 원한다." 내 평생 과업은 연민의 영이 내게 가르쳐준 정보를 당신에게 전달함으로써 당신이 혼돈의 바다, 즉 세상을 어지럽히는 온갖 건강 유행의 잡음과 수사修辭로부터 헤어나와 건강을 되찾고 스스로 인생을 주도할 수 있도록 돕는 것이다.

이 책의 내용은 한 치의 거짓도 없는 진리이며 모두 당신의 치유를 위한 것이다. 너무나 많은 내용을 총망라하고 있기 때문에 자신과 사랑하는 이들을 치유하고 보호하기 위한 정보를 확실하게 숙지하려면 되풀이해서 읽는 게 좋다. 때로는 이 책의 정보가 지금껏 접한 정보와 정반대일 수도 있고, 때로는 다른 출처에서 접한 정보와 비슷할 수도 있을 것이다. 하지만 비슷하더라도 미묘하지만 결정적인 차이가 있다.

메디컬 미디엄 정보가 기존의 건강 정보와 비슷한 이유는 내가 메디컬 미디엄 시리즈를 펴내기 전 30여 년을 의학적으로나 영적으로 선진적인 이 정보를 수만 명의 사람들에게 전파했기 때문이다. 메디컬 미디엄 정보를 전수받은 사람들 중에는 까다로운 사례를 놓고 씨름하던 의료 전문가들도 있었다. 만성 질환자들은 물론 수많은 의사, 간호사, 건강 상담사 들이 오랜 세월에 걸쳐 연민의 영의 지도 아래 내가 펼친 강연과 개인 상담을 통해 정보를 습득했고 그 정보를 다른 곳으로 전파했다. 그러면서 새로운 출처들이 계속 생겨났지만, 그 과정에서 메디컬 미디엄 정보는 잘못된 개념과 뒤섞이기도 했다. 그래서 겉으로 보기에는 비슷한데 여러 다른 버전의 건강 정보가 퍼져나간 것이다. 이런 변형된 정보를 자세히 들여다보면 허점투성이인 경우가 많다. 그런 반면 이 책을 비롯한 메디컬 미디엄 시리즈의 모든 책은 진본이다. 당신은 원조를 찾은 것이다. 이 책들에 담긴 내용이 진실의 완전체이다. 원래의 이론을 재포장하고 재탕해서 만성 증상과 질환에 대한 새로운 이해인 것처럼 꾸며낸 것이 아니다. 불완전한 과학, 이익 집단, 조건부 재정 지원, 실패한 연구, 로비 활동, 내부자끼리 주고받는 리베이트, 억지 주장으로 가득한 신념 체계, 폐쇄적인 인플루언서 집단, 뇌물 수수, 속임수에 가까운 유행 따위를 모두 초월한 정보라는 뜻이다.

| 진리를 찾아서 |

이익 집단의 입김, 유행, 뇌물 등은 의과학 발전을 가로막는 장애물이다. 진정한 연구를 통해 만성 질환을 제대로 이해하고 치유책을 찾는 데 걸림돌이 될 뿐이다. 어떤 이론이나 가설을 세운 과학자가 있다고 생각해 보자. 그러면 이 과학자는 이제 자신의 이론을 증명하기 위해 투자자를 구해야 한다. 즉 투자자에게 자신의 이론을 설명해야 한다. 투자자가 설명을 마음에 들어한다는 것은 보통 특정 결과가 나오길 기대한다는 뜻이고, 그래서 투자자는 기대하는 결과가 도출될 수 있도록 자금을 대준다. 한마디로 투자자가 원하는 긍정적이고 실질적인 결과와 증거가 나와야 한다는 압박이 생긴다는 것이다. 그래야 투자금이 정당화되니까. 이런 처지에 놓인 과학자는 압박감뿐만 아니라 두려움도 느낀다. 이번에 실패하면 앞으로 다른 연구를 해도 투자를 받지 못할지도 모른다는 두려움, 연구계에서 명성이 깎일지도 모른다는 두려움 말이다.

이런 압박감과 두려움 때문에 과학자나 연구계 종사자들은 운신의 폭이 좁아진다. 때로는 아이디어가 기대하던 결실로 이어지지 못하기도 하고, 연구가 예상과 다른 방향으로 흘러가기도 하며, 애초에 기본 전제 자체에 결함이 있었다는 사실이 뒤늦게 밝혀지기도 하는 게 과학적 탐구의 자연스러운 궤도이다. 그런데 과학자와 연구자 들이 그 궤도 안에 머무를 수 없게 되는 것이다. 이러한 인위적인 제약 때문에 우리는 무슨 획기적인 연구 결과가 보도되어도 과연 연구진이 주장하는 만큼 대단한 것인가 의구심이 생길 수밖에 없다. 외부의 이해 관계자의 입김 때문에 중요한 진실이 은폐된다면 아까운 연구 시간과 자금만 날린 꼴이 된다. 그러면서 만성 질환 치료를 발전시킬 중대한 연구는 외면당하거나 투자받을 기회를 잃기도 한다. 자가 면역 질환을 예방하고 수많은 생명을 구할 바이러스학 연구도 발전의 기회를 빼앗기게 된다. 우리가 절대적이라고 생각하는 과학 연구 자료 중에는 왜곡된 게 많다. 오염과 조작에 노출된 연구 결과가 그 태생적 결함에도 불구하고 보건 전문가들에 의해 절대적 법칙으로 대우받기도 한다. 그래서 넘쳐나는 건강 정보를 제대로 파악하는 게 그만큼 혼란스럽고 어려운 것이다. 그런 정보 대부분이 진실과 거리가 멀다고 봐도 과언이 아니다.

메디컬 미디엄 해독법은 이미 그 효과가 검증되었다. 정해진 목표에 맞춰 연구를 기획하고 자금을 조달해 결과를 도출해야 하는 압박감에서 자유로운 개개인이 각자의 가정家庭에서 검증한 것이다. 3:6:9 해독법을 비롯한 메디컬 미디엄 해독 기법과 정보가 실질적으로 치유에 도움이 되고 있다는 증언과 문헌은 날로 늘어나고 있다. 시간이 갈수록 효능이 입증되고 있는 것이다. 셀러리 주스 덕분에 건강을 되찾고 있는 사람들이 수백만 명에 달하고, 이들 중 상당수는 셀러리 주스 외에는 생활에서 바꾼 게 전혀 없이도 건강해졌다. 이 사람들이 셀러리 주스 요법을 이론의 영역에서 의학적 진실의 영역으로 확장시키고 있는 셈이다. 과학의 본래 뜻은 지식knowledge이다. 나는 온갖 요법을 다 시도해도 차도가 없다가 셀러리 주스, 중금속 디톡스 스무디, 3:6:9 해독법 같은 메디컬 미디엄 정보를 적용한 덕분에 자리보전하던 상태에서 활기찬 삶을 되찾은 사람들의 눈에서 빛나는 것보다 더 확고한 지식을 본 적이 없다.

| 인용과 출처 |

이 책은 해독과 만성 질환에 관한 사실이나 수치를 다루면서 비생산적인 출처의 과학 연구를 인용하거나 언급하지 않는다. 그렇다고 다른 건강 관련 서적처럼 이 책에 담긴 정보가 시간이 지나 거짓으로 증명되거나 더 최신 정보로 대체될지 모른다는 걱정은 안 해도 된다. 이 책에서 내가 독자와 공유하는 모든 건강 정보는 조작과 오염이 범접할 수 없는 가장 순수하고 고차원적인 출처에서 비롯된 것이다. 인간을 초월한 출처, 즉 연민의 영에서 비롯된 정보이다. 연민보다 치유력이 강한 것은 없다.

과학적 사실만을 믿는다는 독자에게는 나도 과학을 좋아한다고 말하고 싶다. 그런데 기존 의학이든 '자연natural' 의학이든, 과학에 근거하여 만성 질환 치료법을 개발한다는 산업을 보면 대부분 의약품이나 건강 기능 식품 판매에 열을 올린다. 게다가 그런 산업은 부정부패가 비일비재하다. 우리는 분명 좋은 시대에 살고 있다. 심장 수술에서부터 암을 조기에 진단하는 영상 의학 기술에 이르기까지 눈부신 의학 발전이 연일 보도되는 세상이다. 그러나 동시에 만성 질환과 만성 피로가 사상 유례 없이 만연한 세상이기도 하다. 만약 의료업계가 만성 질환의 진정한 원인을 제대로 파악한다면, 건강 전반에 대한 우리의 인식은 가히 혁명적으로 바뀔 것이다.

무엇이든 측정하고 수치화하여 근거를 축적하는 대부분 과학 분야와 달리, 만성 질환에 관한 과학적 사고는 아직 이론적 차원에 머물러 있다. 게다가 지금까지 나온 이론은 진실과 거리가 멀다. 그래서 수많은 사람들이 여전히 만성화된 증상과 증세에 시달리고 있는 것이다. 이대로 가다가는 소수의 의도나 이해에 따른 압박으로부터 자유로운 연구는 씨가 마를지도 모른다. 그리고 그 피해는 만성 질환을 앓는 사람들이 떠안게 된다. 이러한 구조와 경향 때문에 지금껏 과학 제도가 만성 질환자뿐만 아니라 의료인에게도 실망만 안겼던 것이다. 그러는 동안 수억 명의 사람들은 여전히 고통 속에 살아가고 있다. 당신은 그중 한 사람이 되지 않았으면 좋겠다.

▰▰▰ 모든 것을 의심하라

옛날 옛적에는 권위가 곧 법이었다. 사람들은 지구가 평평하다고 배웠고, 그 다음에는 태양이 지구를 중심으로 돈다고 배웠다. 그리고 배운 대로 믿었다. 당시의 이론은 사실이 아니었음에도 모든 사람들에게 사실로 받아들여졌다. 사람들은 당시의 삶이 후진적이라고 생각하지 않았다. 삶이 원래 그런 거라고 믿었다. 현상을 부정하거나 비판하는 사람은 바보 취급을 당했다. 그러다가 패러다임이 전환하여 과학의 시대가 도래했다. 비판하고 의심하는 사람들, 즉 기정 '사실'을 액면 그대로 받아들이기를 거부한 연구자와 사상가의 헌신이 드디어 빛을 발하기 시작했다. 탐구와 분석을 통해 세상을 더 심도 있고 정확하게 이해할 수 있음이 증명된 것이다.

현대에 이르러 과학은 새로운 권위가 되었다. 과학적 발전이 인간의 목숨을 구하기도 한다. 예를 들어 요즘 외과 의사는 살균 소독한 수술 도구를 사용한다. 옛날 의사들과 달리 수술 중 오염이 얼마나 위험한지 잘 알기 때문이다. 그러나 의학 발전의 혜택을 누리고 있다고 해서 의심과 비판을 멈춰서는 안 된다. 또 한 번 패러다임을 전환할 때가 되었다.

만성 질환에 있어서는 "과학이 곧 법"이라는 명제가 더 이상 충분한 답이 될 수 없다. 그 과학이 올바른 과학인가? 연구 자금은 누가 댔는가? 표본 집단은 다양했는가? 표본의 크기는 충분했는가? 통제 변수는 윤리적으로 정해졌는가? 충분한 변수를 고려했는가? 측정 기법은 선진적이었는가? 실험 결과에 따른 객관적 수치와 분석을 통해 내린 결론이 상반되지는 않는가? 연구가 졸속으로 진행되지는 않았는가? 편향은 없었는가? 기득권자가 연구 과정이나 결과에 영향력을 행사하지는 않았는가? 이런 의문을 제기해도 흔들림이나 흠잡을 데가 없는 과학 연구가 있는가 하면, 뇌물과 리베이트, 너무 작은 표본과 허술한 통제 변수 같은 허점이 드러나는 과학 연구도 있다. 그럼에도 불구하고 '과학'이라는 수식어가 붙으면 대부분의 사람들은 감히 반론을 제기하지 못하고 사실로 받아들인다. 우리는 과거의 권위주의적인 신념 체계에서 생각보다 많이 벗어나지 못한 것이다. 어떤 영역이든 기본 틀 자체에 대한 반론 없이는 진보도 없다. 그런데 오늘날 과학의 기본 틀에 대한 반론은 여전히 금기시되고 있다.

유행이 언제나 유행처럼 보이는 것은 아니다. 근거가 탄탄한 의학적 권고로 포장되는 경우가 많다는 뜻이다. 시중에 넘쳐나는 건강 정보의 상당 부분은 낡은 정보의 재탕이고, 심지어 여러 입을 거치면서 왜곡되고 와전된다. 우리는 사심에 의해 전파된 메시지일수록 심히 왜곡된 형태로 수신자에게 도달한다는 사실을 잊어서는 안 된다. 일차적 출처의 신뢰성을 따지는 게 황금률인 때가 있었다. 그런데 요즘은 콘텐츠 창출에 대한 엄청난 압박 속에서 건강 관련 연구 문헌이 그럴싸한 출처 하나만 있으면 졸속으로 발표되는 경우가 허다하다. 이런 문헌을 해석하고 게재하는 사람들의 이해 관계를 잘 살펴봐야 한다. 나아가 연구 결과 자체의 신뢰성도 따져야 한다.

허술한 연구를 출처로 밝히는 문헌이 있는가 하면 아예 과학적 연구에 근거하지도 않고 작성되어 인터넷에 오르는 기사도 많다. 주로 건강 마니아들이 그런 기사를 쓰는데, 그런 기사가 인터넷에 게시되면 다른 건강 마니아들은 그 기사를 무시하기는커녕 마치 과학적 근거처럼 인용해서 또 다른 기사를 쓴다. 그렇게 확대 재생산되는 기사들의 제목만 봐선 아무런 과학적 연구도 뒷받침되지 않았다는 사실을 눈치채지 못할 수도 있다. 우리가 또 경계해야 할 게 있다. 작성자에게 유리하게 기사의 게시 일자를 조작하는 술수이다. 예를 들어 최근에 밝혀진 정보를 가지고 오늘 기사를 쓴 다음 과거 일자로 표기해서 인터넷에 게시하는 것이다. 마치 최근에 밝혀진 정보를 작성자는 오래 전부터 알고 있었던 것처럼 말이다. 오래 전에 게시한 글을 몰래 고치는 경우도 많다. 정직과 공정이 당연시되던 시대는 지나가 버린 듯하다.

| 음식 전쟁 |

과학이 공격의 무기로 악용되는 경우가 너무나 흔해졌다. 사람들은 과학의 이름으로 삼라만상을 자기 위주로 해석한다. 음식 전쟁을 예로 들어보자. 비건파와 자연식물식파는 팔레오식파와 육식파에 맞서기 위해 과학을 창과 방패로 삼는다. 팔레오식파와 육식파도 비건파와 자연식물식파에 맞서기 위해 과학을 창과 방패로 삼는다. 양쪽 다 자기 진영의 주장을 정당화하기 위해 과학 연구를 근거로 내세운다. 그런데 세상 어떤 주장이든 정당화할 연구를 찾으려면 얼마든지 찾을 수 있다. 그 연구가 제대로 된 연구였는지, 연구 방법론을 다른 연구자들도 인정했는지는 아무 상관이 없다. 연구 대상이 고작 열댓 명이었고 연령과 출신이 다 비슷한데다 수고비를 받고 실험에 참여했어도, 그래서 과도한 일반화와 허위 정보가 도출되었어도 아무 상관이 없다.

현대 사회는 '과학'이라는 수식어가 붙은 말은 다 진지하게 받아들여야 한다고 암시하는 사회가 되어버렸다. 과학은 늘 명확한 답을 제시한다는 게 사회적 통념이 된 것이다. 사람들은 어떤 논쟁이든 어느 편이든 이런 통념을 자신에게 유리하게 이용하는 법을 터득했다. 당신은 논쟁에서 이기기 위한 전술에 불과한 것에 목숨을 맡길 수 있겠는가? 우리는 치열한 논쟁에서 과학이 양쪽 모두의 공격수와 수비수로 뛴다는 것이 무엇을 의미하는지 생각해 보아야 한다. 적어도 그 과학의 일부는 허상이라는 생각이 들 것이다. 어떤 것은 결함이 많은 과학일 테고, 어떤 것은 가짜 과학, 또 어떤 것은 개발이 덜 된 과학일 테다.

음식 전쟁의 양쪽 진영은 그런 과학을 자기 명분에 끼워 맞추는 것이다. 동물성 식이에 관한 과학은 식물성 식이에 관한 과학을 믿지 않는다. 그 반대도 마찬가지다. 이 두 과학은 서로 대적한다. 한편 기존 주류 의과학계는 음식을 약으로 취급하지도 않는다. 그러니까 기존 의과학은 음식을 놓고 서로 대적하는 과학 중 어느 쪽도 인정하거나 지지하지 않는다. 그렇다면 어느 과학이 진정성과 정당성이 있고 어느 과학이 그렇지 않단 말인가?

과학을 무기로 삼는 것으로도 성이 안 차면 음식 전쟁 참전자들은 감정적으로 상대의 신념 체계를 비하한다. 비건파와 자연식물식파는 팔레오식파와 육식파를 동물 살육자라고 비난한다. 팔레오식파와 육식파는 비건파와 자연식물식파를 향해 자신이 굶는 것도 모자라 자식까지 굶긴다고 조롱한다.

그런데 그런 전쟁을 하는 동안에도 양쪽 다 병에 걸린다. 상대방이 틀렸음을 입증하기 위해 어떤 과학이나 신념을 인용하든, 모든 사람들은 본인도 이해 못하고 과학으로도 설명할 수 없는 다양한 건강 문제에 부딪힌다. 이를테면 병에 걸렸다 나았다가 서너 달 후 또는 몇 년 후에 다시 도지는 식이다. 그 병은 습진, 건선, 만성피로증후군, 다발성경화증, 셀리악병, 라임병, 하시모토병 같은 자가 면역 질환일 수도 있고, 다낭성난소증후군, 자궁내막증, 자궁섬유종, 불안감, 우울증, 브레인 포그, 부종, 크론병, 대장염, 현기증 등일 수도 있다.

처음 그 병에 걸렸을 때는 가볍게 털어버리고 잊을 수 있다. 그런데 똑같은 문제가 또 발생하면 의심이 들기 시작한다. 자신의 주의주장과 일치하던 신념 체계를 다시 뜯어보게 되는 것이다. 게다가 애초에 확고한 신념이 없었던 자연식물식파의 경우, 고단백 또는 고지방 식물식을 추구하다가 건강상의 문제가 생기면 쉽게 식물성 음식을 탓하게 된다. 동물성 단백질만 먹는 육식파도 병에 걸리면 음식에서 원인을 찾으려는 경우가 있다. 그러나 오늘날 거의 신격화된 동물성 단백질이 주범으로 몰리는 경우는 없다. 아픈 사람은 다른 원인을 찾다가 자기 성찰에 빠진다. 내 태도가 올바른가, 내 사고가 긍정적인가 자문하다가 때로는 자신의 그릇된 사고방식이 건강을 망가뜨렸다는 생각에 마음을 다스리려 명상 센터 같은 곳으로 떠나기도 한다. 아니면 얼마 전에 먹었던 과일이 상했다고 짐작하거나 음식에 곰팡이가 피었다고 의심하거나 요즘 부쩍 심해진 스트레스를 탓한다.

그렇게 음식 전쟁의 양쪽 진영 모두 병의 원인을 찾아 부질없는 노력을 쏟는다. 대체 의학 전문가를 찾아다니거나 마이크로바이옴의 불균형, 위장 내 세균 과잉 증식, 신진대사상의 문제, 영양 결핍 등을 걱정하느라 동분서주한다. 자연식물식파는 비타민이나 미네랄, 특히 단백질의 결핍, 칸디다균, 위장 장애 등이 원인이라는 말에 쉽게 설득된다. 한편 육식파도 영양 결핍이 있기는 마찬가지지만 병원에서는 동물성 식단을 원인으로 지목하진 않는다. 그 대신 유전자가 돌연변이를 일으켰거나 자가 면역성이 발현되었다는 설명을 듣는다. 물론 양쪽 모두 각종 영양보충제를 추가 복용하고 루틴과 식단을 조절하면 약간의 차도를 보인다. 그러나 대부분 일시적인 효과에 그친다. 모두가 여전히 헤매고 있기 때문이다. 만성 질환에 관한 의학이 여전히 추측 게임인 것이다.

치유는 당신이 음식 전쟁에서 어느 편인지 또는 무엇을 믿는지와 무관하다. 당신이 어떤 과학적 연구 보고서를 직접 읽고 어떤 신념을 갖게 되었는지와도 무관하다. 치유는 그동안 우리가 속았다는 사실을 깨닫고 우리를 병들게 하는 진짜 원인을 이해할 필요성을 인식해야 비로소 이루어진다.

| 열린 마음 |

우리가 과학을 계속 신격화하는 한, 그리고 과학적 이론이나 발견을 의심하는 사람들을 바보 취급하는 한, 우리는 해답을 얻지 못할 것이다. 의과학은 의과학 편이다. 물론 보건의료업에 종사하는 개개인은 선의로 일하겠지만, 업계 전체는 개개인을 보살피는 것을 목표로 하지 않는다. 업계 자체를 지키고 업계의 권위를 유지하는 게 최우선이다. 자기 중심주의의 극단적 만성화라 할 수 있다.

솔직히 말해보자. 현대 과학 중 철옹성 같아 보이던 분야에도 때로는 균열이 생긴다. 인공 고관절 부품이나 탈장 방지 메쉬 리콜 사태를 기억하는 사람이라면 이것이 무슨 말인지 알 것이다. 문제의 의료 기구는 분명 엄격한 과학적 표준에 맞춰 설계되고 철저한 과학적 검사를 거쳐 상용화되었다. 그럼에도 높은 수준의 과학적 절차가 그 무결함을 보장해 주지 않았다. 과학 연구의 물리적 결과물에 예기치 못한 문제가 발생하면서, 반론의 여지가 없어 보이던 한 과학 영역이 완전무결하지 않다는 게 드러난 것이다.

그렇다면 만성 질환과 해독에 관한 과학적 이해는 또 얼마나 불확실한지 생각해 보자. 3:6:9 해독법은 손으로 잡을 수 있는 기구도 아니고, 사람의 몸과는 독립된 변수로 측정하고 분석할 수 있는 것도 아니다. 이 해독법은 미발견된 신체 리듬을 활용하도록 설계된 규칙과 방법이다. 우리 모두 알다시피 인체는 생명의 가장 위대한 기적이자 미스터리로 꼽힌다. 만약 아직 과학적으로 밝혀지지 않은 간의 해독 능력과 공조를 이루어 아직 과학적으로 밝혀지지 않은 신체의 문제를 실제로 해결하는 해독법이 있다면, 이 해독법을 가짜라고 주장할 수 있을까? 다시 말하지만 과학은 인력으로 추동되는 현재 진행형 과업이다. 인체의 신비를 이해하려는 영역은 특히 더 그렇다. 과학이 정말로 진일보하려면 끊임없는 경각심과 수용성, 겸허함, 적응력이 요구된다.

건강 문제에 시달리면서 수년 동안 해답을 찾지 못해 고생해 본 적이 없거나 자신이 특정 의학적·과학적·영양학적 신념에 갇혀 있다고 느끼는 독자라면, 여기 나오는 이야기를 호기심과 열린 마음으로 읽었으면 좋겠다. 오늘날 전염병처럼 퍼진 만성 질환과 고통의 이면에는 우리가 현재 아는 것보다 훨씬 큰 의미가 있다. 그리고 여기에 나오는 만성 질환과 치유에 관한 정보는 지금껏 당신이 접해온 것과는 차원이 다르다. 이 정보는 지난 몇십 년 동안 수백만 명의 만성 질환자를 치유로 이끌었다.

▚▘ 거짓 정보와의 싸움

건강하고 힘이 넘칠 때는 심각한 건강 문제로 목욕이나 양치질만 해도 마라톤을 뛴 것처럼 진이 다 빠지는 상태를 상상하기 어려울 것이다. 이것도 만성 질환자들이 그토록 차별을 받는 이유 중 하나이다. 겉으로 멀쩡해 보일 수 있기 때문이다. 힘들어 죽겠는 사람에게 "근데 얼굴 좋아 보인다!"라는 말이 얼마나 기운 빠지게 하는지 겪어보지 않은 사람은 모른다. 아플 때는 그 아픔을 인정받고 치유되었을 때는 그 치유도 인정받고 싶은 것은 인지상정이다. 그런데 만성 질환과 만성 질환으로부터의 치유는 인정을 받기가 참으로 어렵다.

| 약자를 향한 위협 |

건강한 비판 의식, 특히 호기심과 열린 마음을 동반한 비판 의식은 좋은 것이다.

그런데 아픈 사람들이 그런 비판 의식보다 훨씬 많이 접하는 건 괴롭힘이다. 다시 말하지만 만성 질환자는 늘 괴롭힘을 당해왔다. 약자가 당하는 괴롭힘은 수십 년 전의 학교 운동장에서 멈추지 않는다. 괴롭힘은 소셜 미디어에도 여전히 횡행하고 있고, 직장에도 만연해 있다. 아픈 사람은 심지어 가족한테 괴롭힘을 당하기도 한다.

그래서 자신의 아픈 상태를 숨기고 살던 사람들이 요즘에는 자신의 고통을 소셜 미디어를 통해 대거 드러내기 시작했다. 이들에 대해 세상은 의외의 반응을 보이기도 한다. 아픈 사람이 자신의 병에 대해 인터넷에서 이야기하면 대개는 인정을 받고 공감을 얻는다. 적어도 별다른 반대에 부딪히지 않고 자신을 표현할 수는 있다. 간혹 의심스럽다는 댓글이 달리기는 하지만 그런 잡음도 참을 만하다. 치유가 되기 전까지는.

아픈 사람이 치유되었다는 이야기를 하기 시작하면 그때부터 본격적으로 괴롭힘을 당한다. 슬프지만 이게 현실이다. 수많은 만성 질환자들이 병상에서 자신을 일으키고 치유될 방법을 찾아나서는 순간 맹렬한 공격과 비난이 쏟아지는 것이다. 심지어 대놓고 적대감을 드러내는 사람을 만나기도 한다. 예를 들어 누군가 셀러리 주스 같은 치유책을 찾았다고 말하면 야유와 비난의 표적이 되는 것이다. 마치 그 사람은 치유될 권리도, 자신의 이야기를 남에게 들려줄 권리도 없는 것처럼 말이다. 이쯤 되면 혐오 발언도 쏟아지기 시작한다.

만성 질환자는 오랫동안 고통에 시달린 탓에 안 그래도 자신감이 결여된 상태이다. 그래서 목소리를 냈을 때 다수가 적대감을 드러내며 달려들면 바로 기가 죽는다. 이것이야말로 적대감을 드러낸 자들이 노리는 것이다. 그들은 만성 질환자가 존재감을 되찾거나 고통에서 자유로워지는 것을 바라지 않는다. 만성 질환자가 행복해지는 꼴을 못 본다. 만성 질환자가 계속 자신의 부족함과 쓸모없음을 한탄하며 실의에 빠져 있기를 바란다. 그래야 자기 입맛에 맞게 만성 질환자들을 적극적으로, 체계적으로, 비도덕적으로 조종할 수 있기 때문이다.

표현이 너무 과하다는 것은 나도 안다. 나도 사실이 아니었으면 좋겠다. 약자에게 가해지는 그런 위협이 새로운 현상처럼 보이겠지만, 더 구체적으로는 인터넷과 소셜 미디어에 국한된 현상처럼 보이겠지만, 사실 수세기 동안 존재해 온 전술이다. 한센병을 앓던 사람들이 (문둥병자로 불리면서) 그런 위협을 당했다. 1980년대와 1990년대에는 에이즈 환자들이 똑같은 위협을 당했다. 그리고 오늘날 대부분의 만성 질환자들이 그런 위협을 당한다.

그래서 누군가 자신이나 가까운 이가 겪는 고통에 대해 진실을 말하면, 그리고 그고통을 정상으로 받아들이면 안 된다고 주장하면, 따가운 시선을 받는 것이다. 여기서 한 걸음 더 나아가 치유될 방법에 대해 의과학적 연구보다 앞선 선진적 정보를 공유하기 시작하면 역타격까지 받게 된다. 이러한 역타격은 어디로부터 비롯되는가? 덜 아픈 사람들, 그리고 한 번도 아파본 적 없는 극소수의 사람들로부터이다. (참고로 그런 사람들은 주로 남성이다.) 당신이 적극적으로 선한 행동을 했을 때 받는 의심과 부정과 비난은 당신이 옳은 일을 하고 있다는 반증임을 늘 기억하기 바란다. 남을 깎아내리기 바쁜 세상에서 시기와 질투의 대상이 된다는 것은 당신의 행동이 실제로 좋은 변화를 일으키고 있다는 뜻이다.

나아가 자신의 치유를 위해 기울이는 당신의 노력은 심오하고 지대한 영향을 미친다는 것도 기억하기 바란다. 당신의 노력이 치유에 대한 진실과 정보에 목마른 사람들, 희망을 잃지 않고 포기하지 않기 위해 영감이 절실한 사람들에게 닿고 있다. 당신이 치유되는 것을 보면서 누군가는 고통으로부터의 해방을 꿈꾸고, 몸에 진정 필요한 것을 공급해 주면 자신도 치유될 수 있다는 희망을 품는다. 당신의 노력에 영감을 받아 누군가 병상에서 일어나 건강할 자유를 위해 싸우고 실제로 건강해진다면, 당신의 영향력은 그런 사람에게만 닿으면 되는 것이다. 당신이 누군가에게 빛을 비추어 자신의 몸이 잘못된 게 아니고 자신은 나쁜 사람이 아니며 자신도 당신처럼 치유될 자격이 있음을 깨닫는다면, 그래서 그 사람의 인생이 바뀐다면, 이보다 더 영적으로 위대한 일은 없을 것이다. 이제 당신은 세상을 바꾸는 사람이다. 앞에 나서지 못하고 침묵하는 사람들이 질병의 고통 속에서 당신의 이야기를 접하고 당신의 말을 마음에 새기고 있음을 기억해야 한다. 이들은 당신이 주는 조언과 정보를 진지하게 받아들이고 자신의 삶에 적용하여 고통을 극복하고 치유되길 갈망하고 있다. 우리 모두가 한 배를 탔음을 기억해야 한다.

| 우리 모두는 한 배를 탔다 |

연민의 영이 내게 준 정보를 공유하기 시작한 뒤부터 나는 이 정보를 접한 사람들의 인생이 바뀌는 것을 지켜보는 행운을 누렸다. 그러다가 메디컬 미디엄 시리즈의 출판으로 이 정보가 더 널리 전파되어 수천 명의 사람들에게 도움이 되는 것을 보면서는 이루 말할 수 없는 감동을 받았다.

그런데 연민의 영의 메시지가 유명세로 먹고사는 몇몇 사람들에 의해 악용된다는 사실도 알게 되었다. 이는 고통받는 사람들의 아픈 곳을 건드리고 이용하는 행위이다.

내가 받은 재능은 절대 그렇게 쓰여서는 안 된다. 연민의 영은 해답을 갈구하는 이들을 위한 목소리이며, 수많은 인생을 허비하게 만든 덫들로 가득한 모든 제도로부터도 독립된 원천이다. 사람들이 내가 공유한 건강 정보로 전문가가 되어 다른 이들을 돕고자 원출처를 제대로 밝히는 가운데 연민의 메시지를 널리 전파한다면 참으로 기쁘고 감사한 일이다. 그러나 이 정보가 변조되면 위험한 일이 벌어질 수 있다. 이 정보를 철따라 유행하는 거짓 정보와 뒤섞고 비틀어서 얼핏 보면 출처가 같아 보이게 편집하거나 아예 절취해서 진실과 거리가 먼 다른 출처에서 나온 것처럼 조작하는 경우가 종종 있다. 내가 공유한 정보를 훔치거나 변형시킨 다른 출처를 만성 질환자들이 신뢰하게 된다면, 치유가 절실한 사람들은 원출처로 돌아오는 길을 잃고 헤맬 수 있다. 이런 말을 여기에서 하는 이유는 당신이 메디컬 미디엄 정보의 오용과 도용을 경계하고 그 그릇된 영향으로부터 자신과 사랑하는 가족을 지키길 바라기 때문이다.

이 책은 그동안 당신이 읽은 온갖 것들의 재탕이 아니다. 당신의 병을 당신의 유전자나 몸의 결함 탓으로 돌리는 신념을 설파하는 것도 아니다. 요즘에 유행하는 고지방·고단백 식단을 재해석하여 일시적으로 증상을 완화시키려는 것도 아니다. 더 높은 곳에서 비롯되었으므로 인간이 만든 이론도 아니다. 이 책이 전하는 것은 정보이다. 이를 삶에 녹여낸 사람들에 의해서 이 정보는 오늘도 끊임없이 적용되고 연구되고 또 실천되고 있다. 이 정보는 늘 신선하다. 수많은 사람들의 발목을 붙잡는 만성 질환에 대한 완전히 새로운 관점, 치유에 대한 완전히 새로운 관점을 제시하기 때문이다.

이 장 초반에 언급했다시피 나는 비판자를 존중한다. 당신이 그 비판자 중 한 명이라면 나는 당신을 존중한다. 비판자는 배울 의지가 있고 배우려고 노력한다. 이 책의 내용을 숙지한 다음에 그 가치를 판단한다. 이 책에 경계심을 가지고 접근하는 것은 충분히 이해한다. 새로운 것을 접할 때 반응하고 판단하는 것은 인간의 당연한 본능이다. 때로는 그 본능이 우리를 지켜주기도 하고 삶을 지탱해 주기도 한다. 하지만 이 책의 경우에는 다시 생각해 보길 권한다. 속단이 진실을 알아가는 데 걸림돌이 될 수 있다. 자신을 돕고 남을 도울 기회를 막을 수도 있다.

이 세상의 병원균과 독소로부터 자신과 가족을 보호하는 일에 당신이 새로운 전문가가 되었으면 좋겠다. 사람들이 질병으로부터 자유로워지는 일에 동참하는 우리 모두는 한 배를 탄 것이다.

■■■ 당신은 혼자가 아니다

우리가 세상을 떠나고 한참이 지나도 이 정보는 후대를 위해 여전히 남아 있을 것이다. 그런 의미에서 이 정보는 영원하다. 미래에도 병원균과 독성 트러블메이커는 여전히 세상 모든 사람을 괴롭힐 것이다. 그러나 인체의 치유 능력도 여전할 것이다. 후대가 인체의 해독 리듬을 활용할 줄 안다면 말이다.

메디컬 미디엄 정보를 발견한 많은 사람들이 이 정보를 자신과 가족의 삶의 일부로 받아들이고 실천하고 있다. 이 정보를 유산으로 물려줌으로써 자신이 세상을 떠난 후에도 사랑하는 자손들이 치유의 지식을 활용하여 자신을 지키길 바라고 있다. 하지만 우리가 이 세상에 있는 동안에는 이 정보를 활용하여 괴롭힘에 맞서야 할 때도 있을 것이다. 이제는 더 큰 목적 의식을 가지고 싸울 수 있다. 심지어 유머를 잃지 않으면서 싸울 수 있다.

자신을 지키는 일이 힘에 부칠 때마다 기억하기 바란다. 당신은 결코 혼자가 아니다. 스스로에게 권한을 부여하는 운동을 벌이는 사람들 중 한 명이다. 당신은 자신을 지지함으로써, 만성화된 고통으로부터 벗어나 다시 꿈과 희망을 품을 자격이 있는 수많은 사람들의 편에 서는 것이다.

이 치유의 여정에 함께하고 이 책을 읽기 위해 시간을 내준 당신에게 감사드린다. 당신이 이 책을 통해 배운 진실을 삶 속에 녹여낸다면 당신과 주변 사람들의 인생은 완전히 달라질 것이다.

"당신이 적극적으로 선한 행동을 했을 때 받는
의심과 부정과 비난은
당신이 옳은 일을 하고 있다는 반증임을,
당신의 빛이 세상을 바꾸고 있다는 뜻임을
늘 기억하기 바란다."

—앤서니 윌리엄 (메디컬 미디엄)

CHAPTER 25

해독 과정에서
일어나는 **감정**

□ □ □

해독은 그 자체만으로도 감정적인 과정이다. 늘 먹던 익숙한 음식을 바꿔야 한다는 생각만으로도 감정이 촉발될 수 있기 때문이다. 우리 대부분은 변화를 싫어하고 새로운 시작을 두려워한다. 새로운 음식을 비롯해 새로운 시도를 좋아하는 사람이라도 여전히 해독을 떠올리면 감정이 동요할 수 있다.

매일 먹는 익숙한 음식을 바꾼다는 건 커다란 도전이다. 우리 대부분은 먹고 싶은 대로 먹기를 좋아한다. 비교적 건강한 범위의 음식이어도 마찬가지다. 해독은 성격상 제약이 따를 수밖에 없다. 3:6:9 해독법도 예외가 아니다. 그러한 제약은 우리를 보호하기 위한 장치이다. 우리 몸속에 있는 병원균의 먹이를 차단하여 병원균을 아사시키기 위해, 병원균의 연료인 독소를 씻어내기 위해, 그러면서 동시에 우리의 몸을 굶기지 않기 위해 그와 같은 여러 가지 제약을 두는 것이다.

많은 사람들이 음식과 연관된 마음의 상처가 있다. 이를테면 어렸을 때 주는 대로 먹어야 하는 분위기에서 자랐거나, 학교에서 싫은 음식을 억지로 먹어야 했거나, 식구들과 음식 취향이 다르다고 핀잔이나 구박을 당했거나, 또는 배불리 먹지 못할 만큼 형편이 어려운 가정에서 자랐을 수도 있다. 우리 모두는 음식을 둘러싸고 크고 작은 상처를 받으며 살아왔고 또 살고 있다. 많은 가정에서 십대 또는 청년이 된 자녀가 건강한 음식을 먹는 친구의 영향을 받아 평소와 다른 음식을 찾으면 부모는 아이에게 식이 장애가 생겼다고 걱정한다. "단백질은 먹어야지" 또는 "영양학적으로 지방 섭취도 적당히 해야 건강하대"라는 말이 나온다. 식생활을 바꾸려는 사람은 개인 행동을 한다며 가족이나 또래의 압력을 받기도 한다.

해독을 시작하려는 사람도 주변 사람들의 걱정 어린 시선을 받는다. 때로는 주변에서 정상이 아니라고 눈치를 주기도 한다. 마치 여럿이 모이면 당연히 피자를 시켜서 나눠 먹고, 외식하면 당연히 고기를 구워 먹거나 마카로니와 치즈를 먹어야 '정상'인 것처럼 말이다. 우리가 건강을 생각해서 의식적으로 음식을 가려먹으면, 주변 사람들도 자신이 즐겨 먹는 음식에 의문을 갖게 되고, 그러다 불안 심리가 발동하기도 한다. 그 불안감이 우리에게 투영되면 음식에 얽힌 우리의 옛 감정들이 다시 수면 위로 떠오를 수 있다. 예를 들어 과거에 식이 장애가 있던 사람이 안정을 찾고 건강해졌다가 이 책의 해독법을 시도하려고 마음먹었는데, 주변에서 다시 식이 장애가 생긴 건 아니냐고 걱정을 하면 그 사람은 슬픈 감정에 휩싸일 수 있다. 식이 장애로 힘들어 하던 시절의 암울한 순간에 느꼈던 감정이 살짝 되살아나는 것이다.

하지만 먹는 것과 관련해 누구나 다 문제가 있다는 사실을 기억하자. 문제가 없는 사람은 없다. 인류 역사상 먹을거리에 관한 조건이 완벽했던 적은 단 한 번도 없었다. 우리의 선조들은 빵 한 덩어리를 배급받으려고 몇 시간씩 줄을 서서 기다리던 대공황 시절을 절대 잊지 못했다. 그리고 그 이야기를 다음 세대에게 들려주었다. 그 선조들도 윗세대로부터 흉년이나 전쟁통에 기근으로 고생했던 이야기를 들으며 자랐을 것이다. 근심걱정은 인간이 음식과 맺는 관계에서 떼려야 뗄 수 없는 감정이다. 태초부터 그랬다. 생존과 직결된 문제이기 때문이다. 그렇게 음식에 대한 감정은 세대를 거쳐 대물림되어 왔다.

자식을 많이 낳던 시절 대식구가 식탁에 둘러앉으면 늘 음식이 모자라서 밤마다 주린 배를 움켜잡고 잠을 청했던 유년을 보냈다면, 성인이 되어서도 음식에 대한 특이한 버릇이나 성향이 생길 수 있다. 너무 어릴 때 완벽하게 주입된 생존술이라 의식조차 하지 못하더라도, 혹은 딱히 식이 장애로 진단할 정도는 아니더라도 말이다. 음식과 연관된 생존 기술은 세대마다 특이점이 조금씩 변형된 형태로 대를 이어 반복되기도 한다. 부모나 조부모로부터 전수받았든 가난의 대물림으로 어쩔 수 없이 체득했든 대대손손 이어지기는 마찬가지다. 친족 간에는 이런 특이한 음식관이 꼭 식이 장애는 아니라고 생각한다. 오히려 가풍의 일부로 여긴다. 음식에 관한 허위 정보나 잘못된 이론도 대물림된다. 수십 년 전 세뇌되었던 단백질에 대한 관념이 대를 이어 지속되기도 한다. 누군가는 신선한 음식을 구하기 어렵고 통조림이나 패스트푸드에 의존할 수밖에 없는 경제 형편 속에서 자랐을 수도 있다. 아무튼 사람마다 사정은 달랐겠지만 결국 모두 불균형이 생긴 건 매한가지다.

그렇다. 모든 사람들의 식생활은 균형이 잡혀 있지 않다. 건강 전문가가 "균형 잡힌 식단이 중요합니다"라고 말할 때 그 '균형 잡힌' 식단이 과연 올바른 식단인지, 아니 그게 정말로 균형이 잡힌 것인지 누가 알겠는가? 균형 잡힌 식단이란 없다. 어떤 개인이 우리가 먹어야 할 것과 먹지 말아야 할 것을 정리해서 이론화한 것에 불과하다. 그 이론을 제자에게 전수해서 학파를 만들었을 뿐이다. 균형적인 식생활에 대해 온갖 신념과 해석이 난무하는 세상이다. 그런데도 너무나 많은 사람들이 너무나 많은 건강상의 문제를 안고 살아간다. 너무나 많은 사람들이 몸속에서 활동하는 병원균 때문에 여러 증상과 증세에 시달리고 있다. 그런데 이 모순을 아무도 제대로 이해하지 못한다. 의사도, 영양학자도. 이 구조를 변화시켜 치유가 되려면 우선 먹는 것부터 바꿔야 한다. 연민의 영으로부터 나온 메디컬 미디엄 정보는 개개인의 상황에 맞춰 먹어야 할 것과 먹지 말아야 할 것을 규정한다. '균형'이라는 애매한 말은 해답이 될 수 없기 때문이다. 도대체 누구에게 맞는 균형인가? 어떤 문제에 맞는 균형인가? 사람이 병에 걸리는 진정한 이유도 모르면서 무엇을 먹고 무엇을 먹지 말아야 하는지를 어떻게 안단 말인가? 모든 게 추측일 뿐이다.

그러므로 '균형 잡힌 식단'이라는 말에 기죽지 않아도 된다. 균형을 중시하는 사람들도 혼란스럽고 착각에 빠져 있긴 마찬가지이다. 특이한 취향이든 혐오하는 음식이든 감정적인 문제든 우리는 누구나 음식에 대한 강박증이나 집착이 있다. 예를 들어 아주 어릴 때 쿠키 통에 손을 넣다가 어른한테 손을 찰싹 맞았던 정말 별거 아닌 것 같은 경험도 누군가에게는 평생 트라우마로 남을 수 있다. 쿠키를 먹지 않았어도 말이다. 이런 사례는 끝이 없다. 먹는 것과 연관된 온갖 생각과 기억과 감정이 우리 모두의 뇌를 끊임없이 어지럽힌다. 부정적인 뜻으로 하는 말이 아니다. 먹는 것이 곧 삶이다. 우리는 먹는 생각을 해야만 한다. 그게 현실이고, 그 누구도 이 현실을 초월해서 살 수 없다. 이 세상에서 사는 한 먹는 것은 벗어날 수 없는 인간의 조건이다.

해독을 시작할 때는 이 사실을 명심하기 바란다. 해독 과정에서 감정이 일어나는 것은 지극히 자연스러운 현상이다. 왜 그런지는 조금 뒤에 설명하겠다. 음식에 대한 욕구가 일어나는 것도 설명이 가능하다. 우리 몸속에는 감정, 독소, 바이러스, 유해 박테리아 등 정말 많은 것들이 축적되어 있다. 그리고 그것들은 의외로 밀접하게 연관되어 있다. 3:6:9 해독법을 비롯한 모든 메디컬 미디엄 해독법은 그 모든 것을 안전하게 몸에서 배출시키는 작업이다. 해독을 하는 매순간이 즐겁고 빛나고 SNS에 자랑할 만하지 않더라도 걱정할 필요는 없다. 해독을 항해에 비유하자면 해독을 하는 당신은 이제 선장이 된 것이다. 감정이라는 파도에 배가 출렁이는 것은 더 큰 리듬의 일환이다. 해독 중 일어나는 감정도 결국에는 당신에게 이로울 것이다. 해독을 마친 후에도 이점을 계속 누리기 위한 준비 과정이자 궁극에는 더 건강하고 좋은 곳으로 당신을 데려갈 항해의 일환이기 때문이다. 그러니 수평선에 시선을 고정하고 배를 몰아야 한다.

■■■ 음식에 대한 욕구 해석하기

이 책의 해독법을 진행하는 동안 음식에 대한 욕구가 꼭 생기는 것은 아니다. 욕구는 사람마다 다르고, 매일 달라지고, 심지어 시시각각 달라진다. 해독 중 먹고 싶은 욕구가 강해지는 것은 자연스러운 것이다. 이때 왜 이런 욕구가 생기는지를 이해하면 욕구가 지나갈 때까지 견디는 데 도움이 될 것이다.

| 병원균의 소멸 |

우선 먹고 싶은 욕구에 대해 분명히 해둘 게 있다. 해독 중 베이컨 치즈버거나 햄 치즈에그 샌드위치가 당기는 것은 몸이 지방이나 단백질이 필요하다고 신호를 보내는 게 아니다. 몸속에서 보내는 신호는 맞다. 그러나 몸 자체가 보내는 신호는 아니고 몸에 도움이 되는 신호도 아니다. 평소 안정감을 주는 익숙한 음식을 끊으면 감정이 일어나기 시작한다. 트러블메이커 음식을 끊었을 때 더 그런 음식이 당기는데 그 이유 중 하나는 몸속의 바이러스와 유해 박테리아가 굶기 때문이다. 병원균이 좋아하는 (계란, 글루텐, 유제품 같은) 먹이가 더 이상 공급되지 않으면 병원균은 일종의 신호 화학 물질을 분비하기 시작한다. 이 화학 물질은 뇌로 들어가 배가 고프다는 신호를 수신하는 수용기를 자극해서 병원균의 먹이가 되는 음식을 먹고 싶게 만든다.

이 점을 이해하고 나면 먹고 싶은 욕구와 거리를 두고 욕구가 지나갈 때까지 견디는 게 훨씬 수월해질 것이다. 몸에 있는 바이러스나 박테리아한테 조종당하고 싶은 사람이 어디 있겠는가? 조종은 내가 해야 한다. 병원균의 연료 공급을 차단해서 몸 밖으로 몰아내야 하는 것이다. 트러블메이커 음식에 대한 욕구가 생기는 것은 오히려 긍정적인 신호이다. 몸속의 바이러스와 박테리아가 궁지에 몰리기 시작했다는 뜻이기 때문이다.

20장 "내 몸의 치유력"에서도 설명했듯이, 어떤 사람들은 해독을 시작하면 아픈 데가 조금 더 아프기도 한다. 아픈 것도 감정에 영향을 미친다. 해독을 하는 게 정말 맞는 건지 두려움과 의구심이 생기고, 평소 먹던 대로 다시 먹는 게 낫겠다는 생각이 든다. 아니면 위안이 되던 음식에 대한 욕구가 생기기도 한다. 이때도 몸속에서 무슨 일이 일어나고 있는지를 알면 도움이 된다. 우리 몸속에는 우리가 생각하는 것보다 훨씬 많은 바이러스가 있다. 바이러스와 바이러스가 배설한 신경독과 피부독이 지방 세포에 가득 차 있는 것이다. 어찌 보면 이 지방 세포는 우리가 바이러스와 독소 때문에 심하게 앓는 것을 막아주는 완충재라고 볼 수 있다. 그런데 해독으로 지방 세포가 제거되기 시작한다는 것은, 지방 세포가 흡수했던 바이러스와 바이러스성 노폐물이 방출된다는 뜻이고, 이 때문에 일시적으로 컨디션이 안 좋아질 수 있다. 과체중이어야만 이런 현상을 겪는 게 아니다. 내가 말하는 지방 세포는 사람을 살쪄 보이게 만드는 지방 세포만이 아니다. 우리 모두는 장기 안에 바이러스와 바이러스성 노폐물을 가둬놓은 지방 세포가 있다. 따라서 해독 중 컨디션 난조는 누구나 겪을 수 있다. 건강이 일시적으로 나빠졌다고 걱정되긴 하겠지만, 사실은 더 건강해지려고 독소가 배출되고 있다는 신호이다.

해독 중 병증이 악화되거나 피로가 더 심해지는 사람은 그만큼 오랫동안 바이러스가 몸속에 있었던 사람이다. 30종이 넘는 대상포진 바이러스 변종이든, 60종이 넘는 엡스타인 바 바이러스 변종이든, 단순포진, 인간 헤르페스 6형, 거대 세포 바이러스든, 헤르페스 계열의 미발견 변종이든, 이런 사람의 몸은 이미 바이러스 포화 상태에 이르러 병든 것이다. 이런 사람이 해독을 하면 신경독은 더욱 기승을 부린다. 아슬아슬하지만 치유를 위해서 거쳐야 하는 과정이다. 치유가 되려면 바이러스를 죽여야 하는데, 바이러스는 죽으면서 신경독과 피부독을 방출한다. 신경독이 계속 축적되게 방치하는 것이나 바이러스가 살아서 계속 활동하게 방치하는 것은 우리 몸에 도움이 되지 않는다. 해독을 통해 바이러스를 굶기고 우리의 면역 체계를 강화하는 것이 장기적으로 볼 때 우리 몸을 돕는 길이다. 이 치유의 과정에 부침이 있더라도 부정적으로 보이는 현상 이면에 놀라운 진전이 이루어진다는 사실을 인지한다면 자신을 지킬 수 있을 것이다.

바이러스성 신경독을 해독하는 과정에서 나타나는 감정적 측면에 대한 통찰은 이 장의 후반부에 나오는 "바이러스 해독의 비밀 더 파헤치기" 절을 참고하기 바란다.

| 아드레날린의 분비 |

특정 음식을 끊었을 때 나타나는 욕구가 모두 병원균 때문만은 아니다. 먹고 싶은 욕구에도 감정적 측면이 있다. 먹는 것과 감정의 문제에 있어서 사람들은 대체로 두 부류로 나뉜다. 한 부류는 심적 고통을 잊으려고 먹는다. 이런 사람은 마음을 달래주던 음식을 못 먹게 되면, 먹는 걸로 억눌러보려고 애쓰던 감정의 일부가 수면 위로 떠오른다. 오랫동안 익숙했던 슬픔, 외로움, 두려움, 수치심, 죄책감, 분노 등의 감정이 우리의 생각에 그림자를 드리우기도 하고, 심지어 속이 울렁거리거나 가슴이 조이는 신체적 증상을 동반하기도 한다. 바로 이때 피자나 맥앤치즈나 아이스크림의 환상적인 맛이 최고의 치료제처럼 느껴질 수 있다.

위에 '억눌러보려고 애쓰던'이라는 표현을 쓴 이유는 먹는 걸로 감정을 억누르는 게 가능한지 의문을 제기하기 위해서이다. 과연 가능할까? 일시적으로만 가능하다. 나아가 감정을 억누르는 게 진정한 목표일까? 아닐 것이다. 진정한 목표는 치유이다. 때로는 정말로 감정이 억제되기도 한다. 큰 피해를 당했을 때 분비된 아드레날린이 트라우마의 고통을 흡수한 뒤 뇌의 감정 통제 센터의 신경 세포 속 깊숙이 저장되면 실제로 감정이 억제된다. 이런 감정 억제는 부정적인 게 아니다. 우리를 보호하기 위한 감정적 방화벽이다. 그런데 이렇게 실제로 트라우마를 억제하는 방어 기제가 없으면 심적 고통은 다시 올라오는 경향이 있다. 고통을 유발했던 일을 다시 떠올리면 감정을 억누르려고 먹었던 음식이 또 먹고 싶어진다. 우리가 뇌와 몸을 치유하는 데 실제로 도움이 되는 음식이 무엇인지 모르는 상태로 지내는 한, 우리는 그런 욕구에 계속 시달릴 수밖에 없다.

우리가 애초에 마음을 달래주는 음식을 찾는 이유는 감정적 동요나 갈등을 겪을 때 분비되는 아드레날린을 빨아들이기 위해서이다. 사람들이 보통 스트레스받을 때 찾는 음식은 (타코, 나쵸, 피자, 맥앤치즈, 아이스크림, 미트볼 스파게티, 팬케이크, 감자 튀김, 버터에 구운 랍스타, 치킨, 저온 숙성 돼지 구이, 구운 치즈, 계란 프라이 등등을 떠올리면 알겠지만) 지방 함량이 높다. 바로 그 지방이 아드레날린을 빨아들이는 것이다. 지방이 아드레날린을 빨아들이고 나면 이제 이 스트레스 호르몬은 지방 세포에 갇혀버린다. 그리고 그 지방 세포는 우리 장기에 자리 잡으면서 우리 몸의 일부가 된다. 문제의 핵심은 아드레날린이 정보를 가지고 있다는 것이다. 감정이 격해진 순간에 분비된 아드레날린에는 우리가 그 순간에 느꼈던 공포, 속상함, 배신감, 상처, 과도한 스트레스 등에 관한 정보가 들어 있다.

좋지 않은 감정을 억누르려고 먹던 음식을 어떤 이유로든 그만 먹게 되면, 예컨대 이 책의 해독법을 진행하기 때문에 끊게 되면 묵은 지방 세포가 분해되기 시작한다. 그러면 그 속에 갇혀 있던 아드레날린이 풀려나면서 그 아드레날린과 결부된 옛 감정이 되살아날 수 있다. 그러면 우리는 그 감정을 다시 억누르려고 처음 그 감정을 느꼈을 때 먹었던 음식을 다시 찾게 된다. (일반 피자든 채식 피자든) 그 피자를, 또는 (유제품이 있든 없든) 그 아이스크림을, 또는 (일반 빵이든 글루텐프리 빵이든) 그 빵을 먹으면 슬픔과 우울증의 악순환에 빠질 수 있다는 것을 우리도 이성적으로는 안다. 그런 음식을 먹어서 받을 수 있는 위로는 한계가 있다. 먹을 수 있는 음식의 양도 한계가 있다. 머리로는 이해가 된다. 그러나 욕구는 이성의 영역이 아니다. 그렇다면 그 유혹을 어떻게 참을 수 있을까? 욕구가 생기는 생리적 이유에 대해 새로 알게 된 지식을 붙잡으면 된다. 아는 게 힘이다. 이 책의 해독법은 문제의 아드레날린을 저장하기보다는 정화시키는 음식을 먹게 함과 동시에 정신과 영혼에 위안을 주는 방법이다.

지금까지, 먹는 것과 감정에 대해 한 부류의 사람들이 보이는 반응만 다뤘다. 다른 부류의 반응은 고통스러울 때 안 먹는 것이다. 북받치는 감정 때문에 식욕이 사라졌거나 속이 안 좋아져서 차라리 굶는 것인데, 이런 대처법은 무식욕에 중독되는 결과로 이어질 수 있다. 그러니까 평소에도 음식을 먹으면 통제력을 잃게 될까봐 먹는 것이 두려워지는 것이다. 안 그래도 자기 주변이나 상황이나 사람들 중 자신이 통제할 수 있는 게 하나도 없다는 생각에, 의식적으로건 무의식적으로건 자기 입에 넣는 것만이라도 완벽하게 통제하고 싶어지는 것이다.(첫 번째 부류의 사람들, 즉 스트레스 때문에 과식하는 사람들도 통제력 상실을 두려워하긴 마찬가지이다. 대처 반응이 다를 뿐이다.) 굶는 방법을 택한 사람도 먹고 싶은 욕구가 생기고 때로는 그 욕구가 강렬하게 솟구치기도 하지만, 그보다 더 강렬한 욕구는 굶는 욕구 또는 최소한만 먹는 욕구이다. 그러나 그 상태는 영구적일 수 없다. 몸에 필수적인 혈당을 아드레날린으로 대체해서 몸이 기능을 유지하는 데는 한계가 있기 때문이다. 결국 배고픔에 압도되어 어느 순간 첫 번째 부류로 돌변할 수 있다. 모든 장기, 특히 뇌에는 포도당의 천연 당이 필수적이다. 당은 몸이 건강과 제반 기능을 유지하기 위해 세포가 공급받아야 하는 연료이다. 당이 고갈되면 그토록 피하던 바로 그 음식이 갑자기 먹고 싶어질 수 있다. 이때도 역시 뇌와 몸의 치유에 도움이 되는 음식이 무엇인지 알아야 제대로 대처할 수 있다.

| 독소의 방출 |

몸속의 장기와 지방 세포에 저장되는 것은 아드레날린만이 아니다. 아드레날린과 함께 환경이나 병원균에서 비롯된 독소와, 트러블메이커 음식 자체에 들어 있던 독소도 저장된다. 해독을 시작하면 이런 독소가 몸 밖으로 배출되는 과정에서 혈류를 타고 돌아다니며 표면화되기도 한다. 그러면 독소의 발원지였던 음식에 대한 욕구가 생길 수 있다. 피자를 예로 들어보자. 해독을 시작하고 피자를 식단에서 배제하면, 몸은 드디어 예전에 먹은 피자의 잔여물을 숨겨둔 곳에서 꺼내 배출할 기회를 맞

는다. 피자의 잔여물과 지방 세포들과 함께 그 피자를 먹을 당시 몸이 처리하고 배출하려던 독소도 풀려난다. 이를테면 피자 크러스트 속에 있던 글루텐, 유제품 재료 속에 있던 항생제, 기타 재료 속에 있던 유독성 호르몬과 중금속 등등 피자라는 트러블메이커 음식 자체를 소화하고 처리하는 게 급선무라 당시 몸이 처리하지 못하고 묻어뒀던 독소가 풀려나는 것이다.

해독 중 독소 방출로 인해 욕구가 일어나는 것 역시 몸이 정화되고 있다는 좋은 신호이다. 어떤 특정 음식이 먹고 싶어지는 강렬한 욕구는 그 음식에 함유된 영양소가 부족하기 때문이 아니라는 생각으로 돌아가 보자. 예를 들어 해독 중 베이컨 치즈버거가 참을 수 없이 먹고 싶어지는 것은 영양 결핍 때문이 아니라, 과거에 먹었던 치즈버거나 비슷한 음식에서 비롯된 병원균의 연료를 지금 몸이 배출하고 있기 때문이다. 그것이 애초에 해독을 하는 목적이다. 따라서 해독 중 치즈버거를 먹어버리면 우리는 해독으로 얻으려는 것을 스스로 방해하고 망치는 셈이다. 욕구가 생겼을 때 그 욕구가 무엇을 뜻하는 신호인지 분석하느라 에너지를 쏟을 필요도 없다. 이제는 어떤 신호인지 알고 있지 않은가? 병원균이 소멸되고 지방 세포가 분해되고 묵은 아드레날린과 독소가 방출되고 있다는 신호이다. 그러므로 당신이 할 수 있는 최선의 행동은 맛과 영양이 풍부한 해독 음식을 먹고 이런 음식이 필요한 정확한 이유를 복기하는 것이다.

| 수분 보존의 해소 |

해독 중에는 지방 세포만 방출되는 게 아니다. 림프계에서 독성 림프액이 정화되기도 한다. 몸에 트러블메이커가 과도하게 축적되면 림프샘에 누렇고 걸쭉한 침전물이 고이게 되는데, 그 액체는 바이러스와 박테리아의 부산물에서부터 극한의 상황에서 분비된 아드레날린과 간에서 넘쳐흘러 림프계로 들어간 독소에 이르기까지 온갖 독성 물질로 가득하다. 그 림프액이 아무리 오염되었다고 해도 고마운 보호 장치이긴 하다. 림프계에 침투한 독소를 조금이라도 희석시켜 그 공격성을 누그러뜨리는 역할을 하기 때문이다.

림프액이 점점 더 트러블메이커로 오염되면 몸은 수분을 잡아두기 시작한다. 이런 수분 보존 현상은 체중을 늘어나게 해 과체중에 기여하기도 하는데, 문제는 많은 사람들이 과체중의 원인으로 체지방이 쌓이는 것만 주목하는 것이다. 대부분의 경우 늘어난 체중의 상당 부분은 사실 수분 보존 때문이다. 어떤 사람은 림프계가 독소를 가둬두기 위해 붙잡는 수분의 무게가 2킬로그램, 6킬로그램, 심지어 9킬로그램에 달하기도 한다. 예를 들어 체중이 표준보다 20킬로그램 정도 더 나가는 사람은 침전물 같은 림프액이 초과 체중의 반을 차지하기도 한다. 극단적인 경우에는 초과 체중이 45킬로그램인데 그중 거의 20킬로그램이 수분 보존 때문일 수도 있다. 모두가 그런 것은 아니지만 배출하지 못한 수분이 상당해서 체중이 거기에 크게 좌우되는 사람이 꽤 많다.

이 책의 해독법을 통해 식단에 변화를 주고 독소를 정화하면 초반에는 체중이 급격히 감소할 수 있다. 림프계에서 오염된 림프액이 방출되어 신장과 땀샘을 거쳐 몸 밖으로 배출되기 때문이다. 이는 건강하고 긍정적인 과정이다. 그런데 이 과정에서 감정이 동요할 수도 있다. 그동안 붙잡아둔 체액 속에는 과거에 감정적으로 힘든 상황에서 분비되었던 아드레날린과 (바이러스와 박테리아 같은) 병원균에서 비롯된 다량의 부산물과 기타 독소가 포함되어 있다. 이런 것들이 방출되어 몸속을 돌아다니는 동안에는 슬픔, 두려움, 죄책감, 수치심, 혼란스러움, 길을 잃은 느낌 등이 파도처럼 덮쳐올 수 있다.

앞서 설명했다시피 독소는 정말 격한 감정을 동반한다. 이런 감정의 파도는 높은 것도 있고 낮은 것도 있다. 그리고 감정의 파도에 욕구도 함께 실려올 수 있다. 묵은 독소와 감정이 몸 밖으로 빠져나가고 나면 아무리 거친 풍랑도 무사히 지나갈 수 있다. 그러니 파도를 잘 타면서 버티면 된다. 하늘이 개이고 물결이 잔잔해지면 독소의 부담을 덜어낸 몸은 더 건강해져 있을 것이다.

■■■ 어떻게 대처할 것인가

음식과 연관된 감정을 약하게라도 겪은 적이 있다면(겪지 않은 사람은 한 명도 없겠지만) 3:6:9 해독법을 비롯한 메디컬 미디엄 해독법을 진행하면서 그 감정이 되살아나는 경험을 할 수 있다. 살면서 일상적으로 겪는 아픔과 슬픔을 잊거나 스트레스를 풀기 위해 늘 찾던 음식을 일부러 멀리하면 그 음식이 그리워지게 마련이다. 그 음식이 화려한 이름의 커피 음료든, 말차 라떼든, 크림치즈 베이글이든, 아니면 방금 살펴본 이유들로 한동안 찾지 않던 음식이든, 멀리할수록 먹고 싶은 욕구가 강해질 수 있다.

그러나 메디컬 미디엄 해독법을 진행하는 사람은 그 욕구의 풍랑에 휩쓸리지 않는다. 메디컬 미디엄 해독법은 우리가 그동안 접했거나 시도해 본 다른 해독법들과는 다르기 때문이다. 메디컬 미디엄 해독법은 진행하는 사람이 제대로 식사를 하도록 설계되었다. 제대로 영양을 공급받도록 설계되었다. 어느 때보다도 깊은 차원에서 육신을 치유하는 동시에 마음과 영혼까지 지원하도록 설계되었다. 따라서 메디컬 미디엄 해독법은 장기적으로 볼 때 먹고 싶은 욕구에 휘둘리지 않도록 우리를 도와준다.

해독을 진행하면서 평소 위로가 되던 음식이 그리워질까? 당연히 그리워질 수 있다. 그러나 그런 욕구에 마음을 뺏길 틈이 없다. 해독 지침에 따라 신경 복구에 필요한 연료를 뇌에 공급하고, 간에 이롭고 소화계에 부담 없는 음료와 음식과 간식을 하루 종일 섭취하기 때문이다. 몸에 안 좋은 음식을 끊고 이로운 음식을 집중적으로 먹는 것만으로도 엄청난 안식이 된다. 과열과 과부하에 걸린 간과 과로에 시달리는 위장이 마음 상태에 얼마나 큰 영향을 미치는지 대부분 사람들은 잘 모른다.

나아가 뇌에 진정으로 필요한 지원을 해준다면 그야말로 신세계가 열릴 것이다. 우리는 뇌를 (나머지 몸과 함께) 굶기는 데 익숙하다. 포도당은 뇌에 필수적인 연료인데 혈류에 지방이 과도하게 쌓이면 세포의 포도당 흡수율이 떨어진다. 우리가 식이 지방 섭취를 줄여서 뇌세포가 질 높은 포도당뿐만 아니라 셀러리 주스 같은 살아 있는 원천으로부터 풍부한 무기염을 제대로 공급받기 시작하면, 뇌는 전혀 차원이 다른 치유를 받는다. 그리고 치유된 뇌는 제대로 기능하면서 우리가 다루기 힘들어하는 욕구나 감정과 완전히 다른 방식으로 관계 맺게 만든다.

무모하게 독소를 제거하여 감정을 다치게 할 위험이 있는 해독법은 당연히 경계해야 한다. 심지어 물 단식도 제대로 실행하면 유용하지만 감정이 한꺼번에 밀려들 수 있기 때문에 트라우마 병력이 있는 사람은 감당하기 힘들 수 있다.

그 반면 이 책의 해독법은 우리 몸이 제대로 영양을 공급받으면서 보호받을 수 있도록 설계되었다. 이를 통해 우리는 음식과 맺는 관계를 완전히 바꿀 수 있다. 3:6:9 해독법은 악몽 같던 경험을 되살려서 우리를 끔찍한 감정적 고문에 시달리도록 내몰지 않는다. 3:6:9 해독법의 목적은 오로지 치유이다. 해독 지침을 충실히 따르고 해독에 대한 고정 관념에 사로잡혀 과도한 절식으로 스스로를 기아 상태에 몰아넣지 않는 이상, 억눌렸던 감정의 방출은 해가 되지 않는다. 이는 3:6:9 해독법을 비롯한 모든 메디컬 미디엄 해독법이 뇌에 공급하는 필수 포도당 덕분이다.

다시 한 번 강조하건대, 포도당은 감정을 안정시켜 준다. 외상 후 스트레스 장애 증상과 감정적 트라우마로부터 우리를 지켜주는 것이다. 시중의 다른 해독법이나 평소 식생활에서 신선한 과일 등에 함유된 천연 당분을 공급받지 못해 포도당 결핍이 생기면, 바로 그런 상태가 우리를 위험에 빠뜨리는 것이다. 뇌가 과열되는 것을 막고 뇌의 감정 처리 센터를 보호하는 포도당이 고갈되면, 우리는 트라우마의 재발에 취약해진다. 3:6:9 해독법은 그 반대 상태를 유도한다. 모노 해독법도 포도당을 충분히 공급한다. 모든 메디컬 미디엄 해독법의 핵심 취지 중 하나가 바로 포도당 공급이다. 그만큼 포도당은 절대 없어서는 안 될 영양소이다.

| 자신에게 너그러워지기 |

아무리 해독 기간에 한해서지만 특정 음식을 식단에서 배제한다는 것은 생각만으로도 엄청 힘든 일일 수 있다. 특히 여성들은 식성과 수치심을 결부시키는 사회적 메시지에 너무나 오랫동안 짓눌려왔다. 나는 내가 음식 경찰관이 아니라는 말을 자주 하고, 그 말은 앞으로도 틀린 말이 아닐 것이다. 특정 음식을 당분간 제한 또는 배제하라는 메디컬 미디엄의 권고는 어떤 가치 판단도 포함하지 않는다는 점을 반드시 기억해 주길 바란다. 메디컬 미디엄 해독법은 도덕성과 수치심의 대결이 아니다. 치유를 위한 과정이다. 의학적인 관점에서도 수치심은 치유에 도움이 되지 않는다. 오히려 수치심을 느끼는 순간 신경 체계를 부식시키고 면역 체계를 약화시킬 정도로 독한 아드레날린 혼합물이 분비된다.

해독을 진행하면서 오늘도 건강하게 하루를 보내자고 다짐하며 출근했는데, 오늘따라 유난히 스트레스받을 일이 많고 업무가 계속 밀려서 끼니도 거르다가 해독 중 금기된 음식을 탕비실에서 발견하고 먹어버렸다고 치자. 죄책감을 느껴야 할까? 절대 아니다. 어떤 상황에서 어떤 음식을 선택했든 '나쁜' 또는 부끄러운 선택이란 없다. 그것은 그저 선택일 뿐이고, 다음에는 다른 선택을 하면 된다. 물론 3:6:9 해독법을 진행하는 중이었다면 1일차로 돌아가서 다시 시작해야 한다. 해독 지침에 위배되는 음식을 먹는 순간 해독 리듬이 깨지기 때문이다. 금기 음식을 먹고 싶은 욕구가 강렬하게 느껴질 때 이런 질문을 하면 참는 데 도움이 될 것이다. "해독을 처음부터 다시 시작할 힘이 지금 나에게 있을까? 아니면 이 욕구를 참아서 넘기는 게 나을까?"

(이 책의 3부에 나오는 다른 해독법의 경우, 중간에 금기 음식을 먹었다면 끝에 사흘을 추가하면 된다. 예를 들어 아침 해독법을 30일간 진행하기로 했는데 2주차에 밀크 커피를 마셨다면, 해독 지침을 따르는 생활로 복귀해서 31일차, 32일차, 33일차까지 해독을 이어가면 된다.)

증상을 완화시켜 주는 음식이 아닌 걸 알고도 그 음식을 먹었다고 해서, 자책하고 스스로를 처벌할 생각을 하면 안 된다. 그런 생각을 갖기보다는 자신의 몸을 너그럽게 대하는 게 최선의 선택임을 스스로에게 부드럽게 상기시키면 된다. 자신에게 너그러워진다는 건 어떤 뜻일까? 음식과 연관된 수치심을 완벽하게 극복하는 방법은 먹고 싶은 음식을 아무 때나 먹는 것이라고 생각할 수도 있다. 그게 맞으면 얼마나 좋을까? 물론 그렇게 할 수도 있다. 주머니 사정만 허락한다면 그것도 하나의 선택지임은 틀림없다. 병증이 악화되는 길로 들어서는 선택이긴 하지만 말이다. 자신에 대한 연민은 해독에 방해되는 음식을 먹고 싶은 충동을 느꼈을 때 잠시 멈추고 상황을 더 크게 보면서 "해독을 처음부터 다시 시작할 힘이 지금 나에게 있을까?"라고 자문하는 것이다. 자신에게 너그러워지는 것은 그 질문에 "내가 이번에는 후회할 선택을 했구나"라고 인정하고 그런 자신을 존중하는 것이다. 대부분의 경우 해독 중간에 트러블메이커 음식을 먹더라도 위장이나 기분이 어떻게 달라지는지를 충분히 감지하고 다음에는 치유에 좋은 음식을 선택할 동기가 생길 것이다.

　자신을 너그럽게 대하는 또 다른 방법은 누구나 식욕이 있다는, 단순하지만 근본적인 진리를 염두에 두고 앞으로 발생할 만한 상황에 미리 대비하는 것이다. 허기는 살아있다는 증거이다. 오전 내내 아무것도 먹지 않거나 점심을 거른다고 무슨 대단한 의지가 증명되는 것도 아니다. 그러니 해독 중 먹는 양을 과도하게 줄이는 식의 허세는 부리지 말아야 한다. 그런 영웅 심리는 아무에게도 도움이 되지 않는다. 특히 자신에게는. 그저 아드레날린에 의존하게 만들어서 더 피곤하고 예민하고 허기질 뿐이다.(이는 간헐적 단식을 하는 사람들이 흔히 보이는 증상이다.) 그러다 보면 오히려 해독 리듬을 깨뜨리는 음식의 유혹에 넘어갈 가능성만 더 커지고, 해독을 처음부터 다시 시작해야 하는 결과로 이어질 수 있다.

　해독 중에는 가능한 한 계획성 있게 움직이는 게 좋다. 예를 들어 하루 종일 집 밖에 있는 날이나 집에 있어도 너무 바빠서 낮에 부엌에 들어갈 시간이 없는 날에는 간식과 식사를 미리 준비해 둔다. 또한 해독 음식에 들어가는 재료를 더 저렴한 가격에 충분히 확보하기 위해 미리 대량 구매하는 것도 좋은 계획이다. 출근을 하거나 볼 일을 보거나 약속이 있어서 외출할 때 보냉 가방에 해독 음식을 담아서 들고 다녀도 좋다. 조금만 더 미리 고민하고 수고하면 잘못된 선택을 막는 데 큰 도움이 된다. 예를 들어 정신없이 바쁜 날 갑자기 허기가 느껴지는데 하필 약속 장소나 회의실에 차려진 참치 샌드위치가 눈에 들어오더라도 대비가 되어 있다면 위기의 순간을 잘 넘길 수 있다.

　장기적으로 볼 때 욕구가 없는 척하기보다는 욕구에 대비하는 게 훨씬 효과적이다. 그래야 유혹에 흔들리지 않도록 자신을 잡아줄 수 있다. 음식에 대한 욕구는 어찌 보면 얕은 욕구이다. 더 깊은 욕구는 치유에 대한 욕구이다. 겉으로 하는 표현과 상관없이, 병든 채로 살고 싶은 사람은 아무도 없다. 우리 모두에게는 건강하고 싶은 욕구가 있다. 지금까지는 그 욕구를 충족할 수단이 주어지지 않았을 뿐이다. 이제는 치유의 수단을 손에 넣었으니 그 깊은 욕구에 주의를 기울일 여력이 생긴 것이다. 우리의 몸이 독소를 내보내고 손상된 곳을 복구하는 데 매진할 수 있도록, 해독에 도움이 되는 선택을 할 힘이 생긴 것이다.

치유가 진전될수록 먹고 싶은 얕은 욕구는 점점 사라질 것이다. 어떤 욕구는 간과 뇌가 부담을 덜고 포도당을 제대로 공급받으면서 특정 음식을 찾게 하던 부정적 감정이 완화된 덕분에 사라질 것이다. 또 어떤 욕구는 트러블메이커 음식을 끊은 기간이 길어지면서 그런 음식을 먹었을 때와 안 먹었을 때의 차이가 선명하게 느껴진 덕분에 사라질 것이다. 특정 음식이 소화 기능과 신경 기능을 비롯한 여러 신체 기능에 얼마나 방해가 되는지를 체득하는 것이다. 또 어떤 욕구는 이 책의 메디컬 미디엄 해독 음식이 감정적으로나 영적으로 나를 지탱해 준 덕분에 사라질 것이다.(이 과정에 대해 더 자세히 알고 싶다면《삶을 바꾸는 음식들 *Life-Changing Foods*》을 참고하기 바란다.)

음식은 우리를 길러주고, 우리는 먹는 즐거움을 누릴 수 있다.

▪▪▪ 지방과 감정

장기간의 해독으로 한동안 지방이 주요 에너지원인 음식을 피하다가 다시 지방을 섭취하려면 적응기가 필요하다. 애초에 해독 중에 지방이 주요 에너지원인 음식을 제한하거나 배제하는 주된 이유는 간의 부담을 덜어주기 위해서이다. 해독 중에는 본질적으로 간을 이롭게 하기 위해 음식을 먹는다. 그래야 간이 나머지 몸과 뇌를 도울 수 있다. 그리고 앞서 자세히 설명했듯이 음식과 먹는 행위는 우리 모두의 감정의 핵심과 맞닿아 있다. 이 힘든 세상에서 나고 자라고 살아가면서 우리는 음식과의 관계에서 여러 문제를 겪는다. 그래서 위안이 되는 음식의 유혹을 참는 것만으로도 지금까지 살펴본 여러 감정적 반응이 일어나는 것이다. 이제 그런 반응 중 지방이 주요 에너지원인 음식 때문에 생기는 반응을 더 자세히 살펴보자.

| 다시 일상으로 |

해독을 마친 후 다시 식단을 다양화하기 시작하면 어떻게 될까? 이때도 여러 가지 감정이 일어날 수 있다. 해독을 마치고 나면 보통 성취감도 느끼고 감정적으로도 강해졌다고 느낀다. 때로는 그 느낌에 너무 취한 나머지 일상으로 돌아가는 게 망설여지기도 한다. 따라서 해독 이후 약간 스트레스를 받거나 감정이 상하는 일이 생겨서 어떤 음식의 유혹에 넘어가 먹게 되면, 비록 그 음식이 타히니나 아보카도 같은 건강한 음식이어도 약간 죄책감이 들 수 있다. 패배감이나 좌절감에 빠질 수도 있다. 또는 치유 과정을 스스로 무너뜨렸거나 거슬렀거나 더디게 만들었다는 생각이 들 수도 있다. 첫 느낌이 그렇다고 하더라도 그런 관점으로 일관해서는 안 된다. 오히려 자신이 거둔 성공에 초점을 맞춰야 한다. 우리가 그동안 지방이 주요 에너지원인 음식을 제한했든 아예 배제했든 그 일을 해낸 것만으로도 간에게는 큰 유익이었고 치유를 진전시킨 성취였다.

물론 지방이 주요 에너지원인 음식 중에도 종류를 구분할 필요는 있다. 예컨대 동물성 지방이 잔뜩 들어간 컵케이크를 먹거나 베이컨을 튀겨 먹거나 냉동 피자를 오븐에 구워 먹는 것은 타히니나 아보카도를 다시 식단에 포함시키는 것과 분명 다르다. 그런데 전자의 경우에도, 즉 무언가에 자극을 받아 초코 케이크나 피자 같은 이상적이지 않은 음식을 다시 먹은 경우에도, 그 전까지 우리가 이룬 성과를 무시해서는 안 된다. 건강에 해로운 행동을 했더라도 자신을 벌하면 안 된다는 말이다.

물론 최상의 컨디션을 유지하고 싶다면 3:6:9 해독법 같은 해독을 마친 후에도 지방 섭취를 최소화하는 게 좋다. 아침 해독법을 일상화하는 것도 매우 유익하다. 그리고 지방이 주요 에너지원인 음식을 섭취하더라도 질 높은 지방으로만 제한하고 일주일에 이틀 내지 사흘만 (점심 식사 때나 그 이후에만) 먹는다면 몸은 그 은혜에 건강으로 보답할 것이다. 이런 규칙을 정해놓으면 일주일에 나흘 내지 닷새는 아예 지방이 주요 에너지원인 음식을 먹지 않게 된다. 아니면 아예 무지방 식단을 원하는 만큼 계속 유지해도 좋다. 그렇다고 무지방 식단을 실천하지 못하고 지방을 먹는 사람이 잘못했다는 뜻은 절대 아니다. 단지 진지하게 치유에 임하고 싶은 사람에게 무지방도 하나의 선택지라고 알려주는 것뿐이다.

우리가 해독을 위해 내딛는 모든 걸음은 실로 대단한 성취들이다. 3:6:9 해독법을 얼마나 진행했는지와 상관없이, 하다못해 3일차까지만 했더라도 어느 정도의 치유는 이루어진다. 그 성과를 인정하고 자축할 수 있어야 한다. 해독 전에 어떻게 생활했든 해독 후 다시 그 생활로 복귀해야 한다면, 그때부터 우리의 목표는 계란, 우유, 치즈, 버터, 글루텐 등 7장의 주요 트러블메이커 음식을 계속 피할 수 있는지 따겨보고 실천하는 것이다. 만약 그런 음식을 끊는 게 현실적으로 불가능해서 다시 그 것들을 먹는 생활로 돌아가더라도, 9일 동안 해독법을 진행한 것만으로도 몸은 고마워할 것이다. 해독법을 완수한 것은 대단한 성공이다. 몸의 해독과 정화를 위해 할 수 있는 최고의 일을 해낸 것이다. 해독을 통해 간의 독소를 배출하고 손상을 복구하는 신비한 순환을 십분 활용했기 때문이다. 그만큼 간은 우리의 안녕에 지대한 영향을 끼친다. 그렇다고 3:6:9 해독법의 지침을 일상적으로 따르지 못했다고 자책하라는 이야기가 아니다. 시간이 흐르면서 트러블메이커 음식을 피했을 때와 먹었을 때의 차이를 충분히 체감하고 건강을 한 차원 더 끌어올릴 동기가 생긴다면, 계란, 우유, 치즈, 버터, 글루텐은 물론 더 많은 트러블메이커 음식과 자연스럽게 멀어질 가능성이 커질 것이다.

| 해독 후 신체 반응 |

해독을 마친 뒤 지방이 주요 에너지원인 음식을 다시 먹게 되면 신체적으로나 감정적으로나 영향을 받게 된다. 아마 무지방식을 몇날며칠 지속한 건 평생 처음이었을지도 모른다. 특정 시간대에 특정 음식과 음료를 섭취하는 등 해독을 위해 기울인 노력도 대단하지만, 지방 섭취를 끊은 것만으로도 엄청난 성과라고 할 수 있다. 그런데 해독 이후에 타히니든 닭고기든 평소의 지방 섭취량으로 바로 돌아가면 몸이 안좋아질 가능성이 크다. 한동안 지방이 주요 에너지원인 음식을 처리하는 일을 쉬던 몸이 갑자기 대량의 담즙을 억지로 생산해야 하니 힘들어지는 것이다. 또 다른 이유는 고지방 음식이 그동안 얼마나 몸을 힘들게 했는지를 고지방 음식을 끊었다가 다시 먹으면서 체감하기 때문이다.

3:6:9 해독법을 할 때처럼 무지방식을 일정 기간 유지하다 보면, 아마 태어나서 처음으로 순수 포도당을 바로 뇌에 공급하는 체제에 익숙해지기 시작할 것이다. 신경 세포가 더 많은 포도당을 공급받고 신경 전달 물질이 더 많은 전해질을 전달받으며 뇌에 글리코겐 보유량이 더 늘어나는 것은 인생을 바꿀 만큼 획기적인 경험이다. 그런 경험을 하다가 다시 혈류에 지방이 쌓여 피가 걸쭉해지면 정신적으로나 감정적으로 영향을 받을 수밖에 없다. 혈류에 지방이 많아지면 포도당이 뇌에 도달하는

데 방해가 되기 때문이다. 만약 지방이 주요 에너지원인 음식을 하루 종일 먹는다면 이는 뇌가 정말 필요한 것을 공급받을 기회를 빼앗긴다는 뜻이다. 뇌의 전해질이 감소하고 신경 전달 물질이 약화되면서 결국 뇌는 포도당을 충분히 공급받지 못하는 상태로 돌아간다. 뇌가 보유한 포도당이야말로 우리의 집중력과 정신력의 원천이다. 따라서 뇌의 포도당 결핍은 몸과 마음에 부정적 영향을 미친다. 포도당이 충분하다가 갑자기 부족해지면 나쁜 영향은 더더욱 클 것이다.

해독을 마치고 지방이 주요 에너지원인 음식을 다시 먹기 시작하면 피곤해지기도 한다. 역시 그런 음식이 미치는 영향에 민감해졌기 때문이다. 고지방 음식을 소화하는 것은 소화계에 부담스러운 일이다. 하루도 쉬지 않고 지방을 처리해야 하는 부담을 덜어주면 소화계는 드디어 그 압박으로부터 자유로워지면서 쉴 수 있게 된다. 이렇게 지방 섭취에 따른 '초과 근무'가 없을 때 얼마나 자유로운지를 뇌와 몸이 경험했기 때문에, 다시 지방을 섭취하게 되면 몸이 약간 처질 수 있다. 예민한 사람은 지방이 주요 에너지원인 음식을 다시 생활화하는 순간 몸에서 해독 이전의 무겁던 느낌이 바로 되살아난다. 그러면서 깨닫게 된다. "내가 예전에는 늘 이렇게 약간 슬프고 혼란스럽고 멍하고 붕 뜬 기분으로 살았었나?"

3:6:9 해독법을 진행하면서 이루어지는 복원 과정 덕분에 신경 세포와 신경 전달 물질, 뇌 기능, 면역 체계는 한층 강화된다. 따라서 3:6:9 해독법을 성공적으로 마친 사람은 더욱 건강하고 활기차고 정신적으로 강한 사람으로 거듭날 잠재력을 지니게 된다. 그래서 다시 타히니, 아보카도, 견과류, 씨앗류, 올리브유, 또는 그보다 덜 건강한 고지방 음식을 다시 먹게 되어도 이제는 먹는 양이나 시간에 대해 더 나은 선택을 할 수 있을 것이다. 어떤 음식을 먹느냐에 따라 몸이 느끼는 미묘한 차이를 감지할 수 있을 만큼 몸이 정화되었기 때문이다. 예전에는 몸에 그리 좋지는 않아도 자신에게 허락해도 된다고 생각했던 것들이 이제는 독이 된다는 사실을 알았기 때문에 그런 음식을 절제할 힘이 생기는 것이다. 그렇게 음식에 대한 경계심을 기르고 몸에 진정으로 필요한 게 무엇인지 분별력도 기르면서 자신과 가족의 건강을 더 잘 지킬 수 있게 될 것이다.

그런데 몸이 실제로 필요한 것과 몸이 원한다고 내가 생각하는 것 사이에는 미묘하지만 핵심적인 차이가 있다. 몸의 필요와 주관적 욕구를 혼동하는 대표적인 예가 계란이다. 많은 사람들이 "내 몸은 계란을 원해. 계란을 먹으면 느낌이 좋거든"이라고 말하지만, 사실 계란은 인류가 발견한 (그리고 아직 발견하지 못한) 체내 모든 병원균의 먹이이다. 계란을 비롯한 트러블메이커 음식을 일정 기간 피하면 우리의 직관력은 훨씬 예리해진다. 따라서 해독을 마치고 지방이 주요 에너지원인 음식을 (원한다면) 다시 먹는 일상으로 돌아가더라도, 이제는 삶은 계란이나 그보다 더 안 좋은 음식보다는 가령 적당한 양의 타히니나 아보카도를 샐러드와 함께 먹는 메뉴를 선택할 수 있을 것이다.

■■ 바이러스 해독의 비밀 더 파헤치기

수년 동안 몸속에 엡스타인 바 또는 단순포진 같은 바이러스가 살아있던 사람은 그만큼 신경독도 상당히 축적되었을 것이다. 이 때문에 여러 가지 증상에 시달리고 있을 가능성이 높다. 이런 사람이 해독을 시작하면 지방 세포가 분해되면서 신경독과 심지어 피부독도 같이 혈류에 유입되어 몸 밖으로 배출되기 전까지는 몸속을 돌아다닌다. 신경독과 피부독 안에 있는 정보도 같이 몸속을 돌아다니는데, 그 정보는 방대하기도 하고 현실과 동떨어진 것처럼 느껴질 수 있다. 딱히 어떤 느낌이라고 정의하기 힘든 여러 가지 감정이나 기분이 든다는 뜻이다. 어쨌든 해독 과정에서 이런 감각이 아주 희미하게라도 느껴지는 경우가 많다.

신경독과 피부독의 정보는 그 독소를 만들어낸 바이러스의 감염과 변이 과정에 따라 다르다. 엡스타인 바 바이러스에 맨 처음 어떻게 감염되었는가? 학창 시절 사귀던 친구와 첫 키스를 하다가 단핵증 바이러스에 노출되었는가? 엄마의 자궁 속에 있을 때 또는 수정되는 순간 아빠의 정자를 통해 바이러스를 물려받았는가? 아니면 친구들과 술을 마시던 어느 날 밤 공중 화장실에서 바이러스에 노출되었는가? 외식한 날 식당에서? 친밀한 관계를 통해? 바이러스는 내 몸으로 들어오기 전 다른 누군가의 몸속에 있었고, 그 전에 다른 누군가의 몸속에, 그 전에 또 다른 누군가의 몸속에 있었다. 그리고 모든 바이러스와 그 변이는 몸속을 돌아다니며 정보를 수집한다.

바이러스는 숙주와 죽이 잘 맞아야 한다. 그래서 내 몸에 들어온 바이러스는 이미 다층적인 감정 및 신체 정보를 가지고 있다. 예전 숙주의 경험에서 수집한 정보가 내 안에 들어오는 것이다. 그 바이러스는 이제 내 몸속을 돌아다니면서 어떻게 처음 감염되고 병증이 나타났는지에 대한 정보를 또 수집한다. 그리고 그 바이러스가 만들어낸 신경독과 피부독에도 같은 정보가 새겨진다.

바이러스가 좋아하는 계란 같은 음식을 해독 중에 피하는 것은 바이러스를 굶기는 것과 다름없다. 3:6:9 해독법을 비롯한 모든 메디컬 미디엄 해독법은 바이러스에 대항한다. 해독 중에 특정 음식을 식단에서 배제하라는 지침은 음식을 '좋은' 음식과 '나쁜' 음식으로 나누는 무슨 신념 체계에 기반한 게 아니다. 7장에 나오는 계란 같은 트러블메이커 음식을 해독에서 배제하는 주된 이유는 바이러스를 비롯한 병원균이 만성 질환을 일으키기 때문이고, 그 병원균이 살기 위해 먹이로 삼는 특정 음식이 있기 때문이다. 해독은 몸에서 독소를 제거할 뿐만 아니라 바이러스를 굶기는 기능도 수행한다. 바이러스를 아사시켜 바이러스와 함께 바이러스의 노폐물, 즉 신경독, 피부독, 기타 바이러스성 부산물을 몸에서 몰아내도록 돕는 것이다. 그래서 해독 과정은 바이러스의 노폐물과 결부된 특정 감정이나 기분을 수반하기도 한다.

어떤 바이러스에 감염될 당시 긍정적인 경험을 하고 있었다면, 가령 멋진 레스토랑에서 멋진 상대와 잊지 못할 추억을 만들던 중 바이러스에 감염되었다면, 그 바이러스가 만든 신경독이 몸 밖으로 빠져나가는 동안 오히려 좋은 기분이 들 수도 있다. 반대로 상처만 남긴 연애를 하던 중 바이러스에 감염되었다면, 그 바이러스의 신경독과 피부독이 해독을 통해 몸 밖으로 배출되는 동안 슬픈 감정이 올라올 수 있다. 나아가 그 바이러스 자체의 이력과 과거 숙주들의 사연도 고려하지 않을 수 없다. 예를 들어 60종이 넘는 엡스타인 바 바이러스 변종 중 하나의 보균자인 한 셰프가 주방에서 요리를 하다가 손가락을 칼에 베이는 바람에 그날 그 식당에서 식사를 한 나도 같은 바이러스에 걸렸다고 치자. 그 바이러스 변종은 그 셰프의 인생 고락과 생활양식과 사고방식에 관한 정보를 간직한 채 내 몸속에 들어온다. 그러다 나중에 내가 3:6:9 해독법이나 병원균 퇴치 해독법을 진행해서 그 바이러스가 사멸하기 시작하면, 내 몸에는 바이러스성 독소가 방출된다.(바이러스 세포 자체와 내 몸속 오래된 '저장통'

둘 다에서 독소가 흘러나온다.) 이때 그 셰프의 대처 기제가 수면 위로 떠오를 수 있다. 갑자기 생면부지의 셰프가 역경에 대처할 때 느끼는 감정을 내가 느끼는 것이다. 어디서 비롯된 느낌인지, 왜 이런 기분이 드는지 영문도 모른 채 말이다. 다행히 그런 감각도 다 몸에서 빠져나가는 중이라서 느껴지는 것이다.

불안한 감정이 느껴질 때 자신을 너무 몰아세우지 말아야 한다. 그 감정 뒤에 아무도 가늠하지 못할 훨씬 더 큰 그림과 의미가 있음을, 그 감정이 내 잘못이 아님을, 내가 발원지가 아님을 명심하자. 이렇게 영문 모를 감정이 일어날 때는 자신을 탓하지 않고 그 감정에 초연해지는 게 중요하다. 그 대신 진실을 붙잡으면 된다. 이 감정이 곧 지나가리라는 진실, 지금 내 몸을 관통하는 감정 때문에 자책할 필요는 없다는 진실 말이다. 어차피 해석하거나 이해할 수 없는 암호와도 같은 이 감정을 내 탓으로 돌리는 것은 부당한 일이다. 그러니 이 감정이 지나가고 나면 나는 더 건강해질 것이고, 이런 감정적 고통을 덜 겪을 만큼 치유되리라는 진실에 기대면 된다. 여러 숙주를 거쳐 내 몸에 들어온 바이러스의 신경독과 피부독이 몸 밖으로 배출되고 나면 우울증이나 불안감 같은 증상은 시간이 지나면서 사라질 것이다.

■■■ 아드레날린의 비밀 더 파헤치기

해독을 논할 때 더 심도 있게 살펴봐야 할 또 다른 주제는 바로 아드레날린이다. 우선 아드레날린에 대한 정의부터 짚고 넘어가자. 우리가 살면서 무언가를 경험할 때마다 부신은 그 경험에 특화된 호르몬 혼합물을 분비한다. 그 경험이 강렬할수록 분비되는 아드레날린 혼합물도 더 독해진다. 그 아드레날린은 우리가 그 경험을 잘 넘기게 해주는 동력이자 보호 장치인 동시에, 독하기 때문에 몸을 상하게 만들기도 한다. 부신에서 뿜어져 나오는 아드레날린은 또한 그 순간의 경험과 연관된 정보를 보유하게 된다. 이렇게 분비된 아드레날린은 몸속 조직과 장기에 저장된다. 그러다가 앞서 살펴보았듯이 세포와 조직, 그리고 축적된 지방에 저장된 아드레날린이 해독을 통해 풀려나오면 처음 그 아드레날린이 생성되었을 때 느꼈던 감각이 되살아날 수 있다.

그 감각이 때로는 향수라는 감정으로 나타난다. 강렬한 경험이라고 다 나쁜 경험은 아니다. 때로는 큰 기쁨이나 흥분이 넘치는 경험일 수 있다. 예를 들어 성인이 되는 생일날 완벽한 파티를 마치고 집을 나서는데, 집 앞에 리본으로 장식된 새 차를 발견하고 아드레날린이 솟구쳤다고 치자. 아무리 오랜 시간이 흘러도 해독 중에 그 아드레날린이 저장된 세포에서 흘러나오면 우리는 향수에 젖는 것이다.

과거에 어떤 일을 겪으면서 분비되었던 묵은 아드레날린은 해독 과정에서 데자뷰 현상을 일으키기도 한다. 뭔가 익숙한 느낌이 드는데 정확히 왜 그런 느낌이 드는지는 모르는 것이다. 지금 몸속에서 빠져나오고 있는 묵은 아드레날린이 매우 평화롭던 과거의 어느 한 순간 분비되었던 아드레날린이라면 마음이 평온해지기도 한다. 예를 들어 과거에 어떤 목표를 이룬 적이 있다고 하자. 그때 그 목표를 향해 달려가는 과정에서 동력이 되어준 아드레날린 혼합물이 분비되다가 목표를 달성하는 순간 커다란 평온함과 성취감이 밀려들면서 또 다른 아드레날린 혼합물이 분비되었을 것이다. 그때의 경험과 결부된 아드레날린이 세포에 저장되었다가 해독을 통해 풀려나면서 익숙한 감각이 느껴질 수 있다.

이렇듯 묵은 아드레날린을 해독하는 과정은 여러 감정이 뒤섞여 밀려오는 과정이다. 과거 여러 경험에 기인한 묵은 호르몬이 몸 곳곳에 저장되어 있다가 해독을 통해 방출되면, 역경과 고난의 추억이 가장 기쁘고 행복했던 시절의 추억과 뒤섞여 떠오르는 것이다.

해독 과정에서 힘든 감정이 왜 일어나는지 이해하면 그 힘든 감정을 견디는 데 도움이 된다. 다음과 같이 관점을 바꿔보는 것이다. 연인이 바람을 피우다가 나한테 들켰을 때 내 부신에서는 당시 느낀 배신감에 부합하는 아드레날린이 솟구쳐 나왔을 것이다. 몸은 우리에게 상처를 주려고 일부러 그렇게 작동하는 것이 아니다. 오히려 고통을 감내할 힘을 주기 위해서 아드레날린을 분비한다. 현상에 관한 정보가 신경세포를 통해 뇌의 감정 통제 센터에 전달되고 내가 배신당했다는 것을 인지하면서 밀려올 고통을 처리하는 동력이 바로 아드레날린인 것이다.

누구나 살면서 한 번쯤은 배신을 겪었을 것이다. 깨져버린 관계나 인연, 나와 상의도 없이 맘대로 주제를 바꾼 멤버 때문에 망친 조별 과제, 도저히 납득할 수 없는 이유로 내 인생의 가장 중요한 경기에 나를 선발하지 않은 코치, 만성 질환에 대한 해답을 찾아 헤매고 있는 나의 기대를 번번이 저버리는 의과학계 등등 배신감을 느끼게 하는 계기는 각양각색이다. 그 경험과 결부되어 내 몸에 번졌던 아드레날린은 두려움, 괴로움, 분노 같은 감정 정보와 상황에 관한 데이터까지 수집해서 저장하는 놀라운 능력이 있다. 내가 부당한 일을 당했을 때 마음에서 처리하는 감정까지 흡수하는 것이다.

내게 독이 되는 경험(뿐만 아니라 흥분시키는 경험)을 잘 넘길 수 있도록 동력이 된다는 의미에서 나를 보호해 주는 이 아드레날린은 부정적인 측면도 있다. 고농도 아드레날린은 몸에 해로울 수 있기 때문이다. 원래 아드레날린은 분비를 촉발한 경험이 끝나면 몸에서 배출되는 게 정상이다. 분비된 아드레날린이 체내에 머무는 시간이 길지 않다는 뜻이다. 그런데 사건이나 경험이 늘 하루 만에 끝나는 건 아니다. 예를 들어 남자친구가 바람을 피웠거나 마음이 떠나서 헤어졌다면 그 상처가 24시간 안에 지워지지는 않는다. 사고나 병환으로 사랑하는 사람을 잃었다면 그 슬픔은 평생 지속되기도 한다. 잊기로 다짐했던 고통이 수년이 지나서 불쑥 다시 떠오르는 순간도 있다.

이렇듯 아드레날린 과다 분비의 여파는 건강에 문제를 일으키기도 한다. 아드레날린이 몸에서 쉽게 빠져나오지 못하면 그렇게 된다는 말이다. 그리고 아드레날린이 몸에서 쉽게 빠져나오지 못하는 이유 중 하나는 몸에 좋지 않은 음식 또는 그 자체로 독이 되는 음식을 섭취하기 때문이다. 특히 문제가 되는 음식은 고지방 음식이다. 고지방 음식을 하루도 빠짐없이 먹으면 지방 세포가 간을 비롯한 몸 곳곳에 축적된다. 별로 살쪄 보이지 않는 사람도 간이나 체내 어딘가에 체지방이 축적될 수 있다. 그러다 지방 축적이 임계점을 넘으면 그 후과가 나타나는 것이다. 여기에서 중요한 것은 이 지방 세포에 아드레날린이 포집되어 있다는 것이다. 지방 세포뿐 아니라 장기의 세포까지 아드레날린으로 포화되는 상태에 이른다. 가령 간 깊숙한 곳에 지방 세포 없이도 아드레날린이 저장될 수 있다.

우리가 극한 상황에서 주로 찾는 음식은 대부분의 경우 아드레날린의 체외 배출을 방해한다. 많은 사람들이 상처를 잊으려고 폭식을 한다. 물론 그렇다고 죄책감이나 수치심을 느낄 일은 아니다. 힘든 일을 견뎌내려고 몸과 뇌가 더 많은 연료를 요구하기 때문에 음식을 찾는 것은 자연스러운 현상이다. 문제는 우리가 어떤 음식이 실제로 몸과 뇌에 좋은 연료가 되는지 배우지 못했기 때문에 좋지 않은 선택을 하게 된다는 것이다. 스트레스를 풀려고 먹은 음식이 오히려 몸속에 번지고 있는 아드레날린을 붙잡아두는 것이다. 몸에서 자연스레 빠져나갔어야 할 아드레날린이 결국 더 쉽게 그리고 더 깊숙이 몸속에 저장되고 만다. 이와 반대로 극한 상황에서 음식을 거부하는 사람도 있다. 속이 비어 있으면 아드레날린은 더 빨리 몸 밖으로 배출되긴 하지만, 그렇다고 굶는 것이 좋은 대처법이라는 뜻은 아니다. 우리가 적극적으로 몸을 정화하고 해독하지 않으면 아드레날린은 여전히 간을 비롯한 몸 곳곳에 저장된다.

우리가 극한 상황을 넘기고 일상으로 복귀해도 그 상황을 비롯한 과거 힘든 상황에서 분비되었던 아드레날린은 우리 몸 곳곳에 저장되어 있다. 게다가 우리는 살면서 간과 몸에 해로운 트러블메이커 물질에 끊임없이 노출된다. 오염 물질을 비롯한 환경 독소를 코로 들이마시고 피부로 흡수하고 위장으로 소화시킨다. 이 모든 것은 우리의 간과 여러 장기에 서식하는 바이러스와 유해 박테리아에게 더 활발하게 증식할 수 있는 기회를 준다. 나아가 여러 가지 병적 증상과 증세를 일으키는 원인이 된다.

우리가 3:6:9 해독법이나 그보다는 강도가 낮은 이 책 3부의 해독법들을 진행하면, 장기와 조직에 박혀 있던 독소와 노폐물이 빠져나와 혈류에 유입되기 시작한다. 이때 지방 세포들이 실제로 터지기도 하는데, 지방 세포가 터지면서 흘러나오는 잔해 속에는 각종 독소와 독성 물질 외에 묵은 아드레날린도 있다. 이 묵은 아드레날린은 과거의 상처(또는 방금 설명했다시피 과거의 흥분이나 기쁨)에 관한 정보를 간직하고 있다. 이 정보는 사람마다 다르다. 큰 상처 없이 살아온 사람도 있고, 상처투성이인 사람도 있다. 상처를 받았다고 해서 모두가 상처를 되새김질하며 살지는 않는다. 나쁜 감정을 처리하고 털어내는 사람도 많다. 그런데 상처가 아직 남아 있는 경우, 그 상처가 생긴 계기가 실연이든 여타 가슴 아팠던 일이든 억울한 사건이든 감정적 또는 신체적 부상이든, 그 당시 분비되었던 아드레날린이 해독 과정의 일환으로 저장된 곳에서 풀려나와 혈류로 유입되면 원인 모를 감정 변화가 느껴질 수 있다. 해독 덕분에 신체적 증상은 몰라보게 완화되어 기분이 좋은 와중에 부정적 감정이 떠오르면 당황스럽기도 할 것이다.

분명히 말하지만 해독이 그 감정을 일으킨 원인은 아니다. 해독은 우리가 치유 과정을 진전시키기 위해 활용하는 도구이다. 해독을 통해 묵은 아드레날린이 갇혀 있던 세포에서 풀려나 혈류로 다시 유입되었다가 드디어 몸 밖으로 배출되는 동안, 그 아드레날린에 새겨진 과거의 상처나 두려움이 일시적으로 되살아나기도 한다. 이렇듯 해독을 통한 치유는 직선적으로 이루어지지 않는다. 해독을 하는 동안 약간의 슬픔, 긴장감 또는 막연한 불안감이 느껴질 수 있다. 가벼운 우울증이나 초조감이 생기기도 하고, 알다가도 모를 여러 감정이 생생하게 느껴지는 꿈을 자주 꾸기도 한다. 잊은 줄 알았던 기억이 되살아나기도 하고, 어떤 감정인지 정확히 모르겠지만 왠지 낯설지 않은 감정이 떠오르기도 한다.

해독 과정에서 일어나는 감정은 사람마다 다르다. 저마다 몸속에 들어 있는 독소와 독성 물질이 다르기 때문이다. 과거에 사용했던 기분 전환용 마약 또는 처방약이긴 하지만 중독되어 오남용한 약물이 몸에 남아 있는 사람들도 많다. 그런 경우 그 약물은 보통 정신적으로나 육체적으로 힘든 시기, 즉 몸에 대량의 아드레날린이 흐르고 있던 시기에 복용했을 것이다. 동시에 약물 자체도 아드레날린 분비를 촉진했을 것이다. 그 아드레날린은 당시의 감정적 고통에 관한 정보를 보유한 채 약물과 함께 간에 저장된다. 예를 들어 우리가 감정적으로 위태로운 상황에서 벤조디아제핀 같은 항불안제를 복용하거나 처방약이든 마약이든 약물에 의존해서 힘든 시간을 버틴 적이 있다고 치자. 우리를 힘들게 했던 게 이혼이든 이별이든 배신이든 문제는 그 감정적 고통과 그 당시 복용한 약물 둘 다 아드레날린 분비를 촉진하고, 그 아드레날린은 고통스러웠던 경험에 관한 정보를 가지고 약물과 함께 간 세포 속에 저장된다는 것이다. 따라서 우리가 해독을 시작하면 처방약이든 마약이든 묵은 약물과 함께 세포에서 풀려나 혈류로 흘러 들어간 묵은 아드레날린이 상처, 괴로움, 두려움, 슬픔 등의 감정을 촉발한다.

■■■ 치유를 위한 연대

　사람들은 저마다 다른 경험을 하며 살아왔다. 모두가 배신당한 경험이 있더라도 언제 누구에게 어떻게 배신당했는지는 천차만별일 것이다. 그런데 힘들었던 경험은 달라도 인생에 끼친 부정적 영향은 어떤 면에서 똑같다고 볼 수 있다. 어떤 사람들은 사랑을 갈망하면서 더 많은 고난과 상실과 실연을 경험하기도 하고, 비즈니스 관계에서도 성과보다는 상처가 더 많이 남기도 한다. 그러다가 대부분 사람들은 제 갈 길을 찾는다. 진실한 소명을 깨닫는다. 자기 탓이라고 여기던 고난과 역경에서 죽을힘을 다해 자신을 건져 올린다.(사실은 자기 탓이 아니라 어둠의 세력 탓인데 말이다. 어둠의 세력을 알아보는 사람도 있지만 못 알아보고 자기 탓을 하는 사람도 많다.) 힘들었던 기억과 경험에 대처하는 방식은 사람마다 다르겠지만, 대체로 심신의 안전을 해치지 않고 감당할 수 있는 선에서 최대한 털어버리고 나머지는 무의식 깊숙이 묻어둔다. 구체적인 내용은 달라도 인생의 풍파를 겪었다는 의미에서 힘들어하는 사람들 사이에는 연대 의식이 있다.

　만성 질환으로 고생하는 사람들이 서로 고통을 알아주며 연대하게 되면 거기에서 힘을 얻는 경우가 많다. 누구는 편두통, 불안감, 우울증을 호소하고 누구는 허리가 쑤시거나 목이 결리거나 불면증에 시달리는 등 신체적인 증상은 제각각이지만, 모두의 마음을 울리는 무언가가 이들을 하나로 묶어준다. 이렇듯 어떤 감정적 경험이든 최소한 그 경험의 한 조각이라도 다른 이의 경험과 겹치게 마련이다. 우리는 누구나 믿음이 깨지는 게 어떤 느낌인지 안다. 우리는 모두 친구든 가족이든 배우자든 누군가와의 관계가 힘들다 못해 해로워지는 경험을 했을 것이다. 많은 사람들이 마음이 다치니까 몸에도 이상이 생기는 경험을 했을 것이다. 우리 모두는 실망감이 어떤 느낌인지 안다.

　신체적인 고통이든 감정적인 고통이든, 고통의 구체적인 내용이 비슷하든 다르든, 우리는 서로의 상처에서 자신과의 공통점을 찾고 충분히 동질감을 느낄 수 있다. 때론 자신이 철저히 혼자인 것처럼 느껴질 때도 있다. 특히 상담을 받으려고 찾아간 전문가나 우리 인생에서 중요한 사람들이 우리가 병을 지어냈다고 암시하거나 대놓고 지적하면 더더욱 외롭다. 만성 질환에 대한 몰이해로 인해 만성 질환자는 여전히 사회적으로 낙인찍히는 경우가 많다. 그래서 당신의 고통을 진정으로 이해하고 도와줄 사람을 만나는 게 불가능해 보일 수도 있다. 하지만 안심하기 바란다. 지금 당신의 근육 경직이나 브레인 포그나 피로를 엄살이라고 의심하는 사람들 속에서 외롭게 분투하는 게 얼마나 고통스러운지 당신만 아는 것 같아도, 세상에는 거의 똑같은 고통을 겪는 사람들이 분명히 있다. 당신은 혼자가 아니다. 당신의 고통에 공감하는 이들을 찾고 이들과 연결된다면 그 유대는 강력할 것이다.

고통을 인정받으려고 고군분투하며 느꼈던 감정들도 해독 과정에서 일부 배출될 수 있다. 고군분투로 인해 분비된 아드레날린이 그때의 감정 정보를 간직한 채 혈관에 흐르다가 세포에 저장되기 때문이다. 따라서 해독을 하는 동안 그 감정이 다양한 방식으로 되살아나기도 한다. 누군가는 불편할 정도로 향수가 밀려들기도 하고, 누군가는 강렬한 꿈을 꾸기도 한다. 또 누군가는 원인 모를 슬픔에 젖어 가끔 눈물이 나기도 한다. 모든 사람들이 해독 과정에서 그런 경험을 하는 것은 절대 아니다. 커다란 상처를 지닌 경우 감정이 확연하게 드러나는 사례가 종종 있다는 뜻이다. 과거에 어떤 일을 겪었고 해독 중에 어떤 감정이 일어나든 다 중요한 과정이다.

메디컬 미디엄 해독법은 우리를 해독 과정 내내 보호하도록 설계되었다. 과거의 힘든 경험에서 비롯된 묵은 아드레날린이 세포에서 방출되더라도 위험할 지경에 이르진 않는다는 뜻이다. 우리의 몸이 묵은 아드레날린을 해독하는 동안에도 우리 뇌는 계속 필수 포도당과 무기염을 공급받아 우리를 지켜준다. 해독 중 일어나는 감정이나 기분을 군이 분석하거나 처리할 필요는 없다. 해독 과정은 그런 감정에 대처하기에 적절한 시간과 공간이 아니다. 물론 잘 대처가 될 때도 있다. 인생의 희로애락에 언제 어떻게 대처하는지는 사람마다 다르다. 그래서 때로는 해독 중에도 감정이 자연스럽게 치유되는 기적이 일어난다. 엄청난 에너지가 솟구치면서 그동안 어깨를 짓누르던 커다란 짐이 사라지는 느낌이 들기도 하는데, 그 느낌을 인지하는 사람도 있고 못하는 사람도 있다. 그래도 상관없다. 감정을 처리하는 데 정해진 규칙 같은 것은 없다. 보통은 해독을 마친 후에 감정 처리 과정이 진행된다. 충분한 시간을 두고 해독 중에 떠올랐던 감정을 통찰할 수 있기 때문이다. 해독을 하고 나면 여러 차원에서 감정을 처리할 지혜가 쌓인다.

해독을 하는 동안 모든 종류의 세포 속에 깊숙이 박혀 있던 독소가 방출된다. 지방 세포 역시 터지고 몸에서 빠져나오면서 독소와 독성 물질을 방출한다. 이 독소와 독성 물질이 몸 밖으로 빠져나오는 길에 혈류에 유입되면서 미각과 후각에 영향을 미치기도 한다. 누군가는 어린 시절 먹던 가공 식품의 맛이 느껴지기도 한다. 가령 패스트푸드 체인점에서 파는 치즈버거의 맛이 느껴지는 것이다. 또 누군가는 담배 연기의 맛을 느끼기도 하고, 예전에 즐겨 먹던 특정 아이스크림, 치즈, 도넛, 쿠키 따위의 맛을 느끼기도 한다. 정확히 어떤 음식인지는 모르겠지만 익숙한 맛이나 향이 느껴지기도 한다. 합성 향기일 때도 있고, 암모니아나 유황 같은 고약한 썩은내일 때도 있다. 이 때문에 입에서 오래 숙성한 치즈나 썩은 고기 냄새가 진동하기도 한다. 이 모든 미각과 후각의 변화가 감정과 연결되어 있다. 그리고 해독을 하는 동안 계속 변하기도 한다. 독소를 어느 정도 배출하고 나면 감각이 더욱 예리해지기도 한다. 그런데 해독 과정에서 절대 느껴지지 않는 맛이 있다. 포도나 사과나 셀러리나 딸기 같은 음식의 맛이다. 이런 음식은 독소에 대항하는 음식이지 독성이 있는 음식이 아니다. 해독 중에는 독성이 있는 음식의 맛만 떠오른다.

해독을 통해 감정적 상태도 미세하게 조정된다. 그렇다고 해독 후에 더 감정적인 사람이 된다는 게 아니다. 오히려 감정적으로 더 안정되고 건강해진다는 뜻이다. 과거의 아픔은 자욱한 안개처럼 우리를 뒤덮어 똑같은 실수를 반복하게 만들기도 한다. 비유하자면 난로에 손을 데여 아프고 무서워서 뒷걸음질 치다가 아궁이에 다리를 데이는 격이다. 그런데 몸이 더 이상 공포, 배신감, 상처와 결부된 아드레날린과 독성 물질로 가득 찬 상태가 아니게 되면, 과거에 당했던 고통의 잔재가 세포에서 빠져나와 몸 밖으로 배출되고 나면, 우리는 난로에 손을 데였다는 것을 인지하되 휘청거리거나 뒷걸음질 치지는 않을 것이다. 끊임없이 스며드는 묵은 고통의 안개에 휩싸이기보다는 일시적인 아픔을 직시할 수 있게 될 것이다. 이로써 우리는 공포나 절박함에 사로잡혀 실수를 반복하면서 자신을 다치게 하기보다는 더 잘 보살필 수 있을 것이다.

많은 사람들이 올바른 방식으로 해독을 마치고 나면 나이보다도 훨씬 더 지혜로워진다. 좋은 의미에서 경계심이 생기기도 한다. 어떤 상황에서 약한 모습을 보여도 괜찮은지를 더 신중하게 따지고, 누구를 가까이 하고 누구에게 속마음을 보여줘도 되는지 더 지혜롭게 분별하며, 언제 경계를 늦추고 건강한 우정과 인연에 마음을 여는 게 좋을지 더 잘 직감할 수 있게 된다. 한마디로 더 예리하고 덜 반응적이며 더 의식적인 삶을 살게 된다. 세포에서 독소와 독성 물질, 바이러스와 유해 박테리아와 옛 감정이 새겨진 묵은 아드레날린을 충분히 몰아낸 덕분에 실수를 반복하는 일을 더 잘 피할 수 있는 것이다. 과거의 깨진 인연에서 비롯된 묵은 아픔과 두려움을 내보내고 나면 아드레날린이 흐르던 통로가 깨끗이 비워진다. 그러면 내가 느끼고 있는 감정이 과연 무엇인지, 나는 진정 누구인지에 대한 깊은 이해와 통찰이 가능해진다. 궁극적으로 우리는 평생 우리의 발목을 잡던 독소와 병원균과 아픔의 녹슨 사슬로부터 자유로워질 것이다.

"힘을 갖는다는 것은 단어 그 이상의 의미를 지닌다.
그것은 자신감과 자기 이해 이상의 의미를 지닌다.
사람이 세상을 사는 동안 인식하는 자신의 존재 가치를
벽돌에 비유한다면, 힘을 갖는다는 것은
그 벽돌들 사이에 회반죽을 하는 것과 같다.
좋은 뜻으로 쓰일 때, 건강하고 긍정적으로 쓰일 때,
힘을 갖는 것은 목표와 열망과 인생 자체를 존재하게 하며,
인류 발전에 이바지하는 방향으로 우리를 이끌어준다."

— 앤서니 윌리엄 (메디컬 미디엄)

CHAPTER 26

힘을 가진 영혼

□ □ □

'임파워먼트empowerment.'(원래의 의미는 '힘power을 주다em'인데, 우리말로는 맥락에 따라 '권리 신장' '역량 증진' '세력화' 등으로 번역된다. 여기서는 힘을 받는 주체의 관점에서 '힘을 갖는 것'으로 옮긴다―옮긴이) 우리가 자신을 제대로 이해하지 못하게 방해를 받다가 드디어 진정한 자기 이해에 도달하는 것은, 자신감을 키우고 나아가 영혼을 성장시키는 가장 합리적이고 고차원적이고 영적이고 필수적인 과정이다. 힘들 때는 자신감도 떨어진다. 이때 힘을 받으면 우리는 무너지지 않을 수 있다. 그래서 힘을 갖는다empowerment는 말은 영적인 단어로 봐야 한다. 불공정한 방식이 아닌 긍정적인 방식으로 쓰인다면, 사람을 지키고 돕는 도구로 쓰인다면, 힘을 갖는 것만큼 절대적으로 영적인 경험도 없을 것이다. 허상이 아닌 참된 영적 경험 말이다.

힘을 갖는다는 것은 과거에 그 힘을 빼앗겼다는 의미도 내포한다. 자신이 마땅히 가져야 할 힘을 빼앗기고도 이를 인지하지 못하는 사람들도 있다. 건강에 관해서 여성은 분명 힘을 빼앗겼다. 건강은 젠더 문제이다. 물론 남성도 건강 문제로 고통받지만, 만성 질환자의 성비를 보면 여성이 압도적으로 많은 것이 사실이다. 그러나 이는 여성이 신체적으로 더 약해서가 아니다. 만성 질환을 호소하는 여성에게 그 '피해 의식'이 문제라고 비난해서는 안 된다. 수많은 여성들은 오히려 엄청난 힘과 용기로 만성 질환을 견뎌내고 있다.

우리는 그 어느 때보다도 여성이 힘을 가진 시대에 살고 있다고들 말한다. 과연 그럴까? 십대, 이십대, 삼십대의 젊은 여성들이 사상 유례 없는 수치로 각종 증상 때문에 소외되고 있는데도? 사십대, 오십대, 육십대의 여성들이 원인불명의 통증과 피로 때문에 가정을 돌보고 커리어를 쌓는 게 막막해졌는데도? 은퇴한 여성들이 자신의 미스터리 질병에 대한 해답을 찾느라고 노후를 즐기지 못하는데도?

여성은 자신이 왜 병에 걸렸고 어떻게 나을 수 있는지에 대해 무지를 강요받고 있다. 그렇다고 의과학 연구계가 이미 해답을 찾았는데 일부러 여성에게 알려주지 않는다는 뜻은 아니다. 더 정확히 표현하자면 의료 제도를 지배하는 세력이 의료계가 해답을 찾지 못했다는 사실을 대중에게 숨기기 위해 대중의 시선을 돌리고 있다. 의료계의 입장에서 만성 질환은 여전히 풀리지 않은 미스터리이다. 그래서 의료계는 여성의 몸, 아픈 여성 본인에게 문제가 있다고 주장한다. 가령 유전적 결함을 지목한다. 마치 수천 년 동안 별 탈 없던 여성의 유전자가 20년 전에 갑자기 유효 기간이 지나버렸다는 듯이 말이다. 그런 그릇된 이론으로도 모자라 실제로 여성을 살리고 있는 셀러리 주스나 해독 같은 치유법은 신빙성이 없다고 무시한다. 이런 것이 바로 권리 박탈이다.

이제 우리는 이런 상황을 더 이상 받아들이지 않아도 된다.

■■■ 단어 그 이상의 의미

어떤 여성이 일상 생활이 어려울 정도로 심각한 증상 때문에 힘들어하거나, 증상이 나왔다가도 자꾸 도지거나, 진단을 받아도 병의 진정한 원인을 모르기 때문에 낫지 못한다면, 그 여성이 과연 힘을 가졌다고 볼 수 있을까?

나아가 눈부신 기술 발전의 시대에, 최첨단을 달리고 있는 것처럼 보이는 제약 및 의학 연구에도 불구하고, 여성이 앓는 증상과 질병의 90%에 대해 도대체 왜 아직도 해답이 없을까? 왜 여성 생식계 질환이 사상 유례 없는 발병률을 기록하고 있을까?

힘을 갖는다는 것은 단어 그 이상의 의미를 지닌다. 그것은 자신감과 자기 이해 이상의 의미를 지닌다. 사람이 세상을 사는 동안 인식하는 자신의 존재 가치를 벽돌에 비유한다면, 힘을 갖는다는 것은 그 벽돌들 사이에 회반죽을 하는 것과 같다. 힘을 갖는 것은 부정적인 뜻으로 쓰이기도 한다. 방향이나 대상을 잘못 잡으면 다른 사람에게 상처나 피해를 주는 사람이 힘을 가질 수도 있다. 그러나 좋은 뜻으로 쓰일 때, 건강하고 긍정적으로 쓰일 때, 힘을 갖는 것은 목표와 열망과 인생 자체를 존재하게 하며, 인류 발전에 이바지하는 방향으로 우리를 이끌어준다.

힘을 빼앗기고 싶은 사람은 없다. 조용히 하라는 말을 듣고 싶은 사람도, 목소리를 내지 못하게 억압당하고 싶은 사람도, 생각과 감정을 이야기해도 무시당하고 싶은 사람도 없다. 어떤 차원에서든 자신의 목적 의식이 억눌리거나 개성과 창의성과 가치가 짓밟혀도 괜찮은 사람은 없다.

인류사에서 여성은 고난의 시기를 참 많이 겪어왔다. 핍박받는 게 일상이던 시대, 대세를 거스른다는 이유로 꿈을 좇지 못하게 억압당하던 시대도 있었다. 오늘날 많은 영역에서 여성은 권리를 쟁취했다. 힘을 갖는 것은 권리 신장 또는 역량 증진이라는 표현으로 확장되어 모든 개인이 평등한 위치에서 성장하고 성취하는 데 필요한 요소로 인식되고 있다. 또한 생존할 권리와 기회를 넘어 자신이 생각하는 최고의 삶의 질을 추구할 권리를 인정받는다는 뜻으로 풀이되기도 한다. 이제 힘을 갖는 것은 오늘 우리가 살아가는 사회 구조 자체의 일부가 되었다. 각종 기사와 책의 주제가 되고, 사람들이 주고받는 이야기에 녹아 있다. 그뿐만 아니라 소셜 미디어든 뉴스든 토크쇼든 매체를 불문하고 중요한 화두가 되었다. 힘을 갖는 것은 여성에게 기적과도 같았다. 그리고 그 의미는 지금도 매일 진화하고 있다. 여성이 힘을 갖는 게 허락되지 않던 시절이 그리 오래 전도 아닌데 말이다.

이 모든 긍정적인 변화와 발전 때문에 오늘날 여성이 모든 권리를 보장받는다고 생각하기 쉽다. 과거 어느 때보다도 여성의 가치가 진지하게 받아들여지고 있는 것은 맞기 때문에, 여성들이 모든 의미에서 충분한 힘을 가졌다고 안일하게 생각하기 쉽다. 여성이 남성과 똑같이 가치를 인정받는다고, 이제는 정말 평등의 시대라고, 여성이 더 이상 기울어진 운동장의 피해자가 아니라고 생각하기 쉽다. 삶의 많은 영역에서 이런 생각이 맞긴 하지만, 분명 크나큰 발전을 이룬 분야도 있긴 하지만, 그러나 아직 여성들이 힘을 갖기는커녕 빼앗기고 심지어 저지당하는 영역이 있다. 여성이 힘을 가지려면 가장 중요시해야 하는 영역, 바로 건강이다.

여성이 병들면 모든 것이 바뀐다. 오늘날 수많은 여성들이 피로, 갑상선 이상, 다낭성난소증후군, 자궁섬유종, 자궁내막증, 편두통, 탈모, 불안감, 우울증, 습진, 건선 등의 만성 질환에 걸리면서 동시에 건강에 대한 권리를 상실하고 있다. 이를 알아차리는 첫 단계는 의료 제도의 실상에 눈을 뜨는 것이다. 그 실상이란 현재의 의료 제도가 만성 질환 치유에 필요한 올바른 방향을 제시할 수 있는 구조가 아니라는 것이다. 그리고 여성들은 그 실상을 꽤 빠르게 눈치 챘다. 건강에 문제가 없을 때는 의료계는 원래 그런 거라고 받아들이기 쉽다. 그런데 막상 본인이 병원을 전전하고, 검진대에 앉아 병명과 함께 그 병에는 알려진 치료법이 없다는 의사의 말을 듣고, 심지어 진단명조차 나오지 않는 병을 앓게 되면 당연히 이야기가 달라진다. 내 건강 문제에 대해 해답이 없는 현실을 받아들여야 한다는 말을 들으면, 만성 질환에 대처하는 의료계의 구조적 한계가 갑자기 뚜렷이 보이기 시작하는 것이다. 이것이 수백만 명의 여성들이 매일 마주하는 현실이다.

의료계에 점점 더 많은 여성들이 진출한다는 것은 여성 환자들이 증상과 증세를 호소할 때 귀 기울여줄 의사가 많아진다는 뜻이기도 하다. 그렇다면 왜 아직도 의료 제도에서 여성은 힘을 빼앗기고 있을까? 왜 아직도 여성이 가장 보호받아야 할 영역에서 보호받지 못하고 있을까? 성별을 막론하고 모든 의사들이 만성 질환 치료를 진전시킬 교육과 수단을 제공받지 못하고 있기 때문이다.

힘을 빼앗기는 과정은 매우 어둡고 은밀하고 교묘한 방식으로 이루어지기도 한다. 그러니까 발목 잡히거나 억눌리거나 피해를 입는 등 힘을 빼앗기는 사람은 처음에는 그런 줄도 모르는 경우가 많다. 의료 제도는 여성이 자신의 몸에 대해 무지한 상태, 힘을 갖지 못한 상태를 유지하는 방향으로 굴러간다. 여기서 분명히 해둘 게 있다. 여성의 힘을 빼앗는 것은 의사들이 아니라 그 의사들이 몸담고 있는 제도이다. 1940년대와 1950년대만 해도 여성의 힘을 빼앗는 제도에 동조하는 의사들이 많았다. 여성이 호소하는 만성 질환은 실체가 없다고, 심심하거나 피곤하거나 게으르거나 심지어 정신 나간 여자들이 지어낸 거라고 주장하는 의사들이 있었다는 말이다. 그런 시대는 거의 지나갔다. 하지만 이제는 많은 의사들이 만성 질환에 대한 새로운 고정 관념에 갇혀 있다. 여성의 신체적 고통을 면역 체계의 자기 공격성이나 유전자와 호르몬 이상 탓으로 돌리는 관념이다. 몇십 년 전과 차이가 있다면 요즘은 대부분의 의사들이 만성 질환자가 고통을 호소하면 실제로 증세가 있다고 믿을 만큼의 연민과 관심은 있다는 점이다.

이렇게 환자를 대하는 의사의 자세는 많이 좋아졌음에도 불구하고 여성은 여전히 건강 분야에서 힘을 빼앗기고 있다. 여성에게 주어지는 '해답'이 진정한 해답이 아니기 때문이다. 의사의 친절함이 오히려 혼란을 가중시키기도 한다. 한편에서는 진심으로 환자를 위하는 좋은 의사(지킬 박사)가 나를 안심시키고 다른 편에서는 의료 제도(하이드)가 내 존재 자체가 문제라고 말하는 것이다. 내 몸이 혐오스럽고 결함투성이이고 망가졌다는 말을 세상에서 제일 친절하고 동정어린 목소리로 듣다 보면, 내 머리를 쓰다듬다가 눈 깜짝할 사이에 나를 내동댕이치는 나쁜 어른과의 관계처럼 의료 제도와 일종의 학대적 관계를 맺게 된다. 몸이 자기를 공격하거나 유전적 결함 때문에 만성 질환이 생겨난다는 이론과 신념은 과학적으로 증명되지 않았음에도 불구하고 의료 제도에서 의사에게, 의사에서 환자에게로 전달되고 있다. 이런 지킬 박사와 하이드 식의 역학 관계는 만성 질환자를 도우려는 좋은 의사의 노력을 물거품으로 만든다.

▊▊▊ 우리를 분열시키는 설계 오류

모두가 함께 살아가는 이 시대에 우리는 중대한 문제에 직면하고 있다. 하나는 여성이 간헐적 두통이나 일시적 요통, 경미한 불안감 등이 심해져서 병증으로 발전했을 때 우리의 예상보다 훨씬 더 목소리를 내지 못한다는 것이다. 건강한 사람과 아픈 사람은 계급으로 나뉜다. 그리고 건강한 계급은 아픈 계급과 어울리거나 이들의 하소연을 들어주기를 꺼린다. 단지 남성이 여성이 겪는 건강 문제에 대해 듣기 싫어하는 것 같은 단순한 문제가 아니다. 건강하지 않은 사람이 필요한 도움을 못 받고 병원을 전전하는데도 증상이 완화되지 않아 불만을 토로하다 보면, 머지않아 가짜 친구가 걸러지는 경우가 많다. 게다가 만성 질환자의 대다수가 여성이기 때문에 여성

간의 분열까지 생긴다.

어찌 보면 역설적인 상황이다. 요즘 같은 시대에는 건강한 사람도 대부분 언젠가는 병들게 마련이다. 경중의 차이만 있을 뿐 누구도 만성 질환을 피해가지 못한다. 거의 모든 사람들이 성별을 막론하고 시간이 지나면서 증상이 생긴다. '만성 질환'이라는 꼬리표가 붙은 증상이든, 부비동염, 여드름, 요로감염증, 편두통, 생리통, 불안감, 우울증 등 일상의 일부가 되어버린 증상이든, 이런 증상은 시간이 지나면서 만성화되고 점점 심각해지면서 일상에 지장을 주기 시작하고 심지어 여가 시간을 어떻게 보내는지에도 영향을 준다.

소셜 미디어가 없던 과거에는 건강상의 문제로 고생하는 여성들의 사연이 대중에게 가 닿지 않았다. 이들을 위한 발언대, 즉 플랫폼이 없었던 것이다. 발병률이 높고 심각한 만성 질환은 그나마 희망이 있었다. 유명한 대부호나 상류층이 그 질환을 퇴치하기 위해 자선 단체나 위원회를 설립하고 1년에 한두 번 성대한 모금 행사를 주최해서 그 질환으로 고생하는 여성들에게 온정을 베풀 거라는 희망······

그런데 온라인 플랫폼이 대중화된 요즘 만성 질환에 시달리는 여성들은 자신이 겪는 다양한 질환과 증세와 증상에 대해서 직접 목소리를 낼 수 있게 되었다. 그런 의미에서는 상황이 개선되긴 했지만, 여성은 여전히 억압당하고 있다. 건강이 안 좋거나 힘이 없는 상태는 겉으로 드러나지 않는 경우가 많기 때문에 특히 더 진지하게 받아들여지지 못한다.

지금 건강한 사람은 친구든 가족이든 누군가가 만성 질환에 걸리면 이들이 진짜 고통스러워한다는 사실, 이들에게 도움이 필요하다는 사실, 그런데 자신의 우려나 의견을 표현할 길조차 막혀 있다는 사실을 잘 받아들이지 못할 수도 있다. 건강한 사람이 이런 사실을 최소한 인정이라도 하려면 상당한 연민과 깊은 이해심이 있어야 한다. 거기에 만성 질환으로 고통받는 지인을 있는 그대로 인정하고 그에게 시간을 할애하고 힘이 되어주려면 관심과 애정이 있어야 한다.

안 그래도 고달픈 인생이다. 다들 바쁘게 산다. 힘들어하는 친구를 위해 마음을 쓰고 시간을 내주는 게 쉽지만은 않다. 아픈 사람을 보살피는 책임을 건강한 사람이 전부 짊어져서는 안 된다. 더 큰 틀, 즉 의과학 연구계와 보건 당국의 고위 관료에게도 의무가 있다. 여성을 억압하는 시대착오적인 규정과 이론을 책임지고 바꿀 의무 말이다. 그리고 그 큰 틀은 여성이 자신의 몸속에서 실제로 일어나는 작용을 기반으로 예방과 치유를 주도할 수 있도록, 그래서 자신의 본성에 대한 진실을 알고 힘을 가질 수 있도록 설계되어야 할 것이다.

▟ 또 다른 형태의 몸(매) 평가

여성이 치러야 할 투쟁 중 가장 중요한 투쟁을 꼽는다면 바로 자신의 건강을 위한 투쟁이다. 이 사실을 더 깊이 이해하려면 여성이 만성 질환에 대한 진실을 이해하고 치유를 진전시키는 데 방해가 되는 견고한 신념부터 살펴보아야 한다. 몸매나 사이즈, 외모의 차원을 넘어서는 바디셰이밍body shaming(얼굴과 몸매 등 외모를 평가하는 언행으로 상대의 수치심을 자극하는 행태로, 한국에서는 '얼평, 몸평'이라는 신조어를 탄생시켰다—옮긴이)의 형태가 있다.(겉으로 드러난 몸을 평가하는 것만으로도 충분히 나쁜 행동이지만 말이다.) 만성 질환에 관한 이론이 그렇다. 유전자가 문제다, 몸이 스스로를 공격한다, 병을 상상으로 만들어냈다, 신진대사율이 떨어져서 문제다, 또는 호르몬이 이상해져서 문제다 등등 아픈 사람의 몸을 탓하는 것이다. 이런 이론들은 해답을 내놓지 못한 체제가 통제력을 유지하기 위한 방편으로 만들어낸 것이다. 그리고 마지막 이론인 호르몬 탓은 특히 젠더적으로 문제가 된다.

면역 체계가 몸을 방어하지 않고 공격한다는 '자가 면역' 이론은 1950년대에 부상하기 시작했다. 이 이론에 따르면, 면역 체계에 혼란이 생겨 병원균 같은 이물이 아니라 장기와 내분비계를 공격하게 된다는 것이다. 그 당시 인기를 얻은 또 다른 이론은 호르몬 불균형 이론이다. 호르몬 이론은 여성에게 나타나는 온갖 건강 이상 신호, 예컨대 감정 기복이나 '외모 변형'으로 분류되는 문제를 모조리 호르몬 탓으로 돌렸다. 설명하기 어려운 증상을 환자의 탓으로 돌리는 또 다른 이론으로는 환자가 병을 지어낸다는 이론도 있었다. 환자가 지루해서, 게을러서, 혹은 정신이 이상해져서 꾀병을 부린다고 진단하는 것이다. 이런 사고방식은 질병을 환자 본인의 몸과 마음의 탓으로 돌림으로써 세포 단위로까지 자기 정체성에 대한 수치심을 유발한다.

궁극의 바디셰이밍인 셈이다.

호르몬을 탓하는 이론은 여전히 건재한다. 요즘도 "저 여자, 호르몬 때문에 이상해졌어!" 같은 말을 얼마나 많이들 하는가? 그 반면 "상상 속에서나 존재하는 병"이라는 주장은 지난 몇십 년 사이 수그러들었다. 요즘은 "나는 왜 이 병에 걸렸나요?"라는 질문에 이런 답이 더 흔해졌다. "당신이 다른 사람들처럼 긍정적인 에너지의 흐름을 만들어서 건강을 끌어당기지 못한 탓에 병을 자초한 겁니다." 이는 여성의 힘을 빼앗는 또 하나의 논리이다. 몸이 안 좋은 것은 우주의 섭리를 이해하지 못하고 긍정적으로 사고하지 못한 자신의 탓이라는 메시지를 여성에게 주입시키기 때문이다. 몸과 마음에 대한 수치심을 강요하는 것도 모자라 이제는 영혼에 대한 수치심까지 느끼라는 것이다. 특히 젊은 여성일수록 자신의 불행한 마음이 몸을 병들게 했다는 논리에 설득당하는 경향이 있다.

유전자를 탓하는 이론도 여전히 무시 못한다. 이 이론은 특정 만성 질환을 유전병으로 규정함으로써 환자가 자기 존재의 근간 자체에 수치심을 느끼게 만든다. 결국 환자는 자신을 결함이 많은 존재, 벗어날 수 없는 운명의 덫에 걸린 존재라는 자의식을 갖게 된다. 그런데 이 이론을 더 깊이 파헤쳐보면, 사람의 몸이 아니라 이론 자체가 결함투성이임을 알 수 있다. 이를테면 BRCA 유전자 변이가 유전성 유방암을 유발한다는 이론은 거짓이다. BRCA 유전자 변이 없이도 유방암이 발병하는 수많은 사례만 봐도 알 수 있다. 유방암을 물려받은 유전자의 변이 탓으로 돌리는 진짜 이유는 의과학계가 아직 유방암의 진정한 원인을 발견하지 못했기 때문이다. 참고로 나는 《갑상선 치유》에서 유방암의 진정한 원인을 밝힌 바 있다. 요즘은 유전자 이론을 다른 이론과 결합시켜 만성 질환을 설명하는 게 추세이다. 예를 들어 유전적으로 문제가 생겨서 몸이 자기를 공격한다는 논리가 있다. 역시 수치심을 강요하고 힘을 빼앗는 수법이다.

조금만 뒤로 물러나서 바라보면 왜 이런 현상이 생겼는지를 이해할 수 있다. 의과학 연구계가 자기를 보호해야 하기 때문이다. 신뢰성을 유지해야 하기 때문이다. 환자로부터 받는 신뢰뿐만 아니라 의료계에 종사하는 의사와 기타 건강 전문가의 신뢰도 잃어버리면 안 되기 때문이다. 그래서 의료 제도는 해답처럼 보이는 이론을 의사에게 제시하고, 의사는 또 그 이론을 환자와 보호자에게 제시하는 것이다. 이런 '해답'이 여성에게 최선의 이익을 보장해 주는 것처럼 보일지도 모른다. 그러나 사실은 여성을 희생해서 의료 제도의 존립을 보장하는 것이다.

대안적인 치료법이나 치유책을 시도한 여성들은 그동안 의심어린 눈총을 너무나 많이 받아왔다. 대략 1940년대부터 2010년대 초반까지, 자신의 병을 치유하기 위해 일반적인 경로에서 벗어나 대안을 찾는 여성들은 가족과 친구들로부터 너무나 많은 비난과 심지어 증오를 받았다. 1970년대까지도 대안적인 치료법을 찾거나 좀 더 건강한 식습관을 추구하는 여성은 조롱과 멸시를 당하기 일쑤였다. 젊은 여성들, 그리고 남성들도 더 건강한 식단을 추구하거나 채식을 지향한다는 이유로 가족의 지지를 잃고 심지어 버림받는 경우도 있었다. 그리고 1980년대와 1990년대에는 건강에 대한 대안적 접근법을 택한 사람들을 기이하거나 괴상하거나 위험한 인물로 취급했다. 그 시대를 기억하는 독자도 있겠지만, 그 이후에 태어난 독자도 기존 의학의 처방전에 의존하기보다는 약용 식물로 병을 고쳐보려는 사람이 어떤 시선을 받았을지 짐작할 수 있을 것이다. 그런 사람이 받는 비난과 단죄는 또 다른 형태의 억압과 핍박이다. 병증에 시달리는 사람이 자신을 도울 방법을 선택할 자유를 침해하기 때문이다.

이런 편견은 지금도 여전하다. 예를 들어 기존 의학에서든 대체 의학에서든 여성들이 셀러리 주스 요법을 시도하는 것을 말리는 전문가들이 있다. 기존의 틀에서 벗어난 낯선 접근법으로부터 여성을 보호하려는 의도라고 하지만, 오히려 여성의 건강을 정말로 보호해 줄 바로 그 해답을 가로막고 있는 것이다.

수백만 명의 사람들이 자신의 건강에 대한 해답을 왜 기존의 틀 밖에서 찾으려고 하는지 생각해 보았는가? 혹시 이들의 만성화된 고통과 증상과 증세에 대한 해결책을 의료업계가 제시하지 못해서는 아닐까? 만성 질환으로 고통받는 사람들이 기존의 의료 제도 안에서는 고통을 덜어줄 해답을 찾지 못해 의료 제도 밖에서 해답을 찾으려 하니 의심과 조롱을 한다면 그 제도 자체에 문제가 있는 것 아닐까? 대체 의학 전문가들 중에도 기존 의학 전문가들과 마찬가지로 똑같은 시대착오적인 논리를 신봉하는 사람들이 있다. 이를테면 몸이 자기를 공격해서 병에 걸린다는 이론을 믿는다는 점에서 대체 의학 전문가들도 다를 게 없는 셈이다. 치료법만 다를 뿐이다.

■■ 자책으로부터 영혼을 해방하라

누군가 신체적으로 고통받고 있는데 다 네 탓이라는 말을 들으면 어떨지, 네가 아픈 건 순전히 네 탓이라는 말을 듣는 게 영혼에 얼마나 큰 상처가 될지 생각해 보았는가? 오늘날 여성의 지위를 높이고 역량을 강화하는 일은 마치 인류의 지상과제가 된 것 같다. 직장에서 인정받고 커리어를 쌓는 방법이 일상적인 화제가 되고, 자녀를 깨어 있는 시민으로 키울 방법과 수단 등도 계속해서 개발되고 있다. 그러나 우리가 정말 여성의 권리 신장을 중요시한다면, 여성이 받은 영혼의 상처에도 관심을 쏟아야 하지 않을까?

우리는 이해할 수도 없고 통제하기도 어려운 증상이 생기면 의료계에 기대게 마련이다. 그런데 우리 사회의 제일 중요한 기둥 중 하나라고 믿었던 의료 제도가 우리가 생각하는 만큼 안정적이고 믿을 만하고 전지적이지 않다는 사실을 깨닫는 경우가 많다. 물론 만성 질환에 대한 해답을 아직 찾지 못했다고 무작정 의과학 연구계를 비난할 수는 없다. 그러나 어린아이들과 특히 젊은 여성들에게 어떤 신념이 주입되고 있는지는 비판적으로 살펴봐야 한다. 과학이 우리의 안전을 보장하고 모든 해답을 줄 거라는 신념, 우리가 아픈 것은 우리의 자아에 문제가 있기 때문이라는 신념, 여성은 성인이 된 지 한참이 지나도 그런 신념을 강요받는다. 그런 말을 계속 들으면 그 상처는 어디로 가겠는가? 영혼 깊은 곳에 박힌다. 그리고 시간이 갈수록 영혼을 갉아먹는다.

따라서 만성 질환과 미스터리 질환의 진실을 밝히는 일은 여성의, 아니 남녀노소 할 것 없이 모두의 영혼의 힘을 지키는 일이다. 진실의 힘으로 영혼을 보호하는 일이다. 이 과정에서 우리가 기댈 가장 중요한 기본 원칙은 어떤 상황에서도 결국엔 아무것도 내 탓이 아니라는 것이다. 자기 혐오에 지배당한 사람은 힘을 가질 수 없다. 의사 위에 군림하는 의료 제도가 자신의 태만을 숨기고 환자를 통제하기 위해 조장하는 것이 자기 혐오이다. 하는 일의 특성상, 병에 걸리는 순간 자기 탓부터 하는 게 인간의 본능이라는 걸 의과학 연구계가 모를 리 없다.

　우리가 영혼을 자책으로부터 해방시키고 우리가 겪는 증상, 증세, 질환 등이 정말 우리 탓도 우리 몸의 탓도 아님을 깨닫는 순간, 우리는 진정으로 힘을 가질 수 있을 것이다. 이렇게 힘을 갖는 것은 우리가 가늠할 수 있는 것보다 훨씬 중요하다. 특권 의식이나 자존심에 뿌리를 둔 가짜 힘과는 비교할 수 없는 고귀한 힘이다. 우리가 원인불명의 증상과 증세에 시달리는 것은 우리 탓이 아니다. 우리가 아픈 이유는 우리에게 있지 않다.

■■■ 치유는 가능하다

　의료계에도 영웅은 존재한다. 영웅적인 의사들도 있다. 그러나 그런 의사들이 늘 소신껏 발언할 수 있는 것은 아니다. 온갖 전문의를 찾아다니고 온갖 치료법을 동원하다가 자신을 찾아온 여성 환자의 하소연을 들을 때 기분이 어떤지, 갖은 노력에도 불구하고 고통이 사라지지 않아서 절망한 그 여성 환자의 눈빛을 바라볼 때 기분이 어떤지, 의사들도 공개적으로 이야기하기 쉽지 않다. 직접 본 환자의 고통에 대해, 그들을 도울 새로운 통찰을 제시할 문헌이나 수단의 부재 때문에 느끼는 막막함에 대해 의사들도 안심하고 표현할 통로가 없는 게 현실이다. 의사 외에 다른 영웅들도 있다. 치료사로 일하는 사람들 중에도 영웅이 있고, 주류 언론과 대안 언론과 소셜 미디어를 통해 자신이 치유된 사연을 공유하는 사람도 영웅이다. 그럼에도 여성의 건강이 위협받고 있으며 여성은 아직도 필요한 해답을 찾지 못했다는 메시지를 전파하는 사람은 극소수에 불과하다. 무엇보다 "치유는 가능하다"는 말을 하는 사람이 거의 없다.

　이런 상황을 바꿀 수 있음을 아는 것만으로도 위로가 된다. 사람은 자신의 건강과 안녕에 대한 통제권이 있어야 진정한 자유와 힘을 가질 수 있다. 삶의 한 측면이나 사안에 대한 통제권이 아니라 전체적인 그림에 대한 통제권을 가져야 한다. 통제권은 해답을 알아야 가질 수 있다. 미래에 걸릴지도 모를 병의 원인과 예방법에 대한 해답, 지금 걸린 병의 원인과 대처법에 대한 해답, 그리고 앞으로 나아가며 치유되기 위한 정보와 계획을 손에 넣어야 한다.

다시 말하겠다. 힘을 가지려면 해답을 알아야 한다. 아는 게 힘이다. 내 몸이 스스로를 공격하는 게 아님을 알아야 한다. 내가 아픈 것은 유전자나 호르몬 탓이 아님을, 내가 흠이 많은 사람이라서가 아님을 알아야 한다. 내가 나쁜 사람이 아님을, 내 정신 상태나 감정 때문에 병이 생긴 게 아님을 알아야 한다. 몸속에서 실질적인 문제가 일어날 수 있음을 제대로 알아야 한다. 그 문제의 원인을 아직 의과학 연구계가 발견하지 못했고, 치유 영역의 전문가들도 이해하지 못했음을 알아야 한다. 이것을 알아야 힘을 가질 수 있다. 오늘날 여성에게 당신이 아픈 것은 사고방식에 문제가 있어서, 또는 긍정적인 결과를 만들어내기 위해 긍정적인 마음과 기운을 모으는 올바른 명상 기법을 배우지 못해서, 또는 부정적인 기운이 가득해서, 또는 주파수나 진동이 잘못 맞춰져서라고 설명하는 논리가 확산되고 있다. 그런 논리는 해답 없이 고통받는 사람들이 많아질수록 득세한다. 다시 말하지만 그런 논리는 우리 존재 자체를 탓하고 부정한다. 병들고 아플 때, 누가 뭐래도 실질적이고 신체적인 고통으로 괴로울 때, 그런 말을 들으면 당연히 힘이 빠진다.

여성과 여성의 자녀들이 최선의 삶을 살기를 진심으로 바란다면, 만성 질환의 원인을 그저 감정과 유전자와 운명의 탓으로 돌리는 게 최선일까? 아니면 점점 더 많은 여성을 소외시키는 만성 질환의 원인이 60종이 넘는 엡스타인 바 바이러스 변종 같은 병원균과 독성 중금속 같은 트러블메이커라는 사실을 밝히는 게 최선일까? 만성 질환의 원인은 당신 탓도 아니고, 해결이 불가능한 문제도 아니다. 이 책을 통해 당신은 만성 증세와 증상을 일으키는 바로 그 독소와 병원균을 없앨 해법을 찾았다. 이제 당신의 건강을 통제하고 자신과 가족을 지킬 최선의 선택을 할 수 있다. 당신은 병을 자초하지 않았다. 당신은 좋은 사람이다. 그리고 이제 통제권을 가졌으니 치유의 길로 나아갈 수 있다.

지금까지 살펴보았듯이, 우리는 어느 때보다도 여성의 힘이 커진 것처럼 보이는 시대에 살고 있다. 그러나 이는 온전한 진실이 아니다. 지금도 여성은 자신의 몸이 나약하고 흠이 많다고 생각하고 믿도록 교육받는다. 이런 세태가 지속되는 이유는 진정한 힘과 건강을 가진 여성은 세상을 바꾸기 때문이다. 그것도 아주 창대하게. 어둠의 세력에 맞서는 결기를 갖고서. 막후에서 세상을 조종하는 권력층은 알고 있다. 여성의 힘이 커질수록 세상은 더욱 선해지고 긍정적인 변화가 더욱 많이 일어나리라는 것을. 이는 어둠의 세력이 바라는 이상향이 아니다. 어둠 속에 숨어 권력을 휘두르고 지구를 위협하는 세력은 여성의 힘과 반란을 두려워한다. 여성이 고통받을수록 이윤이 커지는 산업에게 가장 큰 위협은 여성이 힘을 가지고 반란을 일으키는 것이기 때문이다.

여성이 힘을 갖는 것은 인류에게 좋은 일이다.

"자신의 치유를 위해 기울이는 당신의 노력은
심오하고 지대한 영향을 미친다는 것도 기억하기 바란다.
당신의 노력이 치유에 대한 진실과 정보에 목마른 사람들,
희망을 잃지 않고 포기하지 않기 위해 영감이 절실한 사람들에게 닿고 있다.
당신이 치유되는 것을 보면서 누군가는 고통으로부터의 해방을 꿈꾸고,
몸에 진정 필요한 것을 공급해 주면 자신도 치유될 수 있다는 희망을 품는다.
당신의 노력에 영감을 받아 누군가 병상에서 일어나
건강할 자유를 위해 싸우고 실제로 건강해진다면,
당신의 영향력은 그런 사람에게만 닿으면 되는 것이다.
당신이 누군가에게 빛을 비추어 자신의 몸이 문제가 아니고
자신은 나쁜 사람이 아니고 자신도 당신처럼 치유될 자격이 있음을
깨닫는다면, 그래서 그 사람의 인생이 바뀐다면,
이보다 더 영적으로 위대한 일은 없을 것이다."

—앤서니 윌리엄 (메디컬 미디엄)

PART 6

질병의 원인과
치유법
알아보기

CHAPTER 27

영양보충제
바로 알기

□ □ □

　뉴트라슈티컬nutraceuticals('영양nutrition'과 '의약품pharmaceuticals'의 합성어로, 질병 치료를 목적으로 한 의약품으로 분류되지는 않지만 제형이 비슷하며, 소비자는 주로 건강 문제의 예방 및 개선을 위해 규칙적으로 복용한다. 한국에서 제일 대중화된 용어는 '건강 기능 식품'일 것이다. 이 책에서는 주로 '영양보충제'로 옮긴다―옮긴이) 산업은 왜 폭발적으로 성장하고 있는가? 그것이 어떻게 대체 의학에서 주류 의학으로 넘어왔으며, 왜 제약 못지않은 거대 산업이 되고 있는가? 아침에 눈을 뜨자마자 알약 한 줌을 집어삼키는 걸 좋아하는 사람이 많아져서는 아닐 것이다. 약을 복용하는 게 재미있으니 약을 먹는 김에 종합비타민, 프로바이오틱스, 아미노산, 어유 따위도 같이 먹으면 더 재미있겠다고 생각하는 사람이 많아져서도 아닐 것이다. 그 알약이 모두 천연 성분이어도 말이다.

　건강을 위해서 우리가 하는 다른 행동들과 달리, 온갖 알약과 캡슐을 규칙적으로 복용하는 것은 만족감을 주지 않는다. 예를 들어 플라크와 치석을 예방하기 위해 매일 양치질을 하는 것과 이유 없이 턱이 욱신거려 진통제를 복용하는 것은 근본적으로 다르다. 매일 아침 일어나서 세수를 하는 것과 고질적인 여드름을 없애려고 항생제를 복용하는 것은 근본적으로 다르다. 아침마다 간단한 스트레칭과 명상으로 차분하게 하루를 시작하는 것과 아침부터 약 상자를 열고 위산 역류와 고혈압과 고지혈증 약을 꺼내서 복용하는 것은 근본적으로 다르다. 뉴트라슈티컬이 아무리 건강에 도움이 된다 해도 말이다. 아침에 일어나서 상쾌하게 샤워를 하는 것과 줄줄이 세워놓은 영양보충제를 보면서 십여 개를 복용할 마음의 준비를 하는 것은 전혀 다르다. 등교 또는 출근길에 걷거나 자전거를 타겠다고 결심하는 것과 의사가 권장한 영양보충제가 떨어져서 점심 먹기 전에 새로 구입하려고 그날의 스케줄을 조정하는 것은 차원이 다르다.

그렇다고 의약품과 영양보충제가 설 자리가 없다고 주장하는 것은 아니다. 많은 경우 의약품과 영양보충제는 꼭 필요하다. 그래서 6부 "질병의 원인과 치료법 알아보기"를 이 책에 포함시킨 것이다. 의약품과 영양보충제가 대중화된 것은 즐거움을 주기 때문이 아니다. 특정 증상이나 증세를 고치려면 필요하다는 의사의 조언이나 본인의 판단 때문에, 또는 모발, 피부, 손톱 등 건강의 특정 요소를 개선하고 싶기 때문에, 그래서 의약품 또는 영양보충제에 의지하기 시작했을 것이다. 의약품이든 영양보충제든 값이 만만치 않다. 건강이 좋아지는 것이 느껴지기 때문에 기꺼이 돈과 시간을 영양보충제에 투자하는 사람도 기쁜 마음으로 시작한 그 루틴을 6개월 또는 한두 해쯤 지나면 지겨워할 수 있다.

아무리 강한 동기가 있어도 약을 복용하는 것은 수고스러운 일이다. 건강할 때는 상쾌한 샤워, 짧은 명상, 세안, 양치질, 산책에서도 소소한 즐거움을 느낄 수 있다. 그러나 아침에 일어나서 하루를 버텨내는 것조차 버거운 만성 질환자에게는 그런 단순한 일과도 오르기 힘든 산처럼 느껴진다. 건강과 위생을 위한 기본적인 루틴에다 매일 약까지 복용해야 하면 악몽 같을 수도 있다. 그래도 해내야만 한다. 끈질긴 증상과 질환에 맞서는 전투에서 참호를 지키는 병사에게 의약품과 영양보충제는 보급품이니까. 의약품이든 영양보충제든 사람들은 도움이 필요해서 이런 것을 찾는다. 그리고 무언가 잘못되었기 때문에 찾는 것이다.

이런 고민에 도움을 주고자 6부를 이 책에 포함시켰다. 지금까지 이 책에서 우리는 몸을 건강한 상태로 되돌리는 수단으로 해독법을 살펴보았다. 그런데 해독 이상의 도움이 필요할 때도 있다. 바로 이때 제대로 된 허브와 영양보충제가 면역 체계를 복원하고 결핍을 해소하고 병원균을 사멸시키고 스트레스를 예방하는 데 중요한 역할을 할 수 있다. 6부에서는 해독 중 영양보충제 활용에 관한 중요한 팁을 전한 다음,

백 가지가 넘는 구체적인 증상, 증세, 질환, 질병에 맞는 영양보충제 목록을 제시할 것이다.《간 소생법》을 읽고 이 책을 읽는 독자라면 이 목록을 건너뛰지 않기 바란다. 목록의 상당 부분이《간 소생법》에 나온 목록의 업그레이드 버전이며, 병증도 그 책에 나온 것보다 수십 가지는 더 추가되었다.

각 영양보충제 목록의 중요한 특징은 특정 증상의 진정한 원인에 대한 통찰을 제시한다는 점이다. 어떤 병증에 어떤 허브와 보충제가 적합한지를 이해하기 위해서는 우선 그 병증의 기저에 깔린 문제가 무엇인지부터 파악해야 하기 때문이다. 여드름, 요로감염증, 피로, 복부 팽만, 습진 등의 만성 질환과 증상 대부분은 여전히 의과학 연구계의 미스터리로 남아 있다. 그러므로 과학은 아직 우리가 찾는 해답을 줄 수 없다. 그러나 무언가 문제가 생기면 우리는 마땅히 해답을 얻을 수 있어야 한다.

■■■ 해독 중 복용하는 영양보충제

해독법에 영양보충제를 어떻게 결합시켜야 하느냐는 중요한 질문이다. 가이드라인이 될 만한 팁을 잠시 후 살펴보겠다. 우선은 해독 중 영양보충제 복용에 관한 가장 중요한 측면을 다룬다. 즉 어떤 영양보충제를 피해야 할지부터 살펴본다.

| 해독 중 피해야 할 영양보충제 |

현재 메디컬 미디엄이 권장하지 않는 영양보충제를 복용하고 있다면, 예컨대 유청단백질 파우더, 식물성 단백질 파우더, 어유, 콜라겐, 클로렐라, 종합비타민, 모발·손톱·피부 영양제, 내분비계 강화제, 소화계 강화제 등을 복용하고 있다면, 메디컬 미디엄 해독 중에는 복용을 중단하는 게 좋다. 아예 평생 복용을 하지 않는 쪽을 생각해 보는 것도 좋다. 내가 권장하는 것 외의 영양보충제들이 지금 겪고 있는 건강 문제를 더 악화시키고 있는지도 모르기 때문이다. 만성 질환의 원인을 의과학계도 확실히 모르는 상태에서 영양보충제 역시 추측 게임에 불과하다는 점을 기억할 필요가 있다. 메디컬 미디엄 권장 보충제가 아닌 것을 해독 중에도 계속 복용하면 해독에 따른 이점을 누리지 못할 수도 있다.

예를 들어 유청단백질 파우더는 바이러스를 비롯한 각종 병원균의 먹이가 된다. 그래서 병을 일으키는 병원균을 아사시키는 메디컬 미디엄 해독법의 취지에 어긋나게 유청단백질 파우더를 계속 섭취하면, 애초에 자신을 병들게 한 병원균을 살려주는 꼴이 된다. 식물성 단백질 파우더도 경계해야 한다. 맛과 향을 내기 위해 MSG가 숨어 있을 가능성이 높기 때문이다. MSG도 병원균의 먹이이다.

어유도 마찬가지다. 어유에는 미량의 수은 잔여물이 남아 있다. 모든 어유는 아무리 청정 기법으로 추출했어도 독성 중금속이 극미량 남아 있다. 생선을 먹는 것과 어유를 복용하는 것이 근본적으로 다르다는 사실은 이미 언급한 바 있다. 생선에서 어유를 추출하는 공법은 생선에 축적된 수은의 화학 구조를 불안정하게 만든다. 아무리 선진 기법을 적용하더라도 어유에는 수은의 동종 성분이 남는다. 수은은 염증과 만성 질환을 일으키는 병원균의 먹이이다. 따라서 어유를 규칙적으로 복용하던 사람이 해독 중에도 계속 어유를 복용하면, 어유로 병원균을 계속 살려두게 되므로 해독의 이점을 기대한 만큼 누릴 수 없게 된다. 어유에 대한 자세한 내용을 복기하려면 7장 "트러블메이커 음식"을 다시 읽기 바란다.

그뿐만 아니라 어유의 주요 성분은 지방이다. 즉 지방이 주요 에너지원인 식품이라는 뜻이다. 예를 들어 3:6:9 해독법을 진행하던 중 셀러리 주스와 함께 어유 몇 캡슐을 먹었다고 치자. 그 어유는 셀러리 주스의 작용을 방해할 뿐만 아니라, 그리고 수은을 몸에서 없애려는 바로 그때 수은을 몸속에 넣을 뿐만 아니라, 지방도 몸속에 넣음으로써 해독 작용 자체를 무너뜨린다. 이는 해독 중 범하는 가장 흔한 실수이자 이 책의 해독법을 진행할 때 메디컬 미디엄이 권장하지 않은 영양보충제를 금해야 하는 가장 큰 이유이다.

| 메디컬 미디엄 권장 보충제의 해독 중 복용에 관한 팁과 가이드라인 |

- 29장에 수록된 메디컬 미디엄 권장 보충제를 이미 복용하고 있거나 (3:6:9 해독법, 병원균 퇴치 해독법, 아침 해독법, 중금속 해독법, 모노 해독법 등 어떤 해독법이든) 해독 중에도 복용하고 싶다면, 얼마든지 그렇게 해도 된다.
- 아직 메디컬 미디엄 권장 보충제를 복용하고 있지 않은데 특정 증상이나 증세

를 완화하고 싶다면 이 책의 해독법과 영양보충제 복용을 동시에 시작해도 된다. 3:6:9 해독법, 병원균 퇴치 해독법, 아침 해독법, 중금속 해독법, 모노 해독법 등을 시작하면서 반드시 영양보충제도 함께 복용할 필요는 없지만, 그렇게 해도 된다는 뜻이다.

- 셀러리 주스는 이 책의 모든 해독법과 모든 영양보충제 처방 목록에 포함된다. 셀러리 주스 권장 용량은 해독법과 보충제 처방 목록이 다를 수 있다. 해독과 영양보충제 복용을 병행하고 있다면, 해독법에 지정된 셀러리 주스 용량을 따른다.

또한 해독 중 새로운 영양보충제를 본격적으로 복용하면 보충제의 효능이 배가된다는 점도 염두에 두어야 한다. 해독 중에 영양보충제의 효과가 더 강해지는 이유는 포도당이 보충제의 성분과 결합해 세포에 전달하는 과정을 방해할 지방이 없기 때문이다. 고지방·고단백 식단은 몸이 보충제의 영양 성분을 흡수하는 데 방해가 된다. 그 반면 메디컬 미디엄 해독법은 보충제의 영양 성분이 고스란히 세포에 전달되게 해준다.

균형의 측면도 살필 필요가 있다. 새로운 보충제를 복용하기 시작하면 몸이 균형을 찾는 데 며칠 내지는 일주일 정도 걸리기 때문이다. 따라서 해독과 보충제 복용을 동시에 시작하면 몸은 해독을 하면서 새로운 보충제에도 적응해야 한다. 그래서 원하는 효과가 금방 나타나지 않을 수도 있다. 이미 복용해 온 보충제가 있다면 몸은 그 보충제에 적응하고 관계를 형성하느라 시간이 필요했을 것이다. 보충제와의 관계뿐만 아니라 보충제와 주로 먹는 음식 사이의 관계를 형성하는 데도 시간이 필요하다. 그런데 먹는 음식을 바꾸면, 바뀐 음식이 더 건강한 음식이라고 해도, 그 관계와 균형이 깨질 수밖에 없다. 부정적인 의미는 아니지만 어쨌든 균형이 바뀌는 것이다.

해독을 하면서 메디컬 미디엄 권장 보충제를 복용하고 싶다면? 해도 된다. 그런데 효능이 더 셀 것이기 때문에 처음에는 각 보충제의 용량을 반으로 줄여서 시작하는 것도 고려해 보면 좋겠다. 영양보충제는 우리가 보통 먹는 음식 때문에 희석된다. 메디컬 미디엄 해독법을 진행하면서 트러블메이커 음식을 최소화하거나 배제하면, 영양보충제를 반으로 줄여도 평소 식단과 함께 복용했을 때와 똑같은 효과를 볼 수 있다. 해독 기간을 길게 잡은 경우에는 보충제 용량을 반으로 줄여서 시작했다가 9일차부터 서서히 늘리면 된다.

▪▪▪ 개별 증상과 증세에 맞춘 지침

마지막 장에 나오는 영양보충제 목록으로 직행하기 전에 반드시 아래의 가이드라인을 숙지하기 바란다.

| 해독이냐 영양 보충이냐? |

앞서 언급했다시피 해독 중 영양보충제 복용은 선택 사항이다. 해독을 통한 치유 과정에서 음식에만 집중하고 싶다면 얼마든지 그렇게 해도 된다. 원하지 않는다면 영양보충제 복용은 미뤄도 괜찮다. 그러나 현재 어떤 증상이나 증세로 고생하고 있다면 영양보충제를 열린 마음으로 대하면 좋겠다. 이 책의 모든 해독법은 강력한 치유력을 발휘한다. 해독 중에는 지방 섭취를 줄이고, 트러블메이커 음식을 피하고, 병증 완화에 도움이 되는 치유에 좋은 음식의 섭취를 늘리기 때문이다. 그 치유력을 해독 이후에도 계속 누릴 수 있도록 영양보충제를 권장하는 것이다.

이 영양보충제 가이드라인은 해독 이상의 무언가를 찾는 사람, 자신의 증세를 이해할 길이 없어 여러 선택지를 탐색 중인 사람을 위한 것이다. 그런 사람이라면 개별 증상과 증세에 특화된 영양보충제 목록을 통해 선택지를 넓힐 수 있도록 끝까지 읽어보기 바란다. 우선 병의 주요 원인 중 하나가 영양 결핍이라는 사실을 아는 게 중요하다. 예를 들어 아연은 요즘 음식에 거의 존재하지 않는데, 아연이 결핍되면 면역력이 약해지기 때문에 우리 몸은 늘 아연을 필요로 한다. 또한 우리 몸속에는 독성 중금속이 다량 들어 있는데 중금속을 없애는 데는 스피룰리나가 핵심적인 역할을 하므로 스피룰리나도 보충해 주는 게 좋다.

| 어디서부터 시작할까? |

한 가지 이상의 증상 또는 증세가 있다면 그중 생활에 가장 큰 영향을 주는 것부터 공략하는 게 좋다. 예를 들어 피로에 시달리고 있다면 복부 팽만에 대한 걱정은 일단 접어두고 피로에 집중하는 것이다. 시간이 지나면서 한 문제를 공략하는 게 다른 문제를 해결하는 데 도움이 되기도 한다. 아니면 시간차 공략도 좋은 방법이다. 한 문제에 집중하다가 초점을 전환해서 다른 영양보충제 목록으로 갈아타도 된다는 뜻이다.

목록 중에 자신이 겪고 있는 증상이나 증세를 찾았으면 처방된 보충제를 모두 복용할 필요는 없다. 예민한 사람은 하루에 한 가지만 복용해도 된다. 예민하지 않으면 모든 보충제를 매일 복용해도 된다. 아니면 절충안으로 보충제 두어 개로 시작해서 몸을 살펴가며 종류를 늘려도 된다. 셀러리 주스로 시작하는 것은 언제든지 좋은 선택이다. 그 다음에는 처방 목록에 비타민 B12, 아연, 비타민 C, 레몬밤이 있다면 우선적으로 복용한다. 그 다음에는 처방 목록에 있다는 전제 하에 스피룰리나, 커큐민, 고양이발톱, L-라이신을 추가한다. 시간이 지나도 효과가 기대에 못 미친다 싶으면 목록에 있는 나머지 보충제를 추가한다. 예민한 사람은 처방 목록에 지정된 용량을 얼마든지 줄여도 된다.

나아가 자신의 증상이나 증세에 맞춘 처방 목록에 들어 있지 않은 보충제라고 해도, 몸이 필요하다는 직감이 들거나 의사의 권유가 있었다면 복용해도 된다. 모든 메디컬 미디엄 권장 보충제는 만성화된 건강 문제에 도움이 된다.

이미 다른 영양보충제를 복용하고 있는 사람도 있을 것이다. 다시 말하지만 앞으로 나올 처방 목록에 없는 보충제는 신중을 기하는 게 좋겠다. 시중에는 치유를 오히려 방해하는 보충제가 의외로 많다. "해독 중 피해야 할 영양보충제" 절에서 설명했듯이, 어유나 유청단백질 파우더 같은 보충제는 29장에 수록된 증상과 증세를 유발하는 병원균을 먹여 살리기 때문에 치유에 방해만 된다.

| 영양보충제 복용 기간 |

영양보충제 복용 기간은 여러 요인에 따라 달라진다. 예를 들어 (혈액 검사로도 파악하기 어려운) 특정 영양소의 결핍 정도, (진단과 판별이 불가능한 저등급 바이러스 감염을 포함한) 몸속 바이러스의 양, 뇌와 간에 축적된 독성 중금속의 종류와 양, 장기 속 포도당과 무기염의 고갈 정도, 미진단 저등급 바이러스 및 박테리아 감염에 따른 염증 정도, 신체 여러 계통의 쇠약 정도가 모두 중요한 요인이다. 그리고 이런 요인들은 병원에서 하는 검사로 감지하기 어렵다. "의사한테 검진받았는데? 결핍 증상 없다던데? 중금속 얘기도 없었는데? 그런데 왜 영양보충제가 필요하지?"라고 반문하는 사람도 있을 것이다. 문제는 만성 질환과 연관된 모든 요인을 제대로 알아볼 수 있도록 의사가 교육을 받지 못했고 도구가 주어지지 않았다는 것이다. 의사한테 검진을 받았는데도 증상과 증세가 없어지지 않는가? 그렇다면 그것은 증상과 증세의 기저 원인을 해결하기 위해 영양보충제를 복용할 이유가 있다는 신호이다.

자신을 돌보기 위해 보충제 외에 취하는 다른 조치들 또한 치유 기간에 큰 영향을 미친다. 다시 말해 아침 해독법, 3:6:9 해독법, 중금속 해독법 등을 주기적으로 실행하고, 해독 중이 아닐 때도 치유에 좋은 음식을 더 많이 먹고 지방 섭취를 줄이고 독성 트러블메이커와 트러블메이커 음식을 피함으로써 건강을 지킨다면, 영양보충제가 필요한 기간은 얼마든지 줄어들 수 있다. 치유를 시작하기 전에 몸이 얼마나 힘들었고 병중에 얼마나 오래 시달렸는지도 큰 영향을 미친다. 치유의 과정과 기간은 사람마다 다르다. 투병 생활이 길었던 사람일수록 치유된 이후에 더 건강해지기 위해 영양보충제를 활용하면 좋다. 증상이 점차 사라지면서 차도가 느껴지고 건강이 회복되더라도 영양보충제를 계속 활용하는 게 중요하다.

| 단일 원료를 권장하는 이유 |

보다시피 목록에 있는 거의 모든 보충제는 단일 허브나 원료로 구성된다. 메디컬 미디엄 권장 보충제 중에 허브, 비타민, 아미노산 등 수십 가지 원료로 만들어 약통에 담겨 판매되는 제품은 하나도 없다. 여기에는 분명한 이유가 있다. 캡슐 한 개에 적게는 열 가지에서 많게는 마흔 가지 영양소를 다 담으면 치유에 전혀 도움이 되지 않는다. 수십 가지 영양소를 한 제품에 다 담는 것은 일부 제약 회사가 늘 쓰는 상술이다. 값싸고 질 낮은 원료지만 한 캡슐에 많이 쓰지 않아도 되기 때문이다. 또한 개

중에 고급 원료가 하나라도 있으면 역시 극미량만 사용해도 되니까 역시 이득이다. 어쨌든 제품 자체가 고급이든 아니든 소비자는 바가지를 쓰게 된다. 게다가 소화계가 약한 상태라면 눈곱만큼씩 있는 원료를 하나도 흡수하지 못할 수 있다.

이뿐만이 아니다. 병명을 막론하고 만성 질환이 있는 사람은 대부분 극히 예민하다. 그런데 오만가지 원료로 만든 알약이나 분말이나 팅크제를 복용하고 과민 반응을 보이면, 어느 원료 때문인지 알아내지 못하고 넘어갈 수밖에 없다. 게다가 보충제에 들어가는 수십 가지 원료의 선별 기준은 뉴트라슈티컬 업계의 전문가가 세운 기준이지, 우리의 간에 정말로 필요한 것이나 애초에 우리가 병들고 고생하는 진정한 원인을 기반으로 세운 기준이 아니다.

이 책의 처방 목록에 있는 모든 보충제는 하늘이 내린 치유력으로 몸을 회복시켜 준다. 그리고 몸속으로 들어오는 모든 것을 처리하는 기관인 간은 각 보충제를 이해하고 활용하는 법을 알고 있다. 따라서 29장 "각종 증상의 진정한 원인과 치유를 위한 처방"에서 어떤 질환이나 증상에 맞춘 처방 목록에 단일 원료 보충제가 10종 내지 15종이 있다면, 그 치유력은 요란스러운 보충제 10병 내지 15병을 훨씬 능가할 것이다. 시판 보충제가 아무리 최고급이어도 말이다. 수십 가지 원료의 보충제는 몸에 좋을 것 같은 수십 가지 추측과 진배없다. 결국 몸에 좋기는커녕 간과 면역 체계를 방해하고 과부하에 걸리게 할 뿐이다.

본질적으로 보자면, 29장에 수록된 만성 증상과 증세는 여전히 의료계에 미스터리라는 것이다. 우리가 겪는 각기 다른 문제와 질환의 진정한 원인이 오리무중인데, 아무리 전문가가 엄선해서 혼합한 보충제라도 어떻게 도움이 되겠는가? 문제의 원인을 제대로 알아야만 문제 해결을 위해 어떤 보충제를 복용할지도 알 수 있다. 바로 이것이 이 책의 처방 목록과 메디컬 미디엄 시리즈의 모든 책이 알리고자 하는 것이다. 이 책에 나온 허브와 보충제를 활용하면 우리는 개별 증상과 증세를 다스릴 힘을 갖게 된다.

| 양보다 질이 중요하다 |

내가 사람들에게 늘 받는 질문이 있다. "영양보충제마다 제일 효과적인 형태가 있나요? 형태도 중요한가요?" 그렇다. 매우 중요하다. 각 보충제의 형태 또는 제형에 따라 때로는 미세하고 때로는 결정적인 효과의 차이가 발생한다. 즉 보충제의 형태가 바이러스와 박테리아의 총량이 과연 감소하는지, 감소한다면 얼마나 빨리 감소하는지, 중추 신경계의 자체 복구가 일어나는지, 일어난다면 얼마나 빨리 일어나는지, 염증이 얼마나 빨리 감소하는지, 증상과 증세가 치유되는 데 얼마나 걸리는지, 독성 중금속을 몸에서 안전하게 제거할 수 있는지에 영향을 미친다는 것이다. 보충제의 형태는 치유를 진전시킬 수도 있고 후퇴시킬 수도 있다. 빠른 치유를 위해서는 그만큼 보충제를 제대로 골라야 한다는 뜻이다. 내 웹사이트(www.medicalmedium. com)에 게재된 보충제 안내서를 참고하여 28장과 29장에 수록된 보충제의 가장 이상적인 제형을 찾으면 된다.

| 용량 |

앞으로 나올 보충제 목록은 증상과 증세에 특화된 개별 맞춤형 지원을 제공할 것이다. 어떤 보충제든 용량을 줄여서 시작해도 된다. 최고급 보충제이기 때문에 적은 용량으로도 질 낮은 보충제를 많이 섭취하는 것보다 훨씬 큰 치유력을 발휘할 것이다. 예민한 사람이라면 치유에 관한 자신의 경험과 직감 또는 의사의 조언에 따라 몸이 감당할 수 있는 용량을 정하면 된다.

| 차와 팅크제 |

허브 팅크제herbal tincture(생약에 알코올 같은 침출제를 가하여 유효 성분을 침출한 액체−옮긴이)의 경우 꼭 알코올이 없는 제품을 골라야 한다.(에탄올도 피해야 한다.) 팅크제 제조에는 주로 옥수수 유래 알코올이 사용되는데, 아무리 유기농 옥수수여도 GMO에 오염되었을 가능성이 매우 높다. 그렇다면 결과적으로 ① 허브의 유익함이 없어지고, ② 허브 속으로 스며들어 허브의 유전자까지 변형시키며, ③ 알코올 때문에 간이 나빠지고 면역력이 약해진다. 옥수수 알코올은 만성 증상과 증세를 일으키는 병원균의 먹이가 된다. 포도로 만든 알코올은 병원균의 먹이는 아니지만 여전히 허브 속으로 스며들고 허브의 효능을 무력화하며 간과 면역 체계에 악영향을 끼친다.

자신의 증상이나 증세에 맞춘 처방 목록 중 허브 팅크제가 한 종류 이상 있는 경우 팅크제를 다 섞어서 사용해도 된다. 그러니까 약간의 물에 모든 팅크제를 타서 복용해도 된다. 허브 차가 한 종류 이상인 경우도 마찬가지다. 예를 들어 자신의 증상에 맞춘 처방 목록에 로즈힙 차, 페퍼민트 차, 서양쐐기풀 차가 포함된다면, 다 따로 우려서 세 잔의 차를 마실 필요는 없다. 차를 그렇게 많이 마시는 것은 특히 하루에 두 잔씩 마셔야 하는 경우 부담스러울 것이다. 그러니까 로즈힙, 페퍼민트, 서양쐐기풀 티백을 다 넣거나 세 가지 찻잎을 다 섞어 넣고 우려서 한 잔만 마셔도 된다.

차나 팅크제를 음용할 때 신선한 레몬 즙이나 생꿀을 첨가해도 된다.

| 약재로 쓰는 셀러리 주스 |

앞으로 나올 모든 보충제 목록에는 신선한 셀러리 주스가 빠지지 않는다. 권장 용량은 다를 수 있다. 《셀러리 주스》에서도 설명했듯이, 셀러리 주스는 강력한 약재로서 현재 가지고 있는 건강 습관이 무엇이든 그 습관의 효력을 상승시켜 준다. 그래서 셀러리 주스를 이 책의 모든 해독법에도 포함시킨 것이다.

셀러리 주스에 관한 가이드라인은 보충제로 활용할 때도 그대로 적용된다.

- 아무것도 첨가하지 않은 신선하고 순수한 셀러리 주스만 마신다. 얼음, 레몬 즙, 사과 사이다 식초, 콜라겐 등 어떤 첨가물도 넣지 않는다. 또한 잎채소로 만든 주스가 아무리 유익하더라도 순수 셀러리 주스의 대체물이 될 순 없다.
- 주스는 말 그대로 주스이다. 셀러리를 갈아서 섬유질 찌꺼기를 걸러내지 않고 그대로 마시면 착즙한 셀러리 주스와 같은 효과를 기대할 수 없다. 그 이유는 6장 "주스냐 섬유질이냐?"에 나온다.
- 신선하다는 것도 말 그대로 신선해야 한다는 것이다. 그러니까 셀러리를 가공한 분말을 물에 타서 마시는 것으로는 셀러리 주스의 효능을 제대로 누릴 수 없다. 살균 또는 고압-저온 살균 처리된 셀러리 주스도 마찬가지이다. 셀러리 주스를 만들 때는 어떤 종류의 착즙기를 써도 괜찮다. 직접 만들지 않고 주스 가게에서 신선한 셀러리 주스를 구매해도 된다. 최상의 효과를 위해서는 갓 만든

주스를 바로 마시는 게 좋다. 바로 마시지 못하는 경우, 가령 하루에 두 번 마시는 경우라면 아침에 만들어둔 주스를 오후에 마시는 것은 괜찮다. 밀폐 용기에 담아 24시간까지 냉장 보관해도 된다. 24시간이 지나면 셀러리 주스의 효능은 사라진다.

- 신선한 셀러리 주스를 빈속에 마신다. 그 전에 물이나 레몬 물을 마셨다면 15분에서 20분, 이상적으로는 30분을 기다렸다가 셀러리 주스를 마신다. 셀러리 주스를 마신 다음에도 역시 15분에서 20분, 이상적으로는 30분을 기다렸다가 다른 음식이나 음료를 섭취한다.

- 오후에 셀러리 주스를 한 번 더 마시는 경우에는, 그 전에 먹었던 음식이 소화될 수 있도록 충분한 시간을 두고 마신다. 마지막 식사 또는 간식이 지방이나 단백질 함량이 높았다면 최소 2시간, 이상적으로는 3시간이 지난 후에 셀러리 주스를 마신다. 마지막으로 먹은 음식이 과일, 채소, 감자, 과일 스무디 같은 가벼운 음식이었다면 60분 후에 셀러리 주스를 마셔도 된다.

- 처방약을 복용 중이라면 셀러리 주스를 마시기 전이나 후에 약을 먹어도 된다. 식전이든 식후든 약의 복용법을 따르면 된다는 뜻이다.(식사와 함께 복용해야 하는 약의 경우 셀러리 주스를 식사로 치면 안 된다.) 공복에 먹어야 하는 약인 경우, 복용 후 15분에서 20분, 이상적으로는 30분을 기다렸다가 셀러리 주스를 마신다. 반대로 셀러리 주스를 먼저 마시는 경우에는 15분에서 20분, 이상적으로는 30분을 기다렸다가 약을 복용한다. 그 외의 궁금한 사항이나 우려되는 사항이 있으면 의사와 상의하기 바란다.

- 처방 목록의 다른 보충제는 셀러리 주스와 함께 복용하지 않는다. 셀러리 주스 때문에 다른 보충제의 효능이 줄어드는 것은 아니지만, 셀러리 주스는 단독으로 마셨을 때 가장 효과가 좋다. 셀러리 주스를 마신 후에 최소 15분에서 20분, 이상적으로는 30분을 기다렸다가 다른 보충제를 복용하는 게 제일 좋다.

- 셀러리 주스에 대한 기타 질문이 있으면《셀러리 주스》에서 답을 찾을 수 있을 것이다.

| 소아 |

별도로 언급된 경우를 제외하고는 보충제 목록에 지정된 모든 용량은 성인용이
다. 아이에게 보충제를 먹일 생각이라면 소아과 전문의와 그 안전성과 적합성에 대
해 상의하기 바란다.

소아용 셀러리 주스 용량은 아래 표를 참고하여 정하면 된다. 연령별로 1일 최소
권장량을 적시한 것이므로 자기 아이에게 맞춰 줄이거나 늘려도 된다. 권장량보다
많이 마시게 한다고 해가 될 거란 걱정은 하지 않아도 된다.

| 임신과 수유 |

임신 중 보충제 복용을 고려하고 있다면 보충제의 종류를 막론하고 의사와 상의
하기 바란다.

수유 중 특정 증상이나 증세로 고생하는 경우 처방 목록의 어떤 보충제든 복용해
도 무방하다. 자신의 증상을 다스리기 위해 보충제를 사용해도 되는지 궁금하다면
역시 의사와 상의하기 바란다.

소아에게 적합한 셀러리 주스 용량

연령	용량
6개월	30ml 이상
만1세	60ml 이상
18개월	90ml 이상
만2세	120ml 이상
만3세	150ml 이상
만4~6세	180~210ml 이상
만7~10세	240~300ml 이상
만11세 이상	360~470ml 이상

| 영양보충제의 비밀 |

29장에서 소개하는 각 증상 내의 영양보충제들은 중요도가 아닌 알파벳순으로 나열되어 있다.(한국어판에서는 각 증상 내의 영양보충제 순서를 가나다순으로 나열하였다.—옮긴이) 모든 목록의 맨 앞에 있는 셀러리 주스는 예외이다. 목록을 살피면서 염두에 둘 점은 이 보충제들이 몸과 뇌에 미치는 효과에 대해 의과학계가 아직 발견하지 못한 게 많다는 점이다. 의과학계의 주목을 받는 보충제도 몇 개 있지만, 건강 전문가의 관점에서 전혀 미지의 영역에 속한 것도 상당히 많다. 그 효능 또한 대부분 사람들이 생각하는 것을 뛰어넘는다.

아직 널리 알려지지 않은 강력한 팁 한 가지가 있다면 보충제를 바나나 같은 과일과 함께 먹는 것이다. 감자, 고구마, 겨울호박, 생꿀, 순수 메이플 시럽 또는 코코넛 물과 함께 먹는 것도 좋다.(다만 코코넛 물은 올바른 종류여야 한다. 19장 "반드시 지켜야 할 해독 수칙"을 참고하기 바란다.) 비타민, 미네랄을 비롯한 모든 영양소를 혈류를 통해 운반하여 필요한 곳으로 전달하는 것은 바로 천연 당이다. 어떤 장기도 당의 도움 없이는 영양소를 수용하지 못한다. 그래서 저탄수화물 고지방·고단백 식단을 장기간 유지하면 비타민, 미네랄, 미량 미네랄, 항바이러스 물질, 항박테리아 물질, 항산화 물질, 치유력 강한 파이토케미컬 화합물의 결핍이 심각해지는 것이다. 이런 영양소가 세포에게 전달되려면 천연 당이 필요하기 때문이다. 따라서 영양보충제를 천연 당분이 풍부한 음식과 함께 먹어야 (몸의 처리 기관인) 간을 비롯한 몸의 모든 부위가 보충제를 실제로 공급받고 활용할 수 있다.

"당신은 치유될 권리가 있다.
강인하고 생산적인 삶을 살 자격이 있다.
그런 삶을 든든하게 받쳐줄
건강한 몸을 가질 자격이 있다."

— 앤서니 윌리엄 (메디컬 미디엄)

CHAPTER **28**

메디컬 미디엄
충격 요법

□ □ □

메디컬 미디엄 아연 충격 요법과 메디컬 미디엄 비타민 C 충격 요법은 다음 장의 보충제 목록에도 등장하는 강력한 치유 도구이다. 이 도구들은 우리의 면역 체계가 감염에 맞서는 데 필요한 연료를 공급함으로써 면역 체계의 빠른 복구를 돕는다. 증세가 처음 나타났든 재발한 것이든 상관없이 효과가 있다.

아연은 면역 체계가 최적의 기능을 유지하는 데 반드시 필요한 미량 미네랄로서 면역 체계의 먹이와 진배없다. 모든 사람들이 아연이 결핍되어 있다. 그래서 몸속 바이러스나 박테리아가 약해진 면역 체계를 누르고 병을 일으키는 것이다. 아연은 병원균을 순화 및 둔화시키고 활동성을 떨어뜨려서 빠르게 증식하지 못하게 만든다. 그렇게 되면 면역 체계는 아연의 지원 사격 덕분에 약해진 병원균을 억누를 수 있게 된다.

비타민 C 역시 면역 체계의 먹이와 같은 항산화 물질이다. 게다가 비타민 C는 각종 증상과 증세의 원인이 되는 바이러스와 박테리아에게 알레르기 반응 또는 과민 반응을 일으킨다. 우리 세포의 산화는 방지하는 반면 병원균은 산화시킴으로써 병원균의 손상, 분해, 분산을 일으키는 것이다.

메디컬 미디엄 충격 요법은 감기와 독감, 요로감염증, 다래끼, 입술 또는 입 속의 발진(단순포진 1형), 단순포진 2형, 대상포진, 두드러기, 기침, 인후염, 부비동염, 폐감염증, 구내염, 단핵증과 같은 증세가 나타났을 때 시도하면 효과를 볼 수 있다.

▦ 메디컬 미디엄 아연 충격 요법

메디컬 미디엄 아연 충격 요법은 거의 모든 사람들이 아연 결핍이 있다는 점에서 모두에게 매우 유용한 치유 기법이다. 아연은 토양이 독성 중금속에 오염되면서 일어나는 작용으로 인해 이미 오래 전에 토양에서 사라진 무기질이다. 유기농 식물을 재배하는 토양도 예외가 아니다. 독성 중금속의 작용으로 인해 시간이 흐를수록 토양의 면역성이 파괴되면서 토양은 죽게 된다. 현재 토양에 남아 있는 아연은 정말 극미량에 불과하고, (살충제, 제초제, 자동차 배기 가스, 수십 년 동안 자동차 제동 장치에서 떨어져 나온 낡은 석면, 하늘에서 떨어지는 DDT와 독성 중금속과 같은) 환경 오염 물질이 토양에 침투하여 토양의 면역성을 고갈시키면서 더욱 희소해지고 있다. 아연은 인체의 면역 체계에 있어 제1방어선이 되어야 하는데, 우리 모두는 아연 결핍이 있으므로 아연 보충이 절실하다 하겠다.

인체에 아연이 부족해지면 면역 체계는 독감 바이러스 같은 침입자에 과민 반응을 보일 수 있고, 반대로 엡스타인 바 같은 바이러스의 만성 감염에는 과소 반응을 보일 수 있다. 과민 반응이란 더 높은 체열과 더 심각한 증상으로 발전할 가능성을 의미한다. 과소 반응은 저등급 감염 증상이 장기간 지속되면서 만성화되는 것을 의미한다. 아연을 풍부하게 공급받으면 면역 체계는 이런 과민 반응이나 과소 반응을 하지 않는다. 아연은 그 자체로도 바이러스와 무익균 및 유해균의 활동성을 낮춘다. 바이러스와 박테리아는 아연 알레르기가 있다. 다시 말해 아연이 병원균을 퇴치하고 약화시키고 심지어 순화시켜서 면역 체계가 더 빠르게 병원균을 사멸하고 제거할 수 있도록 돕는다는 것이다.

| 메디컬 미디엄 아연 충격 요법 실행 방법 |

- 병원균에 감염되어 아플 것 같은 예감이 들거나 이미 감기나 독감에 걸렸거나 위에 열거된 감염증에 걸렸다고 생각되면, 성인은 세 시간에 한 번씩 고급 액상

황산아연liquid zinc sulfate 두 스포이트를 목 안에 뿌려준다. 목에 1분간 머금고 있다가 삼킨다. 독감 때문에 메스꺼움을 못 느껴 아연의 맛을 견딜 수 있다면 이틀에 걸쳐 하루에 다섯 번 내지 여섯 번 반복한다.(즉 세 시간마다 아연을 두 스포이트 뿌려서 하루 총 10에서 12스포이트를 복용한다.)

- 미각이 더 예민한 사람은 메디컬 미디엄 아연 충격 요법의 순한 버전을 시도해도 된다. 세 시간마다 아연 한 스포이트를 뿌리고 이를 하루 다섯 번 반복하거나, 한 번에 두 스포이트를 뿌리고 하루 세 번 반복한다. 어느 버전이든 메디컬 미디엄 아연 충격 요법은 이틀만 실행하고 이후에는 처방 목록에 지정된 용량으로 줄인다.

이 요법을 소아에게 적용할 경우 아연 용량을 다음과 같이 조절한다.

- 만 1~2세: 자는 시간을 제외하고 세 시간마다 아연 두 작은방울(스포이트가 아니라)을 물이나 주스에 타서 마시게 하거나 입 안에 직접 떨어뜨린다.(스포이트와 방울의 차이에 대해서는 29장 맨 앞의 "핵심 팁" 절에 설명되어 있다—옮긴이.)
- 만 3~4세: 자는 시간을 제외하고 세 시간마다 아연 세 작은방울(스포이트가 아니라)을 물이나 주스에 타서 마시게 하거나 입 안에 직접 떨어뜨린다.
- 만 5~8세: 자는 시간을 제외하고 세 시간마다 아연 네 작은방울(스포이트가 아니라)을 물이나 주스에 타서 마시게 하거나 입 안에 직접 떨어뜨린다.
- 만 9~12세: 자는 시간을 제외하고 세 시간마다 아연 열 작은방울(스포이트가 아니라)을 물이나 주스에 타서 마시게 하거나 입 안에 직접 떨어뜨린다.
- 만 13세 이상: 자는 시간을 제외하고 네 시간마다 아연 한 스포이트를 입 안에 직접 뿌린다.

아이는 특별히 민감하기 때문에 제대로 된 액상 황산아연을 사용하는 게 특히 더 중요하다. 올바른 아연 종류는 웹사이트 www.medicalmedium.com에 나오는 보충제 안내서에서 찾을 수 있다. 대부분 제조사에서 판매하는 아연은 맛이 너무 역해서 복용하기 힘들고 독한 첨가제가 들어 있는 경우가 많다.

■■■ 메디컬 미디엄 비타민 C 충격 요법

메디컬 미디엄 비타민 C 충격 요법이 치유를 한 차원 더 끌어올려 주는 이유는 무얼까? 그것은 비타민 C와 함께 생꿀, 순수 메이플 시럽, 갓 짠 감귤류 과일의 즙을 이용하기 때문인데, 이것들에 주로 함유된 특정 종류의 포도당이 있어야만 올바른 종류의 비타민 C에 달라붙어 비타민 C를 세포와 장기 속으로 밀어 넣을 수 있어서이다. 생꿀과 오렌지 즙의 조합은 비타민 C에 직접 달라붙어 강력한 운반체로 기능함으로써, 바이러스와 박테리아를 물리치는 비타민 C의 치유력이 몸속에서 제대로 작용하게 해준다.

| 메디컬 미디엄 비타민 C 충격 요법 실행 방법 |

- 성인용 메디컬 미디엄 비타민 C 충격 요법의 재료는 마이크로-C 500mg 캡슐 두 알, (되도록 따뜻한) 물 한 컵, 생꿀 두 작은술, 그리고 오렌지 한 개의 즙이다.
- 재료를 다음과 같이 준비한다. 마이크로-C 500mg 캡슐을 열어서 안에 있는 분말을 따뜻한 물에 붓는다. 물에 녹을 때까지 젓는다. 여기에 생꿀과 오렌지 즙을 넣고 잘 섞이도록 젓는다. 감기나 독감, 위에 열거된 감염증의 첫 증상이 나타나면 바로 마신다. 자는 시간을 제외하고 두 시간마다 한 번씩 마신다. 이 요법을 이틀 동안 실행하다가 처방 목록에 지정된 용량으로 줄여도 되고, 감기나 독감이 다 나을 때까지 계속 실행해도 된다.
- 한 번에 더 많은 비타민 C가 필요하다 싶으면 마실 때마다 마이크로-C 500mg 캡슐을 두 알 더 추가해도 된다. 생꿀을 사용하기 싫으면 (메이플 맛 시럽이 아니라) 순도 100% 메이플 시럽으로 대체해도 된다. 오렌지가 싫으면 레몬 즙으로 대체해도 된다.

이 요법을 소아에게 적용할 경우에는 비타민 C와 각 재료의 용량을 다음과 같이 조절한다.

- 만 1~2세: 자는 시간을 제외하고 여섯 시간마다 마이크로-C 500mg 캡슐 한 알의 분말을 물 반 컵에 생꿀 한 작은술과 오렌지 반 개의 즙과 함께 섞어서 마시게 한다.
- 만 3~4세: 자는 시간을 제외하고 다섯 시간마다 마이크로-C 500mg 캡슐 한 알의 분말을 물 반 컵에 생꿀 한 작은술과 오렌지 한 개의 즙과 함께 섞어서 마시게 한다.
- 만 5~8세: 자는 시간을 제외하고 네 시간마다 마이크로-C 500mg 캡슐 한 알의 분말을 물 한 컵에 생꿀 두 작은술과 오렌지 한 개의 즙과 함께 섞어서 마시게 한다.
- 만 9~12세: 자는 시간을 제외하고 두 시간마다 마이크로-C 500mg 캡슐 한 알의 분말을 물 한 컵에 생꿀 두 작은술과 오렌지 한 개의 즙과 함께 섞어서 마시게 한다.
- 만 13세 이상: 자는 시간을 제외하고 세 시간마다 마이크로-C 500mg 캡슐 두 알의 분말을 물 한 컵에 생꿀 두 작은술과 오렌지 한 개의 즙과 함께 섞어서 마시게 한다.

CHAPTER 29

각종 증상의 **진정한 원인과**
치유를 위한 **처방**

□ □ □

연민의 영은 오랜 세월 수많은 사람들의 치유를 지원해 온 내게 늘 말했다. 자신이 왜 병들었는지 그 진정한 원인을 아는 것만으로도 전투의 반은 이긴 거라고. 무엇을 해야 할지, 무엇을 복용해야 할지, 그리고 어떻게 그 지식을 도구로 활용할지를 아는 것이 전투의 나머지 반을 이기는 거라고. 이 장에서는 자신이 왜 증상과 증세로 고통받고 있는지, 어떻게 영양보충제를 생활화해서 그 원인을 다스릴 수 있는지 살펴보고자 한다. 영양보충제는 해독법을 대체할 수 있는 요법이 아니다. 꼭 27장 "영양보충제 바로 알기"를 읽고 보충제와 해독법 병행에 관한 가이드라인을 숙지하기 바란다.

■■■ 핵심 **팁**(반드시 먼저 읽을 것)

앞으로 나올 영양보충제 목록으로 바로 넘어가지 말고 처방 목록을 정확하게 해석할 수 있도록 27장을 먼저 숙독해야 한다. 그 다음에는 아래의 핵심 팁도 반드시 읽기 바란다.

- '스포이트dropperful'라는 용어는 액상 보충제가 담긴 병의 뚜껑을 겸하는 스포

이트를 말하는 것이다. 고무 꼭지를 한 번 눌렀다 놨을 때 스포이트에 채워지는 양이 1스포이트이다. 액체가 반만 차도 1스포이트로 친다.

- 지정된 용량 단위가 '방울'인 경우도 있다. '스포이트dropperful'와 '방울drop'을 잘 구분해야 한다.
- 수록된 보충제 중 액상 또는 분말 형태의 보충제는 대부분 물에 타서 마시는 종류들이다. 제품에 표시된 사용법을 숙지해야 한다.
- 목록에 허브 팅크제가 여러 개 나오면 30ml 이상의 물에 허브 팅크제를 한꺼번에 타서 마셔도 된다.
- 차 종류도 마찬가지이다. 자신의 증상에 좋은 차가 여러 개 수록되어 있다면 찻잎 여러 종류를 혼합하거나 티백 여러 종류를 한꺼번에 넣어서 우려도 된다.
- 차 1컵은 티백 하나 또는 찻잎 1~2작은술을 의미한다.
- 어떤 보충제는 용량 단위가 밀리그램mg인 것도 있다. 정확한 양이 든 캡슐을 못 찾겠으면 가장 근접한 양으로 대체해도 된다.
- 지정된 용량은 거의 다 성인용이다. 아이에게 맞는 용량은 의사와 상의하기 바란다.
- '1일'이라는 용어는 하루 안에 지정된 용량을 복용하라는 뜻이다. 복용 방법은 자유롭게 정해도 된다. 지정 용량을 한 번에 복용해도 되고, 예민한 경우 여러 번에 나눠서 복용해도 된다. 예를 들어 '새싹보리즙 분말 1일 2작은술'이라고 나와 있으면 2작은술을 스무디에 모두 넣어서 마셔도 되고, 아침 스무디에 1작은술, 밤에 물에 타서 1작은술을 마셔도 된다.
- '1일 2회'라고 나와 있으면 하루에 두 번 복용하라는 뜻이다. 그 두 번의 시간은 자유롭게 정하되 그 사이에 최소 네 시간의 간격을 두어야 한다. 두 번 중 한 번을 깜빡했다면 무리해서 먹지 말고 다음날부터 다시 '1일 2회'를 지키면 된다.

■■ 고통의 진정한 이유

각 보충제 처방 목록이 나오기 전에 각 증상과 증세의 진짜 원인을 설명하는 문단이 먼저 나온다. 다만 여기서는 주요 원인만 설명된다. 어떤 병증이든 다수의 원인이 복합적으로 작용하고 그 원인도 사람마다 조금씩 다르겠지만, 이 장에는 지면 관계상 주요 원인만 정리했다. 만성 질환에 대해 더 자세히 알고 싶다면 메디컬 미디엄 시리즈의 다른 책을 찾아보기 바란다.

이 장에 설명된 원인은 주류 의학과 대체 의학에서 말하는 상식에 반하는 경우가 많다. 의외의 주장과 논리를 접할 수도 있으니 마음의 준비를 하기 바란다. 만성화된 고통의 진정한 이유를 제대로 이해해야만 치유에 필요한 요소를 개념화할 수 있다. 오늘날 의과학계는 여기에 나오는 거의 모든 증상과 증세에 대해서 여전히 많은 오해를 하고 있다. 대부분의 병증을 일으키는 근본적인 문제는 의료계에 미스터리로 남아 있다. 의사들이 온갖 진단명과 이론을 마치 기정 사실처럼 말하지만 실상은 미스터리가 맞다.

대표적인 예로 자가 면역 질환을 설명하는 이론, 즉 몸이 자기를 공격한다는 이론은 마치 검증된 의학적 사실처럼 보일 수 있다. 그러나 아니다. 자가 면역 이론은 원인불명의 증상과 만성 질환이 계속 퍼져나가는데 아무도 납득할 만한 설명을 내놓지 못했던 1950년대에 득세한 이론에 불과하다. 몸은 절대 자신을 공격하지 않는다. 당신의 몸은 절대 당신을 공격하지 않는다.

앞으로 엡스타인 바 바이러스, 대상포진 바이러스, 연쇄상 구균 같은 병원균이 계속 언급될 것이다. 이런 병원균은 아직 발견되지 않은 변이가 굉장히 많으며, 우리가 아는 것보다 훨씬 더 많은 건강 문제의 근본 원인이다. 그리고 인체에 아주 깊숙이 파고들어 숨어 있기 때문에 검출조차 되지 않는 경우가 많다. 적어도 현존하는 의학적 검진 기법으로는 감지할 수 없다는 뜻이다. 각 병원균마다 수십 종의 변이가 있기 때문에 곧 살펴보게 되겠지만 정말 다양한 증상을 일으킬 수 있다.

내가 나누는 정보와 아픈 사람들을 보호하려는 내 소명이 어디서 비롯되었는지 상기하려면, 그리고 치유를 위한 당신의 노력을 이해하지 못하는 사람들에게 무슨 말을 해야 할지 복기하려면, 24장 "약자의 기를 살리는 격려와 비판자에게 드리는 당부"를 다시 읽어보기 바란다. 당신은 자신의 건강에 대해서 진실을 알 권리와 자격이 있다.

∷ 치유를 위한 처방 *

| 일상적인 간 기능 및 건강 유지 |

이 장에 수록된 병증이 없는 사람이라면, 아래의 허브와 보충제가 전반적으로 건강을 유지하는 데 도움이 될 것이다.

- 신선한 셀러리 주스: 서서히 늘려서 1일 최소 470ml
- 강황: 1일 2캡슐
- 레몬밤: 1일 3스포이트
- 마그네슘 글리시네이트: 1일 2캡슐
- 비타민 B12(아데노실코발라민과 메틸코발라민 형태로): 1일 1스포이트
- 비타민 C(마이크로-C 500mg 캡슐): 1일 2회, 1회 4캡슐
- 새싹보리즙 분말: 1일 2작은술 또는 6캡슐
- 서양쐐기풀: 1일, 차로 2컵 또는 3스포이트
- 셀러리포스: 1회 1캡슐, 1일 2회
- 스피룰리나: 1일 2작은술 또는 6캡슐
- 아연(액상 황산아연): 1일 1스포이트까지
- 알로에: 1일 (껍질을 벗긴) 생 알로에 5cm 이상
- 차가버섯: 1일 2작은술 또는 6캡슐
- 커큐민: 1일 2캡슐
- 활성형 엽산: 1일 1캡슐
- L-라이신(500mg 캡슐): 1일 3캡슐

| 각막 질환 |

진짜 원인: 장기화 및 만성화된 바이러스 감염이 원인이다. 각막 질환을 일으키는 가장 흔한 바이러스는 변이가 60종이 넘는 엡스타인 바 바이러스이다. 항산화 물질과

---

* 이 "치유를 위한 처방" 절에서는 증상의 순서 및 각 증상 내 보충제들(셀러리 주스는 제외)의 순서를 모두 원서와 달리 한글의 가나다순으로 나열하였다. 또한 아래 소개하는 영양보충제의 영문명은 이 "치유를 위한 처방" 절 뒤에 밝혀놓았다─옮긴이.

미량 미네랄의 결핍도 각막 질환의 진행을 가속화한다.

- 신선한 셀러리 주스: 서서히 늘려서 1일 950ml
- 고양이발톱: 1일 2회, 1회 1스포이트
- 레몬밤: 1일 2회, 1회 2스포이트
- 로즈힙 차: 1일 1컵
- 마그네슘 글리시네이트: 1일 1캡슐
- 모노라우린: 1일 1캡슐
- 비타민 B12(아데노실코발라민과 메틸코발라민 형태로): 1일 2회, 1회 2스포이트
- 비타민 C(마이크로-C 500mg 캡슐): 1일 2회, 1회 4캡슐
- 새싹보리즙 분말: 1일 2작은술 또는 6캡슐
- 서양쐐기풀: 1일 2스포이트
- 셀레늄: 1일 1캡슐
- 스피룰리나: 1일 2작은술 또는 6캡슐
- 아연(액상 황산아연): 1일 2회, 1회 1스포이트
- 아이브라이트(좁쌀풀무리): 1일 2회, 1회 1스포이트
- 알파리포산(500mg 캡슐): 2일 1캡슐
- 야생 블루베리 분말: 1일 1큰술
- 차가버섯: 1일 2작은술 또는 6캡슐
- 커큐민: 1일 2회, 1회 2캡슐
- 코엔자임큐텐: 1일 1캡슐
- 활성형 엽산: 1일 1캡슐
- B 콤플렉스: 1일 1캡슐
- EPA와 DHA(어유 없는): 1일 1캡슐(저녁 식사와 함께)
- L-라이신(500mg 캡슐): 1일 2회, 1회 3캡슐
- MSM(식이유황): 1일 1캡슐

| 간경화증과 간경화증 전단계 |

진짜 원인: (변이가 60종이 넘는 엡스타인 바 바이러스나 30종이 넘는 대상포진 바이러스 같은) 다수의 병원균에 의한 저등급 감염, (기분 전환용 마약이든 처방약이든 과거에 복용한) 약물의 체내 축적, 장기적이고 만성적인 고지방 식단, 그리고 수은,

알루미늄, 구리 등의 독성 중금속 같은 독소의 축적이 복합적으로 작용한다. 음주도 증세에 기여하지만 항상 음주가 원인인 것은 아니다. 고지방·고단백 식단은 증세를 더 빠르게 악화시킬 수 있다.

간경화증에 보충제를 복용하는 게 적합한지는 증세의 심각성을 보고 판단해야 한다. 특히 간경화 말기라면 보충제를 복용하기 전 주치의와 상의해야 한다.

- 신선한 셀러리 주스: 서서히 늘려서 1일 2회, 1회 950ml. 어렵다면 매일 아침 950ml
- 글루타치온: 1일 1캡슐
- 레몬밤: 1일 2회, 1회 1스포이트
- 비타민 B12(아데노실코발라민과 메틸코발라민 형태로): 1일 1스포이트
- 비타민 C(마이크로-C 500mg 캡슐): 1일 2회, 1회 5캡슐
- 새싹보리즙 분말: 1일 2작은술 또는 6캡슐
- 암라베리: 1일 2회, 1회 1작은술
- 야생 블루베리 분말: 1일 1큰술
- 우엉: 1일 2회, 1회에 차로 1컵 또는 착즙한 신선한 우엉 1뿌리
- 차가버섯: 1일 1작은술 또는 3캡슐
- 치커리뿌리 차: 1일 2회, 1회 1컵
- 코엔자임큐텐: 1일 2회, 1회 1캡슐
- 히비스커스 차: 1일 2회, 1회 1컵
- NAC(N-아세틸시스테인): 1일 1캡슐
- MSM(식이유황): 1일 2회, 1회 1캡슐

| 간염 |

진짜 원인: 간에 발생하는 급성 또는 만성 저등급 바이러스 감염이 원인이다. 염증을 일으키는 바이러스는 주로 변이가 60종이 넘는 엡스타인 바 바이러스이다. 더 자세한 내용은《간 소생법》을 참고하기 바란다.

- 신선한 셀러리 주스: 서서히 늘려서 1일 950ml
- 감초: 1일 2회, 1회 1스포이트(2주 지속 후 2주 휴식)
- 고양이발톱: 1일 2회, 1회 1스포이트
- 골든씰: 1일 2회, 1회 2스포이트(2주 지속 후 2주 휴식)

- 레몬밤: 1일 2회, 1회 2스포이트 또는 차로 1컵, 1컵에 2티백
- 뮬레인 잎: 1일 2회, 1회 2스포이트
- 비타민 C(마이크로-C 500mg 캡슐): 1일 2회, 1회 4캡슐
- 새싹보리즙 분말: 1일 2작은술 또는 6캡슐
- 생꿀: 1일 1큰술
- 스피룰리나: 1일 2작은술 또는 6캡슐
- 아연(액상 황산아연): 1일 2회, 1회 2스포이트까지
- 아이브라이트(좁쌀풀무리): 1일 2회, 1회 1스포이트
- 야생 블루베리 분말: 1일 3큰술
- 차가버섯: 1일 2작은술 또는 6캡슐
- 커큐민: 1일 2회, 1회 3캡슐

| 감기와 독감 |

진짜 원인: 우리가 오늘날 '감기cold'라고 부르는 병은 사실 가벼운 독감flu이다. 옛날에는 콧물이 나고 목이 따끔거리고 가끔 37.7도 이하의 열이 나게 하는 감기 바이러스가 있었다. 면역 체계가 약해져야 이런 증상이 나타났는데, 주로 춥고 습한 날씨에 옷을 너무 얇게 입었거나 궂은 날씨에 무방비로 노출되어 저체온 쇼크를 겪는 게 원인이었다. 그런 감기 바이러스는 요즘 우리가 겪는 증상과 비교가 안 된다. 요즘 우리가 위와 비슷한 증상을 겪는다면, 증상이 아무리 가벼워도 사실은 독감 바이러스의 약한 변이에 감염된 것이다. 증상이 더 심각하다면 역시 독감 바이러스가 원인이다. 감기 바이러스는 더 이상 존재하지 않는다. 즉 독감 바이러스가 우세종이 된 지 오래이다. 심지어 주기적으로 유행하는 장염도 독감 바이러스의 특정 변종이 일으키는 것이다.

5인 가족이 모두 독감에 걸려도 증상은 다 다를 수 있다. 한 식구에서 다른 식구로 옮겨갈 때마다 독감 바이러스가 변이를 일으키는데다 각자의 면역 체계가 다르게 반응하기 때문에, 처음 걸린 식구의 독감 바이러스는 마지막으로 걸린 식구의 독감 바이러스와 다를 수 있다. 이를테면 한 사람은 사흘 정도 목이 잠기고 콧물이 나고 기침을 하는가 하면, 그 사람한테 독감이 옮은 다음 사람은 40도가 넘는 고열에 시달리고 오랫동안 기침과 부비동염이 끊이지 않을 수 있다.

독감 바이러스 최초 증상이 나타났을 때는 이 책 28장에 나오는 메디컬 미디엄 아연 충격 요법과 비타민 C 충격 요법이 매우 유용한 처치법이 될 수 있다. 독감 바이러스 감염은 주로 폐, 인후, 부비동에서 시작되기 때문에 메디컬 미디엄 아연 충격 요법은 바이러스를 초기에 잡기 위해 그 부위를 공략한다.

성인을 위한 감기와 독감 보충제

- 신선한 셀러리 주스: 서서히 늘려서 1일 최소 470ml
- 고양이발톱: 1일 3회, 1회 2스포이트
- 골든씰: 1일 3회, 1회 4스포이트
- 레몬밤: 1일 3회, 1회 4스포이트
- 로마티움 뿌리: 1일 3회, 1회 3스포이트
- 뮬레인 잎: 1일 3회, 1회 4스포이트
- 비타민 B12(아데노실코발라민과 메틸코발라민 형태로): 1일 2회, 1회 2스포이트
- 비타민 C(마이크로-C 500mg 캡슐): 메디컬 미디엄 비타민 C 충격 요법은 선택 사항. 실행 이후에는 1일 3회, 1회 4캡슐
- 생강: 1일 2회, 1회에 차로 1컵 또는 신선한 생강을 갈거나 착즙해서
- 아연(액상 황산아연): 메디컬 미디엄 아연 충격 요법은 선택 사항. 이틀 동안 실행한 후에는 1일 2회, 1회 2스포이트
- 아이브라이트(좁쌀풀무리): 1일 3회, 1회 3스포이트
- 엘더베리 시럽: 1일 3회, 1회 1큰술
- 오레가노 오일: 1일 2회, 1회 1캡슐
- 오샤 뿌리: 1일 3회, 1회 3스포이트
- 올리브 잎: 1일 2회, 1회 1스포이트
- 타임: 1일 2회 신선한 타임 2줄기를 뜨거운 물에 넣어 차처럼 마시거나 4줄기를 상온의 물에 넣어 마심

만 1~2세 유아를 위한 감기와 독감 보충제

- 신선한 셀러리 주스: 소아에게 적합한 용량은 이 책 666쪽의 "소아에게 적합한 셀러리 주스 용량" 표 참고
- 골든씰: 1일 3회, 1회 4작은방울(스포이트 아님)

- 레몬밤: 1일 3회, 1회 6작은방울(스포이트 아님)
- 로마티움 뿌리: 1일 3회, 1회 3작은방울(스포이트 아님)
- 뮬레인 잎: 1일 3회, 1회 6작은방울(스포이트 아님)
- 비타민 B12(아데노실코발라민과 메틸코발라민 형태로): 1일 2회, 1회 4작은방울(스포이트 아님)
- 비타민 C(마이크로-C 500mg 캡슐): 메디컬 미디엄 비타민 C 충격 요법은 선택 사항. 실행 이후에는 1일 2회, 캡슐을 열어 반(250mg)을 주스나 스무디에 타서 먹이기
- 아연(액상 황산아연): 메디컬 미디엄 아연 충격 요법은 선택 사항. 이틀 동안 실행한 후에는 1일 2회, 3작은방울(스포이트 아님)을 주스나 물에 타서 먹이거나 입에 직접 뿌리기
- 엘더베리 시럽: 1일 3회, 1회 1작은술

만 3~4세 유아를 위한 감기와 독감 보충제

- 신선한 셀러리 주스: 소아에게 적합한 용량은 이 책 666쪽의 "소아에게 적합한 셀러리 주스 용량" 표 참고
- 골든씰: 1일 3회, 1회 6작은방울(스포이트 아님)
- 레몬밤: 1일 3회, 1회 6작은방울(스포이트 아님)
- 로마티움 뿌리: 1일 3회, 1회 3작은방울(스포이트 아님)
- 뮬레인 잎: 1일 3회, 1회 6작은방울(스포이트 아님)
- 비타민 B12(아데노실코발라민과 메틸코발라민 형태로): 1일 2회, 1회 4작은방울(스포이트 아님)
- 비타민 C(마이크로-C 500mg 캡슐): 메디컬 미디엄 비타민 C 충격 요법은 선택 사항. 실행 이후에는 1일 3회, 캡슐을 열어 반(250mg)을 주스나 스무디에 타서 먹이기
- 생강: 1일 1회, 신선한 생강을 갈아 주스에 타서 먹이기
- 아연(액상 황산아연): 메디컬 미디엄 아연 충격 요법은 선택 사항. 이틀 동안 실행한 후에는 1일 3회, 4작은방울(스포이트 아님)을 주스나 물에 타서 먹이거나 입에 직접 뿌리기
- 아이브라이트(좁쌀풀무리): 1일 3회, 1회 4작은방울(스포이트 아님)
- 엘더베리 시럽: 1일 3회, 1회 2작은술

만 5~8세 소아를 위한 감기와 독감 보충제

- 신선한 셀러리 주스: 소아에게 적합한 용량은 이 책 666쪽의 "소아에게 적합한 셀러리 주스 용량" 표 참고
- 골든씰: 1일 3회, 1회 15작은방울(스포이트 아님)
- 레몬밤: 1일 3회, 1회 1스포이트

- 로마티움 뿌리: 1일 3회, 1회 6작은방울(스포이트 아님)
- 뮬레인 잎: 1일 3회, 1회 1스포이트
- 비타민 B12(아데노실코발라민과 메틸코발라민 형태로): 1일 3회, 1회 6작은방울(스포이트 아님)
- 비타민 C(마이크로-C 500mg 캡슐): 메디컬 미디엄 비타민 C 충격 요법은 선택 사항. 실행 이후에는 1일 3회, 1회 1캡슐(선택 사항: 캡슐을 열어 분말을 주스나 스무디에 타서 먹이기)
- 생강: 1일 1회, 신선한 생강을 갈아 주스에 타서 먹이기
- 아연(액상 황산아연): 메디컬 미디엄 아연 충격 요법은 선택 사항. 이틀 동안 실행한 후에는 1일 3회, 6작은방울(스포이트 아님)을 주스나 물에 타서 먹이거나 입에 직접 뿌리기
- 아이브라이트(좁쌀풀무리): 1일 3회, 1회 10작은방울(스포이트 아님)
- 엘더베리 시럽: 1일 3회, 1회 1큰술

만 9~12세 소아를 위한 감기와 독감 보충제

- 신선한 셀러리 주스: 소아에게 적합한 용량은 이 책 666쪽의 "소아에게 적합한 셀러리 주스 용량" 표 참고
- 골든씰: 1일 3회, 1회 2스포이트
- 레몬밤: 1일 3회, 1회 2스포이트
- 로마티움 뿌리: 1일 3회, 1회 1스포이트
- 뮬레인 잎: 1일 3회, 1회 2스포이트
- 비타민 B12(아데노실코발라민과 메틸코발라민 형태로): 1일 2회, 1회 1스포이트
- 비타민 C(마이크로-C 500mg 캡슐): 메디컬 미디엄 비타민 C 충격 요법은 선택 사항. 실행 이후에는 1일 3회, 1회 2캡슐(선택 사항: 캡슐을 열어 분말을 주스나 스무디에 타서 먹이기)
- 생강: 1일 1회, 신선한 생강을 갈아 주스에 타서 먹이기
- 아연(액상 황산아연): 메디컬 미디엄 아연 충격 요법은 선택 사항. 이틀 동안 실행한 후에는 1일 3회, 10작은방울(스포이트 아님)을 주스나 물에 타서 먹이거나 입에 직접 뿌리기
- 아이브라이트(좁쌀풀무리): 1일 3회, 1회 1스포이트
- 엘더베리 시럽: 1일 4회, 1회 1큰술
- 오샤 뿌리: 1일 3회, 1회 1스포이트

만 13세 이상 청소년을 위한 감기와 독감 보충제

- 신선한 셀러리 주스: 소아에게 적합한 용량은 이 책 666쪽의 "소아에게 적합한 셀러리 주스 용량" 표 참고

- 골든씰: 1일 3회, 1회 3스포이트
- 레몬밤: 1일 3회, 1회 3스포이트
- 로마티움 뿌리: 1일 3회, 1회 3스포이트
- 뮬레인 잎: 1일 3회, 1회 4스포이트
- 비타민 B12(아데노실코발라민과 메틸코발라민 형태로): 1일 2회, 1회 1스포이트
- 비타민 C(마이크로-C 500mg 캡슐): 메디컬 미디엄 비타민 C 충격 요법은 선택 사항. 실행 이후에는 1일 3회, 1회 3캡슐(선택 사항: 캡슐을 열어 분말을 주스나 스무디에 타서 먹이기)
- 생강: 1일 1회, 신선한 생강을 갈아 주스에 타서 먹이기
- 아연(액상 황산아연): 메디컬 미디엄 아연 충격 요법은 선택 사항. 이틀 동안 실행한 후에는 1일 2회, 1스포이트를 주스나 물에 타서 먹이거나 입에 직접 뿌리기
- 아이브라이트(좁쌀풀무리): 1일 3회, 1회 3스포이트
- 엘더베리 시럽: 1일 4회, 1회 1~2큰술
- 오샤 뿌리: 1일 3회, 1회 2스포이트

| 갑상선 질환 |

진짜 원인: 변이가 60종이 넘는 엡스타인 바 바이러스가 갑상선에 침투하여 정착하면, 갑상선 조직을 파고들며 세포를 손상시키고 서서히 부산물과 유독성 노폐물을 배출하면서 각종 문제를 일으킨다. 갑상선 문제를 일으키는 엡스타인 바 바이러스가 연료로 삼는 것은 수은에서부터 유해한 호르몬과 계란 같은 트러블메이커 음식에 이르기까지 매우 다양하다. 다시 말해 저등급 바이러스 감염이 갑상선 증세로 나타나는 것이다. 이보다 더 공격적인 급성 감염은 의학적 검사로 잘 잡아내지 못하는 경미한 갑상선 염증이나 갑상선 기능저하증과는 차원이 다르다. 이런 경증의 갑상선 질환보다 훨씬 더 진행된 하시모토병을 일으키는 것이다. 중증의 갑상선 질환은 촉진觸診이나 의학적 검사로 쉽게 감지된다. 엡스타인 바 바이러스의 변이 두 종이 갑상선에 공존하면서 각기 다른 증상을 일으키는 경우도 있다. 그래서 갑상선 저하증과 항진증이 동시에 일어나는 것처럼 보일 수 있다. 아니면 한 엡스타인 바 바이러스 변이는 갑상선 결절을 일으키고, 다른 변이는 다른 부위에 종양을 일으킬 수 있다. 오늘날 대부분의 갑상선종은 엡스타인 바 바이러스가 원인이다. 요즘은 아이오딘(요오드) 결핍이 과거 어느 때보다 드물기 때문이다. 갑상선 질환에 대해 더 자세히

알고 싶다면 메디컬 미디엄 시리즈 중《갑상선 치유》를 읽기 바란다.

갑상선 저하증, 하시모토병, 갑상선종, 갑상선 결절 및 낭종에 좋은 보충제

- 신선한 셀러리 주스: 서서히 늘려서 1일 950ml, 이후 가능하면 1,900ml까지 늘린다
- 감초: 1일 2회, 1회 1스포이트(2주 지속 후 2주 휴식)
- 고양이발톱: 1일 2회, 1회 2스포이트
- 네이센트 아이오딘: 1일 2방울(스포이트 아님) 또는 블래더랙 1일 1캡슐
- 레몬밤: 1일 2회, 1회 4스포이트
- 로마티움 뿌리: 1일 2회, 1회 1스포이트
- 마그네슘 글리시네이트: 1일 2회, 1회 1캡슐
- 멜라토닌: 취침 전 5mg
- 모노라우린: 1일 2회, 1회 1캡슐
- 뮬레인 잎: 1일 2회, 1회 2스포이트
- 비타민 B12(아데노실코발라민과 메틸코발라민 형태로): 1일 2회, 1회 1스포이트
- 비타민 C(마이크로-C 500mg 캡슐): 1일 2회, 1회 6캡슐
- 비타민 D3: 1일 1,000IU
- 새싹보리즙 분말: 1일 2작은술 또는 6캡슐
- 서양쐐기풀: 1일 2회, 1회 2스포이트
- 셀러리포스: 1일 2회, 1회 1캡슐
- 스피룰리나: 1일 2작은술 또는 6캡슐
- 아연(액상 황산아연): 1일 2회, 1회 1스포이트
- 야생 블루베리 분말: 1일 2큰술
- 차가버섯: 1일 2작은술 또는 6캡슐
- 커큐민: 1일 2회, 1회 2캡슐
- 타임: 1일 1회 신선한 타임 2줄기를 뜨거운 물에 넣어 차처럼 마시거나 4줄기를 상온의 물에 넣어 마심
- 활성형 엽산: 1일 1캡슐
- B 콤플렉스: 1일 1캡슐
- EPA와 DHA(어유 없는): 1일 1캡슐(저녁 식사와 함께)
- L-라이신(500mg 캡슐): 1일 2회, 1회 5캡슐

갑상선 항진증과 그레이브 병에 좋은 보충제

- 신선한 셀러리 주스: 서서히 늘려서 1일 950ml
- 감초: 1일 1스포이트(2주 지속 후 2주 휴식)
- 고양이발톱: 1일 2회, 1회 1스포이트
- 글루타치온: 1일 1캡슐
- 레몬밤: 1일 2회, 1회 3스포이트
- 로마티움 뿌리: 1일 1스포이트
- 모노라우린: 1일 1캡슐
- 비타민 B12(아데노실코발라민과 메틸코발라민 형태로): 1일 2회, 1회 1스포이트
- 비타민 C(마이크로-C 500mg 캡슐): 1일 2회, 1회 4캡슐
- 블래더랙: 1일 1캡슐
- 새싹보리즙 분말: 1일 2작은술 또는 6캡슐
- 서양쐐기풀: 1일 2회, 1회 2스포이트
- 셀러리포스: 1일 2회, 1회 1캡슐
- 셀레늄: 1일 1캡슐
- 스피룰리나: 1일 2작은술 또는 6캡슐
- 아슈와간다: 1일 1스포이트
- 아연(액상 황산아연): 1일 2회, 1회 1스포이트
- 암라베리: 1일 2작은술
- 야생 블루베리 분말: 1일 1큰술
- 엘더베리: 1일 1작은술
- 올리브 잎: 1일 1스포이트
- 차가버섯: 1일 2작은술 또는 6캡슐
- 커큐민: 1일 2회, 1회 2캡슐
- 타임: 1일 1회 신선한 타임 2줄기를 뜨거운 물에 넣어 차처럼 마시거나 4줄기를 상온의 물에 넣어 마심
- 활성형 엽산: 1일 1캡슐
- B 콤플렉스: 1일 1캡슐
- EPA와 DHA(어유 없는): 1일 1캡슐(저녁 식사와 함께)
- L-라이신(500mg 캡슐): 1일 2회, 1회 4캡슐
- MSM(식이유황): 1일 1캡슐

| 강박 장애 |

진짜 원인: 감정적 손상이나 수은, 알루미늄, 구리 같은 독성 중금속, 또는 두 요인이 복합적으로 작용하여 강박 장애 증상을 일으킨다. 극심한 강박 장애의 경우 신경 세포를 타고 전도되는 전기적 충동이 뇌의 특정 부위에 닿았을 때 그 부위에 수은이나 알루미늄이 침전되어 있다면 그 침전물과 충돌한다. 이때마다 미세한 '폭발'이 일어나면서 전기 신호가 일시적으로 역행하여 증상이 심해지는 것이다.

- 신선한 셀러리 주스: 서서히 늘려서 1일 950ml
- 고양이발톱: 1일 1스포이트
- 레몬밤: 1일 3회, 1회 3스포이트
- 마그네슘 글리시네이트: 1일 2회, 1회 1캡슐
- 멜라토닌: 취침 전 5mg
- 비타민 B12(아데노실코발라민과 메틸코발라민 형태로): 1일 2회, 1회 1스포이트
- 비타민 C(마이크로-C 500mg 캡슐): 1일 2회, 1회 2캡슐
- 새싹보리즙 분말: 1일 2작은술 또는 6캡슐
- 셀러리포스: 1일 3회, 1회 3캡슐
- 스피룰리나: 1일 2작은술 또는 6캡슐
- 야생 블루베리 분말: 1일 1큰술
- 엘더플라워(딱총나무꽃) 차: 1일 1컵
- 코엔자임큐텐: 1일 1캡슐
- 커큐민: 1일 2회, 1회 1캡슐
- EPA와 DHA(어유 없는): 1일 1캡슐(저녁 식사와 함께)
- L-글루타민: 1일 2회, 1회 1캡슐
- B 콤플렉스: 1일 1캡슐

| 갱년기 증상 |

진짜 원인: 갱년기 증상의 원인은 노화가 아니다. 그보다는 (변이가 60종이 넘는 엡스타인 바 바이러스, 30종이 넘는 대상포진 바이러스, 기타 헤르페스 계열 바이러스, 50종이 넘는 연쇄상 구균 같은) 바이러스와 박테리아의 독소가 수십 년 동안 간에 쌓여 간이 처지고 둔해지면서 갱년기 증상이 나타나는 것이다. 또한 수십 년 동안

간의 저장고에 쌓여가던 독성 중금속, 살충제, 제초제, 코롱, 향수, 방향제, 향초 등의 잔여물이 넘쳐흐르면서 갱년기 증상을 유발한다. 이 다양한 요인들이 미치는 영향은 개인차가 있다. 그래서 갱년기 증상은 사람마다 다르게 나타나는데, 이를 지난 70년 동안은 호르몬과 폐경의 탓으로 착각한 것이다. 이 증상들은 고지방·고단백 식단에 의해 악화된다.

- 신선한 셀러리 주스: 서서히 늘려서 1일 950ml
- 고양이발톱: 1일 2회, 1회 2스포이트
- 골든씰: 1일 1스포이트(2주 지속 후 2주 휴식)
- 글루타치온: 1일 1캡슐
- 네이센트 아이오딘: 1일 3방울(스포이트 아님)
- 라즈베리잎 차: 1일 1컵, 1컵에 2티백
- 레몬밤: 1일 2회, 1회 4스포이트
- 마그네슘 글리시네이트: 1일 2회, 1회 2캡슐
- 멜라토닌: 취침 전 5mg
- 민들레뿌리 차: 1일 1컵
- 밀크씨슬: 1일 2회, 1회 1스포이트
- 비타민 B12(아데노실코발라민과 메틸코발라민 형태로): 1일 2회, 1회 2스포이트
- 비타민 C(마이크로-C 500mg 캡슐): 1일 2회, 1회 4캡슐
- 새싹보리즙 분말: 1일 1큰술 또는 9캡슐
- 생강: 1일, 차로 2컵 또는 신선한 생강을 갈거나 착즙해서
- 서양쐐기풀: 1일 2회, 1회 4스포이트
- 셀러리포스: 1일 2회, 1회 2캡슐
- 스피룰리나: 1일 2작은술 또는 6캡슐
- 아슈와간다: 1일 2회, 1회 2스포이트
- 아연(액상 황산아연): 1일 2회, 1회 1스포이트
- 야생 블루베리 분말: 1일 1큰술
- 우엉: 1일, 차로 1컵 또는 착즙한 신선한 우엉 1뿌리
- 차가버섯: 1일 1큰술 또는 9캡슐
- 커큐민: 1일 2회, 1회 2캡슐
- 활성형 엽산: 1일 1캡슐

- B 콤플렉스: 1일 1캡슐
- EPA와 DHA(어유 없는): 1일 1캡슐(저녁 식사와 함께)
- L-라이신(500mg 캡슐): 1일 2회, 1회 4캡슐
- MSM(식이유황): 1일 1캡슐

| 거식증과 폭식증 |

진짜 원인: 섭식 장애는 종류에 따라 원인도 다르다. 감정적 고통, 마음의 상처, 독성 중금속 노출, 극도의 스트레스, 외상후 스트레스 장애(PTSD 또는 PTSS), 사회적 기대에 따른 압박감, 임의로 정해진 외모의 기준에 기반한 바디셰이밍body shaming 등이 섭식 장애에 영향을 주는 요인들이며, 보통 몇 가지 요인이 복합적으로 작용한다. 섭식 장애에 더해 먹은 음식을 일부러 토하는 행위까지 포함되어 있다면 부신을 특히 더 보호해야 한다. 아래는 이 부신 보호 기능이 반영된 목록이다.

- 신선한 셀러리 주스: 서서히 늘려서 1일 최소 470ml
- 가바(감마아미노부티르산, 250mg 캡슐): 1일 1캡슐
- 감초(습관적으로 먹고 토하는 경우에만): 1일 1스포이트(2주 지속 후 2주 휴식)
- 고양이발톱: 1일 1스포이트
- 네이센트 아이오딘: 1일 6방울(스포이트 아님)
- 라즈베리잎 차: 1일 1컵, 1컵에 2티백
- 레몬밤: 1일 2회, 1회 4스포이트
- 마그네슘 글리시네이트: 1일 2회, 1회 1캡슐
- 비타민 B12(아데노실코발라민과 메틸코발라민 형태로): 1일 2회, 1회 1스포이트
- 새싹보리즙 분말: 1일 2작은술 또는 6캡슐
- 서양쐐기풀: 1일 2스포이트
- 셀러리포스: 1일 2회, 1회 3캡슐
- 스피룰리나: 1일 1작은술 또는 3캡슐
- 아슈와간다: 1일 1스포이트(먹고 토하는 경우 1일 2회, 1회 1스포이트)
- 아연(액상 황산아연): 1일 1스포이트
- 알로에: 1일 (껍질을 벗긴) 생 알로에에 5cm 이상
- 커큐민: 1일 2회, 1회 1캡슐
- 활성형 엽산: 1일 1캡슐

- D-만노스: 1일 1큰술을 물에 타서
- EPA와 DHA(어유 없는): 1일 2캡슐(저녁 식사와 함께)

| 건선성 관절염 |

진짜 원인: 60종이 넘는 엡스타인 바 바이러스의 변이 중 하나가 간에 서식하면서 간에 쌓인 구리나 수은을 먹고 배출하는 신경독과 피부독이 원인이다. 이 신경독과 피부독은 혈류에 유입되었다가 대부분 관절 부위에 침전된다. 이때 신경독이 피부독보다 우세하기 때문에 건선성 관절염은 대부분 경증 또는 중증 피로를 동반한다. 고지방·고단백 식단은 바이러스의 먹이인 독성 중금속의 해독에 방해가 된다.

- 신선한 셀러리 주스: 서서히 늘려서 1일 950ml
- 감초: 1일 1스포이트(2주 지속 후 2주 휴식)
- 고양이발톱: 1일 2회, 1회 1스포이트
- 레몬밤: 1일 2회, 1회 4스포이트
- 마그네슘 글리시네이트: 1일 2회, 1회 1캡슐
- 뮬레인 잎: 1일 2회, 1회 1스포이트
- 비타민 B12(아데노실코발라민과 메틸코발라민 형태로): 1일 2회, 1회 2스포이트
- 비타민 C(마이크로-C 500mg 캡슐): 1일 2회, 1회 4캡슐
- 새싹보리즙 분말: 1일 2작은술 또는 6캡슐
- 서양쐐기풀: 1일 2회, 1회 2스포이트
- 셀러리포스: 1일 2회, 1회 1캡슐
- 스피룰리나: 1일 2작은술 또는 6캡슐
- 아연(액상 황산아연): 1일 2회, 1회 1스포이트
- 알로에: 1일 (껍질을 벗긴) 생 알로에 5cm 이상
- 야생 블루베리 분말: 1일 2큰술
- 커큐민: 1일 2회, 1회 2캡슐
- 활성형 엽산: 1일 1캡슐
- B 콤플렉스: 1일 1캡슐
- EPA와 DHA(어유 없는): 1일 1캡슐(저녁 식사와 함께)
- L-라이신(500mg 캡슐): 1일 2회, 1회 4캡슐
- MSM(식이유황): 1일 1캡슐

| 건조하고 갈라진 피부 |

진짜 원인: 독성 중금속, 살충제, 제초제, 살균제, 석유 화학 제품 같은 독소가 축적되어 과부하에 걸리고 침체되고 둔화된 간 때문에 혈액이 걸쭉해지며 수분이 부족해지는 게 원인이다. 그 상태에서 수년에 걸친 고지방·고단백 식단과 저등급 바이러스 감염이 증세를 촉발하는 것이다.

- 신선한 셀러리 주스: 서서히 늘려서 1일 950ml
- 글루타치온: 1일 1캡슐
- 마그네슘 글리시네이트: 1일 2캡슐
- 레몬밤: 1일 2회, 1회 2스포이트
- 밀크씨슬: 1일 1스포이트
- 비타민 B12(아데노실코발라민과 메틸코발라민 형태로): 1일 2회, 1회 2스포이트
- 비타민 C(마이크로-C 500mg 캡슐): 1일 2회, 1회 4캡슐
- 새싹보리즙 분말: 1일 2작은술 또는 6캡슐
- 서양쐐기풀: 1일 2회, 1회 2스포이트
- 셀레늄: 1일 1캡슐
- 스피룰리나: 1일 2작은술 또는 6캡슐
- 아연(액상 황산아연): 1일 2회, 1회 1스포이트
- 알로에: 1일 (껍질을 벗긴) 생 알로에 5cm 이상
- 야생 블루베리 분말: 1일 2큰술
- 우엉: 1일, 차로 1컵 또는 착즙한 신선한 우엉 1뿌리
- 커큐민: 1일 2회, 1회 2캡슐
- 활성형 엽산: 1일 1캡슐
- EPA와 DHA(어유 없는): 1일 2캡슐(저녁 식사와 함께)
- L-라이신(500mg 캡슐): 1일 2회, 1회 2캡슐
- MSM(식이유황): 1일 2회, 1회 1캡슐

| 게실염 |

진짜 원인: 변이가 50종이 넘는 연쇄상 구균이나 역시 변이와 계열이 다양한 대장균이 원인이다. 이런 박테리아는 대장 내벽에 군집하는 경향이 있는데, 대장에 게실 또는 주머니를 만들어 그 안에 서식하면서 트러블메이커 음식을 먹이삼아 계속 증식

한다. 박테리아가 불어나면서 게실도 커진다. 원인균 1위가 연쇄상 구균이고 2위가 대장균인데, 많은 사람들이 둘 다에 감염되어 있다. 연쇄상 구균과 대장균은 먹이가 다르다. 따라서 마치 같은 강가에서 서로 다른 구역을 정해 사금을 채취하는 두 가족 처럼 공존이 가능하다.

- 신선한 셀러리 주스: 서서히 늘려서 1일 470ml
- 감초: 1일 1스포이트(2주 지속 후 2주 휴식)
- 고양이발톱: 1일 2회, 1회 2스포이트
- 골든씰: 1일 2회, 1회 4스포이트(2주 지속 후 2주 휴식)
- 레몬밤: 1일 2회, 1회 4스포이트
- 로마티움 뿌리: 1일 2회, 1회 2스포이트
- 로즈마리: 1일 1회 신선한 로즈마리 2줄기를 뜨거운 물에 넣어 차처럼 마시거나 4줄기를 상온의 물에 넣어 마심
- 마그네슘 글리시네이트: 1일 1캡슐
- 뮬레인 잎: 1일 2회, 1회 4스포이트
- 비타민 B12(아데노실코발라민과 메틸코발라민 형태로): 1일 2회, 1회 1스포이트
- 비타민 C(마이크로-C 500mg 캡슐): 1일 2회, 1회 2캡슐
- 새싹보리즙 분말: 1일 1작은술 또는 3캡슐
- 생강: 1일, 차로 1컵 또는 신선한 생강을 갈거나 착즙해서
- 서양쐐기풀: 1일 2회, 1회 2스포이트
- 아연(액상 황산아연): 1일 2회, 1회 1스포이트
- 알로에: 1일 (껍질을 벗긴) 생 알로에 5cm 이상
- 오레가노 오일: 1일 2회, 1회 2캡슐
- 올리브 잎: 1일 2회, 1회 2스포이트
- 커큐민: 1일 2회, 1회 1캡슐
- 타임: 1일 1회 신선한 타임 2줄기를 뜨거운 물에 넣어 차처럼 마시거나 4줄기를 상온의 물에 넣어 마심
- 페퍼민트 차: 1일 2회, 1회 1컵

| 결막염 |

진짜 원인: 50종이 넘는 연쇄상 구균의 변이 중 한 종에 안구가 감염되는 게 원인이다.

다른 처방 목록과 마찬가지로 아래는 성인을 위한 용량이다.

- 신선한 셀러리 주스: 서서히 늘려서 1일 950ml
- 고양이발톱: 1일 2회, 1회 1스포이트
- 골든씰: 1일 2회, 1회 3스포이트(2주 지속 후 2주 휴식)
- 구골나무매자 뿌리(오리건 그레이프 루트): 1일 2회, 1회 1스포이트(2주 지속 후 2주 휴식)
- 레몬밤: 1일 2회, 1회 4스포이트
- 로마티움 뿌리: 1일 2회, 1회 3스포이트
- 모노라우린: 1일 2회, 1회 1캡슐
- 뮬레인 잎: 1일 2회, 1회 3스포이트
- 비타민 B12(아데노실코발라민과 메틸코발라민 형태로): 1일 1스포이트
- 비타민 C(마이크로-C 500mg 캡슐): 1일 2회, 1회 4캡슐
- 아연(액상 황산아연): 1일 2회, 1회 2스포이트
- 아이브라이트(좁쌀풀무리): 1일 2회, 1회 3스포이트
- 암라베리: 1일 1작은술
- 올리브 잎: 1일 2회, 1회 2스포이트
- 차가버섯: 1일 1작은술 또는 3캡슐
- 커큐민: 1일 1캡슐

| 계절성 정서 장애(SAD) |

진짜 원인: 간과 뇌에 축적된 (수은, 알루미늄, 구리 같은) 독성 중금속과 간에 서식하는 (60종이 넘는 엡스타인 바 바이러스나 50종이 넘는 연쇄상 구균의 변이 같은) 바이러스나 박테리아, 장기화된 고지방·고단백 식단의 상호 작용이 원인이다. 심한 감정 기복을 일으키는 혈당 불균형도 계절성 정서 장애에 기여한다. 계절성 정서 장애가 발생하는 까닭은 날씨가 추워질 때 고지방 음식을 찾는 경향 때문이다. 지방 과다 섭취는 간을 힘들게 하고 기저 질환을 악화시킨다. 동시에 잎채소, 과일, 채소 같은 생산적인 음식의 섭취가 줄어들면서 다른 건강 문제로 이어질 가능성이 커진다. 저등급 바이러스 감염 또한 처음에는 계절성 정서 장애 진단으로 시작해서 결국 자궁섬유종, 만성피로증후군, 피로, 류마티스 관절염, 불안증, 우울증 등 더 심각한 병의 진단으로 이어지게 한다. 계절성 정서 장애에 대한 더 자세한 정보는《간 소생법》중

"계절성 정서 장애" 장에 나온다.

- 신선한 셀러리 주스: 서서히 늘려서 1일 950ml
- 강황: 1일 2캡슐
- 네이센트 아이오딘: 1일 6방울(스포이트 아님)
- 레몬밤: 1일 2회, 1회 4스포이트
- 멜라토닌: 취침 전 5mg
- 붉은 토끼풀(레드클로버): 1일, 차로 1컵
- 비타민 B12(아데노실코발라민과 메틸코발라민 형태로): 1일 2회, 1회 2스포이트
- 비타민 C(마이크로-C 500mg 캡슐): 1일 6캡슐
- 비타민 D3: 1일 2,000IU
- 새싹보리즙 분말: 1일 2작은술 또는 6캡슐
- 생꿀: 1일 1큰술
- 셀러리포스: 1일 3회, 1회 3캡슐
- 스피룰리나: 1일 1큰술 또는 9캡슐
- 아슈와간다: 1일 1스포이트
- 아연(액상 황산아연): 1일 2스포이트까지
- 야생 블루베리 분말: 1일 1큰술
- 커큐민: 1일 2회, 1회 2캡슐
- 활성형 엽산: 1일 1캡슐
- B 콤플렉스: 1일 1캡슐
- EPA와 DHA(어유 없는): 1일 1캡슐(저녁 식사와 함께)

| 고콜레스테롤혈증(고지혈증) |

진짜 원인: 다양한 독소와 병원균의 축적과 장기화된 고지방·고단백 식단에 의한 간의 침체 및 둔화로 간은 좋은 콜레스테롤을 생성하고 나쁜 콜레스테롤을 저장하는 기능을 잃게 된다.

- 신선한 셀러리 주스: 서서히 늘려서 1일 950ml
- 밀크씨슬: 1일 1스포이트
- 비타민 B12(아데노실코발라민과 메틸코발라민 형태로): 1일 1스포이트
- 비타민 C(마이크로-C 500mg 캡슐): 1일 4캡슐

- 새싹보리즙 분말: 1일 2작은술 또는 6캡슐
- 생강: 1일, 차로 1컵 또는 신선한 생강을 갈거나 착즙해서
- 스피룰리나: 1일 2작은술 또는 6캡슐
- 아연(액상 황산아연): 1일 1스포이트까지
- 알로에: 1일 (껍질을 벗긴) 생 알로에에 5cm 이상
- 암라베리: 1일 2작은술
- 야생 블루베리 분말: 1일 2큰술
- 커큐민: 1일 2회, 1회 2캡슐
- 코엔자임큐텐: 1일 2캡슐
- 페퍼민트 차: 1일 1컵
- EPA와 DHA(어유 없는): 1일 1캡슐(저녁 식사와 함께)

| 고혈압 |

진짜 원인: 고혈압을 설명할 만한 심장 문제가 밝혀지지 않는 이상, 원인불명의 고혈압은 주로 지방간 또는 지방간 전단계에 이른 침체되고 둔화된 간이 문제이다. 독소와 병원균으로 포화된 간과 고지방·고단백 식단, 만성 탈수도 고혈압에 영향을 주는 요인이다.

- 신선한 셀러리 주스: 서서히 늘려서 1일 950ml
- 강황: 1일 2캡슐
- 레몬밤: 1일 2스포이트
- 마그네슘 글리시네이트: 1일 4캡슐
- 밀크씨슬: 1일 1스포이트
- 비타민 B12(아데노실코발라민과 메틸코발라민 형태로): 1일 1스포이트
- 비타민 C(마이크로-C 500mg 캡슐): 1일 6캡슐
- 새싹보리즙 분말: 1일 2작은술 또는 6캡슐
- 셀러리포스: 1일 2회, 1회 2캡슐
- 스피룰리나: 1일 2작은술 또는 6캡슐
- 아슈와간다: 1일 1스포이트
- 아연(액상 황산아연): 1일 1스포이트까지
- 코엔자임큐텐: 1일 2캡슐
- 커큐민: 1일 2회, 1회 2캡슐

- 활성형 엽산: 1일 1캡슐
- B 콤플렉스: 1일 1캡슐
- EPA와 DHA(어유 없는): 1일 1캡슐(저녁 식사와 함께)

| 골반염과 전립선염 |

진짜 원인: 변이가 50종이 넘는 연쇄상 구균에 의한 세균 감염이 원인이다. 골반염은 경중이 다양하다. 경증 골반염도 있고, 오래토록 전신의 만성 통증을 동반한 중증 골반염도 있다. 반드시 골반염 진단을 받아야만 골반염인 것은 아니다. 골반염의 가장 경미한 형태는 과민성 방광과 간헐적 요로감염증, 골반 불편감 등의 증상으로 나타나는데, 이런 증상이 위장 팽만이나 불편감과 구분하기 어려울 수 있다. 골반염을 앓고 있는 여성은 대부분의 경우 요로감염증, 질 분비물, 세균성 질염 또는 진균성 질염이 계속 재발한다. 이런 증상들도 연쇄상 구균이 원인이기 때문이다.

전립선염은 골반염의 남성 버전이라고 할 수 있는데, 역시 연쇄상 구균에 의한 급성 또는 만성 저등급 감염이 원인이다.

골반염이나 전립선염에 걸리면 대장 하부도 연쇄상 구균에 감염되면서 과민성대장증후군을 동시에 앓는 경우가 많다. 과민성대장증후군의 원인 역시 연쇄상 구균에 의한 저등급 감염이기 때문이다.

- 신선한 셀러리 주스: 서서히 늘려서 1일 950ml
- 감초: 1일 1스포이트(2주 지속 후 2주 휴식)
- 고양이발톱: 1일 2회, 1회 2스포이트
- 골든씰: 1일 3회, 1회 3스포이트(2주 지속 후 2주 휴식)
- 구골나무매자 뿌리(오리건 그레이프 루트): 1일 1스포이트(2주 지속 후 2주 휴식)
- 네이센트 아이오딘: 1일 2방울(스포이트 아님)
- 라즈베리잎 차: 1일 2회, 1회 1컵, 1컵에 2티백
- 레몬밤: 1일 4스포이트
- 로마티움 뿌리: 1일 2회, 1회 2스포이트
- 뮬레인 잎: 1일 2회, 1회 3스포이트
- 비타민 B12(아데노실코발라민과 메틸코발라민 형태로): 1일 2회, 1회 1스포이트
- 비타민 C(마이크로-C 500mg 캡슐): 1일 2회, 1회 5캡슐

- 새싹보리즙 분말: 1일 2작은술 또는 6캡슐
- 생꿀: 1일 2큰술
- 서양쐐기풀: 1일 2회, 1회 4스포이트
- 스피룰리나: 1일 2작은술 또는 6캡슐
- 아연(액상 황산아연): 1일 2회, 1회 1스포이트
- 아이브라이트(좁쌀풀무리): 1일 2회, 1회 1스포이트
- 알로에: 1일 (껍질을 벗긴) 생 알로에 5cm 이상
- 오레가노 오일: 1일 2캡슐
- 올리브 잎: 1일 2회, 1회 2스포이트
- 커큐민: 1일 2회, 1회 2캡슐
- 타임: 1일 1회 신선한 타임 2줄기를 뜨거운 물에 넣어 차처럼 마시거나 4줄기를 상온의 물에 넣어 마심
- D-만노스: 1일 2회, 1회 1큰술을 물에 타서
- L-라이신(500mg 캡슐): 1일 2회, 1회 2캡슐

| 과민성 방광 |

진짜 원인: 만성 방광염은 과거 또는 현재의 저등급 바이러스 및 박테리아 감염이 원인이다. 방광을 감염시키는 병원균은 보통 변이가 50종이 넘는 연쇄상 구균이나 60종이 넘는 엡스타인 바 바이러스이다. 대부분의 경우 바이러스와 박테리아 둘 다 같은 환경에서 활동하면서 상호 작용한다. 바이러스가 배출하는 신경독은 방광의 내벽을 자극하고 박테리아는 방광 내벽을 파고들면서 둘이 동시에 방광염을 일으키는 것이다.

- 신선한 셀러리 주스: 서서히 늘려서 1일 950ml
- 가바(감마아미노부티르산, 250mg 캡슐): 1일 1캡슐
- 감초: 1일 2회, 1회 1스포이트(2주 지속 후 2주 휴식)
- 고양이발톱: 1일 2회, 1회 2스포이트
- 구골나무매자 뿌리(오리건 그레이프 루트): 1일 1스포이트(2주 지속 후 2주 휴식)
- 네이센트 아이오딘: 1일 3방울(스포이트 아님)
- 라즈베리잎 차: 1일 1컵, 1컵에 2티백
- 레몬밤: 1일 3회, 1회 2스포이트

- 마그네슘 글리시네이트: 1일 1캡슐
- 멜라토닌: 취침 전 5mg
- 모노라우린: 1일 2캡슐
- 뮬레인 잎: 1일 2회, 1회 1스포이트
- 비타민 B12(아데노실코발라민과 메틸코발라민 형태로): 1일 2회, 1회 1스포이트
- 비타민 C(마이크로-C 500mg 캡슐): 1일 2회, 1회 3캡슐
- 새싹보리즙 분말: 1일 1작은술 또는 3캡슐
- 생꿀: 1일 2큰술
- 서양쐐기풀: 1일 2회, 1회 2스포이트
- 스피룰리나: 1일 1작은술 또는 3캡슐
- 아연(액상 황산아연): 1일 1스포이트
- 알로에: 1일 (껍질을 벗긴) 생 알로에 5cm 이상
- 오레가노 오일: 1일 1캡슐
- 오미자 차: 1일 1컵
- 커큐민: 1일 2회, 1회 2캡슐
- D-만노스: 1일 3회, 1회 1큰술을 물에 타서
- L-라이신(500mg 캡슐): 1일 2회, 1회 2캡슐

| 과민성대장증후군(IBS) |

진짜 원인: 위산과 담즙 생산이 저조해지면 변이가 50종이 넘는 연쇄상 구균 같은 박테리아가 장관 내에 더 많이 증식하게 된다. 동시에 장관에 수은 같은 독성 중금속이 있고 간은 과도한 독소로 침체되고 둔화된 경우가 많다. 이 증세는 고지방·고단백 식단에 의해 가속화된다.

- 신선한 셀러리 주스: 서서히 늘려서 1일 950ml
- 감초: 1일 1스포이트 또는 차로 1컵, 1컵에 2티백(2주 지속 후 2주 휴식)
- 고양이발톱: 1일 2회, 1회 1스포이트
- 레몬밤: 1일 1스포이트 또는 차로 1컵
- 민들레뿌리 차: 1일 1컵
- 비타민 B12(아데노실코발라민과 메틸코발라민 형태로): 1일 2회, 1회 1스포이트
- 새싹보리즙 분말: 1일 1작은술 또는 3캡슐
- 생강: 1일, 차로 1컵 또는 신선한 생강을 갈거나 착즙해서

- 서양쐐기풀: 1일 1스포이트 또는 차로 1컵
- 셀러리포스: 1일 2회, 1회 1캡슐
- 스피룰리나: 1일 1작은술 또는 3캡슐
- 알로에: 1일 (껍질을 벗긴) 생 알로에에 5cm 이상
- 우엉: 1일, 차로 1컵 또는 착즙한 신선한 우엉 1뿌리
- 히비스커스 차: 1일 1컵

| 관절 통증 |

진짜 원인: 과부하에 걸리고 침체되고 둔화된 간으로 인해 과도한 산과 독소가 전신에 퍼져 있는 상태가 관절 통증으로 이어진다. 아니면 변이가 60종이 넘는 엡스타인바 바이러스에 의한 저등급 감염으로 바이러스가 체내의 수은, 알루미늄, 구리를 먹고 증식하면서 배출하는 신경독도 관절 통증을 유발한다. 이 두 원인이 동시에 일어나기도 하고, 간 문제나 바이러스 감염 둘 중 하나만 있어도 관절 통증이 생길 수 있다. 엡스타인 바 바이러스가 아니라 변이가 30종이 넘는 대상포진 바이러스가 원인인 경우도 있다. 이 두 바이러스 모두 과도한 체액과 부종을 유발하면서 다양한 관절통 관련 질병의 원인이 된다. 고지방·고단백 식단 또한 관절 통증을 악화시킨다.

때로는 물리적 부상의 결과로 관절통이 발생한다. 하지만 부상이 완치된 이후에도 통증이 지속된다면 저등급 바이러스 감염이 원인인 경우가 많다.

- 신선한 셀러리 주스: 서서히 늘려서 1일 950ml
- 감초: 1일 2회, 1회 1스포이트(2주 지속 후 2주 휴식)
- 강황: 1일 4캡슐
- 고양이발톱: 1일 1스포이트
- 글루타치온: 1일 1캡슐
- 레몬밤: 1일 2회, 1회 3스포이트
- 마그네슘 글리시네이트: 1일 2회, 1회 2캡슐
- 모노라우린: 1일 1캡슐
- 밀크씨슬: 1일 1스포이트
- 비타민 B12(아데노실코발라민과 메틸코발라민 형태로): 1일 2회, 1회 2스포이트
- 비타민 C(마이크로-C 500mg 캡슐): 1일 2회, 1회 4캡슐

- 비타민 D₃: 1일 1,000IU
- 새싹보리즙 분말: 1일 2작은술 또는 6캡슐
- 서양쐐기풀: 1일 2회, 1회 4스포이트
- 스피룰리나: 1일 2작은술 또는 6캡슐
- 아연(액상 황산아연): 1일 2회, 1회 1스포이트
- 알로에: 1일 (껍질을 벗긴) 생 알로에 5cm 이상
- 야생 블루베리 분말: 1일 1큰술
- 커큐민: 1일 2회, 1회 3캡슐
- 코엔자임큐텐: 1일 1캡슐
- 활성형 엽산: 1일 1캡슐
- B 콤플렉스: 1일 1캡슐
- L-라이신(500mg 캡슐): 1일 2회, 1회 4캡슐
- MSM(식이유황): 1일 2캡슐

| 구내염 |

진짜 원인: 입과 목에 궤양을 일으키는 헤르페스 계열의 바이러스가 원인이다. 구강과 인후 통증, 잇몸과 치아 시큰거림, 혓바늘 같은 증상을 일으킨다.

- 신선한 셀러리 주스: 서서히 늘려서 1일 950ml
- 감초: 1일 2스포이트(2주 지속 후 2주 휴식)
- 고양이발톱: 1일 2스포이트
- 골든씰: 1일 2회, 1회 3스포이트(2주 지속 후 2주 휴식)
- 레몬밤: 1일 2회, 1회 3스포이트
- 비타민 B₁₂(아데노실코발라민과 메틸코발라민 형태로): 1일 2스포이트
- 비타민 C(마이크로-C 500mg 캡슐): 1일 2회, 1회 6캡슐
- 생꿀: 1일 1큰술
- 스피룰리나: 1일 2작은술 또는 6캡슐
- 아연(액상 황산아연): 1일 2스포이트
- 커큐민: 1일 2캡슐
- 프로폴리스: 1일 2회, 1회 3스포이트. 또한 하루에 몇 번씩 종이 타월로 궤양의 물기를 제거한 후 프로폴리스 몇 방울을 궤양에 직접 바름
- L-라이신(500mg 캡슐): 1일 2회, 1회 4캡슐

진짜 원인: 늘 힘이 없고 피곤하면 부신 피로로 진단하는 경우가 많지만, 부신 피로는 여러 요인 중 하나에 불과하다. 더 깊은 원인은 독성 중금속, 엡스타인 바나 대상포진 같은 바이러스, 그리고 그 바이러스가 발생시키는 독성 분비물에 의한 간의 침체와 둔화이다. 독성 노폐물은 주로 간에서 흘러나온 바이러스성 신경독의 형태를 띠며, 중추 신경계의 에너지를 고갈시킨다. 에너지 고갈 정도는 경증에서 중증까지 다양하지만, 결국에는 전신의 염증 상승과 부신 약화로 이어진다. 이것이 내가 '신경성 피로neurological fatigue'라고 부르는 증상의 간헐적 버전이다.

- 신선한 셀러리 주스: 서서히 늘려서 1일 950ml
- 감초: 1일 1스포이트(2주 지속 후 2주 휴식)
- 강황: 1일 2캡슐
- 구골나무매자 뿌리(오리건 그레이프 루트): 1일 1스포이트(2주 지속 후 2주 휴식)
- 네이센트 아이오딘: 염증이 가라앉을 때까지 1일 3방울(스포이트 아님)
- 레몬밤: 1일 2스포이트
- 뮬레인 잎: 1일 3회, 1회 3스포이트
- 비타민 B12(아데노실코발라민과 메틸코발라민 형태로): 1일 2회, 1회 1스포이트
- 비타민 C(마이크로-C 500mg 캡슐): 1일 4캡슐
- 새싹보리즙 분말: 1일 2작은술 또는 6캡슐
- 생강: 1일, 차로 1컵 또는 신선한 생강을 갈거나 착즙해서
- 생꿀: 1일 1큰술
- 셀러리포스: 1일 2회, 1회 3캡슐
- 스피룰리나: 1일 2작은술 또는 6캡슐
- 아슈와간다: 1일 1스포이트
- 아연(액상 황산아연): 1일 1스포이트까지
- 차가버섯: 1일 2작은술 또는 6캡슐
- 활성형 엽산: 1일 1캡슐

| 노화 |

진짜 원인: 장기간 지속된 (좋은 지방이든 나쁜 지방이든) 고지방·고단백 식단으로

인해 간은 필수적인 글리코겐이 고갈되고, 기능이 약화되며, (석유 화학 부산물, 독성 중금속, 묵은 의약품, 방향제, 향초, 코롱, 향수, 바이러스, 박테리아를 포함한) 다양한 독소로 과부하에 걸린다. 이는 전반적으로 노화를 촉진하여 피부와 몸이 정상보다 빨리 늙게 한다.

이 장의 모든 보충제는 노화 방지에 도움이 되지만, 아래의 보충제는 특별히 노화가 고민되는 사람을 위해 엄선한 것이다.

- 신선한 셀러리 주스: 서서히 늘려서 1일 950ml
- 글루타치온: 1일 1캡슐
- 비타민 B12(아데노실코발라민과 메틸코발라민 형태로): 1일 2회, 1회 2스포이트
- 비타민 C(마이크로-C 500mg 캡슐): 1일 2회, 1회 2캡슐
- 새싹보리즙 분말: 1일 2작은술 또는 6캡슐
- 서양쐐기풀: 1일 2회, 1회 1스포이트
- 셀러리포스: 1일 2회, 1회 2캡슐
- 스피룰리나: 1일 2작은술 또는 6캡슐
- 아연(액상 황산아연): 1일 2회, 1회 1스포이트까지
- 야생 블루베리 분말: 1일 2큰술
- 차가버섯: 1일 2작은술 또는 6캡슐
- 커큐민: 1일 2회, 1회 2캡슐

| 녹내장 |

진짜 원인: 변이가 60종이 넘는 엡스타인 바 바이러스가 눈에 침투하여 염증을 일으키고 액체 생성을 촉발하여 결국 안압 상승으로 이어지는 게 원인이다.

- 신선한 셀러리 주스: 서서히 늘려서 1일 950ml
- 고양이발톱: 1일 2회, 1회 2스포이트
- 네이센트 아이오딘: 1일 4방울(스포이트 아님)
- 레몬밤: 1일 2회, 1회 2스포이트
- 로즈힙 차: 1일 1컵
- 모노라우린: 1일 2회, 1회 2캡슐

- 뮬레인 잎: 1일 2회, 1회 2스포이트
- 비타민 B12(아데노실코발라민과 메틸코발라민 형태로): 1일 2회, 1회 2스포이트
- 비타민 C(마이크로-C 500mg 캡슐): 1일 2회, 1회 6캡슐
- 새싹보리즙 분말: 1일 2작은술 또는 6캡슐
- 서양쐐기풀: 1일 2스포이트
- 스피룰리나: 1일 2작은술 또는 6캡슐
- 아연(액상 황산아연): 1일 2스포이트
- 아이브라이트(좁쌀풀무리): 1일 2회, 1회 1스포이트
- 알로에: 1일 (껍질을 벗긴) 생 알로에 5cm 이상
- 알파리포산(500mg 캡슐): 주 2회, 1회 1캡슐
- 암라베리: 1일 2작은술
- 야생 블루베리 분말: 1일 1큰술
- 차가버섯: 1일 2작은술 또는 6캡슐
- 커큐민: 1일 2회, 1회 2캡슐
- 코엔자임큐텐: 1일 1캡슐
- 활성형 엽산: 1일 1캡슐
- B 콤플렉스: 1일 1캡슐
- L-라이신(500mg 캡슐): 1일 2회, 1회 4캡슐

| 눈 밑 다크서클 |

진짜 원인: 수면 부족 때문이 아니라면 다크서클은 독성 중금속 같은 독소, 바이러스와 박테리아와 그 부산물과 잔해, 플라스틱과 기타 석유 화학 부산물, 그리고 살충제, 제초제, 살균제가 간에 과도하게 쌓인 게 원인이다. 간이 독소 때문에 과부하에 걸리면 피가 탁해지고 걸쭉해진다. 고지방·고단백 식단의 방해로 간이 독소를 제대로 해독하지 못하기 때문이다. 혈류에 지방이 과도해지면 혈중 산소 포화도가 떨어지고, 결국 가벼운 탈수 현상의 만성화로 이어진다. 피도 더 걸쭉해진다. 걸쭉한 혈액은 혈류에 독소를 붙잡아두고, 이 때문에 색이 어두워진 혈액은 눈 밑의 피부가 얇기 때문에 더 잘 보이는 것이다.

- 신선한 셀러리 주스: 서서히 늘려서 1일 950ml
- 감초: 1일 1스포이트 또는 1일 2회, 1회 차로 1컵(2주 지속 후 2주 휴식)

- 강황: 1일 2회, 1회 2캡슐
- 민들레뿌리 차: 1일 2회, 1회 1컵
- 붉은 토끼풀(레드클로버): 1일 2회, 1회 1스포이트 또는 차로 1컵
- 비타민 B12(아데노실코발라민과 메틸코발라민 형태로): 1일 2회, 1회 1스포이트
- 비타민 C(마이크로-C 500mg 캡슐): 1일 2회, 1회 4캡슐
- 새싹보리즙 분말: 1일 1작은술 또는 3캡슐
- 셀러리포스: 1일 2회, 1회 1캡슐
- 스피룰리나: 1일 2작은술 또는 6캡슐
- 아연(액상 황산아연): 1일 2회, 1회 1스포이트까지
- 알파리포산(500mg 캡슐): 1일 1캡슐
- 야생 블루베리 분말: 1일 2큰술
- 우엉: 1일, 차로 1컵 또는 착즙한 신선한 우엉 1뿌리
- 히비스커스 차: 1일 2회, 1회 1컵
- B 콤플렉스: 1일 2캡슐

| 다낭성난소증후군(PCOS) |

진짜 원인: 주로 변이가 60종이 넘는 엡스타인 바 바이러스에 감염되면 난소에 물혹 같은 낭종이 생기게 되고, 난소의 세포가 손상되며, 때로는 난소의 전반적인 약화로 이어지기도 한다. 이 증세는 계란 같은 트러블메이커 음식에 의해 빠르게 악화되고, 고지방·고단백 식단은 치유에 방해가 된다. 낭종에 대한 더 많은 정보는 이 장 뒤쪽에 수록된 "생식계 낭종" 부분을 참고하기 바란다.

- 신선한 셀러리 주스: 서서히 늘려서 1일 950ml
- 강황: 1일 2캡슐
- 고양이발톱: 1일 2회, 1회 2스포이트
- 글루타치온: 1일 1캡슐
- 네이센트 아이오딘: 1일 2방울(스포이트 아님)
- 라즈베리잎 차: 1일 3회, 1회 1컵, 1컵에 2티백
- 레몬밤: 1일 2회, 1회 4스포이트
- 모노라우린: 1일 2회, 1회 1캡슐
- 뮬레인 잎: 1일 2회, 1회 3스포이트

- 비타민 B12(아데노실코발라민과 메틸코발라민 형태로): 1일 2회, 1회 1스포이트
- 비타민 C(마이크로-C 500mg 캡슐): 1일 2회, 1회 5캡슐
- 새싹보리즙 분말: 1일 2작은술 또는 6캡슐
- 서양쐐기풀: 1일 2회, 1회 4스포이트
- 스피룰리나: 1일 2작은술 또는 6캡슐
- 아슈와간다: 1일 1스포이트
- 아연(액상 황산아연): 1일 2회, 1회 1스포이트
- 야생 블루베리 분말: 1일 1큰술
- 올리브 잎: 1일 1스포이트
- 커큐민: 1일 2회, 1회 2캡슐
- 활성형 엽산: 1일 1캡슐
- L-라이신(500mg 캡슐): 1일 2회, 1회 4캡슐

| 다발성경화증(MS) |

진짜 원인: 엡스타인 바 바이러스의 신경독이 몸속을 돌아다니며 중추 신경계에 일으키는 염증이 원인이다. 주로 수은이 체내에 많은 상태를 동반한다. 이 증세는 고지방·고단백 식단에 의해 악화된다. 60종이 넘는 엡스타인 바 바이러스 변이 중 다발성경화증을 유발하는 변이는 일부에 불과하다. 공격성이 특히 높은 변이는 신경독을 배출할 뿐만 아니라 신경을 직접 손상시키기도 한다. MRI 사진에 나타나는 뇌의 병변은 뇌에 자리 잡은 수은과 알루미늄 침전물이 산화하면서 뇌 조직을 물들인 결과이다. 때로는 공격성 높은 엡스타인 바 바이러스 변이가 뇌에 침투하여 이 산화된 독성 중금속을 먹고 더 많은 증상을 일으키기도 한다.

- 신선한 셀러리 주스: 서서히 늘려서 1일 950ml, 이후 가능하다면 1,900ml까지 늘리기
- 가바(감마아미노부티르산, 250mg 캡슐): 1일 1캡슐
- 감초: 1일 2회, 1회 1스포이트(2주 지속 후 2주 휴식)
- 고양이발톱: 1일 2회, 1회 3스포이트
- 글루타치온: 1일 1캡슐
- 레몬밤: 1일 2회, 1회 4스포이트
- 마그네슘 글리시네이트: 1일 2회, 1회 2캡슐
- 모노라우린: 1일 2회, 1회 1캡슐

- 뮬레인 잎: 1일 2회, 1회 2스포이트
- 비타민 B12(아데노실코발라민과 메틸코발라민 형태로): 1일 2회, 1회 2스포이트
- 비타민 C(마이크로-C 500mg 캡슐): 1일 2회, 1회 6캡슐
- 새싹보리즙 분말: 1일 2~4작은술 또는 6~12캡슐
- 서양쐐기풀: 1일 2회, 1회 4스포이트
- 셀러리포스: 1일 3회, 1회 2캡슐
- 스피룰리나: 1일 1큰술 또는 9캡슐
- 아연(액상 황산아연): 1일 2회, 1회 2스포이트
- 알파리포산(500mg 캡슐): 1일 1캡슐
- 커큐민: 1일 2회, 1회 3캡슐
- 코엔자임큐텐: 1일 1캡슐
- 활성형 엽산: 1일 2회, 1회 2캡슐
- B 콤플렉스: 1일 1캡슐
- EPA와 DHA(어유 없는): 1일 1캡슐(저녁 식사와 함께)
- L-글루타민: 1일 2회, 1회 1캡슐
- L-라이신(500mg 캡슐): 1일 2회, 1회 4캡슐
- MSM(식이유황): 1일 2회, 1회 1캡슐

| 단순포진 |

진짜 원인: 단순포진 바이러스 1형과 2형은 다양한 변이와 변종이 있다. 이 바이러스는 피로나 미열과 더불어 턱관절, 귀, 하부 및 상부 경추, 뒤통수, 사타구니, 방광 등 다양한 부위에 통증을 유발하고, 방광, 인후, 구강, 생식기와 그 주변 등 다양한 부위에 염증을 유발하여 수포가 생기게 한다. 실제로는 대상포진에 걸렸는데 단순포진 1형이나 2형으로 오진하는 경우도 많다.

- 신선한 셀러리 주스: 서서히 늘려서 1일 950ml
- 감초: 1일 2회, 1회 2스포이트(2주 지속 후 2주 휴식)
- 고양이발톱: 1일 2회, 1회 2스포이트
- 구골나무매자 뿌리(오리건 그레이프 루트): 1일 2회, 1회 2스포이트(2주 지속 후 2주 휴식)
- 네이센트 아이오딘: 1일 2회, 1회 3방울(스포이트 아님)
- 레몬밤: 1일 2회, 1회 5스포이트

- 로마티움 뿌리: 1일 2회, 1회 2스포이트
- 뮬레인 잎: 1일 2회, 1회 4스포이트
- 비타민 B12(아데노실코발라민과 메틸코발라민 형태로): 1일 2회, 1회 2스포이트
- 비타민 C(마이크로-C 500mg 캡슐): 1일 2회, 1회 8캡슐
- 새싹보리즙 분말: 1일 2작은술 또는 6캡슐
- 생꿀: 1일 1큰술
- 서양쐐기풀: 1일 2회, 1회 4스포이트
- 스피룰리나: 1일 2작은술 또는 6캡슐
- 아연(액상 황산아연): 1일 2회, 1회 2스포이트
- 알로에: 1일 (껍질을 벗긴) 생 알로에에 5cm 이상. 수포에도 생 알로에를 바름
- 커큐민: 1일 2회, 1회 2캡슐
- 타임: 1일 2회 신선한 타임 2줄기를 뜨거운 물에 넣어 차처럼 마시거나 4줄기를 상온의 물에 넣어 마심
- 프로폴리스: 1일 2회, 1회 5스포이트. 수포에도 직접 바름
- L-라이신(500mg 캡슐): 1일 2회, 1회 8캡슐

| 단핵증(엡스타인 바 바이러스 감염 초기) |

진짜 원인: 단핵증은 60종이 넘는 엡스타인 바 바이러스의 변이 중 어떤 종이든 일으킬 수 있는 질병이다. 일단 걸리면 단핵증은 엡스타인 바 바이러스의 2단계에 해당한다. 이 바이러스의 가장 흔한 전염 통로는 체액이다. 주로 밀접한 접촉이 있는 관계나 식기를 나눠 쓰고 음식을 나눠 먹는 것을 통해 전염된다는 뜻이다. 엡스타인 바 바이러스의 1단계는 이 바이러스에 최초로 노출될 때 시작된다. 1단계에는 바이러스가 몸속에 잠복해 있다. 스트레스를 유발하는 사건, 역경, 상실, 투쟁-도피 반응, 영양소 결핍, 독소 노출 등을 계기로 면역 체계가 약해지는 순간을 노리는 단계이다. 그러다가 엡스타인 바 바이러스의 활동기인 2단계로 넘어가면 단핵증이 발병하는 것이다. 단핵증은 환자가 위독해져서 의사가 백혈구 수치를 제대로 분석하지 않는 이상 진단조차 되지 않는 경우가 많다. 그러니까 경미한 형태로 단핵증을 앓고 넘어가는 경우가 대부분이다. 걸핏하면 목이 따끔거리거나 피곤해지는 상태를 체력 저하, 번아웃, 감기 또는 독감 탓으로 착각하고 넘어가는 것이다.

- 신선한 셀러리 주스: 서서히 늘려서 1일 950ml
- 감초: 1일 2회, 1회 1스포이트(2주 지속 후 2주 휴식)
- 고양이발톱: 1일 2회, 1회 3스포이트
- 골든씰: 1일 2회, 1회 4스포이트
- 구골나무매자 뿌리(오리건 그레이프 루트): 1일 2회, 1회 2스포이트(2주 지속 후 2주 휴식)
- 레몬밤: 1일 2회, 1회 4스포이트
- 로마티움 뿌리: 1일 2회, 1회 3스포이트
- 모노라우린: 1일 2회, 1회 2캡슐
- 뮬레인 잎: 1일 2회, 1회 4스포이트
- 비타민 C(마이크로-C 500mg 캡슐): 메디컬 미디엄 비타민 C 충격 요법은 선택 사항. 실행 이후에는 1일 3회, 1회 10캡슐
- 생강: 1일 4회, 1회에 차로 1컵 또는 신선한 생강을 갈거나 착즙해서
- 아연(액상 황산아연): 메디컬 미디엄 아연 충격 요법은 선택 사항. 이틀 동안 실행한 후에는 1일 2회, 1회 3스포이트
- 아이브라이트(좁쌀풀무리): 1일 2회, 1회 3스포이트
- 오샤 뿌리: 1일 2회, 1회 3스포이트
- 타임: 1일 신선한 타임 2줄기를 뜨거운 물에 넣어 차처럼 마시거나 4줄기를 상온의 물에 넣어 마심
- L-라이신(500mg 캡슐): 1일 2회, 1회 6캡슐

| 담낭(쓸개) 염증 |

진짜 원인: 담낭 안에 발생하는 급성 또는 만성 세균 감염이 원인이다. 주로 변이가 50종이 넘는 연쇄상 구균에 의한 감염이나 오염된 음식 섭취, 식중독이 담낭 염증으로 이어지는 것이다. 이 증세는 고지방·고단백 식단에 의해 악화된다.

- 신선한 셀러리 주스: 서서히 늘려서 1일 2회, 1회 950ml. 어려우면 매일 아침 950ml
- 감초: 1일 2회, 1회 1스포이트(2주 지속 후 2주 휴식)
- 고양이발톱: 1일 2회, 1회 2스포이트
- 골든씰: 1일 2회, 1회 3스포이트(2주 지속 후 2주 휴식)
- 구골나무매자 뿌리(오리건 그레이프 루트): 1일 2회, 1회 1스포이트(2주 지속 후 2주 휴식)
- 레몬밤: 1일 2회, 1회 3스포이트 또는 차로 1컵, 1컵에 2티백

- 뮬레인 잎: 1일 2회, 1회 2스포이트
- 비타민 C(마이크로-C 500mg 캡슐): 1일 2회, 1회 5캡슐
- 새싹보리즙 분말: 1일 1작은술 또는 3캡슐
- 생강: 1일 2회, 1회 차에 1컵 또는 1일 1회 신선한 생강을 갈거나 착즙해서
- 아연(액상 황산아연): 1일 2회, 1회 1스포이트까지
- 페퍼민트 차: 1일 2회, 1회 1컵

| 담석 |

진짜 원인: 수년에 걸쳐 독소, 병원균, 병원균의 부산물이 간에 축적되면서 생긴 침전물sludge이 결국 담낭 결석이 된다.

- 신선한 셀러리 주스: 서서히 늘려서 1일 950ml
- 로즈힙 차: 1일 1컵
- 민들레뿌리 차: 1일 1컵
- 비타민 C(마이크로-C 500mg 캡슐): 1일 2회, 1회 2캡슐
- 새싹보리즙 분말: 1일 2작은술 또는 6캡슐
- 생강: 1일, 차로 1컵 또는 신선한 생강을 갈거나 착즙해서
- 생꿀: 1일 1큰술
- 서양쐐기풀: 1일 2스포이트 또는 차로 1컵
- 스피룰리나: 1일 2작은술 또는 6캡슐
- 야생 블루베리 분말: 1일 1큰술
- 치커리뿌리 차: 1일 1컵
- 카다멈: 1일 1회 음식에 뿌려서
- 페퍼민트 차: 1일 1컵
- 히비스커스 차: 1일 1컵

| 당뇨병(1형, 1.5형, 2형), 당뇨병 전단계, 혈당 불균형 |

진짜 원인: 1형 및 1.5형 당뇨병은 주로 바이러스나 박테리아 같은 병원균 감염이나 때로는 물리적 타격에 의한 췌장 손상이 원인이다.(1.5형 당뇨는 성인잠복 자가면역당뇨 LADA라고도 불린다.) 해당 병원균 감염의 심각도와 췌장의 손상도에 따라 당뇨의 심각도가 결정된다. 병원균에 의한 손상이 느리게 진행되거나 나이가 어느 정도 든 다

음에 발생하는 경우를 1.5형 당뇨 또는 성인잠복 자가면역당뇨로 진단한다. 1형이나 1.5형 당뇨와 더불어 간이 처지고 둔해진데다 지방을 과도하게 섭취하면 인슐린 저항성의 문제가 발생하는 것이다.

2형 당뇨는 변이가 60종이 넘는 엡스타인 바 바이러스 같은 바이러스성 독소를 비롯한 다양한 독소의 축적으로 간이 처지고 둔해지는 게 원인이다. 동시에 간의 글리코겐 보유량이 고갈되면 췌장은 더 열심히 기능을 해야 하는데, 오래 지속된 고지방·고단백 식단으로 인슐린 저항성 문제까지 겹치면 췌장은 과로하기 십상이다.

- 신선한 셀러리 주스: 서서히 늘려서 1일 950ml
- 강황: 1일 2회, 1회 2캡슐
- 글루타치온: 1일 1캡슐
- 네이센트 아이오딘: 1일 6방울(스포이트 아님)
- 레몬밤: 1일 2회, 1회 2스포이트 또는 차로 1컵
- 로즈힙 차: 1일 2회, 1회 1컵
- 비타민 B12(아데노실코발라민과 메틸코발라민 형태로): 1일 2회, 1회 1스포이트
- 비타민 C(마이크로-C 500mg 캡슐): 1일 2회, 1회 4캡슐
- 새싹보리즙 분말: 1일 2작은술 또는 6캡슐
- 서양쐐기풀: 1일 2회, 1회 2스포이트 또는 차로 1컵
- 스피룰리나: 1일 2작은술 또는 6캡슐
- 아슈와간다: 1일 2회, 1회 1스포이트
- 아연(액상 황산아연): 1일 2회, 1회 1스포이트까지
- 암라베리: 1일 2회, 1회 1작은술
- 야생 블루베리 분말: 1일 1큰술
- 오미자 차: 1일 2회, 1회 1컵
- 차가버섯: 1일 2작은술 또는 6캡슐
- 활성형 엽산: 1일 2회, 1회 1캡슐
- 히비스커스 차: 1일 2회, 1회 1컵
- L-라이신(500mg 캡슐): 1일 2회, 1회 2캡슐

| 대상포진 |

진짜 원인: 대상포진 바이러스는 3차신경통, 오십견, 궤양성 대장염의 진짜 원인이다.

나아가 목과 턱관절, 치아와 잇몸, 혀 등의 통증과 입 안이나 피부의 타 들어가는 느낌, 뒤통수의 통증, 편두통과 관련된 통증, 좌골신경통, 원인불명의 허리 아래쪽의 통증, 신경 장애, 그리고 간의 침체 및 둔화 역시 대상포진 바이러스가 원인인 경우가 많다. 대상포진 바이러스 감염은 두드러기를 동반하는 경우도 있고 동반하지 않는 경우도 있는데, 30종이 넘는 대상포진 바이러스의 변이 중 단 한 종을 제외하고는 모두 미발견 상태이다. 더 자세한 내용은《난치병 치유의 길》의 대상포진에 관한 장을 참고하기 바란다.

- 신선한 셀러리 주스: 서서히 늘려서 1일 950ml
- 감초: 1일 2회, 1회 2스포이트(2주 지속 후 2주 휴식)
- 고양이발톱: 1일 2회, 1회 2스포이트
- 금영화: 1일 2회, 1회 3스포이트 또는 3캡슐
- 레몬밤: 1일 3회, 1회 4스포이트
- 뮬레인 잎: 1일 2회, 1회 4스포이트
- 비타민 B12(아데노실코발라민과 메틸코발라민 형태로): 1일 2회, 1회 3스포이트
- 비타민 C(마이크로-C 500mg 캡슐): 1일 2회, 1회 8캡슐
- 서양쐐기풀: 1일 2회, 1회 4스포이트
- 스피룰리나: 1일 1작은술 또는 3캡슐
- 아연(액상 황산아연): 1일 2회, 1회 2스포이트
- 알로에: 1일 (껍질을 벗긴) 생 알로에 5cm 이상. 수포에도 생 알로에를 바름
- 커큐민: 1일 3회, 1회 3캡슐
- 프로폴리스: 1일 3회, 1회 3스포이트
- L-라이신(500mg 캡슐): 1일 2회, 1회 6캡슐

| 두통과 편두통 |

진짜 원인: 물리적 부상을 원인에서 배제할 수 있는 경우, 가장 흔한 원인은 30종이 넘는 대상포진 바이러스의 변이 중 하나가 3차 신경, 횡격 신경 또는 미주 신경에 일으키는 염증이다. 변이가 60종이 넘는 엡스타인 바 바이러스에 감염되어도 뇌의 신경 세포, 횡격 신경 또는 미주 신경에 염증이 생길 수 있다. 이런 염증이 두통과 편두통으로 발전하는 계기는 다양하다. 처지고 둔해진 간 때문에 생긴 만성 탈수, 뇌를 비

롯한 장기의 산소를 고갈시키는 고지방·고단백 식단, 스트레스나 감정적 갈등 때문에 과도하게 분비된 아드레날린, 그리고 뇌에 축적되고 신경 세포에 포화된 수은, 알루미늄 같은 독성 중금속 모두 요인이 될 수 있다. 향수, 코롱, 향초, 방향제 또한 두통과 편두통을 촉발할 수 있다.

- 신선한 셀러리 주스: 서서히 늘려서 1일 950ml
- 강황: 1일 2회, 1회 2캡슐
- 고양이발톱: 1일 2회, 1회 2스포이트
- 골든씰: 1일 2회, 1회 1스포이트(2주 지속 후 2주 휴식)
- 레몬밤: 1일 2회, 1회 4스포이트
- 마그네슘 글리시네이트: 1일 2회, 1회 2캡슐
- 비타민 B12(아데노실코발라민과 메틸코발라민 형태로): 1일 2회, 1회 2스포이트
- 비타민 C(마이크로-C 500mg 캡슐): 1일 2회, 1회 4캡슐
- 새싹보리즙 분말: 1일 2작은술 또는 6캡슐
- 서양쐐기풀: 1일 2회, 1회 4스포이트
- 셀러리포스: 1일 3회, 1회 3캡슐
- 스피룰리나: 1일 2작은술 또는 6캡슐
- 아슈와간다: 1일 2회, 1회 1스포이트
- 야생 블루베리 분말: 1일 2큰술
- 엘더플라워(딱총나무꽃) 차: 1일 1컵
- 오레가노 오일: 1일 2캡슐
- 카바카바: 1일 2스포이트 또는 2캡슐
- 커큐민: 1일 2회, 1회 3캡슐
- 코엔자임큐텐: 1일 1캡슐
- 피버퓨(화란국화): 1일 2스포이트 또는 2캡슐
- 황금: 1일 2회, 1회 2스포이트 또는 2캡슐
- 흰버드나무껍질: 1일 2스포이트 또는 2캡슐
- L-라이신(500mg 캡슐): 1일 2회, 1회 4캡슐

| 라임병 |

진짜 원인: 라임병의 진짜 원인은 박테리아가 아니라 바이러스이다. 이 사실이 의외

라면 의료업계가 최근 라임병을 세균성 질환이 아니라 자가 면역 질환으로 분류하기 시작했다는 점부터 알아야 하겠다. 라임병을 자가 면역 질환으로 분류한다는 것은 의과학계가 라임병이 박테리아에 의한 질병이라는 믿음을 버렸다는 뜻이다. 수십 년 동안 라임병을 박테리아가 일으키는 질병으로 규정하고 거기에 맞춰 치료 체계를 수립했는데도 말이다. 라임병 진단을 위해 시행하는 혈액 검사는 여전히 박테리아에 초점을 맞추고 박테리아가 검출된다는 결과를 내놓고 있지만, 이런 절차도 차츰 바뀔 것이다.

라임병을 자가 면역 질환으로 규정하는 것은 의료업계가 "라임병의 원인을 모르겠습니다"라고 자백하는 것과 진배없다. 이렇게 의과학계가 입장을 바꾸고 라임병이 박테리아에 의한 것임을 의심하게 된 이유는 바로 메디컬 미디엄 시리즈 때문이다. 이 시리즈의 첫 번째 책인《난치병 치유의 길》의 출간으로 라임병의 원인에 대한 진실이 밝혀지면서, 의사와 건강 전문가를 비롯한 수백만 명의 사람들의 인식이 바뀌기 시작했다. 오늘날 수많은 의사들이 엡스타인 바, 대상포진, 인간 헤르페스 6형과 7형, 단순포진 1형과 2형, 거대 세포 등의 바이러스가 라임병의 증상을 일으킨다는 지식을 활용하여 라임병 환자의 치유를 돕고 있다. 이런 바이러스 변이와 변종이 엡스타인 바 바이러스는 60종 이상, 대상포진 바이러스는 30종 이상, 기타 헤르페스성 바이러스도 여러 종이 있다는 사실도 기억해야 할 것이다.

박테리아는 라임병 환자들에게 나타나는 신경학적 증상을 일으킬 수 없다. 신경학적 증상의 예로는 쑤심과 욱신거림, 따끔거림과 얼얼함, 어지럼증, 비문증, 사지무력증, 심장 두근거림, 피부가 타 들어가는 느낌, 턱이나 경추의 통증, 씰룩거림, 틱, 경련 등이 있는데, 이런 증상을 일으키는 것은 박테리아가 아니라 바이러스이다. 60종이 넘는 엡스타인 바 바이러스의 변이, 30종이 넘는 대상포진 바이러스의 변이, 다수의 인간 헤르페스 6형과 7형, 단순포진, 거대 세포 바이러스의 변이가 체내에서 대사하면서 신경독을 배출하는데, 바로 이 신경독이 신경학적 증상을 일으키는 것이다. 박테리아는 신경독을 배출할 수 없다. 그러니까 박테리아는 라임병과 관련된 신경학적 증상을 일으킬 수 없는 것이다.

보렐리아, 바르토넬라, 바베시아를 비롯해 라임병의 원인으로 의심받는 박테리아는 슈퍼 세균이 아니다. 예를 들어 메티실린 내성 황색포도상 구균MRSA처럼 항생제 내성이 있는 세균이 아니라는 것이다. 항생제 내성이 없는 박테리아는 항생제가 투여되면 전혀 힘을 못 쓴다. 지난 수십 년 동안 라임병 환자들이 항생제를 수차례 투여받고도 완치되지 못했던 이유가 여기에 있다. 이들을 괴롭혔던 것은 항생제로 제거할 수 있는 박테리아가 아니라 바이러스였던 것이다.

항생제 치료와 더불어 최초로 자연 요법을 도입했을 때 라임병 환자들이 차도를 보인 것도 같은 이유로 설명할 수 있다. 추측에서 출발하긴 했지만, 이 자연 요법 중 일부가 우연히 환자 체내의 바이러스 총량을 감소시킨 것이다. 그 당시에는 이 때문에 증상이 완화되었다는 것을 아무도 깨닫지 못했지만 말이다. 당시 라임병에 좋은 것으로 알려져 인기를 얻었던 허브 중 하나가 고양이발톱인데, 이 요법은 추측에서 출발한 게 아니다. 35년도 넘는 옛날부터 전파된 메디컬 미디엄 정보에서 비롯된 것이다. 그동안 수만 명의 라임병 환자들이 이 요법 덕분에 치유가 되었다. 이들 중에는 라임병 진단을 처음 받은 환자도 있었다. 고양이발톱은 대체 의학과 일반 의학을 불문하고 의료계에 지각 변동을 일으켰다. 라임병 치료에 매우 유용한 요법으로 인정받게 된 것이다.

소아와 성인을 불문하고 원인불명의 증상을 호소하는 환자가 많아지던 1970년대로 거슬러 올라가 보면, 원래 의사들은 라임병의 원인이 바이러스라고 정확하게 짚어냈다. 그런데 당시에는 바이러스 감염에 대한 치료제가 존재하지 않았기 때문에 항생제를 치료법으로 제시할 수밖에 없었다. 상황이 이렇게 흘러간 데는 거대 제약 회사의 이윤 추구도 한몫했다. 지난 수십 년 동안 판매된 라임병 치료용 항생제의 매출액은 수십억 달러에 달할 것이다. 의사들은 처음부터 라임병의 원인이 바이러스라는 사실을 알고 있었지만, 항생제 치료법을 합리화하기 위해 라임병을 세균성 질환이라고 설명해 온 것이다.

엡스타인 바와 대상포진 같은 바이러스는 수은, 알루미늄, 구리 같은 독성 중금속을 먹이로 삼는데, 라임병 증상을 보이는 환자들은 체내에 다른 중금속보다 수은이 더 많다. 바이러스가 수은을 먹고 배출하는 신경독은 다른 신경독보다 훨씬 더 공격적이며, 라임병 환자들이 익히 아는 각종 신경학적 증상을 일으킨다. 이 증세는 계란, 우유, 치즈, 버터, 글루텐 같은 트러블메이커 음식과 고지방·고단백 식단에 의해 악화된다.

지난 수십 년 동안 수많은 사람들이 라임병 자체 때문이 아니라 라임병 치료법 때문에 몸이 상했다. 이제 모두가 진실을 알 때가 되었다. 그래야 자신은 물론이고 주변 사람들을 잘못된 치료법으로부터 지킬 수 있다. 진드기에 물리는 것이 라임병의 근본 원인이 아니라 단지 촉매라는 설명이나 기타 라임병 관련 궁금증에 대한 해답을 찾고 있다면, 메디컬 미디엄 시리즈의 첫 번째 책인 《난치병 치유의 길》을 참고하기 바란다.

아래의 목록 외에 더 많은 보충제를 시도하고 싶다면, 이 장의 뒤쪽에 수록된 증상 중 "자가 면역 장애와 질환"에 나오는 보충제를 추가해도 좋다.

- 신선한 셀러리 주스: 서서히 늘려서 1일 2회, 1회 950ml. 어렵다면 매일 아침 950ml
- 감초: 1일 2회, 1회 1스포이트(2주 지속 후 2주 휴식)
- 고양이발톱: 1일 2회, 1회 3스포이트
- 글루타치온: 1일 1캡슐
- 네이센트 아이오딘: 1일 2회, 1회 3방울(스포이트 아님)
- 레몬밤: 1일 2회, 1회 4스포이트
- 뮬레인 잎: 1일 2회, 1회 4스포이트
- 비타민 B12(아데노실코발라민과 메틸코발라민 형태로): 1일 2회, 1회 3스포이트
- 비타민 C(마이크로-C 500mg 캡슐): 1일 2회, 1회 8캡슐
- 새싹보리즙 분말: 1일 2작은술 또는 6캡슐
- 생꿀: 1일 1~3큰술
- 서양쐐기풀: 1일 2회, 1회 3스포이트
- 셀러리포스: 1일 2회, 1회 4캡슐
- 스피룰리나: 1일 2작은술 또는 6캡슐
- 아연(액상 황산아연): 1일 2회, 1회 2스포이트까지
- 커큐민: 1일 2회, 1회 3캡슐
- 활성형 엽산: 1일 2회, 1회 1캡슐
- L-라이신(500mg 캡슐): 1일 2회, 1회 5캡슐

| 레이노 증후군 |

진짜 원인: 만성적이고 장기적인 저등급 바이러스 감염에다가 그 바이러스가 길게는 몇 년 동안 간에 서식하면서 간이 처지고 둔해지는 게 원인이다.(문제의 바이러스는 주로 변이가 60종이 넘는 엡스타인 바 바이러스나 30종이 넘는 대상포진 바이러스이다.) 바이러스가 대사하면서 배출하는 신경독, 피부독, 기타 노폐물은 혈류로 유입되는데 처지고 둔해진 간은 이를 제대로 해독하지 못하고, 이 때문에 레이노 증후군의 증상이 나타난다. 위의 독소가 고지방·고단백 식단과 함께 피를 걸쭉하게 만들어 혈액 순환에 지장을 주고, 결국 독소와 슬러지와 잔해가 혈류에 흐르다가 사지 말단에 침전해 손과 발의 변색을 일으키는 것이다.

- 신선한 셀러리 주스: 서서히 늘려서 1일 950ml
- 감초: 1일 1스포이트(2주 지속 후 2주 휴식)
- 고양이발톱: 1일 2회, 1회 1스포이트
- 레몬밤: 1일 2회, 1회 2스포이트
- 비타민 B12(아데노실코발라민과 메틸코발라민 형태로): 1일 2회, 1회 1스포이트
- 비타민 C(마이크로-C 500mg 캡슐): 1일 6캡슐
- 새싹보리즙 분말: 1일 2작은술 또는 6캡슐
- 서양쐐기풀: 1일 2스포이트
- 셀러리포스: 1일 2회, 1회 2캡슐
- 스피룰리나: 1일 2작은술 또는 6캡슐
- 아슈와간다: 1일 1스포이트
- 아연(액상 황산아연): 1일 2스포이트까지
- 암라베리: 1일 2작은술
- 야생 블루베리 분말: 1일 1큰술
- 올리브 잎: 1일 2스포이트
- 차가버섯: 1일 2작은술 또는 6캡슐
- 커큐민: 1일 1캡슐
- 타임: 1일 1회 신선한 타임 2줄기를 뜨거운 물에 넣어 차처럼 마시거나 4줄기를 상온의 물에 넣어 마심
- 활성형 엽산: 1일 1캡슐
- L-라이신(500mg 캡슐): 1일 6캡슐

| 만성피로증후군(ME/CFS), 만성피로면역기능장애증후군(CFIDS), 전신적 활동불능병(SEID) |

진짜 원인: 60종이 넘는 엡스타인 바 바이러스 변이 중 어느 종이든 수은이나 알루미늄 같은 독성 중금속과 결합하여 내가 '신경성 피로neurological fatigue'라고 이름 붙인 증세를 일으킬 수 있다. 신경성 피로는 그냥 피곤한 것과는 비교할 수 없을 정도로 더 확연하고 더 심하게 일상 생활을 제약한다. 이 증세는 고지방·고단백 식단에 의해 악화된다.

- 신선한 셀러리 주스: 서서히 늘려서 1일 950ml, 이후 가능하다면 1,900ml까지 늘리기
- 감초: 1일 2회, 1회 1스포이트(2주 지속 후 2주 휴식)
- 고양이발톱: 1일 2회, 1회 2스포이트
- 골든씰: 1일 2회, 1회 2스포이트(2주 지속 후 2주 휴식)
- 구골나무매자 뿌리(오리건 그레이프 루트): 1일 1스포이트(2주 지속 후 2주 휴식)
- 글루타치온: 1일 1캡슐
- 레몬밤: 1일 2회, 1회 3스포이트
- 마그네슘 글리시네이트: 1일 2회, 1회 1캡슐
- 모노라우린: 1일 2회, 1회 2캡슐
- 뮬레인 잎: 1일 2회, 1회 2스포이트
- 비타민 B12(아데노실코발라민과 메틸코발라민 형태로): 1일 2회, 1회 2스포이트
- 비타민 C(마이크로-C 500mg 캡슐): 1일 2회, 1회 3캡슐
- 아슈와간다: 1일 1스포이트
- 아연(액상 황산아연): 1일 2회, 1회 2스포이트
- 아이브라이트(좁쌀풀무리): 1일 1스포이트
- 새싹보리즙 분말: 1일 4작은술 또는 12캡슐
- 셀러리포스: 1일 3회, 1회 2캡슐
- 스피룰리나: 1일 1큰술 또는 9캡슐
- 차가버섯: 1일 2작은술 또는 6캡슐
- 커큐민: 1일 2회, 1회 2캡슐
- 활성형 엽산: 1일 2회, 1회 1캡슐
- EPA와 DHA(어유 없는): 1일 1캡슐(저녁 식사와 함께)
- L-라이신(500mg 캡슐): 1일 2회, 1회 4캡슐

| 망막병증(당뇨망막병증 포함) |

진짜 원인: 간이 약해지고 처지고 둔해지면서 독소에 압도되어 간의 영양소 저장고가 줄어들면, 결국 신체 전체에 극심한 영양 결핍이 발생하게 된다. 이것이 안구의 약화나 손상으로 이어진다. 이 증세는 고지방·고단백 식단에 의해 진행이 가속화된다. 당뇨망막병증은 당뇨가 원인이 아니다. 당뇨 없이 망막병증을 앓는 사람이 당뇨와 망막병증을 함께 앓는 사람 못지않게 많다.

- 신선한 셀러리 주스: 서서히 늘려서 1일 950ml
- 고양이발톱: 1일 1스포이트
- 네이센트 아이오딘: 1일 4방울(스포이트 아님)
- 레몬밤: 1일 2회, 1회 2스포이트
- 로즈힙 차: 1일 1컵
- 마그네슘 글리시네이트: 1일 1캡슐
- 비타민 B12(아데노실코발라민과 메틸코발라민 형태로): 1일 2스포이트
- 비타민 C(마이크로-C 500mg 캡슐): 1일 2회, 1회 4캡슐
- 비타민 D3: 1일 1,000IU
- 새싹보리즙 분말: 1일 2작은술 또는 6캡슐
- 서양쐐기풀: 1일 4스포이트
- 셀레늄: 1일 1캡슐
- 스피룰리나: 1일 2작은술 또는 6캡슐
- 아연(액상 황산아연): 1일 1스포이트
- 알파리포산(500mg 캡슐): 주 1회, 1회 1캡슐
- 암라베리: 1일 1작은술
- 야생 블루베리 분말: 1일 1큰술
- 커큐민: 1일 1캡슐
- 코엔자임큐텐: 1일 2회, 1회 2캡슐
- 활성형 엽산: 1일 1캡슐
- B 콤플렉스: 1일 1캡슐
- EPA와 DHA(어유 없는): 1일 1캡슐(저녁 식사와 함께)
- MSM(식이유황): 1일 1캡슐

| 메틸화 장애 |

진짜 원인: 메틸화 장애는 주로 변이가 60종이 넘는 엡스타인 바 바이러스에 의한 저등급 감염 때문에 간이 비타민과 미네랄을 비롯한 기타 영양소를 생성 또는 변환하는 능력을 상실한 상태를 말한다. 이 상태는 또한 해독 장애로도 이어진다. 간에 있는 바이러스성 독소, 독성 중금속, 기타 독소와 독성 물질이 포화 상태에 이르러 간이 여과 기능을 제대로 하지 못할 지경이 되면 또 다른 간의 기능인 영양소 전환도 느려질 수밖에 없다.(간의 주요 기능 중 하나가 영양소를 받아서 몸의 특정 부위가 사용할 수 있는 형태로 전환하는 것이다.) 혈류에 독소와 독성 물질이 넘쳐나면 림프계도 이것들을 제대로 여과하지 못하게 된다. 이와 같은 간과 림프계의 해독 기능 둔화는 염증 악화로 이어지고, 이런 상태는 MTHFR 유전자 돌연변이 검사를 포함한 다양한 검사를 통해 문제로 검출될 수 있다.

MTHFR 유전자 돌연변이 검사는 더 세련된 형태의 염증 검사에 불과하다. 검출 대상만 놓고 보면 ANA 검사나 C-반응성 단백질 검사와 다를 게 별로 없다. MTHFR 유전자 돌연변이 검사라는 이름에서 짐작할 수 있는 것과 달리, 이 검사는 사실 유전자 돌연변이를 특정하는 검사가 아니다. 더 자세한 내용은 《간 소생법》을 참고하기 바란다.

- 신선한 셀러리 주스: 서서히 늘려서 1일 950ml
- 고양이발톱: 1일 2회, 1회 2스포이트
- 글루타치온: 1일 1캡슐
- 비타민 B12(아데노실코발라민과 메틸코발라민 형태로): 1일 2회, 1회 2스포이트
- 비타민 C(마이크로-C 500mg 캡슐): 1일 2회, 1회 4캡슐
- 새싹보리즙 분말: 1일 2작은술 또는 6캡슐
- 셀러리포스: 1일 2회, 1회 2캡슐
- 셀레늄: 1일 1캡슐
- 스피룰리나: 1일 2작은술 또는 6캡슐
- 아연(액상 황산아연): 1일 2회, 1회 1스포이트
- 야생 블루베리 분말: 1일 1큰술
- 활성형 엽산: 1일 1캡슐

- B 콤플렉스: 1일 2회, 1회 1캡슐
- L-라이신(500mg 캡슐): 1일 2회, 1회 4캡슐
- NAC(N-아세틸시스테인): 1일 1캡슐

| 모발 가늘어짐과 탈모 |

진짜 원인: 독성 중금속과 병원균의 체내 축적에 따른 간의 침체와 둔화, 그리고 부신이 생성하는 모공 건강과 발모에 필수적인 호르몬의 결핍이 원인이다.

- 신선한 셀러리 주스: 서서히 늘려서 1일 950ml
- 감초: 1일 1스포이트(2주 지속 후 2주 휴식)
- 네이센트 아이오딘: 1일 2방울(스포이트 아님)
- 라즈베리잎 차: 1일 2회, 1회 1컵, 1컵에 2티백
- 레몬밤: 1일 2회, 1회 2스포이트
- 마그네슘 글리시네이트: 1일 2회, 1회 2캡슐
- 비타민 B12(아데노실코발라민과 메틸코발라민 형태로): 1일 2회, 1회 2스포이트
- 비타민 C(마이크로-C 500mg 캡슐): 1일 2회, 1회 4캡슐
- 비타민 D3: 1일 1,000IU
- 새싹보리즙 분말: 1일 1큰술 또는 9캡슐
- 서양쐐기풀: 1일 4스포이트
- 스피룰리나: 1일 2작은술 또는 6캡슐
- 아연(액상 황산아연): 1일 2회, 1회 1스포이트
- 아슈와간다: 1일 2회, 1회 3스포이트
- 야생 블루베리 분말: 1일 1큰술
- 우엉: 1일, 차로 1컵 또는 착즙한 신선한 우엉 1뿌리
- 차가버섯: 1일 1큰술 또는 9캡슐
- 커큐민: 1일 2회, 1회 2캡슐
- 코엔자임큐텐: 1일 1캡슐
- 활성형 엽산: 1일 1캡슐
- EPA와 DHA(어유 없는): 1일 1캡슐(저녁 식사와 함께)
- L-글루타민: 1일 2회, 1회 2캡슐
- MSM(식이유황): 1일 1캡슐

| 반흔 조직 |

진짜 원인: 원인불명의 반흔 조직이 만약 간에 생기면, 이는 독성 중금속과 (계란, 유제품, 글루텐 같은) 트러블메이커 음식을 먹고 건강한 세포를 파고들어 손상을 일으키는 병원균이 원인이다. 반흔 조직을 일으키는 가장 흔한 병원균은 변이가 50종이 넘는 연쇄상 구균이다. 여드름 흉터, 만성 부비동염이나 축농증이 남기는 부비동 안의 반흔 조직, 방광이나 대장과 소장에 생기는 반흔 조직 역시 연쇄상 구균이 원인이다. 엡스타인 바 바이러스, 단순포진 바이러스 1형과 2형, 대상포진 바이러스 같은 다른 흔한 병원균도 경증의 반흔 조직을 일으킨다. 예를 들어 엡스타인 바 바이러스는 림프계에 반흔 조직이 생기는 사르코이드증의 원인이다.

아래의 처방은 외과 수술과 시술, 외상, 부상 등에 따른 반흔 조직을 완화하는 데에도 도움이 된다. 항산화 물질이 풍부하여 모든 종류의 흉터를 치료하는 데 도움이 되기 때문이다.

- 신선한 셀러리 주스: 서서히 늘려서 1일 950ml
- 강황: 1일 2캡슐
- 고양이발톱: 1일 2스포이트
- 밀크씨슬: 1일 1스포이트
- 비타민 B12(아데노실코발라민과 메틸코발라민 형태로): 1일 2회, 1회 2스포이트
- 비타민 C(마이크로-C 500mg 캡슐): 1일 2회, 1회 6캡슐
- 새싹보리즙 분말: 1일 2작은술 또는 6캡슐
- 서양쐐기풀: 1일 2스포이트
- 스피룰리나: 1일 2작은술 또는 6캡슐
- 실리카: 1일 1작은술
- 아연(액상 황산아연): 1일 2회, 1회 1스포이트까지
- 알로에: 1일 (껍질을 벗긴) 생 알로에 5cm 이상
- 알파리포산(500mg 캡슐): 1일 1캡슐
- 야생 블루베리 분말: 1일 2큰술
- 차가버섯: 1일 2작은술 또는 6캡슐
- 커큐민: 1일 3캡슐
- 활성형 엽산: 1일 1캡슐
- B 콤플렉스: 1일 1캡슐

- L-라이신(500mg 캡슐): 1일 4캡슐
- MSM(식이유황): 1일 2캡슐
- NAC(N-아세틸시스테인): 1일 1캡슐

| 백내장 |

진짜 원인: 독성 중금속, 살충제, 제초제, 살균제, 대물림받았거나 직접 노출된 DDT 등이 간에 축적되어 간이 과부하에 걸리고 처지고 둔해짐에 따라 장기간 비타민 C 결핍이 지속되는 게 원인이다. 고지방·고단백 식단으로 인해 진행이 가속화되기도 한다.

- 신선한 셀러리 주스: 서서히 늘려서 1일 최소 470ml
- 레몬밤: 1일 2스포이트
- 비타민 B12(아데노실코발라민과 메틸코발라민 형태로): 1일 2회, 1회 1스포이트
- 비타민 C(마이크로-C 500mg 캡슐): 1일 2회, 1회 4~6캡슐
- 새싹보리즙 분말: 1일 2작은술 또는 6캡슐
- 서양쐐기풀: 1일 2회, 1회 2스포이트
- 셀러리포스: 1일 1캡슐
- 스피룰리나: 1일 2작은술 또는 6캡슐
- 아이브라이트(좁쌀풀무리): 1일 1스포이트
- 야생 블루베리 분말: 1일 1큰술
- 차가버섯: 1일 2작은술 또는 6캡슐
- 커큐민: 1일 2회, 1회 2캡슐
- 활성형 엽산: 1일 1캡슐
- B 콤플렉스: 1일 1캡슐
- EPA와 DHA(어유 없는): 1일 1캡슐(저녁 식사와 함께)

| 번아웃 |

진짜 원인: 번아웃은 스트레스를 감당하는 능력이 부족한 탓이라고 흔히 말하지만 사실 이는 건강 문제를 아픈 사람 탓으로 돌리는 또 하나의 논리이다. 우리가 일상적으로 접하는 트러블메이커 독소와 병원균이 우리를 번아웃에 취약하게 만든다. 더 자세한 내용은 2장 "번아웃은 왜 일어나는가?"를 참고하기 바란다.

- 신선한 셀러리 주스: 서서히 늘려서 1일 950ml
- 감초: 1일 1스포이트(2주 지속 후 2주 휴식)
- 고양이발톱: 1일 1스포이트
- 골든씰: 1일 1스포이트(2주 지속 후 2주 휴식)
- 금영화: 1일 2회, 1회 1스포이트 또는 1캡슐
- 레몬밤: 1일 4회, 1회 3스포이트
- 마그네슘 글리시네이트: 1일 2회, 1회 2캡슐
- 멜라토닌: 취침 전 5mg
- 비타민 B12(아데노실코발라민과 메틸코발라민 형태로): 1일 2회, 1회 4스포이트
- 비타민 C(마이크로-C 500mg 캡슐): 1일 2회, 1회 5캡슐
- 새싹보리즙 분말: 1일 1큰술 또는 9캡슐
- 서양쐐기풀: 1일 2회, 1회 2스포이트
- 셀러리포스: 1일 3회, 1회 4캡슐
- 셀레늄: 주 1회, 1회 1캡슐
- 스피룰리나: 1일 2작은술 또는 6캡슐
- 아슈와간다: 1일 2회, 1회 3스포이트
- 아연(액상 황산아연): 1일 2회, 1회 2스포이트
- 알로에: 1일 (껍질을 벗긴) 생 알로에 5cm 이상
- 야생 블루베리 분말: 1일 2큰술
- 차가버섯: 1일 1큰술 또는 9캡슐
- 커큐민: 1일 2회, 1회 2캡슐
- 코엔자임큐텐: 1일 1캡슐
- 활성형 엽산: 1일 2회, 1회 1캡슐
- B 콤플렉스: 1일 1캡슐
- EPA와 DHA(어유 없는): 1일 1캡슐(저녁 식사와 함께)
- L-라이신(500mg 캡슐): 1일 2회, 1회 4캡슐

| 변비 |

진짜 원인: 독성 중금속과 기타 독소의 축적에 따른 간의 만성적 침체 및 둔화가 원인이다. 간과 장관의 저등급 바이러스 및 박테리아 감염도 변비를 일으킨다. 위장이 병원균에 감염되면 대장과 소장 둘 다 좁아지거나 넓어질 수 있다. 바이러스성 신경독

도 장관 주변 신경 말단에 염증을 일으켜 연동 작용이 느려지게 하고 심지어 위 무력증을 유발하기도 한다.(위 무력증에 대한 더 자세한 내용은 18장 "모노 해독법" 참고)

만성 변비의 또 다른 원인은 대장과 소장에 있는 바이러스와 박테리아의 먹이 활동 증가로 대장과 소장에 발생하는 염증이다. 우리가 섭취하는 음식 중 가장 흔한 병원균의 먹이로는 우유, 치즈, 버터, 계란, 글루텐이 있다. 고지방·고단백 식단도 변비 증세를 악화시킬 수 있다.

급성 변비의 원인은 정서적 스트레스나 긴장에 따른 대장과 소장 주변 복근의 과도한 수축 또는 경련이다. 장시간 차나 비행기를 탄데다 규칙적인 장 운동에 방해가 되는 음식을 먹어도 일시적으로 변비에 걸릴 수 있다.

- 신선한 셀러리 주스: 서서히 늘려서 1일 950ml
- 감초: 1일 2회, 1회 차로 1컵 또는 1스포이트(2주 지속 후 2주 휴식)
- 고양이발톱: 1일 2회, 1회 1스포이트
- 로즈힙 차: 1일 2회, 1회 1컵
- 마그네슘 글리시네이트: 1일 2회, 1회 1작은술
- 민들레뿌리 차: 1일 2회, 1회 1컵
- 밀크씨슬: 1일 2회, 1회 1스포이트
- 비타민 C(마이크로-C 500mg 캡슐): 1일 2회, 1회 4캡슐
- 새싹보리즙 분말: 1일 2작은술 또는 6캡슐
- 셀러리포스: 1일 2회, 1회 2캡슐
- 서양쐐기풀: 1일 2회, 1회 차로 1컵 또는 1스포이트
- 암라베리: 1일 2회, 1회 2작은술
- 야생 블루베리 분말: 1일 1큰술
- 페퍼민트 차: 1일 2회, 1회 1컵
- EPA와 DHA(어유 없는): 1일 2회, 1회 1 캡슐(식사와 함께)

| 복부 팽만 |

진짜 원인: 가장 흔한 원인은 (좋은 지방이든 나쁜 지방이든) 고지방·고단백 식단에 의한 간의 번아웃이다. 과로한 간이 장기화 또는 만성화된 고지방·고단백 식단을 감당하기 위해 쉼 없이 담즙을 과잉 생산하게 되면, 담즙 보유량 감소를 만회하기 위해

위는 더 많은 위산을 분비해야 한다. 이런 현상이 지속되다 보면 결국 위샘도 고갈되어 단백질을 분해하고 소화하는 위산 분비량이 줄어들고 간은 계속해서 처지고 둔해진다.

이렇게 되면 50종이 넘는 연쇄상 구균의 변이 중 한 종 이상이 위장 내벽을 자극하여 경증의 위염을 일으킬 수도 있다. 때로는 과도한 스트레스도 복부 팽만의 원인이 된다. 과잉 아드레날린도 위장 내벽을 자극하면서 간을 지치게 해서 간의 침체 및 둔화에 기여한다.

- 신선한 셀러리 주스: 서서히 늘려서 매일 아침 950ml
- 감초: 1일 1스포이트(2주 지속 후 2주 휴식)
- 고양이발톱: 1일 1스포이트
- 라즈베리잎 차: 1일 1컵, 1컵에 2티백
- 레몬밤: 1일 1스포이트
- 마그네슘 글리시네이트: 1일 1캡슐
- 밀크씨슬: 1일 1스포이트
- 비타민 B12(아데노실코발라민과 메틸코발라민 형태로): 1일 1스포이트
- 새싹보리즙 분말: 1일 1작은술 또는 3캡슐
- 생강: 1일 2회, 1회 차로 1컵 또는 1일 1회 신선한 생강을 갈거나 착즙해서
- 셀러리포스: 1일 2회, 1회 1캡슐
- 스피룰리나: 1일 1작은술 또는 3캡슐
- 알로에: 1일 (껍질을 벗긴) 생 알로에 5cm 이상
- 우엉: 1일, 차로 1컵 또는 착즙한 신선한 우엉 1뿌리
- 차가버섯: 1일 1작은술 또는 3캡슐
- 커큐민: 1일 1캡슐
- 페퍼민트 차: 1일 1컵
- 활성형 엽산: 1일 1캡슐
- 히비스커스 차: 1일 1컵

| 부비동염, 축농증, 폐 감염 |

진짜 원인: 50종이 넘는 연쇄상 구균의 변이 중 한 종 이상이 부비동에 장기간 서식하면서 경증에서 중증에 이르는 다양한 만성 염증을 계속 일으키는 게 원인이다. 그 결과

부비동에 반흔 조직이나 심지어 폴립이 생기기도 한다. 부비동의 만성 염증이라는 기저 문제의 원인이 연쇄상 구균임을 이해하지 못하고 이런 증상을 만성 알레르기나 환경 또는 대기 오염에 대한 민감증으로 오인하는 경우가 대부분이다. 부비동의 염증과 감염은 연쇄상 구균이 제일 좋아하는 먹이인 계란, 유제품, 글루텐 등을 섭취함으로써 촉발된다. 그리고 이런 증세를 더욱 자극하는 것은 방향제, 향초, 향수, 코롱 등이다. 이런 트러블메이커는 면역 체계를 약화시켜 증상의 재발로 이어진다.

- 신선한 셀러리 주스: 서서히 늘려서 1일 950ml
- 강황: 1일 2회, 1회 3캡슐
- 고양이발톱: 1일 2회, 1회 2스포이트
- 골든씰: 1일 2회, 1회 4스포이트(2주 지속 후 2주 휴식)
- 구골나무매자 뿌리(오리건 그레이프 루트): 1일 2회, 1회 2스포이트(2주 지속 후 2주 휴식)
- 레몬밤: 1일 2회, 1회 4스포이트
- 로즈힙 차: 1일 2컵
- 뮬레인 잎: 1일 2회, 1회 4스포이트
- 비타민 C(마이크로-C 500mg 캡슐): 메디컬 미디엄 비타민 C 충격 요법은 선택 사항. 실행 이후에는 1일 2회, 1회 6캡슐
- 비타민 D3: 1일 1,000IU
- 새싹보리즙 분말: 1일 2작은술 또는 6캡슐
- 생강: 1일 2회, 1회 차로 2컵 또는 신선한 생강을 갈거나 착즙해서
- 스피룰리나: 1일 2작은술 또는 6캡슐
- 아연(액상 황산아연): 메디컬 미디엄 아연 충격 요법은 선택 사항. 이틀 동안 실행한 후에는 1일 2회, 1회 3스포이트까지
- 암라베리: 1일 2회, 1회 2작은술
- 올리브 잎: 1일 2회, 1회 3스포이트
- 코엔자임큐텐: 1일 1캡슐
- 타임: 1일 2회 신선한 타임 2줄기를 뜨거운 물에 넣어 차처럼 마시거나 4줄기를 상온의 물에 넣어 마심
- 페퍼민트 차: 1일 2회, 1회 1컵, 1컵에 2티백
- 히비스커스 차: 1일 2컵
- L-라이신(500mg 캡슐): 1일 2회, 1회 4캡슐
- NAC(N-아세틸시스테인): 1일 2회, 1회 1캡슐

| 부신 장애 |

진짜 원인: 많은 경우, 만성화된 투쟁-도피 증후군, 저등급 바이러스 감염(예컨대 60종이 넘는 엡스타인 바 바이러스 변이 중 하나), 지나치게 오랫동안 유지한 고지방·고단백 식단, 지나치게 긴 시간 공복을 유지하는 습관 같은 네 가지 원인이 동시에 작용하여 부신 장애에 기여한다.

- 신선한 셀러리 주스: 서서히 늘려서 1일 2회, 1회 470ml 또는 매일 아침 950ml
- 감초: 1일 2회, 1회 10방울(스포이트 아님)(2주 지속 후 2주 휴식)
- 레몬밤: 1일 2회, 1회 2스포이트
- 마그네슘 글리시네이트: 1일 2회, 1회 2캡슐
- 비타민 B12(아데노실코발라민과 메틸코발라민 형태로): 1일 2회, 1회 1스포이트
- 비타민 C(마이크로-C 500mg 캡슐): 1일 2회, 1회 4캡슐
- 서양쐐기풀: 1일 2회, 1회 1스포이트
- 셀러리포스: 1일 2회, 1회 3캡슐
- 스피룰리나: 1일 2작은술 또는 6캡슐
- 아슈와간다: 1일 2회, 1회 1스포이트
- 아연(액상 황산아연): 1일 2회, 1회 1스포이트까지
- 암라베리: 1일 2회, 1회 1작은술
- 오미자 차: 1일 1컵
- 치커리뿌리 차: 1일 1컵
- 히비스커스 차: 1일 1컵
- B 콤플렉스: 1일 1캡슐

| 부종과 붓기 |

진짜 원인: 심장병이나 신장 질환 같은 명백한 질병으로 설명할 수 있는 원인이 없는 경우, 부종과 붓기는 다양한 독소로 가득 차서 침체되고 둔화된 간이 동시에 저등급 바이러스 감염에도 맞서야 하는 상태가 그 원인이다. 고지방·고단백 식단이 문제를 더욱 악화시킨다. 바이러스에 시달리느라 둔해진 간의 문제는 명백한 심장 또는 신장 질환과 동시에 나타나기도 한다.

- 신선한 셀러리 주스: 서서히 늘려서 1일 950ml

- 고양이발톱: 1일 1스포이트
- 글루타치온: 1일 1캡슐
- 마그네슘 글리시네이트: 1일 1캡슐
- 라즈베리잎 차: 1일 2회, 1회 1컵
- 레몬밤: 1일 2회, 1회 2스포이트
- 비타민 B12(아데노실코발라민과 메틸코발라민 형태로): 1일 2회, 1회 1스포이트
- 비타민 C(마이크로-C 500mg 캡슐): 1일 2회, 1회 3캡슐
- 새싹보리즙 분말: 1일 2작은술 또는 6캡슐
- 서양쐐기풀: 1일 2회, 1회 4스포이트
- 셀러리포스: 1일 2캡슐
- 스피룰리나: 1일 1작은술 또는 3캡슐
- 아연(액상 황산아연): 1일 1스포이트
- 아슈와간다: 1일 1스포이트
- 야생 블루베리 분말: 1일 2큰술
- 커큐민: 1일 2회, 1회 2캡슐
- 페퍼민트 차: 1일 2회, 1회 1컵
- 활성형 엽산: 1일 1캡슐
- L-라이신(500mg 캡슐): 1일 2회, 1회 2캡슐

| 불면증 |

진짜 원인: 불면증은 (비통함, 상실, 인생에서 중대한 문제의 미해결 등에 따른) 정서 장애, 과도한 스트레스와 과민성 또는 저활동성 부신, 간의 침체와 둔화로 경미한 간 경련이 일어나 밤에 초조해지는 현상, (변이가 60종이 넘는 엡스타인 바 바이러스나 30종이 넘는 대상포진 바이러스 같은) 바이러스에 의한 저등급 감염에 따른 하지불안증후군, 수은 같은 독성 중금속이나 엡스타인 바 같은 바이러스 때문에 일어난 신경 전달 물질의 약화 및 탈수 등등 원인이 매우 다양하다. 불면증과 수면 장애에 대한 더 자세한 내용은 《갑상선 치유》 중 "수면의 비결"에 나온다.

- 신선한 셀러리 주스: 서서히 늘려서 1일 950ml
- 가바(감마아미노부티르산, 250mg 캡슐): 1일 3회, 1회 1캡슐
- 감초: 1일 1스포이트(2주 지속 후 2주 휴식)
- 고양이발톱: 1일 2회, 1회 1스포이트

- 레몬밤: 1일 3회, 1회 4스포이트, 그리고 취침 전 차로 1컵(히비스커스 차와 함께)
- 마그네슘 글리시네이트: 1일 2회, 1회 2캡슐
- 멜라토닌: 취침 전 5~20mg
- 비타민 B12(아데노실코발라민과 메틸코발라민 형태로): 1일 2회, 1회 2스포이트
- 비타민 C(마이크로-C 500mg 캡슐): 1일 2회, 1회 4캡슐
- 새싹보리즙 분말: 1일 2작은술 또는 6캡슐
- 생강: 1일 2회, 1회 차로 1컵 또는 1일 1회 신선한 생강을 갈거나 착즙해서
- 생꿀: 1일 1큰술, 되도록 밤에(예컨대 차에 타서)
- 셀러리포스: 1일 3회, 1회 3캡슐
- 스피룰리나: 1일 2작은술 또는 6캡슐
- 아슈와간다: 1일 2회, 1회 2스포이트
- 아연(액상 황산아연): 1일 1스포이트
- 알로에: 1일 (껍질을 벗긴) 생 알로에 5cm 이상
- 야생 블루베리 분말: 1일 2큰술
- 커큐민: 1일 2회, 1회 2캡슐
- 활성형 엽산: 1일 1캡슐
- 히비스커스 차: 취침 전 1컵, 1컵에 2티백(레몬밤 차와 함께)
- D-만노스: 1일 1큰술을 물에 타서

| 불안감과 초조함 |

불안감의 진짜 원인: 일상 생활에 방해가 될 만큼 불안감이 높다면, 이는 (수은, 알루미늄, 구리 같은) 독성 중금속, (변이가 60종이 넘는 엡스타인 바 바이러스나 30종이 넘는 대상포진 바이러스 같은) 바이러스, 또는 독성 중금속과 바이러스의 조합이 원인이다. 대부분의 경우 중금속과 바이러스가 동시에 작용하는데, 개별 사례마다 둘 중 하나가 더 지배적인 원인이 된다. 불안감은 정서적 갈등으로 인해 촉발, 가속화 또는 극대화되기도 하는데, 이때도 독성 중금속이나 바이러스가 있으면 불안한 상태가 지속되다가 장기화 또는 만성화로 이어진다.

초조함의 진짜 원인: 불안감보다는 낮은 강도로 생겼다 없어지기를 반복하는 초조함 역시 독성 중금속과 바이러스가 원인이다. 또는 약간 감정이 상하거나 스트레스가 장기화되는 것만으로도 초조함을 유발할 수 있다.

- 신선한 셀러리 주스: 서서히 늘려서 1일 950ml
- 가바(감마아미노부티르산, 250mg 캡슐): 1일 1캡슐
- 레몬밤: 1일 4회, 1회 4스포이트
- 마그네슘 글리시네이트: 1일 3캡슐
- 멜라토닌: 취침 전 5mg
- 비타민 B12(아데노실코발라민과 메틸코발라민 형태로): 1일 2회, 1회 3스포이트
- 비타민 C(마이크로-C 500mg 캡슐): 1일 2회, 1회 4캡슐
- 비타민 D3: 1일 1,000IU
- 새싹보리즙 분말: 1일 2작은술 또는 6캡슐
- 생강: 1일, 차로 1컵 또는 신선한 생강을 갈거나 착즙해서
- 셀러리포스: 1일 3회, 1회 3캡슐
- 스피룰리나: 1일 2작은술 또는 6캡슐
- 아슈와간다: 1일 2회, 1회 1스포이트
- 아연(액상 황산아연): 1일 1스포이트
- 알로에: 1일 (껍질을 벗긴) 생 알로에 5cm 이상
- 야생 블루베리 분말: 1일 2큰술
- 커큐민: 1일 2캡슐
- 활성형 엽산: 1일 1캡슐
- B 콤플렉스: 1일 1캡슐
- EPA와 DHA(어유 없는): 1일 1캡슐(저녁 식사와 함께)
- L-라이신(500mg 캡슐): 1일 2캡슐

- 신선한 셀러리 주스: 서서히 늘려서 1일 최소 470ml
- 가바(감마아미노부티르산, 250mg 캡슐): 1일 1캡슐
- 레몬밤: 1일 2회, 1회 3스포이트
- 마그네슘 글리시네이트: 1일 2회, 1회 1캡슐
- 멜라토닌: 취침 전 5mg
- 비타민 B12(아데노실코발라민과 메틸코발라민 형태로): 1일 2회, 1회 2스포이트
- 비타민 C(마이크로-C 500mg 캡슐): 1일 2회, 1회 4캡슐

- 비타민 D₃: 1일 1,000IU
- 새싹보리즙 분말: 1일 2작은술 또는 6캡슐
- 셀러리포스: 1일 2회, 1회 2캡슐
- 스피룰리나: 1일 2작은술 또는 6캡슐
- 아슈와간다: 1일 1스포이트
- 아연(액상 황산아연): 1일 1스포이트
- 야생 블루베리 분말: 1일 2큰술
- 차가버섯: 1일 2작은술 또는 6캡슐
- 커큐민: 1일 2회, 1회 1캡슐
- 히비스커스 차: 1일 2회, 1회 1컵
- B 콤플렉스: 1일 1캡슐
- EPA와 DHA(어유 없는): 1일 1캡슐(저녁 식사와 함께)
- L-라이신(500mg 캡슐): 1일 2회, 1회 2캡슐

| 불임 |

진짜 원인: 불임의 원인은 사람마다 다르다. 60종이 넘는 엡스타인 바 바이러스의 변이 중 하나가 생식계에 악영향을 미쳐 원인불명의 여성 불임을 유발하기도 하고, 독성 중금속과 살충제 노출이 원인불명의 남성 불임을 유발하기도 한다. 또는 둘 다 작용할 수도 있고, 방사능이나 '저조한 생식 배터리'가 문제일 수도 있고, 위의 모든 요인이 동시에 작용할 수도 있다. 가장 흔한 불임 원인은 독성 중금속, 바이러스 활동, 방사선, DDT를 비롯한 같은 계열의 살충제인데, 사람마다 노출되는 정도가 다르기 때문에 받는 영향도 다르다. 원인불명의 불임은 고지방·고단백 식단에 의해 악화된다. 이 문제에 대해 더 자세히 살펴보고 싶다면 《삶을 바꾸는 음식들*Life-Changing Foods*》 중 "출산율과 우리의 미래"를 참고하기 바란다.

여성 불임에 좋은 보충제

- 신선한 셀러리 주스: 서서히 늘려서 1일 950ml
- 감초: 1일 1스포이트(2주 지속 후 2주 휴식)
- 네이센트 아이오딘: 1일 3방울(스포이트 아님)

- 라즈베리잎 차: 1일 3회, 1회 1컵, 1컵에 2티백
- 레몬밤: 1일 2회, 1회 2스포이트
- 로즈힙 차: 1일 1컵
- 비타민 B12(아데노실코발라민과 메틸코발라민 형태로): 1일 2회, 1회 1스포이트
- 비타민 C(마이크로-C 500mg 캡슐): 1일 2회, 1회 4캡슐
- 비타민 D3: 1일 1,000IU
- 새싹보리즙 분말: 1일 1큰술 또는 9캡슐
- 생꿀: 1일 1큰술
- 서양쐐기풀: 1일 2회, 1회 4스포이트
- 셀레늄: 1일 1캡슐
- 스피룰리나: 1일 2작은술 또는 6캡슐
- 아슈와간다: 1일 1스포이트
- 아연(액상 황산아연): 1일 1스포이트까지
- 야생 블루베리 분말: 1일 2큰술
- 엘더플라워(딱총나무꽃) 차: 1일 1컵
- 커큐민: 1일 2회, 1회 2캡슐
- 활성형 엽산: 1일 1캡슐
- 히비스커스 차: 1일 1컵
- B 콤플렉스: 1일 1캡슐
- EPA와 DHA(어유 없는): 1일 1캡슐(저녁 식사와 함께)
- L-라이신(500mg 캡슐): 1일 2회, 1회 3캡슐

남성 불임에 좋은 보충제

- 신선한 셀러리 주스: 서서히 늘려서 1일 470ml
- 감초: 1일 2회, 1회 1스포이트(2주 지속 후 2주 휴식)
- 강황: 1일 2회, 1회 2캡슐
- 레몬밤: 1일 2회, 1회 4스포이트
- 마그네슘 글리시네이트: 1일 2회, 1회 1캡슐
- 멜라토닌: 취침 전 5mg
- 비타민 B12(아데노실코발라민과 메틸코발라민 형태로): 1일 2회, 1회 1스포이트
- 비타민 C(마이크로-C 500mg 캡슐): 1일 2회, 1회 4캡슐
- 새싹보리즙 분말: 1일 1큰술 또는 9캡슐

- 서양쐐기풀: 1일 2회, 1회 2스포이트
- 셀러리포스: 1일 2회, 1회 3캡슐
- 셀레늄: 1일 1캡슐
- 소리쟁이 차: 1일 1컵
- 스피룰리나: 1일 1큰술 또는 9캡슐
- 아슈와간다: 1일 2회, 1회 2스포이트
- 아연(액상 황산아연): 1일 2회, 1회 2스포이트
- 야생 블루베리 분말: 1일 2큰술
- 올리브 잎: 1일 2회, 1회 2스포이트
- 차가버섯: 1일 4작은술 또는 12캡슐
- 커큐민: 1일 2회, 1회 3캡슐
- 코엔자임큐텐: 1일 2회, 1회 1캡슐
- B 콤플렉스: 1일 1캡슐
- EPA와 DHA(어유 없는): 1일 1캡슐(저녁 식사와 함께)
- L-글루타민: 1일 2회, 1회 2캡슐
- L-라이신(500mg 캡슐): 1일 2회, 1회 2캡슐

| 브레인 포그 |

진짜 원인: 만성 저등급 바이러스 감염(가장 흔하게는 60종이 넘는 엡스타인 바 바이러스의 변이 중 한 종), 수은, 알루미늄, 구리 같은 독성 중금속 중독, 또는 바이러스 감염과 중금속 중독의 조합. 예컨대 저등급 바이러스 감염과 경미한 중금속 중독이 있는 사람도 있고, 바이러스로 인한 염증은 없는데 독성 중금속 노출도가 매우 높은 사람도 있다. 금속은 시간이 지나면 노화, 즉 산화하는데다 고지방·고단백 식단에 의해 산화가 가속된다. 그 결과 금속에서 흘러나오는 유출물이 인접 뇌 조직으로 확산되면, 신경 전달 물질이 약화 및 감소하고, 전기적 충동이 과잉으로 반응하고, 뇌 세포가 독성 중금속 산화 유출물로 포화된다. 대부분의 경우 위의 원인이 둘 다 작용한다. 즉 만성 저등급 엡스타인 바 바이러스 감염과 상당한 양의 독성 중금속의 축적이 브레인 포그를 일으키는 것이다. 브레인 포그의 경우 가장 문제가 되는 중금속은 수은이다.

- 신선한 셀러리 주스: 서서히 늘려서 매일 아침 950ml
- 감초: 1일 1스포이트(2주 지속 후 2주 휴식)
- 고양이발톱: 1일 2회, 1회 1스포이트
- 레몬밤: 1일 2회, 1회 1스포이트
- 비타민 B12(아데노실코발라민과 메틸코발라민 형태로): 1일 2회, 1회 1스포이트
- 비타민 C(마이크로-C 500mg 캡슐): 1일 2회, 1회 2캡슐
- 새싹보리즙 분말: 1일 2작은술 또는 6캡슐
- 서양쐐기풀: 1일 2회, 1회 1스포이트
- 셀러리포스: 1일 3회, 1회 3캡슐
- 스피룰리나: 1일 2작은술 또는 6캡슐
- 아슈와간다: 1일 2회, 1회 1스포이트
- 아연(액상 황산아연): 1일 2회, 1회 1스포이트까지
- 야생 블루베리 분말: 1일 1큰술
- 차가버섯: 1일 1작은술 또는 3캡슐
- 활성형 엽산: 1일 2회, 1회 1캡슐
- B 콤플렉스: 1일 1캡슐
- L-라이신(500mg 캡슐): 1일 2회, 1회 2캡슐

| 비문증 |

진짜 원인: 명백하게 진단이 가능한 물리적 손상을 배제하면 비문증은 60종이 넘는 엡스타인 바 바이러스의 변이가 분비하는 신경독과 함께 안구 조직에 침투하여 포화 상태에 이르는 수은과 알루미늄 같은 독성 중금속이 원인이다.

- 신선한 셀러리 주스: 서서히 늘려서 1일 950ml
- 감초: 1일 1스포이트(2주 지속 후 2주 휴식)
- 고양이발톱: 1일 2회, 1회 2스포이트
- 글루타치온: 1일 1캡슐
- 네이센트 아이오딘: 1일 3방울(스포이트 아님)
- 레몬밤: 1일 2회, 1회 3스포이트
- 로마티움 뿌리: 1일 2회, 1회 1스포이트
- 모노라우린: 1일 2캡슐
- 뮬레인 잎: 1일 2회, 1회 3스포이트

- 비타민 B12(아데노실코발라민과 메틸코발라민 형태로): 1일 2회, 1회 2스포이트
- 비타민 C(마이크로-C 500mg 캡슐): 1일 2회, 1회 4캡슐
- 새싹보리즙 분말: 1일 2작은술 또는 6캡슐
- 서양쐐기풀: 1일 2스포이트
- 셀러리포스: 1일 2회, 1회 2캡슐
- 스피룰리나: 1일 2작은술 또는 6캡슐
- 아연(액상 황산아연): 1일 2스포이트
- 야생 블루베리 분말: 1일 2큰술
- 올리브 잎: 1일 2스포이트
- 커큐민: 1일 2회, 1회 2캡슐
- 활성형 엽산: 1일 1캡슐
- B 콤플렉스: 1일 1캡슐
- L-라이신(500mg 캡슐): 1일 2회, 1회 4캡슐

| 색맹증 |

진짜 원인: 안구 조직 세포가 조성되는 초기, 또는 자궁에 있는 태아기, 또는 (유독성 알루미늄이 체내에 축적된) 부모의 정자와 난자가 만나는 수정기에 알루미늄의 독성에 노출되면 색맹이 될 수 있다.(부모도 조부모로부터 알루미늄 독성을 물려받았을 수 있고, 조부모도 그 조상으로부터 독성을 물려받았을 수 있다.) 색맹인 사람은 세월이 흐르면서 알루미늄이 산화하여 눈이 더 취약해지기 때문에 다른 사람들보다 일찍 퇴행성 안과 질환을 겪는 경우가 많다. 예를 들어 색맹인 사람은 백내장이 더 일찍 발병한다. 체내에서 알루미늄을 제거한다고 색맹증이 치료되지 않을 수는 있지만, 그래도 알루미늄 독성으로 가속화되는 다른 퇴행성 안과 질환을 예방하는 데는 도움이 된다.

다른 처방 목록과 마찬가지로 아래는 성인을 위한 용량이다. 자녀의 색맹증이 우려된다면 소아과 전문의와 상의하여 용량을 4분의 1로 줄여야 한다.

- 신선한 셀러리 주스: 서서히 늘려서 1일 최소 470ml
- 네이센트 아이오딘: 1일 3방울(스포이트 아님)
- 레몬밤: 1일 2스포이트
- 비타민 B12(아데노실코발라민과 메틸코발라민 형태로): 1일 2회, 1회 1스포이트

- 비타민 C(마이크로-C 500mg 캡슐): 1일 2회, 1회 4캡슐
- 새싹보리즙 분말: 1일 2작은술 또는 6캡슐
- 서양쐐기풀: 1일 2스포이트
- 스피룰리나: 1일 2작은술 또는 6캡슐
- 아이브라이트(좁쌀풀무리): 1일 1스포이트
- 알파리포산(500mg 캡슐): 주 2회, 1회 1캡슐
- 암라베리: 1일 1작은술
- 야생 블루베리 분말: 1일 1큰술
- 차가버섯: 1일 2작은술 또는 6캡슐
- 코엔자임큐텐: 1일 1캡슐
- 활성형 엽산: 1일 1캡슐
- B 콤플렉스: 1일 1캡슐
- EPA와 DHA(어유 없는): 1일 1캡슐(저녁 식사와 함께)
- NAC(N-아세틸시스테인): 1일 1캡슐

| 생식계 낭종(자궁, 난소, 질, 자궁경부에 생기는 낭종 포함) |

진짜 원인: 변이가 60종이 넘는 엡스타인 바 바이러스와 다양한 독소와 독성 물질의 체내 상호 작용이 원인이다. 바이러스와 독소는 긴밀한 관계를 맺는다. 바이러스에 감염되면 체내에 있는 독소를 먹고 대사하면서 건강한 세포의 변성과 손상을 일으키는 파괴적인 화합물을 배설하기 때문이다. 이 악순환이 반복되면서 손상된 세포는 반흔 조직의 형태로 살아남는데, 이 반흔 조직이 바이러스를 가둬두는 역할을 한다. 낭종 형성은 건강한 신체의 자기 방어 기제인 셈이다. 그러니까 바이러스의 활동이 몸속의 다른 부위에서 일어나지 않고 낭종 안에서만 일어나게 가두는 것이다. 이렇게 갇힌 바이러스 역시 생존하기 위해 계속 활동한다. 낭종 밖으로 혈관이 뻗어나가 손상되고 건강하지 못한 세포와 바이러스를 먹여 살릴 영양소와 연료를 낭종에 공급한다. 이렇게 낭종이 공급받은 연료의 종류에 따라 낭종은 더 커질 수도 있고 줄어들 수도 있다. 고지방·고단백 식단, 특히 계란, 우유, 치즈, 버터 등이 포함된 식단은 생식계 낭종을 악화시킨다. 계란은 낭종을 계속 키우는 대표적 연료이다. 바이러스의 먹이가 되어 건강하지 못한 세포가 낭종 안에 더 많이 생기게 하기 때문이다.

- 신선한 셀러리 주스: 서서히 늘려서 1일 950ml
- 고양이발톱: 1일 2회, 1회 3스포이트
- 국화차: 1일 1컵
- 글루타치온: 1일 1캡슐
- 네이센트 아이오딘: 1일 8방울(스포이트 아님)
- 라즈베리잎 차: 1일 2컵, 1컵에 2티백
- 레몬밤: 1일 2회, 1회 4스포이트
- 멜라토닌: 취침 전 5mg
- 밀크씨슬: 1일 1스포이트
- 모노라우린: 1일 1캡슐
- 비타민 B12(아데노실코발라민과 메틸코발라민 형태로): 1일 1스포이트
- 비타민 C(마이크로-C 500mg 캡슐): 1일 2회, 1회 6캡슐
- 새싹보리즙 분말: 1일 2작은술 또는 6캡슐
- 서양쐐기풀: 1일 2회, 1회 5스포이트
- 스피룰리나: 1일 2작은술 또는 6캡슐
- 알로에: 1일 (껍질을 벗긴) 생 알로에 5cm 이상
- 알파리포산(500mg 캡슐): 2일 1회, 1회 1캡슐
- 암라베리: 1일 1작은술
- 야생 블루베리 분말: 1일 1큰술
- 차가버섯: 1일 1큰술 또는 9캡슐
- 커큐민: 1일 2회, 1회 3캡슐
- D-만노스: 1일 1큰술을 물에 타서

| 선천적 안구 결함 |

진짜 원인: 여러 세대에 걸쳐 대물림된 독성 중금속이 원인이다. 주로 문제가 되는 독성 중금속은 수은이다. 다른 처방 목록과 마찬가지로 아래는 성인을 위한 용량이다.

- 신선한 셀러리 주스: 서서히 늘려서 1일 최소 470ml
- 레몬밤: 1일 2스포이트
- 로즈힙 차: 1일 1컵
- 마그네슘 글리시네이트: 1일 1캡슐

- 비타민 B12(아데노실코발라민과 메틸코발라민 형태로): 1일 2스포이트
- 비타민 C(마이크로-C 500mg 캡슐): 1일 2회, 1회 2캡슐
- 새싹보리즙 분말: 1일 2작은술 또는 6캡슐
- 서양쐐기풀: 1일 2스포이트
- 스피룰리나: 1일 2작은술 또는 6캡슐
- 아연(액상 황산아연): 1일 1스포이트
- 아이브라이트(좁쌀풀무리): 1일 1스포이트
- 야생 블루베리 분말: 1일 1큰술
- 차가버섯: 1일 2작은술 또는 6캡슐
- 커큐민: 1일 2캡슐
- 코엔자임큐텐: 1일 1캡슐
- 활성형 엽산: 1일 1캡슐
- 히비스커스 차: 1일 1컵
- EPA와 DHA(어유 없는): 1일 1캡슐(저녁 식사와 함께)
- L-라이신(500mg 캡슐): 1일 2캡슐

| 설사(만성, 간헐적, 장기) |

진짜 원인: 변이가 50종이 넘는 연쇄상 구균, 역시 변이와 계열이 다양한 대장균, 바이러스, 효모균, 진균, 기타 세균으로 위장이 포화되면 대장관과 소장관의 여러 부위에 염증이 발생한다. 이는 다양한 위장병 진단으로 이어진다.

- 신선한 셀러리 주스: 서서히 늘려서 1일 470ml
- 감초: 1일 1스포이트(2주 지속 후 2주 휴식)
- 고양이발톱: 1일 2회, 1회 2스포이트
- 골든씰: 1일 2회, 1회 3스포이트(2주 지속 후 2주 휴식)
- 레몬밤: 1일 2회, 1회 4스포이트
- 로마티움 뿌리: 1일 1스포이트
- 로즈마리: 1일 1회 신선한 로즈마리 2줄기를 뜨거운 물에 넣어 차처럼 마시거나 4줄기를 상온의 물에 넣어 마심
- 마그네슘 글리시네이트: 1일 1캡슐
- 모노라우린: 1일 2회, 1회 1캡슐

- 뮬레인 잎: 1일 2회, 1회 2스포이트
- 비타민 B12(아데노실코발라민과 메틸코발라민 형태로): 1일 2회, 1회 1스포이트
- 비타민 C(마이크로-C 500mg 캡슐): 1일 2회, 1회 1캡슐
- 새싹보리즙 분말: 1일 1/2작은술 또는 1캡슐
- 생강: 1일, 차로 1컵 또는 신선한 생강을 갈거나 착즙해서
- 서양쐐기풀: 1일 2회, 1회 2스포이트
- 아연(액상 황산아연): 1일 1스포이트
- 알로에: 1일 (껍질을 벗긴) 생 알로에에 5cm 이상
- 오레가노 오일: 1일 2캡슐
- 우엉: 1일, 차로 1컵 또는 착즙한 신선한 우엉 1뿌리
- 커큐민: 1일 2회, 1회 1캡슐
- D-만노스: 1일 2작은술을 물에 타서

| 섬유근육통 |

진짜 원인: 60종이 넘는 엡스타인 바 바이러스의 변이 중 하나가 신경계에 염증을 일으키면 섬유근육통이 발생한다. 수은 같은 독성 중금속이 동시에 체내에 존재하기도 한다. 고지방·고단백 식단은 이 증세를 악화시킬 수 있다.

- 신선한 셀러리 주스: 서서히 늘려서 1일 950ml
- 감초: 1일 1스포이트(2주 지속 후 2주 휴식)
- 고양이발톱: 1일 2회, 1회 1스포이트
- 레몬밤: 1일 2회, 1회 4스포이트
- 마그네슘 글리시네이트: 1일 2회, 1회 1캡슐
- 모노라우린: 1일 1캡슐
- 비타민 B12(아데노실코발라민과 메틸코발라민 형태로): 1일 2회, 1회 2스포이트
- 비타민 C(마이크로-C 500mg 캡슐): 1일 2회, 1회 3캡슐
- 비타민 D3: 1일 1,000IU
- 새싹보리즙 분말: 1일 2작은술 또는 6캡슐
- 서양쐐기풀: 1일 2회, 1회 3스포이트
- 셀러리포스: 1일 2회, 1회 2캡슐
- 스피룰리나: 1일 2작은술 또는 6캡슐
- 아슈와간다: 1일 1스포이트

- 아연(액상 황산아연): 1일 2회, 1회 1스포이트
- 야생 블루베리 분말: 1일 1큰술
- 커큐민: 1일 2회, 1회 2캡슐
- 활성형 엽산: 1일 1캡슐
- EPA와 DHA(어유 없는): 1일 1캡슐(저녁 식사와 함께)
- L-라이신(500mg 캡슐): 1일 2회, 1회 3캡슐
- MSM(식이유황): 1일 1캡슐

| 성욕 감퇴(남성)와 발기부전 |

진짜 원인: 남성의 성욕이 분명한 이유도 없이 사라지면, 지방이 간의 저장고에서 넘쳐흐를 정도로 과도하게 쌓여서 간이 처지고 둔해지는 게 원인이다. 다시 말해 지방간, 그리고 지방간 진단을 받지 않은 경우에는 지방간 전단계가 원인인 것이다. 지방간이 있다고 해서 꼭 눈에 띌 만큼 체지방이 많아야 하는 것은 아니다. 과도한 지방이 외연상 드러나지 않아도 지방간 또는 지방간 전단계일 수 있다는 뜻이다. 이 증세는 고지방·고단백 식단에 의해 악화될 수 있다.

발기부전은 뇌의 신경 세포 주변에 수은이나 알루미늄 같은 독성 중금속이 산화하면서 발생하는 전기적 충동과 신경 전달 물질의 장애가 원인이다.

- 신선한 셀러리 주스: 서서히 늘려서 1일 최소 470ml
- 가바(감마아미노부티르산, 250mg 캡슐): 1일 1캡슐
- 감초: 1일 2회, 1회 2스포이트(2주 지속 후 2주 휴식)
- 고양이발톱: 1일 2회, 1회 1스포이트
- 레몬밤: 1일 3회, 1회 4스포이트
- 마그네슘 글리시네이트: 1일 2회, 1회 2캡슐
- 멜라토닌: 취침 전 10mg
- 밀크씨슬: 1일 2회, 1회 1스포이트
- 비타민 B12(아데노실코발라민과 메틸코발라민 형태로): 1일 2회, 1회 3스포이트
- 비타민 C(마이크로-C 500mg 캡슐): 1일 2회, 1회 6캡슐
- 새싹보리즙 분말: 1일 1큰술 또는 9캡슐
- 셀러리포스: 1일 2회, 1회 4캡슐

- 스피룰리나: 1일 1큰술 또는 9캡슐
- 아슈와간다: 1일 2회, 1회 1스포이트
- 우엉: 1일, 차로 3컵 또는 착즙한 신선한 우엉 3뿌리
- 차가버섯: 1일 1큰술 또는 9캡슐
- 커큐민: 1일 2회, 1회 3캡슐
- L-라이신(500mg 캡슐): 1일 2회, 1회 4캡슐

| 성욕 감퇴(여성) |

진짜 원인: 여성의 성욕이 분명한 이유도 없이 사라지면, 약해진 부신이 원인이다. 때로는 부신 한쪽이 다른 쪽보다 더 약해지기도 한다.

- 신선한 셀러리 주스: 서서히 늘려서 1일 최소 470ml
- 감초: 1일 2회, 1회 2스포이트(2주 지속 후 2주 휴식)
- 네이센트 아이오딘: 1일 4방울(스포이트 아님)
- 라즈베리잎 차: 1일 3회, 1회 1컵, 1컵에 2티백
- 레몬밤: 1일 2회, 1회 2스포이트
- 마그네슘 글리시네이트: 1일 2회, 1회 1캡슐
- 비타민 B12(아데노실코발라민과 메틸코발라민 형태로): 1일 2회, 1회 2스포이트
- 비타민 C(마이크로-C 500mg 캡슐): 1일 2회, 1회 4캡슐
- 새싹보리즙 분말: 1일 2작은술 또는 6캡슐
- 생강: 1일, 차로 2컵 또는 신선한 생강을 갈아서 뜨거운 물에 타서 마심
- 셀러리포스: 1일 2회, 1회 2캡슐
- 스피룰리나: 1일 2작은술 또는 6캡슐
- 아슈와간다: 1일 2회, 1회 2스포이트
- 아연(액상 황산아연): 1일 2회, 1회 1스포이트
- 알로에: 1일 (껍질을 벗긴) 생 알로에 5cm 이상
- 야생 블루베리 분말: 1일 1큰술
- 오미자 차: 1일 3회, 1회 1컵
- 차가버섯: 1일 2작은술 또는 6캡슐
- 히비스커스 차: 1일 1컵

| 소아 간 문제 |

진짜 원인: 수은, 알루미늄, 구리를 비롯한 여러 독소(가장 흔한 노출원은 살충제, 제초제, 살균제)에 어린 나이에 노출되거나, 심지어 부모의 정자와 난자를 통해서 노출되거나, 엄마의 자궁에 있을 때 노출되면, 아이는 간이 침체되고 둔화된 상태로 생을 시작하게 된다. 유아기에 발생한 저등급 바이러스 및 박테리아 감염(가장 흔하게는 60종이 넘는 엡스타인 바 바이러스의 변이나 인간 헤르페스 바이러스 6형의 변이, 50종이 넘는 연쇄상 구균의 변이) 역시 간에 같은 영향을 미친다. 《간 소생법》에서도 자세히 다루었지만, 내가 '소아 간 문제Child Liver'라고 명명한 이 증세는 아이의 건강과 안녕을 우리가 아는 것보다 훨씬 더 많이 좌우한다.

- 신선한 셀러리 주스: 소아에 적합한 용량은 이 책 666쪽에 있는 표를 참고
- 레몬밤: 1일 1스포이트
- 마그네슘 글리시네이트: 1일 1/4~1/2작은술(캡슐을 열어 분말만 주스, 스무디, 물 같은 액체에 타서)
- 밀크씨슬: 1일 6방울(스포이트 아님)
- 비타민 B12(아데노실코발라민과 메틸코발라민 형태로): 1일 10방울(스포이트 아님)
- 비타민 C(마이크로-C 500mg 캡슐): 1일 1캡슐(원하면 캡슐을 열어 분말만 주스, 스무디, 물 같은 액체에 타서)
- 새싹보리즙 분말: 1일 1/2작은술(분말을 주스, 스무디, 물 같은 액체에 타서)
- 생강: 1일 2회, 1회 차로 1컵 또는 1일 1회 신선한 생강을 갈거나 착즙해서
- 스피룰리나: 1일 1/2작은술(분말을 주스, 스무디, 물 같은 액체에 타서)
- 아연(액상 황산아연): 1일 6방울(스포이트 아님)을 주스나 물에 타서 먹이거나 입에 직접 뿌리기
- 암라베리: 1일 1/2작은술(분말을 주스, 스무디, 물 같은 액체에 타서)

| 소장 내 세균 과잉 증식(SIBO) |

진짜 원인: 소장과 대장에 서식하면서 위장 내벽에 달라붙은 부패한 단백질과 산패한 지방 찌꺼기를 먹는 변이가 50종이 넘는 연쇄상 구균이 원인이다. 계란, 우유, 치즈, 버터, 글루텐 같은 트러블메이커 음식도 연쇄상 구균의 먹이가 되어 과잉 증식을 촉발한다. 소장 내 세균 과잉 증식은 독소와 고지방·고단백 식단에 의한 간과 림프계의 약화 및 둔화를 동반하는 경우가 많다. 소장 내 세균 과잉 증식을 진단받은 사

람은 여드름, 부비동염, 요로감염증, 진균성 질염, 방광염, 패혈성 인두염, 복부 팽만, 위산 역류 등의 병력이 있을 가능성이 높다. 이런 병증을 항생제로 치료한 이력이 있다면 항생제를 이겨낸 연쇄상 구균이 더 강력해지면서 위장과 전신에 퍼져 있을 것이다. 연쇄상 구균은 위산과 담즙 생산 저하에도 기여한다. 우리 대부분은 대인 관계 속에서 연쇄상 구균의 다양한 계열의 다양한 변이를 서로 주고받으며 산다.

- 신선한 셀러리 주스: 서서히 늘려서 1일 950ml
- 감초: 1일 2회, 1회 1스포이트(2주 지속 후 2주 휴식)
- 강황: 1일 2캡슐
- 고양이발톱: 1일 2회, 1회 3스포이트
- 골든씰: 1일 2회, 1회 4스포이트(2주 지속 후 2주 휴식)
- 구골나무매자 뿌리(오리건 그레이프 루트): 1일 2회, 1회 2스포이트(2주 지속 후 2주 휴식)
- 레몬밤: 1일 2회, 1회 4스포이트
- 뮬레인 잎: 1일 2회, 1회 4스포이트
- 비타민 B12(아데노실코발라민과 메틸코발라민 형태로): 1일 2회, 1회 1스포이트
- 비타민 C(마이크로-C 500mg 캡슐): 1일 2회, 1회 4캡슐
- 새싹보리즙 분말: 1일 2작은술 또는 6캡슐
- 생강: 1일 2회, 1회 차로 1컵 또는 1일 1회 신선한 생강을 갈거나 착즙해서
- 스피룰리나: 1일 2작은술 또는 6캡슐
- 아연(액상 황산아연): 1일 2회, 1회 1스포이트까지
- 알로에: 1일 (껍질을 벗긴) 생 알로에 5cm 이상
- 오레가노 오일: 1일 2회, 1회 1캡슐
- 올리브 잎: 1일 2회, 1회 3스포이트
- 우엉: 1일, 차로 1컵 또는 착즙한 신선한 우엉 1뿌리
- 차가버섯: 1일 2작은술 또는 6캡슐
- 커큐민: 1일 2회, 1회 1캡슐

| 손발톱 곰팡이 |

진짜 원인: 독소로 가득하고 과부하에 걸려 비타민과 미네랄을 더 유용한 영양소로 변환하지 못하는 간이 문제이다. 특히 문제가 되는 게 아연 결핍이다. 이 증세는 주로 면역 체계가 약해지면서 촉발된다.

- 신선한 셀러리 주스: 서서히 늘려서 1일 950ml
- 고양이발톱: 1일 1스포이트
- 골든씰: 1일 2회, 1회 2스포이트(2주 지속 후 2주 휴식)
- 글루타치온: 1일 1캡슐
- 레몬밤: 1일 2회, 1회 2스포이트
- 뮬레인 잎: 1일 2회, 1회 2스포이트
- 비타민 B12(아데노실코발라민과 메틸코발라민 형태로): 1일 2회, 1회 1스포이트
- 비타민 C(마이크로-C 500mg 캡슐): 1일 2회, 1회 5캡슐
- 새싹보리즙 분말: 1일 2작은술 또는 6캡슐
- 스피룰리나: 1일 1작은술 또는 3캡슐
- 아연(액상 황산아연): 1일 2회, 1회 2스포이트
- 암라베리: 1일 1작은술
- 야생 블루베리 분말: 1일 2큰술
- 오레가노 오일: 1일 2캡슐
- 올리브 잎: 1일 2스포이트
- 우엉: 1일, 차로 1컵 또는 착즙한 신선한 우엉 1뿌리
- 차가버섯: 1일 2작은술 또는 6캡슐
- 커큐민: 1일 2캡슐
- 활성형 엽산: 1일 1캡슐
- 히비스커스 차: 1일 1컵
- B 콤플렉스: 1일 1캡슐
- L-라이신(500mg 캡슐): 1일 2회, 1회 2캡슐

| 손발톱이 잘 부러지고 굽는 증상 |

진짜 원인: 독소 축적으로 간이 처지고 둔해지면서 생기는 아연 결핍이 원인이다.

- 신선한 셀러리 주스: 1일 470ml로 서서히 늘렸다가 가능하면 950ml로 늘림
- 레몬밤: 1일 2스포이트
- 밀크씨슬: 1일 1스포이트
- 비타민 C(마이크로-C 500mg 캡슐): 1일 4캡슐
- 새싹보리즙 분말: 1일 2작은술 또는 6캡슐
- 서양쐐기풀: 1일 1스포이트
- 스피룰리나: 1일 2작은술 또는 6캡슐

- 아연(액상 황산아연): 1일 2회, 1회 1스포이트
- 우엉: 1일, 차로 1컵 또는 착즙한 신선한 우엉 1뿌리
- 차가버섯: 1일 2작은술 또는 6캡슐
- 커큐민: 1일 1캡슐
- 코엔자임큐텐: 1일 1캡슐
- 활성형 엽산: 1일 1캡슐
- B 콤플렉스: 1일 1캡슐

| 습진과 건선(주사비, 루푸스성 발진, 검버섯, 경화태선, 피부경화증, 백반증, 지루성 피부염, 전통적 피부염, 광선 각화증, 봉소염 등) |

진짜 원인: 간에 과도하게 축적된 구리라는 독성 중금속을 먹으며 간에 서식하는, 변이가 60종이 넘는 엡스타인 바 바이러스가 원인이다. 이 바이러스가 배설하는 구리 성분이 함유된 피부독은 고지방·고단백 음식을 비롯해 습진과 건선에 안 좋은 음식 섭취로 제대로 해독되지 않은 채 온몸을 순환한다. 그러다가 피부독이 피부 표면으로 올라오면 습진과 건선의 대표적 증상인 수포와 두드러기가 일어나는 것이다. 백반증의 경우에는 알루미늄을 기반으로 한 피부독이 원인이다. 다양한 피부 질환 뒤에는 다양한 병원균과 독소의 조합이 있다. 각각의 원인에 대한 자세한 정보는《간소생법》에 나온다.

- 신선한 셀러리 주스: 서서히 늘려서 1일 950ml
- 감초: 1일 2회, 1회 2스포이트(2주 지속 후 2주 휴식)
- 고양이발톱: 1일 2회, 1회 3스포이트
- 레몬밤: 1일 2회, 1회 2스포이트 또는 차로 1컵
- 뮬레인 잎: 1일 2회, 1회 1스포이트 또는 차로 1컵
- 비타민 B12(아데노실코발라민과 메틸코발라민 형태로): 1일 2회, 1회 1스포이트
- 비타민 C(마이크로-C 500mg 캡슐): 1일 2회, 1회 6캡슐
- 새싹보리즙 분말: 1일 2작은술 또는 6캡슐
- 서양쐐기풀: 1일 2회, 1회 1스포이트 또는 차로 1컵
- 셀러리포스: 1일 2회, 1회 2캡슐
- 셀레늄: 1일 1캡슐

- 스피룰리나: 1일 2작은술 또는 6캡슐
- 아연(액상 황산아연): 1일 2회, 1회 1스포이트까지
- 알로에: 1일 (껍질을 벗긴) 생 알로에 5cm 이상
- 커큐민: 1일 2회, 1회 1캡슐
- 차가버섯: 1일 1작은술 또는 3캡슐
- 활성형 엽산: 1일 1캡슐
- EPA와 DHA(어유 없는): 1일 2캡슐(저녁 식사와 함께)
- L-라이신(500mg 캡슐): 1일 2회, 1회 4캡슐

| 시력 감퇴 |

진짜 원인: 수은이나 알루미늄 같은 독성 중금속과 변이가 60종이 넘는 엡스타인 바 바이러스가 원인이다.

- 신선한 셀러리 주스: 서서히 늘려서 1일 최소 470ml
- 레몬밤: 1일 2회, 1회 2스포이트
- 마그네슘 글리시네이트: 1일 2회, 1회 2캡슐
- 비타민 B12(아데노실코발라민과 메틸코발라민 형태로): 1일 2회, 1회 1스포이트
- 비타민 C(마이크로-C 500mg 캡슐): 1일 2회, 1회 4캡슐
- 새싹보리즙 분말: 1일 2작은술 또는 6캡슐
- 서양쐐기풀: 1일 4스포이트
- 셀러리포스: 1일 2회, 1회 1캡슐
- 스피룰리나: 1일 2작은술 또는 6캡슐
- 아연(액상 황산아연): 1일 1스포이트
- 야생 블루베리 분말: 1일 2큰술
- 커큐민: 1일 2회, 1회 2캡슐
- 코엔자임큐텐: 1일 1캡슐
- 활성형 엽산: 1일 1캡슐
- 히비스커스 차: 1일 1컵
- B 콤플렉스: 1일 1캡슐
- EPA와 DHA(어유 없는): 1일 1캡슐(저녁 식사와 함께)
- L-라이신(500mg 캡슐): 1일 2회, 1회 2캡슐

| 시신경 위축 |

진짜 원인: 60종이 넘는 엡스타인 바 바이러스의 변이 중 하나가 수은 같은 독성 중금속이나 살충제나 제초제 같은 기타 독소를 먹이삼아 배출하는 신경독이 시신경 세포에 포화되면서 세포를 약화시킨다. 때로는 엡스타인 바 바이러스 자체가 시신경에 직접 달라붙어 세포 손상을 일으키기도 한다. 시신경 위축은 신경독이나 직접적 손상 중 하나 또는 둘 다 발생하면서 일어난다.

- 신선한 셀러리 주스: 서서히 늘려서 1일 950ml
- 감초: 1일 2회, 1회 1스포이트(2주 지속 후 2주 휴식)
- 고양이발톱: 1일 2회, 1회 3스포이트
- 글루타치온: 1일 1캡슐
- 레몬밤: 1일 2회, 1회 4스포이트
- 로마티움 뿌리: 1일 2회, 1회 2스포이트
- 로즈힙 차: 1일 1컵
- 모노라우린: 1일 2캡슐
- 뮬레인 잎: 1일 2회, 1회 3스포이트
- 비타민 B12(아데노실코발라민과 메틸코발라민 형태로): 1일 2회, 1회 2스포이트
- 비타민 C(마이크로-C 500mg 캡슐): 1일 2회, 1회 6캡슐
- 새싹보리즙 분말: 1일 1큰술 또는 9캡슐
- 스피룰리나: 1일 2작은술 또는 6캡슐
- 아연(액상 황산아연): 1일 2회, 1회 1스포이트
- 알로에: 1일 (껍질을 벗긴) 생 알로에 5cm 이상
- 암라베리: 1일 1작은술
- 야생 블루베리 분말: 1일 1큰술
- 오레가노 오일: 1일 2캡슐
- 올리브 잎: 1일 2회, 1회 2스포이트
- 우엉: 1일, 차로 1컵 또는 착즙한 신선한 우엉 1뿌리
- 셀러리포스: 1일 2회, 1회 2캡슐
- 차가버섯: 1일 2작은술 또는 6캡슐
- 커큐민: 1일 2회, 1회 3캡슐
- 활성형 엽산: 1일 1캡슐
- EPA와 DHA(어유 없는): 1일 1캡슐(저녁 식사와 함께)

- L-라이신(500mg 캡슐): 1일 2회, 1회 6캡슐
- MSM(식이유황): 1일 1캡슐

| 신경학적 증상(가슴 답답함, 손 떨림, 씰룩거림, 경련, 근육 약화, 따끔거림, 얼얼함, 다리 떨림, 사지 무력증, 근육 경련, 쑤심과 욱신거림) |

진짜 원인: 물리적 손상이 발생한 게 아니라면 신경학적 증상은 변이가 60종이 넘는 엡스타인 바 바이러스나 30종이 넘는 대상포진 바이러스, 여러 계열의 단순포진 바이러스 1형과 2형이 원인이다. 이런 바이러스는 체내에 쌓인 수은을 비롯한 독소를 먹이삼아 신경독을 배출하는데, 이 신경독에 신경계가 매우 예민하게 반응하면서 뇌의 염증으로 이어지는 것이다. 이런 현상은 아직도 의과학계의 미스터리로 남아 있다. 많은 경우 신경학적 증상을 일으키는 바이러스들은 과거의 부상 때문에 신경이 약해진 것을 계기로 더 기승을 부린다. 신경 체계가 약해진 틈을 타 바이러스와 그 바이러스가 배출하는 신경독이 전신에 각종 염증과 불편을 일으키는 것이다. 계란, 우유, 치즈, 버터, 글루텐 같은 트러블메이커 음식은 신경학적 증상을 악화시킨다. 코롱, 향수, 방향제, 향초 등도 마찬가지이다. 바이러스가 이런 트러블메이커를 먹고 신경학적 증상을 가속시키기 때문이다. 고지방·고단백 식단 역시 신경 세포의 재생에 필수적인 포도당 흡수에 방해가 된다.

- 신선한 셀러리 주스: 서서히 늘려서 1일 950ml, 이후 가능하면 1,900ml까지 늘림
- 가바(감마아미노부티르산, 250mg 캡슐): 1일 1캡슐
- 감초: 1일 2회, 1회 1스포이트(2주 지속 후 2주 휴식)
- 고양이발톱: 1일 2회, 1회 2스포이트
- 골든씰: 1일 2회, 1회 1스포이트(2주 지속 후 2주 휴식)
- 레몬밤: 1일 2회, 1회 4스포이트
- 로마티움 뿌리: 1일 2회, 1회 1스포이트
- 마그네슘 글리시네이트: 1일 2회, 1회 1캡슐
- 뮬레인 잎: 1일 2회, 1회 3스포이트
- 비타민 B12(아데노실코발라민과 메틸코발라민 형태로): 1일 2회, 1회 2스포이트
- 비타민 C(마이크로-C 500mg 캡슐): 1일 2회, 1회 5캡슐

- 비타민 D₃: 주 2회, 1회 1,000IU
- 새싹보리즙 분말: 1일 2작은술 또는 6캡슐
- 서양쐐기풀: 1일 2회, 1회 4스포이트
- 셀러리포스: 1일 2회, 1회 3캡슐
- 스피룰리나: 1일 2작은술 또는 6캡슐
- 알로에: 1일 (껍질을 벗긴) 생 알로에 5cm 이상
- 아연(액상 황산아연): 1일 2회, 1회 1스포이트
- 야생 블루베리 분말: 1일 1큰술
- 오레가노 오일: 1일 1캡슐
- 차가버섯: 1일 2작은술 또는 6캡슐
- 커큐민: 1일 2회, 1회 3캡슐
- 활성형 엽산: 1일 2회, 1회 1캡슐
- B 콤플렉스: 1일 1캡슐
- EPA와 DHA(어유 없는): 1일 1캡슐(저녁 식사와 함께)
- L-라이신(500mg 캡슐): 1일 2회, 1회 5캡슐

| 신장 결석 |

진짜 원인: 독소에 의한 간의 침체와 둔화, 그리고 고지방·고단백 식단의 복합적 작용. 더 자세한 내용은《간 소생법》참고.

- 신선한 셀러리 주스: 서서히 늘려서 1일 950ml
- 강황: 1일 2회, 1회 2캡슐
- 레몬밤: 1일 2회, 1회 2스포이트
- 마그네슘 글리시네이트: 1일 2회, 1회 1캡슐
- 민들레뿌리 차: 1일 1컵
- 밀크씨슬: 1일 2회, 1회 1스포이트
- 붉은 토끼풀(레드클로버): 1일 2회, 1회 1스포이트 또는 차로 1컵
- 비타민 C(마이크로-C 500mg 캡슐): 1일 2회, 1회 4캡슐
- 새싹보리즙 분말: 1일 1큰술 또는 9캡슐
- 야생 블루베리 분말: 1일 1큰술
- 우엉: 1일, 차로 2컵 또는 착즙한 신선한 우엉 2뿌리

- 차가버섯: 1일 2작은술 또는 6캡슐
- 커큐민: 1일 2회, 1회 2캡슐
- D-만노스: 1일 2회, 1회 1큰술을 물에 타서

| 신장 질환 |

진짜 원인: 신장은 (바이러스나 박테리아 같은) 병원균에 의한 손상, (의약품, 기분 전환용 마약 또는 독성 중금속 같은) 독소에 의한 손상, (고지방·고단백 식단 같은) 식생활에 의한 손상 때문에 망가진다. 이 세 가지 요인이 동시에 발생하기도 하고, 셋 중 한두 가지만 발생하기도 한다.

- 신선한 셀러리 주스: 서서히 늘려서 1일 470ml
- 레몬밤: 1일 2회, 1회 2스포이트
- 로즈힙 차: 1일 1컵
- 마그네슘 글리시네이트: 1일 2회, 1회 1캡슐
- 비타민 B12(아데노실코발라민과 메틸코발라민 형태로): 1일 2회, 1회 1스포이트
- 비타민 C(마이크로-C 500mg 캡슐): 1일 2회, 1회 2캡슐
- 새싹보리즙 분말: 1일 2작은술 또는 6캡슐
- 스피룰리나: 1일 1작은술 또는 3캡슐
- 아슈와간다: 1일 6방울(스포이트 아님)
- 아연(액상 황산아연): 1일 1스포이트
- 알로에: 1일 (껍질을 벗긴) 생 알로에 5cm 이상
- 엘더베리: 1일 1스포이트 또는 1캡슐
- 엘더플라워(딱총나무꽃) 차: 1일 1컵
- 우엉: 1일, 차로 1컵 또는 착즙한 신선한 우엉 1뿌리
- 커큐민: 1일 1캡슐
- D-만노스: 1일 2회, 1회 1큰술을 물에 타서
- L-라이신(500mg 캡슐): 1일 2회, 1회 1캡슐

| 심장 두근거림(심계항진) |

진짜 원인: 의사도 이유를 찾지 못한 심계항진이나 심방세동이 발생하는 경우, 주로

(변이가 60종이 넘는 엡스타인 바 바이러스 같은) 바이러스에 의한 간의 저등급 감염이 원인이다. 처지고 둔해진 간 속에 바이러스까지 활발해지면 바이러스성 부산물과 (신경독과 바이러스 세포 껍질 같은) 찌꺼기가 간에서 흘러나와 심장 판막에 고인다. 이 젤리 같은 침전물이 쌓여 판막이 약간 끈적끈적해지면서 심장 박동이 이따금씩 불규칙해질 수 있다. 나아가 바이러스성 신경독이 뇌를 침투해 심장과 직결된 신경의 세포를 오염시킬 수 있다. 이렇게 되면 전기적 충동의 일관성이 무너지면서 심장이 이유 없이 두근거릴 수 있다. 이 두 원인은 아직 의과학 연구계에 알려지지 않았다.

- 신선한 셀러리 주스: 서서히 늘려서 1일 950ml
- 고양이발톱: 1일 2스포이트
- 네이센트 아이오딘: 1일 4방울(스포이트 아님)
- 라즈베리잎 차: 1일 1컵, 1컵에 2티백
- 레몬밤: 1일 3스포이트
- 마그네슘 글리시네이트: 1일 3캡슐
- 비타민 B12(아데노실코발라민과 메틸코발라민 형태로): 1일 2스포이트
- 비타민 C(마이크로-C 500mg 캡슐): 1일 4캡슐
- 새싹보리즙 분말: 1일 2작은술 또는 6캡슐
- 서양쐐기풀: 1일 2스포이트
- 셀러리포스: 1일 2회, 1회 2캡슐
- 스피룰리나: 1일 2작은술 또는 6캡슐
- 아연(액상 황산아연): 1일 1스포이트까지
- 야생 블루베리 분말: 1일 1큰술
- 차가버섯: 1일 2작은술 또는 6캡슐
- 커큐민: 1일 2캡슐
- 코엔자임큐텐: 1일 2캡슐
- 활성형 엽산: 1일 1캡슐

| 심한 감정 기복, 짜증, 기분 장애, 감정적 간 |

진짜 원인: 저등급 바이러스 및 박테리아 감염으로 간이 과부하에 걸리고 침체되고

둔화된데다 독성 중금속과 코롱, 향수, 향초, 방향제, 석유 화학 제품, 플라스틱, 세제, 섬유 유연제 등의 잔여물과 기타 독소가 간과 장관에 쌓이는 게 원인이다.

- 신선한 셀러리 주스: 서서히 늘려서 1일 950ml
- 가바(감마아미노부티르산, 250mg 캡슐): 1일 1캡슐
- 네이센트 아이오딘: 1일 3방울(스포이트 아님)
- 레몬밤: 1일 2회, 1회 4스포이트
- 마그네슘 글리시네이트: 1일 2회, 1회 2캡슐
- 비타민 B12(아데노실코발라민과 메틸코발라민 형태로): 1일 2회, 1회 1스포이트
- 비타민 C(마이크로-C 500mg 캡슐): 1일 2회, 1회 2캡슐
- 비타민 D3: 1일 1,000IU
- 새싹보리즙 분말: 1일 2작은술 또는 6캡슐
- 서양쐐기풀: 1일 2회, 1회 2스포이트 또는 차로 1컵
- 셀러리포스: 1일 2회, 1회 2캡슐
- 스피룰리나: 1일 2작은술 또는 6캡슐
- 아연(액상 황산아연): 1일 1스포이트까지
- 알로에: 1일 (껍질을 벗긴) 생 알로에 5cm 이상
- 야생 블루베리 분말: 1일 1큰술
- 히비스커스 차: 1일 2회, 1회 1컵

| 안구 건조증 |

진짜 원인: 경증의 만성 탈수와 미량 미네랄 만성 결핍의 조합이 원인이다. 때로는 부신 약화로 과민성 또는 저활동성으로 변한 부신도 원인이 된다.

- 신선한 셀러리 주스: 서서히 늘려서 1일 최소 470ml
- 감초: 1일 2회, 1회 1스포이트(2주 지속 후 2주 휴식)
- 레몬밤: 1일 2회, 1회 4스포이트
- 마그네슘 글리시네이트: 1일 2회, 1회 1캡슐
- 비타민 B12(아데노실코발라민과 메틸코발라민 형태로): 1일 2회, 1회 1스포이트
- 비타민 C(마이크로-C 500mg 캡슐): 1일 2회, 1회 2캡슐
- 새싹보리즙 분말: 1일 2작은술 또는 6캡슐
- 생강: 1일, 차로 1컵 또는 신선한 생강을 갈거나 착즙해서

- 서양쐐기풀: 1일 2회, 1회 2스포이트
- 셀러리포스: 1일 2회, 1회 1캡슐
- 스피룰리나: 1일 2작은술 또는 6캡슐
- 아슈와간다: 1일 2회, 1회 3스포이트
- 아연(액상 황산아연): 1일 1스포이트
- 알로에: 1일 (껍질을 벗긴) 생 알로에에 5cm 이상

| 안면 홍조, 오한, 식은땀, 지속적인 열감, 잦은 체온 변동 |

진짜 원인: 수년에 걸쳐 투쟁-도피 반응 때마다 분비된 독성 호르몬, (수은, 알루미늄, 구리 같은) 독성 중금속, (변이가 60종이 넘는 엡스타인 바 바이러스나 30종이 넘는 대상포진 바이러스, 여러 변이가 있는 인간 헤르페스 바이러스 6형, 단순포진 바이러스 1형과 2형 또는 거대 세포 바이러스의) 유독성 부산물과 노폐물, 그리고 묵은 의약품, 살충제, 제초제, 살균제, 방향제, 향초, 향수, 코롱 등의 다양한 독소가 축적되어 처지고 둔해진 간에다 고지방·고단백 식단을 장기간 유지하면 위 증상이 발생한다.

- 신선한 셀러리 주스: 서서히 늘려서 1일 950ml
- 감초: 1일 1스포이트(2주 지속 후 2주 휴식)
- 고양이발톱: 1일 2회, 1회 1스포이트
- 네이센트 아이오딘: 1일 4방울(스포이트 아님)
- 레몬밤: 1일 2회, 1회 2스포이트 또는 차로 1컵, 1컵에 2티백
- 라즈베리 차: 1일 1컵, 1컵에 2티백
- 모노라우린: 1일 1캡슐
- 비타민 B12(아데노실코발라민과 메틸코발라민 형태로): 1일 1스포이트
- 비타민 C(마이크로-C 500mg 캡슐): 1일 4캡슐
- 새싹보리즙 분말: 1일 2작은술 또는 6캡슐
- 서양쐐기풀: 1일 2스포이트 또는 차로 1컵, 1컵에 2티백
- 셀러리포스: 1일 2회, 1회 2캡슐
- 스피룰리나: 1일 2작은술 또는 6캡슐
- 아슈와간다: 1일 1스포이트
- 아연(액상 황산아연): 1일 1스포이트까지

- 암라베리: 1일 2작은술
- 야생 블루베리 분말: 1일 2큰술
- 오미자: 1일 2스포이트
- 차가버섯: 1일 2작은술 또는 6캡슐
- 커큐민: 1일 2캡슐
- 코엔자임큐텐: 1일 1캡슐
- L-라이신(500mg 캡슐): 1일 2캡슐

| 알츠하이머병, 치매, 기억력 장애 |

진짜 원인: 뇌에 축적된 (주로 수은과 알루미늄 같은) 독성 중금속의 산화.

- 신선한 셀러리 주스: 서서히 늘려서 1일 최소 470ml
- 고양이발톱: 1일 2회, 1회 1스포이트
- 글루타치온: 1일 1캡슐
- 레몬밤: 1일 2회, 1회 3스포이트
- 마그네슘 글리시네이트: 1일 2회, 1회 1캡슐
- 멜라토닌: 1일 6회까지, 1회 5mg
- 비타민 B12(아데노실코발라민과 메틸코발라민 형태로): 1일 2회, 1회 3스포이트
- 비타민 C(마이크로-C 500mg 캡슐): 1일 2회, 1회 2캡슐
- 새싹보리즙 분말: 1일 4작은술 또는 12캡슐
- 서양쐐기풀: 1일 2회, 1회 3스포이트
- 셀러리포스: 1일 3회, 1회 3캡슐
- 스피룰리나: 1일 1작은술 또는 3캡슐
- 아연(액상 황산아연): 1일 1스포이트
- 커큐민: 1일 2회, 1회 3캡슐
- 코엔자임큐텐: 1일 2회, 1회 1캡슐
- 활성형 엽산: 1일 2회, 1회 1캡슐
- B 콤플렉스: 1일 1캡슐
- EPA와 DHA(어유 없는): 1일 2캡슐(저녁 식사와 함께)
- L-글루타민: 1일 2회, 1회 2캡슐
- L-라이신(500mg 캡슐): 1일 2회, 1회 1캡슐

| 암 |

진짜 원인: 대부분의 암 종류는 헤르페스 계열의 바이러스 변이 중 공격성 강한 특정 변이가 원인이다. 바이러스는 면역 체계가 약해진 틈을 타서 (수은, 알루미늄, 구리 같은 독성 중금속, 살충제, 제초제, 살균제, 용매, 향초, 코롱, 향수, 방향제 등을 포함한) 독소를 먹이삼아 증식한다. 이런 바이러스의 과잉 증식으로 더 강한 독소가 배출되고, 건강한 세포의 변성, 방해, 파괴로 이어지는 것이다. 소수의 암 종류는 석면이나 방사능 같은 독소에 극단적으로 노출되면서 발병하는데, 이때 바이러스의 활동으로 이미 면역력이 떨어진 상태라면 몸은 암에 더 취약해진다.

암 진단을 받았다면 현재 받고 있는 치료와 보충제 복용을 병행해도 되는지 주치의와 상의해야 한다.

- 신선한 셀러리 주스: 서서히 늘려서 1일 2회, 1회 950ml
- 강황: 1일 2회, 1회 3캡슐
- 고양이발톱: 1일 2회, 1회 4스포이트
- 구골나무매자 뿌리(오리건 그레이프 루트): 1일 2회, 1회 1스포이트(2주 지속 후 2주 휴식)
- 글루타치온: 1일 1캡슐
- 네이센트 아이오딘: 1일 2회, 1회 6방울(스포이트 아님)
- 레몬밤: 1일 2회, 1회 4스포이트
- 로즈힙 차: 1일 2회, 1회 1컵
- 멜라토닌: 서서히 늘려서 1일 2회, 1회 20mg
- 밀크씨슬: 1일 2회, 1회 1스포이트
- 비타민 B12(아데노실코발라민과 메틸코발라민 형태로): 1일 2스포이트
- 비타민 C(마이크로-C 500mg 캡슐): 1일 2회, 1회 8캡슐
- 새싹보리즙 분말: 1일 1큰술 또는 9캡슐
- 생꿀: 1일 1큰술
- 서양쐐기풀: 1일 2회, 1회 3스포이트
- 셀러리포스: 1일 2회, 1회 2캡슐
- 셀레늄: 1일 1캡슐
- 스피룰리나: 1일 1큰술 또는 9캡슐
- 아연(액상 황산아연): 1일 2회, 1회 2스포이트까지
- 알로에: 1일 (껍질을 벗긴) 생 알로에 5cm 이상

- 알파리포산(500mg 캡슐): 1일 1캡슐
- 암라베리: 1일 2작은술
- 야생 블루베리 분말: 1일 1큰술
- 차가버섯: 1일 1큰술 또는 9캡슐
- 커큐민: 1일 2회, 1회 3캡슐
- 코엔자임큐텐: 1일 2회, 1회 1캡슐
- L-라이신(500mg 캡슐): 1일 2캡슐

| 여드름 |

진짜 원인: 50종이 넘는 연쇄상 구균의 변이 중 한 종 이상이 간과 림프계에 서식하여 생기는 증세. 패혈성 인두염 같은 연쇄상 구균에 의한 감염증이 있어야만 여드름이 생기는 것은 아니다. 연쇄상 구균과 관련된 감염증을 앓았는데 연쇄상 구균이 제거되지 않고 장기간 몸속에 잔류하면 (때로는 한참이 지나서도) 여드름이 생길 수 있다.

- 신선한 셀러리 주스: 십대는 서서히 늘려서 1일 470ml, 성인은 서서히 늘려서 1일 950ml
- 가바(감마아미노부티르산, 250mg 캡슐): 1일 1캡슐
- 고양이발톱: 1일 2회, 1회 1스포이트
- 골든씰: 1일 2회, 1회 2스포이트(2주 지속 후 2주 휴식)
- 네이센트 아이오딘: 1일 2회, 1회 3방울(스포이트 아님)
- 레몬밤: 1일 2회, 1회 2스포이트
- 뮬레인 잎: 1일 2스포이트
- 비타민 B12(아데노실코발라민과 메틸코발라민 형태로): 1일 1스포이트
- 비타민 C(마이크로-C 500mg 캡슐): 1일 2회, 1회 4캡슐
- 새싹보리즙 분말: 1일 1작은술 또는 3캡슐
- 생꿀: 1일 1큰술
- 서양쐐기풀: 1일 2스포이트
- 스피룰리나: 1일 1작은술 또는 3캡슐
- 아연(액상 황산아연): 1일 2회, 1회 1스포이트까지
- 오레가노 오일: 1일 1캡슐
- 차가버섯: 1일 1작은술 또는 3캡슐
- 커큐민: 1일 2회, 1회 2캡슐

- 타임: 1일 1회 신선한 타임 2줄기를 뜨거운 물에 넣어 차처럼 마시거나 4줄기를 상온의 물에 넣어 마심

| 연쇄상 구균 감염 관련 소아 자가 면역 신경정신 장애(PANDAS) |

진짜 원인: PANDAS는 변이가 50종이 넘는 연쇄상 구균과 (가장 흔하게는 수은 같은) 독성 중금속을 먹고 신경독을 배설하는 (주로 인간 헤르페스 바이러스 6형, 엡스타인 바 바이러스, 심지어 대상포진 바이러스 같은) 바이러스의 동시 감염이 원인이다. 다른 대부분의 처방 목록과 달리 아래는 소아를 위한 용량이다.

- 신선한 셀러리 주스: 소아에 적합한 용량은 이 책 666쪽에 있는 표를 참고
- 감초: 1일 2회, 1회 10작은방울(스포이트 아님. 2주 지속 후 2주 휴식)
- 고양이발톱: 1일 2회, 1회 4작은방울(스포이트 아님)
- 골든씰: 1일 2회, 1회 10작은방울(스포이트 아님)
- 레몬밤: 1일 2회, 1회 10작은방울(스포이트 아님)
- 뮬레인 잎: 1일 2회, 1회 10작은방울(스포이트 아님)
- 비타민 B12(아데노실코발라민과 메틸코발라민 형태로): 1일 10작은방울(스포이트 아님)
- 비타민 C(마이크로-C 500mg 캡슐): 1일 2회, 1회 2캡슐(필요하면 캡슐을 열어 분말을 주스나 스무디에 타서 먹이기)
- 아연(액상 황산아연): 1일 2회, 6작은방울(스포이트 아님)을 주스나 물에 타서 먹이거나 입에 직접 뿌리기
- 아이브라이트(좁쌀풀무리): 1일 2회, 1회 4작은방울(스포이트 아님)
- 야생 블루베리 분말: 1일 1작은술
- 올리브 잎: 1일 2회, 1회 10작은방울(스포이트 아님)
- 스피룰리나: 1일 1/2작은술

| 염증 |

진짜 원인: 물리적 부상으로 인한 것은 분명 아닌데 다른 원인을 규명하기 어려운 염증은 바이러스 같은 병원균 감염이 원인이다. 병원균이 (수은, 알루미늄, 구리 같은) 독성 중금속과 (계란, 글루텐, 유제품 같은) 트러블메이커 음식을 먹고 대사하면서 신경독과 피부독이라는 합성물을 배설하여 전신에 염증 수치를 상승시키는 것이다.

고지방·고단백 식단은 염증을 다스리는 데 방해가 된다.

- 신선한 셀러리 주스: 서서히 늘려서 1일 950ml
- 감초: 1일 1스포이트(2주 지속 후 2주 휴식)
- 강황: 1일 2캡슐
- 고양이발톱: 1일 2스포이트
- 네이센트 아이오딘: 1일 4방울(스포이트 아님)
- 레몬밤: 1일 2회, 1회 3스포이트
- 마그네슘 글리시네이트: 1일 2캡슐
- 뮬레인 잎: 1일 2스포이트
- 비타민 B12(아데노실코발라민과 메틸코발라민 형태로): 1일 2회, 1회 2스포이트
- 비타민 C(마이크로-C 500mg 캡슐): 1일 2회, 1회 6캡슐
- 새싹보리즙 분말: 1일 2작은술 또는 6캡슐
- 서양쐐기풀: 1일 2스포이트
- 셀러리포스: 1일 2회, 1회 2캡슐
- 스피룰리나: 1일 2작은술 또는 6캡슐
- 알로에: 1일 (껍질을 벗긴) 생 알로에 5cm 이상
- 아연(액상 황산아연): 1일 2회, 1회 2스포이트까지
- 야생 블루베리 분말: 1일 1큰술
- 올리브 잎: 1일 1스포이트
- 차가버섯: 1일 2작은술 또는 6캡슐
- 커큐민: 1일 2회, 1회 3캡슐
- 활성형 엽산: 1일 1캡슐
- L-라이신(500mg 캡슐): 1일 2회, 1회 4캡슐
- MSM(식이유황): 1일 2캡슐

| 외상 후 스트레스 장애(PTSD 또는 PTSS) |

진짜 원인: PTSD는 (수은, 알루미늄, 구리 같은) 독성 중금속 노출이 단독 원인인 경우도 있고, 다른 손상이나 노출과의 상호 작용이 원인인 경우도 있다. 다른 손상이나 노출 대상에는 방사선, 살충제, 제초제, 살균제, 석유 화학 제품, 심지어 코롱, 향수, 방향제, 향초도 포함된다. 충격적이거나 힘든 경험에 따른 감정 손상 또한 PTSD를 일으키는 단독 원인이 될 수 있다. 유독성 트러블메이커 노출과 충격적 경험 노출이

복합적으로 작용하여 PTSD를 일으키는 경우가 많다.

- 신선한 셀러리 주스: 서서히 늘려서 1일 950ml
- 가바(감마아미노부티르산, 250mg 캡슐): 1일 1캡슐
- 감초: 1일 1스포이트(2주 지속 후 2주 휴식)
- 고양이발톱: 1일 1스포이트
- 금영화: 취침 전 3스포이트 또는 3캡슐
- 네이센트 아이오딘: 1일 4방울(스포이트 아님)
- 레몬밤: 1일 4회, 1회 3스포이트
- 마그네슘 글리시네이트: 1일 2회, 1회 2캡슐
- 멜라토닌: 취침 전 5mg
- 비타민 B12(아데노실코발라민과 메틸코발라민 형태로): 1일 2회, 1회 3스포이트
- 비타민 C(마이크로-C 500mg 캡슐): 1일 2회, 1회 2캡슐
- 새싹보리즙 분말: 1일 1큰술 또는 9캡슐
- 서양쐐기풀: 1일 2회, 1회 3스포이트
- 셀러리포스: 1일 3회, 1회 3캡슐
- 스피룰리나: 1일 1큰술 또는 9캡슐
- 아슈와간다: 1일 2회, 1회 2스포이트
- 알로에: 1일 (껍질을 벗긴) 생 알로에 5cm 이상
- 야생 블루베리 분말: 1일 1큰술
- 엘더플라워(딱총나무꽃) 차: 1일 1컵
- 커큐민: 1일 2회, 1회 2캡슐
- 코엔자임큐텐: 1일 1캡슐
- 페퍼민트 차: 1일 2회, 1회 1컵
- 활성형 엽산: 1일 1캡슐
- B 콤플렉스: 1일 1캡슐
- D-만노스: 1일 1큰술을 물에 타서
- EPA와 DHA(어유 없는): 1일 1캡슐(저녁 식사와 함께)
- NAC(N-아세틸시스테인): 1일 1캡슐

| 요로감염증, 방광염, 진균성 질염, 세균성 질염 |

진짜 원인: 변이가 50종이 넘는 연쇄상 구균에 감염되면, 최초로 감염되었을 때 급성 감염증이 나타날 수 있고, 균이 오랫동안 간 속에 잠복하면서 감염증이 만성화될 수

있다. 연쇄상 구균은 생리가 가까워졌을 때 증상을 일으키는 경우가 많다. 생리가 시작될 무렵 면역 체계는 자궁과 난소를 보호하는 데 역량의 80% 정도를 집중하기 때문에 그만큼 면역력이 떨어지는 것이다. 이는 인류의 안정적 존속을 위해 여성의 몸에 내재된 자연스러운 현상이다. 자궁 내막이 탈락하면서 병원균이나 기타 독소도 함께 내보내는 경우가 많기 때문에 월경 중에는 면역 체계가 자궁에 집중할 수밖에 없다. 그리고 배란기에는 난소를 보호하기 위해 생식계와 관련된 면역 체계가 강화된다. 그러면서 전반적인 면역력은 40% 정도 떨어진다. 그만큼 난소 외의 다른 곳은 병증과 감염에 취약해지는 것이다. 그래서 면역력이 떨어지는 월경과 배란 즈음에 연쇄상 구균이 더 기승을 부리며 방광염이나 요로감염증을 일으키는 것이다. 진균성 질염에는 진균도 기여하지만, 질염에 따른 불편감의 원인은 연쇄상 구균이다. 그런데 진균성 질염을 진단할 때 이 점을 놓치는 경우가 대부분이다. 그리고 생리가 가까워지면서 생기는 여드름은 호르몬 때문이 아니다. 면역 체계가 전반적으로 약해진 틈을 타 연쇄상 구균이 일으키는 것이다. 이때는 계란 같은 트러블메이커 음식을 피해야 한다. 또한 고지방·고단백 식단이 위의 감염증을 악화시킨다는 점을 유념해야 한다.

- 신선한 셀러리 주스: 서서히 늘려서 1일 950ml
- 고양이발톱: 1일 2회, 1회 3스포이트
- 골든씰: 1일 2회, 1회 4스포이트(2주 지속 후 2주 휴식)
- 구골나무매자 뿌리(오리건 그레이프 루트): 1일 2회, 1회 1스포이트(2주 지속 후 2주 휴식)
- 레몬밤: 1일 2회, 1회 4스포이트
- 로마티움 뿌리: 1일 2회, 1회 2스포이트
- 로즈힙 차: 1일 2컵
- 뮬레인 잎: 1일 2회, 1회 3스포이트
- 비타민 C(마이크로-C 500mg 캡슐): 메디컬 미디엄 비타민 C 충격 요법은 선택 사항. 실행 이후에는 1일 2회, 1회 6캡슐
- 새싹보리즙 분말: 1일 2작은술 또는 6캡슐
- 생꿀: 1일 1큰술
- 아연(액상 황산아연): 메디컬 미디엄 아연 충격 요법은 선택 사항. 이틀 동안 실행한 후에는 1일 2회, 1회 2스포이트까지

- 알로에: 1일 (껍질을 벗긴) 생 알로에 5cm 이상
- 암라베리: 1일 2회, 1회 2작은술
- 올리브 잎: 1일 2회, 1회 2스포이트
- 차가버섯: 1일 2작은술 또는 6캡슐
- 타임: 1일 2회 신선한 타임 2줄기를 뜨거운 물에 넣어 차처럼 마시거나 4줄기를 상온의 물에 넣어 마심
- 히비스커스 차: 1일 2컵
- D-만노스: 1일 4회, 1회 1큰술을 물에 타서

| 우울증 |

진짜 원인: 트라우마로 발전하는 큰 상실이나 스트레스, 감정적 상처는 쉽게 알아볼 수 있는 흔한 우울증의 원인이다. 이러한 트라우마는 오래 지속되는 신경 전달 물질 결핍을 낳고, 이 때문에 생긴 우울증은 힘든 시기가 지나갔는데도 지속되는 경우가 많다. 또 다른 우울증 사례는 식별 가능한 일상적 어려움이 원인이다. 그 다음은 원인불명의 우울증이 있는데, 이는 수은, 알루미늄, 구리 같은 독성 중금속이 원인이며, 많은 경우 60종이 넘는 엡스타인 바 바이러스의 변이, 30종이 넘는 대상포진 바이러스의 변이, 단순포진 바이러스 1형과 2형의 변이, 또는 거대 세포 바이러스에 의한 저등급 감염을 동반한다. 이 모든 요인이 동시에 나타나는 것도 사람을 우울증에 걸리게 한다. 특히 트라우마를 겪는 시기에 독소에도 노출이 되었다면 우울증에 걸릴 확률이 더 높아진다.

- 신선한 셀러리 주스: 서서히 늘려서 1일 950ml
- 가바(감마아미노부티르산, 250mg 캡슐): 1일 1캡슐
- 감초: 1일 1스포이트(2주 지속 후 2주 휴식)
- 네이센트 아이오딘: 1일 3방울(스포이트 아님)
- 레몬밤: 1일 2회, 1회 4스포이트
- 마그네슘 글리시네이트: 1일 2캡슐
- 멜라토닌: 취침 전 5mg
- 비타민 B12(아데노실코발라민과 메틸코발라민 형태로): 1일 2회, 1회 2스포이트
- 비타민 C(마이크로-C 500mg 캡슐): 1일 2회, 1회 4캡슐

- 비타민 D3: 1일 1,000IU
- 새싹보리즙 분말: 1일 2작은술 또는 6캡슐
- 셀러리포스: 1일 3회, 1회 2캡슐
- 스피룰리나: 1일 2작은술 또는 6캡슐
- 아슈와간다: 1일 1스포이트
- 아연(액상 황산아연): 1일 1스포이트
- 야생 블루베리 분말: 1일 2큰술
- 커큐민: 1일 2캡슐
- 활성형 엽산: 1일 1캡슐
- 히비스커스 차: 1일 2회, 1회 1컵
- B 콤플렉스: 1일 1캡슐
- EPA와 DHA(어유 없는): 1일 1캡슐(저녁 식사와 함께)
- L-라이신(500mg 캡슐): 1일 2캡슐

| 이명(귓속의 울림, 떨림, 윙윙거림 등)과 원인불명의 청각 상실 |

진짜 원인: 너무 큰 소리나 외부적 충격에 따른 귀 손상이 아닌 경우, 이명은 변이가 60종이 넘는 엡스타인 바 바이러스가 내이(內耳)의 미로를 파고들어 염증을 일으키는 것이 원인이다. 이는 현존하는 의학적 검사로는 감지가 불가능하다. 내이의 미로가 곪아서 부어오르면 음파가 귀에 닿았을 때 왜곡된다. 미로 속의 신경이 부었을 때도 진동이 일어나면서 울리는 소리, 윙윙거리는 소리, 폭폭 터지는 소리, 심지어 펄럭거리는 소리가 귓속에서 날 수 있다.

- 신선한 셀러리 주스: 서서히 늘려서 1일 950ml, 이후 가능하면 1,900ml까지 늘림
- 감초: 1일 2회, 1회 1스포이트(2주 지속 후 2주 휴식)
- 고양이발톱: 1일 2회, 1회 2스포이트
- 레몬밤: 1일 2회, 1회 4스포이트
- 로마티움 뿌리: 1일 2회, 1회 2스포이트
- 마그네슘 글리시네이트: 1일 2회, 1회 1캡슐
- 모노라우린: 1일 1캡슐
- 뮬레인 잎: 1일 2회, 1회 3스포이트
- 비타민 B12(아데노실코발라민과 메틸코발라민 형태로): 1일 2회, 1회 3스포이트

- 비타민 C(마이크로-C 500mg 캡슐): 1일 2회, 1회 6캡슐
- 새싹보리즙 분말: 1일 2작은술 또는 6캡슐
- 서양쐐기풀: 1일 2회, 1회 3스포이트
- 셀러리포스: 1일 2회, 1회 1캡슐
- 스피룰리나: 1일 2작은술 또는 6캡슐
- 아연(액상 황산아연): 1일 2회, 1회 2스포이트
- 알파리포산(500mg 캡슐): 주 2회, 1회 1캡슐
- 야생 블루베리 분말: 1일 1큰술
- 오레가노 오일: 1일 2회, 1회 1캡슐
- 올리브 잎: 1일 2회, 1회 1스포이트
- 차가버섯: 1일 2작은술 또는 6캡슐
- 커큐민: 1일 2회, 1회 3캡슐
- 활성형 엽산: 1일 1캡슐
- L-라이신(500mg 캡슐): 1일 2회, 1회 6캡슐

| 이염 |

진짜 원인: 중이염은 50종이 넘는 연쇄상 구균의 변이 중 하나에 의해 발생한다. 내이염 역시 대부분 연쇄상 구균 때문에 생기는데, 나아가 60종이 넘는 엡스타인 바 바이러스의 변이나 30종이 넘는 대상포진 바이러스의 변이 중 하나에 동시에 감염되는 경우도 있다. 때로는 바이러스 감염만으로도 내이염이 발병하면서 만성 균형 장애, 통증, 점액 분비로 이어진다. 다른 처방 목록과 마찬가지로 아래는 성인을 위한 용량이다.

- 신선한 셀러리 주스: 서서히 늘려서 1일 950ml
- 감초: 1일 2회, 1회 2스포이트(2주 지속 후 2주 휴식)
- 고양이발톱: 1일 2회, 1회 3스포이트
- 골든씰: 1일 3회, 1회 4스포이트(염증이 가라앉을 때까지 2주 지속 후 2주 휴식)
- 구골나무매자 뿌리(오리건 그레이프 루트): 염증이 가라앉을 때까지 1일 3회, 1회 2스포이트(2주 지속 후 2주 휴식)
- 네이센트 아이오딘: 염증이 가라앉을 때까지 1일 3방울(스포이트 아님)
- 레몬밤: 1일 3회, 1회 3스포이트

- 로마티움 뿌리: 1일 3회, 1회 3스포이트
- 모노라우린: 1일 2회, 1회 1캡슐
- 뮬레인 잎: 1일 3회, 1회 3스포이트
- 비타민 B12(아데노실코발라민과 메틸코발라민 형태로): 1일 2회, 1회 1스포이트
- 비타민 C(마이크로-C 500mg 캡슐): 1일 2회, 1회 6캡슐
- 새싹보리즙 분말: 1일 2작은술 또는 6캡슐
- 생꿀: 1일 1큰술
- 스피룰리나: 1일 2작은술 또는 6캡슐
- 아연(액상 황산아연): 1일 2회, 1회 2스포이트(입과 목에 30초간 머금었다가 삼킴)
- 아이브라이트(좁쌀풀무리): 1일 2회, 1회 4스포이트
- 오레가노 오일: 1일 2회, 1회 2캡슐
- 올리브 잎: 1일 2회, 1회 2스포이트
- 커큐민: 1일 2회, 1회 2캡슐
- 타임: 1일 2회 신선한 타임 2줄기를 뜨거운 물에 넣어 차처럼 마시거나 4줄기를 상온의 물에 넣어 마심
- L-라이신(500mg 캡슐): 1일 2회, 1회 5캡슐

| 이유 없이 지속되는 허기와 반복되는 과식 |

진짜 원인: 필수 순수 탄수화물 섭취 부족에 따른 간과 뇌의 글리코겐 저장량 고갈이 원인이다. 또한 저등급 바이러스 감염과 고지방·고단백 식단에 따른 인슐린 저항성도 원인인 경우가 많다.

- 신선한 셀러리 주스: 서서히 늘려서 1일 950ml
- 감초: 1일 1스포이트(2주 지속 후 2주 휴식)
- 레몬밤: 1일 2회, 1회 2스포이트
- 마그네슘 글리시네이트: 1일 2캡슐
- 비타민 B12(아데노실코발라민과 메틸코발라민 형태로): 1일 1스포이트
- 새싹보리즙 분말: 1일 2작은술 또는 6캡슐
- 생강: 1일, 차로 1컵 또는 신선한 생강을 갈거나 착즙해서
- 셀러리포스: 1일 2회, 1회 2캡슐
- 스피룰리나: 1일 1큰술 또는 9캡슐

- 차가버섯: 1일 2작은술 또는 6캡슐
- 치커리뿌리 차: 1일 1컵
- 카다멈: 1일 1회 음식에 뿌려서
- 커큐민: 1일 2캡슐
- 활성형 엽산: 1일 1캡슐

| 인간 유두종 바이러스(HPV) |

진짜 원인: 인간 유두종 바이러스는 계란 같은 트러블메이커 음식을 연료삼아 증식하는 바이러스이다. 몸속 다른 부위에 변이가 60종이 넘는 엡스타인 바 바이러스나 50종이 넘는 연쇄상 구균 바이러스가 일으킨 염증으로 면역 체계가 이미 약해진 상태라면, 인간 유두종 바이러스는 그 틈을 타 더 빠르게 증식한다. 인간 유두종 바이러스는 그 자체만으로는 큰 문제가 되지 않는다. 인간 유두종 바이러스는 다른 바이러스에 의한 복합적이고 전신적인 만성 저등급 감염증이 동시에 발생하여 오랫동안 진단되지 않고 방치된 경우가 아닌 이상, 단독으로는 거의 해를 끼치지 않는 유순한 바이러스이다.

- 신선한 셀러리 주스: 서서히 늘려서 1일 470ml
- 감초: 1일 1스포이트(2주 지속 후 2주 휴식)
- 강황: 1일 2캡슐
- 고양이발톱: 1일 2회, 1회 2스포이트
- 네이센트 아이오딘: 1일 3방울(스포이트 아님)
- 레몬밤: 1일 2회, 1회 4스포이트
- 로마티움 뿌리: 1일 2스포이트(2주 지속 후 2주 휴식)
- 모노라우린: 1일 2회, 1회 1캡슐
- 비타민 B12(아데노실코발라민과 메틸코발라민 형태로): 1일 2회, 1회 1스포이트
- 비타민 C(마이크로-C 500mg 캡슐): 1일 2회, 1회 6캡슐
- 비타민 D3: 1일 1,000IU
- 새싹보리즙 분말: 1일 2작은술 또는 6캡슐
- 서양쐐기풀: 1일 2회, 1회 4스포이트
- 스피룰리나: 1일 2작은술 또는 6캡슐

- 아슈와간다: 1일 1스포이트
- 아연(액상 황산아연): 1일 2회, 1회 1스포이트
- 아이브라이트(좁쌀풀무리): 1일 1스포이트 (2주 지속 후 2주 휴식)
- 알로에: 1일 (껍질을 벗긴) 생 알로에 5cm 이상
- 야생 블루베리 분말: 1일 1큰술
- 차가버섯: 1일 2작은술 또는 6캡슐
- 커큐민: 1일 2회, 1회 2캡슐
- 활성형 엽산: 1일 1캡슐
- B 콤플렉스: 1일 1캡슐
- L-라이신(500mg 캡슐): 1일 2회, 1회 3캡슐

| 자가 면역 장애와 질환 |

현재 겪고 있는 자가 면역 문제가 단독으로 이 장에 처방 목록과 함께 수록되어 있지 않다면 이 절을 살펴보면 된다.

진짜 원인: 의과학 연구계에서는 아직 모르고 있지만, '자가 면역autoimmune'이라는 꼬리표가 붙은 건강 문제는 사실 바이러스 감염 증세이다. 자가 면역 증세를 일으키는 바이러스는 60종이 넘는 엡스타인 바 바이러스 변이, 30종이 넘는 대상포진 바이러스 변이, 인간 헤르페스 바이러스 6형과 7형, 인간 헤르페스 바이러스 10형부터 16형의 미발견 변이, 단순포진 바이러스 1형과 2형 등 매우 다양하다. 자가 면역 장애와 질환의 원인은 인체의 면역 체계가 자기 장기와 분비계를 공격하는 게 아니다. 이 이론은 1950년대에 인정받기 시작해서 불행히도 오늘날까지 수용되고 있다. 자가 면역 질환을 일으키는 바이러스의 보균자들은 많은 경우 몸속에 바이러스가 활동할 뿐만 아니라 수은, 알루미늄, 구리 같은 독성 중금속도 축적되어 있다. 계란, 유제품, 글루텐 같은 음식 또한 위의 바이러스의 먹이가 되기 때문에 증세를 악화시킨다.

- 신선한 셀러리 주스: 서서히 늘려서 1일 2회, 1회 950ml. 어렵다면 매일 아침 950ml
- 감초: 1일 1스포이트 (2주 지속 후 2주 휴식)
- 강황: 1일 2회, 1회 1캡슐
- 고양이발톱: 1일 2회, 1회 2스포이트

- 구골나무매자 뿌리(오리건 그레이프 루트): 1일 2회, 1회 1스포이트(2주 지속 후 2주 휴식)
- 글루타치온: 1일 1캡슐
- 네이센트 아이오딘: 1일 2회, 1회 2방울(스포이트 아님)
- 레몬밤: 1일 2회, 1회 2스포이트
- 로마티움 뿌리: 1일 1스포이트
- 뮬레인 잎: 1일 2회, 1회 2스포이트
- 비타민 B12(아데노실코발라민과 메틸코발라민 형태로): 1일 2회, 1회 2스포이트
- 비타민 C(마이크로-C 500mg 캡슐): 1일 2회, 1회 6캡슐
- 새싹보리즙 분말: 1일 2작은술 또는 6캡슐
- 생꿀: 1일 1~3큰술
- 서양쐐기풀: 1일 2회, 1회 2스포이트
- 셀러리포스: 1일 2회, 1회 3캡슐
- 셀레늄: 1일 1캡슐
- 스피룰리나: 1일 2작은술 또는 6캡슐
- 알로에: 1일 (껍질을 벗긴) 생 알로에 5cm 이상
- 알파리포산(500mg 캡슐): 주 2회, 1회 1캡슐
- 아연(액상 황산아연): 1일 2회, 1회 2스포이트까지
- 야생 블루베리 분말: 1일 1큰술
- 차가버섯: 1일 2작은술 또는 6캡슐
- 커큐민: 1일 2회, 1회 2캡슐
- 타임: 1일 1회 신선한 타임 2줄기를 뜨거운 물에 넣어 차처럼 마시거나 4줄기를 상온의 물에 넣어 마심
- 활성형 엽산: 1일 2회, 1회 1캡슐
- 히비스커스 차: 1일 1컵
- L-라이신(500mg 캡슐): 1일 2회, 1회 4캡슐
- MSM(식이유황): 1일 2회, 1회 1캡슐

| 자궁내막증 |

진짜 원인: 자궁내막증 역시 바이러스와 박테리아가 일으키는 증상인데, 문제의 병원균은 동물성 식품이나 우리가 흔히 노출되는 합성 제조품에서 나온 외부 호르몬까지 먹이로 삼는다. 병원균이 여성 생식기 안팎으로 발생시키는 부산물은 비정상적

인 조직 형성을 촉발한다. 비정상적으로 형성된 조직이 독성 부산물을 붙잡고 가둠으로써 자궁을 비롯한 생식계의 손상을 막아주는 것이다. 이 조직은 계란, 우유, 치즈, 버터 등의 음식이 포함된 고지방·고단백 식단으로 인해 더 빠르게 형성되기도 한다. 이런 트러블메이커 음식이 병원균의 먹이가 되어 더 많은 바이러스성 또는 세균성 부산물이 생기기 때문이다. 독성 중금속 노출 또한 자궁내막증을 악화시킨다.

- 신선한 셀러리 주스: 서서히 늘려서 1일 950ml
- 고양이발톱: 1일 2회, 1회 1스포이트
- 네이센트 아이오딘: 1일 3방울(스포이트 아님)
- 라즈베리잎 차: 1일 2회, 1회 1컵, 1컵에 2티백
- 레몬밤: 1일 2회, 1회 3스포이트
- 비타민 B12(아데노실코발라민과 메틸코발라민 형태로): 1일 1스포이트
- 비타민 C(마이크로-C 500mg 캡슐): 1일 2회, 1회 5캡슐
- 새싹보리즙 분말: 1일 2작은술 또는 6캡슐
- 서양쐐기풀: 1일 2회, 1회 5스포이트
- 스피룰리나: 1일 2작은술 또는 6캡슐
- 아연(액상 황산아연): 1일 1스포이트
- 아슈와간다: 1일 1스포이트
- 암라베리: 1일 1작은술
- 야생 블루베리 분말: 1일 2큰술
- 오미자 차: 1일 2회, 1회 1컵
- 차가버섯: 1일 2작은술 또는 6캡슐
- 커큐민: 1일 2회, 1회 1캡슐
- D-만노스: 1일 1큰술을 물에 타서
- L-라이신(500mg 캡슐): 1일 2회, 1회 2캡슐

| 자궁섬유종 |

진짜 원인: 외부에서 들어온 독성 호르몬과 독성 중금속을 먹고 증식하는 60종이 넘는 엡스타인 바 바이러스의 변이나 50종이 넘는 연쇄상 구균의 변이 중 하나가 원인이다. 문제의 병원균 때문에 건강한 세포가 중독되고 손상된다. 독성에 노출되어 변이가 일어나고 손상된 세포는 살아남기 위해 뭉치다가 굳어서 섬유종이 된다. 섬유

종에서 뻗어 나온 혈관은 계란, 우유, 치즈, 버터의 영양소를 흡수하여 섬유종에 공급한다. 이 증세는 고지방·고단백 식단에 의해 심각하게 악화된다.

- 신선한 셀러리 주스: 서서히 늘려서 1일 950ml
- 강황: 1일 2회, 1회 2캡슐
- 고양이발톱: 1일 2회, 1회 1스포이트
- 골든씰: 1일 1스포이트(2주 지속 후 2주 휴식)
- 네이센트 아이오딘: 1일 3방울(스포이트 아님)
- 라즈베리잎 차: 1일 2회, 1회 1컵, 1컵에 2티백
- 레몬밤: 1일 2회, 1회 3스포이트
- 비타민 B12(아데노실코발라민과 메틸코발라민 형태로): 1일 2회, 1회 1스포이트
- 비타민 C(마이크로-C 500mg 캡슐): 1일 2회, 1회 4캡슐
- 새싹보리즙 분말: 1일 2작은술 또는 6캡슐
- 생꿀: 1일 2큰술
- 서양쐐기풀: 1일 2회, 1회 5스포이트
- 스피룰리나: 1일 2작은술 또는 6캡슐
- 아슈와간다: 1일 2회, 1회 1스포이트
- 아연(액상 황산아연): 1일 1스포이트
- 알로에: 1일 (껍질을 벗긴) 생 알로에에 5cm 이상
- 알파리포산(500mg 캡슐): 주 2회, 1회 1캡슐
- 야생 블루베리 분말: 1일 2큰술
- 오레가노 오일: 1일 1캡슐
- 차가버섯: 1일 2작은술 또는 6캡슐
- 커큐민: 1일 2회, 1회 2캡슐
- 활성형 엽산: 1일 1캡슐
- 히비스커스 차: 1일 1컵
- D-만노스: 1일 1큰술을 물에 타서
- L-라이신(500mg 캡슐): 1일 2회, 1회 3캡슐

| 저시력 |

진짜 원인: 원인을 규명할 수 없는 저시력은 만성 저등급 바이러스 감염 때문에 신경 세포가 약해진 결과이다. 여기에 수은이나 알루미늄 같은 독성 중금속과 살충제, 제

초제, 살균제, 석유 화학 제품 같은 기타 독소도 복합적으로 작용한다.

- 신선한 셀러리 주스: 서서히 늘려서 1일 470ml
- 감초: 1일 1스포이트(2주 지속 후 2주 휴식)
- 고양이발톱: 1일 2회, 1회 2스포이트
- 글루타치온: 1일 1캡슐
- 레몬밤: 1일 2회, 1회 3스포이트
- 로즈힙 차: 1일 1컵
- 마그네슘 글리시네이트: 1일 2회, 1회 2캡슐
- 모노라우린: 1일 1캡슐
- 뮬레인 잎: 1일 2회, 1회 2스포이트
- 비타민 B12(아데노실코발라민과 메틸코발라민 형태로): 1일 2회, 1회 2스포이트
- 비타민 C(마이크로-C 500mg 캡슐): 1일 2회, 1회 6캡슐
- 비타민 D3: 1일 1,000IU
- 새싹보리즙 분말: 1일 2작은술 또는 6캡슐
- 셀러리포스: 1일 2회, 1회 3캡슐
- 스피룰리나: 1일 2작은술 또는 6캡슐
- 아연(액상 황산아연): 1일 1스포이트
- 알파리포산(500mg 캡슐): 2일 1캡슐
- 암라베리: 1일 1작은술
- 야생 블루베리 분말: 1일 1큰술
- 올리브 잎: 1일 2회, 1회 2스포이트
- 커큐민: 1일 2회, 1회 3캡슐
- 활성형 엽산: 1일 1캡슐
- EPA와 DHA(어유 없는): 1일 1캡슐(저녁 식사와 함께)
- L-라이신(500mg 캡슐): 1일 2회, 1회 4캡슐

| 종기·농양 |

진짜 원인: 급성 또는 만성 바이러스나 박테리아 감염. 대부분 림프계에 위치하고 드물게는 장기 안에 자리 잡기도 한다.

- 신선한 셀러리 주스: 서서히 늘려서 1일 950ml, 이후 가능하면 1,900ml까지 늘림

- 고양이발톱: 1일 2회, 1회 2스포이트
- 골든씰: 1일 2회, 1회 3스포이트(2주 지속 후 2주 휴식)
- 구골나무매자 뿌리(오리건 그레이프 루트): 1일 2회, 1회 2스포이트(2주 지속 후 2주 휴식)
- 레몬밤: 1일 2회, 1회 4스포이트
- 뮬레인 잎: 1일 3스포이트
- 비타민 B_{12}(아데노실코발라민과 메틸코발라민 형태로): 1일 1스포이트
- 비타민 C(마이크로-C 500mg 캡슐): 1일 2회, 1회 4캡슐
- 새싹보리즙 분말: 1일 2작은술 또는 6캡슐
- 생꿀: 1일 1큰술
- 스피룰리나: 1일 2작은술 또는 6캡슐
- 아연(액상 황산아연): 1일 2회, 1회 2스포이트까지
- 야생 블루베리 분말: 1일 2큰술
- 올리브 잎: 1일 2스포이트
- 커큐민: 1일 2회, 1회 2캡슐

| 종양과 낭종(양성에 한함. 암 관련 종양과 낭종은 '암' 부분 참고) |

진짜 원인: 독성 중금속과 살충제, 제초제, 살균제, 플라스틱과 기타 석유 화학 제품, 방향제, 향초, 향수, 코롱 등의 독소를 먹이로 삼는 헤르페스 계열의 비非암성 바이러스(엡스타인 바 바이러스, 인간 헤르페스 바이러스 6형 포함)의 변이들이 원인이다. 특정 바이러스 변이는 공격성 높은 독소를 먹고 대사하면서 끈적끈적한 젤리 같은 독성 물질을 배설한다. 이 노폐물은 인접 세포에 달라붙어 세포를 질식시킨다. 세포의 생존에 필수적인 산소와 영양소를 차단하여 세포의 변성, 약화, 괴사를 일으키는 것이다. 그뿐만 아니라 끈적거리는 독성 물질은 죽은 세포에도 계속 달라붙어서 죽은 세포가 혈류로 들어가 해독되는 것도 막아버린다. 결국 손상되거나 괴사한 세포 주변에 반흔 조직이 형성되면서 종양과 낭종의 시발점이 된다. 바이러스는 낭종과 종양 안에 계속 살면서 낭종과 종양 밖으로 뻗어 나온 혈관을 통해 산소와 영양소와 기타 연료를 공급받는다. 그러면 바이러스는 계속 독성 물질을 배출하게 되고, 낭종이나 종양은 계속 커진다. 바이러스를 제거하지 않는 한 이 악순환은 계속된다. 고지방·고단백 식단은 종양과 낭종의 형성을 가속화한다. 종양과 낭종은 계란을 먹고 더 커지

기 때문에 계란 같은 트러블메이커 음식도 경계해야 한다.

- 신선한 셀러리 주스: 서서히 늘려서 1일 950ml, 이후 가능하면 1,900ml까지 늘림
- 고양이발톱: 1일 2회, 1회 3스포이트
- 글루타치온: 1일 1캡슐
- 네이센트 아이오딘: 1일 6방울(스포이트 아님)
- 라즈베리잎 차: 1일 2회, 1회 1컵, 1컵에 2티백
- 레몬밤: 1일 4스포이트
- 멜라토닌: 서서히 늘려서 취침 전 20mg
- 비타민 B12(아데노실코발라민과 메틸코발라민 형태로): 1일 1스포이트
- 비타민 C(마이크로-C 500mg 캡슐): 1일 2회, 1회 6캡슐
- 비타민 D3: 1일 2,000IU
- 새싹보리즙 분말: 1일 1큰술 또는 9캡슐
- 생꿀: 1일 2큰술
- 서양쐐기풀: 1일 2스포이트
- 스피룰리나: 1일 2작은술 또는 6캡슐
- 아슈와간다: 1일 2스포이트
- 아연(액상 황산아연): 1일 2스포이트까지
- 알파리포산(500mg 캡슐): 1일 1캡슐
- 암라베리: 1일 2작은술
- 야생 블루베리 분말: 1일 2큰술
- 오미자 차: 1일 2회, 1회 1컵, 1컵에 2티백
- 우엉: 1일, 차로 1컵 또는 착즙한 신선한 우엉 1뿌리
- 차가버섯: 1일 1큰술 또는 9캡슐
- 커큐민: 1일 2캡슐
- 코엔자임큐텐: 1일 2캡슐
- 히비스커스 차: 1일 1컵, 1컵에 2티백
- EPA와 DHA(어유 없는): 1일 1캡슐(저녁 식사와 함께)

| 죄책감과 슬픔 |

진짜 원인: 과거에 발생했거나 현재 진행 중인 감정적 갈등이나 심정적으로 힘든 상황은 우리의 면역력을 떨어뜨리고 필수 영양소를 고갈시킬 가능성이 있다.

- 신선한 셀러리 주스: 서서히 늘려서 1일 470ml
- 감초: 1일 1스포이트(2주 지속 후 2주 휴식)
- 네이센트 아이오딘: 1일 3방울(스포이트 아님)
- 레몬밤: 1일 3회, 1회 3스포이트
- 로즈힙 차: 1일 1컵
- 마그네슘 글리시네이트: 1일 2캡슐
- 멜라토닌: 취침 전 5mg
- 비타민 B12(아데노실코발라민과 메틸코발라민 형태로): 1일 2회, 1회 2스포이트
- 새싹보리즙 분말: 1일 2작은술 또는 6캡슐
- 셀러리포스: 1일 3회, 1회 2캡슐
- 스피룰리나: 1일 2작은술 또는 6캡슐
- 아연(액상 황산아연): 1일 1스포이트
- 아슈와간다: 1일 2회, 1회 1스포이트
- 커큐민: 1일 2캡슐
- 코엔자임큐텐: 1일 1캡슐
- 활성형 엽산: 1일 2회, 1회 1캡슐
- 히비스커스 차: 1일 3회, 1회 1컵
- B 콤플렉스: 1일 1캡슐
- EPA와 DHA(어유 없는): 1일 1캡슐(저녁 식사와 함께)

| 중독 |

진짜 원인: 뇌로 들어가는 포도당 부족에 따른 뇌의 글리코겐 및 무기염 결핍이 사람을 무언가에 쉽게 중독되게 만든다. 이는 수년에 걸쳐 지속된 고지방·고단백 식단과 셀러리 주스와 잎채소 같은 공급원을 통한 무기염 섭취 부족으로 신경 전달 물질이 제대로 연료를 공급받지 못해서 일어나는 현상이다. 수은, 알루미늄, 구리 등의 독성 중금속이 뇌에 축적되면 그 자체로도 중독을 일으키거나 중독에 기여한다. 힘든 감정이 극대화되고 기력이 떨어질 때도 중독적 충동이 촉발된다.

- 신선한 셀러리 주스: 서서히 늘려서 1일 470ml
- 가바(감마아미노부티르산, 250mg 캡슐): 1일 1캡슐
- 감초: 1일 1스포이트(2주 지속 후 2주 휴식)

- 레몬밤: 1일 3회, 1회 4스포이트
- 멜라토닌: 1일 2회, 1회 5mg
- 비타민 B12(아데노실코발라민과 메틸코발라민 형태로): 1일 2회, 1회 3스포이트
- 비타민 C(마이크로-C 500mg 캡슐): 1일 4캡슐
- 새싹보리즙 분말: 1일 1큰술 또는 9캡슐
- 셀러리포스: 1일 3회, 1회 2캡슐
- 스피룰리나: 1일 1큰술 또는 9캡슐
- 아슈와간다: 1일 2회, 1회 1스포이트
- 아연(액상 황산아연): 1일 2회, 1회 1스포이트까지
- 야생 블루베리 분말: 1일 2큰술
- 차가버섯: 1일 2작은술 또는 6캡슐
- 커큐민: 1일 2회, 1회 2캡슐
- 활성형 엽산: 1일 1캡슐
- EPA와 DHA(어유 없는): 1일 2캡슐(저녁 식사와 함께)
- L-글루타민: 1일 2회, 1회 2캡슐

| 지방간, 지방간 전단계, 간 기능 둔화 |

진짜 원인: 너무 오랫동안 지속된 고지방·고단백 식단과 더불어 살충제와 제초제 같은 독소, 수은과 알루미늄 같은 독성 중금속, 플라스틱과 기타 석유 화학 부산물, 묵은 의약품, 저등급 바이러스 및 박테리아 감염, 코롱, 향수, 방향제, 향초 등에 따른 간의 과부하가 원인이다. 트러블메이커 음식 또한 간 문제를 악화시킨다.

- 신선한 셀러리 주스: 서서히 늘려서 1일 950ml
- 민들레뿌리 차: 1일 1컵
- 밀크씨슬: 1일 1스포이트
- 알로에: 1일 (껍질을 벗긴) 생 알로에에 5cm 이상
- 암라베리: 1일 2작은술
- 새싹보리즙 분말: 1일 2작은술 또는 6캡슐
- 생강: 1일, 차로 1컵 또는 신선한 생강을 갈거나 착즙해서
- 소리쟁이 차: 1일 1컵
- 스피룰리나: 1일 1큰술 또는 9캡슐

- 야생 블루베리 분말: 1일 1큰술
- 우엉: 1일, 차로 1컵 또는 착즙한 신선한 우엉 1뿌리
- 치커리뿌리 차: 1일 1컵
- 카다멈: 1일 1회 음식에 뿌려서

| 체중 증가 |

진짜 원인: 흔히 신진대사가 느려지는 것을 체중 증가의 원인으로 착각하는데, 원인 불명의 체중 증가는 대부분의 경우 지방과 단백질 과다 섭취와 독성 중금속, 살충제, 제초제, 플라스틱과 기타 석유 화학 제품, 용매, 묵은 의약품, 방향제, 향초, 코롱, 향수 등의 독소로 인한 간의 침체와 둔화가 원인이다. 간의 저등급 바이러스 및 박테리아 감염도 하나의 요인이다. 이런 원인을 파악하지 못한다면 체중 증가를 막아보려고 과도한 운동에 매달릴 수 있다. 체중 증가와 관련된 더 자세한 내용은 이 책의 20장 "내 몸의 치유력" 중 "체중" 절을 참고하기 바란다.

- 신선한 셀러리 주스: 서서히 늘려서 1일 470ml
- 네이센트 아이오딘: 1일 3방울(스포이트 아님)
- 라즈베리잎 차: 1일 1컵, 1컵에 2티백
- 레몬밤: 1일 2스포이트
- 밀크씨슬: 1일 1스포이트
- 비타민 B12(아데노실코발라민과 메틸코발라민 형태로): 1일 1스포이트
- 비타민 C(마이크로-C 500mg 캡슐): 1일 6캡슐
- 새싹보리즙 분말: 1일 2작은술 또는 6캡슐
- 서양쐐기풀: 1일 2스포이트
- 스피룰리나: 1일 2작은술 또는 6캡슐
- 아슈와간다: 1일 1스포이트
- 아연(액상 황산아연): 1일 1스포이트까지
- 알로에: 1일 (껍질을 벗긴) 생 알로에 5cm 이상
- 야생 블루베리 분말: 1일 2큰술
- 오미자 차: 1일 1컵
- 차가버섯: 1일 2작은술 또는 6캡슐
- 활성형 엽산: 1일 1캡슐

| 추위, 더위, 햇빛, 습기에 대한 민감증, 수족냉증 |

진짜 원인: 간을 비롯한 전신의 저등급 바이러스 감염이 상승하면서 중추 신경계가 예민해지는 게 원인이다. 위의 증상을 일으키는 바이러스는 신경독을 배출하는 종류인데, 신경독이 혈류를 타고 순환하다가 신경에 흡착하여 경증에서 중증의 염증을 일으키게 된다. 이 때문에 전신의 신경이 더 예민해지면서 차가운 공기나 물이 피부에 닿으면 불편감을 일으키는 것이다. 이 불편감이 혈액 순환 장애로 오진되기도 한다. 물리적 부상에 따른 신경 손상도 이런 증상으로 이어질 수 있지만, 대부분의 경우 바이러스가 신경이 손상된 틈을 타 염증을 악화시키는 원인으로 동시에 작용한다.

- 신선한 셀러리 주스: 서서히 늘려서 1일 950ml
- 고양이발톱: 1일 2회, 1회 1스포이트
- 글루타치온: 1일 1캡슐
- 레몬밤: 1일 3회, 1회 2스포이트
- 마그네슘 글리시네이트: 1일 2회, 1회 2캡슐
- 뮬레인 잎: 1일 2회, 1회 1스포이트
- 비타민 B12(아데노실코발라민과 메틸코발라민 형태로): 1일 2회, 1회 2스포이트
- 비타민 C(마이크로-C 500mg 캡슐): 1일 2회, 1회 4캡슐
- 비타민 D3: 1일 1,000IU
- 새싹보리즙 분말: 1일 2작은술 또는 6캡슐
- 생강: 1일, 차로 1컵 또는 신선한 생강을 갈거나 착즙해서
- 셀러리포스: 1일 2회, 1회 2캡슐
- 스피룰리나: 1일 2작은술 또는 6캡슐
- 아연(액상 황산아연): 1일 2회, 1회 1스포이트
- 알로에: 1일 (껍질을 벗긴) 생 알로에 5cm 이상
- 야생 블루베리 분말: 1일 2큰술
- 차가버섯: 1일 2작은술 또는 6캡슐
- 커큐민: 1일 2회, 1회 3캡슐
- 활성형 엽산: 1일 1캡슐
- L-라이신(500mg 캡슐): 1일 2회, 1회 2캡슐
- MSM(식이유황): 1일 1캡슐

| 치밀 유방 |

진짜 원인: 변이가 60종이 넘는 엡스타인 바 바이러스 또는 30종이 넘는 대상포진 바이러스에 따른 저등급 바이러스 감염과 다양한 독소에 의한 간의 과부하와 침체와 둔화. 병원균이 발생시키는 여러 부산물과 잔해는 독성 중금속, 살충제, 제초제, 코롱, 향수, 향초, 방향제, 석유 화학 제품, 플라스틱, 묵은 의약품, 기타 트러블메이커로 이미 과부하에 걸린 간을 더 지치게 하고, 이는 유방 조직과 직결된 림프계에 악영향을 미친다.

- 신선한 셀러리 주스: 서서히 늘려서 1일 950ml
- 라즈베리잎 차: 1일 1컵, 1컵에 2티백
- 레몬밤: 1일 2회, 1회 2스포이트
- 민들레뿌리 차: 1일 1컵
- 밀크씨슬: 1일 1스포이트
- 비타민 B12(아데노실코발라민과 메틸코발라민 형태로): 1일 1스포이트
- 비타민 C(마이크로-C 500mg 캡슐): 1일 2회, 1회 4캡슐
- 새싹보리즙 분말: 1일 1큰술 또는 9캡슐
- 서양쐐기풀: 1일 4스포이트
- 스피룰리나: 1일 2작은술 또는 6캡슐
- 아슈와간다: 1일 1스포이트
- 아연(액상 황산아연): 1일 1스포이트
- 알파리포산(500mg 캡슐): 1일 1캡슐
- 알로에: 1일 (껍질을 벗긴) 생 알로에 5cm 이상
- 야생 블루베리 분말: 1일 1큰술
- 오레가노 오일: 1일 1캡슐
- 우엉: 1일, 차로 1컵 또는 착즙한 신선한 우엉 1뿌리
- 차가버섯: 1일 2작은술 또는 6캡슐
- 카다멈: 주 1회 음식에 1꼬집
- 코엔자임큐텐: 1일 1캡슐
- 커큐민: 1일 2회, 1회 2캡슐
- MSM(식이유황): 1일 1캡슐

| 탁혈증후군 |

진짜 원인: 매일 알맞은 수분으로 제대로 수분 보충을 못해주는데다 수년간 고지방·고단백 식단을 유지하고 간이 독소 때문에 침체되고 둔화되면 탈수 현상이 만성화되면서 혈액이 걸쭉해지는데 이것이 탁혈증후군이다.

- 신선한 셀러리 주스: 서서히 늘려서 1일 950ml
- 강황: 1일 2회, 1회 2캡슐
- 민들레뿌리 차: 1일 2회, 1회 1컵
- 밀크씨슬: 1일 2회, 1회 1스포이트
- 붉은 토끼풀(레드클로버): 1일 2회, 1회 1스포이트 또는 차로 1컵
- 비타민 C(마이크로-C 500mg 캡슐): 1일 2회, 1회 4캡슐
- 새싹보리즙 분말: 1일 2작은술 또는 6캡슐
- 서양쐐기풀: 1일 2회, 1회 2스포이트 또는 차로 1컵
- 소리쟁이 차: 1일 2회, 1회 1컵
- 스피룰리나: 1일 2작은술 또는 6캡슐
- 암라베리: 1일 2회, 1회 1작은술
- 우엉: 1일 2회, 1회 차로 1컵 또는 착즙한 신선한 우엉 1뿌리
- 치커리뿌리 차: 1일 2회, 1회 1컵

| 통풍 |

진짜 원인: 다양한 독소에 의한 간의 과부하와 침체와 둔화가 원인이며, 많은 경우 고지방·고단백 식단과 상승 작용을 한다.

- 신선한 셀러리 주스: 서서히 늘려서 1일 950ml
- 강황: 1일 2회, 1회 2캡슐
- 고양이발톱: 1일 2회, 1회 1스포이트
- 레몬밤: 1일 2회, 1회 2스포이트 또는 차로 1컵, 1컵에 2티백
- 로즈힙 차: 1일 1컵
- 비타민 B12(아데노실코발라민과 메틸코발라민 형태로): 1일 2회, 1회 1스포이트
- 비타민 C(마이크로-C 500mg 캡슐): 1일 2회, 1회 4캡슐
- 새싹보리즙 분말: 1일 2작은술 또는 6캡슐
- 서양쐐기풀: 1일 2회, 1회 2스포이트 또는 차로 1컵, 1컵에 2티백

- 스피룰리나: 1일 2작은술 또는 6캡슐
- 아연(액상 황산아연): 1일 2회, 1회 1스포이트까지
- 암라베리: 1일 2작은술
- 야생 블루베리 분말: 1일 2큰술
- 차가버섯: 1일 2작은술 또는 6캡슐
- 커큐민: 1일 2회, 1회 2캡슐
- EPA와 DHA(어유 없는): 1일 1캡슐(저녁 식사와 함께)
- L-라이신(500mg 캡슐): 1일 2회, 1회 3캡슐
- MSM(식이유황): 1일 2회, 1회 2캡슐

| 파킨슨병 |

진짜 원인: 파킨슨병은 (수은, 알루미늄, 구리 같은) 독성 중금속이 산화하면서 나오는 유출물이 뇌에 퍼지고 신경 세포를 손상시키면서 발병한다. 독성 중금속이 전기 자극을 차단함으로써 신경 전달 물질이 건강하고 활발하게 기능하기 위해 필요한 전기와 연료를 끊는 것이다. 이렇게 신경 전달 물질이 기아 상태에 이르면서 심각한 신경 전달 물질 결핍이 발생한다. 파킨슨병은 많은 경우 고지방·고단백 식단에 의해 진행이 가속화된다.

- 신선한 셀러리 주스: 서서히 늘려서 1일 950ml, 이후 가능하면 1,900ml까지 늘림
- 가바(감마아미노부티르산, 250mg 캡슐): 1일 2회, 1회 1캡슐
- 강황: 1일 4캡슐
- 금영화: 1일 4스포이트 또는 4캡슐
- 레몬밤: 1일 2회, 1회 4스포이트
- 마그네슘 글리시네이트: 1일 2회, 1회 2캡슐
- 멜라토닌: 1일 2회, 1회 5mg
- 비타민 B12(아데노실코발라민과 메틸코발라민 형태로): 1일 2회, 1회 3스포이트
- 비타민 C(마이크로-C 500mg 캡슐): 1일 2회, 1회 4캡슐
- 새싹보리즙 분말: 1일 1큰술 또는 9캡슐
- 생꿀: 1일 1큰술
- 서양쐐기풀: 1일 2회, 1회 2스포이트

- 셀러리포스: 1일 3회, 1회 3캡슐
- 셀레늄: 1일 1캡슐
- 스피룰리나: 1일 1큰술 또는 9캡슐
- 아슈와간다: 1일 1스포이트
- 아연(액상 황산아연): 1일 1스포이트
- 암라베리: 1일 2작은술
- 야생 블루베리 분말: 1일 1큰술
- 카바카바: 1일 2회, 1회 1스포이트 또는 1캡슐
- 커큐민: 1일 2회, 1회 3캡슐
- 코엔자임큐텐: 1일 1캡슐
- 활성형 엽산: 1일 1캡슐
- EPA와 DHA(어유 없는): 1일 1캡슐(저녁 식사와 함께)
- L-글루타민: 1일 2회, 1회 2캡슐
- MSM(식이유황): 1일 1캡슐

| 패혈성 인두염, 바이러스성 인두염, 원인불명의 인후염, 다래끼 |

진짜 원인: 림프계와 편도에 서식하는 50종이 넘는 연쇄상 구균 변이 중 한 종이 인후 상부까지 올라와서 육안으로 보이는 하얀 반점을 일으키기도 하고, 보이지는 않지만 염증과 붓기와 통증을 일으키기도 한다. 때로는 의사가 환자의 목에서 채취한 체액으로 연쇄상 구균이 검출되기도 하지만 검출되지 않는 경우도 많다.

60종이 넘는 엡스타인 바 바이러스 변이도 원인불명의 만성 인후염이나 계속 재발하는 인후염을 일으킨다. 감염자는 주로 인후 양쪽이 빨갛게 부어오르고, 때로는 침을 삼킬 때마다 날카로운 통증을 느낀다. 이런 종류의 인후염은 검사를 해도 연쇄상 구균이 검출되지 않기 때문에 정확한 진단이 거의 불가능하다. 실제 원인인 엡스타인 바 바이러스는 현존하는 의학적 검사로는 검출되지 않을 수도 있기 때문에 단핵증으로 진단되는 경우도 드물다. 그러나 고지방·고단백 식단과 수면 부족이 겹치면서 피로가 쌓일 때마다 목이 아프면 원인은 보통 만성 저등급 바이러스 감염이다.

- 신선한 셀러리 주스: 서서히 늘려서 1일 950ml
- 감초: 1일 2회, 1회 1스포이트(2주 지속 후 2주 휴식)

- 고양이발톱: 1일 2회, 1회 3스포이트
- 골든씰: 1일 2회, 1회 5스포이트(2주 지속 후 2주 휴식)
- 레몬밤: 1일 2회, 1회 4스포이트
- 로즈힙 차: 1일 2회, 1회 2컵
- 뮬레인 잎: 1일 2회, 1회 3스포이트
- 비타민 C(마이크로-C 500mg 캡슐): 메디컬 미디엄 비타민 C 충격 요법은 선택 사항. 실행 이후에는 1일 2회, 1회 8캡슐
- 생강: 1일 2회, 1회 차로 2컵 또는 신선한 생강을 갈거나 착즙해서
- 아연(액상 황산아연): 메디컬 미디엄 아연 충격 요법은 선택 사항. 이틀 동안 실행한 후에는 1일 2회, 1회 3스포이트까지
- 아이브라이트(좁쌀풀무리): 1일 2회, 1회 2스포이트
- 올리브 잎: 1일 2회, 1회 3스포이트
- 타임: 1일 2회 신선한 타임 2줄기를 뜨거운 물에 넣어 차처럼 마시거나 4줄기를 상온의 물에 넣어 마심
- L-라이신(500mg 캡슐): 1일 2회, 1회 6캡슐

| 하지정맥류와 거미양정맥류 |

진짜 원인: 독성 중금속, 용매, 일반 세제 및 청소용품, 향초, 방향제, 코롱, 향수, 플라스틱과 기타 석유 화학 제품, 묵은 의약품 등 다양한 독소로 인한 간의 침체 및 둔화. 하지정맥류와 거미양정맥류는 (남녀 모두의) 치밀 유방, 체중 증가, 고혈당, 고지혈증 등과 함께 나타나는 경우가 많다. 간의 침체 및 둔화가 이런 증상과 증세도 유발하기 때문이다. 고지방·고단백 식단은 하지정맥류와 거미양정맥류의 진행을 가속화한다.

- 신선한 셀러리 주스: 서서히 늘려서 1일 950ml
- 레몬밤: 1일 2스포이트
- 민들레뿌리 차: 1일 1컵
- 밀크씨슬: 1일 1스포이트
- 붉은 토끼풀(레드클로버): 1일 차로 1컵
- 비타민 B12(아데노실코발라민과 메틸코발라민 형태로): 1일 1스포이트
- 비타민 C(마이크로-C 500mg 캡슐): 1일 4캡슐
- 새싹보리즙 분말: 1일 2작은술 또는 6캡슐

- 서양쐐기풀: 1일 2스포이트
- 스피룰리나: 1일 2작은술 또는 6캡슐
- 알파리포산(500mg 캡슐): 1일 1캡슐
- 야생 블루베리 분말: 1일 1큰술
- 오미자 차: 1일 1컵
- 우엉: 1일, 차로 1컵 또는 착즙한 신선한 우엉 1뿌리
- 커큐민: 1일 2회, 1회 2캡슐
- EPA와 DHA(어유 없는): 1일 1캡슐(저녁 식사와 함께)
- MSM(식이유황): 1일 2캡슐

| 현기증과 메니에르병 |

진짜 원인: 60종이 넘는 엡스타인 바 바이러스의 변이가 배설하는 신경독이 미주 신경에 달라붙어 염증을 일으키고 신경을 자극하는 것이 원인이다. 미주 신경에 염증과 자극이 발생하면 여러 가지 증상이 나타난다. 미주 신경이 균형 감각을 관장하기 때문에 미주 신경에 문제가 생기면 어지럽거나 마치 움직이는 배에 타고 있는 느낌이 들기도 한다.

메니에르병의 경우, 칼슘 결정이나 결석이 원인이라는 이론은 정확하지 않다. 사실 메니에르병은 신경학적 질환이며, 미주 신경과 내이의 신경에 문제를 일으키는 저등급 바이러스 감염이 원인이다.

- 신선한 셀러리 주스: 서서히 늘려서 1일 950ml
- 감초: 1일 1스포이트(2주 지속 후 2주 휴식)
- 고양이발톱: 1일 2회, 1회 2스포이트
- 레몬밤: 1일 3회, 1회 3스포이트
- 로마티움 뿌리: 1일 2회, 1회 2스포이트
- 마그네슘 글리시네이트: 1일 1캡슐
- 모노라우린: 1일 1캡슐
- 뮬레인 잎: 1일 2회, 1회 3스포이트
- 비타민 B12(아데노실코발라민과 메틸코발라민 형태로): 1일 2회, 1회 2스포이트
- 비타민 C(마이크로-C 500mg 캡슐): 1일 2회, 1회 4캡슐

- 새싹보리즙 분말: 1일 2작은술 또는 6캡슐
- 셀러리포스: 1일 2회, 1회 2캡슐
- 스피룰리나: 1일 2작은술 또는 6캡슐
- 아연(액상 황산아연): 1일 2회, 1회 2스포이트
- 아이브라이트(좁쌀풀무리): 1일 1스포이트
- 야생 블루베리 분말: 1일 2큰술
- 올리브 잎: 1일 2회, 1회 1스포이트
- 차가버섯: 1일 2작은술 또는 6캡슐
- 커큐민: 1일 2회, 1회 2캡슐
- B 콤플렉스: 1일 1캡슐
- EPA와 DHA(어유 없는): 1일 1캡슐(저녁 식사와 함께)
- L-글루타민: 1일 1캡슐
- L-라이신(500mg 캡슐): 1일 2회, 1회 5캡슐

| 호르몬 문제 |

진짜 원인: 저등급 바이러스 감염과 독소에 따른 간의 침체 및 둔화가 원인이다. 가장 흔한 바이러스는 변이가 60종이 넘는 엡스타인 바 바이러스이며, 가장 흔한 독소는 독성 중금속, 살충제, 제초제, 플라스틱과 기타 석유 화학 제품, 향수, 코롱, 방향제, 계란 같은 트러블메이커 음식이다.

- 신선한 셀러리 주스: 서서히 늘려서 1일 950ml
- 네이센트 아이오딘: 1일 6방울(스포이트 아님)
- 라즈베리잎 차: 1일 2회, 1회 1컵, 1컵에 3티백
- 레몬밤: 1일 2스포이트
- 밀크씨슬: 1일 1스포이트
- 비타민 B12(아데노실코발라민과 메틸코발라민 형태로): 1일 2스포이트
- 비타민 C(마이크로-C 500mg 캡슐): 1일 2캡슐
- 새싹보리즙 분말: 1일 2작은술 또는 6캡슐
- 서양쐐기풀: 1일 4스포이트
- 셀러리포스: 1일 2회, 1회 2캡슐
- 스피룰리나: 1일 2작은술 또는 6캡슐
- 아슈와간다: 1일 1스포이트

- 오미자 차: 1일 1컵
- 야생 블루베리 분말: 1일 2큰술
- 히비스커스 차: 1일 1컵, 1컵에 2티백

| 화학 민감증과 음식 불내증 |

진짜 원인: 독성 트러블메이커(수은, 알루미늄, 구리, 납, 니켈, 카드뮴, 비소, 용매, 일반 세제, 일반 청소용품, 방향제, 살충제, 제초제, 살균제, 향수, 향초, 코롱 등)와 바이러스(변이가 60종이 넘는 엡스타인 바 바이러스나 30종이 넘는 대상포진 바이러스, 또는 다수의 변이가 있는 인간 헤르페스 바이러스 6형)와 박테리아(변이가 50종이 넘는 연쇄상 구균 등)와 이 세 가지가 배출하는 각종 부산물과 잔해의 조합이 포화 상태에 이르러 처지고 둔해진 간이 원인이다. 대부분의 경우 해독 과정에 도움이 안 되는 고지방·고단백 식단 때문에 안 그래도 과부하에 걸린 간은 해독 기능이 약해져서 위의 화학품과 바이러스와 박테리아의 노폐물을 처리하지 못하고, 처리되지 못한 노폐물은 혈류로 유입되어 과도하게 쌓인다. 결국 과도한 바이러스 활동 때문에 중추 신경계에 경증의 염증이 발생하면서 이것이 화학 민감증과 음식 불내증의 형태로 발전하는 것이다.

화학 민감증과 음식 불내증은 사람마다 다르게 나타난다. 이 장에 있는 어떤 보충제든 자신에게 맞는 것을 찾으면 된다. 아래의 목록은 예민한 사람에게 제일 무난한 출발점을 제시한 것이다. 신선한 셀러리 주스와 셀러리포스와 생꿀은 매일 반복하는 루틴이 되면 좋다. 나머지 허브와 보충제는 하루에 한 가지씩만 복용하는 게 좋다. 그러니까 하루에 다 복용하기보다는 며칠에 걸쳐 매일 하나씩 차례대로 바꿔가면서 시도한다. 목록에 있는 모든 보충제를 하루에 한 가지씩 돌아가며 복용한다면 8일 주기로 복용하는 셈이다. 민감증은 한 병에 50가지 원료가 다 들어 있는 종합 영양제를 피해야 하는 또 하나의 이유이다. 이 장에 권장된 보충제 중에는 그런 종합 영양제가 하나도 없다.

매일

- 신선한 셀러리 주스: 서서히 늘려서 1일 470ml

- 생꿀: 1일 1큰술 이상
- 셀러리포스: 1일 1캡슐

매일 하나씩 차례대로 바꿔가면서

- 레몬밤: 1스포이트
- 새싹보리즙 분말: 1/2작은술 또는 1캡슐
- 페퍼민트 차: 1컵
- 활성형 엽산: 1캡슐
- L-라이신(500mg 캡슐): 1캡슐
- 비타민 B12(아데노실코발라민과 메틸코발라민 형태로): 1스포이트
- 비타민 C(마이크로-C 500mg 캡슐): 2캡슐
- 비타민 D3: 1,000IU

| 황달 |

진짜 원인: 황달은 급성 염증 또는 장기간에 걸친 만성 간 질환, 종양, 낭종 등을 일으키는 병원균과 독성 중금속이 원인이다. 황달은 영유아에게 흔한 질병이지만, 아래는 성인을 위한 용량이다.

- 신선한 셀러리 주스: 서서히 늘려서 1일 950ml
- 레몬밤: 1일 2회, 1회 1스포이트
- 붉은 토끼풀(레드클로버): 1일 2회, 1회 1스포이트 또는 차로 1컵
- 비타민 C(마이크로-C 500mg 캡슐): 1일 2회, 1회 2캡슐
- 새싹보리즙 분말: 1일 2작은술 또는 6캡슐
- 서양쐐기풀: 1일 2회, 1회 1스포이트 또는 차로 1컵
- 암라베리: 1일 2회, 1회 1작은술
- 페퍼민트 차: 1일 2회, 1회 1컵
- 히비스커스 차: 1일 2회, 1회 1컵

| 회충과 기생충 |

진짜 원인: 해산물, 육류, 가금류, 돼지고기 등을 날로 먹거나, 그런 날고기의 육즙이

묻은 음식이나 식기를 사용하거나, 오염된 음식을 충분히 가열하지 않고 먹거나, 오염된 물로 만든 음료수를 마시면 회충과 기생충이 몸속에 생길 수 있다.

- 신선한 셀러리 주스: 서서히 늘려서 1일 950ml
- 검정호두: 1일 2회, 1회 1스포이트
- 고양이발톱: 1일 2회, 1회 4스포이트
- 구골나무매자 뿌리(오리건 그레이프 루트): 1일 2회, 1회 3스포이트(2주 지속 후 2주 휴식)
- 레몬밤: 1일 2회, 1회 5스포이트
- 로즈마리: 1일 신선한 로즈마리 2줄기를 뜨거운 물에 넣어 차처럼 마시거나 4줄기를 상온의 물에 넣어 마심
- 민들레뿌리 차: 1일 2회, 1회 1컵
- 새싹보리즙 분말: 1일 2작은술 또는 6캡슐
- 생강: 1일 1큰술(신선한 생강을 갈아 상온 또는 뜨거운 물에 타서 마심)
- 소리쟁이 차: 1일 2회, 1회 1컵
- 스피룰리나: 1일 2작은술 또는 6캡슐
- 아이브라이트(좁쌀풀무리): 1일 2회, 1회 2스포이트
- 야생 블루베리 분말: 1일 2큰술
- 오레가노 오일: 1일 2회, 1회 3캡슐
- 올리브 잎: 1일 2회, 1회 4스포이트
- 우엉: 1일 2회, 1회 차로 1컵 또는 착즙한 신선한 우엉 1뿌리
- 차가버섯: 1일 2작은술 또는 6캡슐
- 타임: 1일 2회, 신선한 타임 2줄기를 뜨거운 물에 넣어 차처럼 마시거나 4줄기를 상온의 물에 넣어 마심

■■■ 영양보충제 영문명

(영양보충제 자체 또는 메디컬 미디엄이 권장하는 제형이 국내에서 생산되지 않아 해외에서 직접 구매하려는 독자를 위해 영양보충제의 영문명을 아래와 같이 알려드린다. 가나다 순으로 정리했으며, 한국에 대중화된 것은 제외한다. ―옮긴이)

- 가바(감마아미노부티르산, 250mg 캡슐) GABA
- 검정호두 Black walnut

- 고양이발톱 Cat's claw
- 골든씰 Goldenseal
- 구골나무매자 뿌리(오리건 그레이프 루트) Oregon grape root
- 금영화 California poppy
- 네이센트 아이오딘 Nascent iodine
- 라즈베리잎 차 Raspberry leaf
- 레몬밤 Lemon balm
- 로마티움 뿌리 Lomatium root
- 로즈마리 Rosemary
- 로즈힙 차 Rose hips
- 모노라우린 Monolaurin
- 뮬레인 잎 Mullein leaf
- 민들레뿌리 차 Dandelion root
- 밀크씨슬 Milk thistle
- 붉은토끼풀(레드클로버) Red clover
- 블래더랙 Bladderwrack
- 새싹보리즙 분말 Barley grass juice powder
- 서양쐐기풀 Nettle leaf
- 셀러리포스 Celeryforce
- 소리쟁이 차 Yellow dock
- 스피룰리나 Spirulina
- 실리카 Silica
- 아슈와간다 Ashwaganda
- 아연(액상 황산아연) Zinc (as liquid zinc sulfate)
- 아이브라이트(좁쌀풀무리) Eyebright
- 알파리포산(500mg 캡슐) ALA (alpha lipoic acid)
- 암라베리 Amla berry
- 야생 블루베리 분말 Wild blueberry powder
- 엘더베리 Elderberry
- 엘더플라워(딱총나무꽃) 차 Elderflower
- 오레가노 오일 Oregano oil
- 오샤 뿌리 Osha

- 올리브 잎 Olive leaf
- 우엉 Burdock root
- 차가버섯 Chaga mushroom
- 치커리뿌리 차 Chicory root
- 카다멈 Cardamom
- 카바카바 Kava kava
- 커큐민 Curcumin
- 타임 Thyme
- 피버퓨(화란국화) Feverfew
- 황금 Skullcap
- 흰버드나무껍질 White willow bark
- D-만노스 D-mannose
- MSM(식이유황) MSM
- NAC(N-아세틸시스테인) NAC

감사의 말

□ □ □

우선 패티 기프트, 앤 바텔, 리드 트레이시, 마가릿 닐슨, 다이앤 힐을 비롯한 헤이하우스 라디오 팀 전원에게 감사의 마음을 전합니다. 여러분의 신념과 헌신 덕분에 영민의 영의 지혜가 더 널리 전파되어 더 많은 이들의 인생을 계속 변화시키고 있습니다.

힐러리 스웽크와 필립 슈나이더가 보여준 치유의 진리와 지혜를 향한 헌신은 참으로 놀랍습니다. 그 헌신을 지켜볼 수 있어서 영광입니다. 두 분의 지지 또한 내게 커다란 힘이 됩니다.

헬렌 라시칸과 퍼렐 윌리엄스, 너무나 따뜻한 마음으로 지켜봐 줘서 고맙습니다.

실베스터 스텔론과 제니퍼 플래빈 스텔론, 두 분의 가족이 보내준 엄청난 성원과 지지는 지금도 믿기지 않을 정도입니다.

케이트 헛슨, 대니 후지카와, 에린과 올리버 헛슨, 그리고 엘리자베스 스태슨, 사랑과 응원으로 늘 내 편이 되어준 내 인생의 축복입니다.

미란다 커와 에반 스피겔, 빛과 연민으로 가득한 여러분의 손길이 치유 운동과 함께하니 이보다 좋을 수가 없습니다.

로라 던, 자신의 빛을 널리 비추어 세상을 이롭게 하는 당신에게 고맙습니다.

노박과 엘레나 조코비치, 두 분은 건강을 증진시키고 세상을 활력 있게 살아가는 방법을 가르치는 선각자입니다.

기네스 펠트로, 엘리스 로우넨과 GOOP의 열정적인 멤버들, 여러분의 사랑과 너그러움에서 나는 깊은 영감을 얻습니다.

세이지와 토니 로빈스, 정말 많은 사람들에게 도움이 되고 있는 두 분의 사업에 동참하게 되어 영광입니다.

마틴, 진, 엘리자베스, 그리고 재클린 샤피로프, 늘 내 곁에 있어주고 나를 믿어주며 사람들에게 치유의 메시지를 전하는 일을 도와줘서 고맙습니다.

형제나 다름없는 알레한드로 융거 박사가 없는 내 인생은 상상할 수도 없습니다.

메디컬 미디엄이 지향하는 바를 기꺼이 지지해 주는 일라나 자블로스키 아미르 박사에게 경의를 표합니다.

크리스티안 노스럽 박사, 여성의 건강을 향한 당신의 끝없는 헌신은 우주에 하나의 새로운 별을 탄생시켰습니다.

해답을 찾는 환자들에게 혜안을 전하는 프루던스 홀 박사의 이타적 의술은 '의사'라는 단어에 '진정한 영웅'이라는 새로운 의미를 부여합니다.

크레이그 콜먼, 당신의 응원과 지지, 우정에 진심으로 감사합니다.

캐롤린 플레밍, 자신의 빛을 세상과 나누면서 주변의 모든 이들을 늘 애정을 가지고 대하는 당신은 그 자체로 진정한 축복입니다.

첼시 필드, 스캇, 윌, 그리고 오웬 바쿨라, 내 인생에서 여러분을 만난 것은 너무나 큰 축복입니다. 메디컬 미디엄이 가는 길에서 여러분은 진정한 운동가입니다.

킴벌리와 제임스 반 더 빅, 내 가슴속에는 두 분과 두 분의 가족만이 차지하는 특별한 자리가 있답니다. 이번 생에 맺어진 우리의 인연에 늘 감사하고 있습니다.

케리 월시 제닝스, 당신의 낙관적인 성격과 한없이 긍정적인 에너지는 언제 봐도 놀랍습니다.

존 도노반, 평화를 염원하는 당신의 영혼과 같은 세상에 살고 있는 것만으로도 영광입니다.

낸시 챔버스와 데이빗 제임스, 스테파니와 와이엇 엘리엇, 네 사람의 소중한 우정과 변함없는 격려에 대한 고마운 마음은 어떤 말로 표현해도 모자랍니다.

수즈 오어만과 KT, 당신의 의지와 헌신은 타의 추종을 불허합니다.

리사 그레고리쉬-뎀시, 당신이 베풀어준 친절에 깊이 감동했습니다.

그레이스 하이타워 드 니로, 로버트 드 니로, 그리고 두 분의 가족은 참으로 소중하고 은혜로운 존재들입니다.

리브 타일러, 당신 세상의 일부가 된 것만으로도 내게는 크나큰 영광입니다.

제나 드완, 당신의 기백은 내게 깊은 영감이 됩니다.

데브라 메싱, 지구를 더 건강하게 만들겠다는 당신의 비전은 사람들의 삶을 더 나은 방향으로 이끌고 있습니다.

알렉시스 블레델, 당신이 세상에 보여주는 강인함에 마음이 벅찹니다.

리사 린나, 치유의 메시지를 전하기 위해 당신의 영향력을 쉼없이 발휘해 줘서 감사합니다.

제니퍼 애니스턴, 당신의 친절함과 자상함과 응원은 정말 차원이 다릅니다.

테일러 쉴링, 당신을 알게 되고 당신의 지지를 얻게 되어 얼마나 기쁜지 모릅니다.

마르셀라 바야돌리드, 당신을 알게 된 것은 내 삶에 큰 선물입니다.

켈리 누넌과 알렉 고어스, 언제나 나를 걱정해 줘서 고맙습니다. 두 분 덕에 정말 든든합니다.

제니퍼 메이어, 당신과 나눈 우정, 그리고 치유의 메시지를 전하는 당신의 열정을 생각하면 감사하다는 말로는 부족합니다.

켈빈 해리스, 당신은 강력한 리듬으로 세상을 변화시켰습니다.

커트니 콕스, 순수하고 사랑이 넘치는 당신의 마음에 감사합니다.

헌터 마한과 캔디 해리스, 언제나 새로운 일에 도전하는 두 사람의 용기가 자랑스럽습니다.

키다다 존스와 라시다 존스, 두 사람이 삶 속에서 베푸는 깊은 애정과 연민은 생각보다 훨씬 큰 의미가 있답니다. 보물과도 같은 두 사람의 어머님은 자녀의 삶을 통해 여전히 살아 숨쉬고 계십니다.

앤드류 쿠사츠, 고통을 이겨내고 건강할 자유를 위해 싸우는 나의 형제에게 사랑을 전합니다.

　내게 무엇과도 바꿀 수 없는 의리를 보여준 다음의 귀한 영혼들에게 감사를 전합니다. 나오미 캠벨, 에바 롱고리아, 칼라 구지노, 마리오 로페즈, 르네 바, 타니카 레이, 마리아 메누노스, 마이클 버나드 벡위스, 제이 쉐티, 알렉스 쿠시니르, 리안 라임즈 시브리안, 하나 홀링어, 샤론 레빈, 네나, 로버트, 그리고 우마 써먼, 제니 몰런, 제시카 사인펠드, 켈리 오즈번, 데미 무어, 카일 리차즈, 인디아 아리, 크리스턴 바워, 로존다 토마스, 페기 로메토, 데비 깁슨, 캐롤, 스캇, 그리고 크리스티아나 리치, 제이미-린 시글러, 아만다 드 까드네, 메리앤 윌리엄슨, 에린 존슨, 가브리엘 번스타인, 소피아 부시, 마하 다킬, 바바니 레브와 바랏 미트라, 우디 프레이저, 밀레나 몬로이, 밋지 허시, 그리고 홀마크 홈&패밀리 쇼의 모든 식구들, 모건 페어차일드, 패티 스텐저, 캐서린, 소피아, 그리고 로라 바흐, 애너베스 기시, 로버트 위즈덤, 다니엘 라포트, 닉과 브레나 오트너, 제시카 오트너, 마이크 둘리, 크리스 카, 케이트 노스럽, 앤 루이즈 기틀맨, 잰과 파나시 드사이, 아미 비치와 마크 쉐이들, 브라이언 윌슨, 존 홀랜드, 질 블랙 잘벤, 알렉산드라 코헨, 크리스틴 힐, 캐롤 도너휴, 캐롤린 레빗, 마이클 샌들러와 제시카 리, 코야 웹, 제니 헛, 아담 쿠쉬먼, 소니야 쇼케트, 콜레트 배론-리드, 드니즈 린, 카멜 조이 베어드, 여러분 모두 내게 너무나 소중합니다.

　연민의 마음으로 너무나 많은 사람들의 삶을 바꾼 이 세상의 의사와 치유자에게 깊은 존경을 표합니다. 마샤 코건 박사, 버지니아 로마노 박사, 하비브 사데이 박사, 캐롤 리 박사, 리처드 솔라조 박사, 제프 페인먼 박사, 디아나 미니쉬 박사, 론 스테리티 박사, 니콜 갈란트 박사, 디아나 로푸즈니 박사, 딕과 노엘 쉐퍼드 박사, 알렉산드라 필립스 박사, 크리스 말로니 박사, 토스카와 그레고리 하그 박사, 데이브 클라인 박사, 데보라 컨 박사, 대런과 수잔 보울즈 박사, 그리고 로빈 칼린 박사, 여러분을 친구라고 부를 수 있어 영광입니다. 각자의 분야에서 치유를 위해 끝없이 헌신하는 모든 이들에게 감사합니다.

　데이빗 슈멀러, 킴벌리 S. 그림즐리, 수전 G. 에드리지, 내 곁을 지켜줘서 고맙습니다.

　다음 사람들에게도 진심 어린 감사의 마음을 전합니다. 무니자 아메드, 킴벌리 스페어, 앰버 스톤, 로렌 헨리, 타라 톰, 벨라, 그레첸 맨저, 빅토리아와 마이클 안스타인, 니나 레더러, 미쉘 서튼, 헤일리 카탈도, 케리, 에이미 배첼러, 마이클 맥메너민, 알렉산드라 로스, 에스터 혼, 린다와 로버트 코이켄달, 세타레 카티비, 헤더 콜먼, 글렌 클라우즈너, 캐롤린 드비토, 마이클 몬텔리오니, 바비와 레슬리 홀, 캐서린 벨자우스키, 맷과 바네사 휴스턴, 데이빗, 홀리, 그리고 기니 휘트니, 멜로디 리 펜스, 테라 애플맨, 에일린 크리스펠, 크리스티 캐시디, 캘빈 스테빈스, 캐서린 로튼, 테일러 콜, 앨라나 디나도, 민 리, 그리고 에덴 엡스타인 힐.

그동안 나는 메디컬 미디엄 커뮤니티의 구성원을 비롯해 수많은 사람들이 활짝 피어나고 치유되고 변화하는 과정을 지켜볼 수 있었습니다. 그런 특권이자 영광을 허락해 준 모든 사람들에게 감사드립니다.

샐리 아놀드, 치유 운동에 당신의 빛을 환히 비추고 당신의 목소리를 보태줘서 감사합니다.

루비 스캐터굿, 엄청난 인내심과 오랜 시간에 걸친 당신의 영웅적 헌신으로 이 책의 뼈대가 세워질 수 있었습니다. 당신의 작문과 편집의 손길이 없었다면 메디컬 미디엄 시리즈는 세상에 나오지도 못했을 것입니다. 당신의 문학적 조언에 감사드립니다.

비보다와 틸라 클라크, 두 사람의 천재적인 창의성에 힘입어 다른 이들을 돕는 많은 일들이 가능해졌습니다. 오랜 시간 함께해 줘서 감사합니다.

프라이어와 클레어에게 "하나님이 이르시되 땅은 풀과 씨 맺는 채소와 각기 종류대로 씨 가진 열매 맺는 나무를 내라 하시니 그대로 되어…… 하나님이 이르시되 내가 온 지면의 씨 맺는 모든 채소와 씨 가진 열매 맺는 모든 나무를 너희에게 주노니 너희의 먹을거리가 되리라."(《창세기》 1:11, 1:29)

나의 열성적인 조력자 퀸시에게도 고마움을 전합니다.

세피데 카샤니안과 벤, 따뜻하고 애정어린 보살핌에 감사합니다.

제프 스카이릭, 당신이 찍어준 사진들은 최고였습니다.

존 모렐리와 노아, 두 사람은 다정함 그 자체입니다.

로비 바바로와 세타러 카티비, 두 사람이 발산하는 불굴의 적극성은 주변의 모든 이들을 고무시킨답니다.

언제나 변함없는 지지와 사랑을 보내주는 나의 가족에게 사랑을 전합니다. 늘 빛나는 나의 아내, 아버지와 어머니, 형제들과 조카들, 숙부와 숙모들, 나의 자랑스러운 인디고와 루비와 그레이트 블루, 호프, 마조리와 로버트, 로라, 리아와 바이런, 앨레인 서를과 스캇, 페리, 리시 그리고 아리 콘, 데이빗 소모로프, 조엘, 리즈, 코디, 제시, 로렌, 조셉, 그리고 토마스, 브라이언, 조이스, 그리고 조쉬, 재러드, 브렌트, 켈리와 에비, 다니엘, 조니, 데클런, 그리고 지금은 저세상에 살고 있는 사랑하는 모든 가족에게도 감사를 전합니다.

마지막으로, ('연민의 영'으로도 불리시는) 지극히 높으신 영Spirit of the Most High께 감사를 드립니다. 천상에서 연민의 지혜를 내려주셔서 우리가 당당하게 고개를 들고 당신이 베푸신 신성한 선물을 세상에 전하며 살아갈 수 있도록 우리에게 영감이 되어주시니 감사합니다. 오랜 세월 한없는 인내와 자비로 저라는 존재를 참고 지켜봐 주시고, 마음속 근심걱정을 비우라고 저를 타일러주시고, 진리를 찾고자 하는 저의 질문에 기꺼이 응답해 주셔서 감사합니다.

"그러니까 적자생존이 아니다.
태어날 때부터 체내 독소가 없었던 자,
성장하면서 (건강에 분명 영향을 미치는) 충분한 사랑과
지지와 지원을 누렸던 자,
사는 동안 어쩌다 그런 상태를 계속 유지할 수 있는 자가 살아남는 것이다.
몸져누운 채 스마트폰으로 남들이 올린
폭포나 해변이나 땅콩 버터 스무디 사진을 보며
나는 대체 무슨 잘못을 했기에 이 외딴 섬 같은 병상에 갇혀버렸나
괴로워한 적이 당신에게 한 번이라도 있다면, 이것만은 알길 바란다.
당신 잘못이 아니다. 당신에게 어떤 결함이 있거나
당신이 열등하기 때문에 아픈 게 아니다.
우리 내면의 나약함이 아니라
외부의 조건과 우리가 물려받은 독성 물질과 병원균이
우리의 건강을 해치고 있는 것이다.
건강에 문제가 있는 사람 역시 자신의 운명을 바꿀 수 있다.
핵심은 예방과 치유의 실제 작용 원리를 제대로 아는 것이다."

—앤서니 윌리엄 (메디컬 미디엄)

옮긴이의 말

□ □ □

요즘은 건강에 관심을 갖는 연령층이 점점 낮아지는 추세인 것 같다. 유튜브로 대표되는 소셜 미디어를 통해 각종 건강 정보가 더 세련되게 포장되어 젊은이들 사이에서 더 빠르게 유행하는 탓도 있겠지만, 암을 비롯해 온갖 원인 모를 질병이 더 젊은 나이에 발병하는 게 근본적인 원인이 아닌가 싶다. 나도 다행히 큰 병은 없지만 중년으로 접어들며 온갖 건강 유행에서 자유롭지 못했다. '저탄고지'를 어설프게 따라하다가 콜레스테롤 수치만 높아지기도 했고, 간헐적 단식을 흉내만 내다가 간헐적 폭식으로 변질되기도 했다. 부끄럽지만 유행하는 운동을 무리해서 따라하다가 되레 다친 적도 몇 번 있었다.

그러다가 몇 년 전《건강 신드롬》이라는 책을 번역하면서 건강에만 몰두하게 만드는 작금의 세태가 결국 개개인의 몸까지 지배하려는 신자유주의의 최신 버전이라는 비판에 동감하게 되었다. 덕분에 건강에 관한 어설픈 유행 따르기를 그만두고 비판 의식을 키우던 중, 샨티출판사로부터 건강 관련 번역서를 내자는 제의를 받았다. 샨티도 나도 서로의 성향을 어느 정도 알고 있던 터라 건강에 관한 책이라도 남다른 관점이 있으리라 짐작했다. 그리고 그 짐작이 맞았다.《건강 신드롬》이 몸의 신자유주의화에 대한 정치적 비판이라면,《치유를 위한 해독》은 몸이 아픈 진정한 원인을 밝히지 못하는(또는 밝히지 않는) 자본화된 의과학 및 보건 의료 체계에 대한 근본적 비판이다.

저자 앤서니 윌리엄은 몸이 아픈 근본적 원인이 몸에 침투하여 기생하는 독소와 독성 물질이라고 주장한다. 여기서 독소와 독성 물질이란 바이러스와 박테리아 같은 병원균뿐만 아니라 중금속, 환경 호르몬, 의약품, 방사선, 우리가 일상적으로 소비하는 화학 제품, 그리고 병원균의 먹이가 되는 일명 '트러블메이커' 음식까지 다 아우른다. 그런 독소에 노출되는 것을 최대한 피하고 이미 몸속에 들어온 독소를 적극적으로 씻어내는 '해독'이야말로 진정한 치유의 시작이라는 게《치유를 위한 해독》의 요지이다. 그리고 저자는 이 요지를 소셜 미디어 특유의 짧은 호흡과 자극적 화법이 아닌 긴 호흡과 정공법으로 수백 페이지에 걸쳐 우직하게 풀어낸다. 그동안 갑상선, 간, 난치병, 셀러리 주스 등 주제별로 책을 펴냈던 메디컬 미디엄 시리즈를 총서에 비유한다면, 이 책《치유를 위한 해독》은 그 총서를 한 권에 담은 책, 한마디로 치유와 해독의 바이블이라고 할 만하다.

물론 사람들은 어떤 건강 비법 또는 상품 덕분에 인생이 바뀌었다는, 간증에 가까운 소셜 미디어 후기에 더 혹할 수 있다. 하지만《치유를 위한 해독》은 그런 식의 '건강 팔이' 역시 건강과 질병에 대한 추측 게임에 불과하다고 비판한다. 소셜 미디어에 현혹되었던 과거를 반성하는 나로서는 더더욱 이 책과 저자가 미더웠다. 그래서 번역을 하면서 내친김에 '원조 3:6:9 해독법'을 두 번 연달아 진행해 보았다. 당연히 효과가 있었다. 하지만 나까지 저자가 규탄해 마지않는 소셜 미디어식 간증으로 지면을 낭비하지 않겠다. 독자 여러분이 직접 체험해 보시기 바란다.

간증 대신 고해를 하자면, 해독법을 성공적으로 마쳤지만 이후 독소로부터 내 몸을 지키는 식습관을 생활화하는 데는 실패했다. 셀러리 주스와 해독 음식 만들기가 비싸고 번거롭다는 핑계로, 가족과 나의 메뉴를 따로따로 챙기기가 힘들다는 핑계로, 결국 옛날 식습관으로 거의 돌아가 버린 것이다. 그래도 아는 만큼 보인다고, 생활에서 해독에 방해가 되는 선택은 되도록 피하려고 의식적으로 노력하고는 있다. 어쩌면 내가 이렇게 소극적인 건 아직 덜 절박해서가 아닌가 싶다. 그런데 그런 사람이 나뿐이랴. '연민의 영'과 함께하는 의료 영매답게, 저자는 나 같은 사람에게도 위로와 응원을 건넨다. 내가 아프거나 실패한 건 내 탓이 아니라고, 때가 되면 언제든 다시 해독에 도전하면 된다고.

그래서 건강에 더 집중할 시간적·경제적 여유가 생기면, 더 진지하게 해독법을 탐구하고 필요한 사람들과 함께 나누며 실천할 생각이다. 어느 건강 유튜버의 말마따나(그렇다. 나는 여전히 유튜브의 건강 정보에 귀가 팔랑이곤 한다) 한창 일을 하고 가족을 먹여살려야 하는 젊은이보다는 자신의 의지대로 시간을 쓸 수 있는 늙은이가 건강을 챙기기에 더 유리한 형편이다. 나도 늙은이가 되면 건강을 챙길 동기가 틀림없이 더 커질 것이다. 아니면 지금은 감사하게도 비교적 건강하지만, 늙은이가 되기도 전에 해독과 치유가 절실해지는 때가 닥칠지 모른다. 늙어서든 절박해서든, 때가 되면 나에게는 유튜브가 아니라 이 책이 길라잡이가 되어줄 거라 생각하니 벌써부터 든든하다. 물론 지금도 가까이 두고 수시로 참고하기 좋은 책이다.

그런 의미에서 지금 당장 절박한 사람들, 즉 치유가 절실한 수많은 사람들에게 이 책이 메마른 땅을 적시는 단비가 되길 소망한다. 특히 자신의 건강을 희생하면서까지 가족을 넘어 이 땅의 이웃과 사회의 건강을 위해 애쓰는 소중한 분들께 연민의 영이 깃들기를 기도하며, 연민의 영을 보내주신 하나님께 한국어판을 바친다.

2023년 8월
옮긴이 조응주

MEDICAL MEDIUM
CLEANSE
TO HEAL

샨티의 뿌리회원이 되어
'몸과 마음과 영혼의 평화를 위한 책'을 만들고 나누는 데
함께해 주신 분들께 깊이 감사드립니다.

회원이 아니더라도 이름과 전화번호, 주소를 보내주시면 독자회원으로 등록되어 신간과 각종 행사 안내를 이메일로 받아보실 수 있습니다.

이메일 : shantibooks@naver.com
전화 : 02-3143-6360 팩스 : 02-6455-6367